中国科学院教材建设专家委员会规划教材
全国高等医学院校规划教材

案例版™

供临床、预防、基础、口腔、麻醉、影像、药学、检验、护理、法医等专业使用

妇产科学

主　编　张晓薇　丁　岩
副主编　肖小敏　傅　芬　毛熙光
编　者（以姓氏笔画为序）
丁　岩（新疆医科大学）
马彩玲（新疆医科大学）
王晨虹（南方医科大学）
毛熙光（泸州医学院）
肖小敏（暨南大学）
宋绿茵（广州医学院）
张晓薇（广州医学院）
庞天云（广东医学院）
胡淑君（广州医学院）
高眉扬（广州医学院）
傅　芬（南昌大学）
黎燕霞（广州医学院）
秘　书　杜　培（广州医学院）

科学出版社
北　京

郑　重　声　明

为顺应教育部教学改革潮流和改进现有的教学模式，适应目前高等医学院校的教育现状，提高医学教学质量，培养具有创新精神和创新能力的医学人才，科学出版社在充分调研的基础上，引进国外先进的教学模式，独创案例与教学内容相结合的编写模式，组织编写了国内首套引领医学教育发展趋势的案例版教材。案例教学在医学教育中，是培养高素质、创新型和实用型医学人才的有效途径。

案例版教材版权所有，其内容和引用案例的编写模式受法律保护，一切抄袭、模仿和盗版等侵权行为及不正当竞争行为，将被追究法律责任。

图书在版编目(CIP)数据

妇产科学：案例版 / 张晓薇，丁岩主编．—北京：科学出版社，2008.1
中国科学院教材建设专家委员会规划教材·全国高等医学院校规划教材

ISBN 978-7-03-020222-2

Ⅰ．妇…　Ⅱ．①张…②丁…　Ⅲ．①妇科学-医学院校-教材②产科学-医学院校-教材　Ⅳ．R71

中国版本图书馆 CIP 数据核字(2008)第 002493 号

责任编辑：韩　薇　夏　宇　李国红 / 责任校对：钟　洋
责任印制：徐晓晨 / 封面设计：黄　超

科学出版社出版
北京东黄城根北街 16 号
邮政编码：100717
http://www.sciencep.com
北京虎彩文化传播有限公司印刷
科学出版社发行　各地新华书店经销
*
2008 年 1 月第　一　版　　开本：850×1168　1/16
2019 年 1 月第四次印刷　　印张：24
字数：865 000

定价：59.80 元

（如有印装质量问题，我社负责调换〈科印〉）

前　　言

在我国高等教育的教学活动中，教师的“教”占据了主导地位，师生关系基本处于单向传输状态，缺乏学问探讨和情感交流，影响了人才培养的质量，导致了他们创新思想不强，再学习的能力缺乏。根据教育部倡导的教学改革精神，本教材借鉴国外 PBL 教学模式，引进国外先进的教学形式组织编写，以病案引导教学，启发学生创造性思维，提高学生的学习主动性和积极性。

本教材在贯彻三基（基本理论、基本知识和基本技能）和五性（思想性、科学性、启发性、先进性和适用性）基本原则的基础上，将临床案例及病例分析融入教材中，使之加强基础与临床、临床与实践的联系，从而丰富教学内容，提高学生学习兴趣，做到以学生为中心，以就业为导向，将教学改革落到实处。

本教材的编者均为全国高等医学院校的妇产科专家，她（他）们从事妇产科临床、教学和科研工作，有丰富的临床经验。在分配编写工作中也尽可能与编者的研究方向一致。本书的插图得到了华南农业大学工业设计系殷成林同学的大力协助，在此一并致谢。

本教材是全国首本案例版《妇产科学》本科教材，国内无同类教材可供借鉴，加上编写时间仓促，编写人员水平和经验有限，难免有许多错误及不妥之处。恳请使用本教材的广大师生和妇产科同道们批评指正，以便再版中进一步完善。

张晓薇

2007 年 7 月

目　　录

第1章 绪 论

妇产科学是研究妇女特有生理特点及病理的一门学科，它是一门涉及面较广和整体性较强的学科。妇产科学已成为与内科、外科及儿科并列的临床四大主干课程之一。

一、妇产科学的研究范畴

妇产科学分为产科学和妇科学两大部分。产科学是专门研究妇女妊娠有关的生理及病理的一门学科，它是研究对妇女在妊娠、分娩、产褥三个时期所发生的生理、心理、病理改变进行诊断和处理的临床医学。产科学通常包括生理产科学、病理产科学、新生儿学三大部分。随着现代科技及医学科学的飞速发展，围生医学已作为现代产科学重要组成部分，成为一门基础学科与临床多学科密切结合的新兴学科。围生医学研究内容包括了胚胎发育、胎儿生理与病理、围生儿及孕产妇疾病的诊断及治疗等，在降低围生儿及孕产妇发病率、致残率、死亡率中，具有不可替代的作用。妇科学是一门研究女性在非妊娠期生殖系统的一切生理和病理变化，并对其进行诊断、处理的医学科学。妇科学通常包括妇科学基础、女性生殖器炎症、女性生殖器肿瘤、生殖内分泌疾病、女性生殖器损伤、女性生殖器畸形等。

二、妇产科学的特点

妇产科学虽然成为一门独立的学科，但女性生殖器官仅是整个机体组成的一部分。因此，妇产科学虽然有女性独特的生理、心理和病理特征，但它与人体其他脏器或系统是密切相关的。例如：女性的妊娠过程，不仅仅是女性内生殖器官发生明显的变化；同时，乳腺腺管和腺泡发育，为哺乳做准备；心排血量增加，维持胎儿的生长发育；血容量增加，部分凝血因子增加，血液处于高凝状态，纤溶活性降低，为预防产后出血打下基础；肾血浆流量及肾小球滤过率增加，有利于代谢产物的排出；垂体、肾上腺、甲状腺等分泌相应的激素，与胎盘激素一起维持正常的妊娠。可见，妊娠的顺利进行，不仅仅是靠生殖系统维持，更多的是全身各系统的协调，任何一个环节的功能出现异常，均可能影响妊娠的最终结局。

妇产科学虽然被人为地分为产科学和妇科学两部分，但两者却有着共同的生理与病理基础，两科疾病在某种程度上也有着一定的关联。例如，产褥感染治疗不彻底，往往导致慢性盆腔炎，而盆腔炎症又是异位妊娠常见的病因之一；子宫肌瘤可影响受孕，妊娠后可导致流产，分娩时可阻塞产道，引起梗阻性阴道分娩困难，等等。可见，妇产科学是个不可分割的整体，不能孤立地去学习产科学和妇科学。

妇产科学同时也是预防医学。虽然它与妇幼保健学的着重点不同，但在妇产科教学过程中，也涉及很多有关妇幼保健的理论。例如，产前保健、产褥期保健、遗传咨询与筛查、妇女保健等，都有单列的章节去学习，这些预防措施均是妇产科学的重要组成部分。

在我国妇产科学还包括计划生育的内容。人口与计划生育是我国可持续发展的关键问题，科学地控制人口数量，提高人口素质，是我国的基本国策。其内容包括晚婚、晚育和节育，其中节育又是与医学密切相关的重要组成部分。如何避孕，如何少生、优生，达到既减少妇女意外妊娠而需采取终止妊娠措施所带来的痛苦，又稳定低生育水平、提高人口素质的目的。这不仅是计划生育医师的责任，也是作为妇产科医师责无旁贷的医学责任。

三、妇产科学近代进展

随着科学技术和基础学科不断取得新进展，妇产科学近20多年来也取得了惊人的成就，包括以下几方面：

1. 围生医学的发展 根据WTO提出的“儿童优先，母亲安全”的要求，当代的产科学改变了以往以母亲为中心的理论体系，代之以母子统一管理的理论体系，提出母子双赢的目标，从而使围生医学、新生儿学等分支学科的成立并获得迅速的发展。产前诊断降低了新生儿遗传病的发生率；妊娠期监护，降低了新生儿的致残率、发病率；产科医生与新生儿科医生合作，降低了围生期母婴死亡率。

2. 产前诊断技术不断创新 日新月异的遗传学诊断技术，为遗传筛查提供更多的支持；通过现代先进的影像学、分子生物学、细胞遗传学等技术对一些遗传疾病进行产前或宫内的诊断和治疗，极大减轻了家庭和社会的负担，提高了国民素质。

3. 辅助生殖技术不断成熟 辅助生殖技术使广大不孕患者梦想成真，药物的完善、超声排卵监护、显微技术、体外未成熟卵子及胚胎的培养、卵子精子及胚胎的储存、分子遗传学技术等的不断发展，使各种助孕技术得以大力开展，不断满足人类

笔记栏

生殖、优生优育的要求。

4. 妇科微创技术的飞跃发展 随着科技的实践、医用精密仪器及医学物理学的发展，腹腔镜、宫腔镜、阴道镜逐渐广泛应用于临床。许多盆腔手术已经被内镜手术替代。微创技术具有美观、创伤少、术后恢复快、并发症少等优点，为妇产科疾病的诊断和治疗技术带来一次革命性的冲击。

5. 妇科肿瘤学的迅速发展 妇科肿瘤学是一门近年发展较快的学科。宫颈癌筛查方法的改进，使其预防及早期诊断有了新的突破。HPV 检测技术的改进，HPV 与宫颈癌发病密切相关的理论确定，HPV 疫苗在预防宫颈癌发病中的价值已得以肯定。肿瘤标志物及各种影像技术的应用，使一些妇科肿瘤的早期诊断成为可能。放射治疗技术的发展，手术方法的改进，各种新的化疗药物的研发及应用，使一些妇科肿瘤的治疗效果有了明显的改善。其中突出的成就是侵蚀性葡萄胎和绒毛膜癌已成为唯一化疗能根治的妇科肿瘤。

6. 女性生殖内分泌学的内容不断充实 女性内分泌功能失常相关疾病的诊治方法不断完善。围绝经期妇女的性激素替代治疗已规范化应用，并且不断地补充循证医学的证据。与雌激素缺乏相关的中老年女性盆底功能障碍性疾病的诊治已成为一门新的学科，称之为妇科泌尿学，近年在其病因及治疗方法学研究上有了新的突破性进展。

总之，妇产科学在现代先进技术和相关学科发展的协助下，正向更深、更广、更细的层面进一步迈进。

四、结合案例分析，更好地学习妇产科学

妇产科学的学习包括理论学习和临床实习两个阶段。临床医学生在学习妇产科理论的过程中，由于医学教材的枯燥难懂，对于没有接触临床的学生，更难以理解。本教材在不改变现有教学体制，其教学核心内容不变的前提下，在教材中增加临床真实病例或标准化病例，融典型案例于教材中，并辅以病案分析。案例引导教学，丰富教学内容，提高学习效率。基础课程中加入临床案例，结合实际病例学习理论知识，使学习和目的更明确，学习主动性更强，效果更好。加强临床学科向临床实习及临床工作的过渡，为学生实习、走上岗位打好基础。将教学改革和教学经验融入教材，使学生在尽可能短的时间内掌握所学课程的知识点。强调以学生为中心，启发学生思考，引导学生提出问题，并给予相应的帮助。在学习妇产科学课程的过程中，必须扎扎实实地掌握妇产科学的基本理论、基本知识和基本技能。同时，学生必须意识到作为一名合格的医师，必须要有高度的责任心、同情心和实事求是的工作作风，以满腔热情地投入到妇产科的临床实习工作中，把学到的理论知识应用于临床实践中，以巩固课本的理论知识，为成为一名合格医生做好必要的准备。

（张晓薇）

第2章　女性生殖系统解剖

第一节　骨　　盆

女性骨盆(pelvis)是躯干和下肢之间的骨性连接，既支持躯干和保护盆腔脏器的重要器官，又是胎儿娩出时必经的骨性产道，其大小、形状直接影响分娩。通常女性骨盆较男性骨盆宽而浅，有利于胎儿娩出。

一、骨盆的组成

（一）骨盆的骨骼

骨盆由骶骨(sacrum)、尾骨(coccyx)及左右两块髋骨(coxae)组成。每块髋骨又由髂骨(ilium)、坐骨(ischium)及耻骨(pubis)融合而成；骶骨由5～6块骶椎融合而成，其前面呈凹形，上缘向前方突出，形成骶岬(promontory)，骶岬为骨盆内测量对角径的重要标志；尾骨由4～5块尾椎合成(图2-1)。

（二）骨盆的关节

骨盆的关节包括耻骨联合(pubic symphysis)、骶髂关节(sacroiliac joint)和骶尾关节(sacrococcygeal joint)。在骨盆的前方两耻骨之间由纤维软骨连接，称耻骨联合。骶髂关节位于骶骨和髂骨之间，在骨盆后方。骶尾关节为骶骨与尾骨的联合处，有一定的活动度。

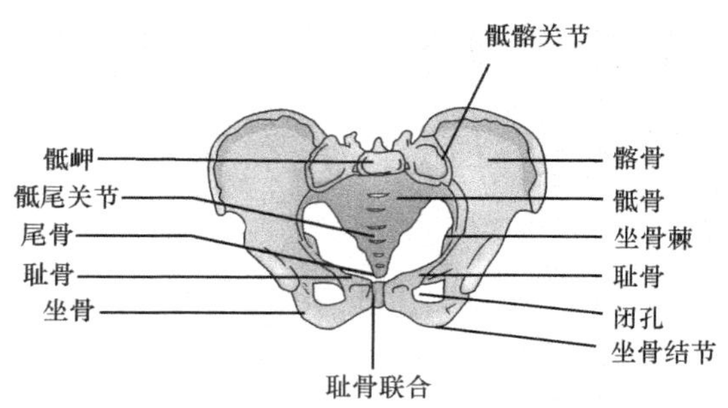

图2-1　正常女性骨盆

（三）骨盆的韧带

连接骨盆各部之间的韧带中有两对重要的韧带，一对是骶、尾骨与坐骨结节之间的骶结节韧带(sacrotuberous ligament)，另一对是骶、尾骨与坐骨棘之间的骶棘韧带(sacrospinous ligament)，骶棘韧带宽度即坐骨切迹宽度，是判断中骨盆是否狭窄的重要指标(图2-2)。

妊娠期受性激素影响，韧带较松弛，各关节的活动性略有增加，有利于分娩时胎儿通过骨产道。

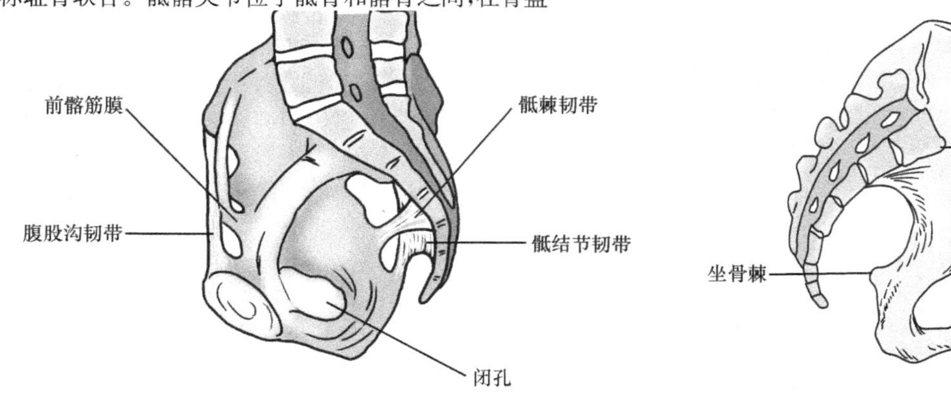

图2-2　骨盆的韧带及分界

二、骨盆的分界

以耻骨联合上缘、髂耻缘及骶岬上缘的连线为界，将骨盆分为假骨盆和真骨盆两部分。假骨盆又称大骨盆，位于骨盆分界线之上，为腹腔的一部分，其前为腹壁下部，两侧为髂骨翼，其后为第5腰椎。假骨盆与产道无直接关系，但假骨盆某些径线的长短关系到真骨盆的大小，测量假骨盆的这些径线可作为了解真骨盆的参考。真骨盆又称小骨盆，位于骨盆分界线之下，是胎儿娩出的骨产道(bony birth canal)。真骨盆有上、下两口，即骨盆入口(pelvic inlet)与骨盆出口(pelvic outlet)。两口之间为骨盆腔(pelvic cavity)。骨盆腔的后壁是骶骨与尾骨，两侧为坐骨、坐骨棘、骶棘韧带，前壁为耻骨联合。坐骨棘位于真骨盆中部，肛诊或阴道诊可触及，是分娩过程中衡量胎先露部下降程度的重要标志。耻骨两降支的前部相连构成耻骨弓。骨盆腔呈前浅后深的形

笔记栏

态，其中轴为骨盆轴，分娩时胎儿循此轴娩出。

三、骨盆的类型

根据骨盆形状（按 Callwell 与 Moloy 分类）分为四种类型（图 2-3）。

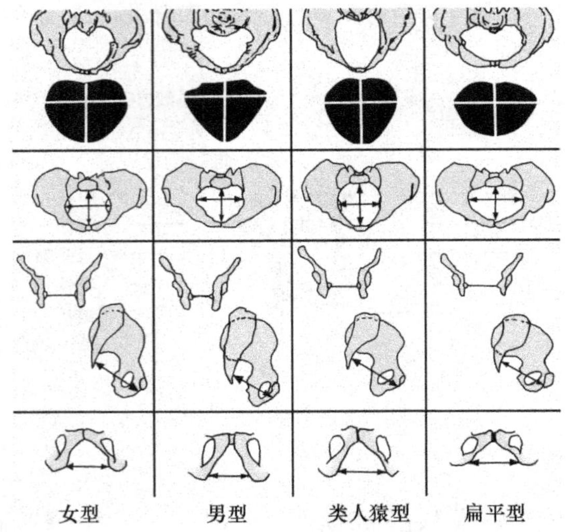

图 2-3　骨盆的四种基本类型和各部比较

（一）女型（gynecoid type）

骨盆入口呈横椭圆形，髂骨翼宽而浅，入口横径较前后径稍长，耻骨弓较宽，两侧坐骨棘间径≥10cm。最常见，为女性正常骨盆。我国妇女占 52%～58.9%。

（二）扁平型（platypelloid type）

骨盆入口前后径短而横径长，呈扁椭圆形。耻骨弓宽，骶骨失去正常弯度，变直向后翘或深弧形，故骨盆浅。较常见，我国妇女占23.2%～29%。

（三）类人猿型（anthropoid type）

骨盆入口呈长椭圆形，骨盆入口、中骨盆和骨盆出口的横径均较短，前后径稍长。坐骨切迹较宽，两侧壁稍内聚，坐骨棘较突出，耻骨弓较宽，骶骨向后倾斜，故骨盆前部较窄而后部较宽。骶骨往往有 6 节且较直，故较其他型骨盆深。我国妇女占 14.2%～18%。

（四）男型（android type）

骨盆入口略呈三角形，两侧壁内聚，坐骨棘突出，耻骨弓较宽，坐骨切迹窄呈高弓形，骶骨较直而前倾，致出口后矢状径较短。因男型骨盆呈漏斗形，往往造成难产。较少见，我国妇女仅占 1%～3.7%。

上述四种基本类型只是理论上的归类，在临床上所见多是混合型骨盆。骨盆的形态、大小除种族差异外，其生长发育还受遗传、营养与性激素的影响。

笔 记 栏

第二节　外生殖器

女性外生殖器（external genitalia）又称外阴（vulva），指生殖器官的外露部分，包括两股内侧从耻骨联合到会阴之间的组织（图 2-4）。

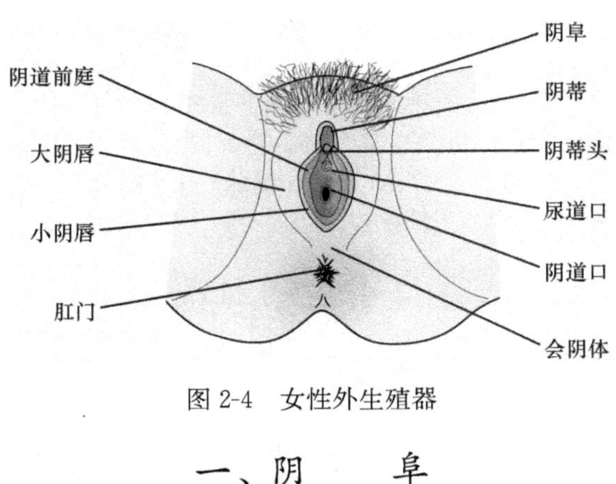

图 2-4　女性外生殖器

一、阴　　阜

阴阜（mons pubis）为耻骨联合前方的皮肤隆起，皮下富有脂肪。青春期该部皮肤开始生长阴毛，分布呈尖端向下的三角形。阴毛的密度和色泽存在种族和个体差异。

二、大　阴　唇

大阴唇（labium majus）是邻近两股内侧的一对纵长隆起的皮肤皱襞，起自阴阜，止于会阴。两侧大阴唇前端为子宫圆韧带终点，后端在会阴体前相融合，分别形成阴唇的前、后联合。大阴唇外侧面与皮肤相同，内有皮脂腺和汗腺，青春期长出阴毛；其内侧面皮肤湿润似黏膜。大阴唇皮下脂肪层含有丰富的血管、淋巴管和神经，受伤后易出血形成血肿。两侧大阴唇，未婚妇女自然合拢；经产妇由于受分娩的影响向两侧分开；绝经后由于激素水平低呈萎缩状，阴毛稀少。

三、小　阴　唇

小阴唇（labium minus）位于大阴唇内侧的一对薄皱襞。表面湿润、色褐、无毛，富含神经末梢，故非常敏感。两侧小阴唇在前端相互融合，并分为前后两叶包绕阴蒂，前叶形成阴蒂包皮，后叶形成阴蒂系带。小阴唇后端与大阴唇后端相会合，在正中线形成阴唇系带。

四、阴　　蒂

阴蒂（clitoris）位于两小阴唇顶端的联合处，系与男性阴茎相似的海绵体组织，具有勃起性。它分为三部分，前端为阴蒂头，显露于外阴，富含神经末梢，极敏感；中为阴蒂体；后为两个阴蒂脚，附着于两侧耻骨支。

五、阴道前庭

阴道前庭(vaginal vestibule)为两侧小阴唇之间的菱形区。其前为阴蒂，后为阴唇系带。在此区域内，前方有尿道外口，后方有阴道口，阴道口与阴唇系带之间有一浅窝，称舟状窝(又称阴道前庭窝)，经产妇因受分娩影响，此窝不复见。在此区域内尚有以下各部：

(一) 前庭球(vestibular bulb)

前庭球又称球海绵体，位于前庭两侧，由具有勃起性的静脉丛构成，其前部与阴蒂相接，后部与前庭大腺相邻，表面被球海绵体肌覆盖。

(二) 前庭大腺(major vestibular gland)

前庭大腺又称巴氏腺(Bartholin gland)，位于大阴唇后部，被球海绵体肌覆盖，如黄豆大，左右各一。腺管细长(1～2cm)，向内侧开口于前庭后方小阴唇与处女膜之间的沟内。性兴奋时分泌黏液起润滑作用。正常情况下不能触及此腺。若因腺管口闭塞，可形成囊肿或脓肿，则能看到或触及。

(三) 尿道口(urethral orifice)

尿道口位于阴蒂头后下方的前庭前部，略呈圆形。其后壁上有一对并列腺体称为尿道旁腺(paraurethral gland)，其分泌物有润滑尿道口作用。此腺常有细菌潜伏。

(四) 阴道口(vaginal orifice)及处女膜(hymen)

阴道口位于尿道口后方的前庭后部。其周缘覆有一层较薄的黏膜，称为处女膜。膜的两面均为鳞状上皮所覆盖，其间含有结缔组织、血管与神经末梢，有一孔，多在中央，孔的形状、大小及膜的厚薄因人而异。处女膜可在初次性交或剧烈运动时破裂，分娩时进一步破裂，产后仅留有处女膜痕。

第三节　内生殖器

女性内生殖器(internal genitalia)包括阴道、子宫、输卵管及卵巢，后两者合称子宫附件(uterine adnexa)(图 2-5)。

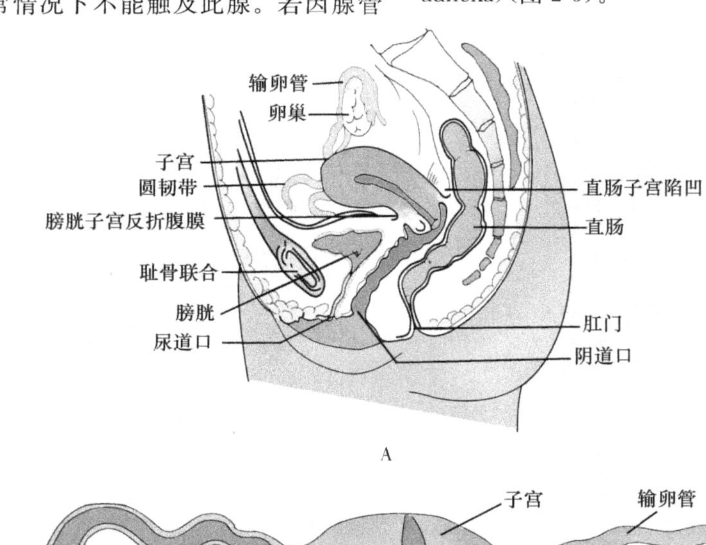

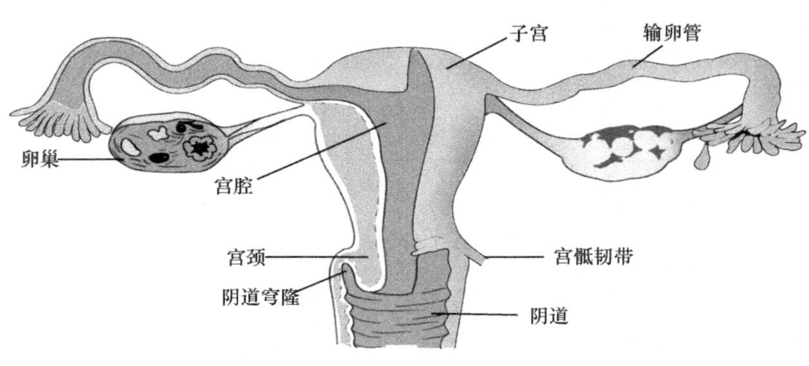

图 2-5　女性内生殖器
A. 矢状断面观；B. 后面观

笔 记 栏

一、阴　　道

阴道(vagina)系性交器官,也是月经血排出及胎儿娩出的通道。

(一) 位置和形态

阴道位于真骨盆下部中央,呈上宽下窄的管道,前壁长 7～9cm,与膀胱和尿道相邻;后壁长 10～12cm,与直肠贴近。上端包绕宫颈,下端开口于阴道前庭后部。环绕宫颈周围的部分称阴道穹隆(vaginal fornix)。按其位置分前、后、左、右四部分,其中后穹隆最深,与盆腔最低部位的直肠子宫陷凹紧密相邻,临床上可经此处穿刺或引流。

(二) 组织结构

阴道壁由黏膜、肌层和纤维组织膜构成,有很多横纹皱襞,故有较大伸展性。阴道黏膜呈淡红色,由复层鳞状上皮细胞覆盖,有渗出物,无腺体,受激素影响有周期性变化。阴道肌层由外纵及内环形的两层平滑肌构成,肌层外覆纤维组织膜,其弹力纤维成分多于平滑肌纤维。阴道壁富有静脉丛,损伤后易出血或形成血肿。

二、子　　宫

女性从青春期到更年期,子宫内膜受卵巢激素的影响,有周期性改变并产生月经。性交时,子宫为精子到达输卵管的通道;孕期为胎儿发育、成长的所在;分娩时,子宫收缩使胎儿及其附属物娩出。

(一) 形态

子宫(uterus)是有腔的肌性器官(图 2-6),呈前后略扁的倒置梨形,重约 50g,长 7～8cm,宽 4～5cm,厚 2～3cm,宫腔容量约 5ml。子宫上部较宽称宫体(corpus uteri),其上端隆突部分称宫底(fundus uteri),宫底两侧为宫角(cornua uteri),与输卵管相通。子宫下部较窄呈圆柱状称宫颈(cervix uteri)。宫体与宫颈的比例因年龄而异,婴儿期为 1∶2,成年妇女为 2∶1,老人为 1∶1。

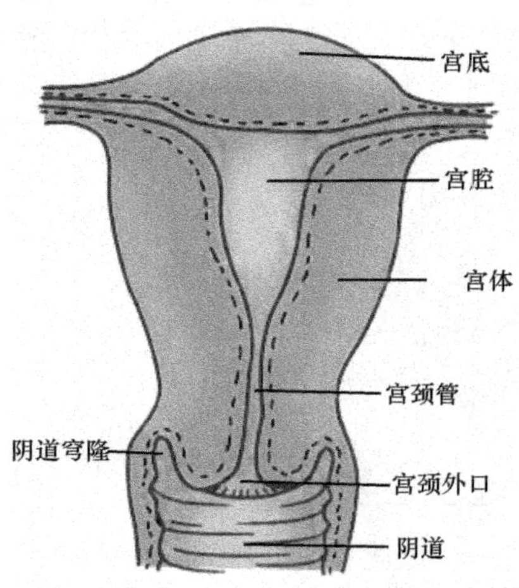

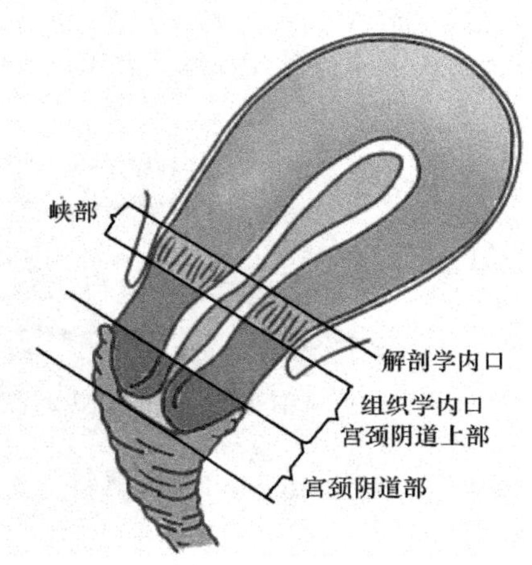

图 2-6　子宫各部

宫腔(uterine cavity)为上宽下窄的三角形,两侧通输卵管,尖端朝下通宫颈管。在宫体与宫颈之间形成最狭窄的部分称子宫峡部(isthmus uteri),在非孕期长约 1cm,其上端因解剖上较狭窄,称解剖学内口;其下端因黏膜组织在此处由宫腔内膜转变为宫颈黏膜,称组织学内口。妊娠期子宫下部逐渐伸展变长,妊娠末期可达 7～10cm,形成子宫下段。宫颈内腔呈梭形称宫颈管(cervical canal),成年妇女长 2.5～3.0cm,其下端称宫颈外口。宫颈下端伸入阴道内的部分称宫颈阴道部;在阴道以上的部分称宫颈阴道上部。未产妇的宫颈外口呈圆形;已产妇的宫颈外口受分娩影响形成横裂,而分为前唇和后唇。

(二) 组织结构

宫体和宫颈的结构不同。

1. 宫体　宫体壁由三层组织构成,由内向外可分为子宫内膜、肌层和浆膜层(脏腹膜)。

(1) 子宫内膜:从青春期开始受卵巢激素影响,其表面 2/3 能发生周期性变化称功能层;靠近子宫肌层的 1/3 内膜无周期性变化为基底层。

(2) 子宫肌层:较厚,非孕时厚度约 0.8cm。肌层由平滑肌束及弹力纤维组成。肌束纵横交错似网状,可分三层:外层纵行,内层环形,中层交叉排列。肌层中含有血管,子宫收缩时压迫血管,可有效地制止子宫出血。

(3) 子宫浆膜层:为覆盖子宫体底部及前后面

的脏腹膜，与肌层紧贴，但在子宫前面近子宫峡部处，腹膜与子宫壁结合较疏松，向前反折覆盖膀胱，形成膀胱子宫陷凹。在子宫后面，腹膜沿子宫壁向下，至宫颈后方及阴道后穹隆再折向直肠，形成直肠子宫陷凹(rectouterine pouch)，亦称道格拉斯陷凹(pouch of Douglas)。

2. 宫颈 主要由结缔组织构成，含少量平滑肌纤维、血管及弹力纤维。宫颈管黏膜为单层高柱状上皮，黏膜内腺体能分泌碱性黏液，形成黏液栓，堵塞宫颈管。宫颈阴道部由复层鳞状上皮覆盖，表面光滑。宫颈外口柱状上皮与鳞状上皮交接处是宫颈癌的好发部位。宫颈管黏膜也受性激素影响发生周期性变化。

(三) 位置

子宫位于盆腔中央、膀胱与直肠之间，下端接阴道，两侧有输卵管和卵巢。当膀胱空虚时，成人子宫的正常位置呈轻度前倾前屈位，主要靠子宫韧带及盆骨底肌和筋膜的支托作用。正常情况下，宫颈下端处于坐骨棘水平稍上方，低于此水平即为子宫脱垂。

(四) 子宫韧带

子宫韧带共有四对(图 2-7)。

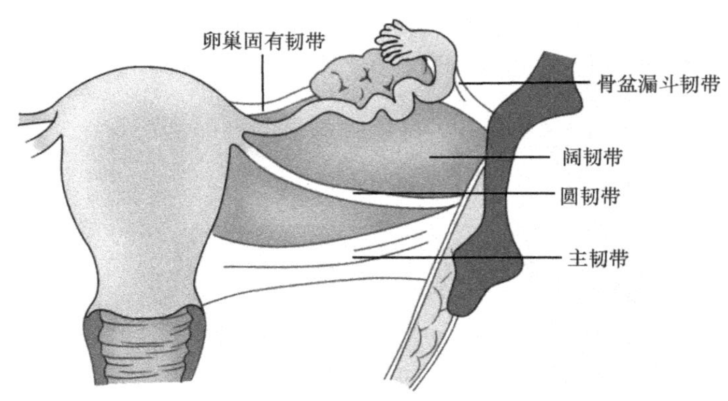

图 2-7 子宫各韧带

1. 圆韧带(round ligament) 呈圆索状得名，由结缔组织与平滑肌组成。起于宫角的前面、输卵管近端的下方，在子宫阔韧带前叶的覆盖下向前外侧伸展达两侧骨盆壁，再穿过腹股沟管终止于大阴唇前端。有维持子宫呈前倾位置的作用。

2. 阔韧带(broad ligament) 位于子宫两侧的双层腹膜皱襞，呈翼状，由覆盖子宫前后壁的腹膜自子宫侧缘向两侧延伸达盆壁而成。阔韧带分为前后两叶，其上缘游离，内 2/3 包裹输卵管(伞部无腹膜遮盖)，外 1/3 移行为骨盆漏斗韧带(infundibulopelvic ligament)或称卵巢悬韧带(suspensory ligament of ovary)，卵巢动静脉由此穿行。在输卵管以下、卵巢附着处以上的阔韧带称输卵管系膜。卵巢与阔韧带后叶相接处称卵巢系膜。卵巢内侧与宫角之间的阔韧带稍增厚称卵巢固有韧带或卵巢韧带。在宫体两侧的阔韧带中有丰富的血管、神经、淋巴管及大量疏松结缔组织称宫旁组织。子宫动静脉和输尿管均从阔韧带基底部穿过。

3. 主韧带(cardinal ligament) 又称宫颈横韧带。在阔韧带的下部，横行于宫颈两侧和骨盆侧壁之间，为一对坚韧的平滑肌与结缔组织纤维束，是固定宫颈位置、保持子宫不下垂的主要结构。

4. 宫骶韧带(uterosacral ligament) 从宫颈后面的上侧方(相当于组织学内口水平)，向两侧绕过直肠到达第 2、3 骶椎前面的筋膜。韧带含平滑肌和结缔组织，外有腹膜遮盖，短厚有力，将宫颈向后向上牵引，维持子宫处于前倾位置。

上述韧带、盆底肌和筋膜受性激素的影响。当变薄弱或受损伤，可导致子宫脱垂。

三、输 卵 管

输卵管(fallopian tube or oviduct)为精子与卵子相遇受精的场所，也是向宫腔运送受精卵的通道。为一对细长而弯曲的肌性管道，位于阔韧带的上缘内 2/3 部，内侧与宫角相连通，外端游离，与卵巢接近。全长 8～14cm。根据输卵管的形态由内向外分为四部分(图 2-8)：①间质部(interstitial portion)或称壁内部：为位于子宫壁内的部分，狭窄而短，长约 1cm。②峡部(isthmic portion)：在间质部外侧，管腔较窄，长 2～3cm。③壶腹部(ampulla)：在峡部外侧，管腔较宽大，长 5～8cm。④伞部(fimbrial portion)：为输卵管的末端，长约 1～1.5cm，开口于腹腔，游离端呈漏斗状，有许多细长的指状突起称输卵管伞，有“拾卵”作用。

笔记栏

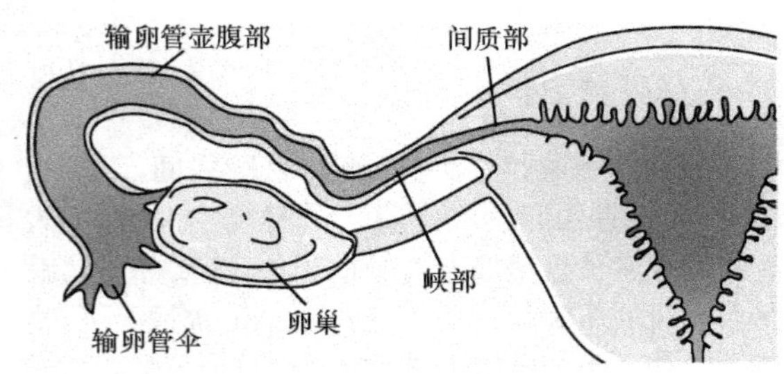

图 2-8　输卵管各部

输卵管壁由三层构成：外层为浆膜层，系腹膜的一部分；中层为平滑肌层，常有节律性的收缩，引起输卵管由远端向近端蠕动；内层为黏膜层，由单层高柱状上皮覆盖。上皮细胞分为纤毛细胞、无纤毛细胞、楔状细胞及未分化细胞四种。纤毛细胞的纤毛摆动有助于运送卵子；无纤毛细胞有分泌作用（又称分泌细胞）；楔形细胞可能为无纤毛细胞的前身；未分化细胞亦称游走细胞，为其他上皮细胞的储备细胞。输卵管肌肉的收缩和黏膜上皮细胞的形态、分泌及纤毛摆动均受性激素的影响，有周期性变化。

四、卵　　巢

卵巢（ovary）为一对扁椭圆形的性腺，具有产生卵子和激素的功能。卵巢的大小、形状随年龄而有差异。青春期前，卵巢表面光滑；青春期开始排卵后，表面逐渐凹凸不平。成年妇女的卵巢约 4cm×3cm×1cm，重 5～6g，呈灰白色；绝经后卵巢萎缩变小、变硬。卵巢位于输卵管的后下方，卵巢系膜连接于阔韧带后叶的部位有血管与神经出入卵巢，称卵巢门。卵巢外侧以骨盆漏斗韧带连于骨盆壁，内侧以卵巢固有韧带与子宫相连（图 2-9）。

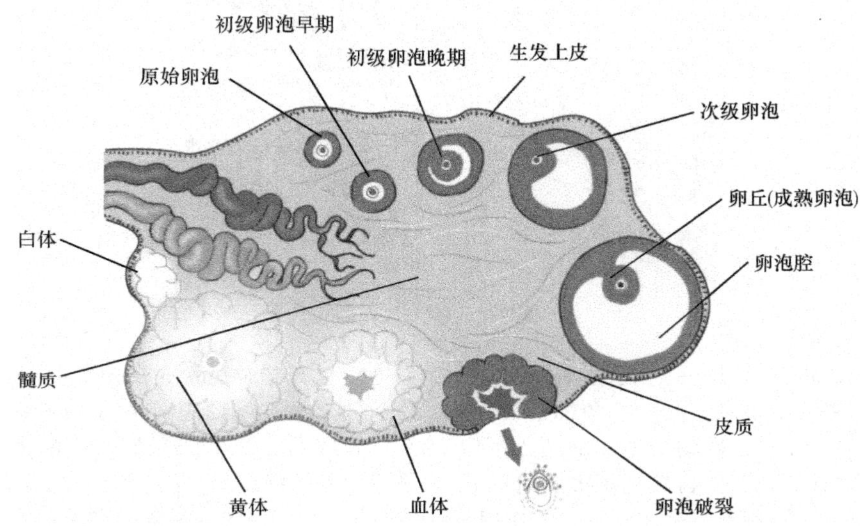

图 2-9　卵巢的构造模式图

卵巢表面无腹膜，由单层立方上皮覆盖称生发上皮。上皮的深面有一层致密纤维组织称卵巢白膜。再往内为卵巢实质，又分为皮质与髓质：皮质在外层，内有数以万计的始基卵泡及致密结缔组织；髓质在中央，无卵泡，含有疏松结缔组织及丰富的血管、神经、淋巴管以及少量与卵巢悬韧带相连续的平滑肌纤维，后者对卵巢运动有作用。

第四节　血管、淋巴及神经

一、动　　脉

女性内外生殖器官的血液供应主要来自卵巢动脉、子宫动脉、阴道动脉及阴部内动脉（图 2-10）。

（一）卵巢动脉

卵巢动脉自腹主动脉分出。在腹膜后沿腰大肌前下行至骨盆腔，跨过输尿管与髂总动脉下段，

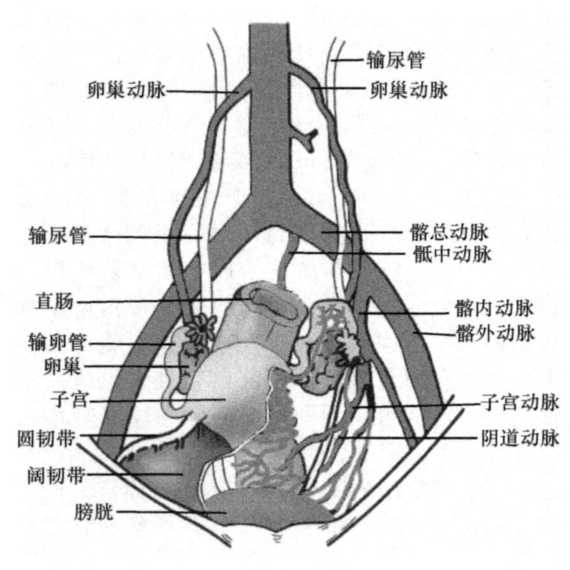

图 2-10　女性盆腔动脉

笔记栏

经骨盆漏斗韧带向内横行，再经卵巢系膜进入卵巢门。卵巢动脉在输卵管系膜内进入卵巢门前分出若干支供应输卵管，其末梢在宫角附近与子宫动脉上行的卵巢支相结合。

(二) 子宫动脉

子宫动脉为髂内动脉前干分支，在腹膜后沿骨盆侧壁向下向前行，经阔韧带基底部、宫旁组织到达子宫外侧(相当于宫颈内口水平)约 2cm 处横跨输尿管至子宫侧缘，此后分为上、下两支：上支较粗，沿子宫侧缘迂曲上行称宫体支，至宫角处又分为宫底支(分布于宫底部)、卵巢支(与卵巢动脉末梢吻合)及输卵管支(分布于输卵管)；下支较细，分布于宫颈及阴道上段称宫颈-阴道支。

(三) 阴道动脉

阴道动脉为髂内动脉前干分支，有许多小分支分布于阴道中下段的前后面及膀胱顶、膀胱颈。阴道动脉与子宫动脉阴道支和阴部内动脉分支吻合。阴道上段由子宫动脉宫颈-阴道支供应，中段由阴道动脉供应，下段主要由阴部内动脉和痔中动脉供应。

(四) 阴部内动脉

阴部内动脉为髂内动脉前干终支，经坐骨大孔的梨状肌下孔穿出盆骨腔，绕过坐骨棘背面，再经过坐骨小孔到达坐骨肛门窝，并分出四支：①痔下动脉：分布于直肠下段及肛门部；②会阴动脉：分布于会阴浅部；③阴唇动脉：分布于大、小阴唇；④阴蒂动脉：分布于阴蒂及前庭球。

二、静　　脉

盆腔静脉均与同名动脉伴行，并在相应器官及其周围形成静脉丛，且互相吻合，故盆腔静脉感染容易蔓延。卵巢静脉出卵巢门后形成静脉丛，与同名动脉伴行，右侧汇入下腔静脉，左侧汇入左肾静脉，故左侧盆腔静脉曲张较多见。

三、淋　　巴

女性生殖器官和盆腔具有丰富的淋巴系统，淋巴结一般沿相应的血管排列，其数目、大小和位置均不恒定(图 2-11)。分为外生殖器淋巴与盆腔淋巴两组。

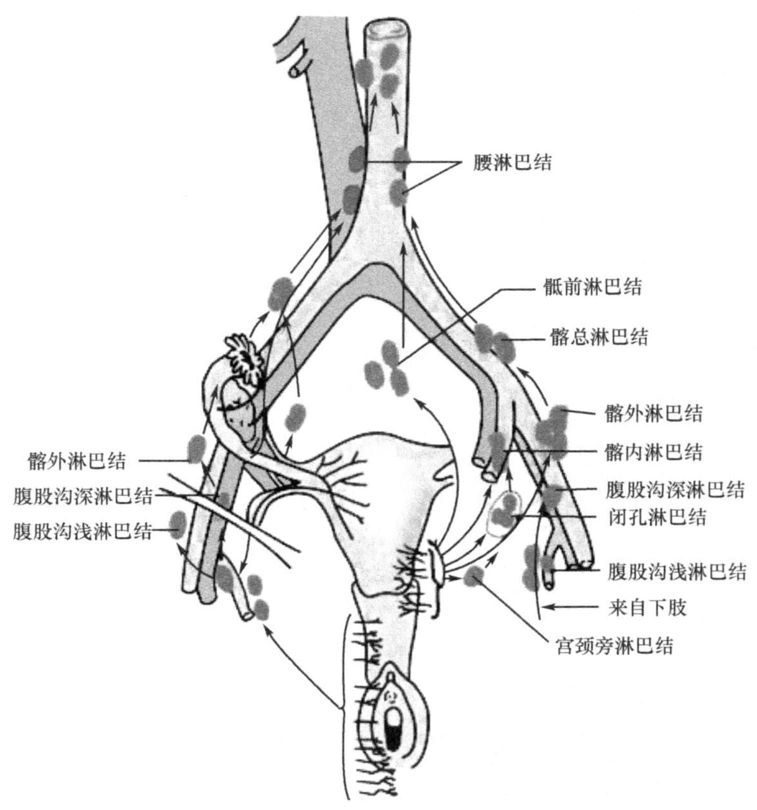

图 2-11　女性生殖器淋巴

(一) 生殖器淋巴

生殖器淋巴分为深浅两部分。

1. 腹股沟浅淋巴结　分上、下两组，上组沿腹股沟韧带排列，收纳外生殖器、会阴、阴道下段及肛门部的淋巴；下组位于大隐静脉末端周围，收纳会阴及下肢的淋巴。其输出管大部分汇入腹股沟深淋巴结，少部分汇入髂外淋巴结。

笔 记 栏

2. 腹股沟深淋巴结 位于股管内、股静脉内侧，收纳阴蒂、股静脉区及腹股沟浅淋巴，汇入闭孔、髂内等淋巴结。

（二）盆腔淋巴

盆腔淋巴分为三组：①髂淋巴组由髂内、髂外及髂总淋巴结组成；②骶前淋巴组位于骶骨前面；③腰淋巴组位于腹主动脉旁。

阴道下段淋巴主要汇入腹股沟浅淋巴结。阴道上段淋巴回流基本与宫颈淋巴回流相同，大部汇入髂外淋巴结。宫体两侧淋巴沿圆韧带汇入腹股沟浅淋巴结。当内、外生殖器官发生感染或肿瘤时，往往沿各部回流的淋巴管扩散，引起相应淋巴结肿大。

四、神　　经

（一）外生殖器的神经支配

外阴部主要由阴部神经支配。由第Ⅱ、Ⅲ、Ⅳ骶神经分支组成，含感觉和运动神经纤维，与阴部内动脉取相同途径，在坐骨结节内侧下方分成会阴神经、阴蒂背神经及肛门神经（又称痔下神经）三支，分布于会阴、阴唇、阴蒂、肛门周围。

（二）内生殖器的神经支配

内生殖器主要由交感神经与副交感神经所支配（图2-12）。交感神经纤维自腹主动脉前神经丛分出，进入盆腔后分为两部分：①卵巢神经丛：分布于卵巢和输卵管；②骶前神经丛：大部分在宫颈旁形成骨盆神经丛，分布于宫体、宫颈、膀胱上部等。骨盆神经丛有来自第Ⅱ、Ⅲ、Ⅳ骶神经的副交感神经纤维，并含有向心传导的感觉神经纤维。子宫平滑肌有自律活动，完全切除其神经后仍能有节律性收缩，临床上可见下半身截瘫的产妇仍能自然分娩。

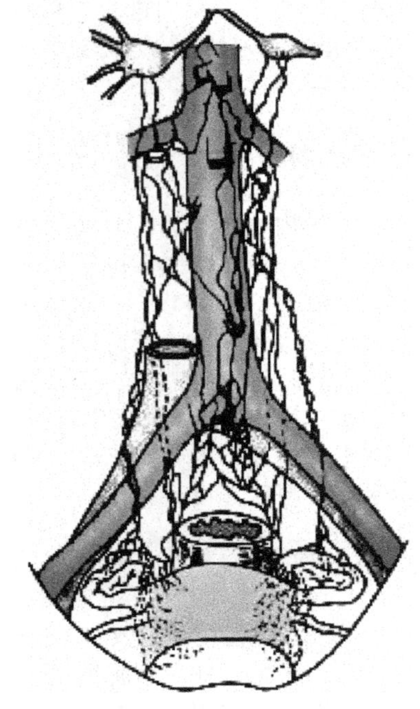

图 2-12　内生殖器神经分布

第五节　骨　盆　底

骨盆底（pelvic floor）由多层肌肉和筋膜组成，封闭骨盆出口，承托膀胱、阴道、子宫及直肠等盆腔脏器，若盆底肌肉和筋膜受损或肌肉松弛，致盆底功能障碍，可引起一系列疾病，包括压力性尿失禁、阴道松弛、子宫脱垂、大便失禁甚至性生活障碍等。

骨盆底的前方为耻骨联合下缘，后方为尾骨尖，两侧为耻骨降支、坐骨升支及坐骨结节。两侧坐骨结节前缘的连线将骨盆底分为前、后两部：前部为尿生殖三角，有尿道和阴道通过。后部为肛门三角，有肛管通过（图 2-13）。骨盆底由外向内分为三层。

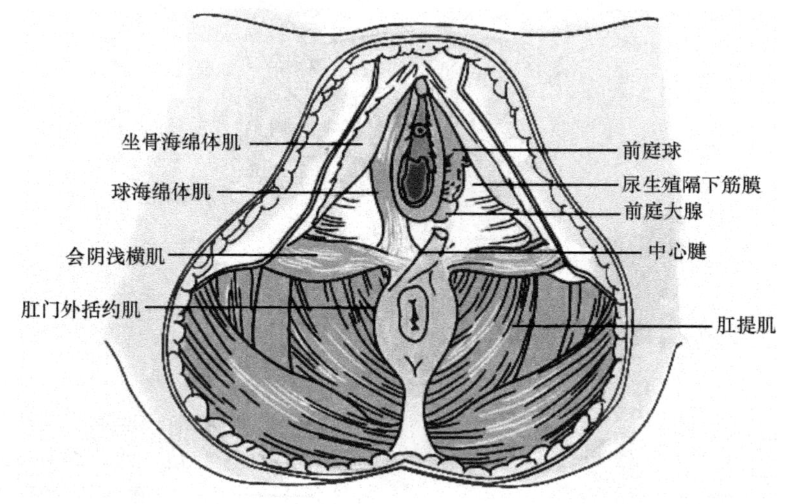

图 2-13　骨盆底肌肉

笔 记 栏

一、外　　层

外层即浅层筋膜与肌肉。在外生殖器、会阴皮肤及皮下组织的下面有会阴浅筋膜，其深面由三对肌肉及一括约肌组成浅肌肉层。此层肌肉的肌腱汇合于阴道外口与肛门之间，形成中心腱。

（一）球海绵体肌

球海绵体肌位于阴道两侧，覆盖前庭球及前庭大腺，向后与肛门外括约肌互相交织。此肌收缩时能紧缩阴道，又称阴道括约肌。

（二）坐骨海绵体肌

坐骨海绵体肌从坐骨结节内侧沿坐骨升支内侧与耻骨降支向上，最终集合于阴蒂海绵体（阴蒂脚处）。

（三）会阴浅横肌

会阴浅横肌自两侧坐骨结节内侧面中线汇合于中心腱。

（四）肛门外括约肌

肛门外括约肌为围绕肛门的环形肌束，前端汇合于中心腱。

二、中　　层

中层即泌尿生殖隔。由上下两层坚韧筋膜及一层薄肌肉组成，覆盖于由耻骨弓与两坐骨结节所形成的骨盆出口前部三角形平面上，又称三角韧带。其中有尿道与阴道穿过。在两层筋膜间有一对由两侧坐骨结节至中心腱的会阴深横肌层及位于尿道周围的尿道括约肌。

三、内　　层

内层即盆隔（pelvic diaphragm）。为骨盆底最内层的坚韧层，由肛提肌及其内、外面各覆一层筋膜组成，由前向后有尿道、阴道及直肠穿过。

（一）肛提肌

肛提肌（levator ani muscle）是位于骨盆底的成对扁肌，由一对三角形肌肉板组成，两侧肌肉互相对称，左右连合形成向下的漏斗状，其肌纤维有不同的排布，可分为耻尾肌、髂尾肌和坐尾肌，肛提肌有加强盆底托力的作用。又因部分肌纤维在阴道及直肠周围密切交织，还有加强肛门与阴道括约肌的作用。

（二）会阴

广义的会阴（perineum）是指封闭骨盆出口的所有软组织，前为耻骨联合下缘，后为尾骨尖，两侧为耻骨降支、坐骨支、坐骨结节和骶结节韧带。狭义的会阴是指阴道口与肛门之间的软组织，厚3～4cm，由外向内逐渐变窄呈楔形，表面为皮肤及皮下脂肪，内层为会阴中心腱，又称会阴体（perineal body）。妊娠期会阴组织变软有利于分娩。分娩时保护会阴，可防止裂伤。

第六节　邻近器官

女性生殖器官与骨盆腔其他器官不仅在位置上互相邻近，而且血管、淋巴及神经也相互有密切联系，某一器官的增大、收缩、充盈或排空可以影响其他器官，而某一器官的创伤、感染、肿瘤等，可累及邻近器官（图 2-14）。

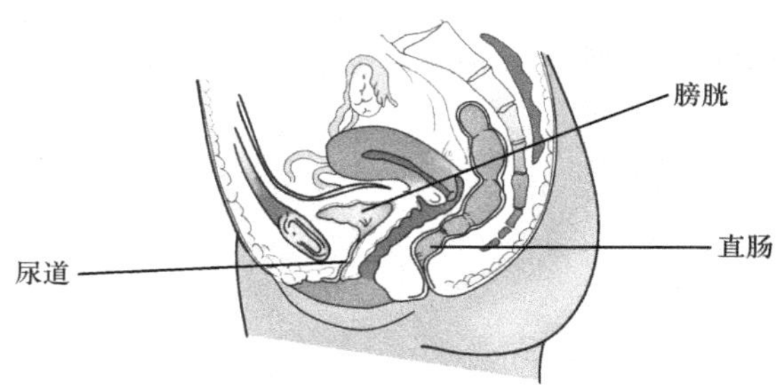

图 2-14　盆腔邻近器官

一、尿　　道

尿道（urethra）为一肌性管道，长约 4～5cm。位于阴道前面、耻骨联合后面，从膀胱三角尖端开始，穿过泌尿生殖隔，终止于阴道前庭部的尿道外口。尿道内括约肌为不随意肌，外括约肌为随意肌，且与会阴深横肌密切联合。由于女性尿道短且直又接近阴道，故易引起泌尿系统感染。

二、膀　　胱

膀胱（urinary bladder）为一肌性空腔器官，位于耻骨联合之后、子宫之前。其大小、形状、位置及壁厚可因其盈虚及邻近器官的情况而变化。成人平均容量为 400ml。排空的膀胱为锥体形，全部位于盆腔内，膀胱充盈时可凸向腹腔。膀胱壁由浆膜、肌层及黏膜三层构成。膀胱可分为顶、底、体和颈四部分。前腹壁下部腹膜覆盖膀

笔记栏

胱顶，向后移行达子宫前壁，两者之间形成膀胱子宫陷凹。膀胱底部黏膜形成一个三角区，称膀胱三角，三角的尖向下为尿道内口，三角底的两侧为输尿管口，两口相距约 2.5cm。此部与宫颈及阴道前壁相邻，其间的组织在正常情况较疏松。由于膀胱充盈可影响子宫及阴道，故妇科检查及手术前必须使膀胱排空。

三、输 尿 管

输尿管(ureter)为一对肌性圆索状长管，起自肾盂，终于膀胱，各长约 30cm，粗细不一，最细部分的直径仅 3～4cm，最粗可达 7～8cm。输尿管在腹膜后，从肾盂开始沿腰大肌前面偏中线侧下降(腰段)，在骶髂关节处，经过髂外动脉起点的前方进入骨盆腔(骨盆段)继续下行，于阔韧带底部向前内方走行，于临近宫颈约 2cm 处，在子宫动脉的后方与之交叉，又经阴道侧穹隆顶端绕向前方而入膀胱壁(膀胱段)，在壁内斜行 1.5～2cm，开口于膀胱三角底的外侧角。输尿管壁厚约 1mm，分为黏膜、肌层及外膜三层，由肾、卵巢、子宫及膀胱的血管分支在相应段输尿管周围吻合成丰富的血管丛，而进入输尿管壁。妇科手术时要警惕，避免损伤输尿管，包括其外膜。

四、直 肠

直肠(rectum)上接乙状结肠，下连肛管，从左侧骶髂关节至肛门，全长约 15～20cm。前为子宫及阴道，后为骶骨。直肠上段有腹膜遮盖，至直肠中段腹膜折向前上方，覆于宫颈及子宫后壁，形成直肠子宫陷凹。直肠下部无腹膜覆盖。肛管长约 2～3cm，在其周围有肛门内外括约肌及肛提肌。妇科手术及分娩处理时均应注意避免损伤肛管、直肠。

五、阑 尾

阑尾(vermiform appendix)上端连接盲肠，长约 7～9cm，通常位于右髂窝内。但其位置、长短、粗细变化较大，有的下端可达右侧输卵管及卵巢部位，因此，妇女患阑尾炎时有可能累及子宫附件，应注意鉴别诊断。妊娠期阑尾的位置可随妊娠月份的增加而逐渐向上外方移位。

(黎燕霞)

笔 记 栏

第3章 女性生殖系统生理

女性一生中要经历不同阶段的生理变化，主要反映在女性生殖系统包括下丘脑、垂体、卵巢和子宫等器官发生的周期性变化。同时，女性生殖系统的生理变化与其他系统的功能也紧密相关，并相互影响。

第一节 妇女一生各阶段的生理特点

妇女一生中根据其生理特点可分为七个阶段，但并没有截然的界线，且因遗传、环境、营养等因素而存在个体差异。

一、胎 儿 期

从卵子与精子结合到婴儿出生统称为胎儿期(fetal period)。胚胎至6周后，原始性腺开始分化，胚胎8～10周性腺组织开始出现卵巢结构。原始生殖细胞分化为初级卵母细胞，在其周围围绕一层扁平细胞形成原始卵泡。卵巢形成后，因无雄激素，无副中肾管抑制因子，故中肾管退化，两条副中肾管发育形成女性生殖道。

二、新 生 儿 期

出生后4周内称新生儿期(neonatal period)。女性胎儿在母体内因受胎盘及母体卵巢产生的女性激素影响，出生时新生儿外阴较丰满，乳房略隆起或有少许泌乳。出生后脱离了母体环境，血中女性激素水平迅速下降，可出现少量阴道流血。这些变化都属于生理变化，均能在出生后短期内自然消退。

三、儿 童 期

出生4周至12岁左右称儿童期(childhood)。儿童期的早期(约8岁之前)，为体格持续增长和发育阶段，但因卵泡无雌激素分泌，生殖器仍未发育呈幼稚型，表现为阴道狭长，上皮薄，无皱襞，上皮细胞内缺乏糖原，阴道酸度低，抗感染力弱，容易发生炎症；子宫小，宫颈较长，宫颈约占子宫全长的2/3，子宫肌层亦很薄；输卵管弯曲且很细；卵巢长而窄，卵泡发育至窦前期即停止发育而闭锁。子宫、输卵管及卵巢仍位于腹腔内，接近骨盆入口。

儿童期后期(约8岁后)，卵泡受垂体促性腺激素的影响，有一定的发育并分泌性激素，但仍未能达到成熟阶段。卵巢形态逐步变为扁卵圆形。子宫、输卵管及卵巢逐渐向骨盆腔内下降。皮下脂肪在胸、髋、肩部及耻骨前面堆积，开始呈现女性特征。

四、青 春 期

从月经初潮至生殖器官逐渐发育成熟的时期称青春期(adolescence or puberty)。青春期起止时间大约在10岁到19岁之间。这一时期的生理特征是身体及生殖器官发育迅速，第二性征形成，月经初潮。

(一) 体格发育

此时期身体迅速发育，体型发育的同时身体各器官也发生变化，逐渐向成熟过渡。

(二) 生殖器官的发育(第一性征)

由于促性腺激素的作用，卵泡开始发育并分泌性激素，内、外生殖器进一步发育。外生殖器从幼稚型变为成人型；阴阜隆起，大阴唇变肥厚，小阴唇变大且有色素沉着；阴道长度及宽度增加，阴道黏膜变厚并出现皱襞；子宫增大，尤其宫体明显增大，使宫体占子宫全长的2/3；输卵管变粗，弯曲度减小；卵巢增大，皮质内有不同发育阶段的卵泡，致使卵巢表面稍呈凹凸不平。此时虽已初步具有生育能力，但整个生殖系统的功能尚未完善。

(三) 第二性征

除了生殖器官以外，女性特有的征象称第二性征(secondary sexual characteristics)。表现为音调变高；乳房丰满而隆起；出现阴毛及腋毛；骨盆横径发育大于前后径；胸、肩部皮下脂肪增多，显现女性特有体态。

(四)月经初潮

月经初潮是青春期开始的一个重要标志。青春早期各激素水平开始有规律性波动，直到雌激素水平达到一定高度而下降时，引起子宫内膜脱落出血即月经初潮(menarche)。此期中枢对雌激素的

笔记栏

负反馈已建立，而正反馈机制尚未成熟，即使卵泡发育成熟，但由于不能形成 LH 峰故不能排卵。初潮后月经周期常不规律，经 2～4 年建立规律性周期性排卵后，月经才逐渐正常。

五、性成熟期

性成熟期(sexual maturity)是指卵巢生殖及内分泌功能最旺盛的时期，又称生育期。一般自 18 岁左右开始，历时约 30 年。此期的妇女性功能旺盛，卵巢功能成熟并分泌性激素，已建立规律的周期性排卵。生殖器各部分和乳房受卵巢分泌的性激素的影响也发生周期性变化。

六、绝经过渡期

绝经过渡期(menopausal transition period)是指从开始出现绝经趋势直至最后一次月经的时期。可始于 40 岁，此期长短不一，因人而异。可历时短至 1～2 年，长至 10～20 年。此期卵巢功能逐渐衰退，生殖器官逐渐萎缩。卵泡数明显减少且易发生卵泡发育不全，多数妇女在绝经前月经周期不规律，常为无排卵性月经。最终由于卵巢内卵泡自然耗竭或剩存的卵泡对垂体促性腺激素丧失反应，导致卵巢功能衰竭，月经永久性停止。绝经指女性生命中最后一次月经。据统计我国妇女的绝经平均年龄为 49.5 岁，80%的妇女在 44～54 岁。1994 年 WHO 提出废除“更年期”这一术语，推荐采用“围绝经期(perimenopausal period)”一词，将其定义为从卵巢功能开始衰退直至绝经后 1 年内的时期。在围绝经期由于雌激素水平降低，可出现血管运动障碍和神经精神障碍的症状，表现为潮热、出汗、情绪不稳定、不安、抑郁或烦躁、失眠等，称围绝经期综合征。

七、绝经后期

绝经后期(postmenopausal period)是指绝经后的生命时期。在早期阶段，虽然卵巢停止分泌雌激素，但卵巢间质仍能分泌少量雄激素，后者在外周组织如皮肤、脂肪等转化为雌酮，雌酮是绝经后妇女循环中的主要雌激素。妇女一般在 60 岁后，机体逐渐老化，进入老年期(senility)。此期卵巢功能已衰竭，主要表现为雌激素水平的低落，不足以维持女性第二性征，生殖器官进一步萎缩老化。并出现骨代谢失常引起骨质疏松，易发生骨折。近年统计，美国妇女平均期望寿命 79.7 岁；我国妇女平均期望寿命 78 岁。

第二节　月经及月经期的临床表现

一、月　　经

月经(menstruation)是指随卵巢的周期性变化，子宫内膜出现周期性脱落伴随的出血。月经是生殖功能成熟的标志之一。月经初潮是指月经第一次来潮。月经初期年龄多在 13～15 岁。8 岁前月经来潮考虑性早熟。16 岁以后月经仍未来潮者应引起临床重视。近年，月经初潮年龄有提前的趋势。

二、月经血的特征

月经血一般呈暗红色，其成分包括：血液、子宫内膜碎片、宫颈黏液及脱落的阴道上皮细胞。月经血的主要特点是不凝固。其原因为月经血中含有来自子宫内膜的大量纤溶酶，使经血中的纤维蛋白溶解，故经血不凝固。只有月经量多的情况下才出现血凝块。

三、月经的临床表现

月经周期出血的第 1 日为月经周期的开始，两次月经第 1 日的间隔时间称一个月经周期(menstrual cycle)，一般 28～30 日为一个周期。正常月经持续时间为 2～8 日，多数为 3～5 日。经量为一次月经的总失血量，正常月经量为 30～50ml，超过 80ml 为月经过多。一般月经期无特殊症状，但由于经期盆腔充血及前列腺素的作用，有些妇女可出现有下腹及腰骶部下坠不适或子宫收缩痛，并可出现食欲不振、恶心、腹泻等胃肠功能紊乱症状，个别可有头痛、易于激动等轻度神经系统不稳定症状，但一般症状不严重，不影响妇女的工作和学习。

第三节　卵巢功能及周期性变化

一、卵巢功能

卵巢是女性生殖内分泌腺，具有两种主要功能：①产生卵子并排卵；②合成并分泌甾体激素和多肽激素。

二、卵巢的周期性变化

(一)卵泡的发育及成熟

人类卵泡的发育始于胚胎时期，新生儿出生时卵泡总数大约有 200 万个。出生后不会再产生新的卵泡,其中有近 50%的卵泡发生闭锁。儿童期卵巢的皮质含有大量的原始卵泡,此阶段卵泡的发育不依赖促性腺激素,卵泡进入自主发育和闭锁的轨道;到青春期卵泡数目降至 30 万～50 万个。当进入青春期后,卵泡的发育受促性腺激素的刺激而向发育成熟推进。到了生育期每月一批卵泡发育,经历募集、选择,其中只有一个优势卵泡可达完全成熟并排卵,其余的卵泡发育到一定程度自行退化,形成闭锁卵泡(atretic follicle)。妇女一生中大约只有 400～500 个卵泡发育成熟并排卵。根据卵泡的形态、大小、生长速度和组织学特征,可将卵泡的生长分为以下几个阶段(图 3-1)。

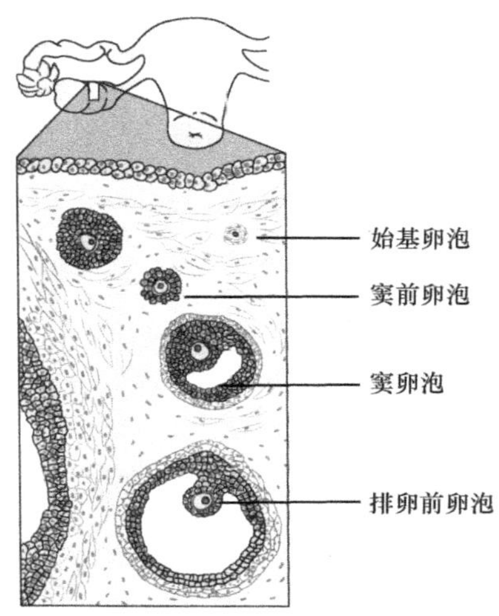

图 3-1　卵巢各发育期卵泡

1. 始基卵泡(primordial follicle)　是由一个停止在减数分裂双线期的初级卵母细胞及环绕其周围的单层梭形前颗粒细胞层组成。

2. 窦前卵泡(preantral follicle)　包绕卵母细胞的梭形前颗粒细胞变为柱状颗粒细胞,并进行有丝分裂,即为初级卵泡(primary follicle)。初级卵泡发育完全阶段则形成窦前卵泡,窦前卵泡的组织学特征:卵母细胞增大,外围有透明带(zona pellucida),颗粒细胞进一步增殖变为多层,外围的间质细胞包绕形成卵泡膜的内泡膜层和外泡膜层。颗粒细胞层与卵泡膜细胞层之间出现基底层。此阶段出现卵泡生长发育所必备的三种特异性受体,即卵泡刺激素(follicle-stimulating hormone, FSH)、雌二醇(estradiol, E_2)、睾酮(testosterone, T)受体。

3. 窦卵泡(antral follicle)　窦前卵泡在雌激素和 FSH 持续影响下产生功能的变化,主要有产生卵泡液、形成卵泡腔,也称次级卵泡(secondary follicle)。在 FSH 作用下,卵泡的颗粒细胞获得黄体生成激素(luternizing hormone, LH)受体,并在 LH 协同作用下,产生雌激素量较窦前卵泡明显增加。大多数窦状卵泡发生退化。

4. 排卵前卵泡(preovulatory follicle)　在卵泡发育的最后阶段,此时成熟卵泡体积显著增大,直径可达 15～20mm,卵泡液急骤增加,卵泡腔增大,卵泡移行向卵巢表面突出。其结构从外向内依次为:

(1) 卵泡外膜:为致密的卵巢间质组织,与卵巢间质无明显界限。

(2) 卵泡内膜:从卵巢皮质层间质细胞衍化而来,细胞呈多边形,较颗粒细胞大,此层含丰富的血管。

(3) 颗粒细胞:细胞呈立方形,细胞间无血管存在,其营养来自外围的卵泡内膜。颗粒细胞层与卵泡内膜层之间有一层基底膜。

(4) 卵泡腔:腔内充满大量清澈的卵泡液。

(5) 卵丘:突出于卵泡腔,卵细胞深藏其中,形成卵丘。

(6) 放射冠:直接围绕卵细胞的一层颗粒细胞,呈放射状排列。冠与卵细胞之间还有一层很薄的透明膜,称透明带(zona pellacida)。

(二) 排卵

卵泡进入排卵前状态时,卵泡逐渐向卵巢表面移行并向外突出,当接近卵巢表面时,由于卵泡液中的蛋白酶被激活,溶解卵泡壁,并形成排卵孔,出现排卵。卵细胞和它周围的卵丘颗粒细胞一起被排出的过程称排卵(ovulation)。排卵时随卵细胞同时排出的有透明带、放射冠及小部分卵丘内的颗粒细胞(图 3-2)。

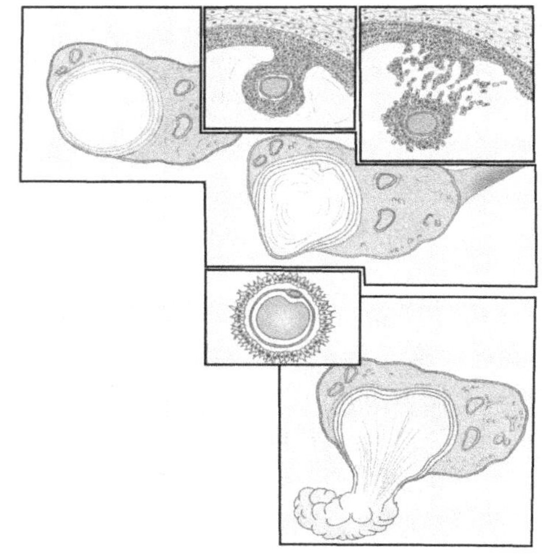

图 3-2　排卵

排卵可能的机制:成熟卵泡分泌大量的雌二醇,峰值量的雌二醇对下丘脑、垂体起正反馈调节作用;诱发下丘脑释放大量的 GnRH,刺激垂体释放促性腺激素,出现 LH/FSH 峰。另一方面,LH 峰使卵母细胞重新启动减数分裂进程,直至完成第一次减数分裂,排出第一极体,初级卵母细胞成熟为次级卵母细胞。在 LH 峰作用下排卵前卵泡黄

笔记栏

素化，产生少量孕酮。LH/FSH排卵峰与孕酮协同作用，激活卵泡液内蛋白溶酶活性，溶解卵泡壁隆起尖端部分，形成排卵孔。排卵前卵泡内前列腺素显著增加，排卵时达高峰。前列腺素可促进卵泡壁释放蛋白溶酶，也促使卵巢内平滑肌收缩，有助于排卵。排卵多发生在下次月经来潮前14天左右(图3-3)。

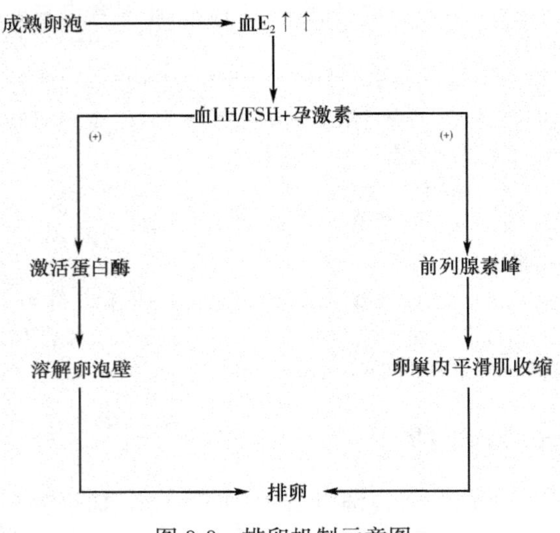

图3-3 排卵机制示意图

(三)黄体形成及退化

排卵后，卵泡液流出，卵泡腔内压下降，卵泡壁塌陷，形成许多皱襞，卵泡壁的卵巢颗粒细胞和内膜细胞向内侵入，周围有卵泡外膜细胞包围，形成黄体。卵泡颗粒细胞及卵泡膜细胞在LH排卵峰作用下进一步黄素化，形成颗粒黄体细胞及卵泡膜黄体细胞。排卵后黄体细胞的直径由原来的12～14μm增大至35～50μm，排卵后7～8日(相当于月经周期第22日左右)，黄体体积最大，直径达1～2cm，外观色黄。

若卵子未受精，在排卵后9～10日，黄体开始退化，黄体细胞逐渐萎缩变小，周围的结缔组织及成纤维细胞侵入黄体，逐渐由结缔组织代替，组织纤维化，形成白体。正常排卵周期黄体期仅限于14日内。黄体衰退后月经来潮，卵巢中又有新的卵泡发育，开始新的周期。

(四)卵巢分泌的甾体激素

卵巢合成及分泌的性激素，为甾体激素(steroid hormone)。主要为雌激素(estrogen，E)、孕激素(progesterone)和雄激素(androgen)。

1. 甾体激素的基本化学结构 甾体激素属于类固醇激素。基本化学成分是环戊烷多氢菲环。按碳原子的数目分成3个组：①孕激素含21个碳原子，基本结构为孕烷核，如孕酮；②雄激素含19个碳原子，基本结构为雄烷核，如睾酮；③雌激素含18个碳原子，基本结构为雌烷核，如雌二醇、雌酮及雌三醇。

2. 甾体激素的生物合成及代谢

(1) 甾体激素的生物合成：卵巢组织具有直接摄取胆固醇合成性激素的酶系。由胆固醇合成的孕烯醇酮是合成所有甾体激素的前体物质。孕烯醇酮合成雄烯二酮有Δ^4和Δ^5两条途径。卵巢在排卵前以Δ^5途径合成雌激素，排卵后可通过Δ^4和Δ^5两条途径合成雌激素(图3-4)。雌激素的合成是由卵巢的卵泡膜细胞与颗粒细胞在FSH和LH的共同作用下完成的，即所谓的两种细胞两种促性腺激素学说。雌激素主要为雌二醇与雌酮，雌三醇为其降解产物。雌激素的生物活性以雌二醇最强，雌酮次之，雌三醇最弱。

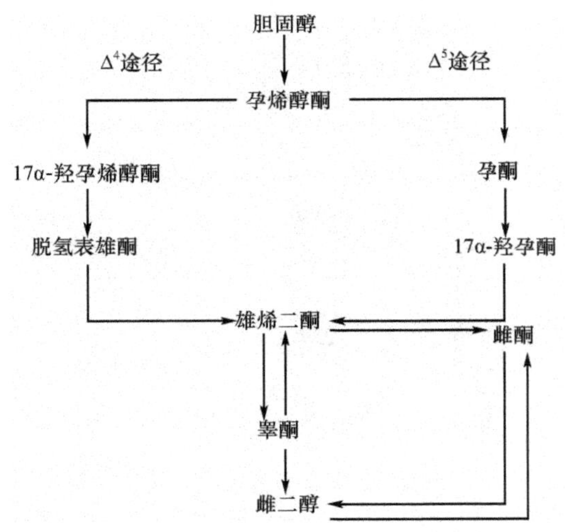

图3-4 性激素的生物合成途径

(2) 甾体激素代谢：甾体激素主要在肝脏降解，并以硫酸盐或葡萄糖酸盐等结合形式经肾排出。

3. 雌、孕激素的周期性变化 正常妇女卵巢激素的分泌随卵巢周期而变化。

(1) 雌激素：在卵泡开始发育时，雌激素分泌量很少，随着卵泡渐趋成熟，雌激素分泌也逐渐增加，于排卵前形成一高峰，排卵后卵泡液中雌激素释放至腹腔，使血循环中雌激素暂时下降。排卵后1～2日，黄体开始分泌雌激素使血循环中雌激素又逐渐上升，约排卵后7～8日黄体成熟时，又形成第二个高峰，但峰值较第一高峰低且平坦。黄体萎缩时，雌激素水平急剧下降，在月经前达最低水平。

(2) 孕激素：卵泡期卵泡不分泌孕酮，但排卵前成熟卵泡的颗粒细胞在LH作用下发生黄素化，可分泌少量的孕酮，排卵后孕激素分泌量开始增加，在排卵后7～8日黄体成熟时，分泌量达最高峰，到月经来潮时降至卵泡期水平。

(3) 雄激素：女性的雄激素主要来自肾上腺；少量来源于卵巢，由卵泡膜和卵巢间质细胞合成，主要包括睾酮和雄烯二酮。排卵前循环中雄激素水

笔 记 栏

平升高，一方面促进非优势卵泡的闭锁，另一方面提高性欲。

4. 性激素的生理作用

(1) 雌激素的生理作用

1) 促使子宫发育，引起肌细胞的增生和肥大，使肌层变厚子宫收缩力增强，并增加子宫平滑肌对缩宫素的敏感性。

2) 使子宫内膜增生、修复。

3) 使宫颈口松弛、扩张，宫颈黏液分泌量增加、性状变稀薄、富有弹性、易拉成丝状。

4) 促进输卵管发育，增加输卵管节律性收缩的振幅。

5) 使阴唇发育、丰满、色素加深。使阴道上皮细胞增生和角化，黏膜变厚，并增加上皮细胞内糖原含量，使阴道维持酸性环境。

6) 使乳腺腺管增生，乳头、乳晕着色。

7) 雌激素对卵巢的卵泡发育是必需的，它可协助FSH促进卵泡发育。促进其他第二性征的发育。

8) 雌激素通过对下丘脑和垂体的正、负反馈调节，控制垂体促性腺激素的分泌。

9) 在代谢方面，雌激素可降低胆固醇与磷脂的比例，促进肝脏高密度脂蛋白合成，抑制低密度脂蛋白合成，降低血中总胆固醇的水平；促进水钠潴留。当足量的雌激素存在时，钙盐及磷盐才能在骨质中沉积，以维持正常骨质。雌激素与甲状旁腺素共同作用维持血中钙磷平衡。

(2) 孕激素的生理作用

1) 使子宫平滑肌纤维松弛，兴奋性降低；同时降低妊娠子宫对缩宫素的敏感性，从而减少子宫收缩，有利于受精卵在子宫腔内生长发育。

2) 使增生期子宫内膜转化为分泌期内膜，为受精卵着床做好准备。

3) 使宫颈口闭合，黏液减少、变稠，拉丝度减少。

4) 抑制输卵管肌节律性收缩，减少其收缩的振幅。

5) 加速阴道上皮细胞脱落。

6) 在已有雌激素影响的基础上，促进乳腺腺泡发育成熟。

7) 孕激素在月经中期具有增强雌激素对垂体正反馈作用，增强垂体LH峰值的分泌；而在黄体期对下丘脑、垂体有负反馈作用，影响垂体促性腺激素的分泌。

8) 孕激素能兴奋下丘脑体温调节中枢，使体温升高。正常妇女在排卵前基础体温低，排卵后基础体温可升高0.3～0.5℃，这种基础体温的改变，可作为排卵监测的重要指标之一。

9) 孕激素能促进水与钠的排泄。

5. 孕激素与雌激素的协同和拮抗作用 孕激素是在雌激素作用的基础上，进一步促使女性生殖器和乳房的发育，为妊娠准备条件，可见两者有协同作用；另一方面，雌激素和孕激素又有拮抗作用，表现在子宫收缩、输卵管蠕动、宫颈黏液变化、阴道上皮细胞角化和脱落以及钠和水的潴留与排泄等。

6. 雄激素的生理作用 睾酮主要来自肾上腺皮质，卵巢也分泌一部分。睾酮不仅是合成雌激素的前体，而且是维持女性正常生殖功能的重要激素。

(1) 对女性生殖系统的影响：在雄激素的影响下，可减缓子宫及其内膜的生长及增殖，抑制阴道上皮的增生和角化，促使阴蒂、阴唇和阴阜的发育。但若长期使用可出现男性化的表现。

(2) 对机体的代谢功能影响：雄激素能促进蛋白合成，促进肌肉的生长；使基础代谢率增加；刺激骨髓中红细胞的增生。在性成熟期前，雄激素促使长骨骨基质生长和钙的储备，性成熟后可导致骨骺的关闭，使生长停止。它还可促进肾远曲小管对Na^+、Cl^-的重吸收而引起水肿。

7. 多肽激素 卵巢除了分泌甾体激素外，还分泌一些多肽激素和生长因子。多肽激素有抑制素（包括抑制素A、抑制素B）和激活素等，其对垂体FSH的合成和分泌具有反馈调节作用。另外，生长因子包括胰岛素样生长因子、表皮生长因子等，它们参与卵巢的局部的调节。

第四节　子宫内膜及生殖器其他部位的周期性变化

随着卵巢的周期性变化，女性生殖器也发生一系列周期性变化，其中子宫内膜的周期性变化最显著。

一、子宫内膜的周期性变化

子宫内膜的组织学变化

子宫内膜组织结构分为基底层和功能层，基底层直接与子宫肌层相连，此层不受月经周期中激素变化的影响，且在月经期不发生脱落。功能层靠近子宫腔，它受卵巢激素的影响呈周期性变化，此层月经期坏死脱落。正常一个月经周期以28日为例，其组织形态的周期性改变可分为三期：

1. 增生期 在月经周期第5～14天，相当于卵泡发育成熟阶段，在卵巢分泌的雌激素作用下，子宫内膜上皮与间质细胞呈增生状态称增生期(proliferative phase)。增生期又分早、中、晚三期(图3-5)。

(1) 增生期早期：在月经周期第5～7天。此期内膜较薄，仅1～2mm，腺上皮细胞呈立方形或低柱状，间质较致密，细胞呈星形。间质中的小动脉较直，其壁薄。

(2) 增生期中期：在月经周期第8～10天。此期特征是间质水肿明显；腺体数增多、增长，呈弯曲形；腺上皮细胞表现增生活跃，细胞呈柱状，且有分裂象。

(3) 增生期晚期：在月经周期第 11～14 天。此期内膜增厚至 3～5mm，表面高低不平，略呈波浪形。上皮细胞呈高柱状，腺上皮仍继续生长，核分裂象增多，腺体更长，形成弯曲状。间质细胞呈星状，并相互结合成网状；组织内水肿明显，小动脉略呈弯曲状，管腔增大。

2. 分泌期 在月经周期第 15～28 天。黄体形成后，在雌、孕激素协同作用下，子宫内膜呈分泌反应称分泌期(secretory phase)。分泌期也分早、中、晚三期(图 3-5)。

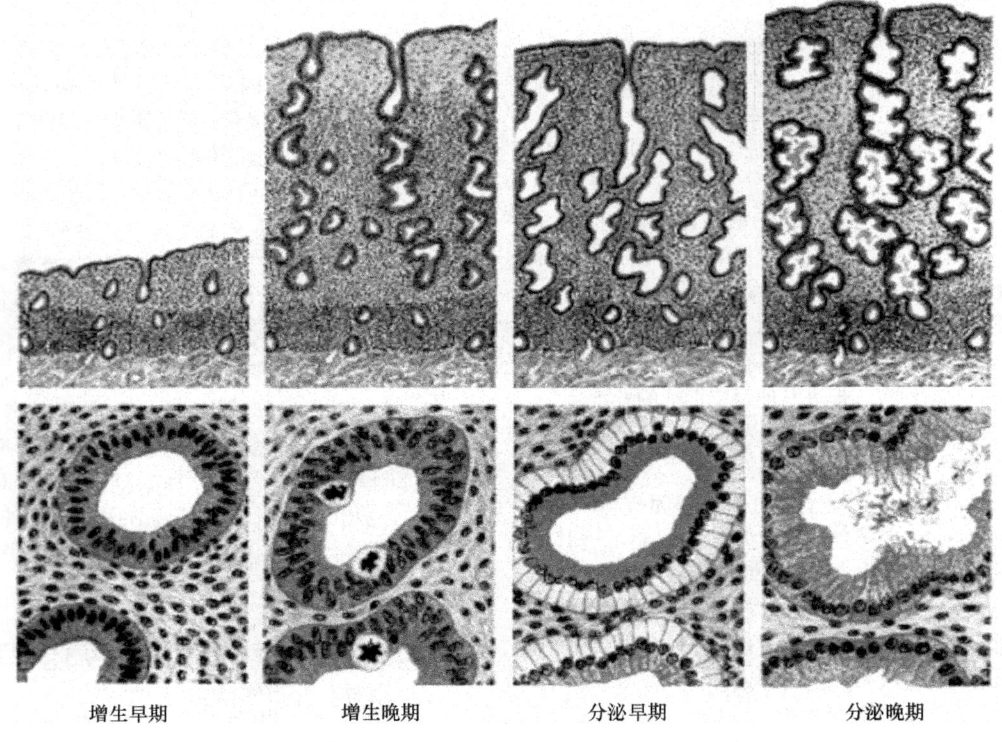

图 3-5 子宫内膜的组织学变化

(1) 分泌期早期：在月经周期第 15～19 天。此期内膜腺体更长，屈曲更明显；腺上皮细胞的核下开始出现含糖原的小泡，称核下空泡，为分泌期早期组织学特征。

(2) 分泌期中期：在月经周期第 20～23 天。内膜较前增厚并呈锯齿状；腺体内的分泌上皮细胞顶端胞膜破裂，细胞内的糖原排入腺腔内称顶质分泌，为分泌期中期组织学特征。此期间质更加水肿、疏松；螺旋小动脉增生、卷曲。

(3) 分泌期晚期：在月经周期第 24～28 天。此期为月经来潮前期。内膜结构呈海绵状，腺体开口面向宫腔，有糖原等分泌物溢出，间质更疏松、水肿，表面上皮细胞下的间质分化为肥大的蜕膜样细胞；此期螺旋小动脉迅速增长超出内膜厚度、也更弯曲，血管管腔也扩张。

3. 月经期 在月经周期第 1～4 天。此时由于黄体萎缩，雌、孕激素水平下降，子宫内膜失去了激素的支持，内膜中前列腺素的合成活化，前列腺素能刺激子宫肌层收缩而引起内膜功能层的螺旋小动脉持续痉挛，组织变性、坏死，血管壁通透性增加，使血管破裂及组织崩解脱落，变性、坏死的内膜与血液相混而排出，形成月经血。

笔 记 栏

二、生殖器其他部位的周期性变化

(一) 阴道黏膜的周期性变化

随着月经周期雌、孕激素的周期性变化，阴道黏膜也发生周期性改变，这种改变在阴道上段的黏膜更为明显。

排卵前，阴道上皮在雌激素的影响下，自底层细胞向上增生，逐渐演变为中层及表层细胞，使阴道上皮增厚；表层细胞出现角化，且角化程度在排卵期最明显(图 3-6)。正常状态下，阴道杆菌寄生在阴道内，而阴道上皮细胞内有丰富糖原，后者经阴道杆菌分解产生乳酸，保持阴道 pH 为 4～5，以防止致病菌的繁殖。

排卵后，在孕激素的作用下，阴道上皮主要是中层及角化前细胞大量脱落，阴道脱落细胞涂片见细胞堆积，以嗜碱性为主，细胞皱褶较差(图 3-7)。临床上常根据阴道脱落细胞中的表层角化细胞所占的比例判断体内雌激素的影响程度，了解卵巢功能。

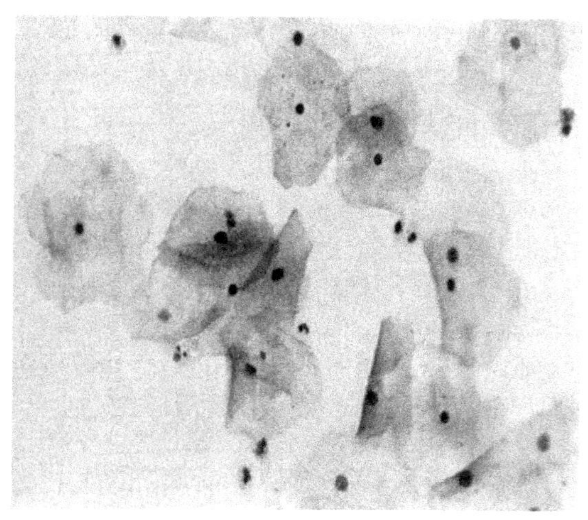

图 3-6　排卵前阴道上皮细胞

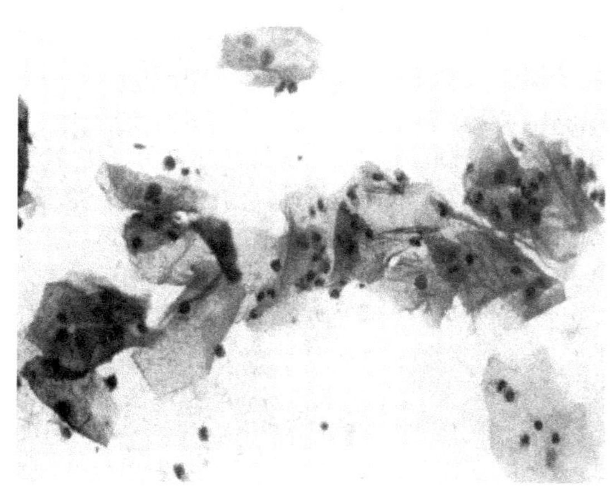

图 3-7　排卵后阴道上皮细胞

（二）宫颈黏液的周期性变化

在雌激素、孕激素的作用下，宫颈腺细胞分泌黏液，其物理、化学性质及其分泌量均有明显的周期性改变。在卵泡期，雌激素刺激宫颈黏液腺细胞，随着雌激素水平不断增加，至排卵期黏液分泌量增加，黏液中氯化钠含量增加势必导致水分增多，使黏液稀薄、透明，拉丝度可达 10cm 以上。若将黏液做涂片检查，干燥后可见羊齿植物叶状结晶，这种结晶在月经周期第 6～7 天开始出现，到排卵期最为清晰而形成典型的羊齿植物叶状结晶（图 3-8）。

排卵后，受孕激素影响，黏液分泌量逐渐减少，氯化钠含量减少，性状变黏稠而混浊，拉丝度差，易断裂。涂片检查时结晶逐步模糊，至月经周期第 22 日左右完全消失，出现排列成行的椭圆体（图 3-9）。临床上，可根据宫颈黏液的周期性变化了解卵巢功能。

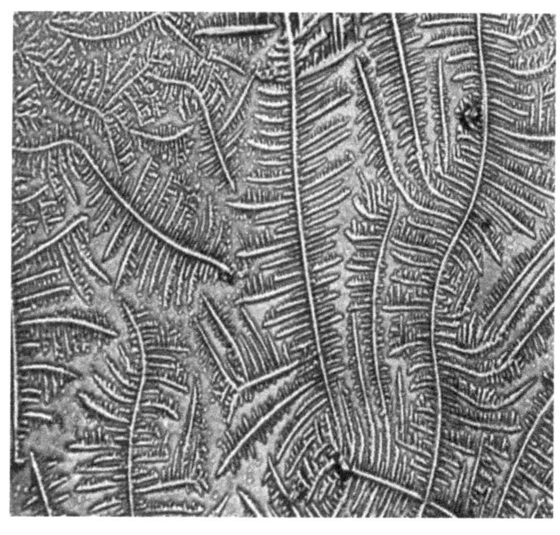

图 3-8　羊齿植物样结晶

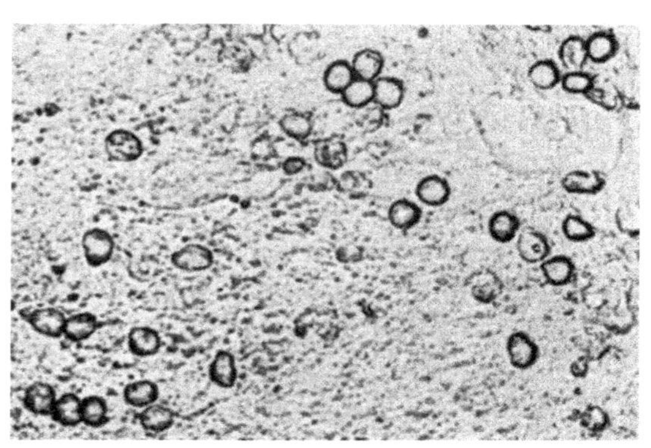

图 3-9　椭圆体结晶

（三）输卵管的周期性变化

在雌激素、孕激素的作用下，输卵管在形态和功能方面发生周期性的变化。雌激素促进输卵管黏膜上皮纤毛细胞生长，体积增大；非纤毛细胞分泌增加；孕激素与雌激素之间存在许多相互制约的作用，如雌激素可促进输卵管发育及肌层的节律性收缩增强，而孕激素则能增加输卵管的收缩速度，减少输卵管的收缩频率。孕激素还可抑制输卵管黏膜上皮纤毛细胞的生长，减低分泌细胞分泌黏液的功能。雌、孕激素的协同作用，保证受精卵在输卵管内的正常运行。

第五节　下丘脑-垂体-卵巢轴的调节

下丘脑、垂体与卵巢之间相互调节、相互影响，形成一个完整而协调的神经内分泌系统，称为下丘脑-垂体-卵巢轴（hypothalam-pituitary-ovarian axis，HPOA）。它控制女性发育、正常月经和性功能，也称性腺轴。HPOA 的神经内分泌活动还受到大脑高级中枢的调控，另外，其他内分泌腺体如甲状

笔记栏

腺、肾上腺及胰腺等也能参与月经周期的调节。

一、下丘脑促性腺激素释放激素

丘脑弓状核神经细胞分泌的促性腺激素释放激素(gonadotrophin releasing hormone,GnRH)是一种十肽激素,直接通过垂体门脉系统输送到腺垂体,调节垂体促性腺激素的合成和分泌。GnRH 的分泌特点是呈脉冲式分泌,脉冲间隔 60～90 分钟。下丘脑分泌的 GnRH 对垂体呈正向调节,刺激垂体分泌 FSH 和 LH,垂体分泌 FSH 和 LH 作用于卵巢,刺激卵泡的发育和成熟。

下丘脑是 HPOA 的启动中心,卵巢性激素和垂体促性腺激素对下丘脑分泌活动的反向调节作用称为反馈性调节作用。对下丘脑分泌起促进作用,增加其分泌者为正反馈;对下丘脑分泌起抑制作用,减少其分泌者为负反馈。反馈调节包括长反馈、短反馈和超短反馈三种形式。长反馈是指卵巢分泌性激素对下丘脑和垂体的反馈调节;短反馈是指垂体激素对下丘脑的反馈调节;超短反馈是指下丘脑分泌的 GnRH 对其本身合成的反馈调节(图 3-10)。另外,来自更高神经中枢的神经递质也影响下丘脑 GnRH 的分泌,如中枢儿茶酚胺、去甲肾上腺素可刺激 GnRH 分泌增加;5-羟色胺和 β-内啡肽可抑制 GnRH 分泌。

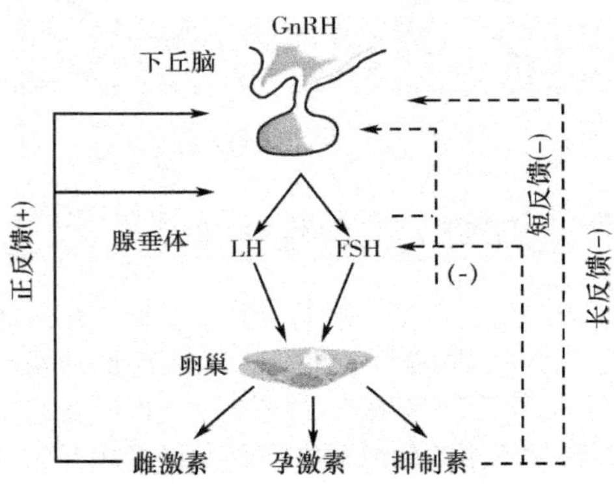

图 3-10　下丘脑-垂体-卵巢轴之间的相互关系

二、腺垂体生殖激素

腺垂体(垂体前叶)分泌促性腺激素和催乳激素与生殖调节有关。

(一) 促性腺激素

由腺垂体分泌的促性腺激素有卵泡刺激素和黄体生成素。其作用是促进卵巢功能,调节月经周期。两者均受 GnRH 脉冲式分泌的影响,也呈脉冲式分泌。FSH 和 LH 均为糖蛋白激素,由 α 和 β 两条肽链亚基组成。其中 α 亚基的氨基酸排列两者相似,而 β 亚基的结构两者存在差异,后者决定了它们与性腺效应受体结合的特异性。

(二) 催乳激素

催乳激素(prolactin, PRL)是由 198 个氨基酸组成的多肽激素,由腺垂体的催乳细胞分泌,具有促进乳汁合成功能。血的 PRL 无周期性变化。PRL 的分泌受下丘脑分泌的催乳激素抑制因子(prolactin inhibiting factor,PIF)和促甲状腺激素释放激素调节,前者抑制 PRL 的分泌;而后者相反,促进 PRL 的分泌。

三、卵巢激素的反馈作用

卵巢性激素对下丘脑 GnRH 和垂体促性腺激素的合成和分泌具有反馈调节作用。小剂量雌激素对下丘脑产生负反馈,抑制 GnRH 的分泌,减少垂体的促性腺激素分泌。在卵泡期,随着卵泡发育,雌激素水平逐渐升高,负反馈作用随之增强,抑制垂体释放 FSH,使循环中 FSH 水平下降。而大剂量雌激素既可产生正反馈又可产生负反馈作用。排卵前,卵泡发育成熟,大量分泌雌激素,刺激下丘脑 GnRH 和垂体释放大量的 LH、FSH,形成排卵前 LH 峰和 FSH 峰。排卵后,血液中雌激素和孕激素水平明显升高,两者的联合作用使 FSH 和 LH 合成和分泌又受到抑制。

四、月经周期的调节机制(图 3-11)

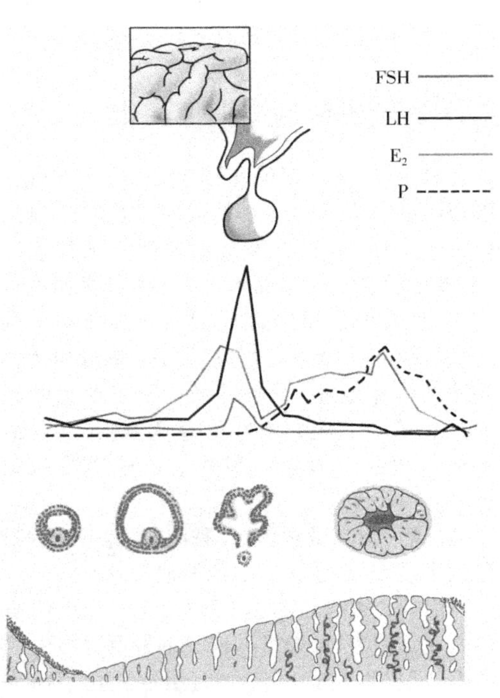

图 3-11　月经周期的调节机制

(一) 卵泡期

前一个月经周期的黄体萎缩后，雌、孕激素降至最低水平，解除了对下丘脑及垂体的抑制，下丘脑又开始分泌 GnRH，使垂体 FSH 分泌增加，FSH 促使卵泡逐渐发育，FSH 与少量 LH 的协同作用，使卵泡雌激素分泌增加。子宫内膜在雌激素的作用下发生增生期变化。随着雌激素逐渐增加，对下丘脑的负反馈作用增强，抑制下丘脑 GnRH 的分泌，使垂体 FSH 分泌减少。当优势卵泡发育成熟，血中雌激素水平达到第一个高峰（血清雌二醇≥732pmol/L）时，对下丘脑产生正反馈作用，使 GnRH 的释放增加，促使垂体释放大量的 LH，出现 LH 高峰，同时亦形成一个较低的 FSH 峰，促使成熟卵泡排卵。

(二) 黄体期

排卵后，循环中 LH 和 FSH 在 24 小时内均急速下降，在少量 LH 和 FSH 作用下，黄体形成并逐渐发育成熟。黄体分泌的孕激素增加，使子宫内膜由增生期转变为分泌期。当黄体成熟时，出现孕激素的分泌高峰和雌激素第二个分泌高峰。由于大量孕激素和雌激素协同作用，对下丘脑和垂体起负反馈调节，垂体分泌的 LH 和 FSH 相对减少，黄体开始萎缩，孕激素和雌激素的分泌也下降。子宫内膜失去了性激素的支持，发生坏死、脱落从而月经来潮。孕激素、雌激素和抑制素 A 的减少解除了对下丘脑、垂体的负反馈抑制，FSH、LH 分泌增加，卵泡开始发育，又重新开始下一个月经周期，如此周而复始。

总之，下丘脑、垂体和卵巢之间相互依存，相互制约，调节着正常月经周期。月经周期还受其他因素的影响，如外界环境、精神因素及体液因素等，大脑皮层也参与生殖内分泌活动的调节。大脑皮层、下丘脑、垂体和卵巢之间任何一个环节发生障碍，都会引起卵巢功能紊乱，导致月经失调。

第六节　其他内分泌腺功能对月经周期的影响

下丘脑-垂体-卵巢轴也受其他内分泌腺功能的影响，如甲状腺、肾上腺及胰腺等功能的异常也可导致月经失调，甚至闭经。

一、甲　状　腺

甲状腺分泌甲状腺素（thyroxine，T_4）和三碘甲状腺原氨酸（triiodothyroxine，T_3）。甲状腺激素是维持性腺正常功能所必需的激素，正常的 FSH 和 LH 的分泌必须有甲状腺激素的存在，血中甲状腺激素水平过高或过低时均会影响性腺的功能。青春期以前发生甲状腺功能减退者可有性发育障碍，导致青春期延迟。发生在青春期可出现月经失调，临床表现月经过少、稀发甚至闭经。患者多合并不孕，自然流产和畸胎发生率增加。甲状腺功能轻度亢进时雌、孕激素分泌与释放增加，子宫内膜对激素的反应性也增加，导致子宫内膜过度增生，临床表现月经过多、过频，甚至发生功能失调性子宫出血。随着甲状腺功能亢进病情加重，甾体激素的分泌、释放及代谢等过程则受到抑制，临床表现为月经稀发、月经减少，甚至闭经。

二、肾　上　腺

肾上腺不仅具有合成和分泌糖皮质激素、盐皮质激素的功能，还能合成和分泌少量雄激素和极微量雌激素、孕激素。肾上腺皮质是女性雄激素的主要来源。若雄激素分泌过多，可抑制下丘脑分泌 GnRH，并对抗雌激素，使卵巢功能受到抑制而出现闭经，甚至出现男性化表现。先天性肾上腺皮质增生（congenital adrenal hyperplasia，CAH）可引起促肾上腺皮质激素（ACTH）代偿性增加，促使肾上腺皮质网状带分泌雄激素增多，临床表现为女性假两性畸形或女性男性化的表现。

三、胰　　腺

胰岛分泌的胰岛素不仅参与代谢，而且还对女性性腺有直接和间接的促性腺作用。胰岛素依赖型糖尿病患者常伴有卵巢功能低下。在胰岛素抵抗的高胰岛素血症患者，过多的胰岛素可促进卵巢产生过量的雄激素，从而发生高雄激素血症，导致月经失调，甚至闭经。

（张晓薇）

笔记栏

第4章 妊娠生理

第一节 妊娠生理

妊娠(pregnancy)是胚胎(embryo)和胎儿(fetus)在母体内发育成长的过程。卵子受精(fertilization)是妊娠开始,胎儿及其附属物从母体内娩出是妊娠的终止。妊娠的全过程平均40周,妊娠是非常复杂而且变化极为协调的生理过程。

一、受精及受精卵发育、输送与着床

(一) 受精

受精(fertilization)指精子穿入卵子形成受精卵的过程。受精发生排卵后12小时内,一般在输卵管壶腹部进行,整个受精过程大约需要24小时。

性交时精液射入阴道内,精子离开精液经子宫颈管游移进入子宫腔,再经输卵管最后到达输卵管壶腹部。精子在子宫腔和输卵管腔内游动的过程中,精子顶体表面的一层阻止顶体酶释放的糖蛋白被女性生殖道分泌物中的α、β淀粉酶降解,此时的精子具有受精能力,此过程称为精子获能(capacitation),约需7小时。卵巢排出的卵子经输卵管伞部拾获进入输卵管壶腹部,并停留在壶腹部与峡部联结处等待精子的来临。获能的精子与卵子外围的放射冠接触后,精子顶体前膜与质膜融合,继而破裂形成小孔,然后释放顶体酶,称顶体反应(acrosome reaction)。发生顶体反应后精子与次级卵母细胞融合,穿越放射冠和透明带,进入卵子。一旦精子穿过透明带后,卵子浅层细胞质内的皮质颗粒释放溶酶体酶,引起透明带结构改变,使透明带对精子的结合能力降低,从而阻止其他精子再穿越透明带,此过程称透明带反应。已获能的精子穿过发育正常的卵母细胞透明带为受精过程的开始,精子入卵子后,卵子迅速完成第二次减数分裂,此时卵原核与精原核逐渐靠近,核膜消失,染色体融合,形成二倍体的受精卵(zygote),受精过程完成。

(二) 受精卵发育、输送

受精后30小时,受精卵随着输卵管蠕动和输卵管上皮纤毛推动,向子宫腔方向移动。同时也开始进行反复的有丝分裂(又称卵裂,cleavage),卵裂形成细胞称卵裂球(blastomere)。由于透明带的限制,卵裂球内的细胞数量虽增多,但总体积并没有增加,适应在狭小的输卵管腔内移动。至受精后第3日,卵裂球内含有12～16个细胞,呈实心结构,称桑葚胚(molula)。受精后第4日,桑葚胚增至100个细胞时,进入子宫腔,细胞间出现一些小的腔隙,随之融合为一大腔,腔内充满液体,呈囊泡状,称胚泡(blastocyst)。胚泡周围一层扁平细胞称滋养细胞层,中心的腔为胚泡腔,腔内一侧的一群细胞称内细胞群,内细胞群所靠近的滋养层称极滋养层,此时早期囊胚(early blastocyst)形成。约在受精后5～6日,早期囊胚的透明带消失,囊胚体积迅速增大,受精11～12日形成晚期囊胚(late blastocyst)。

(三) 着床

晚期囊胚埋入子宫内膜的过程称作受精卵着床(imbed),简称植入(implantation)。约于受精后第5～6天开始,第11～12天完成(图4-1)。

受精卵着床需经过定位、黏附与穿透3个过程:①定位(apposition):指着床前透明带消失,胚泡黏附在内膜表面;②黏附(adhesion):指晚期囊胚内细胞群侧的滋养层与子宫内膜上皮交错接触;③穿透(penetration):指晚期囊胚完全埋入子宫内膜中且被内膜覆盖。着床必须具备的条件有:①透明带消失;②囊胚细胞滋养细胞必须分化出合体滋养细胞;③囊胚和子宫内膜发育同步且功能协调;④孕妇体内有足量的孕酮。

在着床过程中,滋养细胞迅速增殖,并分化为内外两层,外层细胞间的细胞界限消失,称合体滋养层(syncytiotrophoblast,STB);内层由单层立方细胞组成,称细胞滋养层(cytotrophoblast,CTB),细胞滋养层细胞有分裂能力,可不断产生新细胞加入合体滋养层。着床后,由于蛋白溶解酶的溶解血管作用,合体滋养细胞间形成血液腔隙,囊胚细胞开始从母体血液中获得生长发育必需的营养成分。囊胚内细胞团逐渐分化形成胚胎,滋养细胞逐渐形成胎盘组织。

受精卵着床后,内膜缺口修复,子宫内膜周期性变化停止,迅速发生蜕膜变,致密层子宫内膜细胞增大变成蜕膜细胞。按蜕膜与囊胚的位置关系,将蜕膜(decidua)分为三部分:① 底蜕膜(basal decidua):是指与囊胚极滋养层接触的子宫肌层之间的蜕膜,以后发育成胎盘的母体部分。②包蜕膜(capsular decidua):是指覆盖在囊胚表面的蜕膜,随

笔记栏

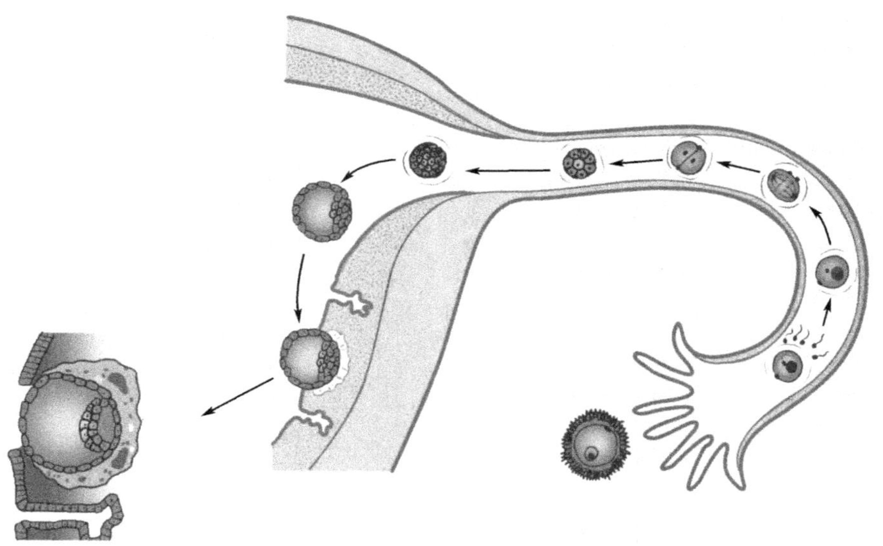

图 4-1 受精、受精卵发育、输送和着床

囊胚发育逐渐突向宫腔，这部分蜕膜高度伸展，缺乏营养而逐渐退化，在妊娠 14～16 周因羊膜腔明显增大，使包蜕膜和真蜕膜逐渐融合，于分娩时这两层已无法分开，宫腔功能消失。③真蜕膜（true decidua）：除底蜕膜及包蜕膜外，所有覆盖子宫腔的蜕膜均为真蜕膜（图 4-2）。

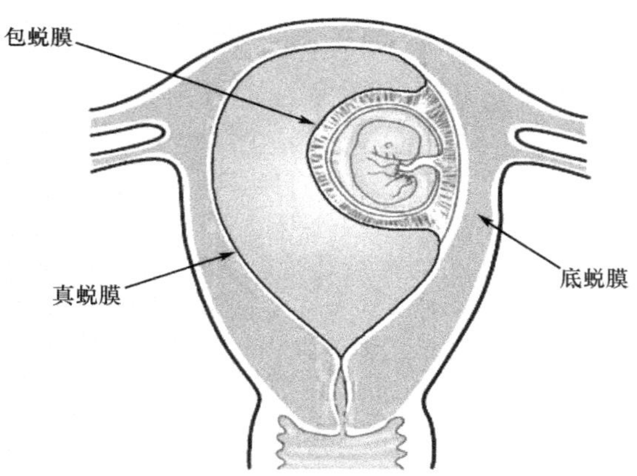

图 4-2 早期妊娠子宫蜕膜

二、胚胎、胎儿发育特征及其胎儿生理特点

（一）胚胎及胎儿发育的特征

妊娠开始 8 周内称胚胎，是各主要器官完成分化时期。自妊娠 9 周起开始，直至分娩前称胎儿，此期胎儿由初具人形到各组织及器官发育成熟时期。以妊娠 4 周为一孕龄（gestational age）单位来描述胎儿发育的特征。

4 周末：可辨认胚盘与体蒂。

8 周末：胚胎已初具人形，顶臀长约 2～5cm，能分辨出眼、耳、鼻、口，四肢已具雏形。原始心管形成，超声显像可见心脏搏动。

12 周末：胎儿身长约 9cm，顶臀长 6～7cm，体重约 20g。四肢可活动，外生殖器已发育。

16 周末：胎儿身长约 16cm，双顶径约 4cm，头围约 12cm，体重约 100g。胎儿已开始出现呼吸运动，外生殖器可辨认胎儿性别，皮肤菲薄呈深红色，无皮下脂肪，头皮已长出毛发。部分孕妇自觉有胎动。

20 周末：胎儿身长约 25cm，双顶径约 5cm，头围约 17cm，体重约 300g。开始有吞咽、排尿功能，皮肤暗红，全身覆盖有毳毛，皮肤表面可见胎脂出现。检查孕妇时可听到胎心音。

24 周末：胎儿身长约 30cm，双顶径约 6cm，头围约 22cm，体重约 700g。各脏器均已发育，皮下脂肪开始沉积，因量不多皮肤呈皱缩状，眼部出现眉毛及睫毛。

28 周末：胎儿身长约 35cm，双顶径约 7cm，头围约 27cm，体重约 1000g。有呼吸运动，四肢活动好，皮肤呈粉红色，皮下脂肪不多，皮肤表面有胎脂。出生后能啼哭，但易患呼吸窘迫综合征。

32 周末：胎儿身长约 40cm，双顶径约 8cm，头围约 29cm，体重约 1700g。男胎的睾丸已下降，四肢末端出现指（趾）甲，面部毳毛已脱落，皮肤呈深红色。出生后加强护理可能存活。

36 周末：胎儿身长约 45cm，双顶径约 8.5cm，头围约 33cm，体重约 2500g。皮下脂肪沉积较多，面部皱纹消失，指（趾）甲已达指（趾）端。出生后能哭啼及吸吮，生活力良好，此时出生基本可以存活。

40 周末：胎儿身长约 50cm，双顶径＞9cm，头围约 35cm，体重约 3000g。发育成熟，女胎外生殖器发育良好，男胎睾丸已下降至阴囊内，皮

笔记栏

肤粉红色，皮下脂肪多，足底皮肤有纹理，指(趾)甲超过指(趾)端。出生后哭声洪亮，吸吮力强，能很好存活。

(二) 胎儿的生理特点

1. 胎儿循环系统 胎儿在母体子宫内生长发育所需的氧气和营养物质来自胎盘，胎儿代谢后的产物也通过胎盘经母体排出。胎儿与胎盘之间连接的是含有一条脐静脉和两条脐动脉的脐带。胎儿循环系统的特殊布局既要满足出生前的需要，也可在出生后发生改变而转变为新生儿循环。

胎儿循环有解剖学以及生理学特点：

(1) 一条脐静脉：含氧量充分(80%)和营养较丰富的血液(相当于动脉血)自胎盘经脐静脉进入胎儿体内，分为三支：一支直接进入肝脏，一支与门静脉汇合后进入肝脏，占少部分血量的此两支的血液经肝脏血窦汇入肝静脉后进入下腔静脉；占大部分血量的另一支经静脉导管直接进入下腔静脉。流经下腔静脉的血包括来自脐静脉(动脉血)和来自胎儿膈以下的血液(静脉血)。下腔静脉将混合血送入右心房。出生后胎盘血循环停止，脐静脉闭锁成肝圆韧带，而静脉导管闭锁成静脉韧带。

(2) 两条脐动脉：来自胎儿降主动脉的血液小部分分布到盆腹腔器官和下肢，大部分经腹下动脉再经脐动脉注入胎盘与母血进行物质交换，脐动脉血的性质为混合血。出生后脐动脉闭锁与相连的闭锁的腹下动脉形成脐正中韧带和腹下韧带。

(3) 卵圆孔：位于左右心房之间，开口处正对着下腔静脉入口，下腔静脉入右心房的血流绝大部分经卵圆孔入左心房。余下的少部分血流与来自上腔静脉的血(静脉血)汇入右心室，而进入肺动脉。卵圆孔于生后数分钟开始关闭，多在生后6～8周完全闭锁，成为卵圆窝。

(4) 动脉导管：位于肺动脉及主动脉之间。胎儿肺循环阻力较大，大约90%肺动脉血液经动脉导管流入主动脉，余下约5%～10%血液经肺静脉入左心房(含氧量仍比较高)，左心房的血液进入左心室，继而进入升主动脉、降主动脉直至全身。出生后肺开始呼吸，肺动脉血液大量进入肺，肺循环建立，肺动脉血液不再流入动脉导管，动脉导管因平滑肌收缩而呈关闭状态，出生后2～3个月完全闭锁，成为动脉韧带。

从上述胎儿循环的解剖特点可见胎儿体内无纯动脉血，而是动静脉混合血，各部分血氧含量只是程度上的差异。进入肝、心、头部及上肢的血液含氧量较高及营养较丰富，注入肺及身体下半部的血液含氧量及营养相对较少(图4-3)。

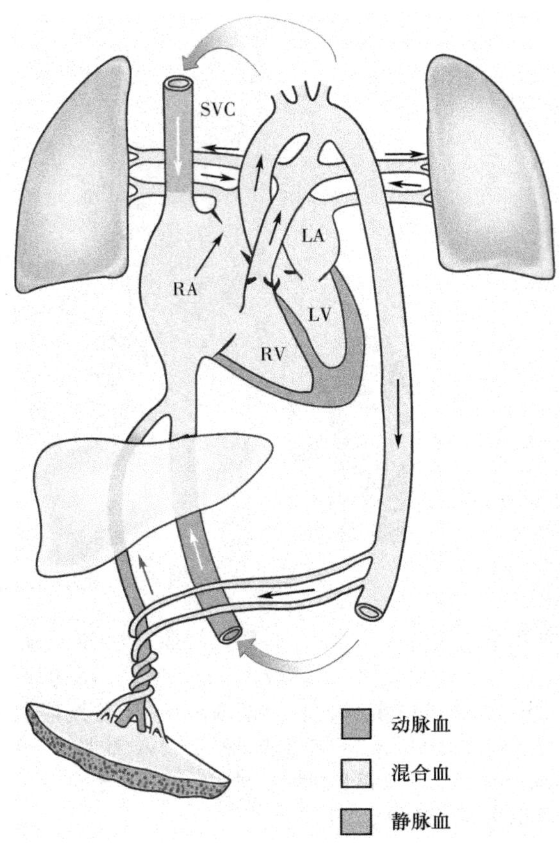

图4-3 胎儿血液循环示意图

2. 血液系统

(1) 红细胞生成：胎儿血循环约于受精3周末建立，此时红细胞主要来自卵黄囊；妊娠10周时，肝脏是红细胞生成的主要器官；以后骨髓、脾脏逐渐有造血功能，妊娠足月时骨髓能产生90%红细胞。妊娠32周胎儿红细胞生成素大量产生，故此后出生的新生儿红细胞计数均增多，约为6.0×10^{12}/L。早期妊娠胎儿红细胞以有核红细胞为主，随着妊娠的进展有核红细胞逐渐减少，足月时胎儿有核红细胞大约占5%。

(2) 血红蛋白生成：胎儿血红蛋白在原红细胞、幼红细胞和网织红细胞内合成，包括原始血红蛋白、胎儿血红蛋白和成人血红蛋白。妊娠前半期，血红蛋白均为胎儿型，至妊娠最后4～6周，成人型血红蛋白开始增多，至临产时胎儿型血红蛋白仅占25%。胎儿血红蛋白对氧有较高亲和力，有利于在胎盘-胎儿循环中血氧由母亲一方转向胎儿，这与红细胞膜通透性增加有关。

(3) 白细胞生成：妊娠8周开始胎儿血循环中出现粒细胞。妊娠12周胎儿胸腺、脾脏可产生淋巴细胞，成为机体内抗体的主要来源，构成防止病原体感染及对抗外来抗原的一道防线。妊娠足月时胎儿白细胞计数可高达(15～20)$\times10^9$/L。

3. 呼吸系统 胎儿的氧气供应是通过母儿血液在胎盘进行气体交换而获得，但胎儿出生前必须具备完整的呼吸道(包括气管、肺泡)、发育完善的肺循环及呼吸肌。妊娠11周开始超声可看到胎儿的胸壁运动,妊娠16周以后彩色多普勒可见羊水进出呼吸道的呼吸运动。胎儿呼吸运动具有使肺泡扩张及生长的作用。正常胎儿的呼吸运动是阵发性和不规则的,呼吸频率每分钟30～70次。胎儿窘迫时,正常呼吸运动停止,出现大喘息样呼吸运动。

4. 消化系统

(1) 胃肠道:妊娠11周胎儿小肠已开始蠕动,妊娠16周时胎儿胃肠功能基本建立,胎儿可吞咽羊水,并吸收羊水中的水分、氨基酸、葡萄糖及其他可溶性营养物质,但对脂肪的吸收能力较差。胎儿吞咽活动可促进消化道的生长发育。正常情况下胎儿在宫内不排大便,只有在缺氧的情况下,肠蠕动增加及肛门括约肌松弛,胎粪排出。

(2) 肝:胎儿肝脏功能不够健全,肝内缺乏许多酶,不能结合因红细胞(胎儿红细胞寿命短,破坏多)破坏所产生的大量游离胆红素,游离的胆红素主要经胎盘由母体肝代谢后排出体外。仅小部分胆红素在肝内结合,经胆道排入小肠内氧化为胆绿素,胆绿素的降解产物导致胎粪呈墨绿色。

5. 泌尿系统 妊娠11～14周肾脏已有生成尿液的功能,妊娠14周胎儿膀胱内已有尿液并具有排尿功能。妊娠30周时,尿量为10ml/h;妊娠足月时,尿量为27ml/h。中期妊娠以后羊水的重要来源是胎儿尿液。胎儿肾对抗利尿激素(antidiuretic hormone,ADH)无反应,不能浓缩尿液。

6. 内分泌系统 胎儿甲状腺于妊娠6周时开始发育,是胎儿最早发育的内分泌腺,在妊娠12周时能合成甲状腺激素。同样胎儿甲状旁腺在妊娠12周时可分泌甲状旁腺素。胎儿肾上腺于妊娠4周时开始发育,妊娠7周时可以合成肾上腺素,20周时肾上腺皮质增宽,主要由胎儿带组成,能产生大量甾体激素,与胎儿肝、胎盘、母体共同完成雌三醇的合成。因此,测定孕妇血或尿液雌三醇值,已成为了解胎儿胎盘功能最常用的方法。妊娠12周时胎儿胰腺能分泌胰岛素。

7. 生殖系统

(1) 男胎:睾丸约在妊娠第9周分化发育,至孕14～18周形成曲细精管。睾丸中的间质细胞分泌睾酮,促使中肾管发育;而支持细胞产生副中肾管抑制物质,副中肾管退化。睾酮经5α-还原酶作用衍化为二氢睾酮,后者使外生殖器向男性分化发育。睾丸于妊娠32周后开始下降,足月时已降至阴囊内。

(2) 女胎:卵巢发育较晚,在孕11～12周分化发育,缺乏副中肾管抑制物质使中肾管系统发育,形成阴道、子宫、输卵管。缺乏5α-还原酶,外生殖器向女性分化发育。女性胎儿受母体雌激素影响,子宫内膜及阴道上皮增生,宫颈腺体分泌黏液。出生后出现撤退激素性阴道流血或液性白带,无需特殊处理。

三、胎儿附属物的形成及其功能

胎儿附属物是指胎儿以外的组织,包括胎盘、胎膜、脐带和羊水。

(一) 胎盘

胎盘是维持妊娠、保证胎儿生长发育的特殊器官,位于母体与胎儿之间,由胎儿与母体组织共同构成。

1. 胎盘的构成

(1) 羊膜(amniotic membrane):为半透明、光滑、无血管、无神经、无淋巴、具有一定的弹性的薄膜,厚度仅为0.02～0.05mm,疏松附着在叶状绒毛膜之内面,为胎盘最内层,也称胎盘的子面,是胎盘的胎儿部分。自内向外由单层无纤毛立方上皮细胞层、基底层、致密层、成纤维细胞层和海绵层五层组成。

(2) 叶状绒毛膜(chorion frondosum):胎盘的主要结构为胎儿的叶状绒毛膜。

1) 绒毛膜的形成:绒毛膜(chorion)由滋养层和胚外中胚层构成。晚期囊胚着床后,滋养层细胞分裂增生,表面形成数百个毛状突起,为一级绒毛,又称初级绒毛干(primary villus),此时滋养层细胞分化为内层的细胞滋养细胞层(具有分裂生长功能的细胞)和外层的合体滋养细胞层(具有执行功能的细胞),绒毛的发育使其与子宫蜕膜的接触面增大,利于胚胎与母体间的物质交换。胚胎发育至第2周末或第3周初时,胚外中胚层逐渐伸入绒毛干内,形成绒毛间质,为二级绒毛,又称次级绒毛干。约在受精后第3周末,绒毛逐渐反复分支,其内的间质分化为结缔组织和毛细血管,形成三级绒毛干。至此,滋养层和胚外中胚层已发育成为完善的绒毛膜,胎儿血开始在绒毛中的毛细血管内循环。少部分绒毛干固定在子宫蜕膜上并与其融合,起固定胎盘的作用,称固定绒毛。绒毛干之间的间隙称绒毛间隙,其内充满来自子宫螺旋动脉的母血,胚胎借助游离于绒毛间隙内的游离绒毛与母血进行营养物质的吸收和代谢产物的排出。此时,胎盘循环已建立。

2) 绒毛膜的演变:胚胎早期绒毛膜均匀包绕在囊胚外,随着胚胎的生长,与底蜕膜相接触的绒毛,因血供充足、营养丰富而干枝茂盛,称叶状绒毛膜,构成胎盘的胎儿部分。从绒毛膜板伸出的绒毛干,反复分支,向绒毛间隙伸展,形成终末绒毛网。与包蜕膜相邻的绒毛因血供缺乏、营养不足而逐渐退化,称平滑绒毛膜。随着胎儿的长大和羊膜腔的扩大,羊膜、平滑绒毛膜和包蜕膜逐渐突向宫腔,最后与壁蜕膜相合，胚外体腔和子宫腔消失，子宫内只存一羊膜腔，羊膜腔内有胎儿、脐带和羊水。

3) 胎盘循环：胎盘内具有母体和胎儿两套循环系统(图 4-4)，两者之间的血液在各自的系统中循环，其间有胎盘屏障[血管合体膜(vascular-syncytial membrane，VSM)]相隔，进行母胎交换，互不相混。胎盘屏障结构为绒毛毛细血管壁及基膜、绒毛间质、细胞滋养层细胞及基膜、合体滋养层细胞。母胎间 O_2 与 CO_2、养分与废物的交换靠渗透、扩散和细胞选择力等在胎盘屏障进行。①胎儿胎盘循环：胎儿代谢后的血经脐动脉及其分支流入绒毛毛细血管，与绒毛间隙内的母血进行物质交换后经脐静脉回到胎儿。绒毛毛细血管压力明显高于绒毛间隙的压力，有利于母体之间的物质交换。胎儿血流经胎盘毛细血管网的血容量随着妊娠的进展不断变化，妊娠足月时，胎盘毛细血管网的血容量高达 500ml 左右，下段于胎儿体内的血液每分钟流经胎盘一次。足月胎盘的绒毛面积达 12～14m^2，相当于成人消化道的吸收面积。②母体胎盘循环：子宫螺旋动脉的开口在绒毛间隙的底部，来自母体的动脉血自此流入绒毛间隙，与游离绒毛的毛细血管内的胎儿血进行物质交换，再回到同样开口于绒毛间隙底部的子宫螺旋静脉流入母体。绒毛间隙血循环靠动脉和静脉之间的压力差推动，由于绒毛间隙不整齐而且其间有繁茂的游离绒毛分支阻挡，血流缓慢，有利于绒毛内的胎儿血和绒毛间隙的母体血进行充分的交换；在母体循环中，单位时间流入绒毛间隙的血量对胎儿的发育非常重要。随着妊娠的进展绒毛间隙的血流量逐渐增多，妊娠足月时，母体血液以每分钟 500～600ml 的流速进入绒毛间隙。

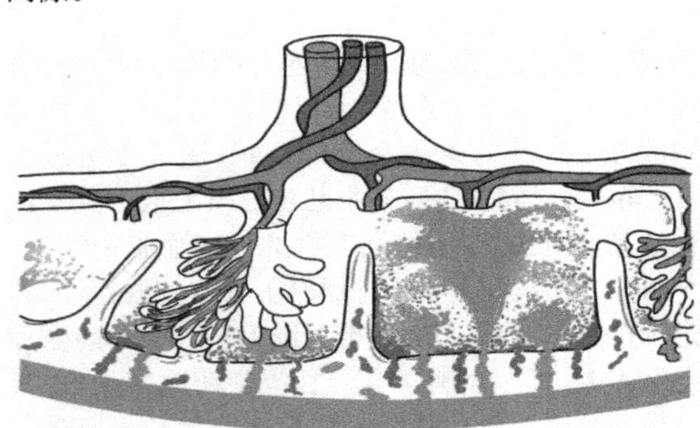

图 4-4　胎盘循环

(3) 底蜕膜(basal decidua)：构成胎盘很少的母体部分。晚期囊胚着床时合体滋养细胞侵蚀溶解周围的蜕膜形成绒毛间隙，使底蜕膜成为绒毛间隙的底，称蜕膜板，部分蜕膜板向绒毛膜方向伸出形成蜕膜间隔，该隔一般不超过胎盘全层的 2/3，将胎盘母体面分为肉眼可见的 18～20 个胎盘小叶(母体叶)。

笔 记 栏

2. 妊娠足月胎盘的大体结构　足月妊娠的胎盘呈圆形或椭圆形盘状，重量 450～650g，直径 16～20cm，厚 1～3cm，中间厚边缘薄。胎盘有胎儿面和母体面。胎儿面被覆一层光滑、半透明灰白色的羊膜(amnion)，近中央处有脐带附着，脐带动、静脉从附着处分支向四周呈放射状分布，直达胎盘边缘，同时脐动、静脉各平行分支沿途又分出许多小分支垂直穿过绒毛膜板，进入绒毛干及其分支。母体面粗糙、凹凸不平、呈暗红色，表面的凹陷处为蜕膜隔将其分为的母体叶(图 4-5)。

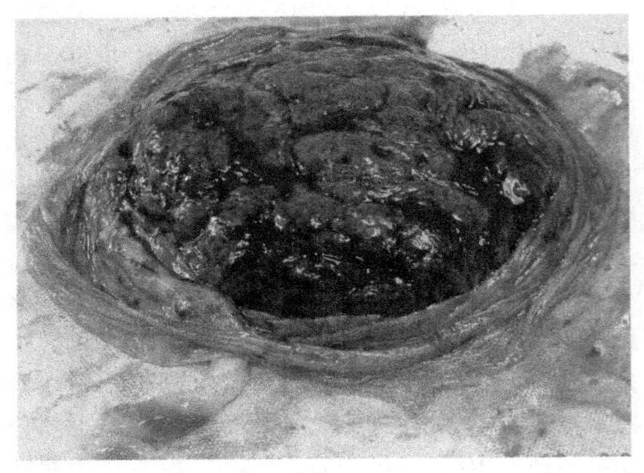

图 4-5　足月胎盘大体结构(母体面)

3. 胎盘生理功能　胎盘生理功能极其复杂，其功能正常与否对保证胎儿在子宫内正常生长发育至关重要。

胎盘物质交换及转运的方式：①简单扩散(simple diffusion)：又称被动扩散，是最简单、也是最重要的交换方式，指物质从高浓度区向低浓度区扩散，此过程不消耗能量。②易化扩散(facilitated diffusion)：也是物质从高浓度区向低浓度区扩散，但需借助细胞膜上的载体才能完成，其扩散速度比简单扩散快得多，同样不消耗能量，但具有饱和现象。③主动转运(active transport)：指物质从低浓度区逆向扩散至高浓度区，需借助细胞膜上的泵蛋白帮助才能完成，此转运方式具有特异性，需要消耗能量，有饱和现象。④其他：有些大分子物质的入胞和出胞作用；红细胞通过胎盘屏障(placental barrier)的裂隙转运；白细胞借自身力量通过胎盘；病原体破坏后通过胎盘。

胎盘生理功能包括气体交换、营养物质供应、排出胎儿代谢产物、防御及合成功能等。

(1) 气体交换：母胎间 O_2 和 CO_2 在胎盘中以简单扩散方式进行交换。胎儿红细胞中所含血红蛋白较成人高，绒毛间隙内血 PO_2(40～50mmHg)远高于交换前胎儿脐动脉血 PO_2(20mmHg)，使母血中血氧能迅速向胎儿方向扩散，交换后胎儿脐静脉血 PO_2 达 30mmHg 左右。绒毛间隙内血 PCO_2 38～42mmHg，胎儿脐动脉血 PCO_2 为 48mmHg，两者分压相差不多，但由于胎盘屏障对 CO_2 的扩散度是氧的 20 倍，故胎儿向母血排出 CO_2 较摄取氧容易得多。

(2) 营养物质供应和排出代谢产物:①简单扩散方式通过胎盘的营养物质:水、钾、钠、镁、脂溶性维生素、游离脂肪酸等。②易化扩散方式通过胎盘的营养物质:葡萄糖。③主动转运输方式通过胎盘的营养物质:钙、磷、碘、铁和母体低钾时向胎儿转运的钾、氨基酸、水溶性维生素。④蛋白质通过入胞和出胞作用从母体转运到胎盘。胎儿代谢物如肌酐、尿素、尿酸、肌酸等亦经胎盘送入母血排出。

(3) 防御功能:母体的免疫球蛋白(特别是 IgG 和 IgA)通过入胞作用进入胎儿,使胎儿获得被动免疫。但母体内的抗 A、抗 B、抗 Rh 抗体亦可进入胎儿血中,致使胎儿及新生儿产生免疫性溶血。多数致病微生物不能通过胎盘屏障,对胎儿具有防御保护功能。但这种屏障功能并不完善,有的病原微生物,尤其是病毒,可以通过胎盘屏障进入胎儿体内,引起胎儿畸形、流产甚至死胎。有的病原微生物,如弓形虫、梅毒螺旋体、衣原体、支原体等不能通过胎盘屏障,但可使胎盘部位形成病灶,破坏绒毛结构进入胎盘而后感染胎儿。

(4) 合成功能:胎盘能合成和释放多种激素、酶、神经递质和细胞因子,对维持正常妊娠有非常重要的作用。

1) 人绒毛膜促性腺激素(human chorionic gonadotropin,HCG):由合体滋养细胞合成的一种糖蛋白激素,在受精后第 6 日开始分泌,受精后第 7 日,就能在孕妇血清和尿中测出,以后增长很快,大约 2 天上升一倍,至妊娠 8～10 周血清浓度达高峰,高峰时间大约持续 10 天,以后 HCG 下降很快,大约在妊娠 18～20 周时降至低水平(峰值的 10%)直至分娩,一般在产后 2 周 HCG 从血中消失。HCG 由 α、β 两个不同亚基组成,α 亚基的结构与垂体分泌的 FSH、LH 和 TSH 等基本相同,故相互间能发生交叉反应,而 β 亚基的结构则不相同,所以临床应用 HCG-β 亚基的特性作特异抗体,用作诊断妊娠以避免 LH 的干扰。

HCG 的生物功能:①维持月经黄体的寿命,使月经黄体增大成为妊娠黄体,增加类固醇激素的分泌以维持妊娠。②抑制植物凝集素对淋巴细胞的刺激作用,HCG 可吸附于滋养细胞表面,以免胚胎滋养层细胞被母体血流中的抗体及免疫活性细胞所排斥。③刺激胎儿甲状腺、肾上腺和男胎性腺发育。④具有 LH 和 FSH 的活性,影响排卵。

2) 人胎盘生乳素(human placental lactogen,HPL):由胎盘合体滋养层细胞合成释放的不含糖分子的单链多肽激素。妊娠 5～6 周时可在母血中测出,随妊娠进展,分泌量逐渐增加,至妊娠 34～36 周达高峰,维持至分娩,分娩后 7 小时内迅速消失。

HPL 的生物功能:①促进蛋白质合成作用,维持正氮平衡,促进胎儿生长。②促进糖原合成,同时可刺激脂肪分解,使游离脂肪酸增加,供母体应用,使更多的葡萄糖供应胎儿。③刺激乳腺上皮细胞合成各类乳蛋白,为产后泌乳做好准备。④促进黄体形成。⑤抑制母体对胎儿的排斥作用。⑥有促进胰岛素生成作用,使母血胰岛素值增高。

3) 妊娠特异性 β_1 糖蛋白:由合体滋养细胞分泌,是一种妊娠特有的糖蛋白,包括妊娠相关血浆蛋白 A(pregnancy associated plasma protein A,PAPP-A)、妊娠相关血浆蛋白 B(PAPP-B)及妊娠相关血浆蛋白 C(PAPP-C)。其中较重要的是 PAPP-C,也称 PS β_1 G(pregnancy-specific β_1 glycoprotein),现称为妊娠特异性 β_1 糖蛋白,即 SP_1。受精卵着床后,SP_1 进入母体血循环,其值逐渐上升,妊娠 34～38 周达高峰,至妊娠足月为 200mg/L。正常妊娠母血、羊水、脐血及乳汁中亦能测出 SP_1。羊水值比母血值低 100 倍,脐血值比母血值低 1000 倍。测定 SP_1 值可间接了解胎儿情况。

4) 孕激素:卵巢妊娠黄体持续分泌孕激素,但随着妊娠的进展,孕激素的分泌量逐渐减少。早期妊娠维持妊娠的主要孕激素来源于卵巢,自妊娠 8～10周后胎盘合体滋养细胞是产生孕激素的主要来源。随着妊娠进展,胎盘体积渐增大,母血中孕酮水平也逐渐增高,妊娠中、晚期如因疾病切除卵巢并不影响妊娠的继续。

孕酮的生理功能:①抑制子宫平滑肌自发性收缩,降低其肌张力。②在妊娠期,孕酮协同雌激素还有其他激素刺激乳腺生长。③能对抗醛固酮对肾脏的作用,从而控制孕妇尿中钠的排出。

5) 雌激素:妊娠早期主要由卵巢的妊娠黄体产生,于妊娠 10 周后主要由胎儿-胎盘单位合成,雌激素的生物功能是刺激子宫内膜和子宫平滑肌进一步增生和肥大。胎盘产生的雌激素主要是雌酮(estrone ,E_1)、17-β-雌二醇(17-β-estradiol)和雌三醇(estriol,E_3)。至妊娠末期雌三醇值为非孕妇女的 1000 倍,雌二醇及雌酮值为非孕妇女的 100 倍。

雌激素合成过程:母体内胆固醇在胎盘内转变为孕烯醇酮后,需由胎儿肾上腺转化为硫酸脱氢表雄酮(DHAS),再经胎儿肝内 16α-羟化酶作用形成 16α-羟基硫酸脱氢表雄酮(16α-OH-DHAS),此种物质在胎盘合体滋养细胞硫酸酯酶作用下,去硫酸根成为 16α-OH-DHA 后,再经胎盘芳香化酶作用成为 16α-羟基雄烯二酮,最后形成游离雌三醇(图 4-6)。由于雌三醇的前身物质主要来自胎儿,故测定雌三醇值,可作为晚期妊娠判断胎儿胎盘单位功能的指标,反映胎儿宫内安危情况,但评价不能以单次检查为准,应连续测定观察。

6) 胎盘酶:胎盘合成的酶种类很多。其中缩宫素酶(oxytocinase)、耐热性碱性磷酸酶(heatstable alkaline phosphatase,HSAP)随妊娠进展而含量增加,多次动态检测其数值,可作为胎盘功能检查的指标之一。

笔记栏

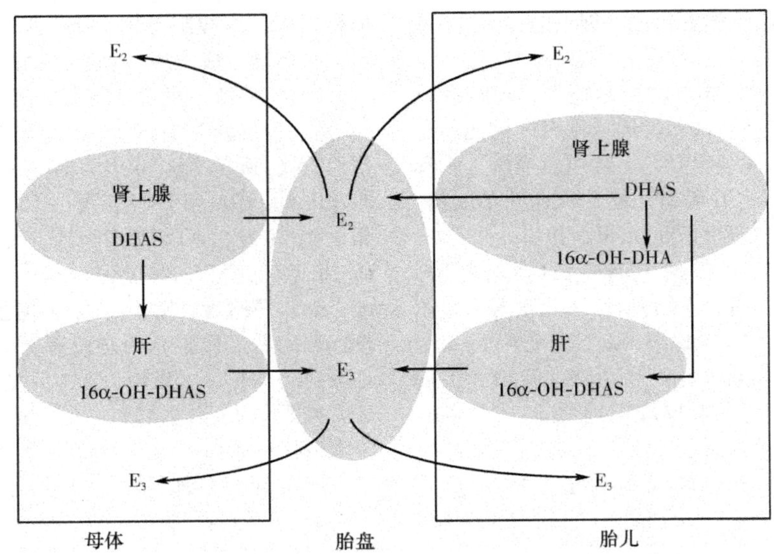

图 4-6　胎儿-胎盘单位雌激素合成示意图

7）细胞因子与生长因子：胎盘能产生多种类型的生长因子及细胞因子。细胞因子参与并影响生殖活动的各个环节，如胚胎的着床和发育、胚胎的营养、蜕膜-绒毛间的相互作用，并对胚胎免疫保护起一定作用。比较肯定的是由胎盘产生血小板衍化生长因子、抑制素等。

（二）胎膜

胎膜（fetal membranes）由绒毛膜（chorion）和羊膜（amnion）组成。

1. 绒毛膜　胎膜外层为绒毛膜，为与包蜕膜接触的部分，随着妊娠的进展，由于缺乏血液供应，营养不足而逐渐退化萎缩为平滑绒毛膜（chorion laeve），至妊娠晚期绒毛膜与羊膜紧密相贴，但能完全分开。

2. 羊膜　胎膜内层为羊膜，由羊膜上皮及胚外中胚层组成，与覆盖胎盘、脐带的羊膜层相连，围成一个密封的羊膜腔，随着胎儿的生长及羊膜腔的不断扩大，羊膜腔占据了整个子宫腔，对胎儿起着一定的保护作用。羊膜的致密层含有间质胶原，使羊膜结实、柔软和坚硬，以维持羊膜的张力，防止破裂。羊膜最内层的上皮细胞布满微绒毛，其上的转运溶质维持了羊水与羊膜之间的平衡交换。胎膜含有花生四烯酸（前列腺素前身物质）的磷脂，且含有能催化磷脂生成游离花生四烯酸的溶酶体，故在分娩发动上有一定作用。

（三）脐带

脐带（umbilical cord）是连于胎儿脐部与胎盘间的条索状组织（图 4-7）。脐带外覆羊膜，呈灰白色，内含两条脐动脉（管腔小、管壁厚）和一条脐静脉（管腔大、管壁薄），中间填充华通胶（Wharton jelly）。华通胶（来自胚外中胚层的胶样胚胎结缔组织，水分丰富）有保护脐血管作用。两条脐动脉将胎儿血液运送到胎盘绒毛网内，一条脐静脉将胎盘绒毛汇集的血液运回胎儿，由于脐带的血管长，所以脐带呈螺旋状迂曲。足月妊娠胎儿脐带长度大约与胎儿身长相等，范围在 30～100cm，平均 55cm，直径 0.8～2.0cm。脐带是胎儿与母体进行物质交换的唯一桥梁，脐带受压致使血流受阻时，缺氧可导致胎儿窘迫，甚至胎死宫内。

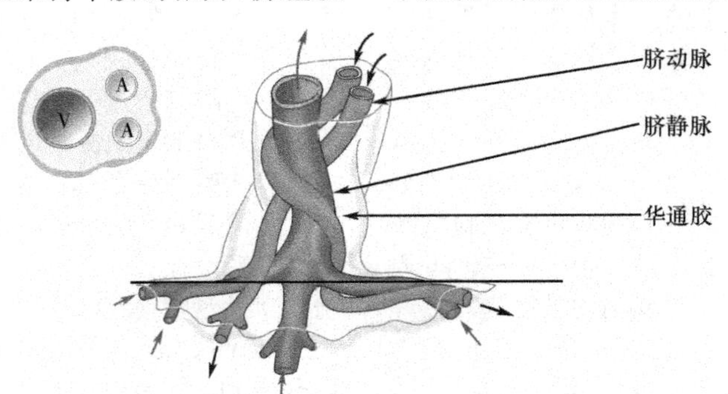

图 4-7　脐带结构和血流
A：脐动脉；V：脐静脉

笔 记 栏

（四）羊水

羊膜腔内的液体称羊水（amniotic fluid），胎儿在羊水中生长发育。妊娠不同时期的羊水来源、容量及组成均有明显改变。

1. 羊水的来源 ①妊娠早期主要经羊膜上皮细胞分泌进入羊膜腔的透析液，成分与母亲血清基本相同。②妊娠中期以后，胎儿肾脏有生成尿液的功能，产生的尿液参与羊水的来源，随着胎儿长大，尿量渐增加。③妊娠晚期胎儿肺参与羊水的生成，每天约600～800ml从肺泡分泌入羊膜腔（图4-8）。

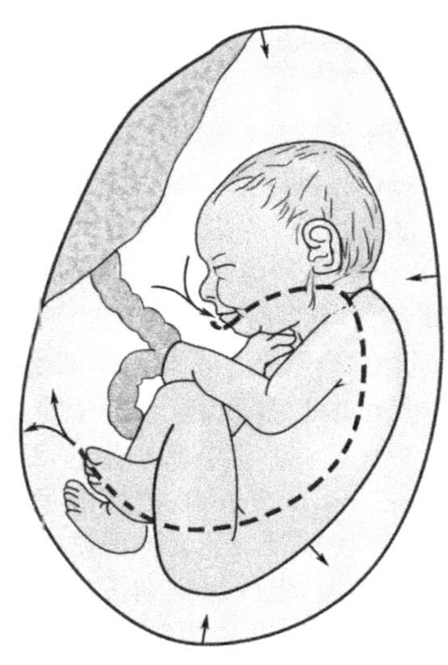

图4-8 羊水交换途径

2. 羊水的吸收 ①妊娠早期胎儿的皮肤未角化，可吸收羊水。②妊娠中期胎儿有吞咽能力，每24小时可吞咽羊水500～700ml。③胎盘及脐带表面羊膜上皮吸收（图4-8）。

3. 母体、胎儿、羊水三者间的液体平衡 羊水在羊膜腔内通过上述的途径不断进行液体交换，以保持羊水量相对恒定，始终处于动态平衡状态。母儿间的液体交换，主要通过胎盘，每小时约3600ml；母体与羊水的交换，主要通过胎膜，每小时约400ml；羊水与胎儿的交换量较少，主要通过胎儿的消化管、呼吸道、泌尿道以及角化前皮肤进行交换；大约每3小时羊膜腔内的羊水全部更换一次。

4. 羊水量、性状及成分

（1）羊水量：羊水量随着妊娠进展渐增，个体差异量很大。在妊娠8周时大约5～10ml，妊娠10周约30ml，妊娠20周约400ml，妊娠38周达高峰，可达1000～1500ml，以后逐渐减少，妊娠足月时羊水量约800ml；过期妊娠羊水量明显减少，可减至300 ml以下。

（2）羊水性状及成分：羊水的性状及成分随着妊娠时限的不同而异。妊娠早期羊水为无色澄清液体呈弱碱性。妊娠足月时羊水比重1.007～1.025，略浑浊，不透明，呈中性或弱碱性，pH为7.20，内含98%～99%水分，1%～2%无机盐及有机物；羊水中悬有小片状物，为胎脂、胎儿脱落上皮细胞、毳毛、毛发、少量白细胞、白蛋白和尿酸盐等；羊水中含大量激素和酶。

5. 羊水的功能 羊水的功能主要有：

（1）保护胎儿：羊水为胎儿提供了一个适宜的生长环境：①适宜的活动空间：胎儿在羊水中能自由活动，利于肌肉和骨骼的发育，防止胎体畸形及胎体粘连。羊水的缓冲使胎儿不致受到挤压和防止胎儿受到外界的机械损伤。②适宜的温度和湿度：羊膜腔内的温度是保持恒定的，能保持胎儿体内水平衡。胎儿水分不足时可由羊水提供，胎儿水分过多时则排入羊膜腔。③保持宫腔压力：支持胎盘附着在子宫壁上，防止胎盘早剥。减少对胎儿及脐带的压迫。④临产时宫缩压力通过羊水均匀分布，避免胎儿直接受压。

（2）保护母体：①妊娠期减轻了由于胎动引起的母体不适感；②分娩时通过羊水传导的压力有助于子宫颈的扩张；③破膜后羊水对产道起润滑和冲洗作用，有利于分娩及减少感染。

四、妊娠期母体变化

妊娠是一个正常生理过程，为了胎儿生长发育的需要，在胎盘所产生的激素的影响下，孕妇体内各系统在解剖、生理、生化方面发生一系列改变。产后胎盘所分泌的激素在体内急骤减少并消失，由妊娠所引起的各种变化，在产后6周内逐渐恢复至孕前水平。

（一）生殖系统的变化

1. 子宫

（1）子宫体

1）体积与形态：非孕期子宫形态为倒梨形，体积为（7～8）cm×（4～5）cm×（2～3）cm。妊娠早期，增大的子宫呈球形或椭圆形且不对称，妊娠12周后增大的子宫逐渐均匀对称并超出盆腔，在耻骨联合上方可触及，晚期妊娠子宫体呈长椭圆形，并轻度右旋，右旋的原因是乙状结肠和直肠固定在盆腔的左后方所致，足月妊娠时子宫的体积达35cm×25cm×22cm。

2）宫腔容积：随着妊娠的进展、胎儿及其附属物的形成与发育，宫腔容量也逐渐增大，由非孕时约5～10ml，至妊娠足月时增至5000ml或更多，为非孕时的数千倍。

3）子宫重量：非孕时子宫重量约为50～70g，妊娠足月时增至1100g左右，大约是非孕时的20倍。

妊娠期子宫的增大，主要是肌细胞肥大的结果，而非肌细胞增生，少量结缔组织和肌细胞的增生以及血管的增多和增粗也参与了子宫增大。子宫肌细胞的大小由非孕长 20μm、宽 2μm，增至足月妊娠时的长 500μm、宽 10μm。子宫肌细胞的胞质内含有丰富的具有收缩活性的肌动蛋白（actin）和肌浆球蛋白（myosin），为临产子宫收缩提供物质条件。子宫肌壁厚度非孕时约 1cm，至妊娠中期时逐渐增厚达 2.0～2.5cm，至妊娠末期逐渐变薄，足月时的子宫壁厚为 1.0～1.5cm 或更薄。子宫各部分的增长速度不一，宫底于妊娠后期增长最快，宫体含肌纤维最多，子宫下段次之，宫颈最少，以适应临产后子宫阵缩由子宫底向下递减，促使胎儿娩出。

4）子宫收缩：自妊娠 12～14 周起，子宫出现不规则无痛性收缩，可由腹部检查时触知，孕妇有时自己也能感觉到，其特点为稀发不对称。尽管其强度及频率随妊娠进展而逐渐增加，但宫缩时宫腔内压力不超过 10～15mmHg，故无疼痛感觉，称 Braxton Hicks 收缩。

5）子宫血流：随着妊娠的进展，子宫增大进入腹腔，子宫动脉从非孕时的屈曲状态逐渐牵拉变直，以适应胎盘内绒毛间隙血流量增加的需要。妊娠早期，子宫血流量约为 50ml/min，主要供应子宫肌层和蜕膜；以后子宫血流量逐渐增加，至足月时子宫的血流已达 450～650ml/min，主要供应胎盘（5%供应子宫肌层，10%～15%供应子宫蜕膜层，80%～85%供应胎盘）。子宫收缩时，子宫肌层内血管被阻断，子宫血流量明显减少。

（2）子宫峡部：位于子宫颈管内，为子宫颈解剖学内口与组织学内口之间最狭窄的部位，非孕时长 1cm。妊娠后子宫峡部明显变软，进入中期妊娠以后子宫峡部逐渐伸展、拉长、变薄，扩展成子宫腔的一部分；临产后可进一步延长至 7～10cm，成为产道的一部分，此时称子宫下段。

（3）子宫颈：妊娠后宫颈血管增多，组织水肿，故宫颈外观肥大，呈紫蓝色，质地柔软，颈管腺体增生，颈管组织外翻，外观呈糜烂状。宫颈管内腺体分泌增多，形成黏稠的黏液栓，可防止细菌侵入子宫腔。

2. 卵巢　受精卵植入 24 小时后，滋养细胞开始分泌绒毛膜促性腺激素（HCG），HCG 刺激月经黄体成为妊娠黄体并产生大量雌激素和孕激素以维持妊娠。妊娠 10 周以后，黄体功能被胎盘取代，但妊娠黄体并不萎缩。妊娠期卵巢略增大，其中增大的妊娠黄体体积可占据卵巢的一半，妊娠期卵巢卵泡发育和成熟停止，并不排卵。

3. 输卵管　妊娠期输卵管延长。肌细胞没有肥大故肌层无增厚。黏膜上皮细胞稍扁平，可出现蜕膜细胞。

4. 阴道　妊娠时阴道黏膜充血、水肿，外观呈紫蓝色，皱襞增多；周围的结缔组织变软。这些解剖改变使阴道伸展性增加，利于分娩时胎儿的通过。妊娠时阴道黏膜上皮增生及脱落增多，加上子宫颈腺体分泌增强，故白带增多呈白色糊状。阴道上皮细胞糖原积聚，在阴道杆菌作用下变为乳酸，维持阴道酸性环境，不利于致病菌生长，有利于防止感染。

笔记栏

5. 外阴　妊娠期外阴充血，表皮增厚，大小阴唇色素沉着，结缔组织变软，使其伸展性增大，有利于临产时胎儿娩出。随着妊娠的进展，增大的子宫压迫盆腔血管，使下肢静脉回流障碍，部分孕妇可有外阴及下肢静脉曲张，产后多自行消退。

（二）乳房的变化

雌激素刺激乳腺腺管增殖，孕激素促使乳腺腺泡发育。在垂体催乳激素、胎盘生乳素、皮质醇、甲状腺激素及胰岛素等激素协同作用下，妊娠期间大量的雌、孕激素使乳房增大、充血，脂肪沉积，为产后哺乳做准备，特别在早孕期间充血明显，皮下浅静脉扩张，孕妇自觉乳房胀痛。伴随着乳房的增大，乳头也增大变黑、易勃起，乳晕变黑，乳晕上的皮脂腺肥大形成散在的结节状小隆起，称为蒙氏结节（Montgomery's tubercles），是妊娠早期的体征。由于大量雌、孕激素抑制了乳腺分泌乳汁，真正泌乳在分娩后才出现，但妊娠末期挤压乳房，可有少量稀薄的黄色液体溢出，称为初乳（colostrum）。

（三）循环系统的变化

1. 心脏　妊娠期间随着子宫的增大渐将膈肌上推，使心脏向左、向上、向前移位，心尖向左移位约 2cm，心浊音界向左稍扩大。伴随心脏的移位，大血管也发生轻度扭转，加之血流量增加和血流速度加快，半数孕妇心尖部可闻功能性柔和吹风样收缩期杂音，产后逐渐消失。心脏容量和心率随妊娠进展而逐渐增加，孕晚期血容量增加约 10%，心率在休息增加约 10～15 次/min。心电图可因心脏位置左移显示心电轴左偏。

2. 心排血量　心排血量在整个孕期均增加，为孕期循环系统最重要的改变。心排血量自孕 8～10周渐渐增加，孕 32～34 周时达高峰，持续高水平至分娩。以左侧卧位测量，在高峰期心排血量增加约 30%，每搏心脏排血量平均约 80ml。妊娠期心排血量与孕妇体位有极大关系，孕晚期，孕妇从仰卧位改至侧卧位时，心排血量约增加 22%，从坐位改至站立位时，心脏排血量下降至与非孕期相同。临产后，心排血量进一步增加，特别在第二产程产妇屏气用力心排血量增加更为显著，胎儿娩出后，子宫血流迅速减少，回心血量剧烈增加，产后 1 小时内心排血量可增加

20%～30%，持续至产后3～4天。

3. 血压 妊娠期动脉压影响不大，收缩压基本无改变，由于妊娠期外周血管扩张，血液生理性稀释及胎盘动静脉短路的特点，使外周循环阻力降低，故舒张压在孕中期以后轻度下降，使脉压差稍增大，孕晚期恢复原有水平。孕妇体位影响血压，坐位高于仰卧位。仰卧位时增大的子宫压迫下腔静脉，回心血量减少，心排血量进一步骤减，使血压下降，称妊娠期仰卧位低血压综合征（supine hypotensive syndrome）。

4. 静脉压 随妊娠进展增大的子宫使下腔静脉回流受阻，增加了下肢、会阴和直肠的静脉压，使静脉壁扩张，形成下肢、外阴静脉曲张和痔。上肢的静脉压没有改变。

（四）血液系统的改变

1. 血容量 妊娠期为适应增大的子宫及增大的血管系统的需要，血容量在妊娠6～8周开始逐渐增加，中期增加较快，至妊娠32～34周时达高峰，以后增加速度减慢，与非孕期相比增加约30%～45%，其中血浆增加多于红细胞增加，血液相对稀释。血容量平均增加约1450ml，其中血浆增加1000ml，红细胞增加约450ml。妊娠期血液生理稀释有助于增加子宫和其他器官的血流量，降低血液黏稠度，增加毛细血管血流量，利于胎儿宫内生长发育。

2. 血液成分

（1）红细胞：妊娠期红色骨髓增生，网织红细胞轻度增多，表明不断产生红细胞。由于血液的稀释，红细胞计数约为 3.6×10^{12}/L（非孕妇女约为 4.2×10^{12}L），血红蛋白值约为110g/L（非孕妇女约为130g/L），血细胞比容为0.31～0.34（非孕妇女约为0.40～0.42）。上述改变常在产后6周恢复。

（2）白细胞：从妊娠7～8周开始增加，孕30周时达高峰，为（10～12）$\times10^9$/L（非孕妇女约为（5～8）$\times10^9$/L），有时可达 15×10^9/L。临产及产褥期进一步增加，偶可达 25×10^9/L，主要为中性粒细胞，淋巴细胞增加不多，单核细胞及嗜酸粒细胞几乎无改变。上述改变可在产后6天恢复。

（3）凝血因子：妊娠期间凝血因子Ⅱ、Ⅴ、Ⅶ、Ⅷ、Ⅸ及Ⅹ等均增加，纤维蛋白原增加50%，达4～6g/L（非孕妇女2～3g/L），血液处于高凝状态，为产后胎盘附着面迅速止血提供物质基础。凝血因子Ⅺ、ⅩⅢ和血小板稍下降，可能是血液稀释和高凝状态的耗损所致。随妊娠进展，凝血酶原时间及部分凝血活酶时间均有轻度缩短，凝血时间无变化。

（4）血浆蛋白：由于血液稀释，血浆蛋白尤其是白蛋白降低，约为35g/L。

（五）泌尿系统的变化

1. 泌尿系统解剖的改变

（1）肾脏和输尿管：妊娠期间肾脏的体积和重量均轻度增大。肾盏、肾盂以及输尿管均有扩张，可能与机械性梗阻以及孕期内分泌改变有关，由于子宫右旋的关系，右侧输尿管扩张较左侧尤为明显。

（2）膀胱：妊娠早期由于增大子宫的压迫，膀胱容量减少，故孕妇常有尿频的现象。中期妊娠以后伴随增大的子宫膀胱进入腹腔，膀胱三角区升高，加上输尿管受孕激素的影响管壁增粗及蠕动减弱，导致输尿管中的尿液引流不畅，加重了输尿管和肾盂的扩张，使孕妇易患急性肾盂肾炎，以右侧多见。

2. 肾功能的改变 妊娠期孕妇及胎儿代谢产物增加，肾脏的负担加重，肾功能变化较大。肾血浆流量（renal plasma flow，RPF）及肾小球滤过率（glomerular filtration rate，GFR）均增加。这些改变在早孕已经开始，到中期妊娠RPF比非孕时增加35%，GFR增加50%。RPF与GFR受体位影响，孕妇侧卧位时尿量增加，故夜尿量多于日尿量。由于RPF与GFR的增加，尿素、肌酐、肌酸等滤过和排泄增多，其血浆浓度低于非孕妇女。另外妊娠期葡萄糖在肾脏的滤过增加，而重吸收不能相应增加，当肾小球滤过超过肾小管再吸收能力时，可有少量糖排出，称为妊娠生理性糖尿，应注意与真性糖尿病鉴别。妊娠期氨基酸排出增加，但无尿蛋白出现。

（六）呼吸系统的变化

1. 解剖改变 妊娠期间，由于肋骨向外扩展，使肋膈角增大，胸廓横径和前后径各增加约2cm，胸廓周径约增加5～7cm，妊娠晚期膈肌上升约4cm，使胸腔纵径缩短，解剖改变的结果是胸腔容积没有改变。由于子宫增大，腹压增加，膈肌活动度幅度减少，腹式呼吸受限，但胸廓活动相应增加，所以妊娠期以胸式呼吸为主，气体交换仍然保持不变。妊娠期上呼吸道黏膜水肿、充血、局部抵抗力降低，易发生上呼吸道感染。

2. 功能改变 为适应孕妇和胎儿对氧的需求，在呼吸中枢的调节下，呼吸功能发生代偿性变化，变化的结果呼吸次数没有改变，每分钟仍在20次以下，但呼吸较深。

妊娠期肺功能改变有：①肺活量稍增加（增加0.1～0.2L）。②通气量每分钟约增加40%（增加3L），使孕妇动脉血氧分压升高，有利于孕妇和胎儿所需要的氧。③潮气量增加39%（增加0.2L）。④残气量约减少20%，使孕妇动脉血 CO_2 分压降低，有利于胎儿血中 CO_2 向孕妇扩散。孕妇动脉血 CO_2 分压低，反射性使呼吸中枢兴奋阈值降低，出现生理性气短，但肺功能检查正常。⑤肺泡换气量

笔记栏

约增加 65%。

(七) 消化系统的变化

1. 口腔改变 ①牙齿:好发龋齿,可能与唾液中 pH 降低有关。②齿龈:受大量雌激素影响,齿龈充血、水肿、增生,使齿龈肥厚,易出血。部分孕妇齿龈出现血管灶性扩张,即妊娠龈瘤,分娩后自然消退。③唾液:分泌量无改变,但部分孕妇有吞咽受限,而感觉唾液增多甚至流涎。

2. 胃肠道改变 增大的子宫使胃向左上方推移,并向右旋转,呈不同程度的水平位,同时盲肠及阑尾向外上方移位,当这些部位发生病变时,体征往往有变异。胃肠道受孕激素作用,平滑肌张力降低,蠕动减弱,胃酸分泌减少,胃排空时间及肠道运输时间均有延长,孕中、晚期腹腔压力增加使胃受压及贲门括约肌松弛,胃内酸性食物可逆流到食道,临床上常有上腹部饱胀感、胃部"烧心"感及粪便在大肠停留时间延长出现便秘。

3. 肝脏 体积、组织结构和血流量均无明显变化,肝功能方面有白蛋白下降、球蛋白上升、碱性磷酸酶升高,其余无明显变化。

4. 胆囊 受孕激素的影响,胆道平滑肌松弛、收缩力弱,胆囊排空时间延长,使胆汁黏稠,故妊娠期易并发胆囊炎及胆结石。

(八) 内分泌系统的变化

1. 垂体 腺垂体增大 1~2 倍,特别在妊娠晚期,嗜酸细胞增多,肥大形成"妊娠细胞",垂体生理性增大可能会导致头痛,产后 10 天后可恢复。增生的腺垂体调节分泌许多激素。产后有出血休克者,使增生、肥大的垂体供血不足而缺血坏死,导致垂体衰竭,称希恩综合征(Sheehan syndrome)。

腺垂体分泌的激素:

(1) 促性腺激素(gonadotropin,Gn):妊娠期间,大量的雌、孕激素对下丘脑及腺垂体的负反馈作用,使垂体分泌促卵泡刺激素(FSH)及黄体生成激素(LH)减少,故妊娠期卵巢无卵泡发育,也无排卵发生。

(2) 催乳激素(prolactin,PRL):随妊娠进展而逐渐升高,至足月妊娠已是非孕时的 10 倍,达 150μ/L(非孕 15μ/L),为产后泌乳做准备。分娩后,不哺乳者大约产后 3 周降至非孕水平,哺乳者于产后 3 月、甚至更长时间才降到非孕水平。

(3) 其他激素:促甲状腺激素(thyroid stimulating hormone,TSH)、促肾上腺皮质激素(adrenocorticotrophic hormone,ACTH)、促黑素细胞刺激素(melanocyte stimulating hormone,MSH)、生长激素(growth hormone,GH)亦发生变化。TSH、ACTH 和 MSH 分泌增多,但无甲状腺、肾上腺皮质功能亢进的表现。MSH 分泌增多的结果,使面颊部、乳头、乳晕、腹白线、外阴等处有色素沉着。妊娠期间 GH 的分泌无改变。

2. 甲状腺 妊娠期腺组织增生和血管增多,甲状腺呈中度增大,受雌激素的影响肝脏产生甲状腺素结合球蛋白(thyroxine-binding gloubin,TBG)增加,并与甲状腺素结合力加强,使血清总的 T_3、T_4 稍有增加,但游离型的 T_3、T_4 无改变或略下降,故孕妇通常无甲状腺功能亢进表现。

胎儿甲状腺一般在 10~12 周时已分化发育并开始有吸碘功能,母体内结合型的 T_3、T_4 及 TSH 不能通过胎盘,所以母儿间的甲状腺激素之间互不干扰,母儿各自负责自身的甲状腺功能调节。但是碘通过胎盘的速度较快,故孕期禁用放射性核素测定母体甲状腺功能,以免破坏胎儿甲状腺。

3. 甲状旁腺 妊娠早期孕妇血浆甲状旁腺素水平降低,妊娠中期以后,由于血容量增加,肾小球滤过率增加以及钙的胎儿运输,导致孕妇血浆钙浓度降低,刺激甲状旁腺增生肥大,血浆中甲状旁腺素(parathyroid hormone,PTH)的浓度逐渐升高,另外雌激素可阻碍甲状旁腺对钙吸收的作用,刺激甲状旁腺素的释放,使得孕妇有生理性甲状旁腺功能亢进的表现,可以为胎儿提供足够的钙供应和维持母体钙的内环境稳定。

4. 肾上腺 体积无增大,但皮质的束状带增宽,分泌的激素增加。

(1) 皮质醇(cortisol):为主要的理糖激素,妊娠期分泌显著增多。由于游离皮质醇与血浆蛋白的结合能力强,约 75% 与球蛋白结合,15% 与白蛋白结合,仅有 10% 具有活性作用,所以孕妇无肾上腺皮质功能亢进的表现。

(2) 醛固酮(aldosterone):为主要的理盐激素,自妊娠 15 周起孕妇血浆醛固酮显著升高,足月妊娠时增加 10 倍。醛固酮大部分与蛋白结合,妊娠期不致引起过多的水钠潴留。

(3) 睾酮(testosterone):略增多,有的孕妇可表现阴毛、腋毛增粗及增多。

(九)皮肤的变化

妊娠期间垂体分泌促黑素细胞激素(MSH)分泌增加,大量的雌激素和孕激素促进皮肤黑色素细胞的功能,孕妇皮肤色素加深,特别是乳头、乳晕、腹白线、外阴、腋窝等处尤为明显。部分孕妇面颊部出现蝶状褐色斑,称为妊娠黄褐斑(chloasnla gravidarurn)。

随着妊娠子宫逐渐增大及肾上腺皮质激素分泌增多,孕妇腹部、臀部、大腿及乳房皮肤过度扩张,使皮肤的弹力纤维断裂,形成紫色或淡红色的不规则平行裂纹(图 4-9),称妊娠纹(striate gravidarum),产后呈灰白色或银白色。

笔记栏

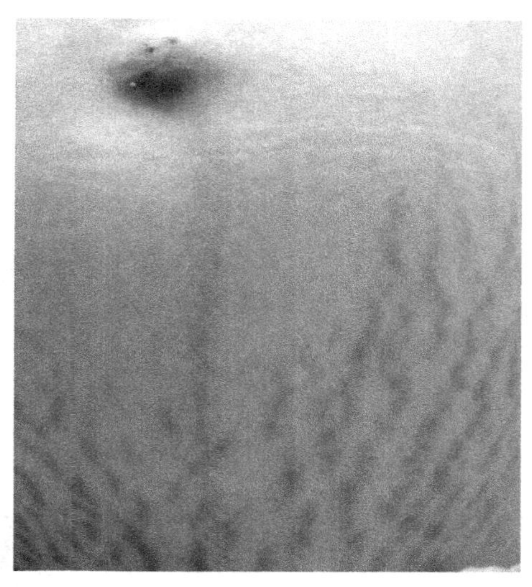

图 4-9　腹白线色素沉着和妊娠纹

（十）骨骼、关节及韧带的变化

骨质在妊娠期通常无变化，仅在多胎、多产、缺乏维生素 D 及钙时，可发生骨质疏松症。

部分孕妇自觉耻骨联合、腰骶部及肢体疼痛不适，可能与松弛素（relaxin）使骨盆韧带、椎骨间的关节和韧带松弛有关。妊娠晚期孕妇重心向前移，为保持身体平衡，孕妇头部与肩部向后仰，腰部向前挺，形成典型孕妇姿势。

（十一）其他变化

1. 体重　妊娠早期体重增加不明显。从妊娠 13 周直至妊娠足月，体重稳步上升，每周增加大约 350g，如果超过 500g 要注意隐性水肿。妊娠期间体重平均增加 12.5kg，包括胎儿、胎盘、羊水约 4.5kg，子宫及乳房约 1 kg，血液及组织间液约 3kg，脂肪沉积约 2～3kg 等。

2. 新陈代谢　母体基础代谢率在妊娠早期稍有下降，从孕中期开始逐渐增高，至妊娠晚期可增高 15%～20%。

3. 糖类代谢　妊娠期胰腺功能亢进，胰岛增大，B 细胞增多，胰岛素分泌增加，使孕妇血糖较低，但胎盘合成的胎盘生乳素、雌激素、孕激素等都具有抗胰岛素的功能，使得妊娠妇女以高葡萄糖血症和高胰岛素血症确保胎儿葡萄糖的供应，来维持体内糖代谢，胰岛素从孕中期开始增加至分娩前达高峰。由于孕妇及胎儿需要葡萄糖增加、血液稀释及血容量增加、肾小球对葡萄糖的滤过率增加、肾小管吸收少，致使孕妇空腹血糖与非孕时相似或偏低。若胰岛代偿功能不足，出现糖耐量试验异常或糖尿病，称妊娠期糖尿病，多于分娩后恢复正常。糖尿病妇女妊娠后注射胰岛素降血糖效果差，需要量增多。

4. 脂肪代谢　妊娠期间能量总需要量增加，母体脂肪储备增多，糖原储备减少，肠道对脂肪的吸收能力增强，因而血脂较孕前增加 50%。如果孕期能量过度消耗，脂肪分解加速，可出现尿酮体阳性。

5. 蛋白质代谢　妊娠期需要大量蛋白质，呈正氮平衡。孕中、晚期需要储备一定量的蛋白质，以满足胎儿、胎盘生长发育以及母体子宫、乳房及其他组织适应性变化的需要。如果蛋白质储备不足，可使血浆蛋白减少，血浆胶体渗透压下降，使组织间液增加，出现显性或隐性水肿。

6. 水代谢　液体潴留的增加是妊娠正常生理改变。足月妊娠机体水分平均增加 6.5L，其中包括胎儿、胎盘及羊水量约为 3.5L，母体增加的血容量及子宫和乳腺增加的水分为 3L。妊娠末期组织间液可增加 1～2L。

7. 矿物质代谢　由于胎儿与母体需要大量的钙、磷、铁等，故妊娠期要补充足量的钙、磷，以满足胎儿及母体的需要。妊娠早期母体及胎儿每日需铁 1mg、中期 4mg、晚期 12～15mg。故妊娠期要补充足量的铁，以满足胎儿及母体造血的需要，为分娩和哺乳做准备。

（傅　芬）

第二节　妊 娠 诊 断

临床上将妊娠全过程（平均 40 周）分为三个时期：妊娠 12 周末以前称早期妊娠（early pregnancy），妊娠第 13～27 周末之间称中期妊娠（second pregnancy），妊娠第 28 周及以后称晚期妊娠（late pregnancy）。

案例 4-1

患者，25 岁，因停经 20 周，要求进行产前保健于 2006 年 4 月 19 日就诊。

孕妇末次月经 2004 年 12 月 1 日，停经 40 余天自觉恶心、晨起呕吐以及胃纳欠佳，因不影响正常生活而未做任何处理，持续大约 1 个多月自然消失。停经 50 余天曾在外院就诊，通过 B 超检查确诊“早期妊娠”。停经 4 个多月起自觉胎动，并感下腹部逐渐膨隆。停经后一直没有阴道出血，无腹痛和大小便异常。

既往健康。平时月经周期 29～31 天，量中，无痛经。结婚 8 个月，婚后性生活正常，无避孕。

体格检查：体温 36.8℃，脉搏 80 次/min，呼吸 18 次/min，血压 110/70mmHg，体重 52kg，心肺听诊未发现异常，肝脾肋下未及，双肾区无叩痛。

产科检查：下腹部膨隆，子宫增大，子宫底高度 18cm，腹围 76cm，多普勒胎心听诊器可闻胎心 158 次/min。

问题：

1. 根据临床表现可以明确诊断吗？
2. 如何指导后续处理？

笔记栏

一、早期妊娠的诊断

(一) 病史、症状与体征

1. 停经 生育年龄有正常性生活的健康妇女，平时月经周期规律，一旦出现月经过期 10 日以上应怀疑妊娠。若停经已达 2 个月，妊娠的可能性则更大。停经是妊娠最早也是最重要的症状，但并不是妊娠的特有症状。产后哺乳期也可以有停经的现象。

2. 早孕反应 大约 60% 妇女在停经 6 周左右出现畏寒、头晕、乏力、嗜睡、流涎、食欲不振、喜食带酸的食物或厌恶油腻、恶心、晨起呕吐等一系列症状，统称早孕反应(morning sickness)。早孕反应大约持续 2 个月自行消失，但晨吐持续存在的时间较长。

3. 尿频 增大的前倾子宫在早期妊娠时压迫盆腔内的膀胱，引起尿频，当子宫逐渐增大超出盆腔后，尿频症状自然消失。

4. 乳房变化 体内增多的雌性激素促进乳腺腺管发育及脂肪沉积，孕激素促进乳腺腺泡发育。在催乳激素、生长激素、胰岛素、皮质醇和表皮生长因子的协同作用下，乳腺腺体干细胞分化为腺泡细胞和肌上皮细胞，使乳房逐渐增大，孕妇感乳房胀痛。乳头及乳晕色素加深，由于皮脂腺增生，乳晕周围出现深褐色结节，称为蒙氏结节(Montgomery's tubercles)(图 4-10)。哺乳妇女妊娠后乳汁明显减少。

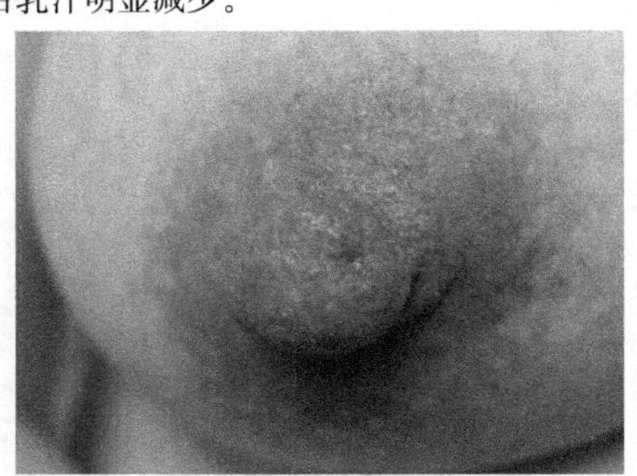

图 4-10 妊娠期乳房改变

(二) 妇科检查

阴道黏膜和宫颈充血呈紫蓝色，称"宫颈着色"。妊娠 5～6 周时，子宫增大变软，以胚胎着床部位更明显，呈球形。妊娠 6～8 周子宫峡部变宽而柔软，以致双合诊检查感觉宫颈与宫体之间似不相连，称为黑加征(Hegar sign)，是早期妊娠特有的体征变化。妊娠 8 周时全子宫变软，子宫增大约为非孕时的 2 倍。妊娠 12 周时子宫大小约为非孕时的 3 倍，可在耻骨联合上方触及。

笔记栏

(三) 辅助检查

1. 超声检查

(1) B 型超声检查：是诊断早期妊娠快速、准确的方法。阴道超声较腹部超声诊断早孕可提前 1 周。B 型超声最早确定妊娠的依据是增大的子宫体腔内见妊娠囊(gestational sac, GS)。超声检查子宫内出现妊娠囊的最早时间为妊娠 5 周左右，大约在妊娠 7 周妊娠囊内见到有节律的原始胎心搏动，此时可确诊为早期妊娠、活胎(图 4-11)。

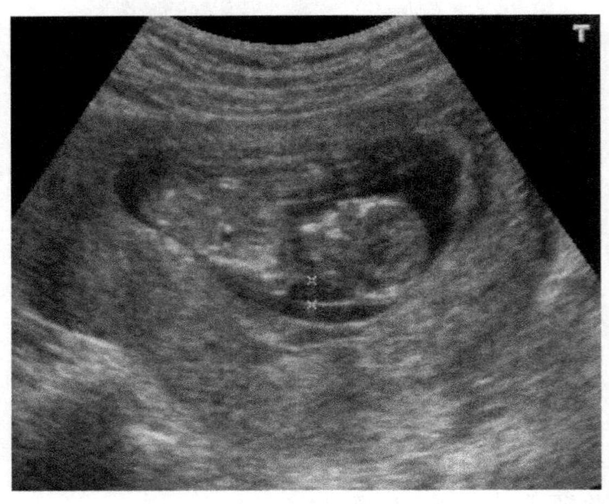

图 4-11 早孕超声图像

(2) 超声多普勒法：在增大的子宫区域内，用超声多普勒仪能听到有节律、单一高调的胎心音，胎心率多在 150～160 次/min。此时可确诊为早期妊娠、活胎。

2. 妊娠试验(pregnancy test) 最早可在受精后 7～9 天可用放射免疫法测定孕妇血 β-HCG 诊断早期妊娠，末次月经后 4～5 周阳性率可达 99%。尿和血的 HCG 水平接近，所以临床上多用早早孕诊断试纸法检测孕妇尿液，若为阳性，在白色显示区上下呈现两条红色线，表明受检者的尿中含 HCG，可协助诊断早期妊娠。阴性结果应在 1 周后复测。

3. 宫颈黏液检查 妊娠后宫颈黏液量少且黏稠，涂片干燥后光镜下见到排列成行的椭圆体而未见羊齿植物叶状结晶，则妊娠的可能性很大(图 4-12)。

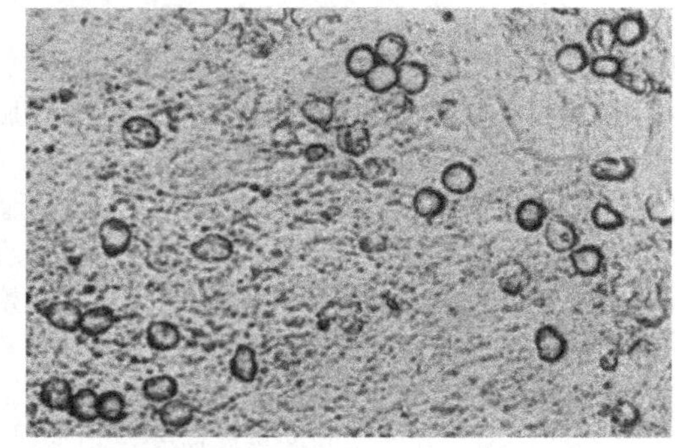

图 4-12 早孕宫颈黏液变化

4. 基础体温(basal body temperature, BBT)测定　双相型体温的已婚妇女,如高温相持续 18 日不下降,早孕的可能性大。高温相持续 3 周以上,早孕的可能性极大,但基础体温曲线只能反映有妊娠可能,不能反映胚胎的发育情况。

临床上在做出早期妊娠的诊断时必须根据病史、临床检查及辅助检查综合分析得出判断。确定早孕不应单纯依靠妊娠试验阳性。对临床表现不典型者,更应注意与卵巢囊肿、子宫肌瘤、尿潴留及假孕等相鉴别。

二、中、晚期妊娠的诊断

(一) 病史与症状

有早期妊娠的经过,并感到腹部逐渐增大。在妊娠 18～20 周孕妇可自觉胎动(quickening),经产妇出现胎动的感觉早些。胎动随妊娠进展逐渐增强,至妊娠 32～34 周达高峰,38 周后逐渐减少,正常胎动每小时约 3～5 次。

(二) 体征与检查

1. 子宫增大　腹部检查时可见隆起的子宫,子宫底随妊娠进展逐渐增高,根据手测子宫底高度或尺测耻上子宫长度可以初步估计胎儿大小及孕周(表 4-1)。子宫底高度因胎儿发育情况、羊水量、单胎或多胎等而存在差异。在不同孕周子宫底的增长速度不同,而且同时受孕妇营养、胎儿发育及羊水量的影响。正常情况下,耻上子宫底高度在妊娠 20～24 周时增长速度较快,平均每周增加 1.6cm,而至妊娠 36～40 周时增长速度较慢,每周平均增加 0.25cm。耻上子宫底高度在妊娠满 36 周时最高,至孕足月时略有下降。

表 4-1　不同妊娠周数的子宫底高度及子宫长度

妊娠周数	手测子宫底高度	尺测耻骨联合上子宫长度(cm)
12 周末	耻骨联合上 2～3 横指	
16 周末	脐耻之间	
20 周末	脐下 1 横指	18(15.3～21.4)
24 周末	脐上 1 横指	24(22.0～25.1)
28 周末	脐上 3 横指	26(22.4～29.0)
32 周末	脐与剑突之间	29(25.3～32.0)
36 周末	剑突下 2 横指	32(29.8～34.5)
40 周末	脐与剑突之间或略高	33(30.0～35.3)

2. 胎动　胎儿在子宫内活动称为胎动(fetal movement, FM)。由于胎动时冲击子宫壁,孕妇可以感觉到胎动,孕妇初次感觉胎动的时间大约在妊娠 18～22 周,有时在腹部检查时可以看见或触到胎动。

3. 胎体　妊娠 20 周后可经腹壁触诊到子宫内的胎体,至妊娠 24 周后触诊更为清楚并可区分胎头、胎背、胎臀和胎儿肢体。胎头圆而硬,有浮球感(ballottement),也称浮沉胎动感;胎背宽阔而平坦;胎臀宽而软,形状不规则;胎儿肢体小且有不规则的活动。随妊娠进展胎体各部分日益明确,可通过四步触诊法判断胎儿在子宫内的位置。

4. 胎儿心音　听到胎儿心音可确诊妊娠且为活胎。妊娠 12 周后可用多普勒胎心听诊器听到胎心音。妊娠 18～20 周可用普通听诊器经孕妇腹部听到胎儿心音。胎儿心音呈双音,似钟表"嘀哒"声,速度较快,正常频率 120～160 次/min。妊娠 24 周前,胎儿心音多在脐下正中或稍偏左、右听到。妊娠 24 周后,随着胎儿长大,胎儿心音多在胎背所在侧听得最清楚。头先露时胎心音在脐下,臀先露时在脐上,肩先露时在脐周围听得最清楚。听到的胎儿心音应与子宫杂音、腹主动脉音、脐带杂音相鉴别。子宫杂音(uterine souffle)为血液流过扩大的子宫血管时出现的柔和的吹风样低音,在子宫下段最清楚。腹主动脉音为单调的"咚""咚"响的强音,这两种杂音均与孕妇脉搏率一致。脐带杂音(umbilical souffle)为脐带血流受阻出现的与胎心率一致的吹风样、粗糙的杂音,改变体位后可消失。若持续存在的脐带杂音应注意有无脐带异常(压、缠绕或扭转)的可能。

(三) 辅助检查

1. B 型超声检查　检查的目的除确定妊娠外,还可以显示胎儿数量、胎产式、胎先露、胎方位、胎盘位置及分级、羊水量、胎儿有无畸形,还能测量胎头双顶径、股骨长等多条径线,根据胎儿径线的大小了解胎儿生长发育情况。

2. 胎儿心电图　常用间接法检测胎儿心电图,通常在妊娠 12 周后即能显示较规律的胎儿心电图图形,但检出率并不高,妊娠 20 周后检出的成功率高。胎儿心电图对诊断胎心异常有一定价值。

根据病史、临床检查及辅助检查,做出中、晚期妊娠的诊断。在做出诊断前同样需要与卵巢囊肿、子宫肌瘤、假孕等相鉴别。

案例 4-1 分析

临床特点:

1. 生育年龄有正常性生活的健康妇女,有早期妊娠的经过,并在停经 50 余天时曾得到医院"早期妊娠"的确诊。

2. 产科检查:子宫底高度 18cm,可闻胎心。

临床诊断:

中期妊娠

笔记栏

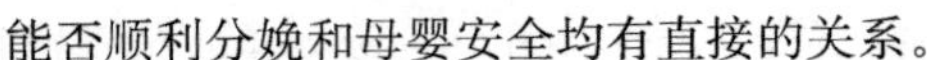

案例 4-1 分析

进一步的指导：

1. 定期行产前保健：了解孕妇重要脏器的功能和胎儿宫内生长发育情况，确定预产期。

2. 产前健康教育：让孕妇了解妊娠的生理变化、合理营养、自我监护方法和出现异常情况的指导。

三、胎姿势、胎产式、胎先露、胎方位

妊娠 28 周以前，由于羊水相对较多，胎儿相对较小，胎儿在子宫内活动范围较大，因此胎儿位置不固定。随着妊娠的进展，胎儿生长迅速，生长速度较羊水增长速度要快。特别在妊娠 32 周后羊水相对减少，胎儿与子宫壁贴近，胎儿的姿势和位置相对恒定。分娩前胎儿在宫内的位置正常与否与能否顺利分娩和母婴安全均有直接的关系。

(一) 胎姿势

胎儿在子宫内的姿势称胎姿势(fetal attitude)。宫腔的形态为卵圆形，胎儿为适应此宫腔形态取胎头俯屈，颏部贴近胸壁，脊柱略前弯，四肢屈曲交叉于胸腹前的姿势，使其体积及表面积均最小，整个胎体成为头端小、臀端大的椭圆形(图 4-13)。

(二) 胎产式

胎体纵轴与母体纵轴的关系称胎产式(fetal lie)。两纵轴平行者称纵产式(longitudinal lie)，占足月妊娠分娩总数的 99.75%；两纵轴垂直者称横产式(transverse lie)，仅占足月分娩总数的 0.25%；两纵轴交叉者称斜产式。斜产式属暂时的，在分娩过程中大多转为纵产式，偶尔转成横产式(图 4-14)。

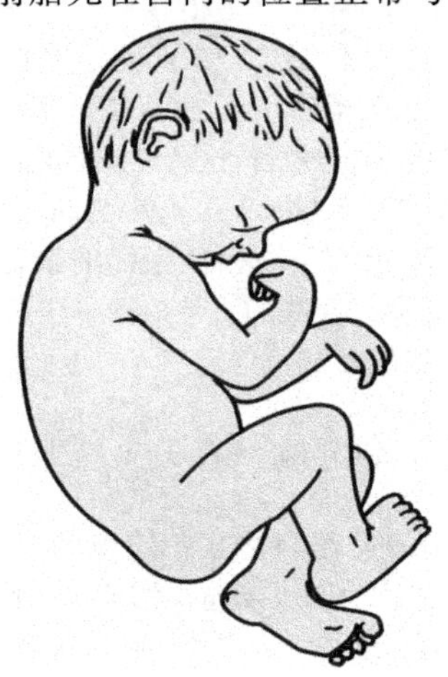

图 4-13　胎姿势

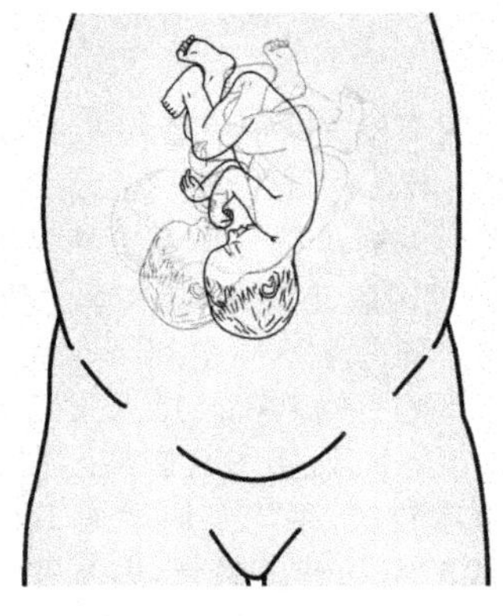

图 4-14　三种胎产式

(三) 胎先露

最先进入骨盆入口的胎儿部分为胎先露(fetal presentation)。纵产式有头先露和臀先露，横产式为肩先露。头先露根据胎头屈伸程度分为枕先露、前囟先露及面先露(图 4-15)。臀先露根据胎儿下肢的屈伸情况分为混合先露、单臀先露、单足先露、双足先露(图 4-16)。偶见胎儿上肢或下肢与头或上肢与臀同时进入骨盆，而称为复合先露。

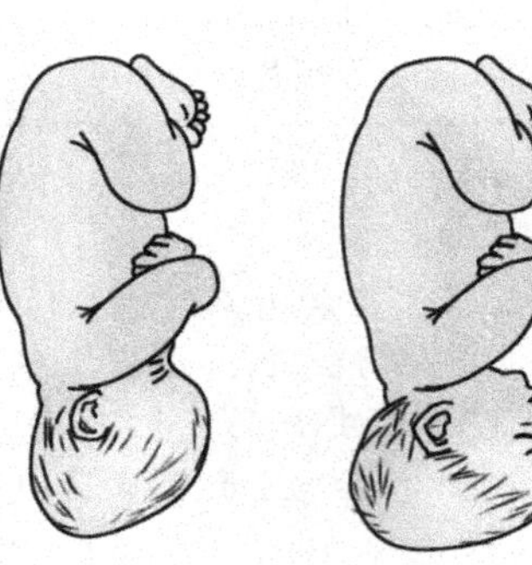

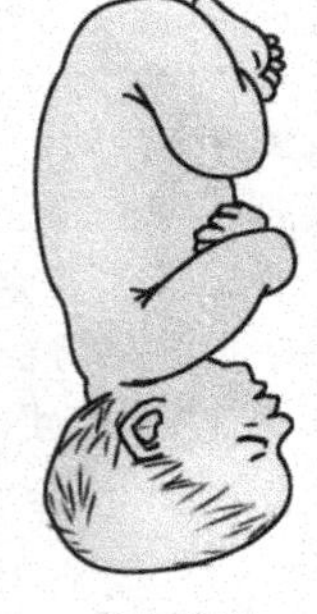

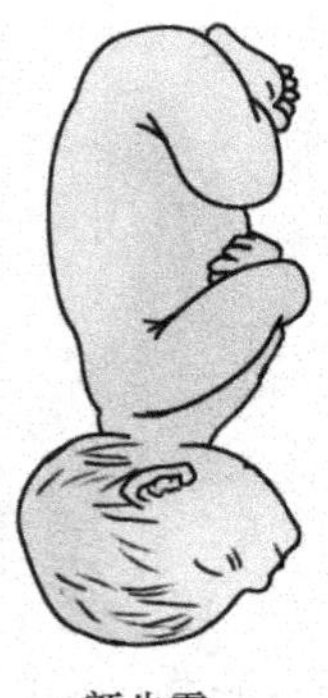

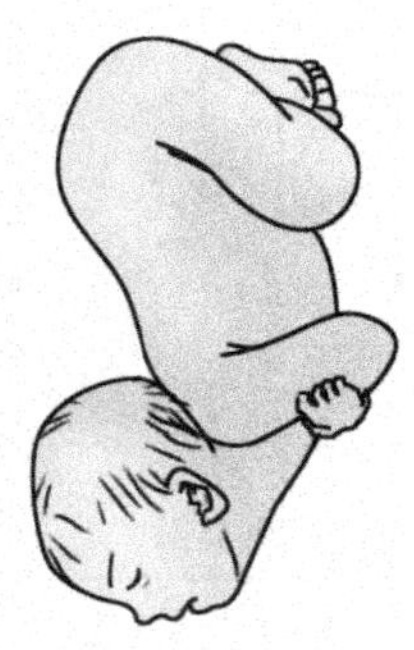

图 4-15　头先露的种类

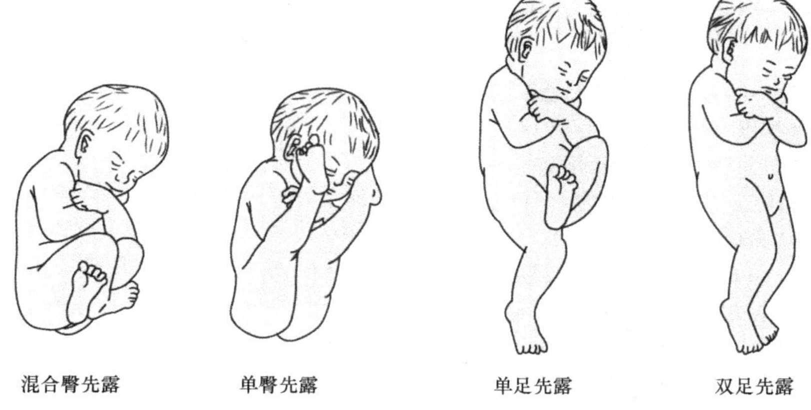

图 4-16　臀先露的种类

(四) 胎方位

胎儿先露部的指示点与母体骨盆的关系称胎方位(fetal position)。各种胎先露部中最容易触到的明显的骨性标志称为先露部的指示点。枕先露以枕骨、面先露以颏骨、臀先露以骶骨、肩先露以肩胛骨作为指示点。每个指示点与母体骨盆入口左、右、前、后、横的关系而有不同胎方位。头先露、臀先露有六种胎方位,肩先露有四种胎方位。如枕先露时,胎头枕骨位于母体骨盆的左前方,称为枕左前位,余类推(图 4-17)。

各种胎产式、胎先露和胎方位的发生率见表 4-2。

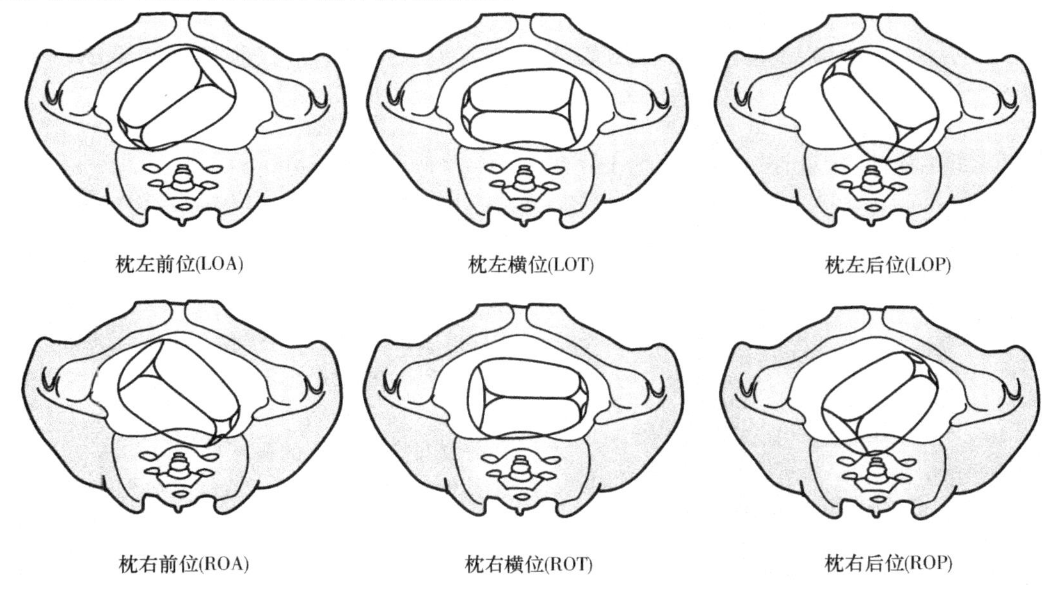

图 4-17　头先露的六种胎方位

表 4-2　胎产式、胎先露及胎方位的发生率

胎产式	胎先露	先露细分	胎方位
纵产式(99.75%)	头先露(95.75%～97.75%)	枕先露(95.55%～97.55%)	枕左前(LOA)枕左横(LOT)枕左后(LOP) 枕右前(ROA)枕右横(ROT)枕右后(ROP)
		面先露(0.2%)	颏左前(LMA) 颏左横(LMT) 颏左后(LMP) 颏右前(RMA) 颏右横(RMT) 颏右后(RMP)
	臀先露(2%～4%)		骶左前(LSA) 骶左横(LST) 骶左后(LSP) 骶右前(RSA) 骶右横(RST) 骶右后(RSP)
横产式(0.25%)	肩先露(0.25%)		肩左前(LScA) 肩左后(LScP) 肩右前(RScA) 肩右后(RScP)

(胡淑君)

第三节 产前保健

产前保健包括对孕妇定期产前检查和对胎儿监护，指导孕期营养和用药。通过对孕妇和胎儿的监护和保健，能及早发现高危妊娠，预防妊娠并发症的发生。产前保健是贯彻预防为主，保证孕妇和胎儿健康和安全分娩的必要措施。

围生医学(perinatology)又称围产医学，是研究围生期内孕产妇及围生儿的卫生保健的一门学科，包括：胚胎发育，胎儿生理和病理，新生儿和孕产妇疾病的诊断与防治等。围生医学的发展对降低母儿死亡率和出生缺陷，保障母儿健康有非常重要的意义。

围生期是指产前、产时和产后的一段时期。这段时期孕产妇要经历妊娠期，分娩期和产褥期三个阶段；而胎儿要经历受精、受精卵分裂、胚胎和胎儿发育和成熟，直至出生开始独立生活的过程。国际上对围生期的规定有四种：①围生期Ⅰ：从妊娠满28周(胎儿体重≥1000g或身长≥35cm)至产后1周；②围生期Ⅱ：从妊娠满20周(胎儿体重≥500g或身长≥25cm)至产后4周；③围生期Ⅲ：从妊娠满28周至产后4周；④围生期Ⅳ：从胚胎形成至产后1周。根据世界卫生组织(World Health Organization，WHO)的推荐，我国现阶段采用围生期Ⅰ计算围生期死亡率。

一、孕妇监护

案例 4-2

孕妇，24岁，停经20周，要求进行产前保健而就诊。

末次月经2005年2月1日，停经35天自测尿妊娠试验，谓"妊娠"，未到医疗保健机构确诊。停经40多天开始自觉晨起恶心、呕吐、纳差、疲倦，但不严重，持续月余自然消失。2周前开始自觉胎动。自妊娠以来无腹痛，无阴道流水和出血，无头痛，大小便正常。

问题：

1. 孕妇应该何时进行第一次产前检查？以后如何安排检查时间？
2. 首次产前检查包括哪些内容？

孕妇监护主要通过定期的产前检查(antenatal care)来实现。

(一) 产前检查的时间

产前检查的时间应从确诊早孕时开始。以后每4周检查一次，28周以后每2周检查一次，妊娠36周以后每周检查一次，凡属高危孕妇应酌情增加产前检查次数。

案例 4-2 分析

1. 产前检查的时间应从确诊妊娠早孕开始。

该孕妇通过自测做出早孕的诊断，以后一直没有进行保健，失去了筛查某些高危妊娠的时机。说明孕妇本身自我保健和保护意识不足，社会对围生保健的重视程度和对妇女的关爱仍未令人满意。

2. 该孕妇现在已经妊娠20周了，以后产前保健的时间应该是每4周一次，28周后每2周一次，36周后每周一次。

(二) 首次产前检查的内容及方法

应详细询问病史，进行各系统的全身检查、产科检查及必要的辅助检查。

1. 采集病史

(1) 年龄：年龄过小容易发生难产；35岁以上的初孕妇容易并发子痫前期、产力异常等，而且分娩出生缺陷儿童机会增加。

(2) 职业：了解工作性质和职业接触情况，有无有害物质或辐射接触。

(3) 推算预产期：①以末次月经日期(last menstrual period，LMP)推算预产期(expected date of confinement，EDC)：按末次月经第1日算起，月份减3或加9，日数加7，则为预产期。如末次月经第1日是2005年1月2日，预产期应为2005年10月9日。若孕妇习惯使用农历日期，推算预产期的公式是日数加7，或者直接换算为公历后再计算。实际分娩日期与推算的预产期有可能相差1～2周。②其他：末次月经日期不清楚或哺乳期月经尚未恢复而受孕者，可根据早孕反应、胎动开始时间、子宫底高度等综合加以估计。③B型超声测量：早期妊娠测量胚胎顶臀径(crown-rump length，CRL)可准确推算预产期。

(4) 月经史及孕产史：了解初潮年龄、月经周期、末次月经日期等，月经周期延长者的预产期需相应推后。了解结婚年龄和有否不孕史，妊娠和分娩次数，分娩的孕周，分娩的方式和难产史，有无流产、死胎、死产史，新生儿情况及有无产后出血史。

(5) 既往史及手术史：对孕妇各系统均必须详细了解，重点放在有无高血压、心脏病、糖尿病、结核病、血液病、肝肾疾病、骨软化症等，如有则必须注意其发病时间及治疗情况。曾做过何种手术，手术的原因。孕妇的家庭经济状况也应该了解。

(6) 本次妊娠过程：了解妊娠早期有无早孕反应、病毒感染及用药情况；胎动开始时间；有无阴道

笔 记 栏

流血、头痛、眼花、心悸、气短、下肢水肿等症状；有害物质接触情况、有否吸烟或酗酒。

(7) 家族史：询问家族有无精神病史、高血压、糖尿病、双胎妊娠及其他遗传性疾病。丈夫的健康状况及有否不良生活习性，特别是有否家族遗传性疾病。

2. 全身检查 观察和记录孕妇的发育、营养及精神状态；注意步态及测量身高，身高小于 145cm 者常伴有骨盆狭窄，跛行者可能有脊柱或下肢的畸形，可疑者进一步检查；测量血压，孕妇正常血压不应超过 140/90mmHg；常规检查心、肺、肝、脾、肾脏的情况，1 年内未做过胸透者，必要时应在妊娠 20 周以后行胸部 X 线透视；检查乳房发育状况、乳头有无凹陷及皲裂；测量体重和检查有无水肿。妊娠晚期，体重一般每周增加不应超 500g，超过者应考虑存在水肿或隐性水肿。踝部或小腿下部水肿，经休息后消退为正常现象，休息后不消退者可能为水肿。

3. 产科检查 产科检查的目的是了解胎儿及产道情况，包括阴道检查、腹部检查、骨盆测量及必要的辅助检查。

(1) 阴道检查：双合诊了解是否有生殖道畸形、是否合并生殖系统肿瘤，检查白带了解是否有特异性感染，并根据子宫大小估计孕周。阴道检查最好在早期妊娠进行。

(2) 腹部检查：是简单实用的检查方法，内容包括对胎儿大小和发育的估计、判定胎方位及根据胎心音初步了解胎儿在宫内安危情况。检查时孕妇排空膀胱后仰卧在检查床上，头部稍垫高，露出腹部，双腿略屈曲稍分开，使腹肌放松。检查者站在孕妇右侧进行检查。

1) 视诊：注意腹形、大小，腹壁有无水肿和手术瘢痕，妊娠纹的颜色。腹部过大、子宫底过高应想到双胎妊娠、巨大胎儿、羊水过多或合并子宫肌瘤的可能；腹部过小、子宫底过低应想到胎儿生长受限(fetal growth restriction，FGR)、孕周推算错误、羊水过少等；纵产式的腹部形态为纵椭圆形，横产式时腹部两侧向外膨出、子宫底位置较低、子宫横轴较纵轴长，腹壁形态呈横椭圆形；若腹部向前突出呈尖腹状(多见于初产妇)或向下悬垂(多见于经产妇)者，可能伴有骨盆狭窄或头盆不称。

2) 触诊：①手测估计子宫底高度，用软尺测量耻上子宫底高度(耻骨联合上缘与子宫底的距离)及腹围(通过脐水平进行测量)。②四步触诊法(four maneuvers of Leopold)检查子宫大小、胎产式、胎先露、胎方位以及胎先露部是否衔接(图4-18)。在做前三步手法时，检查者面对孕妇的头端，做第四步手法时，检查者则应面对孕妇的足端。

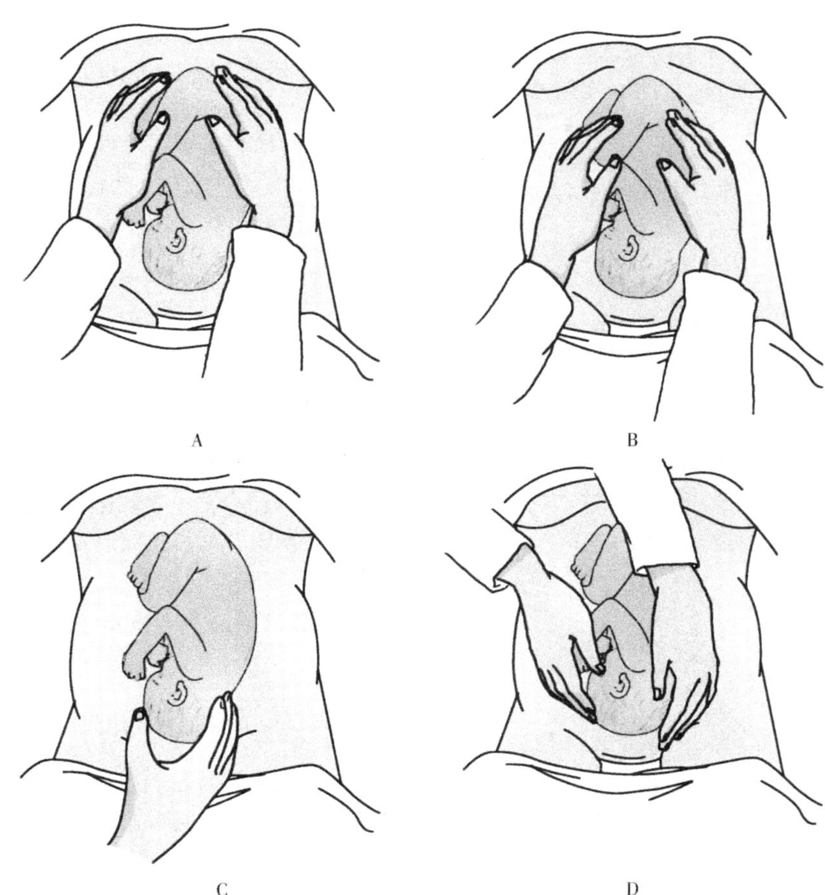

图 4-18 四步触诊法

笔记栏

第一步手法：检查者两手置于宫底部，测得子宫底高度，估计胎儿大小与妊娠周数是否相符。然后用两手指的指腹相对交替轻推，判断在宫底部的胎儿部分。若为胎头则硬而圆且有浮球感，若为胎臀则软而宽且形状略不规则。

第二步手法：检查者两手分别置于腹部左右侧，一手用手掌固定，另一手用手指指腹轻轻深按检查，两手交替，触到平坦饱满部分为胎背，并可确定胎背向前、向侧方或向后。触到可变形的高低不平部分为胎儿肢体，有时感到胎儿肢体在活动。

第三步手法：检查者右手拇指与其余四指分开，置于耻骨联合上方握住胎先露部，并左右推动，目的是查清胎儿先露部是胎头或是胎臀，并确定先露部是否衔接。若胎先露部仍可以左右移动，表示尚未衔接入盆。若已衔接，则胎先露部不能被推动。

第四步手法：检查者左右手分别置于胎先露部的两侧，沿骨盆入口向下深按，进一步核对胎先露部的诊断是否正确，并确定胎先露部入盆的程度。两手向下深按时如能在耻骨联合上合拢表示先露部未衔接，不能合拢者表示先露部已衔接。先露为胎头时，一手能顺利进入骨盆入口，另一手则被胎头隆起部阻挡，该隆起部称胎头隆突。枕先露时，胎头隆突为额骨，与胎儿肢体同侧；面先露时，胎头隆突为枕骨，与胎背同侧。

3)听诊：使用多普勒胎心听诊器在胎背侧孕妇腹壁听得最清楚。枕先露时，胎心在脐右（左）下方；臀先露时，胎心在脐右（左）上方；肩先露时，胎心在靠近脐部下方听得最清楚(图 4-19)。听到的胎心音需与胎盘杂音、腹主动脉音和脐带杂音鉴别。

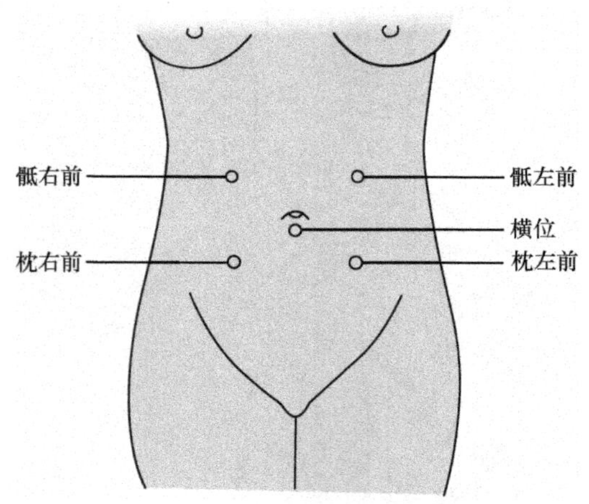

图 4-19 胎心听诊部位

(3) 骨盆测量：骨盆大小及其形状是决定胎儿能否经阴道分娩的重要因素之一，故骨盆测量是首次产前检查必不可少的项目。骨盆测量分为外测量和内测量两种，由于骨盆外测量操作简便、无伤害性，是门诊产前保健间接了解骨盆大小和形状的主要方法，但不能精确反映骨盆各平面大小。

1) 骨盆外测量（external pelvimetry）：临床常用以下径线评价骨盆情况。

A. 髂棘间径（interspinal diameter，IS）：孕妇仰卧位，两腿伸直并拢。测量两髂前上棘外缘的距离，正常值为 23～26cm(图 4-20)。

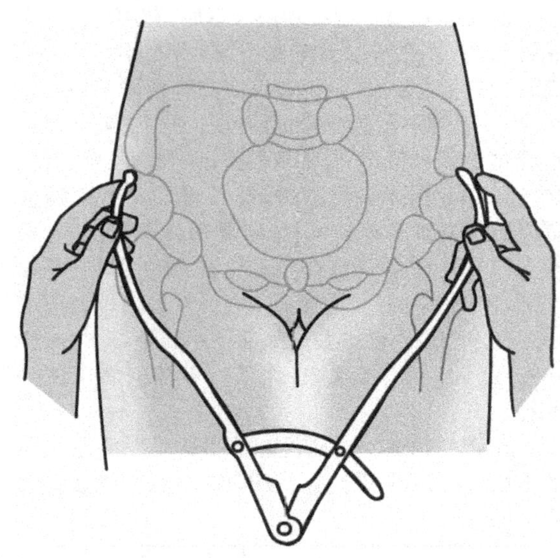

图 4-20 髂棘间径测量

B. 髂嵴间径(intercristal diameter，IC)：孕妇体位与测量髂棘间径相同。测量两髂嵴外缘最宽的距离，正常值为 25～28cm(图 4-21)。测量时将测量器之两端沿两侧髂嵴外缘循行，寻找其最大距离。髂棘间径和髂嵴间径可以间接推测骨盆入口横径。

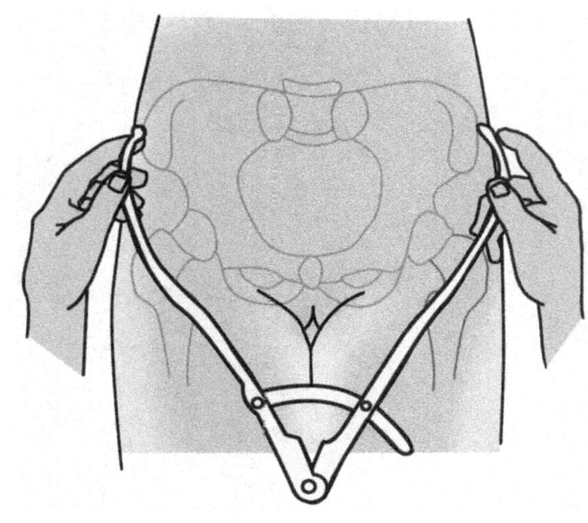

图 4-21 髂嵴间径测量

C. 骶耻外径(external conjugate，EC)：孕妇左侧卧位，右腿向后伸直，左腿屈曲。测量第 5 腰椎棘突下至耻骨联合上缘中点的距离，正常值为 18～20cm(图 4-22)。选择第 5 腰椎棘突下的方法：①米氏菱形窝(michaelis rhomboid)的上角；②髂嵴

笔记栏

后连线中点向下 1.5cm。骶耻外径间接推测骨盆入口前后径，是骨盆外测量中最重要的径线之一。骨质厚薄直接影响骨盆入口前后径的大小，单用骶耻外径估计骨盆入口前后径误差较大，临床上常以桡尺周径（右前臂下端围绕尺骨茎突及桡骨茎突的周径）作为骨质厚薄常数，骶耻外径减去 1/2 桡尺周径，即相当于骨盆入口前后径。

D. 坐骨结节间径（intertrberal diameter，IT）或出口横径（transverse outlet，TO）：孕妇仰卧位，两下肢尽量屈曲，两大腿贴近下腹部，双手抱双膝，暴露会阴部。测量者先以两拇指沿两侧坐骨支向下循行，遇到的第一转角处即为坐骨结节间径的距离。测量两坐骨结节内侧缘的距离，正常值为8.5～9.5cm（图 4-22）。此径线直接测出骨盆出口横径长度。若此径＜8cm 应加测出口后矢状径。

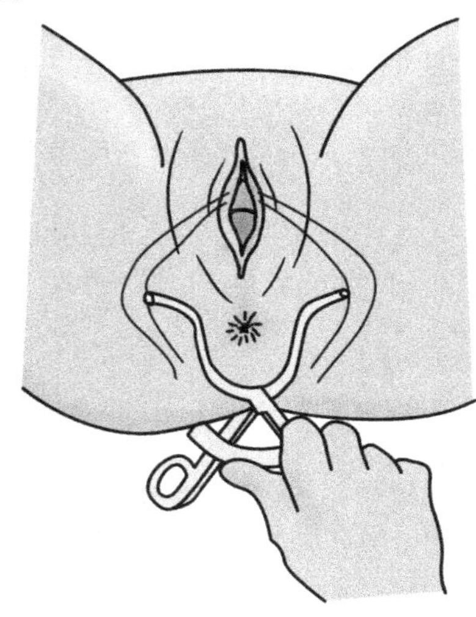

图 4-22 坐骨结节间径测量

E. 出口后矢状径（posterior sagittal diameter of outlet）：孕妇体位与测量坐骨结节间径相同。测量坐骨结节间径中点至骶骨尖端之间的距离。检查者带指套的右手示指伸入孕妇肛门向骶骨方向，拇指置于孕妇体外骶尾部，两指共同找到骶骨尖端，将汤姆斯骨盆出口测量器的测量杆一端放于坐骨结节间径上，另一端放于骶骨尖端处，即可测得出口后矢状径，正常值为 8～9cm（图 4-23）。出口后矢状径与坐骨结节间径之和＞15cm 时表明骨盆出口无狭窄。

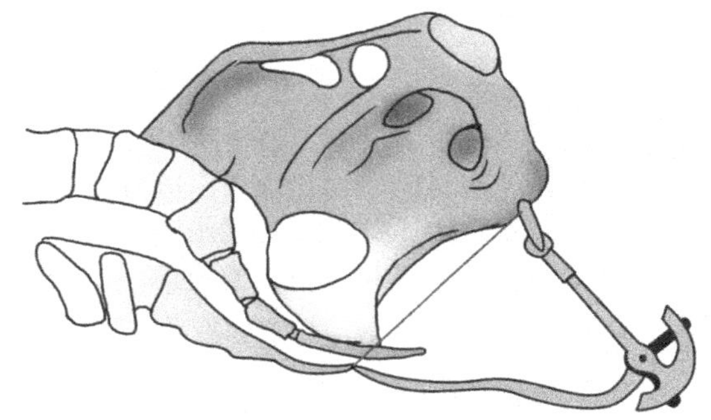

图 4-23 出口后矢状径测量

F. 耻骨弓角度（angle of pubic arch）：孕妇体位与测量坐骨结节间径相同。两手拇指指尖斜着对拢，放在耻骨联合下缘，左右两拇指沿两侧耻骨降支平行上放置，两拇指形成的角度，为耻骨弓角度，正常值为 90°（图 4-24）。此角度反映骨盆出口横径的宽度。角度越小，越不利于胎儿自阴道娩出。

2）骨盆内测量（internal pelvimetry）：骨盆外测量怀疑骨盆狭窄或头盆不称者，应在妊娠晚期、临产后或产程进展异常时经阴道或肛门进行骨盆内测量了解真骨盆大小。测量时孕妇取仰卧截石位，外阴需要消毒，检查者需带无菌手套。临床常用以下径线评价骨盆情况。

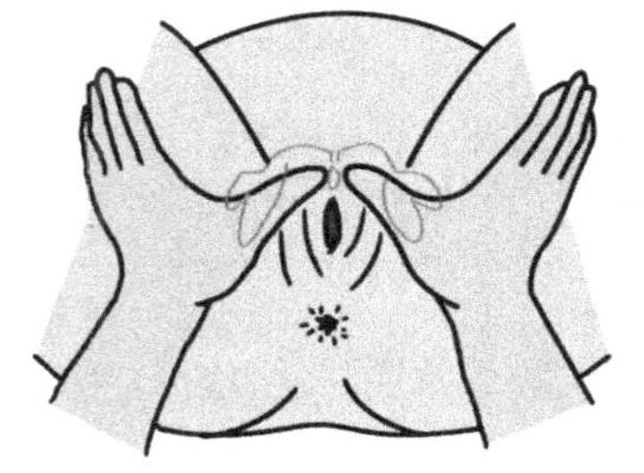

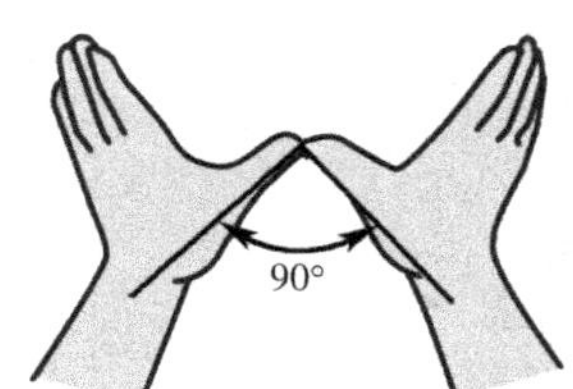

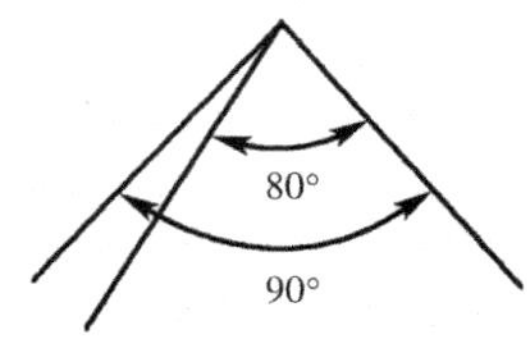

图 4-24 耻骨弓角度测量

A. 骶耻内径（也称对角径，diagonal conjugate，DC）：为耻骨联合下缘至骶岬上缘中点的距离，正常值为 12.5～13cm，此值减去 1.5～2cm 为骨盆入口前后径长度，又称真结合径（conjugate vera）。检查方法：检查者将一手示、中指伸入阴道，用中指尖触到骶岬上缘中点，示指上缘紧贴耻骨联合下缘，另手示指标记此接触点，抽出阴道内的手指，测量其中指尖至此接触点的距离为对角径，减 1.5～2cm 为真结合径，正常值约为 11cm（图 4-25），测量时中指尖触不到骶岬上缘表示对角径＞12cm，表明入口前后径无狭窄。测量以妊娠 24～36 周较为适宜，这段时期阴道松软，容易操作；过早测量阴道较紧，操作困难；近预产期测量易引起感染。测量的最好时机为临产后决定分娩方式之时。

笔 记 栏

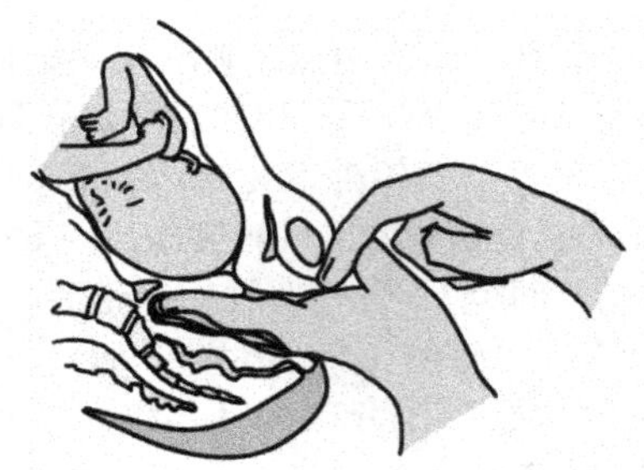

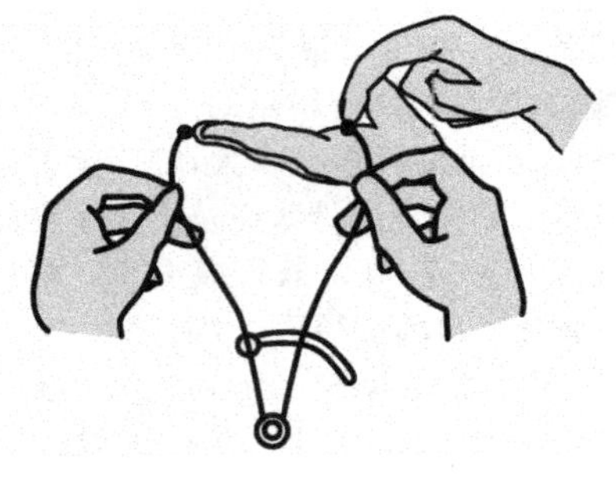

图 4-25　骶耻内径测量

B. 坐骨棘间径(biischial diameter):测量两侧坐骨棘间的距离,正常值为 10cm(图 4-26)。测量方法:①检查者将一手示、中指放入阴道内,分别触及两侧坐骨棘,估计其间的距离;②用中骨盆测量器,以手指引导测量,所得数值较准确,检查时产妇有疼痛不适感觉。

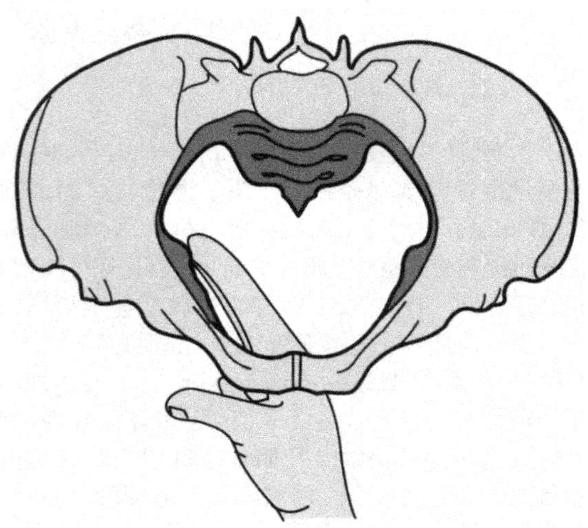

图 4-26　坐骨棘间径测量

C. 坐骨切迹(incisura ischiadica)宽度:代表中骨盆后矢状径,间接了解中骨盆后半部情况。其宽度为坐骨棘与骶骨下部外侧缘间的距离,即骶棘韧带宽度。检查方法:检查者伸入阴道内的示指和中指并排置于骶棘韧带上移动,以可容指数估计其宽度。正常值为 5.5～6cm,能容纳 3 横指,否则属中骨盆狭窄。通过肛门检查的方法用示指在坐骨棘与骶骨下部外缘间滑动同样可估计坐骨切迹宽度,其了解中骨盆后半部情况比阴道检查要清楚。

案例 4-2 分析

除了已经询问的本次妊娠经过外还要了解其他病史,全身及专科检查。

结果:

既往史:无心脏、肺、肝、肾和血液病史,无手术和外伤史,无药物过敏史。

月经史:初潮 11 岁,周期 30 天,经期持续时间 4～5 天,量中,无痛经。

婚育史:23 岁初次结婚;非近亲结婚;丈夫 29 岁,身体健康,无烟酒嗜好;性生活正常;本次为首次妊娠。

个人史:出生及生活在本地,未曾到过其他地区生活,无烟酒嗜好。

家族史:家族成员中未发现遗传病和传染病。

体格检查:体温 33.5℃,脉搏 76 次/min,呼吸 20 次/min,血压 120/75mmHg,身高 160cm,体重 55kg,神志清,发育正常,营养中等,乳房外观未见异常,心、肺听诊正常,肝、脾肋下未及,肾区无叩痛,双下肢无水肿,膝反射存在。

产科检查:下腹膨隆,子宫底高度 18cm,腹围 83cm,胎方位为枕左横位,胎心 148 次/min。骨盆外测量:IS23cm,IC26cm,EC19cm,IT8.5cm。阴道检查:通畅,白带无异味、性状正常,DC12.5cm,坐骨棘不突,坐骨棘间径 10cm,坐骨切迹可容 3 横指,尾骨不翘,骶尾关节活动好。

问题:

1. 必须做什么辅助检查?
2. 接下来应该做什么?

(4) 绘制妊娠图(pregnogram):将检查结果,包括血压、体重、子宫底高度、腹围(abdomen circumference,AC)、尿蛋白、胎位、胎心率、下肢水肿等项目,填于妊娠图中,容易发现孕妇和胎儿的异常情况。将子宫底高度、腹围、体重绘制成曲线可一目了然观察妊娠的动态变化,在了解胎儿发育的信息中以子宫底高度最为重要,故目前多使用子宫底高度单因素简易妊娠图(图 4-27),并设有正常范围,警戒区和上、下限,较文字记录直观、醒目,便于视觉筛查胎儿宫内发育异常,如巨大胎儿或胎儿宫内生长受限。

笔记栏

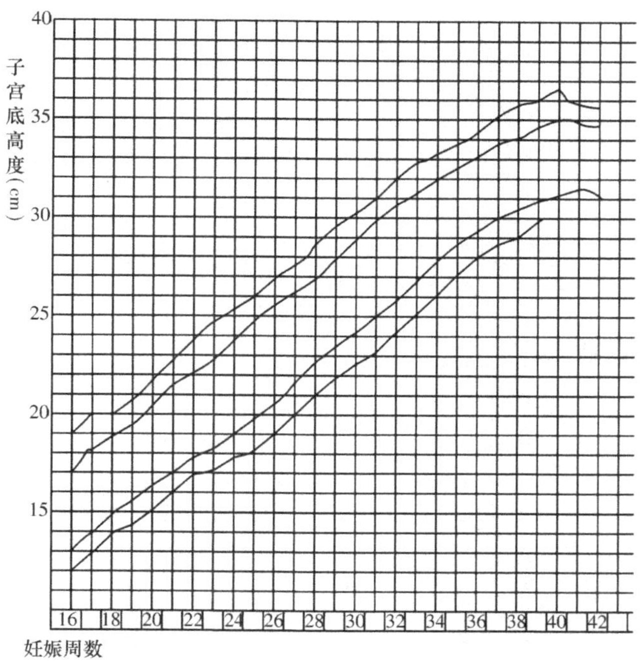

图 4-27　简易妊娠图

4. 辅助检查

（1）化验检查：应该行血常规、血型、尿常规、乙肝抗原抗体、肝肾功能、血糖、凝血功能等检查。如有合并症或并发症时应根据病情增加检查项目。

（2）B 型超声检查：了解胎儿发育、胎位、胎心、胎盘及羊水等情况。

（3）其他检查：心电图检查，必要时胸部 X 线摄片。

（4）对有死胎死产史、胎儿畸形史和患遗传性疾病孕妇，进行产前遗传咨询及筛查，或进行产前诊断。

案例 4-2 分析

1. 应该做以下辅助检查：血常规、血型、尿常规、乙肝抗原抗体、肝肾功能、血糖、凝血功能、心电图、产科 B 型超声检查。

2. 夫妇俩及其家族无遗传学方面的高危因素，故无需进行产前诊断。

3. 将检查得到的信息记录在妊娠图中，并将子宫底高度、腹围和体重等测量值在妊娠图上绘制曲线。

4. 指导孕妇如何进行自我监护，预约下次产前检查的时间。

（三）复诊产前检查的内容

复诊产前检查是为了了解前次产前检查后各方面有无变化，以便及早发现和及时处理高危妊娠。复诊包括以下内容：

（1）询问前次产前检查之后，有无特殊症状出现，如头痛、头晕、眼花、下肢浮肿、阴道流血、胎动情况如何等。

（2）测量体重及血压，检查有无下肢水肿及其他异常，复查有无蛋白尿。

（3）测量子宫底高度、腹围，四步手法复查胎位，听胎心率，根据检查结果评价胎儿生长发育情况、大小，判断是否与妊娠周数相符。必要时进行 B 型超声检查。妊娠 32 周后，每次复诊需行胎心电子监护，必要时做胎盘功能检查。

（4）记录检查结果，绘制妊娠曲线，进行孕妇卫生宣教，并预约下次复查日期。

二、胎 儿 监 护

胎儿监护的目的是通过监护技术了解胎儿宫内生长发育和是否安全。监护内容包括：①确定是否为高危儿；②胎儿宫内情况监护；③胎盘功能检查；④胎儿成熟度检查；⑤胎儿先天畸形及其他遗传性疾病的宫内诊断。

案例 4-3

孕妇，27 岁，现妊娠 38 周依约前来进行第 7 次产前检查。主诉没有特殊不适，胎动次数 7～9 次/h。本次妊娠定期的产前检查未发现异常。

既往史、家族史无异常，月经周期 26 天，本次为第一孕。

今天产前检查的结果：

体格检查：体温 36.5℃，脉搏 76 次/min，

笔 记 栏

呼吸 20 次/min，血压 120/75mmHg，心肺听诊未发现异常，双下肢无水肿。产科检查：子宫底高度 34cm，腹围 96cm，胎心听诊 148 次/min，检查时触及子宫收缩。

问题：

1. 要监护胎儿需做哪些检查？
2. 怎样预测胎儿宫内储备能力？

（一）确定是否为高危儿

有生理缺陷或病理变化存在，处于危险状态的围生儿为高危儿。造成高危儿的原因可来自有高危因素的母亲，也可来自围生儿本身。符合下列条件为高危儿：①孕龄＜37 周或≥42 周；②出生体重＜2500g；③体重小于孕龄儿或大于孕龄儿；④出生后 1 分钟 Apgar 评分 0～4 分；⑤宫内感染；⑥高危妊娠的孕产妇分娩的新生儿；⑦手术产儿；⑧曾分娩新生儿疾病甚至新生儿死亡的孕产妇的围生儿。

（二）胎儿宫内情况的监护

1. 胎动计数 初孕妇自妊娠 18 周左右开始感觉到子宫内胎儿的活动。初感觉的胎动较弱，此后随孕周增长胎动渐增强，次数也增多，胎动次数最多为 32 周左右，以后胎动逐渐减少，妊娠过期后胎动进一步减少。凭孕妇主观感觉胎动计数仍是简单可靠的自我监护方法。国内目前多采用每日固定 3 小时自数胎动法，即在每日早、中、晚固定的时间各数胎动 1 小时，将胎动数相加乘以 4 即得 12 小时的胎动数。胎动计数≥30次/12h，为正常，代表胎儿在宫内存活良好；胎动计数如＜20 次/12h，提示胎儿可能宫内缺氧，应结合其他辅助检查方法综合判断；≤10 次/12h，为异常，提示胎儿已发生宫内缺氧，尽快做出诊断，及时处理。

2. 子宫底高度测量 子宫底高度随着妊娠的进展逐渐增长，根据其高度可以估计孕龄，但更重要的是可以用于监测胎儿宫内生长发育。检查时采取两腿伸直平卧位，排空膀胱，在无宫缩时进行检查。如子宫底高度小于第 10 百分位，提示胎儿宫内生长受限；如子宫底高度大于第 90 百分位，提示胎儿宫内生长过度。

3. B 型超声检查 超声检查是一简单、无创、可重复的检查方法，对母亲和胎儿均无损害。随着超声技术发展，图像分辨率上升，使诊断的准确率不断提高，胎儿宫内生长发育情况及有无发育异常得到及时诊断和处理，已是围生医学必不可少的诊断方法。早期妊娠通过 B 超检查可确定妊娠的部位，胚胎和胎儿是否存活，推算胎龄，多胎妊娠的胎儿数目和分类。妊娠中期以后通过观察以下内容了解胎儿宫内情况。

（1）胎儿生长发育的估计：测定胎儿超声生物学指标评价胎儿生长发育和估计胎儿体重。目前多采用的超声生物学指标有双顶径、头围、胸围、腹围、股骨长等，然后将所测得的数据通过计算机软件自动分析估计胎儿大小，也可代入公式或查表进行评估。

（2）羊水量的估计：超声检查是评定羊水量的好方法，由于胎儿几何形态复杂，且有胎动，故不能准确定量羊水量，只能做羊水量的定性判断。目前常用的两种方法：①测量羊水最大暗区垂直深度，正常范围为 3～7cm；②以脐横线与腹白线作标记，将腹部分为四个区，分别测量各区羊水最大暗区垂直深度，相加之和为羊水指数，正常范围为 8～18cm。

（3）胎盘情况的观察：内容包括胎盘位置和胎盘成熟度。根据胎盘基底板、绒毛板和实质的声像变化将胎盘分为 0、Ⅰ、Ⅱ、Ⅲ级，胎盘成熟度分级可间接反映胎儿成熟情况，Ⅱ级胎盘 88%胎儿成熟，Ⅲ级胎盘 100%胎儿成熟。

（4）胎儿先天性结构异常的诊断：已广泛用于胎儿畸形的产前诊断，只要认真循序的超声扫查，中期妊娠以后涉及胎儿全身大多数先天结构异常是可以被发现的。常见的胎儿结构异常包括：①结构缺如：肾缺失，无脑儿；②赘生物：骶尾部畸胎瘤；③阻塞：脑积水，肾积水；④脏器变位：脑膨出，脐膨出，横膈疝；⑤其他：骨骼发育异常，胸水，腹水，径线比例异常等。随着超声技术的日渐发展，在早、中期妊娠根据胎儿的某些生物物理指标筛查胎儿染色体疾病，是目前发展较快的遗传学超声技术。

（5）脐动脉血流检查：胎儿脐动脉收缩期峰值血流速度与舒张期末期血流速度的比值（systolic/diastolic，S/D）与孕周呈负相关，当舒张期末期血流速度减少时 S/D 升高，胎儿有危险，如舒张期末期血流为零或反流时胎儿濒死。在胎儿宫内缺氧时脐动脉 S/D 变化早于胎心的改变，可根据脐动脉血流频谱的变化及早诊断胎儿宫内缺氧。

（6）胎儿生物物理监护：是通过综合胎心电子监护及 B 型超声观察到的胎儿某些生理活动指标，以判断胎儿宫内情况，这些指标包括胎儿呼吸运动、胎动、胎儿肌张力、羊水和电子胎心监护等五项，常用的为 Manning 评分法（表 4-3），也称胎儿生物物理评分。胎儿急性缺氧的指标有胎儿呼吸运动、胎动、胎儿肌张力和电子胎心监护，而胎儿慢性缺氧时则表现为羊水过少。

笔记栏

表 4-3 Manning 评分法

指　标	2　分	0　分
NST(20 分钟)	有反应型	无反应型
胎儿呼吸运动(30 分钟)	≥1 次,持续≥30 秒	无;持续<30 秒
胎动(30 分钟)	≥3 次躯干和肢体活动	≤2 次躯干和肢体活动
胎儿张力(30 分钟)	≥1 次躯干和肢体伸展复屈手指摊开合拢	无活动,肢体完全伸展缓慢,部分复屈
羊水	≥1 个羊水暗区,最大羊水池垂直直径≥2cm	无或最大暗区垂直直径<2cm

注:小于 6 分为异常界限

Manning 评分法需要持续观察 30 分钟,给临床操作带来了一定困难,现在多采用改良 10 分钟胎儿生物物理评分(表 4-4)。

表 4-4 10 分钟胎儿生物物理评分

项目	得分	内　容
胎儿呼吸运动	2	持续呼吸样运动≥60 秒,至少 1 次
	1	持续呼吸样运动<60 秒,至少 1 次
	0	无胎儿呼吸样运动
胎动	2	躯干、胎头、肢体活动≥3 次
	1	躯干、胎头、肢体活动<3 次
	0	无胎动
胎儿张力	2	胎动后脊柱伸展后马上恢复屈曲状态或处于良好的屈曲状态>1 次
	1	胎动后脊柱可以伸展但不恢复原位>1 次
	0	无屈伸运动
羊水	2	增大垂直深度>3cm
	1	增大垂直深度 2～3cm
	0	增大垂直深度<2cm

注:≤4 分为异常界限

4. 胎心电子监护 胎心听诊是判断胎儿宫内安危的敏感依据,胎心长时间持续在 160～180 次/min,胎心不规则或宫缩刚减弱时胎心减慢,提示胎儿宫内缺氧,但胎心听诊只能获得听诊瞬间的信息,不能对胎儿做出持续胎心监护。胎儿电子监护仪的优点是不受宫缩影响,能连续观察并记录胎心率(fetal heart rate,FHR)的动态变化,目前已广泛用于晚期妊娠和临产后的胎儿监护。连续监测胎心率的变化,同时可记录胎动和宫缩情况,故能反映三者之间的关系。

(1) 胎心率图形:有两种基本变化:①胎心率基线(FHR-baseline);②一过性胎心率变化。

1) 胎心率基线(图 4-28):指在一定时间内(产前至少 10min 无胎动或产时宫缩间歇期)胎心率变化的一条波动起伏的曲线,曲线中央假想的连线,为胎心率基线。评价胎心率基线从每分钟心搏次数(beat per minute,bpm)及 FHR 变异(FHR variability)两方面进行。①每分钟心搏次数的正常范围 120～160bpm,持续 10 分钟以上 FHR>160bpm 或<120bpm,为心动过速(tachycardia)或心动过缓(bradycardia)。②FHR 变异是指 FHR 基线上的上下周期性波动,包括胎心率基线的振幅(胎心率上下摆动波的高度,以 bpm 表示,振幅变动范围的正常为 10～25bpm)和频率(1 分钟内波动的次数,以 cpm 表示,正常≥6 次/min)。FHR 变异存在表示胎儿有一定的储备能力,是胎儿健康的表现。FHR 变异平坦或消失提示胎儿储备能力的丧失。

FHR 变异分为短变异和长变异:①短变异:胎心搏动这一跳的胎心率数值与下一跳的胎心率数值之差。正常值为 3～4bpm。短变异的变化极小,隐没在胎心率基线中肉眼不能分辨,加快走纸速度肉眼可以观察,目前可通过计算机进行分析获得。②长变异:胎心率基线上肉眼可见上下摆动的波,此波由振幅及周期组成。振幅(图 4-28 中 A 点心率和 B 点心率的差距,为所观察 1 分钟内最大差距)的正常范围为 6～25bpm,胎儿睡眠时为 6～10bpm,胎动活跃时为 10～25bpm;周期(图 4-28)中所观察 1 分钟内波和基线的交叉点数)的正常范围为 3～5cpm,但一般≥6cpm。长变异肉眼能够分辨,也可通过计算机分析。

2) 胎心率一过性变化:胎心率受到胎动、宫缩、触诊及声响等刺激后发生暂时性加快或减慢,持续十余秒后又恢复到基线水平,称为胎心率一过性变化。是

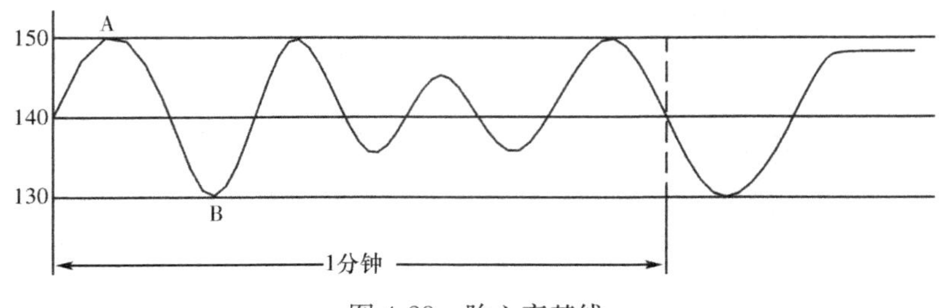

图 4-28 胎心率基线

笔记栏

判断胎儿安危的重要指标，包括加速和减速两类。

A. 加速(acceleration)：是指胎动或宫缩后胎心率基线暂时增加 15bpm 以上，持续时间>15 秒(图 4-29)，这是胎儿良好的表现。加速原因可能是胎儿躯干受压引起的交感神经反射或脐静脉暂时受压引起回心血量减少，动脉压力感受器反射性使心跳加速。散发的、短暂的胎心率加速是无害的。但若脐静脉持续受压，则进一步发展为减速。

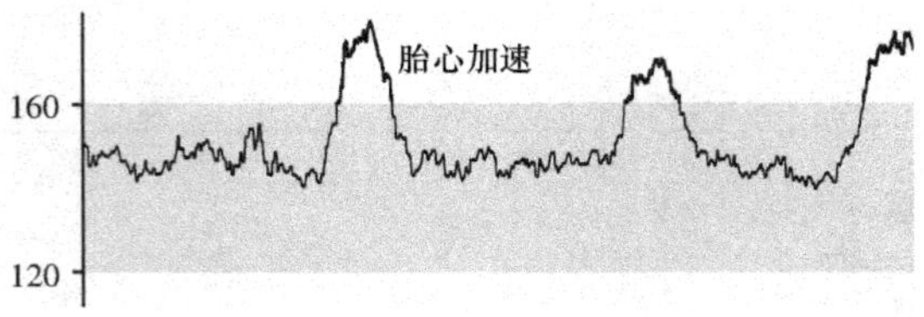

图 4-29　胎心率加速图形

B. 减速(deceleration)：是指由某种因素使胎心率从原基线水平下降，经过一段时间(数秒～数分钟)后又重新恢复到原基线的水平。按胎心率减速与子宫收缩的关系可分为三种：

a. 早期减速(early deceleration，ED)：特点是胎心减速与宫缩基本同步开始，胎心率曲线最低点(波谷)与宫缩曲线顶点(波峰)基本一致，宫缩后胎心迅即恢复正常，下降幅度<50bpm，时间短，恢复快(图 4-30)。早期减速是宫缩时胎头受压，脑血流量一时性减少，刺激迷走神经兴奋，反射性引起胎心率减慢的表现，多发生在第一产程后期和第二产程，一般无伤害性，不因孕妇体位或吸氧而改变。

b. 晚期减速(late deceleration，LD)：特点是胎心率减速的起点在宫缩波峰处，胎心率曲线减速的波谷落后于子宫收缩曲线的波峰，时间滞后 30～60 秒，下降幅度<50bpm，胎心率下降缓慢，恢复也缓慢，持续时间较长(图 4-31)。晚期减速的发生与胎盘功能低下、胎儿缺氧有关，常伴胎心率基线变异性减少或消失，是胎儿缺氧累及心肌、宫缩时胎盘血流中断、加重缺氧而导致的胎心减慢，是胎儿宫内危险的依据，应紧急处理。

c. 变异减速(variable deceleration，VD)：特点是胎心率减速与宫缩或胎动无恒定关系，可以出现在任何时间。一旦出现，下降迅速且下降幅度大(>70bpm)，持续时间长短不一，恢复也迅速。图形不规则且多变的，常呈“V”、“W”、“U”形(图 4-32)。一般认为变异减速由脐带受压兴奋迷走神经所致，故可在胎动后出现典型的变异减速图形为胎心率下降前、后有短暂的加速(称为双肩型)。

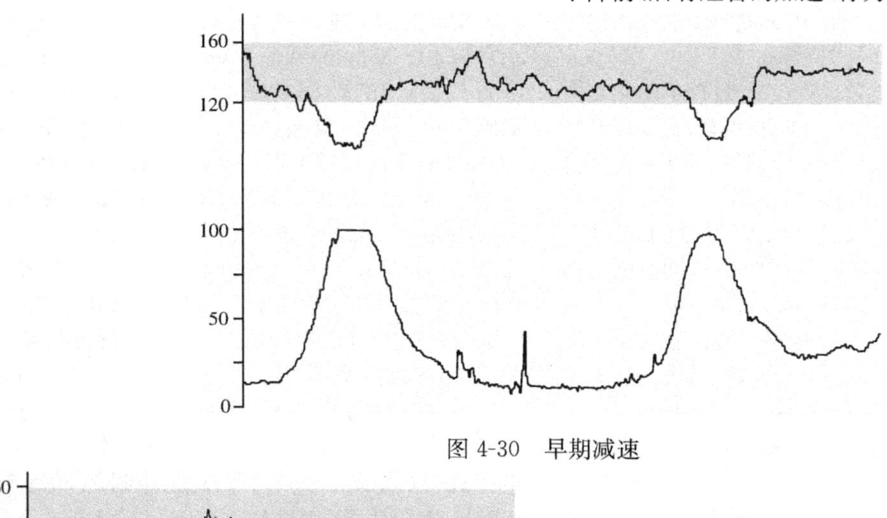

图 4-30　早期减速

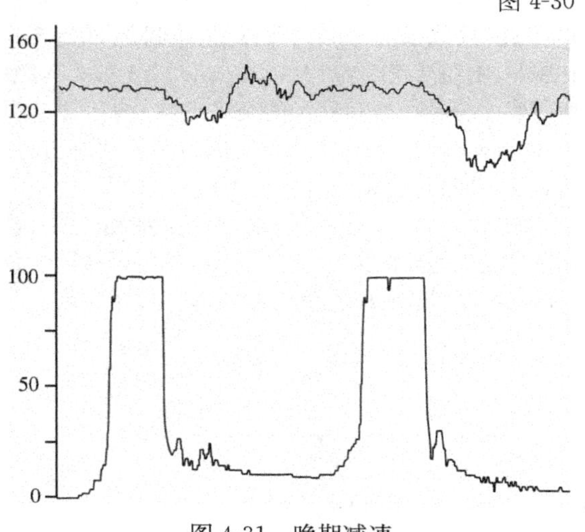

图 4-31　晚期减速

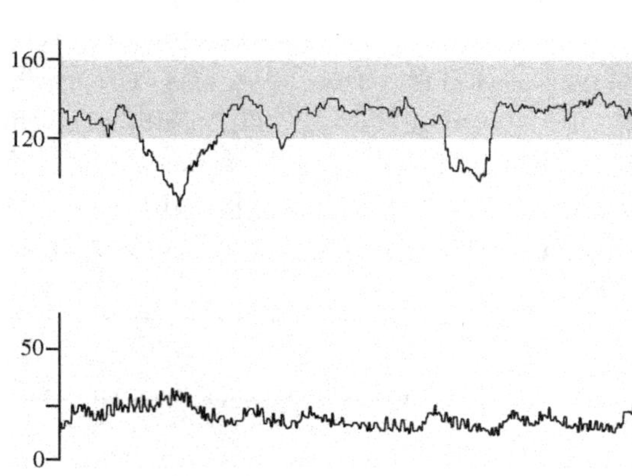

图 4-32　变异减速

笔记栏

(2) 胎儿电子监护方法

1) 无应激试验(non-stress test,NST):NST 简单、安全,是临床最常用的监护方法。在无宫缩、无外界负荷刺激情况下,观察胎动后胎心率有无一过性加速的变化,以了解胎儿的储备能力。试验时,孕妇取半卧位,将涂有耦合剂的多普勒探头放置在孕妇腹壁胎心音听诊区上,在描记胎心率的同时,孕妇在胎动时手按键发出信号传到描记胎心率的纸上做出记号,至少连续记录 20 分钟。结果判定:①反应型(reaction pattern):胎心基线在正常范围,基线变异幅度>15bpm,20 分钟至少有 3 次以上的胎动,胎动时伴有相应的胎心率加速>15bpm,持续时间>15 秒。提示胎儿中枢神经系统对胎心率控制机制完善,胎儿储备功能良好。②无反应型(non-reaction pattern):20 分钟内胎动<3 次,胎动时无胎心率加速或加速<15bpm。当 NST 无反应时应延长试验时间至 40 分钟、推动胎体或声音刺激,排除因胎儿睡眠影响试验结果。如复查后仍为无反应型,应寻找原因或行缩宫素激惹试验。

2) 缩宫素激惹试验(oxytocin challenge test,OCT)和宫缩应激试验(contraction stress test,CST):两者不同之处为前者使用缩宫素诱导宫缩,后者为自然宫缩。本试验主要目的是通过子宫收缩时减少或阻断绒毛间隙的血流、影响母儿之间的气体交换的生理性的一过性缺氧,从而了解胎儿的储备能力。符合试验条件的子宫收缩为每 10 分钟有 3 次宫缩,而且每次宫缩持续 30~40 秒。结果判定:①OCT/CST 阳性:晚期减速连续出现 3 次以上,胎心率基线变异减少,胎动后无胎心加速。提示胎盘功能减退,胎儿窘迫,有胎死宫内风险。因 OCT 假阳性多,意义不如阴性大,应结合其他指标综合判断。②OCT/CST 阴性:无胎心晚期减速,胎心率基线有变异或胎动后胎心率加快,无晚期减速,为 OCT 阴性,提示胎盘功能良好。③OCT/CST 可疑:宫缩后偶尔出现晚期减速,胎动时可伴胎心率加速,胎心率基线有变异,应结合其他指标综合评价胎儿,必要时可以每天重复检查。

5. 羊膜镜检查(amnioscopy) 是在子宫颈口扩张到一定程度后应用羊膜镜透过胎膜观察前羊膜囊内羊水的性状和颜色,是判断胎儿安危的方法之一。正常情况下羊水为淡青色或乳白色,混有胎脂。若混有胎粪羊水为黄绿色甚至棕黄色,为胎儿缺氧的表现。

6. 胎儿心电图监测 多采用经腹壁的外监护法,对母儿均无损伤,可在不同孕周多次监测。

案例 4-3 分析

临床特征:

孕妇现妊娠 38 周,通过自觉症状和体格检查没有发现明显异常,产科触诊检查时感觉有子宫收缩,但孕妇无腹痛。

处理:

对足月妊娠未临产的正常妊娠妇女每一次产前检查我们都必须了解胎儿宫内安危情况,根据胎儿情况决定进一步处理方案。

本例妊娠已 38 周,触诊发现收缩。接下来的检查包括:

1. NST。

2. B 型超声检查。

(三) 胎盘功能检查

合成和释放的多种激素和特异蛋白物质是胎盘的合成功能,通过生化监测孕妇血中或尿中的激素和特异蛋白可了解胎儿胎盘单位功能,从而间接了解胎儿状态,是胎儿宫内监护的补充。也就是说胎盘功能检查包括了胎盘功能和胎儿胎盘单位功能两方面检查,不管检查哪一方面,都必须与其他胎儿宫内监护结合综合判断胎儿宫内安危情况,有助于对本次妊娠采取相应措施,使胎儿能在良好情况下生长发育,直至具有在宫外生活能力时娩出。

1. 胎动 胎动正常代表胎儿宫内存活良好。胎动计数≤10 次/12h 或低于正常规律的 50%,为异常,考虑胎儿已发生宫内缺氧危险,应尽快做出诊断,及时处理。胎动停止或胎动异常剧烈提示胎儿严重缺氧,有宫内死亡的危险。

2. 雌三醇(estriol,E_3)**测定** 孕妇血、尿中雌激素含量随妊娠进展而浓度上升,其中 E_3 增长最快,占雌激素的 90%,大量 E_3 生成是胎儿胎盘共同作用的结果。血 E_3 对胎儿胎盘功能改变反应敏感,但由于半衰期短,使检测的误差大,临床不采用其作为胎盘功能检查的生化指标。尿 E_3 昼夜波动大,需要收集 24 小时的尿液做检查,24 小时尿>15mg 为正常值,10~15mg 为警戒值,<10mg 为危险值。于妊娠晚期多次测得 24 小时尿中 E_3 值<10mg,表示胎盘功能低下。收集 24 小时尿需要较长的时间才能有结果,也给孕妇带来极大的不便,故可随意单次尿测尿雌激素/肌酐比值(estrogen/creatinine ratio,E/C),以估计胎儿胎盘单位功能,37 周后 E/C>15 为正常值,10~15 为警戒值,<10 为危险值。无论是随意尿 E/C 亦或是 24 小时尿 E_3,如多次呈低值;或从正常值降低至正常值以下;或仍在正常范围,但从高值突然下降 30%均属异常,提示胎儿胎盘功能低下。

3. 血清人胎盘生乳素(human placental lactogen,HPL)**测定** 妊娠后 HPL 由胎盘合体滋养细胞合成和释放,无昼夜波动。孕妇和胎儿垂体均不分泌 HPL,所以 HPL 只反映胎盘功能,间接了解胎儿宫内情况。妊娠足月 HPL 的正常值为 4~11mg/L,<4 mg/L 或突然降低 50%,提示胎盘功能低下。HPL 测定对胎盘功能评价不如随意尿

笔 记 栏

E/C和24小时尿E_3敏感。

4. 妊娠特异性β_1糖蛋白(pregnancy specific β_1 glucoprotein,$PS\beta_1G$,SP_1)**测定** SP_1定位在合体滋养层细胞的胞质中,是胎盘组织中含量最高的一种胎盘蛋白,维持胎盘功能,无昼夜波动。随着妊娠的进展SP_1渐增多,妊娠34～38周达高峰,若妊娠足月SP_1<170mg/L,提示胎盘功能低下。

5. 缩宫素激惹试验(oxytacin challenge test,OCT) 无应激试验无反应型常见孕妇使用大剂量镇静药或胎盘功能低下,为了明确诊断需做OCT鉴别。当OCT阳性提示胎盘功能减退,如NST无反应型,合并羊水极度过少(B型超声测定最大羊水暗区深度<1cm或羊水指数<5cm)不宜行OCT。

6. 胎儿生物物理监测 胎儿宫内缺氧时胎儿生物物理评分会发生变化,其变化的顺序为NST→胎儿呼吸运动→胎动→胎儿张力,可根据这一变化规律推断胎儿宫内缺氧的程度。胎盘功能低下时胎儿宫内可发生缺氧,故可通过胎儿生物物理评分间接了解胎盘功能。

案例4-3分析

检查结果:

1. NST:有反应(监护20分钟:基线143bpm,基线幅度16bpm,基线频率6cpm,胎动后胎心加速共4次,无减速,出现宫缩1次,压力达50%)。

2. B型超声:双顶径90mm,股骨长70mm,羊水指数10cm。

处理:

检查结果正常,不必住院待产。预约1周后再次产前检查,并嘱孕妇注意胎动的变化以及临产的症状,必要时马上就诊。如不临产,下一次的产前检查应着重了解包括胎盘功能检查在内的胎儿储备能力检查。

1. 胎动计数。
2. 胎儿生物物理监护。
3. NST,必要时OCT。
4. E/C。

(四)胎儿成熟度检查

胎儿成熟度(fetal maturity)检查在高危妊娠处理中的地位非常重要,高危妊娠处理的目标是母儿安全和健康,在保证孕产妇生命安全的前提下,围产儿能否存活取决于胎儿的成熟情况。因胎肺在宫内无正常的呼吸运动,难以判断其成熟状况,而胎肺成熟与否对出生后呼吸功能的建立至关重要,肺未成熟易发生新生儿窒息和呼吸窘迫综合征。因此对高危妊娠需计划分娩时,监测胎儿成熟度的重点在测定胎儿肺成熟度,避免发生新生儿呼吸窘迫综合征。

笔记栏

胎儿成熟度的简单检查方法有:①根据末次月经、早孕反应出现时间、初次感觉胎动时间等正确推算妊娠周数;②根据子宫底高度、B型超声估计胎儿大小;③根据B型超声的胎盘分级。

由于羊水中含有许多能反映胎儿生活的物质,通过羊水的分析了解胎儿成熟情况,已成为临床上必不可少的检查手段。

1. 卵磷脂/鞘磷脂比值(lecithin/sphingomyelin,L/S) 肺表面活性物质90%由磷脂组成,胎儿磷脂可通过肺泡、支气管至口腔直接进入羊水中,测定羊水中磷脂含量可以判断胎肺成熟度,妊娠24～26周羊水已经测到磷脂,含量迅速上升在妊娠34～36周,开始鞘磷脂先出现,以后鞘磷脂和卵磷脂含量相等,妊娠35～36周时鞘磷脂下降,此时L/S>2,表示胎儿肺已成熟,符合率达95%以上。其他胎肺成熟度检查的方法:①磷酸酰甘油(phosphatidyl glycerol,PG):PG占羊水总磷脂的16%,在妊娠35周后突然出现并急剧增加,只要PG出现在羊水中,提示胎儿肺成熟,PG的测定比L/S更为可靠。②羊水泡沫试验(foam stability test):肺表面活性物质既亲脂又亲水,加入95%乙醇振荡后在接触空气的液面上形成泡沫,羊水中的磷脂具有使泡沫持久的作用。1∶3(生理盐水∶羊水)羊水稀释液1ml+95%乙醇1ml振荡后有完整泡沫环,且15分钟不消退,提示胎儿肺已成熟,特别适用于高危妊娠急需终止妊娠前了解胎肺的成熟度,且不需要特别仪器设备。

2. 肌酐 羊水中的肌酐来自胎儿尿液,妊娠中期以后逐渐增加,妊娠34周起增加迅速。羊水肌酐含量≥176.8μmol/L(2mg%),表示胎儿肾已成熟。

3. 胆红素类物质 羊水中胆红素类物质包括胆红素、胆绿素、氧和血红蛋白、正铁血红蛋白和尿胆原等,妊娠20～24周时含量最高,随着胎儿肝功能的成熟,胆红素类物质逐渐减少,若用$\triangle OD_{450}$测定<0.02,表示胎儿肝已成熟。

4. 淀粉酶 来自胎儿唾液腺和胰腺的淀粉酶进入羊水中,在妊娠28周后逐渐增加,妊娠36周后急剧增加。用碘显色法测定≥450U/L,提示胎儿唾液腺和胰腺已成熟。

5. 脂肪细胞出现率 羊水中存在胎儿的剥脱上皮细胞,胎儿上皮细胞在成熟过程中将中性脂肪游离到细胞表面,成为含脂肪颗粒的细胞。若羊水中脂肪细胞达20%,提示胎儿皮肤已成熟。

(五)胎儿先天畸形及其遗传性疾病的宫内诊断

出生缺陷是因遗传或环境因素使胚胎反应紊乱,出现先天性畸形或生理功能障碍。提高人口素质和实现优生应严格筛查胎儿畸形和遗传疾病。

1. 筛查方法

（1）孕妇年龄：≥35岁染色体数目异常发生率上升。

（2）孕妇血清生化标志物：甲胎蛋白升高见于胎儿开放性神经管缺陷或腹裂，妊娠14～20周当人绒毛膜促性腺激素升高联合甲胎蛋白和游离雌三醇低于正常的中位数时，发生21-三体综合征的可能性上升。

（3）B型超声：妊娠11～14周测量胎儿颈项透明层厚度、脐静脉导管血流可于妊娠早期筛查胎儿染色体疾病，妊娠24周以前的中期妊娠许多胎儿生物物理指标可筛查胎儿染色体疾病，较常用的指标是肱骨、股骨和肾盂。

2. 诊断方法

（1）细胞遗传学检查：早期妊娠绒毛活检、中期妊娠羊水或晚期妊娠脐血行染色体核型分析，了解染色体数目及结构改变，是一种确诊的方法。近年来的研究尝试抽取孕妇外周血提取胎儿细胞进行遗传学检查。

（2）B型超声检查：对无脑儿、脊柱裂及脑积水等结构异常胎儿可确诊，随着超声技术的改善，超声仪器分辨率的提高，更多的胎儿结构异常多能分析，如唇裂、先天性心脏病等。

（3）羊膜腔内胎儿造影：将造影剂注入羊膜腔内，然后X线腹部照片以诊断胎儿体表畸形及泌尿、消化系统畸形，由于X线辐射对胎儿的损害，目前已不使用。

（4）胎儿镜检查：能解决常规产前诊断不能解决的问题，检查应在妊娠20周以前，在B型超声引导下，向羊膜腔内插入胎儿镜直接观察胎儿的局部情况，并可同时组织活检。该项技术由于设备、技术以及创伤性等原因，目前属于研究性使用，未能在临床广泛使用。

三、孕产期合理用药

药物可以治病，但药物本身可有不良反应。由于药物引起胎儿畸形的报道不少，使人们对孕期用药产生恐惧，导致有病不治疗，使病情恶化，甚至危及生命。所以孕妇患病后用药要审度利弊，必须要顾及母亲和胎儿两方面，全面衡量后合理用药。妊娠期合理用药，即孕产妇患病后选择安全、有效药物，适时适量用药，对搞好围生保健，提高胎儿质量均至关重要。

1. 胎龄与药物损害的关系

（1）着床前期：受精卵与母体组织尚未直接接触，孕妇用药对其影响不大。但若药物对囊胚的毒性极强，也可造成极早期流产。其影响风险以“全”或“无”解释比较恰当。

（2）晚期囊胚着床后至妊娠8周：胚胎开始分化定向发育，此时孕妇用药，其毒性作用干扰了胚胎正常分化发育，引起形态上的异常，故此期为致畸高度敏感期。

（3）妊娠9周及其以后：为胎儿生长、器官发育、功能完善的阶段，药物致畸的敏感性明显减弱，已不再能够造成大范围的畸形。但生殖系统和神经系统在整个妊娠期持续分化发育，药物对其仍有影响。

（4）分娩期：主要考虑对即将出生的新生儿有无影响。

2. 围生期合理用药原则

（1）能用一种药物就避免联合用药。

（2）能用结论肯定药物就避免使用疗效和对胎儿影响均不确定的新药。

（3）能用小剂量药物就避免用大剂量药物。

（4）只要病情允许，建议在妊娠中晚期用药，尽可能避免早期妊娠用药。

（5）因病情需要在妊娠早期使用了对胚胎有危害甚至可能致畸的药物，可考虑终止妊娠。

3. 药物的妊娠分类 美国食品和药物管理局（FDA）根据药物对胎儿的危险性将其分为A类、B类、C类、D类、X类五个危害等级。①A类：对围产儿的危险性极小的药物，如适量维生素A、维生素B_1、维生素B_2、维生素C、维生素D、维生素E等。②B类：无证据证实其对胎儿有损害，但动物实验有副作用的药物，如青霉素、红霉素、地高辛、胰岛素、克林霉素、克霉唑、多黏菌素、苯巴比妥、非那西丁等。③C类：在动物实验研究中有致畸形或致死作用，但未在人类使用研究中得到证实。围生期用药需权衡利弊，确认利大于弊时方能应用，如庆大霉素、万古霉素、呋喃唑酮、异丙嗪、异烟肼、甲基多巴、倍他米松、地塞米松等。④D类：对胎儿危害有确切证据。除非临床非常需要，使用后有绝对好处，又无替代药，可考虑使用。如硫酸链霉素（使胎儿第8对脑神经受损、听力减退等）、盐酸四环素（使胎儿发生腭裂、无脑儿等）、某些抗癌药物等。⑤X类：对人类有明显的致畸作用，妊娠期禁用，如甲氨蝶呤（可致胎儿唇裂、腭裂、无脑儿、脑积水、脑膜膨出等）、己烯雌酚（可致阴道腺病、阴道透明细胞癌）等。

妊娠早期，尽可能不用C、D、X类药物。孕产妇出现紧急情况必须用药时，尽量选用无致畸作用的A、B类药物。

4. 哺乳期用药 一般情况下用药期间不考虑终止哺乳，为了减少药物进入新生儿体内，可采用在哺乳结束后马上用药，尽可能推迟下一次哺乳，目的是延长用药至哺乳的间隔时间，让药物自然代谢，从而减少乳汁中的药物浓度。

四、孕期营养

人类整个生命过程都需要营养，围生期是生命过程中对营养最为敏感的时期，此期胎儿需要营养

笔记栏

物质构成自己的组织器官，孕妇为了适应胎儿生长发育的生理变化同样需要营养物质，故孕期所需要的营养高于非孕期。胎儿营养物质完全依赖母体供给，如孕妇营养不良可影响子代的生长发育，严重可导致永久损伤。因此，加强孕期营养指导是产前保健的重要内容。

（一）妊娠期营养不良对子代的影响

1. 影响胎儿出生体重 胎儿出生体重与孕妇营养状况密切相关，孕期营养不良直接影响胎儿的物质摄入，出现低出生体重，出生体重不足的新生儿死亡率上升。

2. 影响胎儿器官发育 母体内营养素的不足和过量有可能导致胎儿组织器官发育不良或畸形，其原因为营养素不足可导致细胞分化缓慢，器官细胞数缺乏或永久缺陷；过量的维生素 A 可造成腭裂。

3. 影响胎儿脑发育 胎儿脑发育时期缺乏营养的提供，可导致胎儿脑细胞数目和体积均减少，造成永久缺陷。

（二）妊娠期能量与营养素

1. 热能 妊娠期热能用于维持母体和胎儿的生命活动和组织合成，需要量增加，所增加的量随孕周递增，每天增加的热量大约 50～150kcal。孕期所需热能来自蛋白质、脂肪和糖类三大营养素。

2. 蛋白质 胎儿生长发育所需的氨基酸由母体提供，孕期蛋白质不足引起胎儿宫内生长受限，并影响中枢神经系统发育，有的缺陷是永久的。随着妊娠月份增大，蛋白质需要和储存量增多，速度也不断加快。孕期每天约增加进食蛋白质15～25g。

3. 糖类 根据我国汉族饮食习惯，热能主要来源于粮食占 65%，其余 35%热能来自食用油、动物性食品、豆类和蔬菜。主食中的糖类主要是淀粉，消化后以糖原形式储存在肌肉和肝内，以后逐渐释放至血液中，经氧化产生热能。为了满足母儿需要，孕妇每日进主食 0.4～0.5kg 已足够。

4. 微量元素

(1) 铁：妊娠期母体血容量增加的生理变化需要铁的补充，胎儿生长发育所需要的铁来自母亲，故孕妇对铁的需要量增加。为增加母体自身造血，孕期需额外补充约 400～500mg 的铁。我国营养学会建议孕妇每日膳食中铁的供给量为 28mg(非孕 18mg)，因很难从膳食中得到补充，故主张自妊娠 4～5 个月开始口服铁剂。

(2) 钙：妊娠期钙的代谢复杂，许多激素共同作用决定母体钙的水平，孕期母体钙的含量是非孕的 95%。胎儿的钙来自母体，而母体钙低于胎儿。妊娠期增加钙的摄入以保证孕妇骨骼中的钙不致因满足胎儿对钙的需要而被大量消耗。我国营养学会建议中期妊娠起每日摄入钙 1000mg，于孕晚期增至 1500mg。牛奶和奶制品含有较多的钙且容易被吸收，建议孕妇多食用牛奶和奶制品。

(3) 锌：锌与人体免疫、神经内分泌调节有关，对胎儿生长发育很重要，锌缺乏会导致不良妊娠结局。从妊娠早期开始，胎儿锌的需要量急速增加。若不及时补充，使胎儿处于低锌状态，结局不良。推荐孕妇每日从饮食中补锌 20mg。

(4) 碘：妊娠期缺碘的孕妇可发生单纯性甲状腺肿，胎儿可致甲状腺功能低下(克汀病)。我国营养学会推荐孕妇每日膳食中碘的供给量为 175μg，比非孕妇女的 150μg 多 25μg，提倡在整个孕期必须用含碘食盐。

5. 维生素 维生素是一类复杂的有机化合物，参与机体重要的生理过程，是生命活动中不可缺少的物质，分为水溶性(维生素 B 族、C)和脂溶性(维生素 A、D、E、K)两大类。

(1) 维生素 A：又称视黄醇。妊娠期维生素 A 与胚胎发育有关。缺乏可引起流产、胚胎发育不全和胎儿生长迟缓，严重缺乏时可引起胎儿畸形。我国推荐每日膳食中维生素 A 的供给量为 1000μg，比非孕妇女多 200μg。维生素 A 主要存在于动物性食物，如牛奶、肝等。

(2) 维生素 D：主要是 D_2(钙化醇)和 D_3(胆钙醇)，是母体钙代谢最重要的生物调节因子，缺乏时可导致胎儿低血钙，影响胎儿骨骼发育。我国推荐每日膳食中维生素 D 的供给量为 10μg(非孕妇女 5μg)。

(3) 维生素 B 族：维生素 B_1、维生素 B_2、维生素 B_5、维生素 B_6、维生素 Bc(叶酸)是多种氧化酶系统的辅基，参与体内许多代谢。早期妊娠叶酸缺乏，易发生胎儿神经管缺陷畸形。叶酸的主要来源是动物肝、酵母和绿色蔬菜，妊娠前 3 个月最好口服叶酸，每日 1 次 0.4mg。

(4) 维生素 C：维生素 C 对组织胶原的合成、铁的吸收、叶酸的代谢具有重要作用。妊娠期母体维生素 C 水平逐渐下降，自分娩时可降至妊娠前的 50%。我国推荐孕妇每日膳食中维生素 C 的供给量为 80mg(非孕妇女 60mg)。

五、妊娠期常见症状及其处理

1. 消化系统症状 恶心、呕吐是妊娠早期常见症状，以晨吐多见。其发生可能与妊娠期体内激素的变化有关，精神紧张可加重症状。少量多餐、口服维生素 B_6 有助于症状改善。若呕吐 1 天内超过 3 次已属病理。

2. 贫血 妊娠后半期孕妇对铁需求量增多，加上生理性血液稀释，单靠饮食补充铁显然不足。为了预防贫血的发生，自中期妊娠后开始补充铁剂。

笔记栏

若已发生贫血，应查明原因，如为缺铁所引起的贫血，治疗时应加大铁剂的补充。

3. 腰背痛 妊娠期激素的作用使关节韧带松弛，妊娠子宫向前突起使得孕妇躯体重心后移，结果使腰椎前突，导致背伸肌处于持续紧张状态，而感觉轻微腰背痛。疼痛以改变体位或活动时尤甚，卧床休息、局部热敷或按摩可缓解疼痛。若腰背痛明显者，应及时查找原因，予以治疗。

4. 下肢及外阴静脉曲张 增大的妊娠子宫使腹腔压力上升，导致下肢及外阴静脉压力升高，回流缓慢，结果发生下肢及外阴静脉曲张，甚至形成痔。预防或减轻下肢及外阴静脉曲张的方法：①妊娠末期尽量避免长时间站立；②下肢绑弹性绷带或穿弹力袜；③晚间睡眠时应适当垫高下肢以利静脉回流；④多吃蔬菜，少吃辛辣食物，软化大便，纠正便秘；⑤痔已脱出，可用手法还纳。分娩时应防止外阴部曲张的静脉破裂。

5. 下肢肌肉痉挛 妊娠后半期常有夜间发作性小腿腓肠肌痉挛，发生时疼痛较剧烈。处理：①发作时马上站立或将痉挛下肢的足背屈，使腓肠肌紧张；②局部按摩，痉挛常能迅速缓解；③已出现症状者，可口服钙剂、维生素 A、维生素 D 和维生素 E 。

6. 下肢浮肿 妊娠后期增大的子宫压迫使下肢静脉压力升高，常伴有踝部及小腿下半部轻度浮肿，休息后(以左侧卧位，下肢垫高 15°为较好缓解浮肿的体位)症状部分或全部消退，属正常现象。若浮肿明显，休息后不消退，应想到妊娠高血压疾病、妊娠合并肾病或其他合并症可能。

7. 便秘 妊娠期胎盘产生大量的孕激素使肠蠕动及肠张力减弱、孕妇活动少、增大的子宫及胎先露部的压迫等使排便困难。预防和处理：①清晨饮开水一杯，刺激肠蠕动，使排便容易；②养成每日按时排便的良好习惯；③多吃纤维素丰富的新鲜蔬果；④必要时口服缓泻剂或用开塞露，使大便滑润容易排出。禁用峻泻剂，尽可能不灌肠，以免引起流产或早产。

8. 仰卧位低血压 妊娠末期，孕妇若较长时间取仰卧姿势，增大的妊娠子宫压迫下腔静脉，使回心血及心排血量骤然减少，出现低血压。此时若马上改为侧卧姿势，使下腔静脉血流通畅，血压迅即恢复正常。

六、围生保健管理

围生保健涉及妊娠期、分娩期、产褥期的医疗服务。目的是提高人口素质和降低母婴发病率和死亡率。我国卫生部 1987 年制订城市围生管理办法草案，对围生保健管理实行医疗保健三级分工负责。近年来围生保健事业发展很快，国内已普遍实行围生保健的三级管理，着重对高危妊娠进行筛查、监护和管理。推广使用孕产妇系统保健手册。

1. 围生保健的三级管理 按城市医院和妇幼保健机构的技术水平、设备条件分为三级。一级：基层街道妇幼保健站、医院和卫生院，厂矿保健站。主要负责早孕登记和保健辅导，建立围生保健手册和产前、产后访视，有条件可开展产前门诊、住院接产。二级：区妇幼保健院、医院和有产科床位的厂矿医院。主要负责一般高危孕产妇的产前检查、监护和分娩处理，下级医院的转诊和会诊，辖区围生保健管理的组织协调。三级：省、市妇幼保健结构、医院和医科院校的附属医院。拥有完整的围生保健、产前诊断的人员和设备，主要承担高危妊娠的监护，下级医院分转诊和会诊，对下级医院的指导、培训和接受进修。省、市妇幼保健结构还负责本地区围生保健信息汇总，进行质量控制和评价。

2. 围生保健资料管理 为了加强对孕产妇的系统管理，提高产科防治质量，降低“三率”(孕产妇死亡率、围生儿死亡率和病残儿出生率)，每一个孕产妇应该建立孕产妇系统保健手册。建册从确诊早孕时开始，持册在一、二、三级医疗保健机构定期产前检查并记录，直至产褥期结束。手册记录了妊娠的全过程、分娩情况和分娩方式，产褥期的情况，出院后交居住的基层医疗保健组织，街道卫生院收到手册后进行产后访视，产后访视结束后将保健手册汇总送至县、区妇幼保健所进行详细的统计分析。使用保健手册优点在于能够使各级医疗机构和保健机构相互沟通信息，加强协作，做到防治结合。

3. 高危妊娠的筛查、监护和管理 对孕妇每次认真的产前检查，均能及时筛查高危因素。对高危孕妇，基层孕妇保健机构要专册登记，并在手册上做出特殊标记。对高危因素复杂或病情严重的孕妇，应及早转送至上一级医疗单位诊治。

围生保健的内容还包括定期评价围生保健工作指标：①效果指标：孕产妇死亡率、围生儿死亡率、新生儿破伤风率、出生缺陷率等；②保健指标：产前检查率、高危妊娠筛查率、产后检查率等；③产科质量指标：产后出血率、产后感染率、剖宫产率等。通过这些数字衡量围生保健程度，揭示围生工作发展方向和变化，有助于确定围生工作的重点和考虑适宜的策略。

(高眉扬)

第四节　遗传咨询与产前诊断

案例 4-4

某妇女，32 岁，其丈夫 35 岁。3 年前曾生育过一 21-三体综合征患儿。现该妇女再次妊娠 50 天，惧怕再生同病患儿前来咨询。

问题：

1. 怎样对该孕妇进行优生遗传咨询？
2. 对该孕妇应做哪些进一步检查？

笔 记 栏

一、遗传咨询

遗传咨询(genetic counselling)是由从事医学遗传学的专业人员或临床医师对咨询者提出的家庭中遗传性疾病的发病原因、遗传方式、诊断、治疗和预后,以及患者同胞、子女再患此病的风险等问题予以解答,并就咨询者提出的婚育问题提出建议和具体指导供参考。遗传咨询是预防遗传性疾病的一个重要环节。

(一)遗传咨询的目的和意义

遗传咨询的目的就是针对所提出的问题,采用现代医学检测技术,避免遗传病儿的出生,从而降低遗传病的发病率,减少家庭和社会的经济负担。因此,建立遗传咨询门诊,开展遗传咨询服务,对降低人群中遗传病的发病率及优生工作均具有重要意义。

(二)遗传咨询的步骤

1. 确定是否为遗传性疾病 确定某一疾病是否为遗传性疾病,要通过其家系调查、家谱分析、临床表现、皮纹检查、染色体检查、生化检查、基因诊断等方法。要正确认识遗传性疾病与先天性疾病及家族性疾病的关系。遗传性疾病是指个体生殖细胞或受精卵的遗传物质发生突变(或畸变)所引起的疾病(hereditary disease, inherited disease),具有垂直传递和终生性特征。先天性疾病(congenital disease)指个体出生后即表现出来的疾病。先天性疾病若同时伴有形态结构异常则称为先天畸形。例如孕妇在妊娠早期感染风疹病毒而影响胎儿发育,致使新生儿出生时患先天性白内障。出生时所患疾病不等于是遗传性疾病。家族性疾病是指表现出家族聚集现象的疾病。遗传性疾病(特别是显性遗传病)往往有家族史,但家族性疾病不一定均是遗传性疾病,即在一个家庭中有两个以上成员患相同疾病,也可能是相同的环境因素所引起,如饮食中缺少维生素 A,一家多个成员均患夜盲症。

2. 确定疾病的遗传方式,推算出复发风险率 预测遗传性疾病患者子代复发风险率,可以根据遗传性疾病类型及遗传方式做出估计。人类遗传性疾病可分为三大类:①单基因病(包括常染色体显性遗传病、常染色体隐性遗传病、X 连锁隐性遗传病、X 连锁显性遗传病);②多基因病;③染色体病。遗传方式要根据各类遗传病的特点加以确定。在进行遗传咨询时,必须具体掌握各类遗传病的特点并能应用,才能正确地推算出各类遗传性疾病的复发风险率。按其风险程度分为一般风险率、轻度风险率和高度风险率三种。

笔记栏

(1) 染色体病复发风险率的推算:染色体异常大部分是由亲代生殖细胞的染色体发生畸变引起。只有小部分是由双亲一方染色体平衡易位携带者引起。前一种情况其同胞的复发风险率和一般人相同,后一种情况则复发风险率较高。所以,在推算染色体病的复发风险率时,应根据患者及其父母的核型分析来判断。举例:患儿为 21-三体综合征(先天愚型)儿,核型为 $47XX^{+21}$,若父母核型正常,则为新发生的染色体畸变,与产母年龄有关。

(2) 单基因遗传病复发风险率的推算:可根据其遗传方式的特点推算。

1) 常染色体显性遗传病:父母一方有病,其子女将有 1/2 的复发风险率。未发病的子女,其后代一般不发病。

2) 常染色体隐性遗传病:表型正常的父母(携带者)生育过一个患儿后,其后出生的子女均有 1/4 的复发风险率;患者与正常人婚配后(非近亲婚配),所生子女一般不发病,均为致病基因的携带者。若为近亲婚配,复发风险率明显增大。

3) X 连锁隐性遗传病:男性患者与正常女性婚配后,所生女儿均为携带者,儿子均正常。女性携带者与正常男性婚配后,所生儿子有 1/2 发病,女儿有 1/2 为携带者。女性患者与正常男性婚配,所生儿子均发病,女儿均为携带者。

4) X 连锁显性遗传病:男性患者与正常女性婚配后,所生女儿均发病,儿子均正常;女性患者与正常男性婚配后,所生子女各有 1/2 发病。

(3) 多基因遗传病复发风险率的推算:在多基因遗传病中,易患性受遗传基因和环境因素的双重影响,约 40%先天畸形是由多基因和环境因素相互作用引起,约 23‰新生儿受累。家庭中患多基因遗传病的患者越多,病情越严重,其子代复发风险越高。对复发风险的估计是比较复杂的,一般根据该病的群体发病率、遗传度、亲缘关系、亲属中已发病人数及病变严重程度来估算再发风险率。

(4) 近亲婚配:是指在前几代中有共同祖先的个体之间的婚配,由于他们之间可能从共同祖先传来一些特定基因(包括致病基因),所以他们之间所具有相同基因的可能性较一般人之间更大。当一个是某种致病基因的携带者时,另一个很可能也是携带者,婚后所生的子女中常染色体隐性遗传病的发生率将会明显升高。

(三)遗传咨询的种类及提出的对策

遗传咨询通常分为婚前咨询、产前咨询及一般遗传咨询。

1. 婚前咨询 通过病史询问、家系调查、家谱分析及医学检查,发现先天畸形或遗传性疾病时,应根据具体情况,明确能否结婚及生育。

(1) 暂缓结婚:可以矫正的生殖器畸形在未矫正之前暂缓结婚,矫正后方可结婚。

(2) 可结婚,但不能生育:①夫妻一方患严重的常染色体显性遗传病而目前又无有效治疗方法,子女发病几率高又不能做产前诊断者。如先天性成骨不全等。②夫妻双方均患严重且相同的常染色体隐性遗传病。如男女同患白化病,其子女发病概率几乎为100%。③夫妻一方患严重的多基因遗传病,且系该病高发家系,如病情稳定,虽可结婚,但不能生育。如精神分裂症、原发性癫痫等。

(3) 限制生育:致病基因位于性染色体上的性连锁遗传病,携带在X染色体上的基因称X连锁:①X连锁隐性遗传病的传递特点是妻为携带者,1/2可能将致病基因传给男孩成为患者,但夫为患者则不直接传给男孩。若妻为X连锁隐性遗传病(如血友病)基因携带者,与正常丈夫婚配,应做产前胎儿性别判断,只允许生育女孩而限制生育男孩。基因诊断不仅能在妊娠期间确诊X连锁隐性遗传病,而且能通过判断胎儿性别做出是否继续妊娠的决断。②已知X连锁显性遗传病,如夫患遗传性肾炎,妻正常,婚后生男孩正常,女孩均发病,为此要做胎儿性别鉴定,保留男胎,流产女胎。

(4) 不能结婚:①直系血亲和三代以内旁系血亲。②夫妻双方均患相同的遗传性疾病,或夫妻双方家系中患相同的遗传性疾病。③患严重智力低下者,常伴各种畸形,生活不能自理,夫妻双方均患病无法承担家庭义务,又无能力养育子女,加之其子女智力低下概率极大,故不能结婚。

2. 产前咨询 产前咨询的主要问题有:①夫妻一方或家族中曾有遗传病儿或先天畸形儿,再生育下一代患病儿率有多大?能否预测出?②已生育过遗传病儿或先天畸形儿的夫妻是否会再次生育类似病儿?③妊娠期间,特别是妊娠前3个月内接触过放射线、有害化学物质、服用过药物等,会不会导致胎儿畸形?

3. 一般遗传咨询 咨询的主要问题有:①夫妻一方有遗传性疾病家族史,该病是否会累及本人及其子女?②生育过畸形儿是否为遗传性疾病?能否影响下一代?③夫妻多年不孕或习惯性流产,希望获得生育指导。④夫妻一方已确诊为遗传性疾病,询问治疗方法及效果。⑤夫妻一方接受放射线、有害化学物质等会不会影响下一代等问题。

对策:不能结婚者,劝其不结婚;如果一定要结婚,应做优生手术后再结婚。对限制生育男女者,怀孕后应做胎儿性别鉴定,保留正常胎儿,流产异常胎儿。对产前确诊为严重遗传病的胎儿,应劝其流产或引产。对能治疗的遗传病者,应积极治疗使其生活能自理,能从事简单劳动,以减轻家庭及社会的负担。

案例4-4分析

第一步:对发病患儿的明确诊断:对此患儿进行染色体检查,需要核实患儿核型是否21-三体型。如果证实核型为47,XX(XY),+21,则可确诊。

第二步:推测再发风险:染色体异常大部分是由亲代生殖细胞的染色体发生畸变引起,只有小部分是由双亲一方染色体平衡异位携带者引起,前一种情况其同胞的复发风险和一般人相同,后一种情况则复发风险较高,但少见。故孕前夫妇双方应行染色体检查,以估计预后。21-三体综合征的发生与年龄有密切关系。小于30岁,则其再发风险为1/650～1/1000;大于32岁则再发风险会增加6～10倍。又如发现母亲为易位型携带者,则风险率大大增高。

第三步:提出此次妊娠的建议。

进行优生咨询。

二、产 前 诊 断

产前诊断(prenatal diagnosis)又称宫内诊断(intrauterine diagnosis)或出生前诊断(antenatal diagnosis),是指在胎儿出生之前应用各种先进的科技手段,采用影像学、生物化学、细胞遗传学及分子生物学等技术,了解胎儿在宫内的发育状况,例如观察胎儿有无体表畸形、分析胎儿染色体核型有无异型、检测胎儿细胞的生化项目和基因等,对先天性和遗传性疾病做出诊断,以便进行选择性流产。

(一) 产前诊断的适应证

(1) 35岁以上高龄孕妇,因卵细胞在减数分裂时,染色体发生不分离的机会增加,胎儿染色体畸变率增高,例如21-三体综合征发生率达1%。

(2) 生育过染色体异常儿的孕妇,再生育染色体异常儿(如21、18、13-三体综合征)的机会比正常孕妇高10倍,达1.7%。

(3) 生育过无脑儿、脑积水、脊柱裂、唇裂、腭裂、先天性心脏病儿者,其子代再发生几率加大。

(4) 夫妇一方为染色体平衡易位者,其子代染色体畸变率增大。

(5) 性连锁隐性遗传病基因携带者孕妇,其男胎有1/2发病,女胎有1/2为携带者,应做胎儿性别预测。

(6) 夫妇一方有先天性代谢疾病,或已生育过病儿的孕妇。

(7) 在妊娠早期接受较大剂量化学毒剂、辐射和严重病毒感染的孕妇。

(8) 有遗传性家族史或近亲婚配史的孕妇。

(9) 原因不明的流产、死产、畸胎和有新生儿死亡史的孕妇。

(10) 本次妊娠羊水过多、疑有畸胎的孕妇。

(二) 产前诊断的常用方法

主要从以下四个方面进行检测：①观察胎儿外形：利用B型超声、X线检查、胎儿镜、磁共振等观察胎儿体表畸形。②染色体核型分析：利用羊水、绒毛细胞和胎儿血细胞培养，检测染色体病。③检测基因：利用DNA分子杂交、限制性内切酶、聚合酶链反应(PCR)技术检测DNA。④检测基因产物：利用羊水、羊水细胞、绒毛细胞或血液，进行蛋白质、酶和代谢产物的检测，检测胎儿神经管缺陷、先天性代谢疾病等。

1. 妊娠早期绒毛活检 适用于妊娠6～8周(从末次月经第1日算起)需做产前诊断的孕妇。有两种方法经宫颈吸取绒毛：①在B型超声指引下吸取绒毛；②盲法吸取绒毛。获得的绒毛标本，不需培养经处理后可直接涂片在光镜下观察诊断，也可进行酶活性测定和对绒毛细胞进行性染色体检查确定胎儿性别，或提取DNA后做基因诊断。也可行绒毛细胞培养，进行染色体核型分析。绒毛活检的优点：诊断结果比检测羊水细胞获得结果至少提前2个月。若发现染色体异常或确定性别，可在妊娠早期行人工流产终止妊娠。

2. 羊水检查 羊膜腔穿刺行羊水检查：取羊水上清液检查及羊水细胞培养，已是产前诊断的重要手段。应选择在妊娠16～20周抽取羊水并立即送检，若不能立即送检应放置在4℃冰箱内保存，但不应超过24小时。新鲜羊水经2000r/min离心10分钟后，取其上清液检测甲胎蛋白值；取其沉渣做羊水细胞培养，经过10～18天，做细胞处理和制片，行G显带染色后，做染色体核型分析；而先天性代谢缺陷病检测，也可做染色体检查。

3. B型超声检查 在妊娠16周以后，胎儿各主要脏器已能在B型超声下清晰显现。B型超声能观察到胎儿体表及脏器有无畸形和颅骨发育是否完整，无脑儿表现为探不到清晰的外形光滑的圆形环状回声；脑膜膨出时颅骨部分缺如，可见脑膜凸出在羊水中飘浮；脑积水则表现为脑室明显增大及液性暗区；若见到脊膜呈囊状膨出，可诊断为胎儿脊柱裂。测量胎头双顶径及股骨长的比例可间接判断胎儿是否侏儒；诊断有无先天性泌尿系统畸形可检查胎肾大小及膀胱充盈度；观察胎儿腹壁是否平整，可判断有无脐疝或腹壁裂；还可通过观察胎儿有无胃空泡及肠管是否扩张诊断先天性消化道畸形。近年三维超声技术、特别是透明成像技术的临床应用，使得胎儿体表及脏器的结构显示更加清晰，大大提高了胎儿畸形的正确诊断率。

笔记栏

B型超声检查除可检测胎儿体表和脏器畸形外，还可在其引导下做羊膜腔穿刺抽取羊水、采集绒毛、脐静脉穿刺抽取胎血等，由于操作简便、安全、准确，故B型超声检查已成为产前诊断胎儿畸形必不可少的手段而广泛应用。

4. 经皮脐静脉穿刺取胎儿血检测 通常在妊娠18～20周进行。经皮脐静脉穿刺抽取胎儿血液除可确定胎儿血型外，尚可诊断β-地中海贫血、镰状细胞贫血、血友病、半乳糖血症等数十种疾病。脐静脉血也可作为胎儿基因工程检测的标本。此检查法虽难度并不太大，但操作者必须熟练掌握其要领，尽可能达到一次穿刺成功，避免因穿刺针斜面过大致羊水混入胎血中影响检测结果或穿刺点渗血等并发症。

5. 羊膜腔胎儿造影 是一种显示羊水中胎儿轮廓的造影法，能诊断胎儿体表畸形和胎儿消化道畸形。先行羊膜腔穿刺，将76%泛影葡胺20～40ml注入羊膜腔内，水溶性造影剂泛影葡胺与羊水混合后被胎儿吞咽，3小时摄片，此时羊水中造影剂减少，胎儿肠道内出现造影剂使小肠显影，用以判断胎儿消化道闭锁部位。接着再将40%碘化油20ml注入羊膜腔，左右翻身数次，脂溶性造影剂碘化油与胎脂有高度亲和力，约24～48小时后碘化油能均匀地涂于胎儿皮肤表面，可清楚地在X线荧屏上显示出胎儿的五官、肢体和生殖器轮廓，有助于诊断胎儿小耳症、单眼症、小头症、内翻足、胎儿水肿、联体胎儿等体表异常。

6. 孕妇血富集胎儿细胞技术 该技术从母血分离出胎儿细胞(滋养细胞、淋巴细胞、颗粒白细胞、有核红细胞)，并进行核型分析或基因诊断。绒毛活检、羊水细胞核型分析虽是目前主要的产前诊断方法，但因其为侵入性检测技术，对母儿存在着一定程度的操作并发症。本方法为非侵入性，对母儿无任何损伤或并发症，正开始在临床推广应用。

7. 胎儿心动图检测 由于宫腔内胎儿位置的经常变化，使得B型超声对胎儿心血管系统畸形的诊断受到局限。近年开展实时定向M型超声胎儿心动图(fetocardiogram)，实时超声能了解心脏结构，M型超声能定量测出心动周期的各时相(射血前期时间和心室射血时间)关系，应用实时和M型超声合并的探头使测定时间提前至妊娠18～20周。在熟悉并正确运用该检测方法后便可获得理想的胎儿心脏定位及正常胎儿心脏解剖在实时和M型超声心动图上不同切面的图像。由于胎儿心动图能正确显示胎儿心脏结构和功能，故高危胎儿先天性心脏畸形及孕妇或胎儿患病所致的心脏并发症的宫内诊断成为可能，有助于对高危孕妇的正确合理指导和胎儿及新生儿的妥善处理，且极大改善围生儿素质并提高其生存率。

8. 磁共振成像(MRI) 是能从任何方向截面显示解剖病变而无X线损害的扫描技术，其诊断效果优于电子计算机体层成像(CT)。

9. 胎儿镜检查 此镜可在直视下观察胎儿体表和胎盘胎儿面,其附属装置还可同时采集羊水、抽取胎儿血液和做胎儿皮肤活组织检查等,是近年发展的一项宫内胎儿诊断技术。

10. 染色体核型分析、基因检测、基因产物检测

(1) 染色体检测:染色体数目及结构异常的分析。

(2)基因检测:利用 DNA 分子杂交与基因定位、限制性内切酶、聚合酶链反应(PCR)技术检测基因突变。近年利用基因芯片技术,即利用芯片上固定成千上万个特点的寡聚核苷酸或 DNA 片段,对需检测的 mRNA 通过碱基互补配对原理进行杂交,再利用信息集成化和平行处理,对数据进行分析,能够高能量、高效率、低消耗地获取可能的致病基因。

(3) 基因产物检测:利用羊水、羊水细胞、绒毛细胞或血液,进行蛋白质、酶和代谢产物的检测,例如胎儿神经管缺陷检测 AFP 等。

11. 植入前遗传学诊断 随着科学技术的迅速发展,辅助生殖技术也由原来的第一代试管婴儿(体外受精胚胎移植,IVF-ET)、第二代试管婴儿(卵母细胞单精子显微注射,ICSI),发展到目前的第三代试管婴儿技术,即在 IVF-ET 技术的基础上,结合胚胎活检和分子生物学技术,对体外受精的胚胎进行遗传学检测,在确定其正常后再移植到子宫的一项新技术,即植入前遗传学诊断(preimplantation genetic diagnosis, PGD),是英国 1990 年首先成功利用胚胎早期细胞同源性,取单个细胞体外基因扩增,筛选无被检出遗传病的胚胎移植。现更有采用核转移等高能胚胎工程技术,避免人类遗传病儿、代谢病儿的出生。其检测的适应证有:①致病基因携带者的夫妇;②生育过遗传缺陷儿,准备再次生育且具有高风险者;③因遗传性疾病而反复流产的夫妇,为避免紧张、焦虑造成严重精神负担者。其检查方法有:①卵细胞或极体分析;②卵裂球活检;③胚泡滋养外层细胞活检。

(三) 染色体病的产前诊断

染色体病是由染色体数目和结构异常所引起的疾病,可造成涉及多系统的综合征。从羊水培养中诊断染色体异常疾病的可靠性约为 96%。

1. 羊水细胞制备染色体 常用经腹穿刺抽取羊水细胞,培养羊水细胞约 9～13 天,再做核型分析。羊水细胞培养有两种方法,即密闭式和开放式培养法,前者只需用普通恒温培养箱及密封式 25ml 玻璃瓶,后者需用 CO_2培养箱及开放式 Falcon 培养瓶,所需培养液有小牛血清、Ham-F10 秋水仙素、EDTA-胰酶等,培养成功后可做 G 显带及高分辨显带处理。

2. 绒毛细胞制备染色体 有直接法和培养法两种,直接法是利用绒毛细胞的自然分裂相制片,取样后经过处理共需 2～3 小时即可进行核型分析,但有假阳性和假阴性及嵌合型结果的缺点,只能做初步报告。培养法取材后用胰酶振荡去除脱膜细胞,放入培养皿内再次酶解、切碎,用 F10 或 50%张氏培养液、50%MEM 培养 7～14 天即可收获制片,如在 F10 中加 1%细胞生长因子更好。本法也应注意避免母体细胞及其他细胞污染。

3. 胎血细胞培养制备染色体 经腹穿刺胎儿脐带血管抽取胎血进行 48～72 小时培养制备,此法能校正羊水、绒毛等细胞培养出现的假嵌合体,在脆性 X 综合征的诊断上优于羊水和绒毛技术。

上述三种方法可互补,但不能相互代替。一般首选绒毛法,如发现可疑再做羊水细胞检查,有条件的单位可做胎血细胞检查,以求得最终诊断。

(四) 性连锁遗传病的产前诊断

性连锁遗传病儿需确定性别,以便决定取舍。利用羊水鉴定胎儿性别的正确率尚不能达到 100%。随着分子生物学的进展,国外已于 20 世纪 80 年代中期采用 DNA 诊断技术进行胎儿性别鉴定,现目前常用的 Y 染色体特异性探针进行原位杂交,或 Y 染色体特异性 DNA 序列的聚合酶链反应(PCR)扩增,效果良好,结果准确。

(五) 先天性代谢异常疾病的产前诊断

大部分代谢病是常染色体隐性遗传病,有脂类、糖类与氨基酸类的代谢失常,其发病机制不少是由于基因突变,导致某种酶或结构蛋白的缺失,引起代谢抑制或代谢中间物的积累而出现临床表现,占出生总数的 1.8%。如夫妇之一有此类代谢病或已生产过此类病的子女者,再次生产此类病儿的机会为 0.25%。其他是通过羊水细胞生化测定并需用微量酶测定法。测定培养的羊水细胞或绒毛细胞特异酶活化为产前生化诊断的经典方法,但有些先天性代谢病的酶缺陷不在羊水和(或)绒毛细胞中表达,就不能用此技术进行产前诊断。对发病机制不清楚或成年期才出现症状的病症也是如此,由此显示了基因诊断的优越性。基因诊断又称 DNA 诊断,是在 DNA 分子水平上对待测的某基因进行分析,从而对有关的遗传病做出诊断,常用的产前基因诊断技术有点杂交、限制性内切酶酶谱分析、寡核苷酸杂交、限制性片段长度多态性(RLFP)连锁分析以及聚合酶链反应(PCR)等。

笔记栏

(六) 神经管缺陷的产前诊断

神经管缺陷(NTD)是指在胚胎时期因某种原因使神经管不能闭合而发生的胎儿畸形,最常见的有无脑儿、脊柱裂、脑膨出和脑膜膨出等。可单独存在或多种畸形并存,其发生率在新生儿中占1%~2%。目前用于诊断 NTD 的常用方法有:①母血清甲胎蛋白测定;②羊水甲胎蛋白测定;③羊水刀豆素(ConA)不结合型 AFP 检查;④羊水乙酰胆碱酯酶(AchE)测定;⑤ 羊水培养快速贴壁细胞方法(RAC)。

案例 4-4 分析

提出此次妊娠的产前诊断建议:

1. 早孕的 21-三体综合征的血清学筛查:妊娠相关蛋白、β-HCG、AFP 等。

2. 早孕 11~14 周的胎儿颈部皮肤厚度 NT 值。

3. 早孕 10 周绒毛细胞检查;或羊水细胞培养的产前细胞遗传学诊断;或脐带血的胎儿细胞培养的细胞遗传学诊断。

4. 遗传超声学检查。

(王晨虹)

第5章　正常分娩

分娩(delivery)的定义是指妊娠大于或等于28周(196天),胎儿及其附属物从临产开始至全部从母体娩出的过程。根据分娩时孕周的不同可分为:足月产(term delivery):妊娠足37周至不足42周(259～293天)期间分娩;早产(premature delivery):妊娠足28周至不足37周(196～258天)期间分娩;过期妊娠(posterm delivery):妊娠大于或等于42周(294天)后分娩者。

分娩发动的原因复杂,有关分娩发动的机制研究的学说包括机械性理论、内分泌控制理论、神经介质理论等,但直至目前没有一个学说可以全面合理解释分娩的动因。

案例 5-1

产妇,29岁,因停经9个月,阵发性下腹痛2小时于2003年3月20日8时入院。

孕妇平素月经规则,3～4天/30天,末次月经:2002年6月10日,孕期定期到门诊系统产检共8次,未发现异常。2003年3月20日凌晨1时无诱因出现阴道少许血性分泌物,3时出现不规律下腹坠胀痛,约半小时1次,以后疼痛逐渐加剧,5时开始腹痛每10分钟有2次,每次持续30秒,无阴道流水。本孕为第一次妊娠,既往史、家族史无特殊。

体格检查:体温37℃,脉搏80次/min,血压110/70mmHg,身高160cm,体重70kg,心律齐,各瓣膜区未闻及病理性杂音,双肺呼吸音清,未闻及干湿啰音,双下肢无浮肿。

产科检查:子宫底高度31cm,腹围92cm,胎方位LOT,胎心率146次/min,规则,子宫收缩30秒/5～6分钟,中等强度。骨盆外测量:24cm-27cm-19cm-9cm。

肛门检查:胎先露头,棘上2cm,宫颈软,宫颈管已消失,宫口扩张1cm,前羊水囊胀,肛查过程未见羊水流出。

入院当天B超检查估计胎儿体重约3300g,生物物理评分正常。

问题:

1. 你首先考虑什么诊断?
2. 应如何进一步观察和处理?

第一节　先兆临产、临产的诊断与产程

一、先兆临产的诊断

预示不久即将临产的症状称先兆临产(threatened labor),这些症状包括:

1. 假临产(false labor)　产妇在分娩发动前,出现持续时间短(不超过30秒)且不恒定、间歇时间长且不规律的宫缩。这些子宫收缩常在夜间出现、清晨消失。宫缩强度无逐渐增加的趋势,且不伴有宫颈管短缩和宫口扩张,镇静药物能抑制者称假临产。

2. 胎儿下降感(lightening)　多数初孕妇在分娩前,因胎先露进入骨盆入口,使宫底位置降低,常有上腹部较前舒适、进食量增多及呼吸较轻松等感觉。

3. 见红(show)　指分娩发动前24～48小时内,阴道出现少许血性分泌物的现象。是分娩即将开始的比较可靠征象。其产生的原因是宫颈内口附近的胎膜与子宫壁分离,使毛细血管破裂流出少许血液,与宫颈黏液混合后排出。常少于平时月经量,若阴道流血量较多,应首先考虑妊娠晚期出血性疾病,如前置胎盘、胎盘早期剥离、妊娠合并宫颈疾病等。

二、临产的诊断

出现规律的、有效的子宫收缩是临产(labor)开始的标志。规律的子宫收缩是指持续30秒或以上,间歇5～6分钟,且强度逐渐增加;而有效的子宫收缩是指伴随着子宫收缩宫颈管逐渐消失、宫口逐渐扩张以及胎先露逐渐下降。临产后的子宫收缩不能被镇静药物抑制。

三、总产程及产程分期

总产程(total stage of labor)是指从开始出现规律、有效的宫缩直到胎儿及其附属物全部娩出的过程。分为三个产程(labor)(图5-1)。

笔记栏

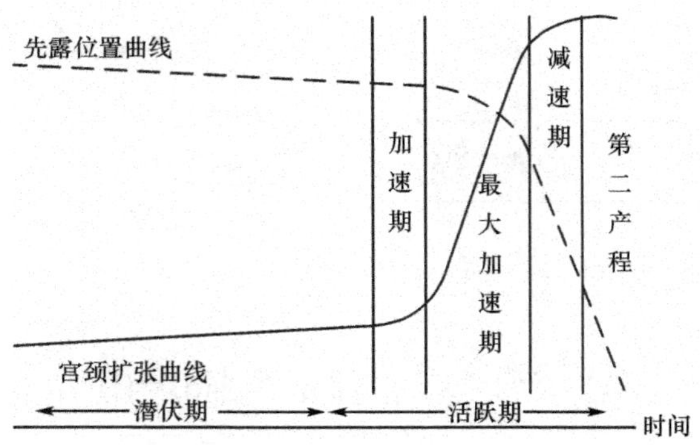

图 5-1 正常产程分期

1. 第一产程(first stage of labor) 从出现规律、有效的子宫收缩开始,直至宫口完全扩张即宫口开全(10cm)为止,又称宫颈扩张期。初产妇宫颈较紧,宫颈口扩张较缓慢,约需 11～12 小时;经产妇宫颈较松,宫颈口扩张较快,约需 6～8 小时。

第一产程又分为潜伏期和活跃期。

(1) 潜伏期:是指从临产出现规律、有效的宫缩至宫口扩张 3cm。平均约需 8 小时,不应超过 16 小时。

(2) 活跃期:是指宫口扩张 3cm 至开全。此期间扩张速度加快,平均约需 4 小时,不应超过 8 小时。活跃期又分三期:

1) 加速期(acceleration phase)是指宫颈口扩张 3～4cm,约需 1 小时 30 分钟。

2) 最大加速期(maximum acceleration phase)是指宫颈口扩张 4～9cm,约需 2 小时。

3) 减速期(deceleration phase)是指宫颈口扩张 9～10cm,约需 30 分钟。

2. 第二产程(second stage of labor) 从宫口开全到胎儿娩出结束,又称胎儿娩出期。初产妇平均约需 1 小时,不应超过 2 小时;经产妇有时数分钟即可完成,不应超过 1 小时。

3. 第三产程(third stage of labor) 从胎儿娩出后开始至胎盘、胎膜娩出,又称胎盘娩出期。约需 5～15 分钟,不应超过 30 分钟。

案例 5-1 分析

1. 初步诊断:

(1) 孕$_1$产$_0$,宫内妊娠 39^{+4}周,枕左横位,单胎妊娠。

(2) 临产(第一产程、潜伏期)。

2. 产妇从凌晨 1 时开始出现临产先兆,5 时正式临产,8 时入院时宫口已扩张 1cm。截至入院时产程进展是正常的,入院后的临床处理主要是密切观察和判断产程进展是否正常以及胎儿在宫内情况,以便及时发现异常,及时处理。

笔记栏

案例 5-1 续

产妇入院后子宫收缩逐渐增强,12 时检查:宫缩 30～40 秒/4～5 分钟,阴道检查:宫口扩张 3cm,胎头 S－2,LOT。14 时检查:宫缩 40～50 秒/3～4 分钟,宫口扩张 5cm,胎头 S－1,LOT。17 时检查:宫缩 40～50 秒/3～4 分钟,宫口扩张 8cm,胎头 S－0,LOT。

问题:

1. 该产妇应如何决定分娩方式?

2. 她的产程进展正常吗? 你需要如何观察和判断?

3. 下一步的处理是什么?

第二节 影响分娩的因素

影响分娩的因素有产道、产力、胎儿及精神心理因素。若各因素均正常并能相互适应,胎儿顺利经阴道自然娩出,为正常分娩。近年来精神心理因素对分娩的影响受到广泛重视。

一、产 道

产道是胎儿娩出的通道,分骨产道和软产道。

(一) 骨产道

骨产道是指真骨盆部分,其大小和形状在分娩过程无明显改变,因此对分娩影响较大,它可在分娩前通过检查进行评估。

1. 骨盆三个平面 为方便分娩机制的理解,人为将骨盆划分为三个平面。

(1) 骨盆入口平面(pelvic inlet plane):由耻骨联合上缘、两侧的髂耻缘、骶岬上缘构成,为骨盆腔的上口。其形态为前后径短、横径长的横椭圆形(图 5-2),因此前后径的长短对分娩影响最大。

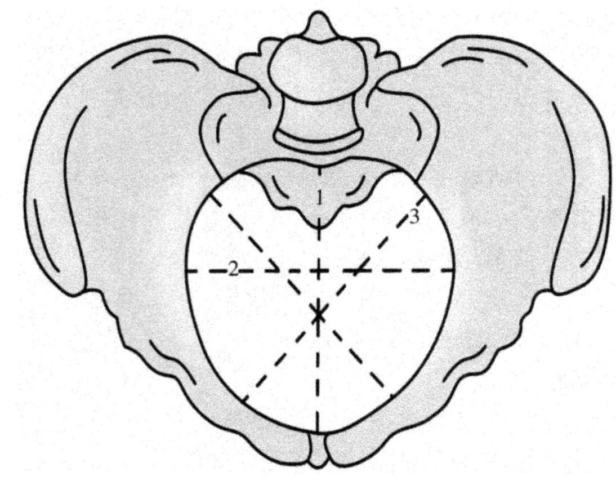

图 5-2 骨盆入口平面
1. 前后径;2. 横径;3. 斜径

骨盆入口人为地定出四条径线：

1）骨盆入口前后径：耻骨联合上缘中点至骶岬上缘中点的距离，正常平均为 11cm。临床上可通过测量骶耻外径和骶耻内径间接了解骨盆入口前后径情况（骨盆入口前后径 = 骶耻内径减去 1.5～2cm）。

2）骨盆入口横径：左右髂耻缘间的最宽距离，正常平均为 13cm。

3）骨盆左、右斜径：左骶髂关节至右髂耻隆突之间的距离为左斜径；右骶髂关节至左髂耻隆突之间的距离为右斜径。正常平均为 12.75cm。

（2）中骨盆平面（mid plane of pelvis）：是骨盆最小、最狭窄的平面。由耻骨联合下缘、两侧坐骨棘、骶骨下端连线构成，其形态为前后径较横径长的不规则纵椭圆形（图 5-3）。因此中骨盆横径的长短对分娩影响最大。中骨盆平面的径线：①坐骨棘间径：也称中骨盆横径，是两坐骨棘间的距离，正常平均为 10cm。②中骨盆前后径：耻骨联合下缘中点通过两侧坐骨棘连线中点至骶骨下端之间的距离，正常平均为 11.5cm。

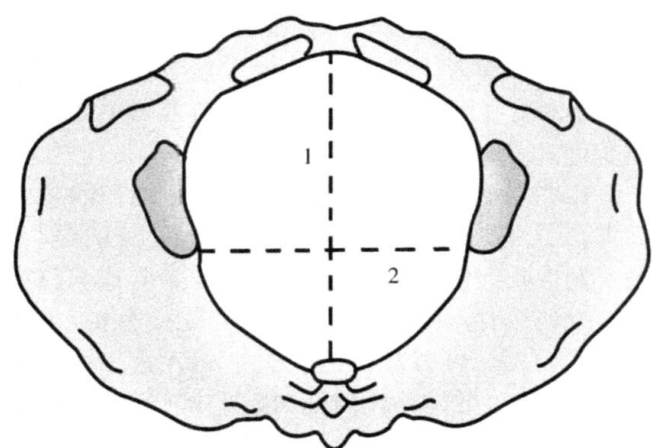

图 5-3　中骨盆平面
1. 中骨盆前后径；2. 坐骨棘间径

（3）骨盆出口平面（pelvic outlet plane）：由两个在不同平面的三角形组成的菱形。前三角的顶为耻骨联合下缘，两侧为耻骨降支；后三角的顶为骶尾关节，两侧为骶结节韧带；坐骨结节间径为两个三角共同的底（图 5-4）。主要有三条径线：①坐骨结节间径，也称出口横径：为两坐骨结节内缘的距离，正常平均 9cm。②出口后矢状径：骶尾关节至坐骨结节间径中点的距离，正常平均 8.5cm。③出口前矢状径：耻骨联合下缘中点至坐骨结节间径中点的距离，正常平均 6cm。

骨盆出口平面横径短、前后径长，因此横径的长度与分娩机制密切相关，若出口横径偏短时，应测量骨盆出口后矢状径，当出口横径与出口后矢状径之和大于 15cm 时，正常大小的胎头可能通过后三角区经阴道娩出。故出口平面与分娩关系密切的是出口横径和出口后矢状径。

2. 骨盆轴（pelvic axis）　骨盆三个平面中点的假想连线称为骨盆轴（pelvic axis），此轴上段向下向

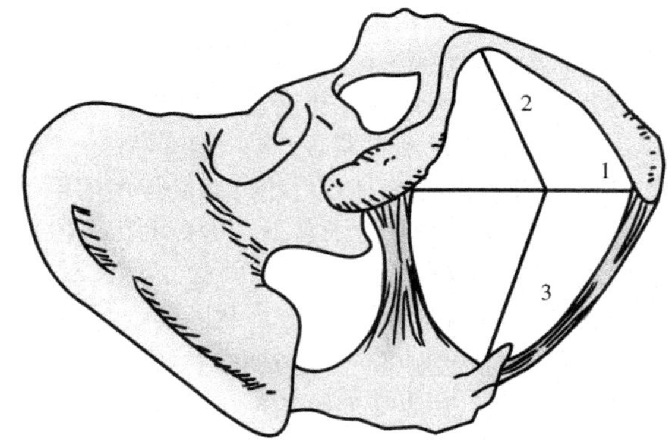

图 5-4　骨盆出口平面
1. 坐骨结节间径；2. 前矢状径；3. 后矢状径

后，中段向下，下段向下向前（图 5-5），分娩时胎儿沿此轴完成分娩机制。

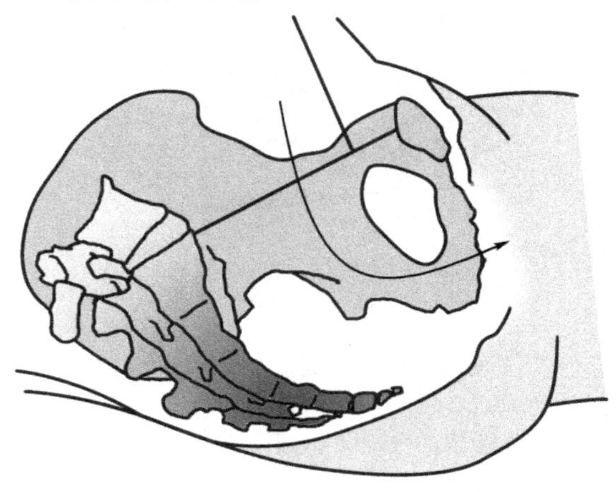

图 5-5　骨盆轴

3. 骨盆倾斜度（inclination of pelvic）　是指当妇女直立时，骨盆入口平面与地平面所形成的夹角，一般为 60°（图 5-6）。骨盆倾斜度过大，可影响胎头衔接和娩出。

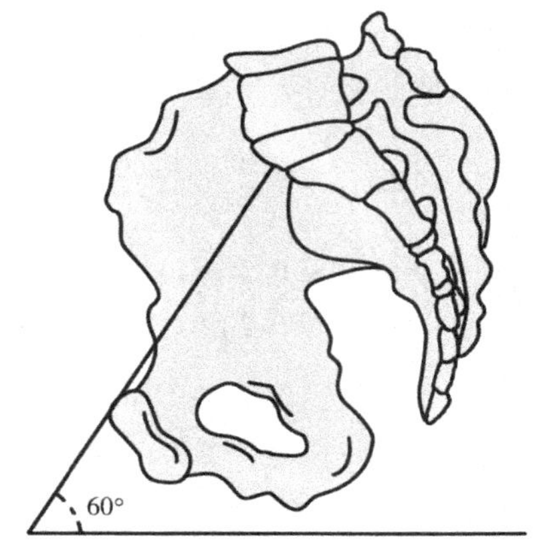

图 5-6　骨盆倾斜度

（二）软产道

软产道是由子宫下段、宫颈、阴道及骨盆底软组织构成的弯曲管道。

笔记栏

1. 子宫下段 由子宫峡部伸展而成，非孕时子宫峡部长约1cm，妊娠12周后逐渐扩展成为宫腔的一部分，并随着孕周的增长逐渐拉长形成子宫下段。临产后成为被动扩张段，进一步变薄、拉长达7～10cm。临产后子宫体肌纤维的缩复作用使得子宫体壁变得越来越厚，而子宫下段为被动扩张段而变得越来越薄，结果是子宫上下段肌层厚薄不一，在两者之间的子宫内面形成一环状隆起，此环称生理性缩复环（physiologic retraction ring）（图5-7）。正常情况下此环在腹部不易看见。

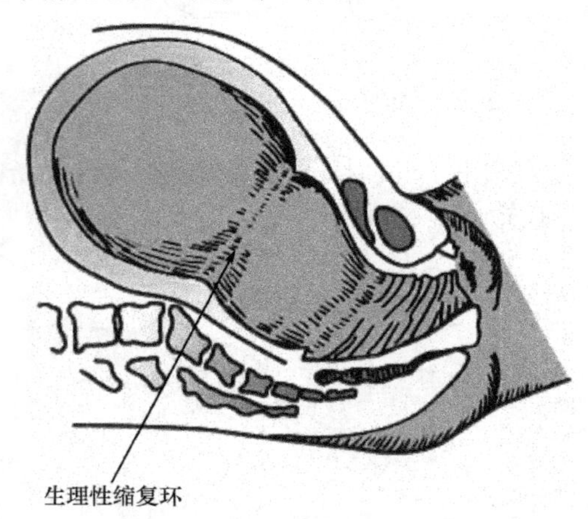

图5-7 临产后软产道的变化

2. 子宫颈管消失和宫口扩张 临产前宫颈管长约2～3cm，临产后胎先露部或前羊水囊压迫宫颈内口呈楔状扩张，同时有效宫缩向上牵拉宫颈内口的肌纤维，使宫颈管形成漏斗状，宫颈管逐渐短缩、消失；继而子宫的收缩迫使宫口扩张。初产妇多是宫颈管先短缩消失，宫口后扩张；经产妇是宫颈管短缩消失与宫口扩张同时进行（图5-8）。

3. 骨盆底、阴道及会阴 宫腔内压力使前羊水囊及胎先露部逐渐撑开阴道，压迫骨盆底肌肉，使软产道下段扩张形成一向前弯的长筒，会阴体厚度从原来5cm变成2～4mm，有利于胎儿通过。但是如胎儿娩出时保护会阴不当，易造成裂伤。

二、产　　力

将胎儿及其附属物从子宫内通过产道逼出的力量称为产力，包括子宫收缩力（简称宫缩）、腹肌

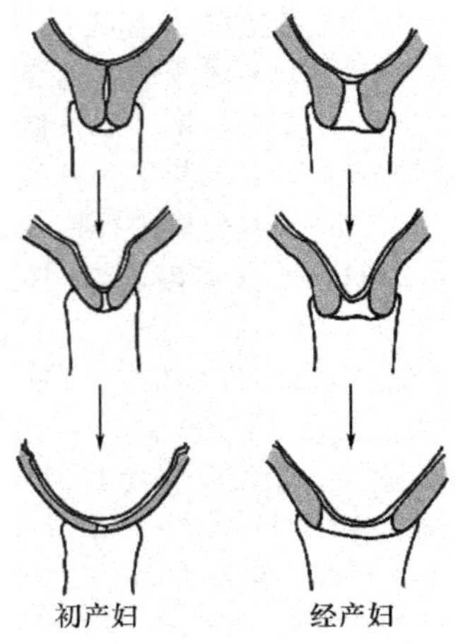

图5-8 分娩期宫颈的变化

及膈肌收缩力和肛提肌收缩力。

（一）子宫收缩力

子宫收缩力是临产后的主要产力。没有宫缩就没有宫颈扩张、先露下降和胎儿胎盘的娩出，宫缩贯穿于分娩全过程，且在分娩过程中受多因素影响而不断变化，因此在分娩过程必须密切关注宫缩的变化。宫缩的特点有：

1. 节律性 有节律的子宫收缩是临产的重要标志。子宫肌肉是不随意肌，在临产后出现有规律的阵发性收缩伴有疼痛，临床上称之为阵痛。临产开始时，宫缩持续约30秒，间歇期5～6分钟（临床记录为：宫缩30秒/5～6分钟）。每次宫缩由弱渐强（进行期），维持一段时间（极期），随后由强渐弱（退行期），直至消失进入松弛状态（间歇期），宫腔压力在25～30mmHg。在分娩全过程阵缩如此规律地反复出现（图5-9）。随产程进展宫缩持续时间渐长，间歇时间渐短，宫缩强度也随产程进展逐渐增加。当宫口近开全时，宫缩持续时间长达50～60秒，间歇期短至约2分钟，宫腔压力达到40～60mmHg。第二产程宫腔压力高达100～150mmHg，目的是逼迫胎儿通过产道排出。宫缩时，子宫肌层内血管受压，致使子宫胎盘血流量减少，宫缩间歇时，子宫血流量逐渐恢复到原来水平，使胎盘绒毛间隙的血流量重新充盈，因此宫缩的正常节律性有利于胎儿在分娩过程维持正常血液供应。

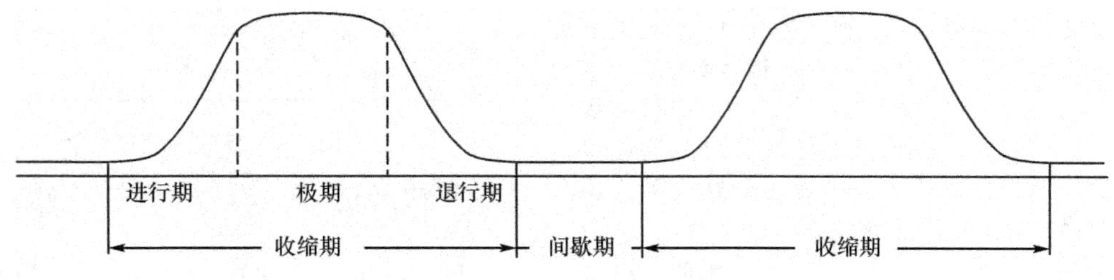

图5-9 正常子宫收缩节律性

2. 缩复作用 子宫体部为子宫主动收缩段，平滑肌在每次收缩时肌纤维缩短变粗，而肌肉松弛时肌纤维不能恢复到原来长度，因此在反复宫缩后，肌纤维越来越短，称缩复作用，它能使子宫体腔内容积在产程进展过程逐渐缩小，迫使胎先露部下降、子宫下段进一步扩张、宫颈管的退缩及扩张。

3. 对称性和极性 正常宫缩起搏点在两侧宫角部，以微波形式均匀协调地向宫底中央传递，左右对称，再从上往下向子宫下段扩散至整个子宫，称对称性。宫底部宫缩最强、最持久，向下逐渐减弱，子宫下段收缩力的强度仅为宫底部收缩力的一半，称极性(图 5-10)。子宫收缩的对称性和极性保证了胎儿分娩的方向是逐渐下降而通过产道娩出。

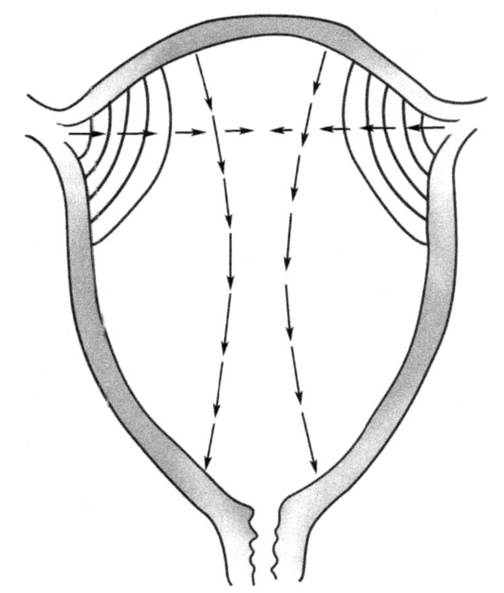

图 5-10 宫缩对称性和极性

(二) 腹肌及膈肌收缩力

腹肌及膈肌收缩力是第二产程协助胎儿娩出的重要辅助力量。当宫口开全后，胎先露部已下降至阴道，宫缩时前羊水囊或胎先露部压迫盆底组织及直肠，反射性引起便意，产妇便主动屏气用力，运用腹肌及膈肌收缩力使腹内压增高，促使胎儿娩出。

腹压应在宫口开全后、宫缩时运用最有效，在宫口未开全时过早应用腹压易使产妇疲劳和造成宫颈受压而水肿，导致产程延长。在第三产程应用腹压可帮助胎盘娩出。

(三) 肛提肌收缩力

它的主要作用是协助胎先露部在盆腔进行内旋转。当胎头枕部露于耻骨弓下时，它能协助胎头仰伸及娩出。当胎盘排至阴道时，能协助胎盘娩出。

三、胎　　儿

胎儿能否经阴道顺利分娩与其大小、胎方位和有无畸形有密切关系。

(一) 胎儿大小

胎儿大小是决定分娩难易的重要因素之一，其中以胎头的大小最为重要，因为胎头是胎儿骨质部分中最大的部分。

1. 胎头颅骨 由两块顶骨、额骨、颞骨及一块枕骨构成。两顶骨之间膜状缝隙为矢状缝，顶骨与额骨之间为冠状缝，枕骨与顶骨之间为人字缝。在头顶前部矢状缝与冠状缝交界处有菱形的空隙称前囟(大囟门)，位在头顶后部枕骨与两顶骨之间有三角形的空隙为后囟(小囟门)(图 5-11)。颅缝与囟门使胎头在分娩过程有一定可塑性。

2. 胎头的大小和形状 胎头横径短、前后径长。主要的径线(图 5-11)有以下四条。

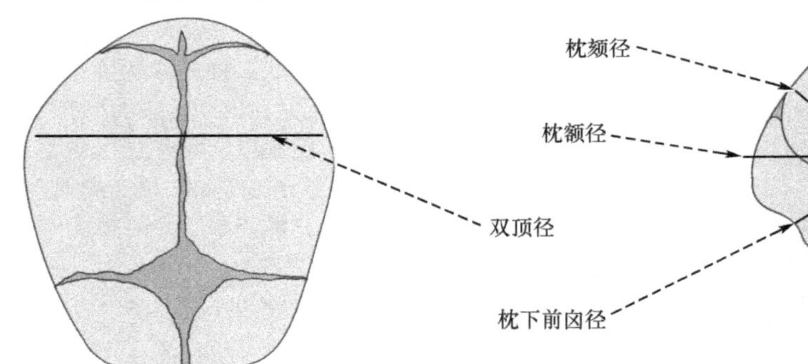

图 5-11 胎头颅骨、颅缝、囟门、径线

(1) 双顶径(biparietal diameter, BPD)：为两侧顶骨隆突间的距离，其长度与胎儿大小及孕龄密切相关，临床利用 B 超检测此径线能较准确判断胎儿大小，足月妊娠时平均长度约 9.3cm。

(2) 枕额径(occipito frontal diameter)：为鼻根上方至枕骨隆突间的距离，足月妊娠时平均约 11.3cm，分娩时胎头以此径衔接。

(3) 枕下前囟径(occipito bregmatic diameter)：

笔记栏

为前囟中央至枕骨隆突下方相连处之间的距离，足月妊娠时平均约 9.5cm。正常分娩时胎头俯屈，利用枕下前囟径通过产道。

(4) 枕颏径(occipito mental diameter)：为颏骨下方中点至后囟顶部间的距离，妊娠足月时平均约 12.5cm。

(二) 胎位

胎产式、胎方位和胎先露均对能否从阴道分娩有一定的影响。

1. 胎产式 产道呈纵向，故纵产式的胎体纵轴与骨盆轴一致，容易通过产道。横产式的胎体纵轴与骨盆轴垂直，足月活胎不可能通过产道，分娩时对母儿可造成极大的威胁。

2. 胎先露 头先露优于臀先露，原因是头先露分娩时，胎儿骨质最大部分，可充分扩张软产道，另外胎头的可塑性，使其通过产道过程中逐渐变形、以最小周径适应产道而娩出。而臀先露时，较胎头周径小且软的胎臀先娩出，阴道扩张不充分，当胎头娩出时头颅又无变形机会，使后出的胎头娩出困难。

3. 胎方位 枕先露优于前囟先露或面先露，原因是枕先露时胎头俯屈，以最小的枕下前囟径通过产道，容易顺利分娩。而额先露或面先露分别以较长的枕额径或枕颏径通过产道，常引起难产。同时胎方位也是在分娩过程中不断变化的因素，在分娩的不同阶段，胎先露为适应骨盆不同平面的形状需进行一系列被动转动，因此观察产程进展时必须密切观察胎方位的变化。

(三) 胎儿畸形

胎儿的某一部分发育异常，如脑积水、联体双胎(conjoined twins)、局部肿瘤(图 5-12)等，增大或变形的部分难以顺利通过产道，导致难产。

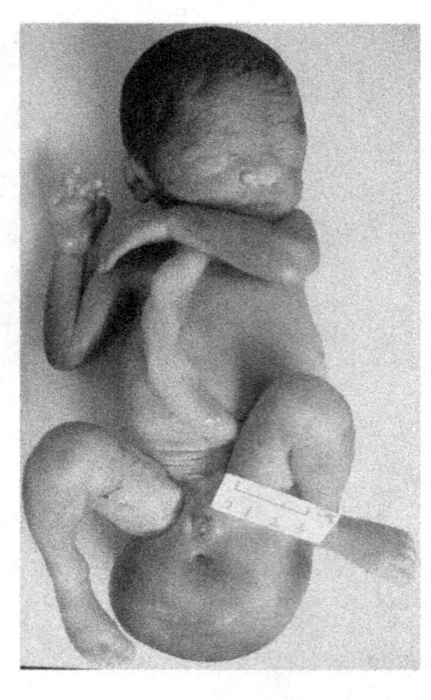

图 5-12 胎儿骶尾部畸胎瘤

笔 记 栏

四、精神心理因素

近年来，我国的剖宫产率呈逐年上升趋势，其中很重要的原因是产妇的精神心理不能适应分娩过程的应激变化。

分娩虽是生理现象，但分娩对于产妇是一种持久而强烈的刺激，对产妇的生理和心理均产生一定影响。当产妇对分娩产生恐惧时，会使机体产生一系列变化，如心率加快、呼吸急促、肺内气体交换不足，致使子宫缺氧，宫缩乏力或子宫收缩力不协调、宫口扩张缓慢、胎先露部下降受阻，产程延长；同时也促使神经内分泌发生变化，交感神经兴奋，释放儿茶酚胺，血压升高，导致胎儿缺血缺氧，出现胎儿窘迫；最终导致难产。因此，精神心理因素是除产力、产道、胎儿以外的另一个影响分娩的重要因素，必须引起重视。

在分娩过程中，产科医生和助产人员应该耐心安慰产妇，讲解分娩是生理过程，告知掌握分娩时必要的呼吸技术和躯体放松技术，开展家庭式产房，允许丈夫、家人或有经验的人员陪伴分娩(Doula 制度)，以精神上的鼓励、心理上的安慰、体力上的支持，使产妇消除恐惧、焦虑情绪，保持良好的精神状态和充沛的体力，以便顺利度过分娩全过程。陪伴分娩能降低剖宫产率，减少产科干预率，缩短产程，减少围生儿病率及产科病率等。

第三节　枕先露的分娩机制

分娩机制(mechanism of labor)是指胎儿先露部随骨盆各平面的不同形状，被动进行一系列适应性转动，以其最小径线通过产道的全过程。现以枕左前位为例说明枕先露的分娩机制。

一、衔　　接

衔接(engagement)是指胎头双顶径进入骨盆入口平面，胎头颅骨最低点接近或达到坐骨棘水平者(图 5-13)。由于枕额径大于骨盆入口前后径，为适应骨盆入口形状，胎头以枕额径进入骨盆入口的右斜径或横径上。部分初产妇在预产期前 1～2 周衔接，而经产妇多在分娩开始后才衔接。

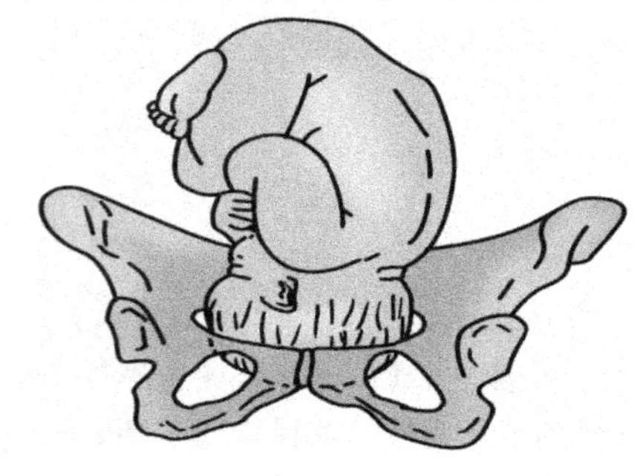

图 5-13 衔接

二、下　　降

胎头沿骨盆轴前进的动作称为下降(descent)，贯穿于分娩全过程。胎头下降速度是判断产程进展的重要标志(图 5-14)。促使胎头下降的因素有：①宫缩的压力通过羊水经胎轴传至胎头；②宫缩时宫底直接压迫胎臀；③胎体伸直伸长；④腹肌收缩使腹内压增加。

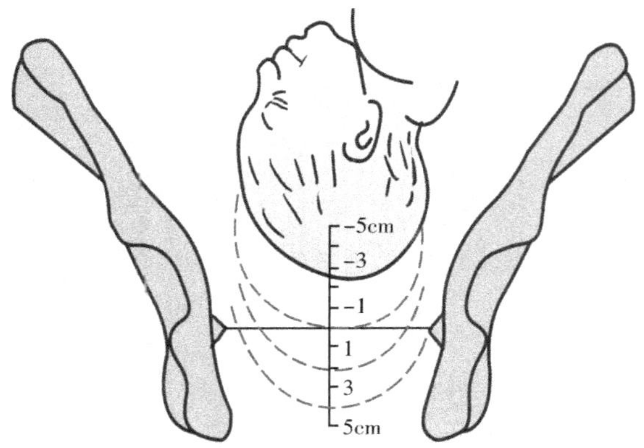

图 5-14　胎头下降速度判断

三、俯　　屈

当胎头下降至骨盆底时，遇肛提肌阻力使胎头进一步俯屈(flexion)，下颏接近胸部，胎头径线从衔接时的枕额径变成最小的枕下前囟径(图 5-15)，以适应产道，有利于胎头继续顺利下降。

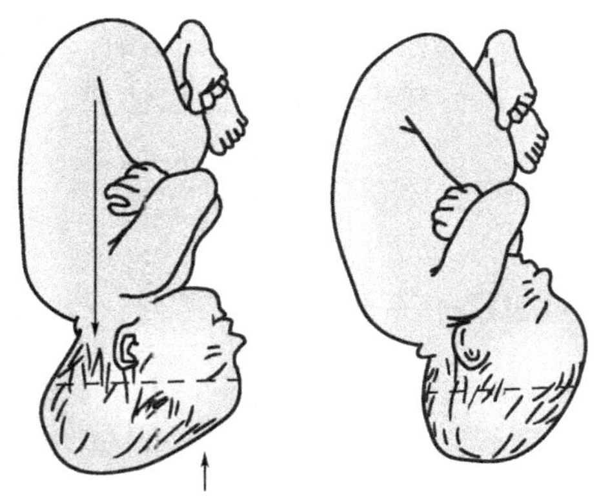

图 5-15　俯屈

四、内　旋　转

当胎头下降至中骨盆平面时，由于中骨盆平面横径小于前后径，而胎头前后径大于横径，若胎头继续以枕左前位或枕左横位下降，则胎头矢状缝(胎头前后径)正好落在中骨盆平面最小的横径上而难以通过，因此胎头必须被动旋转，使其矢状缝与中骨盆平面前后径相一致，这个动作称为内旋转(internal rotation)。内旋转从中骨盆开始至骨盆出口平面完成，即胎头于第一产程末完成内旋转动作，此时行阴道检查可见后囟转至耻骨弓下方(图 5-16)。

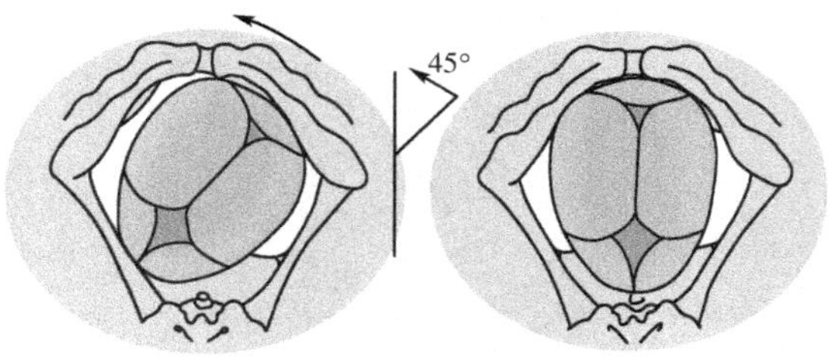

图 5-16　内旋转

五、仰　　伸

完成内旋转后，当完全俯屈的胎头下降达阴道外口时，胎头枕骨下部达耻骨联合下缘，此时宫缩、腹压以及肛提肌收缩的合力迫使胎头枕骨下部以耻骨弓为支点逐渐仰伸(extention)，胎头的顶、额、鼻、口、颏自会阴前缘相继娩出(图 5-17)。当胎头仰伸时，胎儿双肩进入骨盆入口。

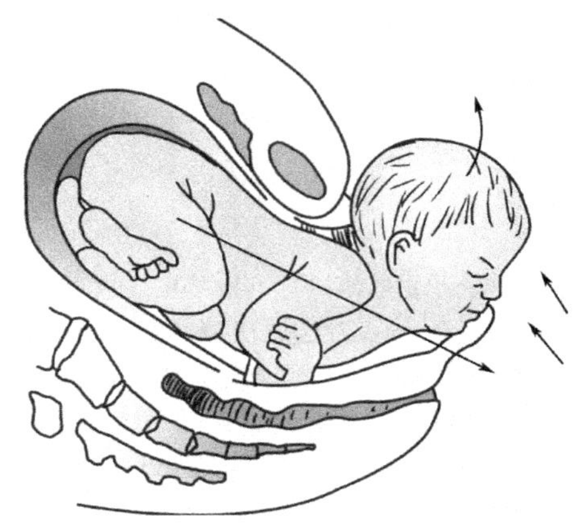

图 5-17　仰伸

六、复位与外旋转

复位与外旋转(restitution and external rotation)是指胎儿双肩径经过中骨盆平面和出口平面时，为适应骨盆的形状而采取的转动，而已娩出的胎头为恢复胎头与胎肩的关系做出的反应性动作。胎头娩出时，胎儿双肩径沿骨盆入口左斜径下降。外露的胎头为与胎肩恢复正常关系而枕部向左旋转 45°称为复位。当胎肩下降至中骨盆平面时，胎儿双肩径必须转成与中骨盆和骨盆出口前后径相一致的方向，为保持胎头和胎肩的正常关系，外露的胎头枕部需再向左旋转 45°，称为外旋转(图 5-18)。

笔记栏

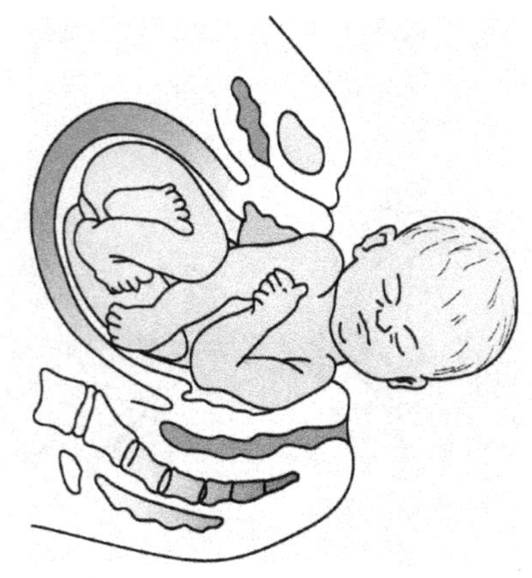

图 5-18 复位、外旋转

七、胎肩及胎儿娩出

胎头外旋转完成后，胎儿前肩在耻骨弓下先娩出，随即后肩沿阴道后壁娩出(图 5-19)，双肩娩出后，胎体及下肢迅速以侧位娩出。

分娩机制七个动作是连续进行的，七个动作完成后，胎儿娩出过程全部完成。

第四节 第一产程的临床经过及处理

一、临床表现

(一) 子宫收缩

子宫收缩是规律、有效的。

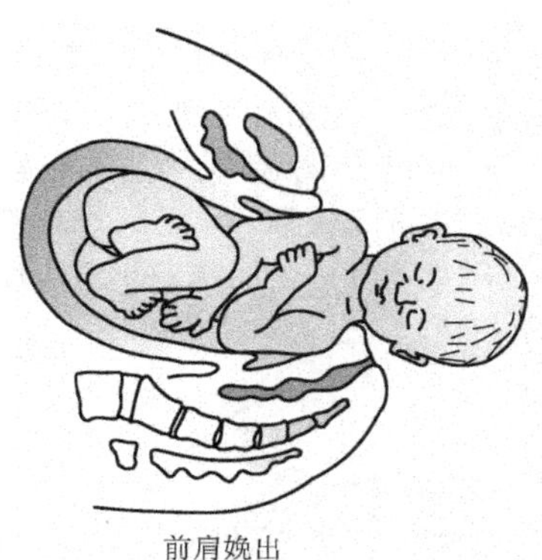

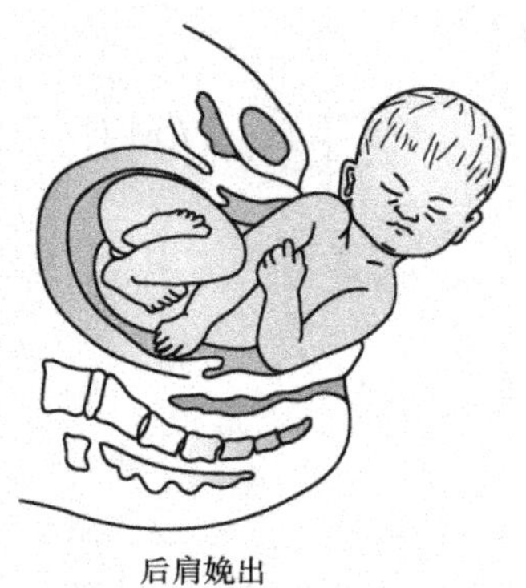

前肩娩出　　后肩娩出

图 5-19 胎肩及胎儿娩出

1. 规律的子宫收缩 伴有疼痛的子宫收缩，开始时较弱，每 10 分钟有 2 次，每次持续约 30 秒，随产程进展，持续时间渐长，间歇期渐短。当宫口近开全时，宫缩持续时间可达 1 分钟，间歇期仅 1～2 分钟。

2. 有效的子宫收缩 指伴随着子宫收缩，有宫口扩张和胎先露下降。

(1) 宫口扩张(dilatation of cervix)：肛诊或阴道检查可了解宫口扩张程度，是第一产程判断产程进展的重要指标，应按潜伏期、活跃期的规律扩张(图 5-1)。

(2) 胎头下降：通过肛诊或阴道检查明确胎头颅骨最低点与坐骨棘平面的关系。胎头下降的规律：临产至宫口扩张 4cm 以前，胎头下降缓慢；宫口扩张 4～9cm之间，胎头下降加速，到后半期平均每小时下降 0.86cm；宫口扩张 9cm 后胎头急速下降(图 5-1)。胎头下降速度可作为判断分娩难易的有效指标。

(二) 胎膜破裂(rupture of membranes)

胎先露衔接后，将羊膜腔阻断为前后两部，位于胎头前面的羊水称前羊水，所形成的囊称前羊水囊，在宫缩时前羊水囊能楔入宫颈管内协助扩张宫口。胎膜破裂通常发生在宫口近开全时，羊膜腔内压力增加到一定程度时胎膜自然破裂。

二、观察产程及处理

(一) 观察子宫收缩

1. 观察子宫收缩的规律性

(1) 手测法：医护人员将手掌放于产妇腹壁上，宫缩时宫体部变硬隆起，间歇期子宫松弛变软。定时连续观察后记录宫缩持续时间、强度以及间歇时间。

(2) 胎儿监护仪描记宫缩曲线：可连续描记宫缩及胎心情况。

1) 内监护(internal electronic monitoring)：直接将测压导管通过宫口放入羊膜腔内检测宫腔内压力，同时将电极固定在胎儿头皮上检测胎心变化(图 5-20)。该方法的优点是检测的结果较准确，缺点是易引起宫内感染。

2) 外监护(external electronic monitoring)：将宫缩压力探头固定在产妇腹壁宫底部检测宫缩情况。是目前常用监测宫缩的方法，优点是无创伤和操作简单，缺点是检测结果受产妇肠胀气、体位等影响。

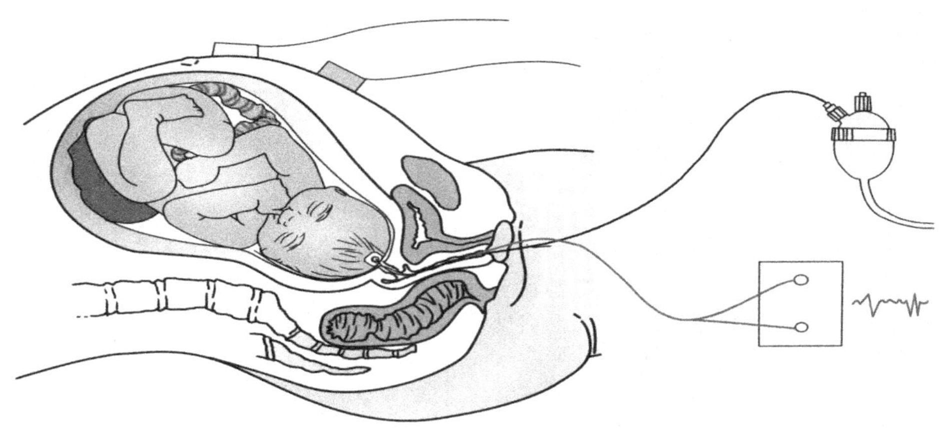

图 5-20　分娩时胎儿电子内监护

2. 观察子宫收缩的有效性　即宫口扩张和胎先露下降情况。

目前常应用的产程图(partogram)是最直观地动态观察分娩过程宫口扩张和胎先露下降的方法，使产程进展可以一目了然。其横坐标为临产时间(小时)，纵坐标为宫口扩张程度(cm)及先露下降程度(cm)，根据肛诊或阴道检查情况划出宫口扩张和胎头下降两条曲线，直观判断曲线是否按正常速率进展，可及早发现异常并处理(图 5-21)。常用的产程图分两种类型，即交叉型产程图(图 5-21A)和伴行型产程图(图 5-21B)，两种类型的产程图所包括的信息量相同，选择哪一种类型的产程图取决于医疗保健机构的传统习惯。

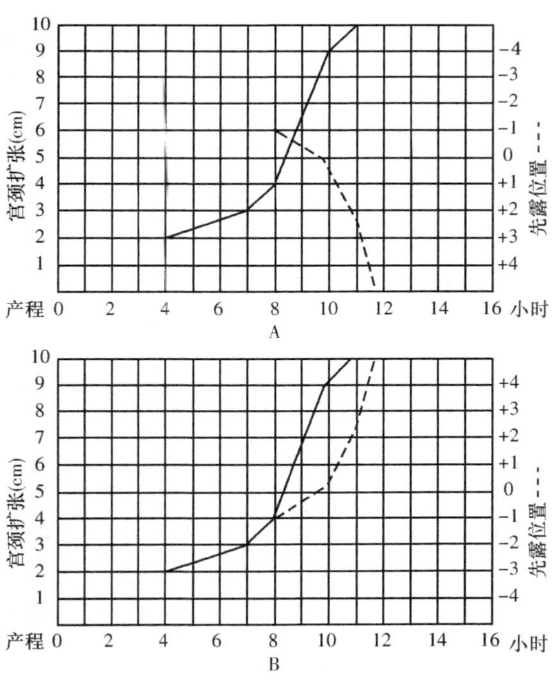

图 5-21　产程图

A. 交叉型产程图；B. 伴行型产程图

(1) 宫口扩张曲线：目前普遍采用的是“8-4-1”方案，即潜伏期平均 8 小时，活跃期平均 4 小时，第二产程平均 1 小时，当分娩时间超过平均时间的两倍时称产程进展异常。

(2) 胎头下降曲线：通过检查把胎头下降情况描记在产程图上。胎头下降程度的表示方法：胎头颅骨最低点平坐骨棘平面时，以“S－0”表达；在坐骨棘平面以上 1cm 时，以“S－1”表达；在坐骨棘平面以下 1cm 时，以“S＋1”表达；余依次类推(图 5-14)。当胎头下降不按正常规律发展，提示有头盆不称存在，必须寻找原因。

(二) 监护胎儿情况

主要是胎心音的监测。

1. 听诊法　于宫缩间歇期听胎心并记录，每次听诊持续 1 分钟。在潜伏期，每隔 1～2 小时听胎心一次。活跃期，每 15～30 分钟听胎心一次。

2. 胎儿监护仪描记胎心曲线　包括内或外监护描记胎心曲线。观察胎心率变异及其与宫缩、胎动的关系。此法能持续观察胎儿在宫内的状态，因此有条件的医院可在进入活跃期后应用持续胎儿监护，全面了解胎儿情况。

(三) 胎膜破裂

一旦胎膜破裂应立即监测胎心，观察羊水性状、颜色和流出量，记录破膜时间。同时嘱产妇卧床，避免起床活动时羊水快速流出而导致脐带脱垂。

(四) 产妇一般情况的观察及处理

1. 血压　每间隔 4～6 小时测量一次血压，宫缩时血压常升高 5～10mmHg(0.65～1.3kPa)，间歇期恢复原水平。当发现血压升高时，应增加测量

笔记栏

次数并给予相应处理。

2. 饮食 鼓励进食吃高热量易消化食物，少量多餐，注意补充足够水分，以保证足够的热量和体力。

3. 活动和休息 胎膜未破者，可在病室内走动，有助于加速产程进展。初产妇宫口近开全或经产妇宫口扩张4cm时，应卧床取左侧卧位。

4. 排尿与排便 分娩过程因胎头压迫易引起排尿困难，而膀胱充盈又直接影响宫缩及胎头下降，故临产后应鼓励产妇每2～4小时排尿一次，避免膀胱充盈，排尿确实困难者必要时给予导尿。初产妇宫口扩张＜4cm，经产妇＜2cm时可行温肥皂水灌肠，既能清除粪便减少分娩时排便造成污染，又能反射性刺激宫缩加速产程进展。但胎膜早破、胎头未衔接、阴道流血、有剖宫产史、胎位异常、宫缩强估计1小时内分娩及患严重心脏病等不宜灌肠。

5. 精神安慰 应安慰产妇并耐心讲解分娩是生理过程，消除产妇的恐惧心理，让产妇与助产人员合作，以便能顺利分娩。若产妇于宫缩时喊叫不安，应在宫缩时指导做深呼吸动作，或用双手轻柔下腹部。若腰骶部胀痛用手掌压迫腰骶部常能减轻不适感。

（五）肛门或阴道检查

应适时在宫缩时进行。

1. 目的 了解宫颈软硬度、厚薄情况，宫口扩张程度，是否破膜，骨盆大小，确定胎方位及胎头下降程度。

2. 肛查方法 产妇仰卧取膀胱截石位，两腿屈曲分开。检查前用消毒纸覆盖阴道口避免粪便污染阴道。检查者右手示指戴手套蘸润滑油伸入直肠内，向后触摸骶骨，了解骶骨的弯度、尾骨活动度；从后往侧壁，了解坐骨切迹宽度。再检查两侧坐骨棘是否突出，同时估计坐骨棘间距，确定胎头高低。用手指探查宫口，摸清其四周边缘，估计宫口扩张程度(用cm表示)，同时了解宫颈软硬度和厚度。未破膜者在胎头前方可触及有弹性的前羊水囊；已破膜者能直接触到胎头，此时应同时了解有无胎儿头皮水肿，通过胎头的颅缝和囟门估计胎方位。

3. 阴道检查 能直接摸清骨盆大小、宫颈及胎方位情况，是肛门检查的补充、应在严密消毒下进行。适用于肛门检查不清、疑有脐带先露或脱垂、轻度头盆不称经试产2～4小时产程进展缓慢者。

案例5-1分析

1. 该产妇无阴道分娩的禁忌证，临床决定分娩方式取决于影响分娩的因素是否互相适应。首先考虑头盆是否相称，该产妇骨盆和胎儿大小均在正常范围，无头盆不称，可选择阴道分娩。其次是观察子宫收缩的规律性和有效性，主要体现在产程进展是否正常。

2. 从该产妇的产程图可见潜伏期为7小时，活跃期宫口从3cm到5cm用了2小时，均属正常范围，然而从5cm到8cm却历时3小时，可见宫口扩张曲线的斜率明显下降，提示宫口扩张速度减慢，但尚未达到异常界线，应及时查找原因。胎头下降曲线的速率也偏慢，宫口开8cm，胎头S—0。

3. 下一步处理：立即检查发现在耻骨联合上4cm触及胀满的膀胱，予诱导排尿失败后行导尿术，导出尿液700ml，导尿后宫缩加强，宫口于18时开全，胎先露S+2。19时顺利娩出一活女婴，新生儿出生体重3300g，Apgar评分1分钟9分、5分钟10分。19时20分胎盘自然娩出，产时及产后2小时阴道流血220ml。

笔记栏

第五节 第二产程的临床经过及处理

一、临床表现

临床表现仍然是规律、有效的子宫收缩。

（一）规律的子宫收缩

宫口开全后或破膜后，宫缩常暂时减弱，产妇略感舒适，随后宫缩较前增强，每次持续1分钟或更长，间歇1～2分钟。

（二）有效的子宫收缩

促使胎头迅速下降，胎儿娩出。

1. 产妇排便感 宫缩促使胎头下降压迫骨盆底组织引起排便感。产妇反射性地向下屏气用力，促使胎头下降，会阴渐膨隆和变薄，肛门括约肌松弛。

2. 胎头拨露(head visible on vulval gapping) 指宫缩时产妇用力，胎头露出于阴道口，在宫缩间歇期，胎头又缩回阴道内，随着产程进展胎头露出部分不断增大。

3. 胎头着冠(crowning of head) 当胎头下降，双顶径越过骨盆出口时，宫缩间歇时胎头也不再回缩，称为着冠(图5-22)。

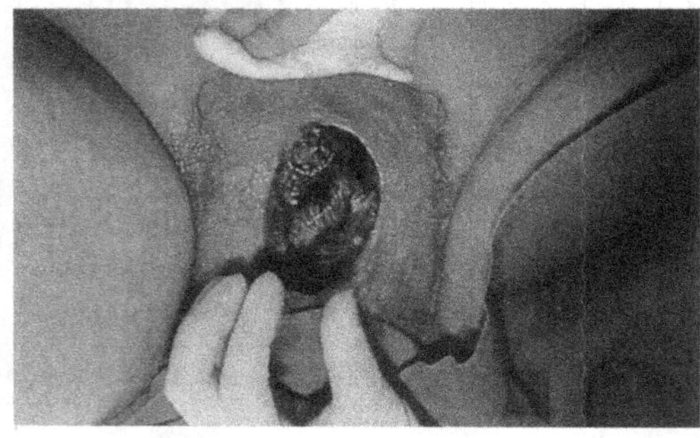

图5-22 胎头着冠

4. 胎儿娩出 宫缩促使胎头枕骨于耻骨弓下露出，随后出现仰伸动作，顶、额、鼻、口、颏部相继娩出，胎头娩出后，紧接着胎头复位及外旋转，随之前肩和后肩也相继娩出，胎体很快顺利娩出，之后羊水随之涌出。

二、观察产程及处理

(一)观察子宫收缩的规律性和有效性

主要是观察胎先露的下降情况，宫口开全后胎先露进入急速下降期。

(二) 监护胎儿情况

此期宫缩频而强，子宫胎盘循环面临严峻的考验，胎儿易在此时期发生急性缺氧，因此需密切监测胎心情况。

1. 听诊法 每间隔5～10分钟听胎心音一次，在宫缩间歇期听，了解胎心变化。

2. 胎儿监护仪描记胎心曲线 若发现胎心曲线出现异常胎心图时，应及时阴道检查分析原因，尽快结束分娩。

(三) 指导产妇运用腹压

在第二产程正确地运用腹压能有效加速产程进展。方法是产妇双足蹬着产床，两手握产床把手，每次宫缩开始时深吸气屏住，然后如解大便样向下用力屏气以增加腹压。于宫缩间歇期，产妇呼气并使全身肌肉放松。

(四) 接产前准备

1. 开始时间 初产妇宫口开全、经产妇宫口扩张4cm且宫缩规律有力时，应将产妇送至分娩室作好接产前准备工作。

2. 清洁消毒外阴 产妇取膀胱截石位仰卧于产床，于产妇臀下铺上臀垫，先用消毒纱球蘸肥皂水擦洗外阴部，顺序是大阴唇、小阴唇、阴阜、大腿内上1/3、会阴及肛门周围。然后用消毒干纱球挡住阴道口后(防止冲洗液流入阴道)，用温开水冲掉肥皂水。最后以聚维酮碘(povidone idoine，碘伏)再按上述顺序消毒外阴，取下阴道口纱球和臀垫，换新臀垫。

3. 接产器械及人员的准备 检查接产及新生儿抢救所需器械及药品，保证所有器械处于正常可使用状态；接产人员按无菌操作常规洗手、穿手术衣、戴手套，打开产包铺消毒巾准备接产；有条件者应请新生儿科医生协助对新生儿的处理。

(五) 接产

协助胎儿娩出及处理，保护会阴，防止会阴撕裂。

1. 防止会阴撕裂

(1) 会阴撕裂的诱因：会阴水肿、会阴过紧弹力不足、耻骨弓偏低、胎儿偏大、胎儿娩出过快等，均易造成会阴裂伤，接产者在接产前应正确判断。

(2) 防止会阴撕裂的关键

1) 保护会阴：当胎头拨露使阴唇后联合鼓胀时，开始保护会阴。方法是：在会阴部盖消毒巾，接产者站在产妇右侧，右肘支在产床上，右手拇指与其余四指分开，利用手掌大鱼际肌顶住会阴部，每次宫缩时向上、向内托压，宫缩间歇时保护会阴的手稍放松，避免因压迫过久引起会阴水肿。

2) 正确协助胎头娩出：宫缩时左手应下压胎头枕部，协助胎头俯屈，使胎头以最小径线(枕下前囟径)通过阴道口。应尽量避免在宫缩较强时快速娩出胎头。当胎头枕部在耻骨弓下露出时，若宫缩较强，应指导产妇哈气消除腹压，让产妇在宫缩间歇时稍用腹压，左手按分娩机制协助胎头仰伸，使胎头缓慢娩出。

3) 正确协助胎肩娩出：胎头娩出后协助胎头复位及外旋转，使胎儿双肩径与骨盆出口前后径相一致。接产者左手向下轻压胎儿颈部，使前肩从耻骨弓下娩出，再向上托起胎颈使后肩从会阴前缘缓慢娩出。娩肩过程仍需注意保护会阴，而且要防止前后肩同时娩出，这样会增大娩出周径易致会阴撕裂。双肩娩出后，保护会阴的右手方可放松，然后双手协助胎体及下肢相继以侧位娩出。

4) 会阴切开术(episiotomy)：对有指征的产妇应选择会阴切开术，以防止严重的会阴撕裂。

A. 会阴切开术的指征：会阴过紧、胎儿过大，估计分娩时不可避免会造成会阴撕裂者，母儿有病理情况需尽快结束分娩者或需行阴道助产者。

B. 会阴切开术的种类和操作方法：

a. 会阴后-侧切开术(postero-lateral episiotomy)：产妇取膀胱截石位，先行阴部神经阻滞及局部浸润麻醉(图5-23)，术者于宫缩时以左手示、中两指伸入阴道内撑起左侧阴道壁，右手用钝头直剪自会阴后联合中线向左侧50°(当会阴高度膨隆时为60°～70°)剪开会阴，长4～5cm(图5-24)。会阴切开后用纱布压迫止血。胎盘娩出后缝合。

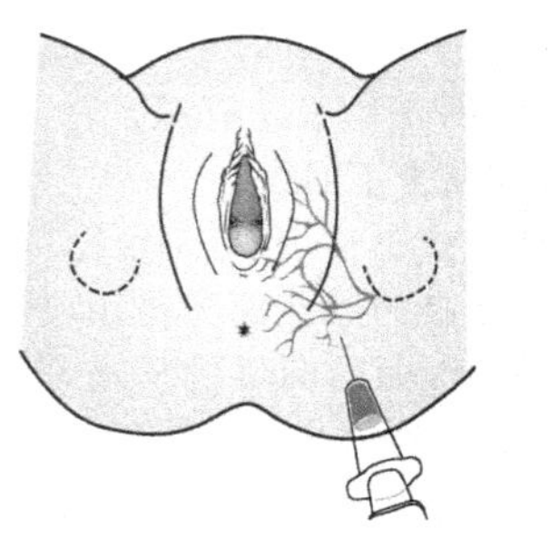
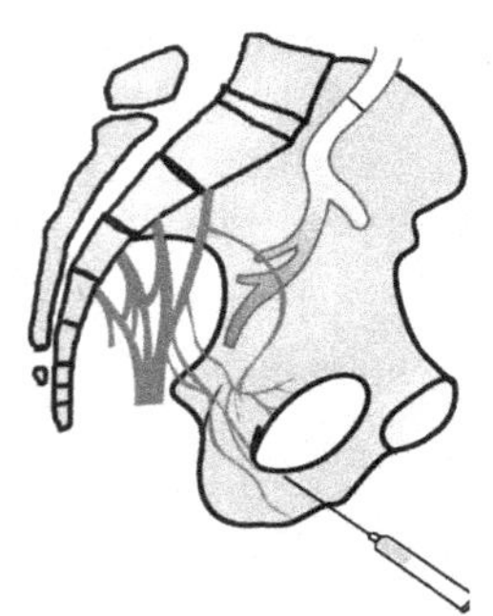

图5-23 阴部神经阻滞麻醉

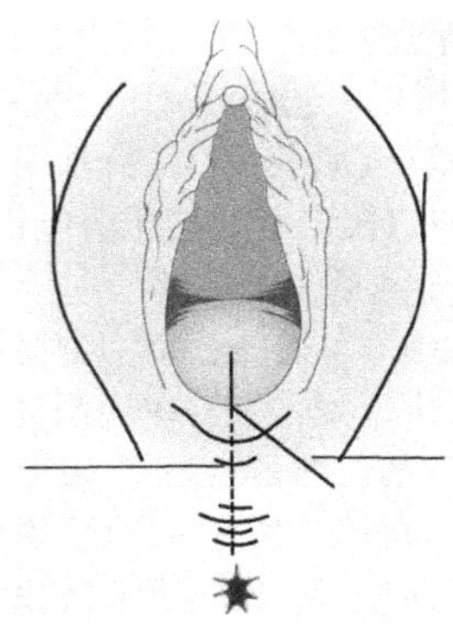

图 5-24　会阴切开术

b. 会阴正中切开术(median episiotomy):在局部浸润麻醉后,术者于宫缩时沿会阴后联合正中垂直剪开约 2cm(图 5-24)。此法剪开组织少,有出血少、术后组织肿胀及疼痛轻等优点,但存在切口自然延长撕裂肛门括约肌的危险,因此胎儿偏大、接产技术不熟练者不宜采用。

2. 胎儿的处理

(1) 清理呼吸道:胎头娩出后,不要急于娩出胎肩,而应先以左手自鼻根向下颏挤压,挤出口鼻内的黏液和羊水。

(2) 脐带绕颈的处理:当胎头娩出见有脐带绕颈时,若绕 1 周且较松时,可用手将脐带顺胎肩上推或从胎头退下。若脐带绕颈过紧或绕颈≥2 周,用两把血管钳将一段脐带夹住从中间剪断脐带,注意勿伤及胎儿颈部。

3. 开始测量产后出血量　胎儿娩出后应立即将聚血盆(有刻度能准确测量出血量的容器)放于产妇臀下,开始测量产后出血量,这对准确计算产后出血量,及早发现产后出血有重要的意义。

第六节　第三产程的临床经过及处理

一、临床表现

(一) 子宫收缩

胎儿娩出后,宫底迅速降至脐平,产妇有轻松感,宫缩暂停数分钟后恢复。有效的子宫收缩能促进胎盘正常剥离。在胎盘剥离后子宫肌层的强烈收缩与缩复使贯穿于其中的血管受压而关闭,在产后止血的机制中发挥重要作用。

(二) 胎盘剥离及娩出

1. 胎盘剥离的机制　胎儿娩出后由于宫腔容积突然明显缩小,胎盘不能相应缩小而与子宫壁发生错位而剥离。剥离面出血形成胎盘后血肿进一步使胎盘与子宫壁分离。子宫有效的收缩使宫腔继续缩小,增加剥离面积,直至胎盘完全剥离排出。

2. 胎盘剥离征象

(1) 宫体收缩变硬呈球形,胎盘剥离排至子宫下段,下段被扩张,宫体呈狭长形被上推,使宫底上升达脐上(图 5-25)。

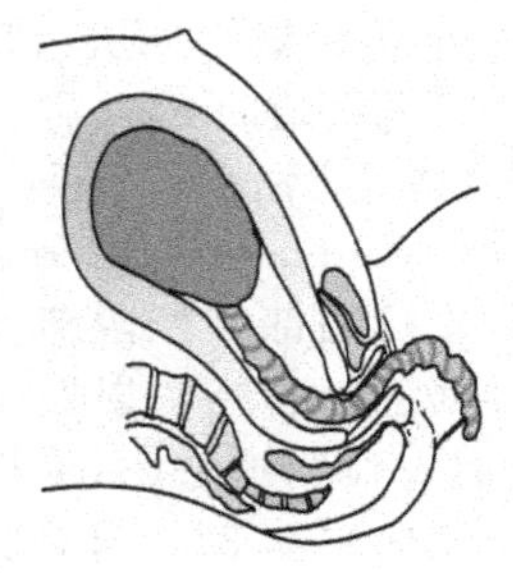
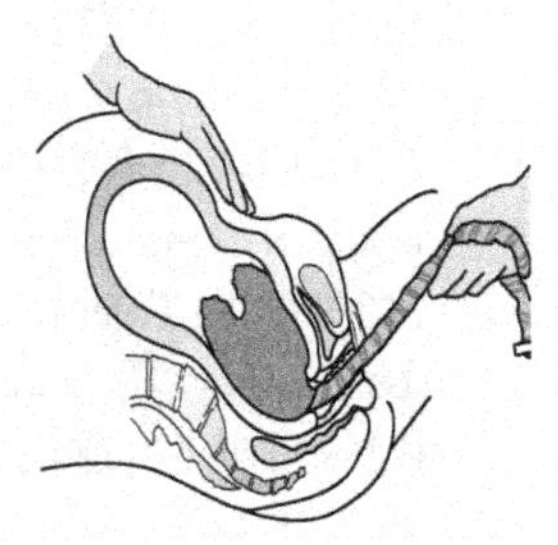
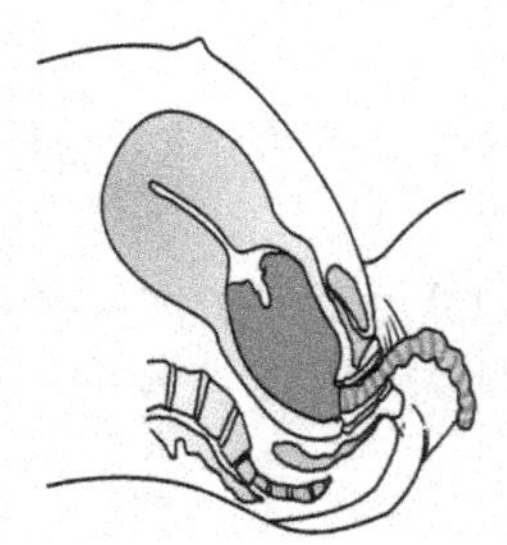
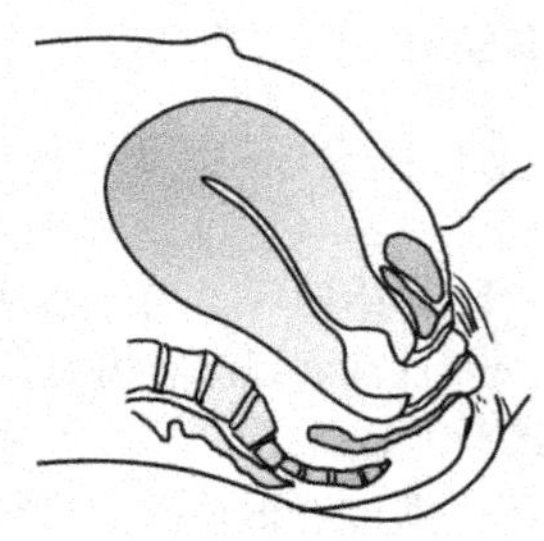

图 5-25　胎盘剥离时子宫形态

(2) 剥离的胎盘降至子宫下段,使阴道口外露的一段脐带自行延长。

(3) 阴道少量流血。

(4) 用手掌尺侧在产妇耻骨联合上轻压子宫下段时,子宫底上升而外露的脐带不回缩。

3. 胎盘剥离及排出方式　①胎儿面娩出式(schultze mechanism):即胎盘的胎儿面先排出,较常见。胎盘从中央开始剥离,而后向周围扩展,其临床特点是胎盘先排出,随后见少量阴道流血。②母体面娩出式(duncan mechanism):即胎盘的母体面先排出,较少见。胎盘从边缘开始剥离,血液沿剥离面流出,其临床特点是先有较多量阴道流血,胎盘后排出。

二、处　　理

(一) 新生儿处理

1. 清理呼吸道　断脐后继续清除新生儿呼吸道,用新生儿吸痰管或导管轻轻吸出咽部及鼻腔的黏液和羊水,避免吸入性肺炎的发生。当确认呼吸通道已清理畅而仍未啼哭时,可用手轻刺激新生儿足底或按摩新生儿背部。新生儿大声啼哭后处理脐带。

2. 处理脐带 用 75％乙醇消毒脐带根部周围，在距脐根 0.5cm 处用血管钳钳夹后用无菌粗丝线结扎，再在第一道结扎线外 0.5cm 处结扎第二道丝线，必须扎紧防止其出血，避免用力过猛造成其撕裂（也可使用气门芯或脐带夹等结扎），在结扎线外 0.5cm 处剪断脐带，挤出残余血液，最后用饱和高锰酸钾处理脐带断面，注意药液不可接触新生儿皮肤，以免发生皮肤灼伤。待脐带断面干后，以无菌纱布覆盖，再用脐带布包扎。处理新生儿过程应注意保暖。

3. 阿普加评分（Apgar score）**及其意义** 新生儿阿普加评分法用以判断有无新生儿窒息及窒息严重程度，以出生后 1 分钟时的心率、呼吸、肌张力、喉反射及皮肤颜色 5 项指标为依据，每项为满分 2 分（表 5-1），共 10 分。8～10 分为正常新生儿。4～7 分属轻度窒息，需清理呼吸道、人工呼吸、吸氧、用药等处理才能恢复；0～3 分属重度窒息，需紧急抢救，即刻在喉镜直视下气管内插管清理呼吸道并给氧。缺氧较严重的新生儿，应在出生后 5 分钟、10 分钟时再次评分，直至连续两次评分均≥8 分。1 分钟评分反映在宫内的情况，是出生当时的表现；5 分钟及以后的评分则反映复苏效果，与预后关系密切。阿普加评分的临床恶化顺序为皮肤颜色→呼吸→肌张力→反射→心率，心率是最后消失的指标。复苏有效时的恢复顺序为心率→反射→皮肤颜色→呼吸→肌张力。肌张力恢复越快，预后则越好。

表 5-1 新生儿 Apger 评分

体征	0 分	1 分	2 分
每分钟心率	0	＜100 次	≥100 次
呼吸	0	浅慢，不规则	佳
肌张力	松弛	四肢稍屈曲	四肢屈曲活动好
喉反射	无反射	有些动作	咳嗽，恶心
皮肤颜色	全身苍白	躯干红，四肢青紫	全身粉红

4. 新生儿体检及标记 对新生儿详细体格检查后，擦净新生儿足底胎脂，打新生儿足印及产妇拇指印于新生儿病历上，为新生儿系上标明母亲姓名、床号、新生儿性别、体重、出生时间的手腕带和包被。

5. 早接触、早吸吮 在新生儿出生半小时内，将其抱到母亲怀中进行母婴皮肤接触，同时让新生儿吸吮母亲乳头，有助于增进母婴感情，促进母乳喂养。

（二）协助胎盘娩出

在确认胎盘已完全剥离后，于宫缩时以左手握住宫底并按压，同时右手轻拉脐带，协助胎盘娩出。当胎盘娩出至阴道口时，接产者用双手捧住胎盘，向一个方向旋转并缓慢向外牵拉，协助胎盘胎膜完整排出。若发现胎膜部分断裂，用血管钳夹住断裂上端的胎膜，再继续向原方向旋转。直至胎膜完全排出。胎盘胎膜排出后，按摩子宫刺激其收缩以减少出血，同时注意观察并测量出血量。接产者切忌在胎盘尚未完全剥离时用手按压宫底或牵拉脐带，以免引起胎盘部分剥离而出血或拉断脐带，甚至造成子宫内翻（inversion of uterus）。

（三）检查胎盘胎膜

将胎盘铺平，先检查胎盘母体面的胎盘小叶有无缺损。然后将胎盘提起，检查胎膜是否完整，再检查胎盘胎儿面边缘有无血管断端，若有血管断端，则提示可能存在副胎盘（succenturiate placenta）。副胎盘为一小胎盘，与正常胎盘分离，但两者间有血管相连（图 5-26）。若有副胎盘、部分胎盘残留或大部分胎膜残留时，应在无菌操作下进入宫腔清除残留组织（手术最好能在超声监测下进行）。若确认仅有少许胎膜残留，可给予子宫收缩剂待其自然排出。

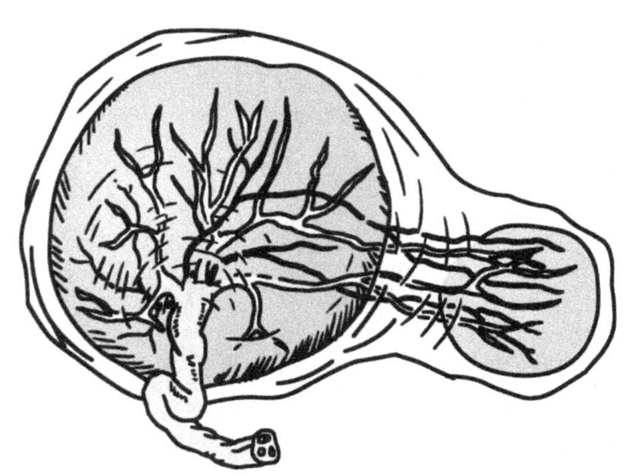

图 5-26 副胎盘

（四）检查软产道

胎盘娩出后，应仔细检查会阴、小阴唇内侧、尿道口周围、阴道及宫颈有无撕裂伤。若有裂伤应立即缝合。

笔记栏

(五) 预防产后出血

正常分娩出血量一般不超过300ml。正确处理胎盘娩出期能减少产后出血的发生。

(1) 宫缩剂的使用:有产后出血高危因素者可在胎儿前肩娩出时肌内注射麦角新碱(ergometrine)0.2mg,肌内注射或静脉滴注缩宫素(oxytocin)促进子宫收缩,也可在胎儿娩出后立即快速脐静脉注射生理盐水20ml加缩宫素10U,能使胎盘迅速剥离减少出血。

产后出血高危因素:有产后出血史,存在易发生宫缩乏力的因素(如分娩次数≥5次的多产妇、双胎妊娠、羊水过多、巨大胎儿、产程延长等)。

(2) 若胎盘未完全剥离而出血多时,应行手取胎盘术。

(3) 若胎儿娩出30分钟后,胎盘仍未娩出,而出血量不多,应注意排空膀胱,检查胎盘是否已剥离,如应用促子宫收缩剂后胎盘仍不能排出,再行手取胎盘术。

(4) 若胎盘娩出后出血多,应促进子宫收缩的同时检查出血原因,及时处理(详见产后出血章节)。

(六) 产后观察

约80%的产后出血发生在产后2小时内。在此期间产妇应留在分娩室观察,观察的内容包括子宫收缩情况、阴道流血量、会阴阴道有无血肿,同时测量血压、脉搏、心率等。当出现阴道流血量不多,但子宫底高度逐渐上升者,应警惕宫腔内积血,予以按压子宫帮助积血排除,并应用子宫收缩剂。若产妇自觉有肛门坠胀感,提示有阴道壁血肿的可能,应行肛查或阴道检查。产后2小时后返产休室,应注意子宫收缩及阴道流血,鼓励产妇尽早排尿,防止因膀胱充盈而影响子宫收缩。

「附」手取胎盘术(manual removal of placenta)

术者更换手术衣及手套,再次消毒外阴后,将一手手指并拢呈圆锥状进入宫腔,手掌面向着胎盘母体面,手指并拢以手掌尺侧缘从胎盘边缘小心将其与子宫壁分离,另一手在腹部按压宫底(图5-27)。待胎盘全部剥离后方可取出胎盘。取出后应立即肌内注射子宫收缩剂。注意操作必须轻柔,避免暴力剥离或用手指抓挖子宫壁导致穿破子宫。若胎盘与子宫壁紧密结合无法剥离者,植入性胎盘的可能性较大,不应强行剥离。取出的胎盘应立即常规检查是否完整,若有缺损则再次进入宫腔清除残留胎盘及胎膜,但应尽量减少进入宫腔操作次数。

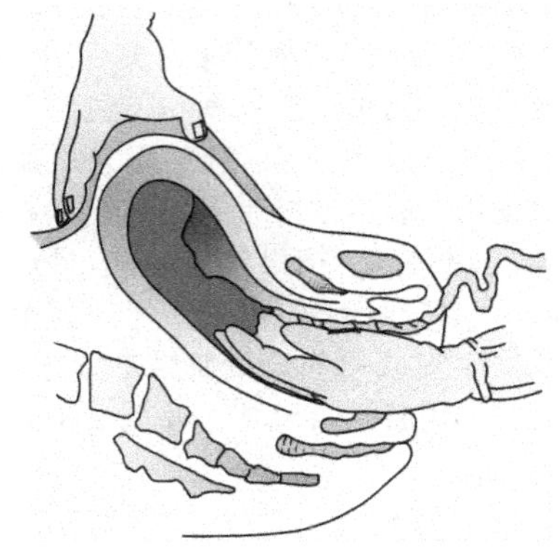

图5-27 手取胎盘术

案例5-1小结

该案例为一正常分娩案例,临床处理的关键是观察产程进展(包括宫口扩张、胎先露下降和胎心变化等)是否正常,任何一个"正常分娩"在产程进展过程中都有可能因某个因素发生变化时不相适应而转变为异常分娩,例如子宫收缩情况和胎方位在产程过程是不断变化的,如能及时发现异常并且及时处理,有可能使"异常分娩"转变为正常分娩。

第七节 分娩镇痛

分娩镇痛一直是人们追求的目标,但是经过多方的努力,到目前为止尚无一种能完全止痛而又对母儿健康没有影响的方法。多数镇痛药均有抑制胎儿呼吸中枢和循环中枢的作用,部分可导致产妇缺氧、低血压和高碳酸血症,从而影响胎儿。临床上选择分娩镇痛的方法必须具备以下条件:①对产妇及胎儿不良作用小;②药物起效快,作用可靠,便于给药;③不影响宫缩频率及强度;④产妇清醒,能配合分娩过程。

分娩疼痛主要来自子宫收缩、宫颈扩张、骨盆底组织及软产道扩张受压等,其疼痛控制中枢在T11～S4之间。目前临床常用的分娩镇痛方法有:

一、非药物性分娩镇痛

①呼吸法镇痛分娩;②精神预防性镇痛分娩;③穴位针刺镇痛分娩。

二、药物性镇痛分娩

(一) 全身性药物镇痛分娩

1. 吸入性药物 通过吸入亚麻醉剂量的麻醉药物达到镇痛目的。常用药物有氧化亚氮、氟烷、

笔记栏

恩氟烷。氧化亚氮经流量挥发器给予，其浓度为40%～50%，需与恩氟烷合用。目前国内不少大医院已开展应用，其优点是起效快，苏醒快，但副作用也较多，需防止产妇缺氧。

2. 镇静药物 主要减轻恐惧和焦虑达到缓解疼痛的目的，常用苯巴比妥、地西泮。

3. 注射麻醉镇静药物 强镇痛药哌替啶、吗啡、芬太尼、曲马多等，最常用为哌替啶，它能提高痛阈，抑制痛觉，对胎儿的呼吸有一定的抑制作用，且镇痛不完全。

（二）区域性镇痛分娩

区域性镇痛分娩是目前最常用的分娩镇痛的方法，镇痛效果确切并能保持产妇清醒，不易对胎儿呼吸产生抑制作用。

1. 连续硬膜外镇痛 指在L1～L3置管（图5-28）连续输以稀释局麻药和脂溶性阿片类镇痛药。其优点是镇痛平面稳定，效果确切，运动阻滞少，常用药物为布比卡因、芬太尼及哌替啶。

2. 自控式硬膜外镇痛 可减少用药剂量，便于产妇自行控制给药。

3. 腰麻-硬膜外联合阻滞 具有起效快，用药剂量少，运动阻滞轻的优点。

4. 微导管连续蛛网膜下腔给药镇痛 28G导管将芬太尼和布比卡因注入蛛网膜下腔镇痛；以上四种区域性分娩镇痛的方法主要用于第一产程。

5. 连续骶管镇痛 达到松弛盆底，缓解外阴和会阴部痛觉，适用于第二产程。

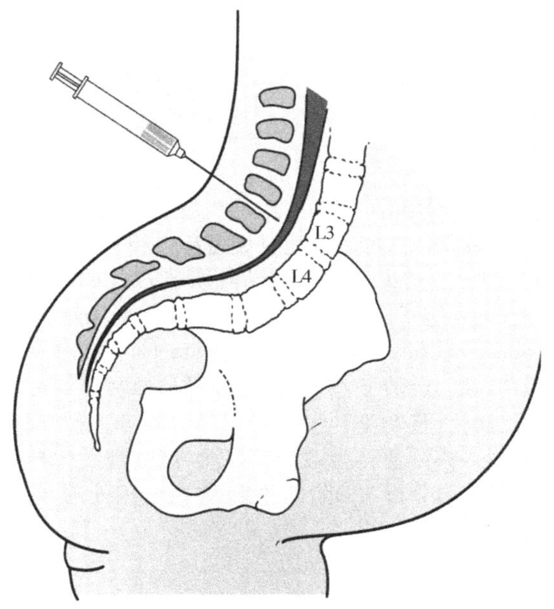

图5-28 镇痛分娩硬膜外给药

（三）局部阻滞

利多卡因用于第一产程活跃期的宫颈局部封闭和第二产程阴部神经阻滞。

分娩镇痛并非无痛分娩，它能减轻产妇的剧烈疼痛，随着我国生活水平不断提高，分娩镇痛具有广泛的应用前景。

（肖小敏　胡淑君）

笔记栏

第6章 异常分娩

影响分娩的主要因素有产力、产道、胎儿及精神心理因素，这些因素在分娩过程中相互影响。任何一个或一个以上的因素发生异常以及四个因素相互间不能适应，而使分娩进展受阻，称异常分娩(abnormal labor)，也称难产(dystocia)。在分娩过程中，在一定的条件下，正常分娩与异常分娩可以相互转化，若处理不当，顺产可转为难产；若处理得当，难产亦可逆转为顺产。因此，当分娩发生异常时，应认真分析四因素的关系，及时对因处理，使分娩能顺利进行。

案例 6-1

产妇，33岁，因妊娠39^{+4}周，阵发性下腹坠痛5小时，见红2小时。拟临产入院。

孕妇本次妊娠为第一孕，妊娠经过顺利，按时产前检查未发现妊娠并发症和妊娠合并症存在。5小时前出现下腹阵发性坠痛，开始间歇大约10分钟左右，疼痛可耐受，但间歇渐短，程度渐强。2小时前出现阴道少量出血，色暗红。无阴道流水。出现上述症状后胎动没有减少，但休息不好。

体格检查：体温36.7℃，脉搏88次/min，呼吸18次/min，血压126/84mmHg。心肺听诊未发现异常。腹膨隆、呈纵椭圆形，肝脾肋下未扪及。双下肢无浮肿。

产科检查：

腹部检查：子宫增大，子宫底高度33cm，宫缩间歇8～9分钟，持续25～30秒，胎方位LOT，胎心145次/min，胎头跨耻征阴性。

骨盆外测量：23cm-26cm-18cm-8.5cm。

阴道检查：宫颈管已展平，质软无水肿，宫口扩张3cm，先露头，胎头矢状缝位于骨盆的横径上，先露部最低点位于坐骨棘上1.5cm，未破膜，未扪及骶岬。

问题：

1. 入院首先要考虑的诊断？
2. 需要进一步观察的内容？
3. 如何建议产妇选择分娩方式？

案例 6-1 分析

根据已掌握的正常分娩知识，通过以上病史和检查首先考虑的入院诊断：

1. 孕$_1$产$_0$，宫内单胎妊娠39^{+4}周，枕左横位。
2. 临产。
3. 骨盆入口临界狭窄。

为了解胎儿在宫内的情况和估计胎儿体重马上必须执行的辅助检查：

1. B超检查：提示"宫内单活胎(估计体重3000g±200g)，LOT，胎盘成熟度Ⅱ度"。
2. 胎儿电子监护(外监护)检查：提示"CST阴性，宫缩间歇9～10分钟，持续35秒"。

分娩方式必须根据产程的进展，综合判断后才能决定。但从入院情况分析，产妇年龄偏大，骨盆入口临界狭窄，估计胎儿体重在3000g左右，有阴道分娩的机会，故建议产妇选择阴道试产。

决定阴道试产后我们必须要做的工作：

1. 观察：胎儿宫内情况、头盆是否相称、子宫收缩如何、宫颈扩张和胎头下降的进展。
2. 对产妇进行心理辅导以减少其对分娩的恐惧和增强阴道分娩的信心。

第一节 产力异常

产力是分娩的动力，但受胎儿、产道和产妇精神心理因素的制约。分娩是一动态变化的过程，有效的产力，才能使子宫颈口扩张及胎先露部下降。产力中以子宫收缩力为主，子宫收缩力贯穿于整个分娩过程。分娩过程中如子宫收缩的节律性、对称性及极性不正常或强度、频率有改变，称子宫收缩力异常，简称产力异常(abnormal uterine action)。产妇精神心理因素可直接影响产力，如产妇对分娩有顾虑，通常可在分娩早期出现产力异常，称为原发性宫缩乏力；当分娩过程存在头盆不称和胎位异常时，产妇常出现继发性宫缩乏力。过强、过频的子宫收缩影响了胎盘和胎儿的血液供应，致使胎儿缺氧，出现胎儿窘迫征象，严重者造成胎死宫内或新生儿窒息死亡。

子宫收缩力异常临床上分为子宫收缩乏力(简称宫缩乏力)和子宫收缩过强(简称宫缩过强)两类，每类又分为协调性子宫收缩和不协调子宫收缩，详见图6-1。

笔记栏

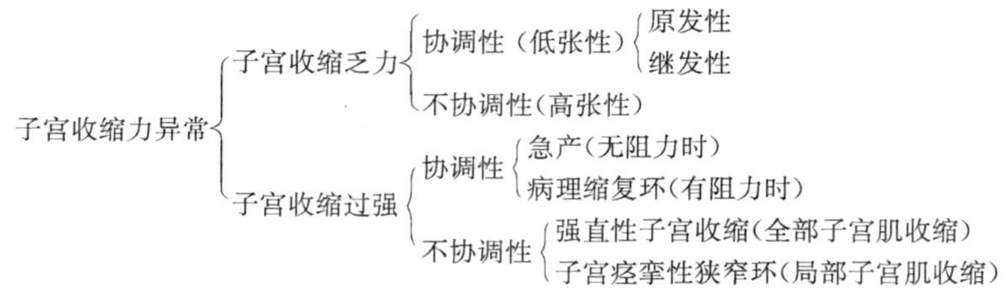

图 6-1 子宫收缩力异常的分类

一、子宫收缩乏力

（一）原因

子宫收缩乏力（uterine inertia）多由几种因素引起，常见的原因如下：

1. 头盆不称或胎位异常 由于骨盆入口狭窄或胎儿较大，使胎儿先露部下降受阻，不能紧贴子宫下段及宫颈内口，局部不能引起反射性子宫收缩，导致继发性宫缩乏力。

2. 子宫局部因素 子宫壁过度膨胀（如多胎妊娠、巨大胎儿、羊水过多等），使子宫肌纤维失去正常收缩力。经产妇（multipara）由于经历了多次的妊娠与分娩使子宫肌纤维变性、结缔组织增生而影响子宫收缩。子宫发育不良、子宫畸形（如双角子宫等）、子宫肌瘤等都能引起子宫收缩乏力。

3. 精神因素 初产妇（primipara）尤其是 35 岁以上高龄初产妇（elderly primipara）容易对分娩产生恐惧以及精神过度紧张致使大脑皮层功能紊乱，结果分娩过程不能很好休息、排尿不畅导致膀胱充盈、进食不足及过多地消耗体力而出现水及电解质紊乱，均可导致宫缩乏力。

4. 内分泌失调 临产后如产妇体内雌激素、缩宫素及前列腺素合成和释放减少，缩宫素受体含量不足，雌/孕激素比例失调，肌细胞间隙连接蛋白数量减少等，均可影响子宫肌纤维收缩能力。

5. 药物影响 临产后使用大剂量镇静剂、镇痛剂及麻醉药，如吗啡、氯丙嗪、硫酸镁、哌替啶、苯巴比妥钠等，可以使子宫收缩受到抑制。

（二）临床表现

子宫收缩乏力分为协调性和不协调性两种，根据发生时期又分为原发性和继发性。类型不同，临床表现也不同。

1. 协调性宫缩乏力（低张性宫缩乏力） 其特点为子宫收缩具有正常的节律性、对称性和极性，但收缩力弱，宫腔内压力低于 15mmHg，持续时间短，间歇期长且不规律，宫缩<2 次/10min。当宫缩高峰时，宫体隆起不明显，用手指压宫底部肌壁仍可出现凹陷，此种宫缩乏力多属继发性宫缩乏力，临产早期宫缩正常，于第一产程活跃期后期或进入第二产程后宫缩减弱。常见于中骨盆与骨盆出口平面狭窄，胎先露部下降及内旋转受阻，持续性枕横位或枕后位等。此种宫缩乏力，由于宫腔压力不高，对胎盘血流影响不大，故不会导致胎儿宫内缺氧。

> **案例 6-1 分析**
>
> 1. 产程的潜伏期正常。
>
> 2. 宫口扩张 3cm（产程已经进入活跃期），但触诊宫缩间歇仍为 8～9 分钟，持续 25～30秒。CST 同样提示“宫缩间歇 9～10 分钟，持续 35 秒”。
>
> 以上两点提示可能存在继发性协调性（低张性）宫缩乏力。
>
> **问题：**
>
> 1. 除了入院诊断外，还有其他的诊断吗？
>
> 2. 是否应该对产程进行干预？

2. 不协调性宫缩乏力（高张性宫缩乏力） 多见于初产妇，其特点为子宫收缩的极性倒置，宫缩的兴奋点不是起自两侧宫角部，而是来自子宫下段的一处或多处冲动，子宫收缩波由下向上扩散，收缩波小而不规律，频率高，节律不协调；宫腔内压力达 20mmHg，宫缩时宫底部不强，而是子宫下段强，宫缩间歇期子宫壁也不完全松弛，这种宫缩不能使子宫颈口如期扩张，胎先露部也不能如期下降，属于无效宫缩。此种宫缩乏力多属原发性宫缩乏力，需与假临产鉴别。鉴别方法是给予强镇静剂哌替啶 100mg 肌内注射，使用强镇静剂后能使宫缩停止者为假临产，不能使宫缩停止者为原发性宫缩乏力。这些产妇往往伴有头盆不称、胎位异常，使胎先露部不能紧贴子宫下段及宫颈内口，不能引起反射性子宫收缩。产妇自觉下腹部持续疼痛、拒按、烦躁不安，严重者出现脱水、电解质紊乱、肠胀气、尿潴留；高张的宫腔压力使胎儿-胎盘循环障碍，出现胎儿窘迫。产科检查：下腹部压痛，胎位触不清，胎心不规律，宫口扩张缓慢或停止扩张，胎先露部下降延缓或停止，潜伏期延长。

3. 产程曲线异常 记录胎头下降曲线和宫颈扩张曲线间关系的产程图是产程监护和识别难产的重要手段，它能直观地反映产程的进展。宫缩乏力导致产程曲线异常有以下八种。

（1）潜伏期延长（prolonged latent phase）：从临产规律宫缩开始至宫口扩张 3cm 称为潜伏期。初

笔记栏

产妇潜伏期正常约需 8 小时，最大时限 16 小时，超过 16 小时称为潜伏期延长(图 6-2①)。

(2) 活跃期延长(prolonged active phase)：从宫口扩张 3cm 开始至宫口开全称为活跃期。初产妇活跃期正常约需 4 小时，最大时限 8 小时，若超过 8 小时，称为活跃期延长(图 6-2②)。当活跃期延长时宫口扩张速度初产妇＜1.2cm/h，经产妇＜1.5cm/h。

(3) 活跃期停滞(protracted active phase)：进入活跃期后，宫口不再扩张达 2 小时以上，称为活跃期停滞(图 6-2③)。

(4) 第二产程延长(prolonged second stage)：第二产程初产妇超过 2 小时、经产妇超过 1 小时尚未分娩，称为第二产程延长(图 6-2④)。

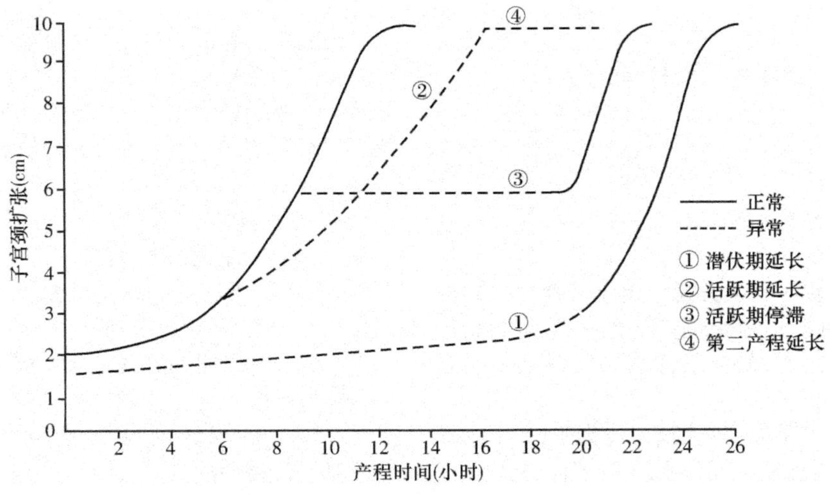

图 6-2　异常的宫颈扩张曲线

(5) 总产程延长：也称滞产(prolonged labor)，总产程超过 24 小时。

(6) 第二产程停滞(protracted second stage)：第二产程达 1 小时胎头下降无进展，称为第二产程停滞。

(7) 胎头下降延缓(prolonged descent)：活跃期晚期及第二产程，胎头下降速度初产妇＜1.0cm/h，经产妇＜2.0cm/h，称为胎头下降延缓。

(8) 胎头下降停滞(protracted descent)：活跃期晚期胎头停留在原处不下降达 1 小时以上，称为胎头下降停滞。

以上产程曲线异常是一种现象，用以指导分娩处理，亦可作为分娩结束的最后诊断。在这些异常的诊断中比较常用的是前五种。产程曲线异常的诊断可以单独存在，也可以合并存在。

(三) 对母儿影响

1. 对产妇的影响　由于产程延长，产妇休息不好、进食少、精神与体力消耗，可出现疲乏无力、肠胀气、排尿困难等，严重时可引起脱水、酸中毒、低钾血症。这些改变又反过来影响子宫收缩，造成恶性循环。第二产程胎儿先露部多已进入骨盆深部，如产程延长膀胱被压迫于胎先露部(先露部如为胎头者尤为严重)与耻骨联合之间，可导致软组织缺血、水肿甚至坏死，坏死的软组织在产后脱落而形成膀胱阴道瘘或尿道阴道瘘。胎膜早破以及多次肛诊或阴道检查增加了感染的机会。宫缩乏力可一直延续到产后而影响到胎盘剥离、娩出和子宫肌层的血窦关闭，而引起严重的产后出血。手术产率高，产褥期并发症亦增多。

2. 对胎儿的影响　协调性宫缩乏力容易造成胎头在盆腔内旋转异常，使产程延长，手术产率高，新生儿产伤增多；不协调性宫缩乏力由于不能使子宫肌层完全放松，对胎盘-胎儿循环影响大，其结果是胎儿在宫内缺氧，发生急性胎儿窘迫。胎膜早破易造成脐带受压或脱垂，而发生急性胎儿窘迫甚至胎死宫内。

(四) 预防

通过各种方式对妊娠妇女进行产前健康教育，进入产程后重视解除产妇不必要的思想顾虑和恐惧心理，使产妇了解分娩是生理过程，增强其对分娩的信心。目前国内外均设有康乐待产室、家庭化产房及导乐分娩，均有助于消除产妇的紧张情绪，可预防精神紧张所致的宫缩乏力。分娩过程鼓励产妇正常饮食，必要时给予静脉补充。产程中避免过多使用镇静药物及注意检查有无头盆不称存在，应该注意及时排空直肠和膀胱，必要时可行温肥皂水灌肠及导尿。

(五) 处理

1. 协调性宫缩乏力　一旦出现协调性宫缩乏力，不论是原发性还是继发性，首先应寻找原因。阴道检查宫颈扩张和胎先露部下降情况，了解有否

笔记栏

头盆不称和明显的胎位异常。若发现有头盆不称，估计不能经阴道分娩者，应及时行剖宫产术；若判断无头盆不称和胎位异常，估计能经阴道分娩者，应采取加强宫缩的措施。

（1）第一产程

1）一般处理：消除精神紧张，鼓励多进食，注意营养与水分的补充。不能进食者给予静脉补充液体和营养物质，如已发生电解质紊乱或酸中毒则必须给予纠正。补充钙剂可提高子宫平滑肌细胞球蛋白及腺苷酶活性，增加间隙连接蛋白数量，增强子宫收缩。初产妇宫颈口扩张<4cm、胎膜未破者，可给予温肥皂水灌肠，该方法可以反射性地刺激子宫收缩。自然排尿困难者，先行诱导法，无效时应及时给予导尿。合谷、三阴交、太冲、支沟等穴位均有加强宫缩的作用，可考虑针刺穴位协助治疗宫缩乏力。破膜12小时以上应给予抗生素预防感染。

2）加强子宫收缩：经上述一般处理，子宫收缩力仍弱，对确诊为协调性宫缩乏力，产程无明显进展，无头盆不称者，可选用下列方法加强宫缩：

A. 人工破膜：宫口扩张≥3cm、无头盆不称、胎头已衔接者，可行人工破膜。破膜后，胎头直接紧贴子宫下段及宫颈内口，引起反射性子宫收缩，加速产程进展。现有学者主张胎头未衔接、无明显头盆不称者也可行人工破膜，认为破膜后可促进胎头下降入盆。破膜前必须检查有无脐带先露，破膜应在宫缩间歇、下次宫缩将开始时进行，破膜后术者手指应停留在阴道内，控制羊水流出的速度，经过1～2次宫缩，待胎头入盆后，术者再将手指取出（图6-3）。Bishop提出用宫颈成熟度评分法估计人工破膜加强宫缩措施效果，见表6-1。该评分法满分为13分。若产妇得分≤3分，以人工破膜的方法加强宫缩往往失败，应改用其他方法。4～6分的成功率约为50%，7～9分的成功率约为80%，>9分均成功。

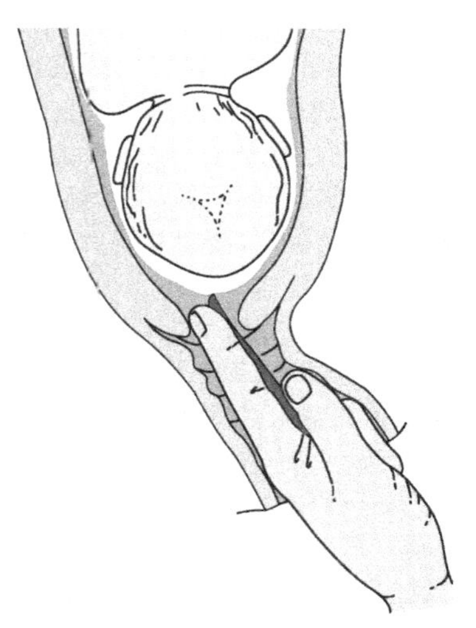

图6-3 人工破膜手术

表6-1 Bishop宫颈成熟度评分法

指标	分数			
	0	1	2	3
宫口开大(cm)	0	1～2	3～4	5～6
宫颈管消退(%)	0～30	40～50	60～70	80～100
先露位置	−3	−2	−1～0	+1～+2
宫颈硬度	硬	中	软	
宫口位置	后	中	前	

注：宫颈管未消退时长度为2～3cm；先露位置以坐骨棘水平为0，低于坐骨棘水平为+，反之为−

B. 缩宫素静脉滴注：适用于协调性宫缩乏力、宫口扩张3cm、胎心良好、胎位正常。头盆相称者。将缩宫素2.5U加于5%葡萄糖液500ml内，使每滴液体内含有缩宫素0.33mU，从4～5滴/min（即1～2mU/min）开始，根据宫缩强弱进行调整，通常不超过10～15mU/min（30～45滴/min）维持宫缩时宫腔内压力达50～60mmHg，宫缩间隔2～3分钟，持续40～60秒。对于不敏感者，可酌情增加缩宫素剂量。

应用缩宫素时，应有专人观察产程进展，监测宫缩、听胎心及测量血压。评估宫缩强度的方法有：①触诊；②胎儿电子监护（外监护、内监护）。使用缩宫素期间若10分钟内宫缩超过5次、宫缩持续1分钟以上或胎心率发生了变化，应立即停滴缩宫素。外源性缩宫素在母体血中的半衰期为1～6分钟，故当使用缩宫素引起子宫收缩过强时马上停药后能迅速好转，必要时可加用镇静剂。若发现血压升高，应减慢滴注速度。由于缩宫素有抗利尿作用，水的重吸收增加，可出现尿少，使用时需警惕水中毒的发生。

C. 地西泮静脉推注：地西泮能使宫颈平滑肌松弛，软化宫颈，促进宫口扩张，适用于宫口扩张缓慢及宫颈水肿的产妇。常用剂量为10mg，间隔4～6小时可重复一次，与缩宫素联合应用效果更佳。

经上述处理，若产程仍无进展或出现胎儿窘迫征象时，应及时行剖宫产术。

案例6-1分析

产妇本身存在骨盆入口临界狭窄，临产后休息又不好，现已发生继发性协调性（低张性）宫缩乏力。

入院诊断：

1. 孕$_1$产$_0$，宫内单胎妊娠39^{+4}周，枕左横位。
2. 临产。
3. 骨盆入口临界狭窄。
4. 继发性宫缩乏力（协调性、低张性）。

入院后的处理及产程进展：

1. 阴道检查未发现明显头盆不称，胎心

笔记栏

正常，故行人工破膜（破膜时未见羊水胎粪污染）加强宫缩。

2. 人工破膜后观察2小时宫缩仍间歇9～10分钟，持续35秒，阴道检查宫颈口扩张3.5cm。予以静脉推注地西泮10mg的同时静脉滴注缩宫素（缩宫素2.5U+5%葡萄糖500ml静脉滴注，根据宫缩情况调整滴注速度）。

（2）第二产程：若无头盆不称，于第二产程期间出现宫缩乏力时，也应加强宫缩，给予缩宫素静脉滴注促进产程进展。若胎头双顶径已通过坐骨棘平面，等待自然分娩或行会阴后-侧切开以胎头吸引术或产钳术助产；若胎头仍未衔接或伴有胎儿窘迫征象，应行剖宫产。

案例6-1分析

经上述加强宫缩处理后子宫收缩转好，4小时后宫颈口开全，胎心好，胎方位枕左前横位，先露棘下1.5cm。宫口开全后指导产妇在宫缩时屏气用力。

第二产程的进展情况（宫口开全后1.5小时）：

1. 阴道口未见胎头拨露。

2. 静脉滴注缩宫素（24滴/min），宫缩间歇1.5分钟，持续50秒。

3. 胎心基线130次/min±，无异常减速。

4. 阴道检查：胎方位LOA，先露棘下2.5cm，有产瘤（直径2cm）。

问题：

1. 此时采取什么分娩方式最为合适？

2. 分娩时必须做什么准备？

（3）第三产程：为预防产后出血，当胎儿前肩娩出时，加强宫缩，方法有肌内注射麦角新碱0.2mg、加大静脉缩宫素用量（10～20U/500ml）、肌内注射/直接子宫体注射前列腺素制剂（$PGF_{2}\alpha$），促使胎盘剥离与娩出以及子宫肌层血窦关闭。

案例6-1分析

第二产程已1.5小时胎头未拨露，必须决定其能否可以阴道分娩。

检查及结果分析：胎方位LOA，先露已达坐骨棘下2.5cm，产瘤不大；胎心好；宫缩虽不满意，但有加强的空间。故仍有阴道分娩的条件。

1. 加快缩宫素的滴注速度。

2. 阴部神经阻滞+局部浸润麻醉后会阴后-侧切开，徒手转胎头至枕前位。经此处理后胎儿有可能经阴道自然娩出，如仍未能自然娩出则应行低位产钳或胎头吸引助产。

3. 分娩时做好预防产后出血的准备（包括配血、胎肩娩出后加大缩宫素的用量）。

2. 不协调性宫缩乏力 处理原则是恢复子宫收缩的正常节律和极性。方法是给予强镇静剂（哌替啶100mg或吗啡10～15mg）肌内注射或地西泮10mg静脉推注，使产妇充分休息，醒后不协调性宫缩多能恢复为协调性。特别强调的是在宫缩恢复为协调性以前，严禁使用缩宫素。若经上述处理，不协调性宫缩未能得到纠正或伴有胎儿窘迫、头盆不称，均应行剖宫产术。若不协调性宫缩已被控制，但宫缩仍弱时，可应用加强子宫收缩的各种方法。

二、子宫收缩过强

（一）协调性子宫收缩过强

1. 临床表现 子宫收缩的节律性、对称性和极性均正常，但子宫收缩力过强、过频，宫腔压力>50mmHg。若产道无阻力，宫口迅速开全（初产妇宫口扩张速度>5cm/h，经产妇宫口扩张速度>10cm/h），分娩在短时间内结束，总产程<3h，称为急产（precipitate delivery），经产妇多见。若伴头盆不称、胎位异常或瘢痕子宫则有可能发生子宫破裂。

2. 对母儿影响

（1）对产妇的影响：宫缩过强、过频，产程过快，软产道来不及适应性扩张导致宫颈、阴道以及会阴撕裂伤；如胎先露部下降受阻，可发生子宫破裂；产程太快，接产时来不及消毒可导致产褥感染；胎儿娩出后子宫肌纤维缩复不良，易发生胎盘滞留或产后出血。

（2）对胎儿及新生儿的影响：宫缩过强、过频影响子宫胎盘血液循环，胎儿在宫内缺氧，易发生急性胎儿窘迫、延续到出生后为新生儿窒息，严重时可致胎死宫内或新生儿死亡；胎儿娩出过快，胎头在产道内受到的压力突然解除，可致新生儿颅内出血；无准备或来不及接产，新生儿易发生感染，若新生儿坠地可致骨折、外伤。

3. 处理 有急产史的孕妇，在预产期前1～2周应提前住院待产。临产后不应灌肠。提前做好接产及抢救新生儿窒息的准备。胎儿娩出时，勿使产妇向下屏气用力。若急产来不及消毒接产或发生了新生儿坠地者，新生儿应肌内注射维生素K_1 10mg预防颅内出血，母婴双方均应尽早肌内注射精制破伤风抗毒素1500U预防破伤风。产后仔细检查产妇宫颈、阴道、外阴，若有撕裂应及时缝合。若属未消毒的接产，分娩后母儿双方均应给予抗生素预防感染。

笔记栏

(二) 不协调性子宫收缩过强

1. 强直性子宫收缩(tetanic contraction of uterus)　通常由外界因素引起,如不适当地应用缩宫素,产妇对缩宫素过度敏感,胎盘早剥时血液浸润子宫肌层等,使子宫强力收缩,宫缩间歇期短或无间歇,引起子宫颈内口以上部分的子宫肌层出现强直性痉挛性收缩。

(1) 临床表现:产妇烦躁不安,持续性腹痛,拒按。胎位触诊不清,胎心听不见。有时可出现病理缩复环、血尿等先兆子宫破裂征象。

(2) 处理:一旦确诊为强直性子宫收缩,应及时给予宫缩抑制剂,如25%硫酸镁20ml加在20ml液体内缓慢静脉推注(不少于5分钟),或肾上腺素1mg加在250ml液体内静脉滴注。若属梗阻性原因,应立即行剖宫产术。若胎死宫内可用乙醚吸入麻醉,若仍不能缓解强直性宫缩,应行剖宫取胎术。

2. 子宫痉挛性狭窄环(constriction ring)　子宫局部肌肉呈痉挛性收缩形成的环状狭窄,持续不放松,称为子宫痉挛性狭窄环。狭窄环可发生在宫颈、宫体的任何部分,但多在子宫上下段交界处或胎儿某一狭窄部位,如胎颈、胎腰(图6-4)。

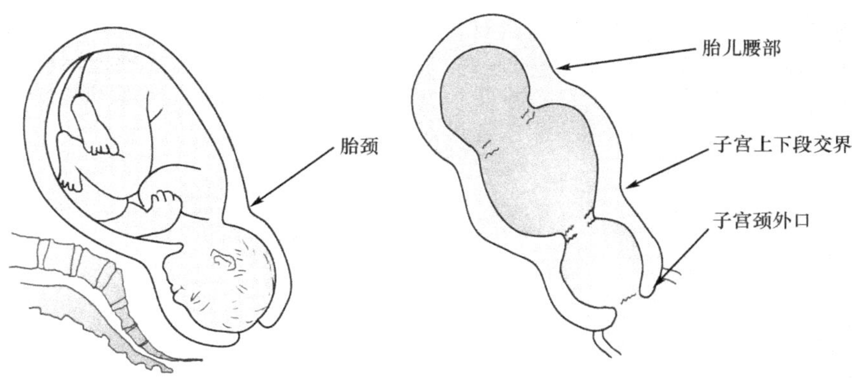

图6-4　子宫痉挛性狭窄环

(1) 原因:精神紧张、过度疲劳以及不适当地应用缩宫素或进行阴道内操作所致。

(2) 临床表现:产妇出现持续性腹痛,烦躁不安,宫颈扩张缓慢,胎先露部下降停滞,胎心时快时慢。宫颈痉挛性收缩时在阴道检查可触及较坚硬而无弹性的宫颈,子宫收缩时不扩大反而缩小。腹部视诊局部可见环状狭窄,此环与病理缩复环不同,特点是不随宫缩上升。

(3) 处理:原则是寻找导致子宫痉挛性狭窄环的原因,及时予以纠正。停止阴道内操作及停用缩宫素;若无胎儿窘迫征象,给予镇静剂(哌替啶100mg或吗啡10mg肌内注射)或给予宫缩抑制剂(沙丁胺醇4.8mg口服或25%硫酸镁20ml加于20ml液体内缓慢静脉推注)直至异常宫缩消失。当宫缩恢复正常时,可行阴道助产或等待自然分娩。若经上述处理,子宫痉挛性狭窄环不能缓解,宫口未开全,胎先露部高,或伴有胎儿窘迫征象,均应立即行剖宫产术。若胎死宫内,宫口已全开,可行乙醚麻醉,经阴道分娩。

第二节　产道异常

产道包括骨产道(骨盆腔)及软产道(子宫下段、宫颈、阴道、外阴),是胎儿经阴道娩出的必然通道。产道异常可使胎儿娩出受阻,临床上以骨产道异常多见。

一、骨产道异常

骨盆径线过短或形态异常,致使骨盆腔小于胎先露部可通过的限度,阻碍胎先露部下降,影响产程顺利进展,称为狭窄骨盆。狭窄骨盆可以为一个径线过短或多个径线同时过短,也可以为一个平面狭窄或多个平面同时狭窄。当一个径线狭窄时,要观察同一个平面其他径线的大小,再结合整个骨盆腔大小与形态进行综合分析,做出能否从阴道分娩的正确判断。

(一) 骨盆狭窄的分类

1. 骨盆入口平面狭窄(contracted pelvic inlet)　分3级:Ⅰ级为临界性狭窄,骶耻外径18cm,入口前后径10cm,因骨盆狭窄程度轻,绝大多数可以经阴道自然分娩;Ⅱ级为相对性狭窄,骶耻外径16.5~17.5cm,入口前后径8.5~9.5cm,因狭窄已比较明显,临产后需经充分试产才能决定是否可以经阴道分娩;Ⅲ级为绝对性狭窄,骶耻外径≤16.0cm,入口前后径≤8.0cm,基本上不能经阴道分娩,必须以剖宫产结束分娩。骨盆入口平面Ⅰ级和Ⅱ级狭窄多见。我国妇女常见的骨盆入口狭窄有以下两种类型。

(1) 单纯扁平骨盆(simple flat pelvis):骨盆入口呈横扁圆形,骶岬向前下突出,使骨盆入口前后径缩短而横径正常(图6-5)。

笔记栏

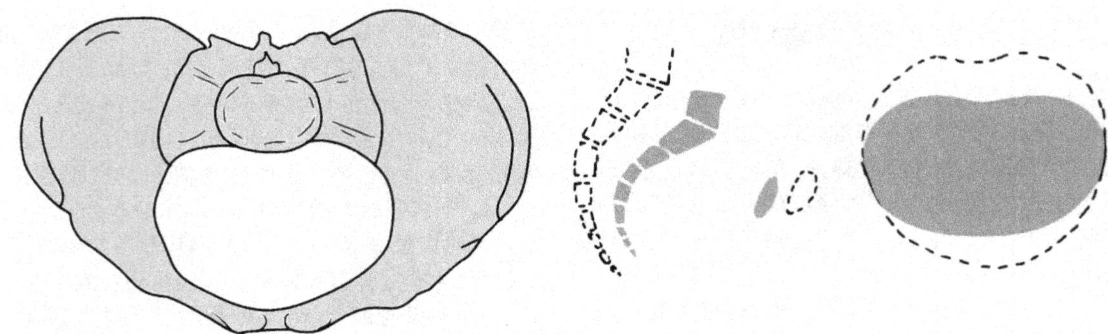

图 6-5　单纯扁平骨盆

(2) 佝偻病性扁平骨盆(rachitic flat pelvis):童年患佝偻病,骨骼软化使骨盆受重力影响而变形,使骶岬被压向前,骨盆入口前后径明显缩短,使骨盆入口呈横的肾形,骶骨下段向后移,失去骶骨正常弯度,变直向后翘。尾骨呈钩状向前突起。由于髂骨外展,使髂棘间径≥髂嵴间径;由于坐骨结节外翻,耻骨弓角度增大,骨盆出口横径变宽(图6-6)。

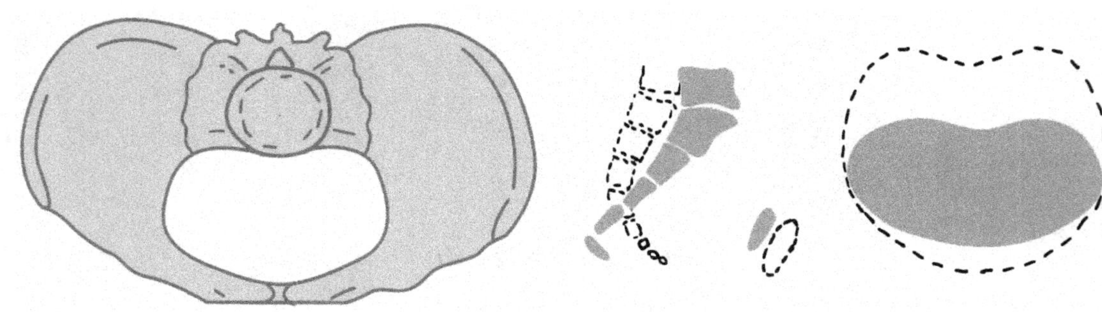

图 6-6　佝偻病性扁平骨盆

2. 中骨盆及骨盆出口平面狭窄　分 3 级:临界性狭窄,坐骨棘间径 10cm,坐骨结节间径 7.5cm;相对性狭窄,坐骨棘间径 8.5～9.5cm,坐骨结节间径 6.0～7.0cm;绝对性狭窄坐骨棘间径≤8.0cm,坐骨结节间径≤5.5cm。我国妇女常见的中骨盆及骨盆出口平面狭窄有以下两种类型:

(1) 漏斗骨盆(funnel shaped pelvis):骨盆入口各径线正常。骨盆壁两侧向内倾斜,形状似漏斗而得名。其特点是中骨盆及骨盆出口平面均明显狭窄,使坐骨棘间径、坐骨结节间径缩短,耻骨弓角度<90°。坐骨结节间径与出口后矢状径之和<15cm(图 6-7)。常见于男型骨盆。

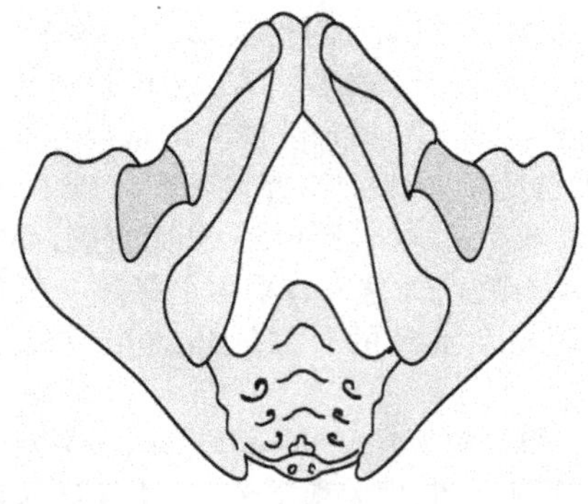

图 6-7　漏斗骨盆

(2) 横径狭窄骨盆(transversely contracted pelvis):与类人猿型骨盆类似。骨盆入口、中骨盆及骨盆出口横径均缩短,前后径稍长。测量髂棘间径和髂嵴间径均缩短,骶耻外径正常,坐骨切迹宽,耻骨联合后方角度狭窄,坐骨棘间径和坐骨结节间径狭窄(图 6-8)。产程早期无头盆不称征象,当胎头下降至中骨盆或骨盆出口时,常不能顺利地转成枕前位娩出,而形成持续性枕横位或枕后位造成难产。

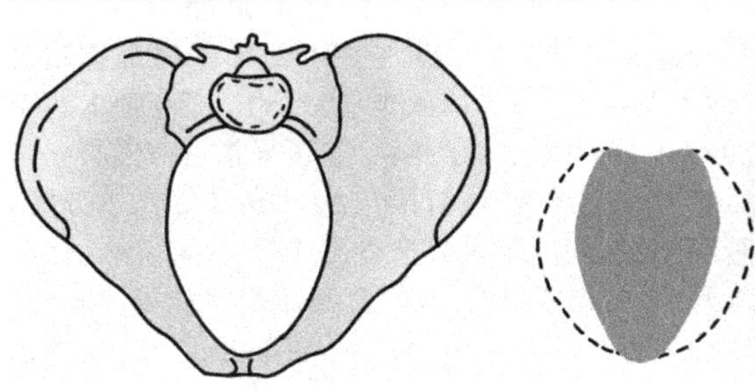

图 6-8　横径狭窄骨盆

3. 骨盆三个平面狭窄　骨盆外形属女性骨盆,但骨盆入口、中骨盆及骨盆出口平面均狭窄,每个平面径线均小于正常值的 2cm 或更多,称为均小骨盆(generally contracted pelvis),多见于身材矮小、体形匀称的妇女(图 6-9)。

笔 记 栏

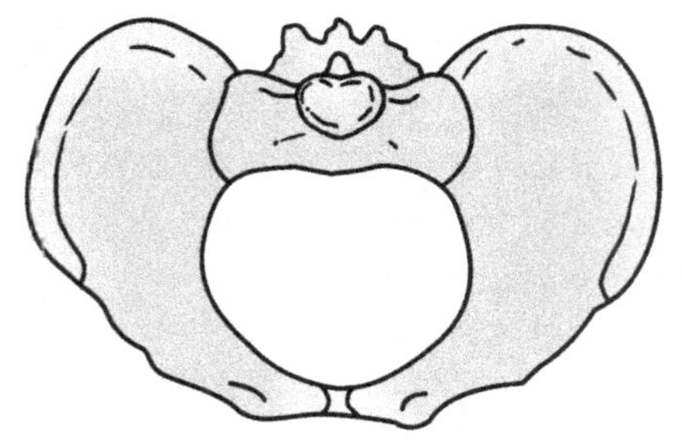
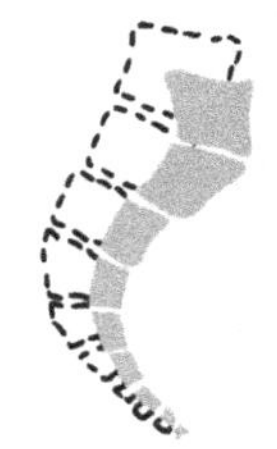
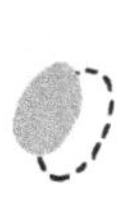
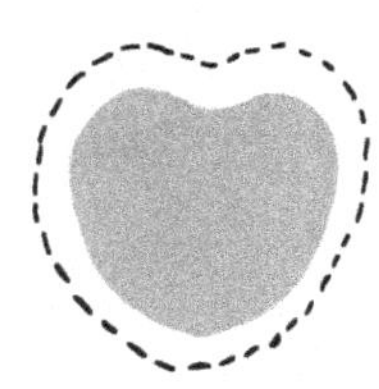

图 6-9　均小骨盆

4. 畸形骨盆　骨盆失去正常形态称畸形骨盆。根据其病因形成一定规律的变形。这里仅介绍以下两种。

(1) 骨软化症骨盆(osteomalacic pelvis)：现已罕见。系因缺钙、磷、维生素 D 以及紫外线照射不足，使成人期骨质矿化障碍，被类骨组织代替，骨质脱钙、疏松、软化。由于受躯干向下方的重力及两股向内上方的压力，使骶岬及骶骨上段突向骨盆入口的前方，两侧髋臼向中央及前方推进，耻骨联合向前伸出，骨盆入口平面呈凹三角形，两侧耻骨坐骨支向中央转移，互相靠近，坐骨结节间径明显缩短。严重者骨盆出口仅能容纳 2～3 指。一般不能经阴道分娩，甚至胎死宫内也必须行剖宫取胎术。

(2) 偏斜骨盆(obliquely contracted pelvis)：系一侧髂骨翼与髋骨发育不良所致同侧骶髂关节固定，形成骨盆入口一侧斜径缩短的偏斜骨盆(图 6-10)。婴儿期患小儿麻痹症留下的一侧下肢病变，骨盆两侧承担的力量不均，使健侧骨盆向骨盆腔内推移成偏斜骨盆。

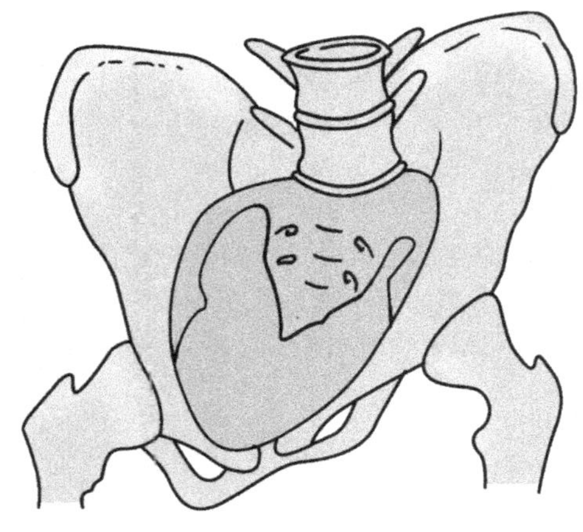

图 6-10　偏斜骨盆

(二) 狭窄骨盆的临床表现

1. 骨盆入口平面狭窄的临床表现

(1) 胎头衔接受阻：一般情况下初产妇在妊娠末期，即预产前 1～2 周或临产前胎头已衔接。若入口狭窄时，即使已经临产胎头仍未入骨盆，经检查胎头跨耻征阳性。其他胎位异常如臀先露、肩先露和胎头位置异常如面先露的发生率是正常骨盆的 3 倍。脐带脱垂发生率增加 6 倍。

(2) 若已临产，根据骨盆狭窄程度、产力强弱、胎儿大小及胎位情况不同，临床表现也不尽相同。

1) 骨盆临界性狭窄：若胎位、胎儿大小及产力正常，胎头常以枕横位衔接，多取后不均倾势进入骨盆入口，即后顶骨先入骨盆，当后顶骨逐渐进入骶凹处，再使前顶骨入盆，则矢状缝位于骨盆入口横径上成头盆均倾式。临床常表现为潜伏期及活跃期早期延长，活跃期后期产程进展顺利。若胎头迟迟不入盆，此时常出现胎膜早破，其发生率为正常骨盆的 4～6 倍，由于胎膜早破母儿均可发生感染；胎头不能紧贴宫颈内口诱发反射性的宫缩，常出现继发性宫缩乏力，而使潜伏期延长，宫颈扩张缓慢。

2) 骨盆绝对性狭窄：若产力、胎儿大小及胎位均正常，但胎头仍不能入盆，常发生梗阻性难产，这种情况可出现病理缩复环，甚至子宫破裂。在强大的宫缩压力下，胎头颅骨重叠，严重时可出现颅骨骨折及颅内出血。

2. 中骨盆平面狭窄的临床表现

(1) 胎头能正常衔接：潜伏期及活跃期早期进展顺利。当胎头下降达中骨盆时，由于内旋转受阻，胎头双顶径被阻于中骨盆狭窄部位之上，常出现持续性枕横位或枕后位。同时出现继发性宫缩乏力、活跃期后期及第二产程延长甚至第二产程停滞。

(2) 胎头受阻于中骨盆：有一定可塑性的胎头开始变形，颅骨重叠，胎头受压，使软组织水肿，产瘤较大，严重时可发生脑组织损伤、颅内出血及胎儿窘迫。若中骨盆狭窄程度严重，宫缩又较强，可发生先兆子宫破裂及子宫破裂。强行阴道助产，可导致严重软产道裂伤及新生儿产伤。

3. 骨盆出口平面狭窄的临床表现　骨盆出口平面狭窄与中骨盆平面狭窄常同时存在。若单纯骨盆出口平面狭窄者，第一产程进展顺利，胎头达盆底受阻，第二产程停滞，继发性宫缩乏力，胎头双顶径不能通过出口横径，强行阴道助产，可导致软产道、盆底肌肉及会阴严重受损，胎儿严重产伤，对母儿危害均极大。

笔记栏

中骨盆和骨盆出口狭窄时如胎先露部嵌入骨盆时间较长，盆底组织血液循环障碍，软组织坏死，产后可形成泌尿生殖道瘘。

(三)狭窄骨盆的诊断

在分娩过程中，骨盆是一不变的因素。狭窄骨盆影响胎先露部在分娩机制中的下降及内旋转，也影响宫缩。在估计分娩难易时，骨盆是首先要考虑的重要因素。在妊娠期应做出骨盆异常的诊断，以决定适当的分娩方式。

1. 病史 询问孕妇有无佝偻病、脊髓灰质炎、脊柱和髋关节结核以及外伤等病史。若为经产妇，应了解既往有无难产史及新生儿有无产伤等。

2. 全身检查 测量身高，孕妇身高<145cm应警惕均小骨盆。观察孕妇体形，步态有无跛足，有无脊柱及髋关节畸形，米氏菱形窝是否对称，有无尖腹及悬垂腹等。

3. 腹部检查

(1) 一般检查：观察腹形，尺测子宫长度及腹围，B型超声观察胎先露部与骨盆关系，还应测量胎头双顶径、头围、胸径、腹径、股骨长，预测胎儿体重，判断能否通过骨产道。

(2) 判断胎位：骨盆入口狭窄往往因为头盆不称、胎头不易入盆导致胎位异常，如臀先露、肩先露。中骨盆狭窄影响已入盆的胎头内旋转，导致持续性枕横位、枕后位等。

(3) 估计头盆关系：正常情况下，部分初孕妇在预产期前2周，经产妇于临产后，胎头应入盆。若已临产，胎头仍未入盆，则应充分估计头盆关系。检查头盆是否相称的具体方法(图6-11)：孕妇排空膀胱，仰卧，两腿伸直。检查者将手放在耻骨联合上方，将浮动的胎头向骨盆腔方向推压。若胎头低于耻骨联合前表面，表示胎头可以入盆，头盆相称，称胎头跨耻征阴性；若胎头与耻骨联合前表面在同一平面，表示可疑头盆不称，称胎头跨耻征可疑阳性；若胎头高于耻骨联合前表面，表示头盆明显不称，称胎头跨耻征阳性。对出现胎头跨耻征阳性的孕妇，应让其取两腿屈曲半卧位，再次检查胎头跨耻征，若转为阴性，提示为骨盆倾斜度异常，而不是头盆不称。

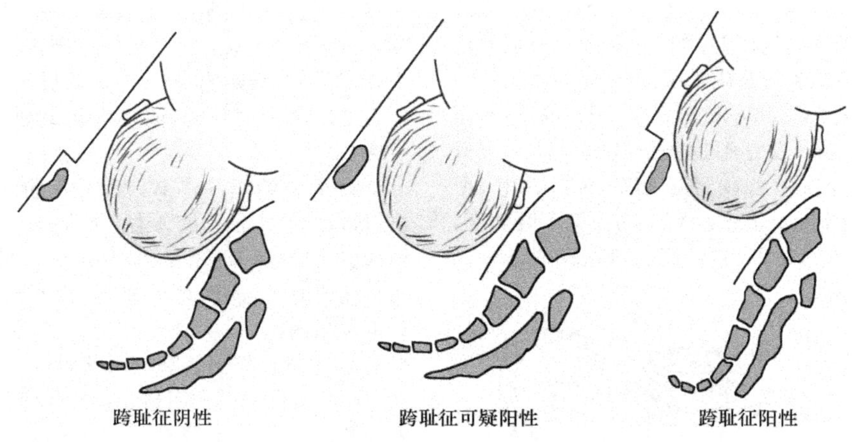

图6-11 检查头盆相称程度

4. 骨盆测量

(1) 骨盆外测量：骨盆外测量的结果，可以间接反映出真骨盆的大小。骨盆外测量各径线<正常值2cm或以上为均小骨盆；骶耻外径<18cm为扁平骨盆；坐骨结节间径<8cm，耻骨弓角度<90°，为漏斗型骨盆；骨盆两侧斜径(以一侧髂前上棘至对侧髂后上棘间的距离)及同侧直径(从髂前上棘至同侧髂后上棘间的距离)相差>1cm为偏斜骨盆。

(2) 骨盆内测量：骨盆外测量发现异常，应进行骨盆内测量。对角径<11.5cm，骶岬突出为骨盆入口平面狭窄，属扁平骨盆；中骨盆平面狭窄及骨盆出口平面狭窄往往同时存在，应测量骶骨前面弯度(图6-12)、坐骨棘间径、坐骨切迹宽度(即骶棘韧带宽度)(图6-13)。若坐骨棘间径<10cm，坐骨切迹宽度<2横指，为中骨盆平面狭窄。若坐骨结节间径<8cm，应测量出口后矢状径及检查骶尾关节活动度，估计骨盆出口平面的狭窄程度。若坐骨结节间径与出口后矢状径之和<15cm，为骨盆出口平面狭窄。

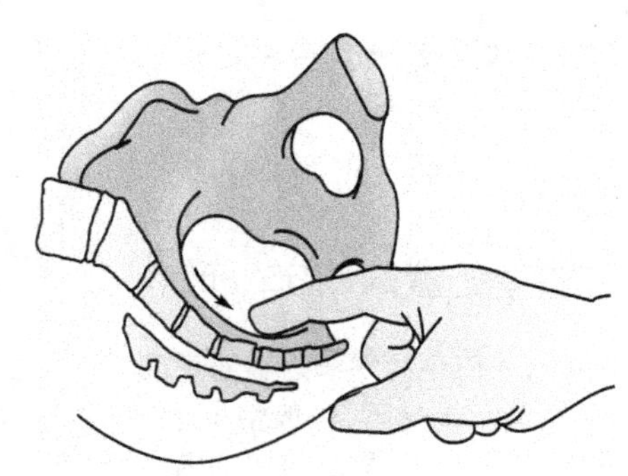

图6-12 检查骶骨前面弯度

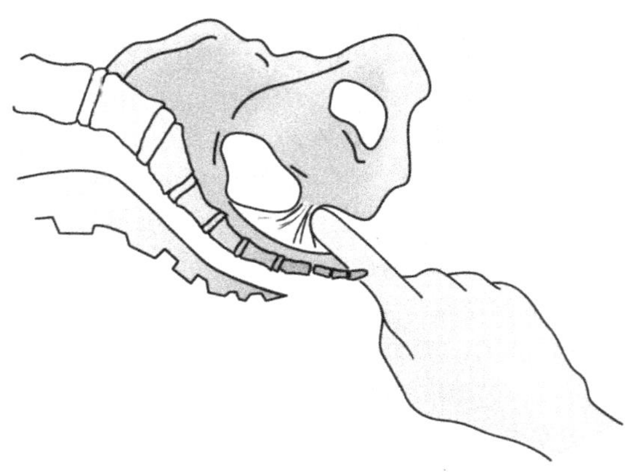

图 6-13　检查坐骨切迹宽度

(四) 狭窄骨盆对母儿影响

1. 对产妇的影响　若为骨盆入口平面狭窄，影响胎先露部衔接，容易发生胎位异常，由于胎先露部被隔在骨盆入口之上，常引起继发性宫缩乏力，导致产程延长或停滞。若为中骨盆平面狭窄，影响胎头内旋转，容易发生持续性枕横位或枕后位。胎头长时间嵌顿于产道内，压迫软组织引起局部缺血、水肿、坏死、脱落，产后形成生殖道瘘；胎膜早破及手术助产增加感染机会。严重梗阻性难产若不及时处理，可导致先兆子宫破裂，甚至子宫破裂，危及产妇生命。

2. 对胎儿及新生儿的影响　头盆不称易发生胎膜早破、脐带脱垂，脐带脱垂发生率是正常产妇的 4～6 倍，脐带脱垂的结局是急性胎儿窘迫，甚至死产；产程延长，胎头受压，缺血缺氧容易发生颅内出血；产道狭窄，手术助产机会增多，易发生新生儿产伤及感染。

(五) 狭窄骨盆分娩时处理

首先应明确狭窄骨盆类别和程度，了解胎位、胎儿大小、胎心率、宫缩强弱、宫口扩张程度、胎先露下降程度、破膜与否，结合产妇年龄、产次、既往分娩史进行综合判断，决定适宜的分娩方式。

1. 一般处理　在分娩过程中，应安慰产妇、减少其对分娩的恐惧心理、使其精神舒畅，保证营养及水分的摄入，必要时予以补充。还需注意产妇休息，要监测宫缩强弱，勤听胎心，适时检查胎先露部下降及宫口扩张程度。

2. 骨盆入口平面狭窄的处理

(1) 明显头盆不称(绝对性骨盆狭窄)：骶耻外径≤16cm，骨盆入口前后径≤8.0cm，胎头跨耻征阳性者，足月活胎不可能经阴道分娩。应在妊娠足月临产前行剖宫产分娩。

(2) 轻度头盆不称(相对性骨盆狭窄)：骶耻外径 16.5～17.5cm，骨盆入口前后径 8.5～9.5cm，胎头跨耻征可疑阳性。足月活胎体重＜3000g，胎心率及产力均正常，应在严密监护下试产。胎膜未破者可在宫口扩张 3cm 时行人工破膜。若破膜后宫缩较强，产程进展顺利，多数能经阴道分娩。试产过程中若出现宫缩乏力，可用缩宫素静脉滴注加强宫缩。试产 2～4 小时，胎头仍迟迟不能入盆，宫口扩张缓慢或伴有胎儿窘迫征象，应及时行剖宫产结束分娩。若胎膜已破，为了减少感染，应适当缩短试产时间。

骨盆入口平面狭窄，主要为扁平骨盆的妇女，于妊娠末期或临产后，胎头只能以枕横位衔接于骨盆入口上。胎头侧屈使其两顶骨先后依次入盆，呈不均倾势嵌入骨盆入口，称为头盆均倾不均，若前顶骨先嵌入，矢状缝偏后，称前不均倾；若后顶骨先嵌入，矢状缝偏前，称后不均倾(图 6-14)。当胎头双颅骨均通过骨盆入口平面时，即能较顺利地经阴道分娩。

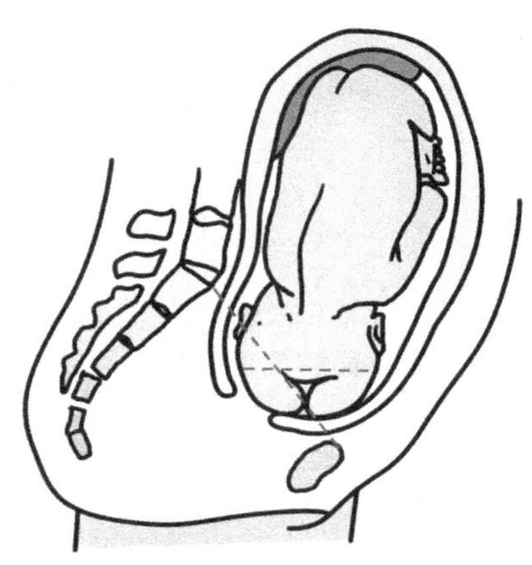

图 6-14　后不均倾

3. 中骨盆及骨盆出口平面狭窄的处理　在分娩过程中，胎儿在中骨盆平面完成俯屈及内旋转动作。若中骨盆平面狭窄，则胎头俯屈及内旋转受阻，易发生持续性枕横位或枕后位。产妇多表现活跃期后期或第二产程延长及停滞、继发性宫缩乏力等。若宫口开全，胎头双顶径达坐骨棘水平或更低，可经阴道徒手旋转胎头为枕前位，待其自然分娩，或行产钳或胎头吸引术助产。若胎头双顶径未达坐骨棘水平或出现胎儿窘迫征象，应行剖宫产术结束分娩。

骨盆出口平面是产道的最低部位，应于临产前对胎儿大小、头盆关系做出充分估计，决定能否经阴道分娩，诊断为骨盆出口绝对狭窄，不应进行试产。当骨盆出口横径狭窄，耻骨弓角度变锐，耻骨弓下三角空隙不能利用，分娩时胎先露部向后移，利用出口后三角空隙娩出(图 6-15)。临床上常用出口横径与出口后矢状径之和估计出口大小。若两者之和＞15cm时，多数可经阴道分娩，有时需用胎头吸引术或产钳术助产，接产时应做较大的会阴后-侧切开，以免会阴严重撕裂。若两者之和＜15cm，足月胎儿不易经阴道分娩，应行剖宫产术结束分娩。

笔记栏

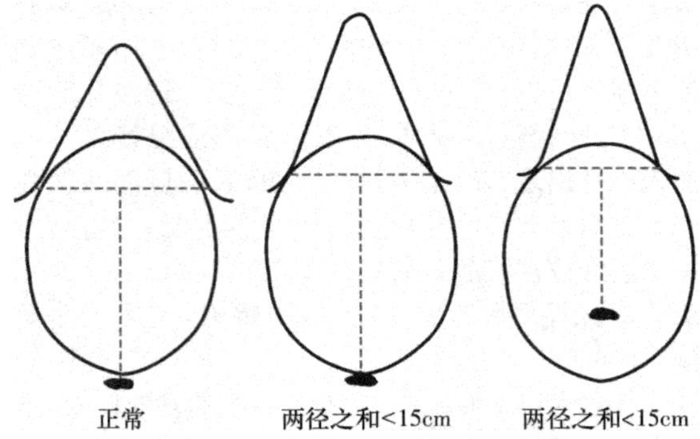

图 6-15　出口横径与后矢状径的关系

案例 6-1 分析

1. 骨盆入口平面临界狭窄，估计胎儿体重 3000g±，胎方位为 LOT。

2. 活跃早期出现继发性协调性宫缩乏力，人工破膜加强宫缩效果不好，然后静脉推注地西泮和静脉滴注缩宫素增强宫缩后产程进展顺利。

分娩进展符合骨盆入口临界狭窄的发展规律。

4. 骨盆三个平面狭窄的处理　主要是均小骨盆。若估计胎儿不大，胎位正常，头盆相称，宫缩好，可以试产，通常可通过胎头变形和极度俯屈，以胎头最小径线通过骨盆腔，可能经阴道分娩。但若胎儿较大，有明显头盆不称，胎儿是不可能通过产道的，应尽早行剖宫产术。

5. 畸形骨盆的处理　根据畸形骨盆种类、狭窄程度、胎儿大小、产力等具体情况综合分析决定分娩方式。若畸形严重，明显头盆不称者，应尽早行剖宫产术。但目前对畸形骨盆的分娩方式趋向以剖宫产较为安全。

二、软产道异常

软产道包括子宫下段、宫颈、阴道及骨盆底软组织构成的弯曲管道。由于软产道异常所致的难产较少见，容易被忽视，为了避免分娩过程的措手不及，应在妊娠早期常规行双合诊检查，了解软产道有无异常。

(一) 外阴异常

1. 会阴坚韧　多见于初产妇，尤其 35 岁以上高龄初产妇更多见。由于组织坚韧，缺乏弹性，会阴延展性差，使阴道口狭小，在第二产程常出现胎先露部下降受阻，且可于胎头娩出时造成严重的会阴裂伤。接产时应做预防性会阴后-侧切开。

2. 外阴水肿　重度子痫前期、重度贫血、心脏病及慢性肾炎的产妇存在全身水肿的同时亦可伴有严重的外阴水肿，水肿的外阴可妨碍胎先露部的下降，由于水肿的组织弹性差，分娩时容易造成组织的损伤、感染和愈合不良等情况。在临产前，可局部应用 50%硫酸镁湿热敷；临产后，会阴仍严重水肿者，可在严格消毒下进行多点针刺皮肤放液。接产时可行会阴后-侧切开。产后加强局部护理，预防感染。

3. 外阴瘢痕　外伤、药物腐蚀或炎症后留下的瘢痕发生挛缩，使外阴及阴道口狭小，而影响了胎先露部的下降。若瘢痕范围不大，接产时可做会阴后-侧切开。若瘢痕过大，扩张有困难者，应行剖宫产术。

(二) 阴道异常

1. 阴道横膈　横膈较坚韧，多位于阴道上、中段，影响胎先露部下降。横膈中央或稍偏侧常有小孔，常误认为宫颈外口，仔细阴道检查，可在小孔上方触及逐渐开大的宫口，而该小孔的直径并不变大。分娩时当横膈被撑薄后，可在直视下自小孔处做 X 形切口，切开横膈使胎先露部下降，已下降的胎先露压迫横膈切缘，故通常无明显出血，待分娩结束再切除剩余的横膈，并用肠线间断或连续锁边缝合残端。若横膈高且坚厚，阻碍胎先露部下降，则需行剖宫产术结束分娩。

2. 阴道纵隔　阴道纵隔如为双子宫、双宫颈、双阴道时，位于一侧子宫内的胎儿下降，通过该侧阴道分娩时，纵隔被推向对侧，分娩多无阻碍。阴道纵隔如为单子宫、单宫颈、双阴道时，纵隔可能位于胎先露的前方，如纵隔薄胎先露下降过程纵隔可自行断裂，分娩无阻碍；若纵隔厚阻碍胎先露下降时，须在中间剪断纵隔，待分娩结束后，再剪除剩余的纵隔，用肠线间断或连续锁边缝合残端。

3. 阴道狭窄　由于产伤、药物腐蚀、手术感染致使阴道瘢痕挛缩形成阴道狭窄。若狭窄位置低、狭窄不严重，分娩时可做较大的会阴后-侧切开，经阴道分娩。若狭窄位置高、狭窄严重、范围广，应行剖宫产结束分娩。

4. 阴道尖锐湿疣　妊娠期尖锐湿疣生长迅速，体积大、范围广泛的疣病灶可阻碍分娩；疣病灶质脆，分娩时易发生裂伤、血肿及感染。胎儿经阴道分娩受感染后容易在新生儿咽喉部形成病灶，为预防新生儿患喉乳头瘤应行剖宫产。

5. 阴道囊肿和肌瘤　阴道壁囊肿较大时，阻碍胎先露下降，此时可行囊肿穿刺抽出其内容物，待产后再择期处理。阴道内肌瘤阻碍胎先露下降而又不能经阴道切除者，应行剖宫产术，原有病变待产后再择期处理。

(三) 宫颈异常

1. 宫颈外口黏合（conglutination of the exter-

笔 记 栏

nal os) 多在分娩受阻时发现。当宫颈管已消失而宫口却不扩张，仍为一很小的孔，通常用手指稍加压力分离黏合的小孔，宫口即刻在短时间内开全。分离无效时应行剖宫产。

2. 宫颈水肿 多见于扁平骨盆、持续性枕后位、滞产或宫口未开全过早使用腹压致使宫颈前唇长时间被压于胎头与耻骨联合之间，血液回流受阻引起水肿，影响宫颈扩张。轻者可抬高产妇臀部，减轻胎头对宫颈压力，也可于宫颈两侧各注入0.5%利多卡因5～10ml或地西泮10mg静脉推注，待宫口近全开，用手将水肿的宫颈前唇上推，使其逐渐越过胎头，即可经阴道分娩。若经上述处理无明显效果，宫口不继续扩张，可行剖宫产术。

3. 宫颈坚韧 常见于高龄初产妇，宫颈缺乏弹性或精神过度紧张使宫颈挛缩，此时可静脉推注地西泮10mg或宫颈两侧各注入0.5%利多卡因5～10ml，若不见缓解，应行剖宫产术。

4. 宫颈瘢痕 宫颈手术后（锥形切除、裂伤修补、深部电烙等）所致的宫颈瘢痕，虽在妊娠后可软化，但分娩时仍不能如期扩张者，不宜久等，应行剖宫产术。

5. 宫颈癌 宫颈病理改变使组织变得又硬又脆，而且缺乏伸展性，临产后可影响宫口扩张，阴道分娩时，容易发生严重出血、裂伤、感染及癌扩散等危险。一经诊断不能经阴道分娩，应行剖宫产术，术后放疗。若为早期浸润癌，可先行剖宫产术，随即行广泛性子宫切除术及盆腔淋巴结清扫术。

6. 宫颈肌瘤 生长在子宫下段及宫颈部位较大的子宫肌瘤，占据盆腔或阻塞骨盆入口（图6-16），影响胎先露部进入骨盆，应行剖宫产术。若肌瘤在骨盆入口以上而胎头已入盆，肌瘤不阻塞产道则可经阴道分娩，肌瘤待产后择期处理。

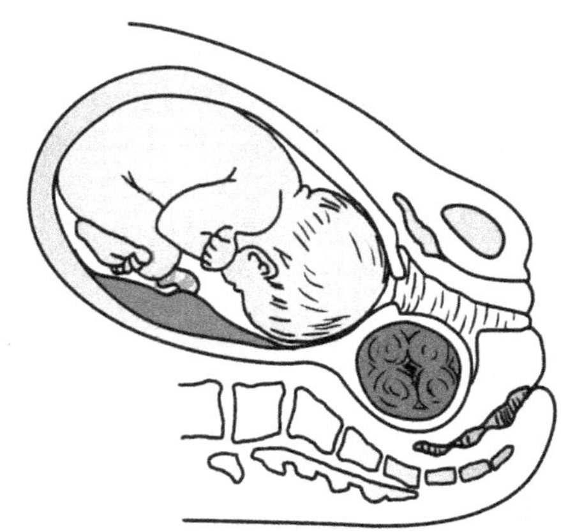

图6-16 妊娠合并宫颈肌瘤

第三节 胎位异常

胎位异常(abnormal fetal position)是造成难产的常见因素之一。分娩时枕前位（正常胎位）约占90%，胎位异常约占10%。胎位异常当中以胎头位置异常居多，占6%～7%，包括胎头在骨盆腔内旋转受阻的持续性枕横（后）位、胎头俯屈不良呈不同程度仰伸的面先露、高直位及前不均倾位等。纵产式的胎位异常中臀先露约占3%～4%。横产式的肩先露已极少见。其他的异常胎位还有复合先露等。

一、持续性枕后位、枕横位

分娩开始，胎头以枕后位或枕横位衔接，下降过程中，胎头枕部因强有力宫缩绝大多数能向前转135°或90°，转成枕前位自然分娩。如经过充分试产，当分娩以任何方式结束时，不论胎头在骨盆的哪一平面上，胎头枕骨持续不能转向前方，而位于母体骨盆后方或侧方者，称持续性枕后位(persistent occiput position)或持续性枕横位(persistent occiput transverse position)。持续性枕后位或持续性枕横位由于以较大的胎头径线经过骨盆常使分娩发生困难，其发生率为5%～10%，国外报道发病率均为5%左右。

（一）原因

1. 骨盆异常 骨盆形状及大小异常是发生持续性枕后位、枕横位的重要原因。男型骨盆或类人猿骨盆的特点是骨盆入口平面前半部较狭窄，不适合胎头枕部衔接，后半部较宽，胎头容易以枕后位衔接，这两种类型的骨盆常伴有中骨盆平面及骨盆出口平面的狭窄，使以枕后位入盆胎头难以在中骨盆平面向前旋转，为适应骨盆形状而成为持续性枕后位（图6-17）。扁平骨盆前后径短小，均小骨盆各径线均小，但这两种类型的骨盆入口横径相对较长，胎头常以枕横位衔接，由于骨盆偏小，越过骨盆入口的胎头在骨盆腔内旋转困难，胎头便持续在枕横位上。

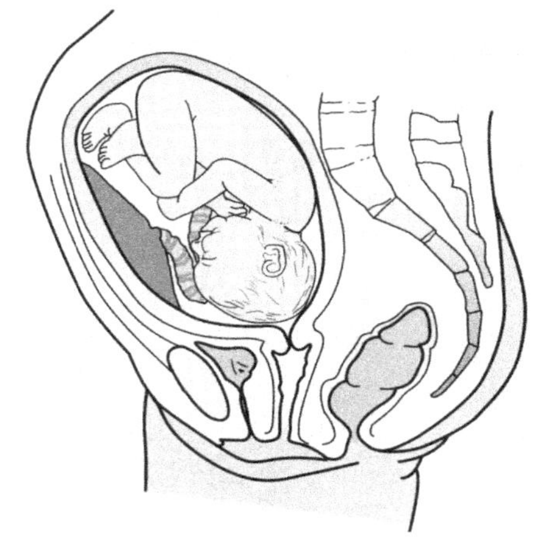

图6-17 枕右后位

2. 胎头俯屈不良 持续性枕后位、枕横位常存在胎头俯屈不良，以枕额径(11.3cm)通过产道，较枕下前囟径(9.5cm)增加1.8cm，较长的头径影响了胎头在骨盆腔内旋转。若以枕后位衔接，胎儿脊柱与母体脊柱接近，不利于胎头俯屈，胎头前囟成为胎头下降的最低部位，而最低点又常转向骨盆前方，当前囟转至前方或侧方时，胎头枕部转至后方或侧方，形成持续性枕后位或持续性枕横位。

3. 子宫收缩乏力 宫缩乏力影响胎头下降、俯屈及内旋转，容易造成持续性枕后位或枕横位。反过来，持续性枕后位或枕横位使胎头下降受阻，也容易导致宫缩乏力，两者互为因果关系。

4. 头盆不称 头盆不称时，骨盆腔容积小或胎儿相对较大使胎头下降与内旋转受阻，而呈持续性枕后位或枕横位。

5. 其他 前壁胎盘、膀胱充盈、子宫下段肌瘤或宫颈肌瘤均可影响胎头在骨盆腔内旋转，形成持续性枕横位或枕后位。

(二)诊断

1. 临床表现 临产后胎头衔接较晚及俯屈不良，由于胎先露部不易紧贴子宫下段及宫颈内口，常导致协调性宫缩乏力及宫口扩张缓慢。若枕后位，因枕骨持续位于骨盆后方压迫直肠，反射性地出现肛门坠胀感和便意，产妇不由自主地向下排便，子宫颈口尚未全开过早使用腹压的结果是宫颈前唇水肿和产妇疲劳，影响产程进展。持续性枕后位、枕横位常致活跃期晚期及第二产程延长。若在阴道口虽已见到胎发，历经多次宫缩时屏气却不见胎头继续顺利下降，应想到可能是持续性枕后位。

2. 腹部检查 在宫底部触及胎臀，胎背偏向母体后方或侧方，在对侧明显触及胎儿肢体(图6-17)。若胎头已衔接，有时可在胎儿肢体侧耻骨联合上方扪到胎儿颏部。胎心在脐下一侧偏外方听得最响亮，枕后位时因胎背伸直，前胸贴近母体腹壁，胎心在胎儿肢体侧的胎胸部位也能听到。

3. 肛门检查或阴道检查 当宫口部分扩张或全开时，若为枕后位，感到盆腔后半部空虚。胎头矢状缝位于骨盆的右斜径上，前囟在骨盆左前方，后囟(枕部)在骨盆右后方则为枕右后位(图6-18)，反之为枕左后位。若为枕横位，胎头矢状缝位于骨盆横径上，后囟在骨盆左侧方，则为枕左横位，反之为枕右横位。当出现胎头水肿、颅骨重叠、囟门触不清时，可借助胎儿耳郭及耳郭朝向判定胎位，耳郭指的方向即枕骨所在。若耳郭朝向骨盆后方，诊断为枕后位；若耳郭朝向骨盆侧方，诊断为枕横位。

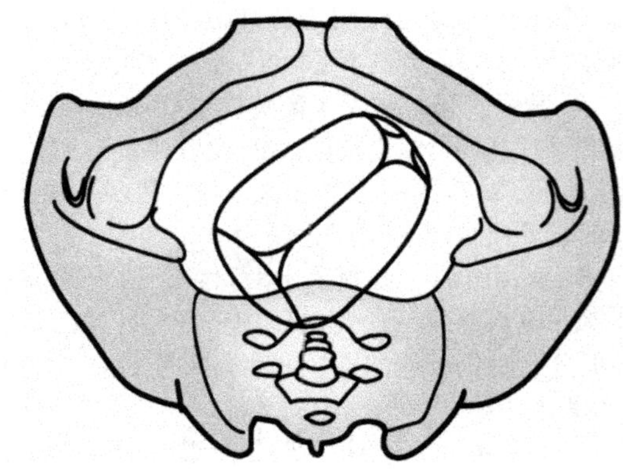

图6-18 枕右后位

4. B型超声检查 根据胎头颜面及枕部位置，能准确探清胎体位置。

(三)分娩机制

胎头以枕横位或枕后位衔接，在分娩过程中，若不能转成枕前位时，其分娩机制如下：

1. 枕后位 胎头枕部到达中骨盆向后行45°内旋转，使矢状缝与骨盆前后径一致。胎儿枕部朝向骶骨呈正枕后位。其分娩方式有：

(1) 胎头俯屈较好：胎头继续下降，前囟先露抵达耻骨联合下，以前囟为支点，继续俯屈使顶部及枕部自会阴前缘娩出(图6-19)。继之胎头仰伸，相继由耻骨联合下娩出额、鼻、口、颏。此种分娩方式为枕后位经阴道助娩最常见的方式。

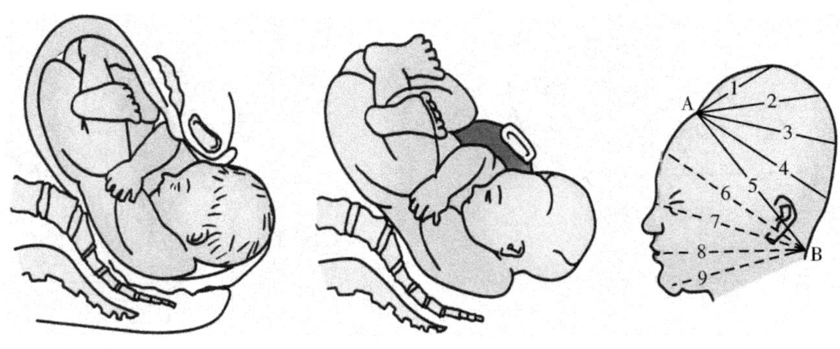

图6-19 枕左后位胎头俯屈良好的分娩机制

笔记栏

(2) 胎头俯屈不良：当鼻根出现在耻骨联合下时，以鼻根为支点，胎头先俯屈，从会阴前缘娩出前囟、顶部及枕部，然后胎头仰伸，使鼻、口、颏部相继由耻骨联合向下娩出(图 6-20)。因胎头以较大的枕额周径旋转，胎儿娩出更加困难，多需手术助产。

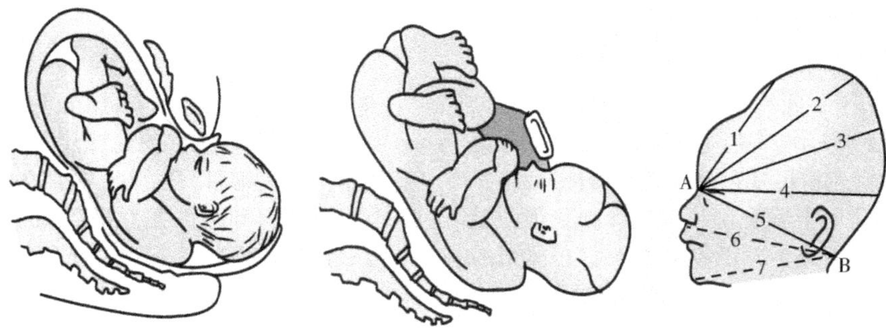

图 6-20　枕右后位胎头俯屈不良的分娩机制

2. 枕横位　以枕横位衔接后在下降过程中无内旋转动作或枕后位的胎头枕部仅向前旋转 45°成为持续性枕横位。持续性枕横位虽能经阴道分娩，但多数需用手或行胎头吸引术将胎头转成枕前位娩出。

(四) 对母儿影响

1. 对产妇影响　胎位异常导致继发性宫缩乏力，使产程延长，常需手术助产，容易发生软产道损伤，增加产后出血及感染机会。若胎头长时间压迫软产道，而发生盆底软组织缺血坏死，产后可形成生殖道瘘。

2. 对胎儿影响　第二产程延长和手术助产机会增多，常出现胎儿窘迫和新生儿窒息，使围生儿患病率和死亡率增高。

(五) 处理

持续性枕后位、枕横位如骨盆无异常、胎儿不大，可以试产。试产过程应严密观察产程，注意胎头下降和宫口扩张的进展、宫缩的强弱以及胎心的变化。

1. 第一产程

(1) 潜伏期：需保证产妇充分营养与休息。若有情绪紧张、睡眠不好可给予哌替啶或地西泮。让产妇向胎腹方向侧卧，以利胎头枕部转向前方。若宫缩欠佳，应尽早静脉滴注缩宫素。

(2) 活跃期：宫口开大 3～4cm，产程停滞，排除了明显头盆不称后可行人工破膜，使胎头下降，压迫宫颈，增强宫缩，促进胎头内旋转。若产力欠佳，静脉滴注缩宫素。若宫口开大＞1cm/h，伴胎先露部下降，多能经阴道分娩。在试产过程中，若出现胎儿窘迫，应行剖宫产术结束分娩。若经过上述处理效果不佳，每小时宫口开大＜1cm 或无进展时，则应剖宫产结束分娩。宫口开全之前，嘱产妇不要过早屏气用力，以免引起宫颈前唇水肿，影响产程进展。

2. 第二产程　若第二产程进展缓慢，初产妇已接近 2 小时，经产妇已接近 1 小时，应行阴道检查。当胎头双顶径已达坐骨棘平面或更低时，可先行徒手将胎头转为枕前位，待其自然分娩或阴道助产(低位产钳术或胎头吸引术)。若徒手转胎头为枕前位有困难时，也可向后转成正枕后位，再以产钳助产。若以枕后位娩出时，需做较大的会阴后-侧切开，以免造成严重的会阴裂伤。若胎头位置较高，疑有头盆不称，需行剖宫产术。中位以上的产钳助产对胎儿的损伤较大，目前已禁止使用。

3. 第三产程　因产程过长，容易发生产后宫缩乏力，导致第三产程延长及严重的产后出血。故胎儿娩出后应立即使用子宫收缩剂，以预防第三产程延长和产后出血。有软产道裂伤者，应及时修补，凡行手术助产及有软产道裂伤者，产后应给予抗生素预防感染。新生儿应重点监护。

二、胎头高直位

胎头呈不屈不仰姿势，以枕额径(11.3cm)衔接于骨盆入口，其矢状缝与骨盆入口前后径相一致，称为胎头高直位(sincipital presentation)。发病率国内文献报道为 1.08%，国外资料报道为 0.06%～1.6%。胎头枕骨向前靠近耻骨联合者称为胎头高直前位，又称枕耻位；胎头枕骨向后靠近骶岬者称为胎头高直后位，又称枕骶位。胎头高直位对母儿危害较大，应妥善处理。

(一) 病因

胎头高直位的病因尚不清楚，可能与下列因素有关：

1. 头盆不称　是胎头高直位发生最常见的原因。常见于骨盆入口平面狭窄(包括扁平骨盆、均小骨盆及横径狭窄骨盆)，特别是当胎头过大、过小或长椭圆形胎头时易发生胎头高直位。

笔记栏

2. 胎膜早破 胎膜突然破裂，羊水迅速流出，宫缩时胎头矢状缝容易固定在骨盆入口前后径上，形成胎头高直位。

（二）诊断

临床表现 由于临产后胎头不俯屈，进入骨盆入口的胎头径线增大，胎头迟迟不衔接，胎头下降缓慢甚至不下降，宫颈口扩张也缓慢甚至停滞，致使产程延长，产妇常感耻骨联合部位疼痛。高直前位胎头入盆困难，产程图显示活跃期早期宫口扩张延缓或停滞；进入活跃晚期可有两种结局：①胎头不屈不仰的姿势得以纠正，胎头衔接入盆，一旦胎头入盆后，产程不再有困难。②胎头不屈不仰的姿势不能纠正，衔接困难，则表现为活跃晚期阻滞。高直后位胎头不能通过骨盆入口，胎头不下降，先露部高浮，活跃期延缓或阻滞，即使宫口能开全，由于胎头高浮也易发生滞产、先兆子宫破裂或子宫破裂。

（1）腹部检查：胎头高直前位时，胎背靠近腹前壁，不易触及胎儿肢体，胎心位置稍高在近腹中线听得最清楚。胎头高直后位时，胎儿肢体靠近腹前壁，有时在耻骨联合上方可清楚触及胎儿下颏。

（2）阴道检查：因胎头位置高，肛查不易查清，此时应做阴道检查。发现胎头矢状缝与骨盆入口前后径一致，后囟在耻骨联合后，前囟在骶骨前，为胎头高直前位（图 6-21），反之为胎头高直后位（图 6-22）。

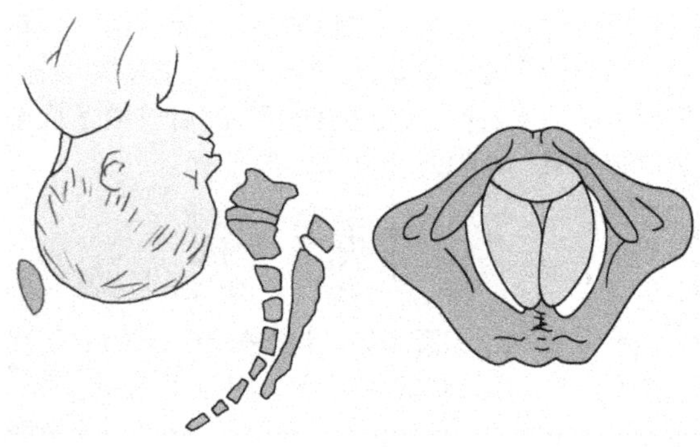

图 6-21 高直前位

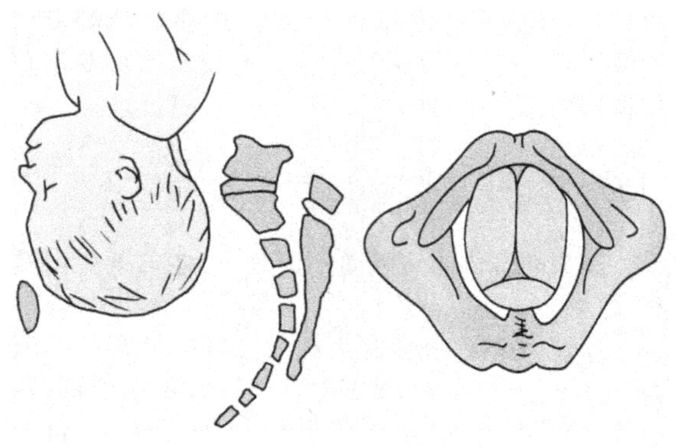

图 6-22 高直后位

（3）B型超声检查：可探清胎头双顶径与骨盆入口横径一致，胎头矢状缝与骨盆入口前后径一致。

（三）分娩机制

胎头高直前位临产后，胎儿脊柱朝向母体腹壁，有屈曲的余地，在宫缩的作用下，由于杠杆的作用，使胎头极度俯屈。以胎头枕骨在耻骨联合后方为支点，使前囟和额部先后沿骶岬下滑入盆衔接、下降，双顶径达坐骨棘平面以下时，待胎头极度俯屈的姿势纠正后，胎头不需内旋转，以正枕前位经阴道分娩，如俯屈不能纠正胎头无法入盆，不能经阴道分娩。高直后位临产后，胎头枕部及胎背与母体腰骶部贴近，较长的胎头矢状缝置于较短的骨盆入口前后径上，妨碍胎头俯屈及下降，使胎头处于高浮状态，无法入盆，不可能从阴道分娩。

（四）处理

胎头高直前位时，若骨盆正常、胎儿不大、产力强，应给予充分试产机会，加强宫缩促使胎头转位，可经阴道分娩或阴道助产，若试产失败再行剖宫产术结束分娩。胎头高直后位一经确诊应行剖宫产术结束分娩。

三、前不均倾位

胎头以枕横位衔接时，胎头侧曲，以前顶骨先行下降，矢状缝靠近骶骨，前顶在耻骨联合后方，后顶架于骶岬上方，称为前不均倾位（anterior asynelitism），其发病率为 0.55%～0.81%。

（一）原因

前不均倾位的发生原因不大清楚，常见于头盆不称、扁平骨盆、骨盆倾斜度过大、腹壁松弛（悬垂腹）者。后两种情况使胎体前倾，胎头前顶骨接近骨盆入口而先行入盆，胎儿脊柱与骨盆轴相交成一角度，使前顶骨低于后顶骨，发生前不均倾。

（二）诊断

1. 临床表现 临产后胎头迟迟不能入盆，由于胎头后顶骨被架在骶岬之上，即使前顶骨衔接了，胎头也难以顺利下降。产程图常显示产程延长，活跃期停滞（多发生在宫颈口扩张 3～5cm），胎头下降延缓。因为胎儿前顶骨紧嵌于产妇耻骨联合后方压迫尿道及宫颈前唇，可出现以下情况：①尿潴留、血尿、宫颈前唇水肿及胎膜早破，如行导尿，操作者感觉阻力大，甚至尿管不能插入膀胱内。②胎儿头皮受压过久，使局部血液和淋巴循环受阻，形成胎儿头皮水肿及胎儿窘迫。③胎儿下降受阻常导致继发性宫缩乏力,有时可发生先兆子宫破裂。

2. 腹部检查 前不均倾位的胎头不易入盆。在临产早期,于耻骨联合上方可扪到硬而隆起的胎头前顶部。随产程进展,胎头继续侧曲,使胎头折叠于胎肩之后,结果胎肩高于耻骨联合平面,于耻骨联合上方触不到胎头,而易误认为胎头已入盆。

(1) 阴道检查:胎头矢状缝向后移靠近骶岬的同时前后囟一起后移。由于胎头前顶骨紧嵌于耻骨联合后方,感觉盆腔前半部饱满。然而胎头后顶骨大部分仍架在骶岬之上而不能触及(图 6-23),感觉盆腔后半部空虚。

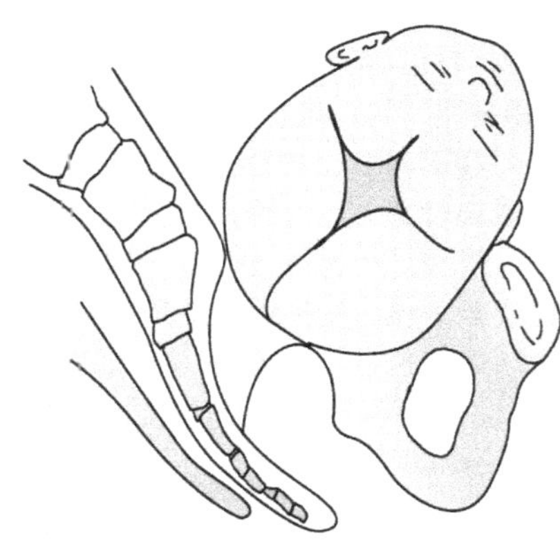

图 6-23 前不均倾位

(2) 分娩后检查新生儿产瘤的部位:大部分位于顶骨上。左枕横位前不均倾,新生儿产瘤位于右顶骨上;右枕横位前不均倾,新生儿产瘤位于左顶骨上。

(三) 分娩机制

前不均倾位时,胎头以前顶骨先行入盆,由于耻骨联合后平直而无凹陷,使先行入盆的前顶骨紧嵌于耻骨联合后,无退让的余地,其结果是后顶骨架在骶岬之上而无法下降入盆。偶见骨盆宽大、胎儿较小、宫缩强,前顶骨降至耻骨联合后,经侧屈后顶骨能滑过骶岬而入盆。

(四) 对母儿的影响

前不均倾位容易误诊和漏诊,使得处理不及时,对母儿均可造成严重的损伤。

1. 对产妇影响 产程延长,胎头长时间压在耻骨联合后,使产妇膀胱充血水肿、排尿困难和血尿,产后尿潴留,宫颈前唇水肿,严重者坏死、脱落而形成尿瘘。剖宫产时由于取头困难造成子宫下段撕裂,可并发严重的产后出血,产褥病率高。

2. 对胎儿影响 胎儿窘迫、新生儿窒息、新生儿颅内出血的发生率均高。

(五) 预防

首先应预防前不均倾位的发生,如有腹壁松弛或悬垂腹,妊娠后期以腹带裹腹,纠正胎儿向前倾斜的姿势,避免前顶骨先入盆。分娩早期让产妇取坐位或屈膝半卧位,减小骨盆倾斜度,利于胎头均倾入盆。

(六) 处理

一旦确诊为前不均倾位,除极个别胎儿小、宫缩强、骨盆宽大可给予短时间试产外,其余均应尽快以剖宫产结束分娩,不然随着产程延长,不但对母儿造成危害还会给手术带来困难。手术时产妇最好取头低仰卧位,剖宫产切开了子宫下段时,助手应用力抵住胎肩,朝子宫底方向推送,使胎头侧屈得到纠正,防止前臂脱出(一旦上肢自切口处脱出,取头极为困难),手术者娩出胎头时需将手伸到骨盆入口后方找胎头,必要时可用手指钩住胎儿的口,使之转向前方,以枕后位方式娩出。

四、颜 面 位

胎头衔接时一般取俯屈姿势。若发生胎头俯屈障碍,胎头则以仰伸姿势入盆,根据胎头仰伸程度分为前顶先露(一度仰伸)、额先露(二度仰伸)和面先露(三度仰伸)。当胎头极度仰伸时,胎头的枕骨与背部接触,先行进入骨盆入口的为胎儿的颜面部,胎头衔接的是最大的枕颏径(12.5cm),并以此径下降,称为颜面位(face presentation),又称面先露。面先露一般不会发生在妊娠期,而是在临产后逐渐演变而成,往往由额先露继续仰伸形成。颜面位的发病率不高,大约在 0.8‰~2.7‰。经产妇多于初产妇。

(一) 病因

1. 骨盆狭窄 骨盆入口狭窄或头盆不称影响了胎头衔接,阻碍胎头俯屈,导致胎头极度仰伸。

2. 腹壁松弛 经产妇腹部松弛(悬垂腹)使胎背向前反曲,胎儿颈椎及胸椎仰伸形成面先露。

3. 脐带过短或脐带绕颈 使胎头俯屈困难。

4. 胎儿畸形 无脑儿因无顶骨,可自然形成面先露。先天性甲状腺肿或颈部水囊瘤等使胎头无法俯屈,导致面先露。

(二) 诊断

1. 产程异常 潜伏期延长、活跃期延长或阻滞,胎头衔接或下降缓慢。

2. 腹部检查 胎头极度仰伸衔接困难,胎体较

笔 记 栏

伸直，宫底位置较高。颏前位时，耻骨联合上方为过度伸展的颈部，胎头轮廓不清。在孕妇腹前壁容易扪及胎儿肢体，因胸部向前挺，胎心由胸部传出，故在胎儿肢体侧的下腹部听得清楚。颏后位时，于耻骨联合上方可触及胎儿枕骨隆突与胎背之间有明显凹沟，胎心较遥远而弱。

3. 肛门检查及阴道检查 肛门检查可触到高低不平、软硬不均的先露部，怀疑面先露时必须阴道检查，宫颈口扩张 3～5cm 后，通过阴道检查可触及胎儿口、鼻、颧骨及眼眶时即可确诊，并依据颏部所在位置确定其胎方位（图 6-24）。但是在做出面先露的诊断时需与臀位、无脑儿鉴别。

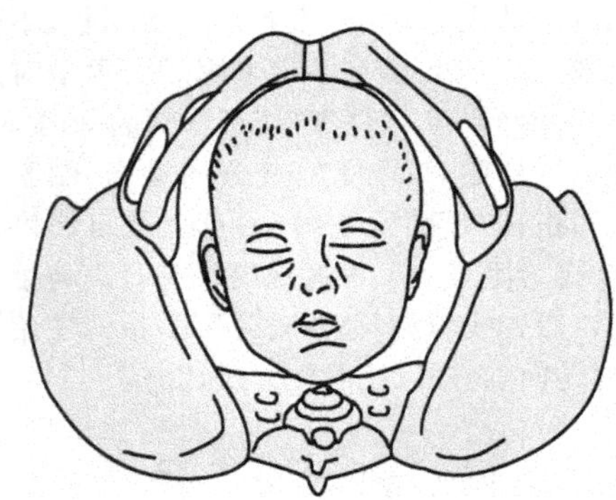

图 6-24　颏后位

4. B 型超声检查 可见过度仰伸的胎头，根据胎头枕部及眼眶的位置，判定胎方位。

（三）分娩机制（颏前位）

1. 仰伸和下降 胎头取仰伸姿势以前囟颏径衔接在骨盆入口的横径或斜径上，下降时遇到盆底的阻力，使胎头继续后仰使枕骨贴近背部，颏部则成为下降的最低点。

2. 内旋转 先露到达盆底时可向前转为颏前位。

3. 俯屈和娩出 颏部转向前方形成颏前位时，颏部抵住耻骨弓，极度仰伸的胎颈前面处于产道小弯（耻骨联合后方），胎头逐渐俯屈，胎头后部能够适应产道大弯（骶骨凹），使口、鼻、眼、额、前囟及枕部自会阴前缘相继娩出。

4. 复位和外旋转 胎头娩出后进行外旋转及复位，胎肩及胎体相继娩出。但产程明显延长。

颏部在内旋转时转向后方形成颏后位，此时即使胎颈极度伸展，也不能适应产道大弯，成为持续性颏后位，一般情况下足月活胎不能经阴道自然娩出；颏横位，多数可向前转为颏前位娩出，而持续性颏横位不能自然娩出。

（四）对母儿影响

笔记栏

1. 对产妇的影响 颏前位时，因胎儿颜面部不能紧贴子宫下段及宫颈内口，常引起宫缩乏力，致使产程延长；颜面部骨质不能变形，容易发生会阴裂伤。颏后位时，导致梗阻性难产，若不及时处理，造成子宫破裂，危及产妇生命。

2. 对胎儿及新生儿的影响 由于胎头受压过久，可引起颅内出血、胎儿窘迫、新生儿窒息。胎儿面部受压变形，颜面皮肤青紫、肿胀，尤以口唇为著，影响吮吸，严重时可发生喉头水肿影响吞咽及呼吸。

（五）处理

颏前位无头盆不称，产力良好，有可能经阴道自然分娩；若出现继发性宫缩乏力，第二产程延长，可用产钳助娩，但会阴后-侧切开要足够大。若有头盆不称或出现胎儿窘迫征象，应行剖宫产术。持续性颏后位，难以经阴道分娩，一经诊断马上行剖宫产术结束分娩。若胎儿畸形，无论颏前位或颏后位，均应在宫口开大后行穿颅术结束分娩。颏横位若能转成颏前位，可以经阴道分娩，持续性颏横位常出现产程延长和阻滞，应剖宫产结束分娩。

五、臀　　位

臀位（breech presentation）是异常胎位中最常见的一种，臀位的发生率随着孕周的增长渐降低，至分娩时其发生率占足月分娩总数的 3%～4%。多见于经产妇。臀位阴道分娩时因胎头周径比胎臀周径大，分娩时后出的胎头无变形的机会，而娩出困难；另外臀位胎膜早破后脐带脱垂较多见。使围生儿病率和死亡率增高，是枕先露的 3～8 倍。

（一）原因

妊娠 30 周以前，臀位较多见，妊娠 30 周后多自然转成头位。临产后持续为臀位的原因尚不十分明确，可能的因素有：

1. 胎儿在宫腔内活动范围过大 羊水过多、经产妇腹壁松弛，胎儿易在宫腔内过度活动形成臀位。

2. 胎儿在宫腔内活动范围受限 子宫畸形（如单角子宫、双角子宫）、胎儿畸形（如无脑儿、脑积水等）、双胎妊娠及羊水过少等，胎儿在宫腔内活动受限形成臀位。

3. 胎头衔接受阻 狭窄骨盆、前置胎盘、盆腔肿瘤及巨大胎儿等，也易发生臀位。

4. 其他 胎盘附着在宫底及宫角时，臀位的发生率高达 73%，而头位仅为 5%，可能与脐带相对过短有关。

(二) 分类

根据胎儿髋关节和膝关节的屈曲状态进行分类。

1. 单臀先露或腿直臀先露(frank breech presentation) 胎儿双髋关节屈曲，双膝关节直伸，以臀部为先露，最多见。

2. 完全臀先露或混合臀先露(complete breech presentation) 胎儿双髋关节及双膝关节均屈曲有如盘膝坐，以臀部和双足为先露，较多见。

3. 不完全臀先露(incomplete breech presentation) 以一足或双足、一膝或双膝或一足一膝为先露，较少见。

(三) 诊断

1. 腹部检查 子宫呈纵椭圆形，胎体纵轴与母体纵轴一致。在宫底部触到圆而硬、按压时有浮球感的胎头；若未衔接，在耻骨联合上方触到不规则、软而宽的胎臀，胎心在脐左(或右)上方听得最清楚。衔接后，胎臀位于耻骨联合之下，胎心听诊以脐下最明显。

2. 肛门检查及阴道检查 肛门检查时，触及软而不规则的胎臀或触到胎足。若胎臀位置高，肛查不能确定时，可在临产或胎膜破裂后阴道检查。阴道检查时，需了解骨盆情况、宫口扩张程度、臀位的类型及有无脐带脱垂，并注意与颜面位相鉴别。①胎儿口腔与胎儿肛门的鉴别：肛门与两坐骨结节在一直线上，手指放入肛门内有环状括约肌收缩感，取出手指可见有胎粪；口与两颧骨突出点呈三角形，手指放入口内腔可触及弓状的牙龈。②胎足与胎手相鉴别：足趾短而平齐、趾端呈直斜线，手指长、指端不平齐；足有跟，手无跟；足无手的对掌动作。

3. B型超声检查 能准确判断臀先露类型、胎头的姿势、有否胎儿畸形以及估计胎儿体重等。

(四) 分娩机制

在胎体各部分中，胎头最大，胎肩小于胎头，胎臀最小。头先露阴道分娩时，胎头下降适应产道而变形的机会多，胎头一经娩出，其他部位娩出多无困难。而臀先露阴道分娩时恰恰相反，较小且软的臀部先行娩出，而最大的胎头却最后娩出，容易发生梗阻。为适应产道条件，胎臀、胎肩、胎头需按一定机制适应产道条件方能娩出。以骶右前位为例加以阐述。

1. 胎臀娩出 临产后，胎臀以粗隆间径衔接于骨盆入口右斜径，骶骨位于右前方。胎臀逐渐下降，前髋下降稍快故位置较低，抵达骨盆底遇到阻力后，前髋向母体右前方行45°内旋转，使前髋位于耻骨联合后方，此时粗隆间径与母体骨盆出口前后径一致。胎臀继续下降，胎体稍侧屈以适应产道弯曲度，后髋先从会阴前缘娩出，随即胎体稍伸直，使前髋从耻骨弓下娩出。继之双腿、双足娩出。当胎臀及两下肢娩出后，胎体行外旋转，使胎背转向前方或右前方。

2. 胎肩娩出 当胎体行外旋转的同时，胎儿双肩径衔接于骨盆入口右斜径或横径，并沿此径线逐渐下降，当双肩达骨盆底时，前肩向右旋转45°转至耻骨弓下，使双肩径与骨盆出口前后径一致，同时胎体侧屈使后肩及后上肢从会阴前缘娩出，继之前肩及前上肢从耻骨弓下娩出。

3. 胎头娩出 当胎肩通过会阴时，胎头矢状缝衔接于骨盆入口左斜径或横径，并沿此径线逐渐下降，同时胎头俯屈。当枕骨达骨盆底时，胎头向母体左前方旋转45°，使枕骨朝向耻骨联合。胎头继续下降，当枕骨下凹到达耻骨弓下时，以此处为支点，胎头继续俯屈，使颏、口、鼻及额部相继自会阴前缘娩出，随后枕部自耻骨弓下娩出。

(五) 对母儿影响

1. 对产妇的影响 胎臀形状不规则，不能紧贴子宫下段及宫颈内口，容易发生胎膜早破、继发性宫缩乏力及产程延长，使产后出血与产褥感染的机会增多，产伤和手术产率升高，若宫口未开全强行牵拉，容易造成宫颈撕裂甚至延及子宫下段。

2. 对胎儿及新生儿的影响 胎臀高低不平，对前羊膜囊压力不均匀，常致胎膜早破和脐带脱垂，脱垂的脐带受压可致胎儿窘迫甚至死亡，常见于足先露者。未足月胎膜早破，使早产儿及低体重儿增多。后出胎头牵出困难，常发生脊柱损伤、大脑镰或小脑幕撕裂、颅内出血、臂丛神经损伤、胸锁乳突肌损伤导致的斜颈、肺不张等。如有后出胎头困难常发生不同程度的新生儿窒息，臀位助娩时胎体受冷空气的刺激而过早呼吸，导致吸入性肺炎。总而言之，臀位阴道分娩的结局是围生儿病率与死亡率均增高。

(六) 处理

1. 妊娠期 妊娠30周前，臀先露多能自行转为头先露，不必干预。若妊娠30周后仍为臀位应予以矫正。

常用的矫正方法有以下三种，矫正前最好能够通过超声检查排除胎儿脐带缠绕。

(1) 胸膝卧位：让孕妇排空膀胱，松懈裤带，胸膝卧位(图6-25)，每日2次，每次15分钟，连做1周后复查。这种姿势可使胎臀退出盆腔，借助胎儿重心改变，使胎头于胎背所形成的弧形顺着宫底弧面滑动完成。

笔记栏

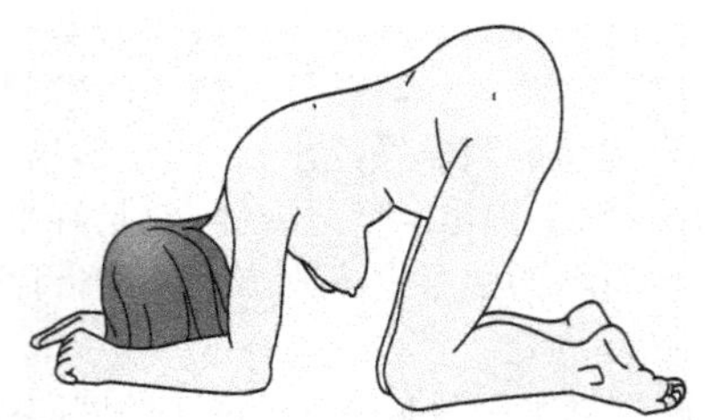

图 6-25　胸膝卧位

(2) 激光照射或艾灸至阴穴：激光照射或艾条灸两侧至阴穴（足小趾外侧，距趾甲 1 分），每日 1 次，每次 15～20 分钟，5 次为一疗程。

(3) 外转胎位术（external version）：应用上述矫正方法无效者，于妊娠 30～32 周时，可行外转胎位术（图 6-26）。因有发生胎盘早剥、脐带缠绕等严重并发症的可能，应用时要慎重，基于此原因目前已很少使用，如确实要行外转胎位术者，术时最好在 B 型超声及胎心电子监测下进行。手术方法：术前半小时服沙丁胺醇 4.8mg，孕妇排空膀胱后平卧，两下肢屈曲稍外展，露出腹壁；手术者查清胎方位，听胎心率；具体操作步骤包括松动胎先露部（两手插入胎先露部下方向上提拉，使之松动）、转胎（两手把握胎儿两端，一手将胎头沿胎儿腹侧，保持胎头俯屈，轻轻向骨盆入口推移，另手将胎臀上推，与推胎头动作配合，直至转为头先露）。动作应轻柔，间断进行。若术中或术后发现胎动频繁而剧烈或胎心率异常，应停止转动并退回原胎方位观察半小时。

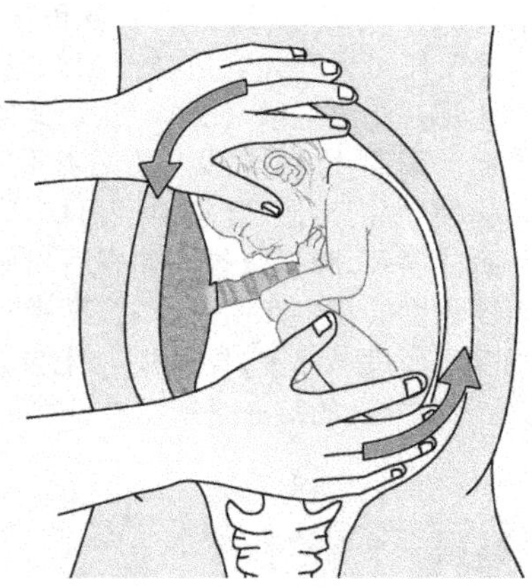

图 6-26　外转胎位术

2. 分娩期　应根据产妇年龄、胎产次、骨盆类型、胎儿大小、胎儿是否存活、臀先露类型以及有无合并症，于临产初期做出正确判断，决定分娩方式。

(1) 剖宫产的指征：狭窄骨盆、软产道异常、胎儿体重大于 3500g、胎儿窘迫、胎膜早破、脐带脱垂、妊娠合并症、高龄初产、有难产史、不完全臀先露或完全臀先露、双胎第一胎儿为臀位等，均应行剖宫产术结束分娩。基于臀位阴道分娩对胎儿有较大风险，目前臀先露的分娩方式多采用剖宫产，尤其对初产妇。

(2) 决定经阴道分娩的处理：

1) 第一产程：产妇应侧卧，不宜站立走动。少做肛查，不灌肠，尽量避免胎膜破裂。一旦破膜，应立即听胎心。若胎心变慢或变快，应行肛查，必要时行阴道检查，了解有无脐带脱垂。若有脐带脱垂，胎心尚好，宫口未开全，为抢救胎儿，需立即行剖宫产术。若无脐带脱垂，可严密观察胎心及产程进展。若出现协调性宫缩乏力，应设法加强宫缩。当宫口开大 4～5cm 时，胎足即可经宫口脱出阴道，为了使宫颈和阴道充分扩张，消毒外阴之后，使用“堵”外阴方法（当宫缩时用无菌巾以手掌堵住阴道口，让胎臀下降，避免胎足先下降，待宫口及阴道充分扩张后才让胎臀娩出）有利于软产道扩张和顺利娩出后出的胎头（图 6-27）。在“堵”的过程中，应每 10～15 分钟听胎心一次，最好使用连续胎心监护，并注意宫口扩张情况。宫口已开全再“堵”易引起胎儿窘迫或子宫破裂。宫口近开全时，要做好接产和抢救新生儿窒息的准备。

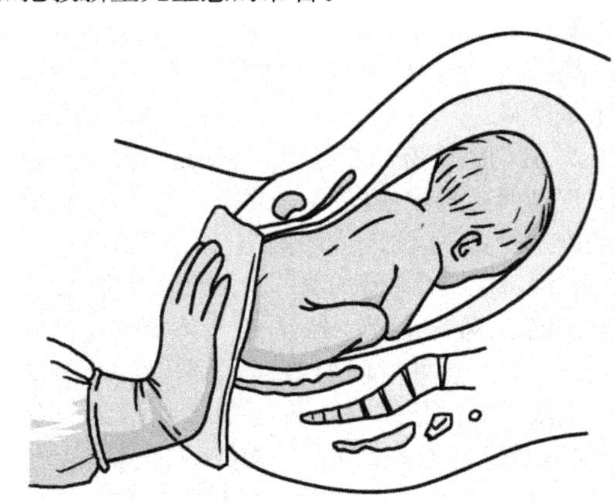

图 6-27　“堵”外阴方法

2) 第二产程：接产前，应导尿排空膀胱。初产妇应作会阴后-侧切开术。有三种分娩方式：①自然分娩：胎儿完全自然娩出，助产者仅需扶持胎体，不做任何牵拉动作。极少见，仅见于经产妇、胎儿小、宫缩强、骨盆腔宽大者。②臀位助产：胎儿自然娩出至脐部，胎肩及胎头由接产者协助娩出。常见，大多数臀位分娩均需助产。③臀牵引术：胎儿全部由接产者牵拉娩出，此种手术对胎儿损伤大，一般情况下应禁止使用。

3) 第三产程：产程延长易并发子宫收缩乏力性出血，在胎儿娩出后，应肌内注射缩宫素、麦角新碱或前列腺素制剂，防止产后出血。行手术操作及有软产道损伤者，应及时检查并缝合，给予抗生素预防感染。

「附」　臀位助产的要领

(1) 上肢助产：有滑脱法及旋转胎位法两种。

笔记栏

1）滑脱法：术者右手握住胎儿双足，向前上方提，使后肩显露于会阴，再用左手示、中指伸入阴道，由胎儿后肩后方沿上臂至肘关节处，协助后上臂及肘关节沿胸前滑出阴道，然后将胎体放低，前肩自然由耻骨弓下娩出或使用相同的方法娩出前上臂及肘关节（图 6-28）。

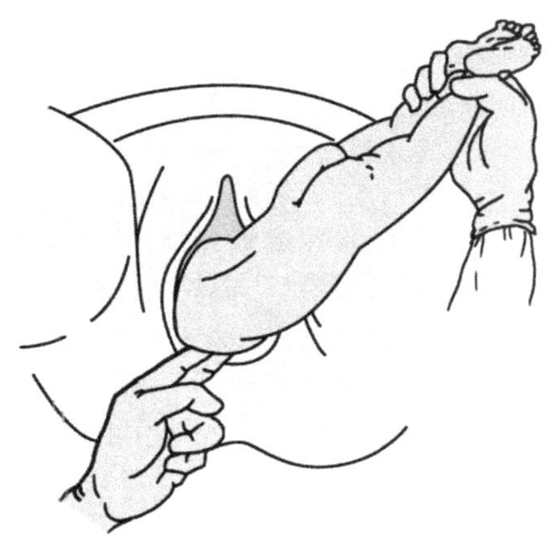

图 6-28　滑脱法

2）旋转胎体法：术者双手紧握胎儿臀部，两手拇指在背侧，两手另四指在腹侧（不可压腹部），将胎体逆时针方向旋转，同时稍向下牵拉，右肩及右臂自然从耻骨弓下娩出，再将胎体顺时针方向旋转，娩出左肩及左臂（图 6-29）。

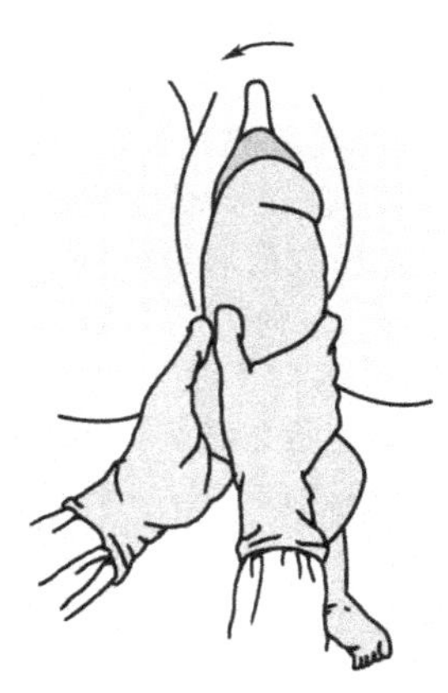

图 6-29　旋转胎体法

（2）胎头助产：先将胎背转至前方，使胎头矢状缝与骨盆出口一致，此时将胎体骑跨在术者左前臂上，同时术者左手中指伸入胎儿口中，示指及无名指扶于两侧上颌骨；术者右手中指压低胎头枕部使其俯屈，示指及无名指置于胎儿两侧锁骨上，先向下牵拉，同时助手在产妇下腹部耻骨联合上向下适当加压，帮助胎头俯屈，使胎儿下颏、口、鼻、眼、额相继娩出（图 6-30）。助产时注意脐部娩出后，应在 2～3 分钟内娩出胎头，最长不能超过 8 分钟。后出胎头娩出有困难者主张及时使用后出胎头产钳术，效果佳。

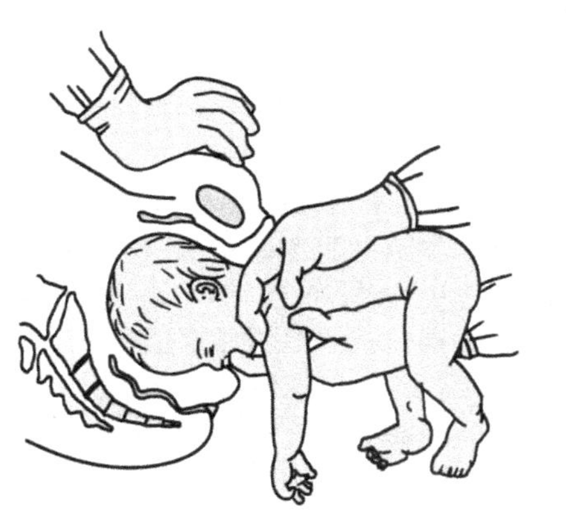

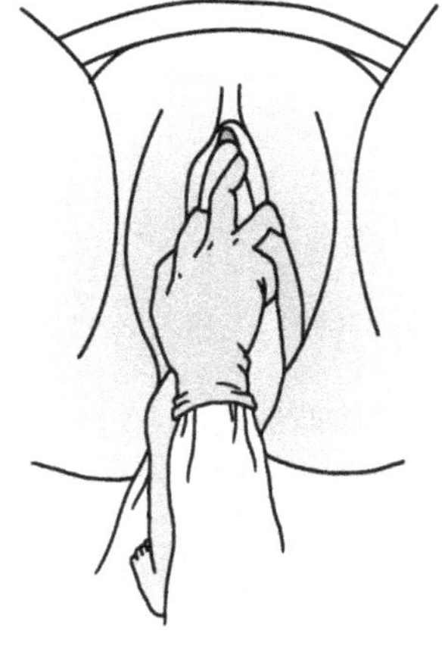

图 6-30　胎头助产

（一）横位（肩先露）

横位的胎体横卧于骨盆入口之上，胎体纵轴与母体纵轴相垂直为横产式（transverse lie），因先露部为肩，称为肩先露（shoulder presentation）。占妊娠足月分娩总数的 0.25%，是对母儿最不利的胎位。除死胎及早产儿胎体可折叠娩出外，足月活胎不可能经阴道娩出。若不及时处理，容易造成子宫破裂，威胁母儿生命。

1. 病因　与臀位的常见原因基本相同，经产妇由于腹壁松弛，据统计产次≥4 次，肩先露的发生率与初次妊娠相比高大约 10 倍。

2. 诊断

（1）腹部检查：子宫横径宽呈横椭圆形，子宫底部高度低于妊娠周数。宫底部及耻骨联合上方较空虚，在母体腹部一侧触到胎头，另侧触到胎臀。肩前位时，胎背朝向母体腹壁，故在母体腹壁触及宽大而平坦的胎背；肩后位时，胎儿肢体朝向母体腹壁，检查时在母体腹壁触及不规则的小肢体。胎心在脐周两侧最清楚。

（2）肛门检查或阴道检查：先露高，宫口上方空

笔记栏

虚。临产后若胎膜已破裂、宫口已扩张，阴道检查可触到肩胛骨或肩峰、锁骨、肋骨及腋窝。根据腋窝尖端指向判断胎儿肩部及头端位置，据此可决定胎头在母体左或右侧。根据肩胛骨朝向母体前方或后方，决定肩前位或肩后位。例如胎头在母体右侧，肩胛骨朝向后方，则为肩右后位。胎手若已脱出于阴道口外，可用握手法鉴别是胎儿左手或右手，因检查者只能与胎儿同侧的手相握。例如肩右前位时左手脱出，检查者用左手与胎儿左手相握，余类推(图 6-31)。

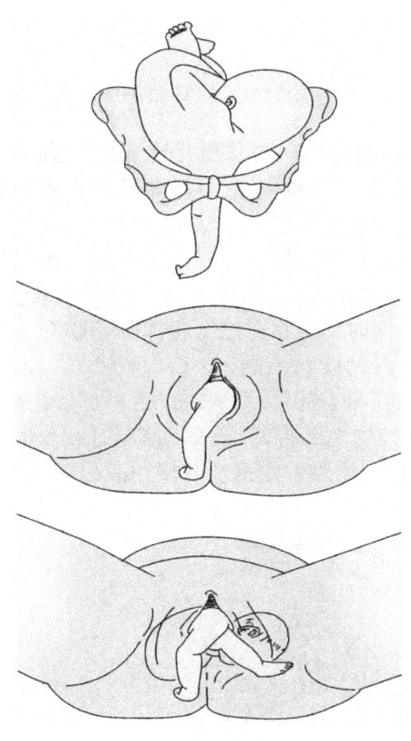

图 6-31　各类肩先露

(3) B型超声检查：能准确做出肩先露的诊断。

(4) 产程异常：肩先露不能紧贴子宫下段及宫颈内口，缺乏直接刺激，容易发生宫缩乏力；胎肩对宫颈压力不均，容易发生胎膜早破。破膜后，羊水迅速外流，胎儿上肢或脐带容易脱出，导致急性胎儿窘迫甚至胎死宫内。随着宫缩不断加强，胎肩及胸廓一部分被挤入盆腔内，胎体折叠弯曲，胎颈被拉长，上肢脱出于阴道口外，胎头和胎臀仍被阻于骨盆入口上方，形成忽略性(嵌顿性)肩先露(neglected shoulder presentation)。子宫收缩继续增强，子宫上段越来越厚，子宫下段被动扩张后越来越薄，由于子宫上下段肌壁厚薄相差悬殊，形成环状凹陷，并随宫缩逐渐升高，甚至可以高达脐上，形成病理缩复环(pathologic retraction ring)，是子宫破裂的先兆，若不及时处理，将发生子宫破裂。

3. 处理

(1) 妊娠期：妊娠后期发现肩先露应及时矫正。矫正方法有臀位相同，包括胸膝卧位、激光照射(或艾灸)至阴穴和外转胎位术，矫正成功后需包扎腹部以固定胎头。若未能矫正，应在预产期前 2 周住院待产。

(2) 分娩期：根据胎产次、胎儿大小、胎儿是否存活、宫口扩张程度、胎膜是否破裂、有无并发症等，决定分娩方式。总的原则以剖宫产安全。

1) 足月活胎，伴有产科指征，应于临产前行择期剖宫产术结束分娩。

2) 初产妇、足月活胎，临产后应行剖宫产术。

3) 经产妇、足月活胎，也可行剖宫产。若宫口开大 5cm 以上，破膜不久，羊水未流尽，可在全麻下行内转胎位术，转成臀先露，待宫口开全助产娩出。若双胎妊娠第二胎儿为肩先露，可行内转胎位术。

4) 出现先兆子宫破裂或子宫破裂征象，无论胎儿死活，均应立即行剖宫产术。术中若发现宫腔感染严重，应将子宫一并切除。

5) 胎儿已死，无先兆子宫破裂征象，若宫口近开全，在全麻下行断头术或碎胎术。术后应常规检查子宫下段、宫颈及阴道有无裂伤。若有裂伤应及时缝合。注意产后出血，给予抗生素预防感染。

(二) 复合先露

胎先露部(胎头或胎臀)伴有肢体(上肢或下肢)同时进入骨盆入口，称为复合先露(compound presentation)。临床以一手或一前臂与胎头同时入盆最为常见，多发生于早产者，发病率为 0.8‰～1.66‰。但胎臀与下肢同时进入骨盆入口不是复合先露。

1. 病因　胎先露部不能完全充填骨盆入口或在胎先露部周围有空隙均可发生。以经产妇腹壁松弛者、临产后胎头高浮、骨盆狭窄、胎膜早破、早产、双胎妊娠及羊水过多等为常见原因。

2. 临床经过对母儿影响　仅胎手露于胎头旁，多能顺利经阴道分娩。破膜后，头先露伴有上臂完全脱出、直伸的下肢和胎头同时入盆能阻碍胎头下降，若不及时处理可致梗阻性难产，威胁母儿生命。胎儿可因脐带脱垂、脐带受压、产程延长而发生缺氧，造成急性胎儿窘迫甚至胎死宫内等。

3. 诊断　当产程进展缓慢时，行阴道检查发现胎先露部旁有肢体而明确诊断。常见胎头与手同时入盆。诊断时应注意和臀先露及肩先露相鉴别。

4. 处理　发现复合先露，首先应查清有无头盆不称。若无头盆不称，让产妇向脱出肢体的对侧侧卧，肢体常可自然缩回。脱出肢体与胎头已入盆，待宫口近开全或开全后上推肢体，将其回纳，然后经腹部下压胎头，使胎头下降，以产钳助娩。若头盆不称明显或伴有胎儿窘迫征象，应尽早行剖宫产术。

笔记栏

(三)异常分娩的诊治要点

导致异常分娩的因素有产力、产道、胎儿及精神心理因素的异常,这几种因素的异常既相互影响又互为因果关系。臀位及横位为单胎引起的难产时,容易诊断;而最常见的头位难产,最难诊断,是产力、产道、胎儿及精神心理因素相互作用的后果,多发生在分娩过程中。因此,只有密切地观察产程,才能发现导致异常分娩的因素及其间的相互关系。关键问题是及早识别异常情况,及时做出正确判断,进行恰当处理,保证分娩顺利和母儿安全。

异常分娩的形成主要是分娩过程中阻力增加。胎儿异常和产道异常是导致阻力增加的主要原因。阻力增加又可引起继发性宫缩乏力,当宫缩乏力时又无法克服阻力导致难产。头盆不称是分娩阻力增加的主要原因。头盆不称是胎头的大小和位置与骨盆的大小和形态不相适应,胎头不能通过骨盆。

1. 诊断 明显的胎位异常、胎儿发育异常,软产道或骨产道异常,在产前容易诊断。而多数的异常分娩发生在分娩过程中,必须仔细观察产程,绘制产程图,结合病史、体格检查,综合分析才能及时发现下列异常情况:

(1) 产妇出现全身衰竭症状:由于产程延长,产妇烦躁不安,体力衰竭,严重者出现脱水、代谢性酸中毒及电解质紊乱。由于自主神经功能紊乱引起肠蠕动减弱及膀胱平滑肌无力,导致肠胀气和尿潴留,应及时发现并予以纠正。

(2) 胎头下降受阻:头先露并不均能经阴道分娩,头位难产并不少见。临产后,一旦发现胎头下降受阻,应想到骨盆狭窄、胎头位置异常、子宫收缩乏力、软产道异常、胎头过大、胎儿畸形、子宫痉挛狭窄环等的可能。潜伏期胎头迟迟不入盆,应警惕宫缩乏力及头盆不称,应检查胎头有无跨耻征阳性。活跃期及第二产程,胎头下降速度<1cm/h或停留原处,最多见中骨盆狭窄及持续性枕后位及枕横位。

(3) 宫颈口扩张延缓或阻滞:临产后,初产妇宫颈口扩张有明显的规律性,即潜伏期约8小时,可使宫颈口扩张至3cm,活跃期约需4小时,可使宫颈口开全。若进入活跃期,当初产妇宫颈口扩张速度<1.2cm/h,经产妇宫颈口扩张速度<1.5cm/h或宫颈口停止扩张达2小时以上,产程无进展,提示可能有无效的子宫收缩或子宫收缩乏力,宫颈水肿、宫颈坚韧及宫颈瘢痕,头盆不称,胎位异常、巨大儿、中骨盆或骨盆出口平面狭窄。

(4) 子宫收缩力异常:首先区别是子宫收缩是协调性,还是不协调性;子宫收缩是乏力,还是过强。然后区分单纯性子宫收缩乏力或由其他原因所造成的继发性子宫收缩乏力。临床上多见后者,当骨盆狭窄、头盆不称或胎位异常时,产程开始一段时间宫缩正常,随着产程进展,胎头下降受阻,使胎头不能紧贴子宫下段及宫颈内口,造成继发性子宫收缩乏力。产妇精神紧张或不适当地应用缩宫素,可出现子宫收缩不协调。如双胎妊娠及羊水过多时,子宫壁过度膨胀致使子宫收缩乏力等,如不及时处理,可使产程延长。子宫收缩过强,胎头下降受阻,可发生先兆子宫破裂甚至子宫破裂。因此,必须及时发现子宫收缩力异常,查明原因,及时处理。

(5) 胎膜早破:头盆不称或胎位异常时,先露部与骨盆之间有空隙,前后羊水交通,致使前羊水囊压力不均,当宫缩时,胎膜承受压力过大而破裂。羊水过多、双胎妊娠、重度宫颈裂伤也容易发生胎膜早破,胎膜早破往往是异常分娩的征兆,必须查明有无头盆不称或胎位异常,破膜后应立即听胎心音,注意有无脐带脱垂。

(6) 胎儿窘迫:由于产程延长,导致胎儿缺氧,胎儿代偿能力下降或失代偿可出现胎儿窘迫征象(胎心率>160bpm或<120bpm,胎心率快慢不规律,羊水污染,胎儿头皮血pH<7.24),应寻找导致胎儿窘迫的原因,及时处理。

2. 处理

(1) 一般处理:首先解除产妇的恐惧及精神紧张,鼓励进食,保证能量的需要,必要时静脉补充。可给予温肥皂水灌肠清除粪便,出现尿潴留时应予以导尿。

(2) 产科处理:有先兆子宫破裂、骨盆明显狭窄或明显畸形、肩先露、颏后位、高直后位、前不均倾位、初产妇混合臀位或不完全臀位、臀位伴有骨盆狭窄、巨大胎儿、联体双胎和明显头盆不称等,均应考虑剖宫产结束分娩。

有轻度头盆不称,特别是骨盆入口平面临界性狭窄,要结合产力、胎位及胎儿大小等条件,给予充分试产机会。对于中骨盆及出口平面的头盆不称及有妊娠合并症试产要慎重。

试产时必须严密观察产力、胎心、宫口扩张和胎先露下降情况。如在试产过程中发现胎心率异常,特别是出现频繁的重度变异减速或晚期减速,胎心变异减小等,是胎儿窘迫的表现,应寻找原因,对症处理,若胎心仍不见好转,宫口已开全者,应经阴道助产手术,若估计短时间内不能经阴道分娩者,为抢救胎儿,应行剖宫产术。在试产过程中发现潜伏期及活动期延长,宫口扩张延缓或阻滞,胎头下降延缓或阻滞等异常情况,首先应进行阴道检查,如发现有明显头盆不称,应行剖宫产术;如无头盆不称,潜伏期延长,应使用镇静剂哌替啶100mg或地西泮10mg静脉推注,有可能很快转入活跃期,如应用镇静剂后或转入活跃期出现子宫收缩乏力,可使用缩宫素加强产力,常用2.5U缩宫素加入500ml液体内,调整滴数,使宫缩间隔2~3分钟,持

笔 记 栏

续1分钟左右。宫口扩张3～5cm时，可行人工破膜，如胎头下降顺利，可经阴道分娩。如应用缩宫素及人工破膜2小时，胎头仍下降不明显，要查明原因，如有明显头盆不称及明显胎位异常，仍需行剖宫产术。第一产程末及第二产程出现胎头下降延缓或阻滞，胎头可能是在中骨盆平面与出口平面受阻，若为持续性枕横位或枕后位，可考虑徒手旋转胎头至枕前位，胎头继续下降，当S≥+3，可自然分娩或行低位产钳及胎头吸引助产，若S≤+2，应行剖宫产术。

案例6-1小结

1. 当临产的产妇来就诊，接诊的医生应在短时间内根据病史、体格检查、产科检查和必要的辅助检查做出诊断，判断采用什么方式分娩最适宜。本例骨盆入口临界狭窄，胎儿体重估计在3000g左右，有阴道分娩试产的指征。

2. 试产的过程必须要观察的是产力如何、宫颈口能否如期扩张、胎先露下降是否理想，同时胎心的观察不容掉以轻心。

3. 当产程出现问题，在决定做出进一步处理前，阴道检查了解有无头盆不称是必不可少的步骤。

4. 本案例在活跃早期出现了活跃期延长的趋势，人工破膜、加强宫缩、松弛宫颈的处理是正确的。处理后的结果是活跃期进展良好。

5. 由于宫缩仍不满意，影响了胎头在盆腔内的旋转，有第二产程延长的趋势。加强宫缩后有阴道自然分娩的可能，必要时可考虑助产。

（胡淑君）

笔记栏

第7章 病理妊娠

第一节 自然流产

妊娠不足28周，胎儿体重不足1000g，胚胎或胎儿自行脱离母体排出，为自然流产。流产发生在妊娠12周以前为早期流产(early abortion)，发生在12～28周以前为晚期流产(late abortion)，以前者多见。自然流产(spontaneous abortion)的发生率占全部妊娠的10%～15%。

案例 7-1

孕妇，32岁，因停经51天，下腹坠痛，伴阴道少量流血1天入院。

停经后无明显恶心、呕吐等反应。停经40天在我院检查尿妊娠试验阳性，同时B型超声检查提示“宫内妊娠4周”。1天前性生活后出现下腹坠痛，呈阵发性，伴少许阴道流血，否认阴道排出组织物。无畏寒、发热、头晕、乏力。

平时月经周期29～31天；25岁结婚，孕$_3$产$_0$，6年前药物流产1次，4年前人工流产1次。

体格检查：体温36.5℃，脉搏90次/min，呼吸20次/min，血压100/62mmHg。发育正常，营养中等，心、肺听诊正常，腹软，肝、脾肋下未触及，下腹轻压痛，无反跳痛，移动性浊音阴性，未触及包块。

问题：

1. 首先应考虑的诊断是什么？
2. 在明确诊断之前，应做哪些进一步的检查？
3. 处理的建议是什么？

一、病因和发病机制

导致流产的原因有很多，首先是胚胎本身发育是否正常的胚胎因素，还有子宫环境、内分泌及其他原因的母亲因素。大约40%的自然流产发生在临床证实妊娠以前，其余60%大多数为早期流产，流产因胚胎染色体异常所占比例极大，所以自然流产其实是人类优胜劣汰自然选择的措施，以保证人类健康繁殖。

(一)染色体异常

染色体异常的胚胎50%～60%以早期自然流产为结局，75%源于母亲配子发生错误，5%的原因来自父亲。

1. 染色体数目异常 ①三体：常见13、18、21号染色体多一条，随母亲年龄上升其发生率增加。②单体：以X染色体少一条多见。③三倍体：与胎盘水泡变性共存，流产发生早，偶尔存活较长者往往多发畸形而死于宫内。④四倍体：极早发生流产。

2. 染色体结构异常 包括染色体断裂、倒置、缺失和易位等，多数发生流产，少数存活者多为畸形，如无脑儿、脊柱裂等。

染色体异常流产排出的妊娠组织常表现为一空孕囊或已退化的胚胎。

(二)母体因素

1. 全身性感染疾病 感染、高热可引起子宫收缩而致流产；细菌毒素或病毒通过胎盘感染胎儿致使胎儿死亡而流产。

2. 全身慢性疾病 严重贫血、心脏病、心力衰竭可引起胎儿缺氧，导致流产。慢性肾炎、严重高血压可导致胎盘梗死或早剥引起流产。

3. 子宫疾病 ①先天性子宫畸形及子宫发育不良等；②子宫肿瘤；③宫腔粘连；④先天性或继发(裂伤)性宫颈功能不全致使宫颈内口松弛，难以承受不断提高的宫腔压力而发生晚期自然流产。

4. 内分泌失调 导致流产的内分泌原因有雌激素过多、孕激素不足、甲状腺素过多或过少、糖尿病孕妇血糖未能控制等。确诊黄体功能不足最为多见。

5. 不良生活习惯 偏食导致某种营养素缺乏而发生流产，如维生素E缺乏；吸烟、酗酒、过量饮咖啡、吸食海洛因等亦可引起流产。

6. 创伤 ①直接子宫的挤压或锐器创伤；②间接创伤，如严重休克；③情感创伤，过度紧张、焦虑、忧伤等。

7. 免疫因素 妊娠犹如同种异体移植，若母儿双方免疫不适应，致使母体对胚胎排斥而流产。与免疫流产有关的因素有：①夫妇间组织相容抗原(HLA)过分相似，使免疫系统失调而发生流产。②HLA过分相似的夫妇妊娠后其滋养层细胞抗原(胎儿抗原)也相容，失去了刺激母体产生保护和封

笔记栏

闭抗体的作用，发生排斥而流产。③抗精子抗体有杀死胚胎，导致流产的作用，宫颈黏液和精液中的抗精子抗体对妊娠的干扰较大。④母儿血型(ABO及RH)不合导致胎儿溶血而流产。⑤母体封闭因子不足以保护胎儿和滋养细胞而流产。⑥T细胞亚群(OKT_4/OKT_8)比值降低，免疫平衡打破而流产。⑦其他：母体抗父方淋巴细胞的细胞毒抗体不足、抗磷脂抗体产生过多等都可导致免疫流产。免疫流产的特征是反复发生。

(三) 不良环境因素

化学物质砷、铅、甲醛、苯、氯丁二烯、氧化乙烯的过量接触，放射线的异常暴露以及高温、噪声、高频等都有引起流产的可能。

二、病　　理

(一) 流产过程的母体特征

(1) 妊娠8周以前的流产：胚胎多已死亡，随后发生底蜕膜的海绵层出血、坏死和血栓形成，绒毛膜与底蜕膜分离，已分离的妊娠组织如同异物，刺激子宫收缩而排出，由于此时绒毛发育不成熟，其与子宫蜕膜联系还不牢固，发生流产时妊娠组织可以完全排出，故出血一般不多。

(2) 妊娠8～12周的流产：绒毛发育茂盛，与底蜕膜联系较牢固，流产发生时妊娠组织物往往不容易完全排出而部分滞留在宫腔内影响子宫收缩，致出血量多。

(3) 妊娠12周后的流产：胎盘已形成，流产的过程如同正常分娩，先有阵发性子宫收缩，然后排出胎儿、胎盘，流产过程出血不多。

(二) 流产物的特征

(1) 妊娠8周内：胚胎发育异常的流产物表现为两类：①全胚发育异常：无胚胎、结节状或圆柱状胚胎、发育阻滞胚胎；②特殊发育缺陷：神经管或肢体缺陷。

(2) 妊娠8～12周：死亡的胎儿可因出血多少和滞留在宫腔的时间长短而呈血肿样胎块、肉样胎块、结节状胎块和微囊型的不同变化。

(3) 妊娠超过12周后：死亡的胎儿可因在宫腔内的时间不同而有不同的形态，如压缩胎儿、浸软胎儿和骷髅胎儿等。

三、临床表现

虽然流产的主要症状为停经后出现腹痛和阴道流血，但随着孕周的增加主要症状出现的顺序不同。

(一) 早期自然流产

先有阴道流血，后出现腹痛，排出妊娠组织物后腹痛消失，出血停止。原因是流产时，绒毛与蜕膜首先剥离，然后血窦开放，出现阴道流血；剥离的妊娠组织和宫腔内的血液刺激子宫收缩，产生阵发性下腹部疼痛并排出妊娠组织物；组织物全部排出后，子宫的收缩使血窦闭合，阴道出血则停止。

(二) 晚期自然流产

先有阵发性腹痛，排出胎儿、胎盘后出现阴道出血。流产整个过程与正常分娩相似，出血不多。

四、临床类型

自然流产从发病开始直至疾病结束经过一自然过程，根据其发展不同的阶段予以命名区别。其发展过程如图7-1所示。

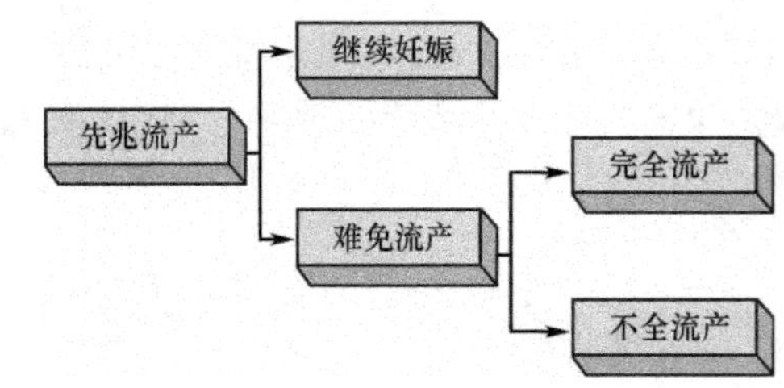

图7-1　自然流产发展经过

(一) 先兆流产

先兆流产(threatened abortion)是指阴道少量暗红色流血或血性白带，常伴下腹坠痛、腰背痛或阵发性下腹痛。妇科检查：宫口闭，胎膜未破，妊娠组织物未排出，子宫大小与停经周数相吻合(图7-2)。其后的发展有继续妊娠或难免流产两种转归。

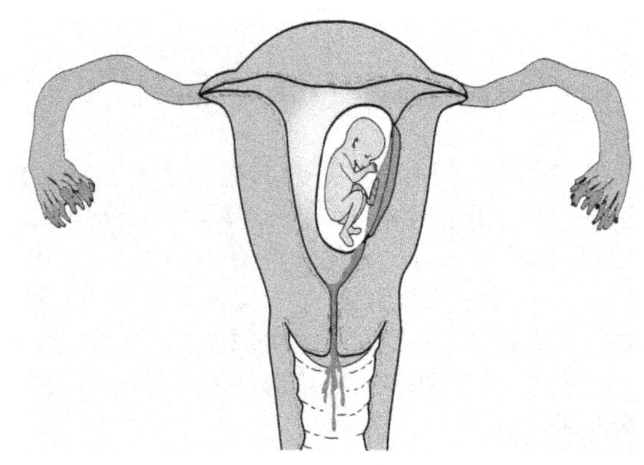

图7-2　先兆流产

笔记栏

（二）难免流产

难免流产（inevitable abortion）由先兆流产发展而来，阵发性下腹痛加重，阴道出血时间长、量较多，或因胎膜破裂而出现阴道流液。妇科检查宫颈口扩张，有时可见妊娠组织堵塞于宫口内，子宫大小与停经周数相符或小于停经周数。流产已不可避免。

（三）不全流产

不全流产（incomplete abortion）由难免流产发展而来，妊娠组织物已部分排出体外，尚有部分残留于宫腔内（图 7-3），而影响子宫收缩，致使子宫出血持续不断，甚至可因流血过多而发生失血性休克。妇科检查宫颈口扩张，见活动性出血自宫腔溢出，有时可见妊娠组织物堵塞于宫颈口或部分排入阴道内，子宫小于停经周数。

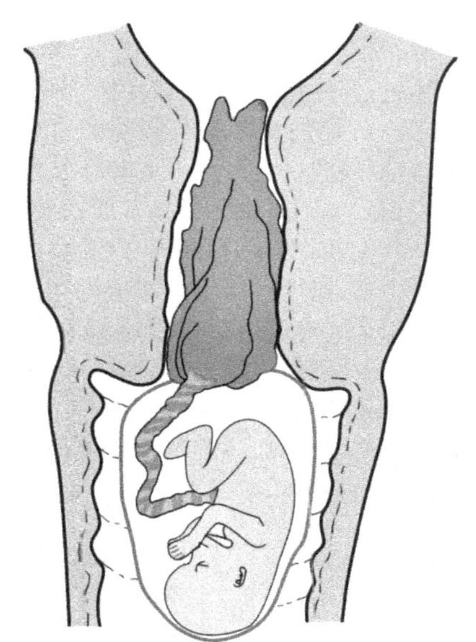

图 7-3　不全流产

（四）完全流产

完全流产（complete abortion）由难免流产发展而来，妊娠组织物全部排出，子宫收缩关闭血窦，阴道流血逐渐停止，腹痛逐渐消失。妇科检查宫颈口关闭，子宫大小接近非孕时的水平。

流产有三种特殊情况。

1. 稽留流产（missed abortion）　胚胎或胎儿死亡后滞留在宫腔内未自然排出，为稽留流产。由于死亡后的胚胎或胎儿浸软和羊水减少，宫腔容积缩小，子宫不再增大反而缩小。发生在早期妊娠者，早孕反应消失；发生在中期妊娠以后者，胎动消失。妇科检查宫颈口闭，子宫小于停经周数，未闻及胎心。稽留时间过久可引起孕妇凝血功能障碍。

2. 习惯性流产（habitual abortion）　连续发生的自然流产≥3 次者，为习惯性流产。近年国际上常用复发性自然流产（recurrent abortion）取代习惯性流产，其定义为连续 2 次的自然流产。习惯性流产的特点是每次流产多发生于同一孕周。早期习惯性流产的原因以胚胎染色体异常多见，占 50%～60%，其他的原因是黄体功能不全、甲状腺功能减退等。晚期习惯性流产最常见的原因为子宫疾病，其中宫颈功能不全引起的流产虽然不多，但有特殊的表现：①有习惯性晚期流产病史。②流产发生时无先兆，甚至羊膜囊自宫颈内口突出，一旦胎膜破裂，胎儿迅速排出。其机制是随着妊娠进展，宫腔压力增加，功能不全的宫颈管逐渐缩短、扩张，羊膜囊自宫口脱出。③妊娠后 B 型超声测量宫颈内口宽度＞15mm。④非孕时宫颈管无阻力可通过 8 号宫颈扩张器或子宫造影可见子宫峡部漏斗区呈管状扩大。

3. 流产感染（septic abortion）　流产过程中，阴道流血和组织残留宫腔内时间过长或非法堕胎等，均有可能引起宫内感染，严重时感染可扩展到盆腔其他器官，严重者可引起盆腔腹膜炎，甚至败血症及感染性休克等，称流产感染。

五、诊　　断

根据病史及临床表现初步诊断自然流产一般并不困难，必要时结合辅助检查多能诊断确诊并同时判断流产的临床类型，以决定处理方法。

诊断的方法：

（一）病史

病史包括月经史和有无反复流产的病史；近期有无停经史；停经后有无早孕反应；停经后有无不规则阴道流血、出血量多少和持续时间，有无伴腹痛以及腹痛的部位、性质及程度，阴道有无妊娠物排出、排出组织物前有无伴有腹痛加重和阴道出血增多等；有无发热、阴道分泌物有无臭味可协助诊断流产感染。

（二）查体

查体包括全身和妇科情况。全身情况主要通过体格检查判断有无感染、贫血、休克等并发症。在消毒条件下进行妇科检查，观察宫颈口是否扩张、有无组织物堵塞或羊膜囊膨出；子宫大小与停经周数是否相符，有无压痛；双侧附件有无包块、增厚及压痛。

（三）辅助检查

1. B 型超声检查　根据妊娠囊的形态、有无胎

笔记栏

心搏动反射及胎动，确定胚胎或胎儿情况，结合临床表现确定流产类型，指导正确的处理方法。

2. 激素测定 血β-HCG、孕酮和雌二醇水平的定量测定，既可判断是否妊娠，还可根据其水平的变化判断妊娠的预后。胚胎发育异常时β-HCG水平不能正常上升或处于低值，发生流产前β-HCG水平更低；孕酮水平低或进行性下降，妊娠难以维持，预示流产发生。

六、鉴别诊断

（1）需要与异位妊娠、葡萄胎、功能失调性子宫出血、子宫肌瘤等疾病鉴别。

（2）流产的类型鉴别：要点见表7-1。

表7-1 各种类型流产的鉴别诊断

类型	病史			妇科检查	
	出血量	下腹痛	组织排出	宫颈口	子宫大小
先兆流产	少	无或轻	无	闭	与妊娠周数相符
难免流产	中→多	加剧	无	扩张	相符或略小
不全流产	少→多	减轻	部分排出	扩张或有物堵塞或闭	小于妊娠周数
完全流产	少→无	无	全排出	闭	正常或略大

案例7-1分析

临床特点：

1. 该孕妇32岁，既往月经规则，现停经51天。

2. 停经40天时查尿妊娠试验阳性，同时B超已提示宫内妊娠4周。

3. 1天前性生活后（有创伤刺激诱因）出现下腹坠痛，呈阵发性，伴少许阴道流血，否认阴道排出组织物。

4. 全身检查基本未发现异常。

首先考虑的诊断：先兆流产。

进一步的检查：

1. 消毒后妇科检查。

2. B超检查予以确诊流产类型。

结果：

1. 妇科检查：外阴：月经垫上少量血迹。

阴道：通畅，中量暗红色血。

宫颈：光滑，宫口闭合，未见组织物堵塞，抬举痛阴性。

宫体：前位，质软，增大如妊娠40天，活动，无压痛。

附件：双侧未及包块，无压痛。

2. B型超声检查：提示宫内妊娠5周，妊娠囊内未见胚胎，无胎心搏动。

3. 实验室检查：血β-HCG1482.67U/L，孕酮19nmol/L(6ng/ml)。

诊断：稽留流产。

七、处理

根据流产的类型及时进行相应的处理为自然流产的治疗原则。

（一）先兆流产

以安胎治疗为原则，可以达到60%成功的结果。卧床休息，保持情绪稳定，避免阴道检查、性生活等导致子宫收缩的刺激。有条件的应进一步做病因诊断，针对病因进行处理。如黄体功能不足者可予黄体酮10～20mg，每日或隔日肌内注射一次，或HCG 1000～3000U，每日或隔日肌内注射一次；口服复合维生素，对甲状腺功能减退的孕妇可应用小剂量甲状腺片。经过治疗后阴道流血停止，且B型超声检查提示胚胎存活，可继续妊娠。若临床症状加重，B型超声检查发现胚胎已停止发育，血β-HCG持续不升或下降，孕酮持续低值或进行性下降，表明流产不可避免，应终止妊娠。

（二）难免流产

一旦确诊，应尽早清除宫腔内妊娠组织（简称清宫术）。早期自然流产可行负压吸宫术（图7-4），手术后应对妊娠组织物进行认真检查，并送病理检

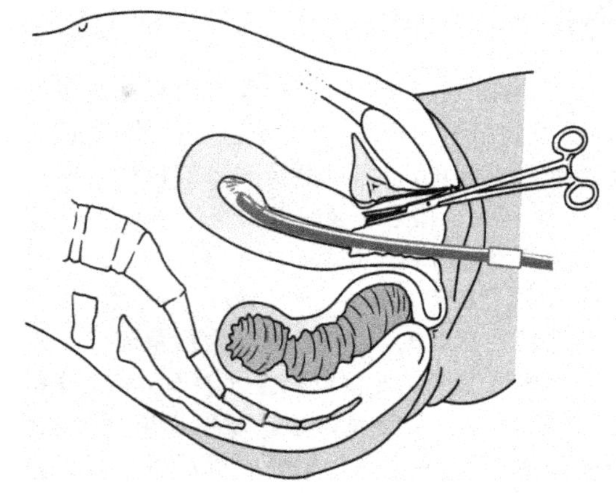

图7-4 清宫术（负压吸宫术）

笔记栏

查，有条件进行绒毛染色体检查。晚期自然流产，因子宫较大，妊娠组织物较多，清宫手术时出血较多，可用子宫收缩药物，促进子宫收缩，让其自然排出妊娠组织，当胎儿及胎盘排出后检查是否完全，必要时清除宫腔内残留的妊娠产物并给予抗生素预防感染。

（三）不全流产

一经确诊，应及时清除宫腔内残留组织。流血多有休克者输血输液，并同时使用缩宫素促进子宫收缩，待休克纠正后马上清宫；如阴道活动性出血多，可在抗休克的同时予以清宫术。给予抗生素预防感染。

（四）完全流产

流产的症状已消失，阴道出血少，B型超声检查证实宫腔内无妊娠组织物残留，如无感染，一般不需特殊处理。

（五）稽留流产

马上清宫手术是稽留流产的处理原则，但手术可能遇到以下两种情况：①稽留时间过长，胎盘组织机化，与子宫壁紧密粘连，造成刮宫困难；②可能发生凝血功能障碍，造成严重出血。清宫处理前，应检查血常规、凝血功能等，了解有无DIC情况存在，并做好输血和补充凝血因子的准备。若凝血功能正常，可口服炔雌醇1mg每日2次，或口服已烯雌酚5mg每日3次。连用5日，以提高子宫平滑肌对缩宫素的敏感性。子宫小于12孕周者，可行刮宫术，术时注射缩宫素以减少出血，若胎盘机化并与宫壁粘连较紧，手术应特别小心，防止穿孔，一次不能刮净，可于5～7日后再次刮宫。子宫大于12孕周者，应静脉滴注缩宫素，也可用前列腺素等进行引产，促使胎儿、胎盘排出。若凝血功能障碍，应纠正后方能进行手术。

（六）习惯性流产

流产已经发生的处理同样根据流产的类型进行适当的处理，关键的问题是寻找引起习惯性流产的原因。①染色体异常的夫妇：孕前进行遗传咨询，罗伯逊同源易位携带者应避免妊娠；常染色体平衡易位和罗伯逊非同源易位携带者可以妊娠，但妊娠后必须做产前诊断。②子宫疾病的妇女：在孕前应进行子宫输卵管造影及子宫镜检查，以确定子宫有无畸形与病变，对病变的子宫尽可能予以手术纠正，如黏膜下子宫肌瘤、子宫内膜息肉等；对可疑宫颈内口松弛的妇女应做扩宫器通过检查，如为宫颈功能不全者应在妊娠前进行宫颈内口修补术，或于孕14～18周时行宫颈内口环扎术，术后定期随访，提前住院，待分娩发动前拆除缝线，若环扎术后有流产征象，治疗失败，应及时拆除缝线，以免造成宫颈撕裂。③黄体功能不全的妇女：对基础体温异常（排卵后基础体温上升缓慢，上升幅度＜0.3℃，高温相不足12天）或黄体中期血孕酮＜31.7nmol/L（10ng/ml）的孕妇于尿妊娠试验阳性即开始每日或隔日肌内注射黄体酮10～20mg直至妊娠8周后减量。④免疫学检查：包括HLA、抗磷脂抗体、OKT_4、OKT_8等检查，异常者针对具体情况进行治疗。⑤其他检查：夫妇双方的血型鉴定、丈夫精液检查、孕前病毒感染情况判断等对反复流产的病因检查都是非常必要的。

（七）流产感染

治疗原则为积极控制感染，尽快清除宫内残留物。若阴道流血不多，应用有效广谱抗生素2～3天，待感染控制后再行刮宫；若阴道流血多，在静脉使用高效广谱抗生素的同时，用卵圆钳将子宫腔内残留组织夹出，使出血减少，切不可用刮匙全面搔刮宫腔，以免造成感染扩散，术后继续应用高效广谱抗生素，待感染控制后再行彻底清宫。若已合并感染性休克者，应积极抢救休克。若感染严重或腹、盆腔有脓肿形成时，应行手术引流，必要时切除子宫。

案例7-1分析

4天后再复查B型超声检查提示"宫内妊娠5周，妊娠囊内未见胚胎，无胎心搏动"；实验室检查：血β-HCG1022.1U/L，孕酮16.8nmol/L（5.3ng/ml）。

处理：

马上予以清宫术，术后将妊娠组织物做病理和染色体检查。

（高眉扬）

第二节 异位妊娠

受精卵在子宫体腔以外着床称为异位妊娠（ectopic pregnancy），习称宫外孕（extrauterine pregnancy）。根据受精卵在子宫体腔外种植的部位不同，又分为输卵管妊娠（tubal pregnancy）、宫颈妊娠（cervical pregnancy）、卵巢妊娠（ovarian pregnancy）、腹腔妊娠（abdominal pregnancy）、阔韧带妊娠（broad ligament pregnancy）等（图7-5）。

异位妊娠是妇科常见的急腹症之一，发生率呈逐年上升的趋势，且有导致孕妇死亡的危险，被视为具有高度危险的早期妊娠并发症。

笔记栏

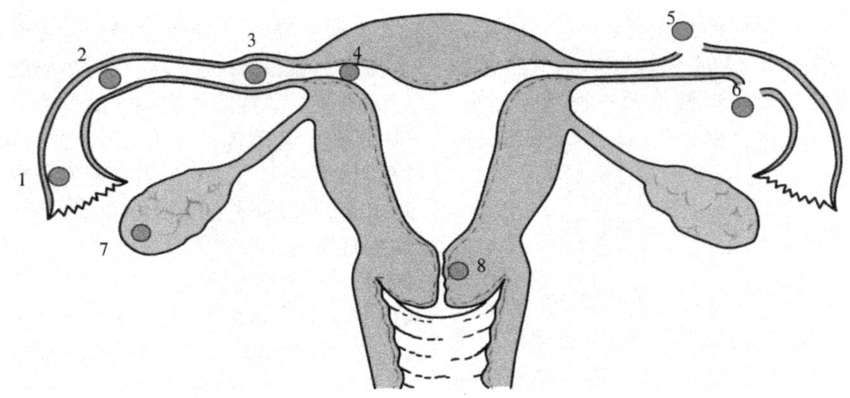

图 7-5　输卵管妊娠部位

1. 输卵管伞部妊娠；2. 输卵管壶腹部妊娠；3. 输卵管峡部妊娠；4. 输卵管间质部妊娠；
5. 腹腔妊娠；6. 阔韧带妊娠；7. 卵巢妊娠；8. 宫颈妊娠

案例 7-2

患者，女性，29 岁，因停经 52 天，阴道流血 3 天，右下腹疼痛 1 天入院。患者末次月经：2006.4.13. 停经 52 天，近 3 天阴道点滴流血，色鲜红，今天上午无明显诱因出现右下腹疼痛，伴呕吐两次，今天下午 3 时在排便时突然晕厥一次，遂来我院急诊。发病期间否认阴道有组织物流出，无外伤，近期无性交史。3 年前因盆腔感染曾服用药物治疗，效果欠佳。1 年前开始口服避孕药。孕$_2$产$_1$。

体格检查：血压 80/50mmHg，心率 100 次/min，体温正常，右下腹部有压痛，反跳痛阳性，移动性浊音阳性；妇科检查：外阴发育正常，宫颈口闭，宫颈举痛阳性，后穹隆触痛，子宫饱满，右侧附件区可触及一直径约 1.5cm 的包块，边界欠清，触痛明显。阴道后穹隆穿刺抽出 10ml 不凝血液。

实验室检查：尿 HCG 测定阳性，阴道 B 型超声检查提示宫内未见妊娠囊，右侧附件区可见一直径约 3cm 包块，内部回声不均，盆腔内可见液性暗区。

问题：

1. 该患者最可能的诊断是什么？
2. 还应该做哪些检查帮助诊断？
3. 如何选择合适的治疗？

一、输卵管妊娠

90%～95%的异位妊娠发生在输卵管，输卵管妊娠多发生在壶腹部（75%～80%），其次为峡部，伞部和间质部妊娠较少见（图 7-5）。

（一）病因

1. 输卵管异常　①慢性输卵管炎因炎症粘连形成管腔狭窄；阑尾炎、盆腔结核、腹膜炎及子宫内膜异位症都可能导致输卵管周围粘连，输卵管扭曲、僵直、伞端闭锁，使得输卵管管腔狭窄或部分堵塞、蠕动异常。②盆腔内肿瘤压迫或牵引使输卵管变细、变长，迂回曲折，导致管腔狭窄或部分粘连。③输卵管粘连分离术、绝育术后再通、伞端造口术后的再粘连或手术部位瘢痕狭窄；都可能使受精卵运行受阻，不能如期到达子宫腔，从而在输卵管着床而发生输卵管妊娠。其次，输卵管发育不良或畸形，其壁之肌纤维发育差或缺乏，内膜纤毛缺乏，其外形较正常输卵管细薄，并弯曲呈螺旋状，较正常为长，发育畸形者有多孔、憩室、双输卵管口或另有一发育不全的输卵管为副输卵管，也可以导致输卵管妊娠。

2. 受精卵游走　卵子在一侧输卵管受精，经宫腔进入对侧输卵管内种植（内游走）；或游走在腹腔内，被对侧输卵管捡拾（外游走），因为游走的时间过长，受精卵发育增大，种植在对侧的输卵管而形成输卵管妊娠。

3. 避孕失败　使用宫内节育器（intrauterine device，IUD）避孕失败，发生输卵管妊娠的机会增加；使用低剂量纯孕激素避孕药时，使输卵管蠕动异常，若排卵未被抑制，可发生输卵管妊娠；用含有大剂量雌激素的事后避孕药失败而发生的妊娠，约10%为输卵管妊娠。

4. 其他　施行辅助生育技术（assisted reproductive technologies，ART）后输卵管妊娠的发生率约 5%；内分泌异常、精神紧张也会导致输卵管蠕动异常或痉挛而发生输卵管妊娠。

（二）病理

1. 受精卵着床在输卵管内发育的特点　受精

笔 记 栏

卵着床后，输卵管壁出现蜕膜反应，由于输卵管管腔狭小、管壁较薄，蜕膜形成较差，不利于胚胎发育，往往会在早期发生流产；受精卵着床后，其绒毛借助蛋白水解酶的破坏作用，直接侵蚀管壁肌层，破坏肌层小动脉，引起出血，血液注入囊胚滋养层及周围组织之间。因为输卵管肌层较薄弱，胚胎滋养细胞容易侵入，甚至穿透输卵管壁引起输卵管破裂。

2. 输卵管妊娠的结局

（1）输卵管妊娠流产（tubal abortion）：多发生在输卵管壶腹部（图 7-6）。由于囊胚向管腔内膨出，因包膜组织脆弱，常在妊娠 8～12 周破裂，使囊胚与管壁分离，若囊胚完全落入管腔，刺激输卵管逆蠕动经伞端排出到腹腔。如囊胚完整地剥离流入腹腔，流血量往往较少，形成输卵管妊娠完全流产。有时囊胚分离后仍滞留于输卵管内，形成输卵管妊娠不全流产，滋养细胞继续侵蚀输卵管壁引起反复出血，血液充满管腔，形成输卵管血肿或输卵管周围血肿，流到子宫直肠陷凹的血液形成盆腔血肿，甚至流向腹腔。

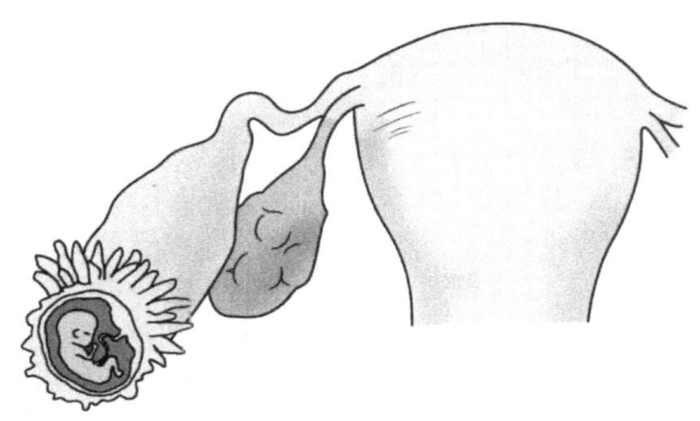

图 7-6 输卵管妊娠流产

（2）输卵管妊娠破裂（rupture of tubal pregnancy）：指囊胚在输卵管内继续生长，绒毛侵蚀，穿透肌层及浆膜，导致管壁破裂（图 7-7），妊娠物流入腹腔，也可破入阔韧带形成阔韧带妊娠。多发生在输卵管峡部妊娠 6 周左右。若为间质部妊娠，破裂则发生在妊娠 12～16 周。

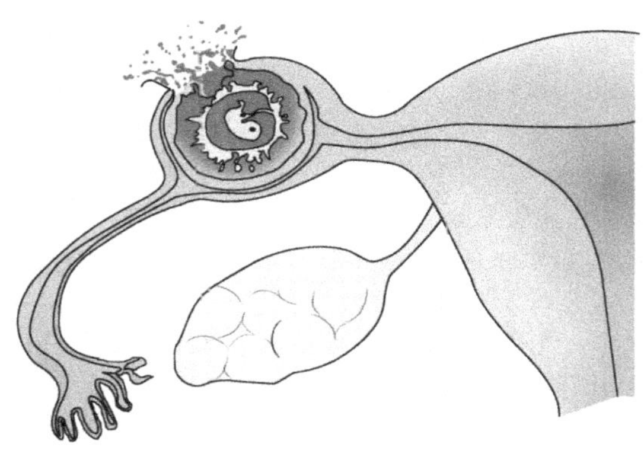

图 7-7 输卵管妊娠破裂

（3）继发性腹腔妊娠：输卵管妊娠或破裂后，囊胚掉入腹腔，囊胚多数死亡，但是也会有少量存活者，可以重新种植在腹腔内脏器而继续生长，形成继发性腹腔妊娠。

（4）持续性异位妊娠（persistent ectopic pregnancy）：指输卵管妊娠保守性手术治疗后，若术中没有完全清除囊胚，或残留有存活的滋养细胞而继续生长，使得术后血 β-HCG 不降或反而上升。诊断根据术后监测血 β-HCG，结合 B 超检查。

（5）陈旧性宫外孕：输卵管妊娠流产或破裂后，出血逐渐停止，胚胎死亡，被血块包裹形成盆腔血肿，一段时间后，该血肿与周围组织粘连并会发生机化。

3. 子宫的变化

（1）子宫体：增大、变软，这是因为血供增加所致。但是其大小小于同一妊娠月份的子宫内妊娠，并且不会随着妊娠月份的增加而增大。

（2）子宫内膜：输卵管妊娠时，滋养细胞分泌的绒毛膜促性腺激素（HCG）刺激子宫内膜发生蜕膜反应，但是蜕膜下的海绵层及血管发育较差。当胚胎受损或死亡时，滋养细胞活力下降，蜕膜碎片随阴道流血排出。如蜕膜整块剥离，则排出三角形蜕膜管型，但不见绒毛。子宫内膜病理学检查可呈蜕膜样变，也可呈增生期或分泌期改变，这是因为胚胎死亡、绒毛及黄体分泌的激素下降、新的卵泡开始发育并分泌激素影响子宫内膜所致。输卵管妊娠时，子宫内膜可以见到高度分泌反应或 Arias-Stella（A-S）反应，镜下见到 A-S 反应：腺上皮细胞增大，核深染，突入腺腔，胞质富含空泡。

（三）临床表现

在输卵管妊娠的早期，即未流产及未破裂前，一般没有明显的症状。典型的临床表现如下：

1. 症状

（1）腹痛：患者多因突发性腹痛来就诊，其发生率在 90％以上。开始常为患侧下腹部剧烈疼痛，呈撕裂样，随即可能波及全腹。疼痛的程度和性质与内出血的量及速度有关。若为输卵管妊娠破裂，内出血量多且迅速，刺激腹膜而产生剧烈疼痛，且可波及全腹；若为输卵管妊娠流产，则出血量较少，较缓慢，腹痛多限于下腹部或一侧，疼痛程度亦较轻。有少数病例出血量多，血液流至上腹部，刺激膈肌，产生上腹部及肩部疼痛，常误诊为上腹急腹症。若反复破裂或流产，可反复引起内出血。一次大量或多次小量内出血未及时治疗者，血液凝集于盆腔最低处（子宫直肠陷凹），可引起肛门处严重坠胀感。

（2）停经：输卵管妊娠多有停经。停经时间长

笔 记 栏

短，与输卵管妊娠部位有关。峡部或壶腹部妊娠者，常在停经6周左右出现腹痛症状；间质部妊娠常在妊娠12～16周发生破裂，有较长的停经史；既往月经规则的妇女，如果月经过期数日、有内出血的表现，应想到输卵管妊娠，询问病史时，应详细了解月经的量、质、持续天数及与既往月经比较，不要将点滴阴道流血误认是一次月经。少数输卵管妊娠的绒毛组织所产生的HCG，不足以使子宫内膜达到停经的反应，也可无停经现象。

(3) 不规则阴道流血：多表现为短暂的停经后出现不规则阴道流血，量少，点滴状，深褐色或暗红色；部分患者会出现多量的阴道出血，似月经量，有5%患者出现大量的流血。阴道流血表明胚胎受损或已经死亡，使得HCG下降，卵巢黄体分泌的激素不能维持蜕膜生长，发生剥离而出血，并伴有蜕膜碎片或完整排出。在病灶除去(手术或药物)后，出血才能完全停止。

(4) 晕厥与休克：患者在腹痛同时，常有头昏、眼花、出冷汗、心悸甚至晕厥。晕厥和休克的程度与出血的速度及量有关。

(5) 不孕史：常有原发或继发性不孕史。

2. 体征

(1) 全身检查：体温一般正常，休克时可能略低，当内出血吸收时，体温可稍高，但一般不超过38℃。内出血时血压下降，脉搏变快、变弱，面色苍白。

(2) 腹部检查：腹部有明显的压痛、反跳痛，以病侧最为显著。腹肌强直较一般腹膜炎轻，提示内出血所产生血性腹膜刺激与一般感染性腹膜炎不同。腹腔内出血量多时可出现移动性浊音体征。出血缓慢者或就诊较晚者形成血肿，可在腹部摸到半实质感、有压痛的包块。

(3) 阴道检查：阴道内常有少量出血，来自子宫腔。阴道后穹隆常常饱满，有触痛。子宫颈有明显的抬举痛，即将子宫颈向上或向左右轻轻摆动时，患者即感到剧烈疼痛。内出血多者，检查时常感觉子宫有飘浮感。子宫常大或稍大，稍软。子宫一侧可触及胀大的输卵管。就诊时间较迟者，可在子宫直肠陷凹处触到半实质包块，时间愈长，则血块机化变硬。

(四) 诊断

输卵管妊娠流产或破裂后，多会出现典型的临床表现。根据停经、阴道流血、腹痛、休克等表现可以做出诊断。若临床表现不典型，则应该密切监护病情变化，观察腹痛是否加剧、盆腔包块是否增大、血压及血红蛋白下降情况，做出诊断。下列的辅助检查可帮助诊断。

1. 超声检查 B型超声显像是诊断输卵管妊娠的重要方法之一。典型声像图为：①子宫腔内不见妊娠囊，内膜增厚。②宫旁一侧见边界不清、回声不均的混合性包块，有时在包块内可见到妊娠囊、胚芽、原始的心管搏动，为输卵管妊娠的直接证据。③直肠子宫陷凹处有积液。文献报道超声检查的正确率为77%～92%。

2. 妊娠试验 测定β-HCG是早期诊断异位妊娠的较好方法。由于输卵管黏膜、肌层极薄，不能供给绒毛细胞所需的营养，异位妊娠在血浆中β-HCG浓度较低。在正常妊娠早期，每1.2～2.2天，β-HCG量增加1倍，而86.6%的异位妊娠，其倍增时间缓慢，且β-HCG的绝对值亦低于正常妊娠。

3. 阴道后穹隆穿刺 是诊断异位妊娠临床常用的方法。抽出暗红色不凝血，说明有血腹症存在。如抽出液为脓或浆液，则可以排除输卵管妊娠；如肿块硬，不容易抽出内容物时，穿刺前可先注入少许生理盐水，再抽吸，如回抽之盐水呈红褐色，混有细小的血块，即可证实为陈旧性血肿；如误穿入静脉抽出血液，不能排除输卵管妊娠。

4. 腹腔镜检查 大多异位妊娠经上述检查可做出临床诊断，对不典型的病例应用腹腔镜检查，可详细观察妊娠的部位和周围脏器的关系、粘连状态，且大部分的病例可同时在腹腔镜下进行手术治疗。

5. 子宫内膜病理检查 由于诊刮术为有创性检查，目前临床仅适用于阴道流血量较多且需排除宫内妊娠流产者。若刮出宫内组织物病理见绒毛，则可诊断为宫内妊娠；若仅见蜕膜未见绒毛应高度怀疑异位妊娠。

案例7-2分析

该患者有盆腔感染及口服避孕药史。她具备了异位妊娠的发病基础。停经后点滴状阴道流血，下腹部疼痛并加重，伴有呕吐。体格检查：血压下降，心率增快，下腹部有压痛、反跳痛，有移动性浊音。妇科检查：宫颈举痛，子宫略饱满，一侧附件区触及直径3cm囊性包块，后穹隆饱满，穿刺抽出不凝血；尿妊娠试验阳性。B超检查：子宫腔内未见妊娠囊，附件区内可见囊性占位，盆腔内有积液。

基本可以诊断为异位妊娠，但是需要行血HCG定量测定，必要时做腹腔镜检查确诊。

笔 记 栏

(五) 鉴别诊断(表 7-2)

表 7-2　异位妊娠的鉴别诊断

	异位妊娠	流产	黄体破裂	卵巢囊肿蒂扭转	急性盆腔炎	急性阑尾炎	巧克力囊肿破裂
腹痛	+	+	+	+	+	+	+
阴道流血	+	+	−	−	−	−	+
停经史	+	+	−	−	−	−	−
腹部压痛	+	+	+	++	++	+	+
反跳痛	+	−	+	+	++	++	−
妇检:							
宫颈举痛	+	−	+	+	−	+	+
子宫增大	+	+	−	−	−	−	−
宫口开	−	+	−	−	−	−	−
附件包块	+	+	+	+	+	−	+
后穹隆穿刺(有血)	+	−	+	−	−	−	+
HCG 测定	+	+	−	−	−	−	−
WBC 增多	−	+	−	−	+	+	−
超声检查	宫内无妊娠囊,宫外有	宫内妊娠		附件区包块,增大	附件区有不规则的囊肿	阑尾区域有囊肿	附件区不规则的包块

(六) 治疗

1. 异位妊娠合并休克的紧急处理　患者发生休克时,应该积极纠正休克,如建立静脉通道,立即输液、输血、吸氧,同时进行手术治疗(开腹或腹腔镜手术),迅速打开腹腔,提出病侧输卵管用卵圆钳钳夹止血,清理腹腔积血后,同时视患者年龄、有无生育要求、病灶的情况、内出血量、休克的程度等决定手术方式。

(1) 输卵管切除术:无论是流产型或破裂型输卵管妊娠,输卵管切除可及时止血,挽救生命,在已生育没有生育要求的妇女,可同时行对侧输卵管结扎。在需要保留生育能力的妇女,如果输卵管病灶太大,破口太长,损及输卵管系膜及血管或生命指征处于严重状态时亦应做输卵管切除。在行保守性手术中,输卵管出血无法控制时应当立即切除输卵管。

(2) 保守性手术:原则上是去除妊娠物,尽可能保留输卵管的解剖与功能,为日后宫内妊娠创造条件。伞部妊娠可行挤压术;壶腹部妊娠行开窗术;峡部妊娠行病灶切除、断端吻合术。指征:年轻妇女本次输卵管妊娠为首次妊娠;未生育或(和)已经切除一侧输卵管者。

2. 异位妊娠无合并休克的处理　药物治疗或手术治疗。

(1) 药物治疗:目前首选甲氨蝶呤(methotrexate,MTX),为叶酸拮抗剂,能够抑制四氢叶酸生成而干扰 DNA 合成,使滋养细胞分裂受阻,胚胎发育停止而死亡。MTX 作用肯定,疗效确定,副作用小,不增加以后妊娠的流产率和畸形率。

1) 适应证:①生命体征稳定、无活动性内出血;②输卵管妊娠包块直径 3~4cm;③β-HCG<2000 U/L;④超声未见胚胎原始血管搏动;⑤肝、肾功能及红细胞、白细胞、血小板计数正常;⑥无 MTX 禁忌证。

2) 用药方案:①单次给药:剂量 $50mg/m^2$,肌内注射一次,可不加四氢叶酸,成功率达 87%以上;②分次给药:MTX0.4mg/kg 肌内注射,每日一次,共 5 次,给药期间应监测 β-HCG 及 B 型超声严密监护。

3) 用药后随访:①单次或分次用药后 2 周内,应每隔 3 日复查 β-HCG 及 B 超;②β-HCG 呈下降趋势并三次阴性,症状缓解或消失,包块缩小者为有效;③如用药后 7 天 β-HCG 下降率<15%~25%,B 超检查无变化,可以考虑再次用药(方案同前);④β-HCG 下降<15%,症状不缓解反而加重,或出现内出血,应该考虑行手术治疗;⑤用药后 35 天,β-HCG 也可处于低值(<15mU/L),也有部分患者在用药后 109 天,血 β-HCG 才降至正常。应在用药 2 周后开始每周复查 β-HCG,直至正常。

4) 局部用药:可在超声引导下对妊娠囊穿刺,将 MTX 直接注入异位妊娠囊中。或在腹腔镜直视下穿刺异位妊娠囊,吸出部分囊液后,注入药物。此外,还有中医中药治疗输卵管妊娠也有疗效。

笔记栏

(2) 手术治疗:手术方式与休克型相同。

案例 7-2 分析

如何选择治疗?

因为患者已经出现血压下降,因此应该尽快地建立静脉通道,补液,必要时输血。同时尽快地抽血测定血中 HCG 含量,征求患者意见,建议手术治疗;可以行腹腔镜检查,明确诊断的同时行腹腔镜下手术,切除输卵管,或行患侧输卵管切开取胚术。

异位妊娠后生育能力:由于器质性或功能性病变所致的异位妊娠患者,以后不孕的机会增多,特别是患过盆腔炎症的 30 岁以上的妇女,第一次怀孕为异位妊娠者其生育能力更差。以后有宫内妊娠的可能性仅为正常的 1/10,即使能重新妊娠,再次异位妊娠的可能性可高达 50%。

二、其他类型的异位妊娠

(一) 宫颈妊娠

受精卵在宫颈管内着床和发育称为宫颈妊娠(cervical pregnancy),虽罕见,一旦发生,则非常危险,处理也是比较困难。临床表现是:停经、早孕反应、阴道流血或出现血性分泌物,常突然发生阴道大量流血而危及患者生命,不伴有腹痛是其特点。妇科检查:宫颈呈现紫蓝色、软、膨大,流血多时宫颈外口扩张,可以见到胚胎组织,但是子宫体大小及硬度正常。诊断应根据 B 超检查见到宫颈管内妊娠囊。

治疗以阴道流血量的多少决定不同的治疗方案。流血量少或无流血者,首选 MTX 全身用药,也可先注射宫颈妊娠囊内,待 β-HCG 明显下降后再行刮宫术。若流血量多或大出血者,在输液、备血的条件下,刮除宫颈管内胚胎组织,用纱条填塞压迫创面止血;或在直视下切开宫颈剥除胚胎,褥式缝合宫颈壁,修复宫颈管;或选用宫腔镜下吸取胚胎组织,电凝创面止血;子宫动脉栓塞(同时用栓塞剂和 MTX)。必要时切除子宫以挽救患者生命。如果患者发生失血性休克,应先积极抢救休克,然后再用上述方法治疗。

(二) 卵巢妊娠

卵巢妊娠(ovarian pregnancy)是受精卵在卵巢组织内着床、生长、发育。发病率为异位妊娠的 0.36%~2.74%。临床表现与输卵管妊娠非常相似,常被诊断为输卵管妊娠或误诊为卵巢黄体破裂。腹腔镜对诊断有很大的价值,但是确诊需要病理检查。诊断标准:①双侧输卵管必须完整,并与卵巢分开。②囊胚应位于卵巢组织内。③卵巢与囊胚必须以卵巢固有韧带与子宫相连。④囊胚壁上有卵巢组织。治疗应选择手术治疗,行卵巢楔型切除、卵巢部分切除、卵巢切除或患侧附件切除术,手术方式可腹腔镜手术或剖腹手术。

(三) 腹腔妊娠

腹腔妊娠指位于输卵管、卵巢及阔韧带以外的腹腔内妊娠。分原发性和继发性两种。原发性腹腔妊娠非常少见,继发性多发生于输卵管妊娠流产或破裂后,或继发于卵巢妊娠时,囊胚落入腹腔内。

患者往往有停经、早孕反应,可先有输卵管妊娠流产或破裂症状,然后流血停止、腹痛减轻;以后腹部逐渐增大,有胎动时孕妇腹痛不适。当妊娠月份增加时,在腹部可清楚扪及胎儿胎体,常会出现肩先露、臀先露、胎头高浮,而子宫轮廓不清。即使发育到足月也难以临产,宫颈口不开,先露不下降。腹腔妊娠时胎儿多不能存活,经常被大网膜及腹腔脏器包裹,日久后可变为干尸或成为石胎。B 超检查发现子宫内无胎儿,或见胎儿在子宫以外。

治疗:确诊后应立即手术取出胎儿。胎盘是否取出应视情况决定:如胎盘附着在子宫、输卵管及阔韧带,可将胎盘与其附着的器官一同切除;如果胎盘附着在重要器官上,不宜切除或无法剥离,可留置胎盘在腹腔内,以后会逐渐吸收。

(四) 宫内、宫外同时妊娠

宫内、宫外同时妊娠(heterotopic pregnancy)指宫腔内妊娠与异位妊娠同时存在,极为罕见(10 000~30 000次妊娠中 1 次)。但是目前辅助生育技术的开展及促排卵药物的应用使其发生率明显增加(约 1%)。诊断也困难,多是人工流产确认宫内妊娠后,很快出现异位妊娠的临床表现;或是异位妊娠经手术证实后,又发现宫内妊娠。B 超可帮助诊断。确诊还要靠病理检查。

「附」 子宫残角妊娠

残角子宫是子宫畸形的一种,残角多与发育较好的子宫腔不通。受精卵从残角子宫侧输卵管进入残角子宫内妊娠。可在早孕时发生胚胎死亡而出现类似流产的症状,如胎儿继续生长,多会在中期妊娠时发生残角自然破裂而引起严重的内出血导致休克。即使足月妊娠,在临产后胎儿也常死亡,如未确诊就盲目试产会引起残角破裂。一经确诊,可行残角子宫及同侧输卵管切除,如是足月活胎,可行剖宫产后切除残角子宫。

（丁　岩）

第三节　妊娠剧吐

案例 7-3

孕妇,26 岁,工人,已婚,孕$_1$产$_0$。因停经 80 天,恶心呕吐 24 天,加重 3 天于 2005 年 6 月 10 日入院。

患者平时月经正常,末次月经 2005 年 3 月 22 日。停经 40 天查尿 HCG 阳性,停经 56 天出现恶心、呕吐,为胃内容物,每天 3～5 次,近 3 天恶心呕吐频繁,每天 10 余次,呕吐物为黄绿色液体,不能进食,伴头昏乏力、心慌气短。既往体健,否认肝炎及消化道病史,否认药物过敏史。

体格检查:体温 36.5℃,脉搏 116 次/min,呼吸 30 次/min,血压 90/60mmHg,一般情况稍差,营养中等,神志清楚,精神委靡,查体合作。皮肤、黏膜干燥,无黄染及出血点,浅表淋巴结不肿大,颈软,气管居中,甲状腺不肿大,胸廓无畸形,心率 116 次/min,律齐,各瓣膜区未闻及病理性杂音,两肺呼吸音清,未闻及干、湿啰音。腹软,肝、脾肋下未及,无压痛及反跳痛,未及明显包块。肠鸣音正常。脊柱四肢无畸形,生理反射存在,病理反射未引出。

妇科检查:外阴未见异常,阴道畅,宫颈紫蓝着色,宫体前位,如孕 2 个多月大小,质软,活动,双侧附件未及异常。

问题:

1. 此患者需进一步做哪些检查?
2. 本病例的初步诊断是什么?
3. 有哪些诊断依据?
4. 该患者应如何处理?

妊娠剧吐(hyperemesis gravidarum)是指少数孕妇在妊娠早期发生,以恶心呕吐频繁、不能进食、导致水、电解质紊乱及新陈代谢障碍的一组症候群。发病率为 0.3%～1%。绝大多数患者能够治愈,仅个别因延误诊治而死亡。

一、病　　因

至今尚未明确,目前认为:

(一) 与血 HCG 水平有关

由于早孕反应的发生和消失过程与孕妇血 HCG 的升降时间相符,且呕吐最严重的时间为血 HCG 水平最高的时间;多胎妊娠、葡萄胎时,HCG 值显著增高,其症状较重,发生率也显著增高;当妊娠一旦终止,症状立即消失。故一般认为妊娠剧吐与血 HCG 增高密切相关,但妊娠剧吐症状的轻重存在个体差异,与血 HCG 水平并不一定呈正比。

(二) 与神经精神状态有关

临床观察发现凡对妊娠怀有恐惧或厌恶心理、情绪不稳、精神紧张、社会地位低、生活不安定、经济条件差的孕妇易患妊娠剧吐,提示精神及社会因素对发病有影响。

二、病 理 生 理

呕吐频繁导致水分和钾、钠、氯等离子丢失而使血容量不足、血液浓缩、电解质紊乱。因不能进食,营养无法摄入可发生负氮平衡,导致血浆尿素氮及尿酸增高;机体动用脂肪供能,因脂肪氧化不全而使代谢中间产物酮体(丙酮、乙酰乙酸、β-羟丁酸)积聚,导致代谢性酸中毒。严重时出现尿量减少、尿蛋白及管型。继发肾脏受损时可出现部分细胞坏死、肾小管退行性变、排泌功能减退,从而导致血肌酐、尿酸等升高,肾功能受损及酸中毒均可使钾离子从细胞内转移至细胞外,导致高钾血症,严重时心脏停搏。肝脏受累时转氨酶及胆红素升高,甚至出现黄疸。病程长者,因维生素 C 缺乏而致毛细血管脆性增加,导致视网膜出血。

三、临 床 表 现

多见于年轻初孕妇,一般停经 6 周前后出现恶心、流涎和呕吐,初起为晨吐,以后逐渐加重,不局限于晨间,直至频繁呕吐不能进食,呕吐物中有胆汁或咖啡渣样物。患者疲乏,消瘦,口唇干裂,皮肤干燥,眼球凹陷,尿量减少;体温轻度增高,严重时血压下降,脉搏增快,尿比重增加,尿酮体阳性。若肝、肾功能受损时可出现黄疸,血胆红素、转氨酶、肌酐和尿素氮均升高,尿中可有蛋白和管型。眼底检查可有视网膜出血,若病情继续发展,患者可意识模糊,陷入昏睡状态,甚至昏迷。

频繁呕吐、进食困难可引起维生素 B_1 缺乏,导致 Wernicke-Korsakoff 综合征,主要表现为中枢神经系统症状:眼球震颤、视力障碍、步态及站立姿势异常;有时患者可出现语言增多、近事记忆障碍、精神迟钝或嗜睡等脑功能紊乱状态。

频繁呕吐还可使胃-食管连接处的纵向黏膜撕裂出血,导致 Mallory-Weis 综合征,表现为呕血和黑便,严重时可致食管穿孔,出现胸痛、剧吐、呕血。

笔记栏

四、诊断与鉴别诊断

根据病史、临床表现、妇科检查，诊断并不困难。但必须用B型超声检查排除葡萄胎，并与可引起呕吐的消化道疾病如急性病毒性肝炎、胃肠炎、胆道疾病、胰腺炎等，以及神经系统疾病如脑膜炎及脑肿瘤等相鉴别。

确诊为妊娠剧吐后，除从临床表现判断外，为鉴别病情轻重，需进行以下检查：

(一) 血液检查

测定血红蛋白、红细胞计数、血细胞比容、全血及血浆黏度，以了解有无血液浓缩及其程度。测定二氧化碳结合力，或做血气分析以了解血液 pH、碱储备及酸碱平衡情况。测定钾、钠、氯，以了解有无电解质紊乱。还需测定血胆红素、肝肾功能等。

(二) 尿液检查

查每日尿量，查尿酮体、测定尿比重等，并注意有无尿蛋白及管型尿。

(三) 心电图检查及眼底检查

可了解有无低血钾或高血钾的影响，以及有无视网膜出血。

案例 7-3 分析

一、该患者入院后行常规辅助检查结果如下：

1. 血常规：血红蛋白(Hb) 140g/L，红细胞(RBC) 4.4×10^{12}/L，白细胞(WBC) 8×10^{9}/L。中性粒细胞 0.80，淋巴细胞 0.20。血小板(PLT) 150×10^{9}/L。血细胞比容(HCT) 45%。

2. 尿常规：相对比重≥1.030，酮体(+++)，其余正常。

3. 血电解质：钾(K^{+}) 3.2mmol/L，钠(Na^{+}) 136 mmol/L，氯(Cl^{-}) 100mmol/L

4. 血气分析：pH 7.28，PO_2 85mmHg，PCO_2 30mmHg，HCO_3^- 20.0 mmol/L

5. B超检查：宫内早孕，头臀长 4.3cm，胎心搏动好。

二、本例初步诊断：

1. 孕$_1$产$_0$，宫内妊娠 11^{+3} 周，单胎妊娠

2. 妊娠剧吐合并代谢性酸中毒，低钾血症

三、本例诊断依据：

1. 病史特点：有停经史，恶心呕吐 24 天，加重 3 天。

2. 临床特点：有因频繁呕吐引起全身脱水、营养不良的相关症状及体征，无肝、胆及消化系统疾病的症状及体征。妇科检查见早期妊娠的相关体征，双侧附件未及异常。

3. 辅助检查：尿酮体(+++)，血液检查有血液浓缩表现，二氧化碳结合力降低，低钾、低氯。B超：宫内妊娠，头臀长 4.3cm，胎心搏动好。

五、治 疗

(一) 一般治疗

消除思想顾虑，鼓励进清淡、易消化的食物，少量多餐，避免油腻、甜品及刺激性食物。给予维生素 B_1、维生素 B_6 及维生素 C 口服。适当休息。

(二) 住院治疗

当尿检查出现酮体，应住院治疗。禁食 2～3 天，每日静脉滴注葡萄糖液及林格液共 2000～3000ml，使每日尿量在 1000ml 以上，输液中加入维生素 B_6 100～200mg、维生素 C 2～3g，并给予维生素 B_1 100mg 肌内注射。出现代谢性酸中毒时，可适当补充碳酸氢钠，低钾者可静脉补钾，营养不良者可静脉滴注必需氨基酸、脂肪乳等营养液。一般经上述治疗 2～3 日后，病情多可迅速好转。经治疗呕吐停止、症状缓解后可试进少量流质饮食，以后调整静脉输液量，逐渐增进食量。如治疗效果欠佳，可用氢化可的松 200～300mg 加入 5% 葡萄糖液 500ml 中静脉滴注。出现以下情况应考虑终止妊娠：①体温持续高于 38℃；②脉搏＞120 次/min；③持续黄疸或蛋白尿；④出现多发性神经炎及神经性体征；⑤出现 Wernicke-Korsakoff 综合征。

(三) Wernicke-Korsakoff 综合征的治疗

该综合征死亡率极高，凡疑似病例，应立即予以大剂量维生素 B_1 并终止妊娠，予 400～600mg 分次肌内注射，以后每日 100mg 肌内注射直至能正常进食为止，而后改为口服，并予以多种维生素。还可给予桂利嗪、地西泮、奋乃静等。

(四) Mallory-Weis 综合征

该综合征需急诊手术治疗。

笔 记 栏

六、预　　后

绝大多数妊娠剧吐患者预后良好，仅极个别病例因病重需终止妊娠。

案例 7-3 分析

处方及医生建议：

1. 禁食 2～3 日。
2. 记 24 小时出入量。
3. 静脉输液：滴注 5%葡萄糖液 500ml＋维生素 B_6 200mg、5%葡萄糖液 1000ml＋10%氯化钾 20ml，林格液 1000ml、5%葡萄糖盐水 750ml＋维生素 C 1g，5%脂肪乳 250ml，5%碳酸氢钠 100ml。
4. 维生素 B_1 100mg，肌内注射，每日 1 次。
5. 动态监测血电解质、血气分析、尿酮体，并根据结果调整输液。
6. 进行心理护理及早孕期宣教。

（傅　芬）

第四节　早　　产

案例 7-4

患者，女，29 岁。因停经 32 周，腹痛 2 小时入院。

现病史：末次月经 2005 年 6 月 16 日，预产期 2006 年 3 月 23 日。停经 49 天查尿妊娠试验阳性。孕 4 个月余出现胎动至今。今晨 6 时许自觉胎动频繁，腹部阵痛，急诊入院。

既往史、月经史、家族个人史、婚育史均无特殊。

体格检查：体温 37℃，脉搏 85 次/min，呼吸 20 次/min，血压 120/75mmHg。发育正常，营养中等，心、肺正常，腹软，肝、脾肋下未及，无压痛、反跳痛，双下肢无水肿。

产科检查：宫高 30cm，腹围 92cm。胎方位为左枕横，胎心率 147 次/min。头先露，浮。不规则宫缩，5～10 分钟 1 次，持续 15～30 秒。肛查：宫口未开，先露高浮。

辅助检查：血红蛋白 111g/L，红细胞 3.5×10^{12}/L，白细胞 9.8×10^{9}/L，血小板 145×10^{9}/L，尿常规、生化检查未见异常。

B 超：宫内单活胎，32^{+2} 周，胎盘位于宫底。

问题：

1. 该病例考虑的产科诊断是什么？
2. 试列举其诊断依据，还需进一步做哪些检查？
3. 先兆早产的治疗原则是什么？

妊娠满 28 周至不满 37 周（196～258 日）间分娩者称早产（premature delivery）。此时娩出的新生儿称早产儿（premature infant），此时娩出的新生儿出生体重为 1000～2499g，各器官发育尚不够成熟。早产占分娩总数的 5%～15%。早产儿中约有 15%于新生儿期死亡。近年由于早产儿及低体重儿治疗学的进步，其生存率明显提高。

一、原　　因

常见的原因有：

（一）绒毛膜羊膜感染

绒毛膜羊膜感染是早产的重要原因。常见病原体有 B 族溶血性链球菌、沙眼衣原体，支原体中解脲支原体是常见的。

（二）胎膜早破

早产常与胎膜早破合并存在，胎膜早破使得早产成为不可避免。感染则是导致胎膜早破的常见的重要因素之一。

（三）子宫膨胀过度及胎盘因素

双胎或多胎妊娠，羊水过多可使宫腔压力增高，提早临产而发生早产。前置胎盘、胎盘早剥也可导致早产。

（四）妊娠合并症与并发症

如妊娠期高血压疾病、妊娠期肝内胆汁淤积症（intrahepatic choleseasis of pregnancy，ICP）、妊娠合并心脏病、慢性肾炎、病毒性肝炎、急性肾盂肾炎、急性阑尾炎、严重贫血、重度营养不良等。

（五）子宫畸形

如单角（双角）子宫、双子宫、子宫纵隔及马鞍形子宫等；此外子宫肌瘤等也易导致晚期流产或早产。

（六）宫颈内口松弛

在形成子宫下段过程中子宫峡部延伸，若宫颈内口松弛，随着羊膜腔内压逐渐增加，宫颈口被动扩张，羊膜囊从颈管膨出，因张力改变或感染因素

笔记栏

导致胎膜破裂而发生早产。

(七)不良生活习惯

吸烟过量或酗酒。吸烟越多早产率越高。

二、临床表现及诊断

目前,我国将妊娠满28周至不满37周,出现规律宫缩(20分钟≥4次),伴宫颈管缩短≥75%,宫颈扩张2cm以上,诊断为早产临产。

早产的临床表现主要是子宫收缩,最初为不规则宫缩常伴有少许阴道流血或血性分泌物,以后可发展为规则宫缩,与足月临产相似。胎膜早破较足月临产多。宫颈管逐渐消退,而后扩张。早产临产的子宫收缩应与妊娠晚期出现的生理性子宫收缩相区别。生理性子宫收缩一般为不规则、无痛感,且不伴宫颈管消退等改变。妊娠满28周后出现至少10分钟一次的规律宫缩,伴宫颈管缩短,可诊断为早产。部分患者可伴有少量阴道流血或阴道流液。

早产诊断一般并不困难,但确诊后需做进一步的病因学诊断,对正确选择治疗方案十分重要。其检查方法有:①阴道窥器检查及阴道液涂片,了解有无胎膜早破。②B型超声检查:了解胎儿发育状况及宫内安危,估计羊水量,排除前置胎盘及胎盘早剥等。③宫颈及阴道分泌物做细菌培养。

近年,预测早产工作有明显进展,常用的方法有:①阴道B型超声检查宫颈长度及宫颈内口漏斗形成情况。②阴道后穹隆棉拭子检测胎儿纤维联结蛋白(fetal fibronectine,fFN)等,预测早产的发生。

案例7-4分析

诊断:

先兆早产,孕$_3$产$_0$,宫内妊娠32周,单活胎,LOT。

诊断依据:

1. 停经32周,B超检查:宫内单活胎,孕32^{+2}周。
2. 阵发性腹痛2小时。产科检查:胎心率148次/min有不规则宫缩,5~10分钟1次,持续15~30秒。
3. 肛查:宫口未开,先露高。

三、治　　疗

治疗原则:①若胎儿存活,无胎儿窘迫、胎膜未破,无明显绒毛膜羊膜炎,无严重妊娠合并症及并发症,宫口开大2cm以下,应设法抑制宫缩,尽可能使妊娠继续维持。②若胎膜已破,早产已不可避免时,应尽力设法提高早产儿的存活率。

笔 记 栏

(一)一般治疗

应住院治疗,卧床休息,禁止性生活,取左侧卧位,以减少自发性宫缩,提高子宫血流量,改善胎盘功能,增加胎儿血供、营养和代谢的交换。间歇吸氧,每日2~3次,每次30分钟。B超监测胎儿发育情况、羊水量、胎盘成熟度,排除胎儿畸形,并行胎心监护,生物物理评分,测定血及尿雌三醇(E_3)、尿E/C、胎盘生乳素等,了解胎盘功能,避免阴道检查,减少腹部检查。

(二)应用宫缩抑制药物

1. β_2肾上腺素受体激动剂　可激动子宫平滑肌中的β_2受体,抑制子宫平滑肌收缩,减少子宫的活动而延长妊娠期。主要副反应有:母儿心率增快,心肌耗氧量增加,血糖升高,血钾降低等,故对合并心脏病、重度高血压、未控制的糖尿病等患者慎用或不用。目前常用的药物有:

(1)利托君(ritodrine):又称羟氨苄羟麻黄碱,商品名有安宝和柔托巴(Utopar),是唯一被美国食品与药品管理局(FDA)批准用于宫缩抑制的药物。其用法有两种:①静脉途径,利托君100mg加于5%葡萄糖500ml,稀释为0.3mg/ml的溶液行静脉滴注,保持在0.15~0.35mg/min滴速,48小时内滴完。静滴时左侧卧位,以减少低血压危险。待宫缩抑制后至少持续滴注12小时,再改为②口服10mg,每日4次。

(2)沙丁胺醇(salbutamol):又称舒喘灵,口服2.4~4.8mg,通常首次4.8mg,以后每8小时口服2.4~4.8mg,直到宫缩抑制时停药。

2. 硫酸镁　镁离子直接作用于子宫肌细胞,拮抗钙离子对子宫收缩的活性,从而抑制子宫收缩。常用方法为:首先给予负荷剂量即25%硫酸镁16ml加于5%葡萄糖液100~250ml中,在30~60分钟内缓慢静脉滴注,然后用25%硫酸镁20~40ml加于5%葡萄糖液500ml中,以每小时1~2g速度静脉滴注(维持量),直至宫缩停止。用药过程中应注意呼吸(每分钟不少于16次)、膝反射(存在)及尿量(每小时不少于25ml)等。注意避免硫酸镁与钙离子通道阻滞剂联合使用,以免导致血压过低,胎盘供血量过少。

3. 钙离子通道阻滞剂　是一类能选择性地减少慢通道的Ca^{2+}离子内流,因而干扰细胞内Ca^{2+}离子浓度而影响细胞功能的药物,能抑制子宫收缩。代表药物有硝苯地平(心痛定),5~10mg舌下含服,每日3次,应密切注意孕妇心率及血压的变化。已用硫酸镁者慎用。

4. 缩宫素受体拮抗剂 代表药物为阿托西班，商品名为依保（Atosiban），其抑制子宫收缩的机制在于竞争性结合缩宫素受体，抑制缩宫素受体的增加起到受体降调作用，从而减少缩宫素的功效。应用阿托西班多采用三阶段连续疗法：①6.75mg静脉注射（首剂），超过1分钟。②18mg/h（300μg/min）静脉滴注，持续3小时（负荷量）。③6mg/h（100μg/min）静脉滴注，维持18小时以上（维持量）。1个疗程时间不超过45小时。总量不超过330mg。阿托西班的不良反应有恶心、呕吐、头痛。

5. 前列腺素合成酶抑制剂 前列腺素有刺激子宫收缩和软化宫颈的作用。前列腺素合成酶抑制剂可抑制前列腺素合成酶、减少前列腺素的合成或抑制前列腺素的释放以抑制宫缩。常用药物有阿司匹林、吲哚美辛（消炎痛）等，吲哚美辛的用法：开始25mg，每8小时口服1次，24小时后改为每6小时1次。由于这类药物可通过胎盘抑制胎儿前列腺素的合成与释放，使胎儿体内前列腺素减少，而前列腺素有维持胎儿动脉导管开放的作用，缺乏时导管可能过早关闭而致胎儿血循环障碍；且有使肾血管收缩，抑制胎儿尿形成，使肾功能受损，羊水减少的严重副作用。尽管使用吲哚美辛存在风险，但妊娠＜32周，给药时间＜48小时，吲哚美辛是相对安全的，是抑制宫缩的二线药物。

（三）控制感染

因感染是早产的常见病因，现多主张常规应用抗生素治疗早产。

（四）早产分娩期处理

对不可避免的早产，停用一切抑制宫缩的药物，严密观察产程进展，做好产时监护，降低早产儿的发病率与死亡率。

1. 经阴道分娩 严密观察产程，密切监测胎心，间断面罩吸氧，肌内注射维生素K，预防新生儿颅内出血，慎用可能抑制胎儿呼吸的镇静剂。第二产程常规行会阴切开术，减少胎头在盆底受压时间过长而造成的胎儿颅内出血。

2. 剖宫产 为减少早产儿颅内出血的可能性，近年一些学者提出应放宽对早产的剖宫产指征。但需在估价早产儿存活可能性的基础上加以权衡。

3. 预防新生儿呼吸窘迫综合征 对妊娠35周前的早产，应用肾上腺皮质激素24小时后至7日内，能促进胎儿肺成熟，明显降低新生儿呼吸窘迫综合征的发病率，并可减轻其严重程度，减少IVH的发生。用法为分娩前地塞米松6mg肌内注射，12小时1次，共用4次。或倍他米松12mg肌内注射，每日1次，共2次。紧急时，经羊膜腔内注入地塞米松10mg，有条件者，行羊水胎儿肺成熟度检查。

（五）其他

做好新生儿复苏准备。

案例7-4分析

该患者应用硫酸镁，每日20g，静脉滴注，治疗5日无宫缩后停药，观察两日无变化后出院。

四、预　　防

预防早产是降低围生儿死亡率的重要措施之一。

(1) 定期产前检查，指导孕期卫生，应重视可能引起早产的因素。

(2) 切实加强对高危妊娠的管理，积极治疗妊娠合并症，预防胎膜早破，预防亚临床感染。

(3) 颈口松弛者可行宫颈内口环扎术。

（高眉扬）

第五节　过期妊娠

案例7-5

患者，女，28岁。因停经43^{+3}周，自觉胎动减少5日入院。

现病史：末次月经2005年10月8日，预产期2006年7月15日。孕期未定期做产前检查。近5日自觉胎动减少，急诊入院。

既往史、个人史无特殊。否认有遗传性疾病家族史。

月经史：月经规律，经量中等，无痛经。婚育史：25岁结婚，孕$_2$产$_0$。曾行人工流产1次，丈夫体健。

体格检查：体温37℃，脉搏89次/min，呼吸20次/min，血压110/75mmHg。发育正常，营养中等，自主体位，心、肺正常，腹平软，肝、脾肋下未及，无压痛、反跳痛，双下肢无水肿。

产科检查：宫高29cm，腹围86cm。胎方位枕左前，胎头已入盆，胎心率160次/min。无宫缩。肛查：宫口未开，宫颈管消退60%，质中，居后，先露S－2，骨盆外测量均在正常范围内。

问题：

1. 该病例应考虑的产科诊断是什么？
2. 需做哪些进一步检查？
3. 如何处理？

平时月经周期规则，妊娠达到或超过42周

笔记栏

(≥294天)尚未分娩者，称过期妊娠(postterm pregnancy)。其发生率占妊娠总数的3%～15%。由于妊娠过期，胎盘老化而出现退行性改变，使绒毛间隙血流量明显下降，形成梗死，进一步使血流量减少，供应胎儿氧和营养物质减少，使胎儿不再继续生长，羊水量减少，因此过期妊娠是胎儿窘迫、胎粪吸入综合征、成熟障碍综合征、新生儿窒息、围生儿死亡及巨大儿、难产的重要原因。

一、病　　因

病因尚不明确，目前观察到可能引起过期妊娠的原因有：

(1) 有作者认为过期妊娠系雌、孕激素比例失调导致孕激素优势，抑制前列腺素和缩宫素，使子宫不收缩，延迟分娩发动。

(2) 头盆不称时，胎先露部对宫颈内口及子宫下段的刺激不强，影响分娩发动。

(3) 胎儿畸形：无脑儿畸胎不合并羊水过多时，由于胎儿无下丘脑，垂体-肾上腺轴发育不良，胎儿肾上腺皮质产生的肾上腺皮质激素及雌三醇的前身物质16α-羟基硫酸脱氢表雄酮不足使雌激素形成减少，小而不规则的胎儿不足以刺激宫颈内口及子宫下段引起宫缩，孕周可长达45周。

(4) 某家族的成员反复发生过期妊娠，提示过期妊娠与遗传因素可能有关。胎盘硫酸酯酶缺乏症(placental sulfatase deficiency)是罕见的伴性隐性遗传病，可导致过期妊娠，本病系因胎盘缺乏硫酸酯酶，使胎儿肾上腺与肝脏所产生的足量的16α-羟基硫酸脱氢表雄酮不能脱去硫酸根转变成雌二醇及雌三醇，血中雌二醇及雌三醇明显减少，使分娩难以启动。

二、病　　理

(一) 胎盘

过期妊娠的胎盘有两种类型。一种是胎盘功能正常，除体积、重量略有增加外，胎盘形态和镜检与正常妊娠足月胎盘相似。另一种是胎盘功能减退，胎盘绒毛内血管减少，间质纤维化增加，合体细胞小结增多，部分小结断裂、脱落，绒毛表面出现缺损，缺损部位有纤维蛋白沉积，出现钙化灶，绒毛上皮与血管基底膜增厚。同时出现胎盘老化现象如：绒毛间血栓形成、胎盘梗死、绒毛周围纤维素或胎盘后血肿增加等，使胎盘合成、代谢、运输等功能明显下降。有资料分析表明，过期妊娠胎盘中，有约40%出现血流灌注不足而导致血氧供应不足，使胎儿不能适应临产后因子宫收缩所附加造成的缺氧状态，而易发生意外。

笔记栏

(二) 羊水

妊娠足月时羊水量约800ml，以后随着妊娠推延，羊水量逐渐减少。妊娠42周后，约30%孕妇的羊水可减少至300ml以下；羊水胎粪污染率明显提高，如同时存在羊水过少，羊水粪染率可达71%。

(三) 胎儿

过期妊娠胎儿生长模式可能有以下几种：

1. 正常生长　当过期妊娠胎盘功能正常，胎儿可继续生长，约25%体重增加成为巨大胎儿，又由于颅骨钙化，不易变形，易导致经阴道分娩困难，使新生儿病率相应增加。

2. 成熟障碍　如过期妊娠胎盘功能不良或下降，由于胎盘血氧供应不足，胎儿不再继续生长发育而并发成熟障碍综合征，临床上可分三期：第Ⅰ期为过度成熟，胎儿的胎脂消失，皮下脂肪减少，皮肤干燥松弛且多皱褶，头发浓密，指(趾)甲长，身体瘦长，呈“小老人”容貌。第Ⅱ期为胎儿缺氧，肛门括约肌松弛，有胎粪排出使羊水及胎儿皮肤黄染，胎膜和脐带呈黄绿色，围生儿病率及围生儿死亡率最高。第Ⅲ期为胎儿全身因粪染历时较长广泛着色，指(趾)甲和皮肤呈黄色，脐带和胎膜呈黄绿色。此期胎儿已经历和渡过Ⅱ期危险阶段，其预后反较Ⅱ期好。

此外胎儿生长受限小样儿可与过期妊娠共存，后者更增加胎儿的危险性。

三、对母儿影响

(一) 对围生儿的影响

除上述胎儿成熟障碍外，尚有胎儿窘迫、胎粪吸入综合征、巨大儿造成难产等，使围生儿病率及死亡率增高。

(二) 对母体的影响

因胎儿窘迫、头盆不称、产程延长，使手术产率增加。

四、诊　　断

应正确核实预产期，并确定胎盘功能是否正常。

(一) 核实预产期

诊断过期妊娠之前必须准确核实预产期，确认妊娠是否真正过期。若平时月经周期不准，仅依据推算的预产期不可靠，应注意：①详细询问平时月经变异情况，有无服用避孕药等使排卵期推迟。②根据孕前基础体温升高的排卵期推算预产期。③夫妇两地分居，应根据性交日期推算。④参考开始出现早孕反应时间及开始自觉胎动的时间加以估计。⑤妊娠早期曾做妇科检查者，按当时子宫大小推算。⑥B型超声检查，早孕期测定妊娠囊直径、胎儿顶臀长能比较准确估计妊娠孕周；孕中期以后测定双顶径、股骨长等，以及晚期根据羊水量的变化推算预产期。⑦子宫符合孕足月大小，宫颈已成熟，羊水量渐减少，孕妇体重不再增加或稍减轻，应视为过期妊娠。

（二）判断胎盘功能

1. 胎动计数 孕妇自数胎动。胎动计数<10次/12h或逐渐下降超过50%，应视为胎盘功能减退。

2. 测定尿雌三醇与肌酐（E/C）比值 E/C比值>15为正常，E/C比值<10表明胎盘功能减退。

3. 胎儿电子监测 无应激试验（NST），NST无反应型时需做缩宫素激惹试验（OCT），多次反复出现胎心晚期减速者提示胎儿胎盘功能减退，胎儿明显缺氧。

4. B型超声 每周1～2次B型超声监测，观察胎动、胎儿肌张力、胎儿呼吸运动及羊水量等。羊水暗区直径<3cm，提示胎盘功能不全，<2cm胎儿危险。尚可通过彩色超声多普勒检测胎儿脐动脉血流速波，判断胎盘功能与胎儿安危。

5. 羊膜镜检查 观察羊水颜色，了解胎儿是否因缺氧而有胎粪排出。若已破膜可直接观察到羊水流出及其性状。

（三）了解宫颈成熟度

宫颈成熟度与引产成功率呈正相关，通常采用Bishop宫颈成熟度评分法（表7-3），得7～9分的引产成功率约为80%，9分以上均成功。

表7-3 Bishop评分法（1964年）

评分	0	1	2	3
子宫颈口扩张（cm）	0	1～2	3～4	≥5
宫颈管长（cm）	≥2.5	2	1	≤0.5
宫颈管消退（%）	0～30	40～50	60～70	>80
子宫颈质地	硬	中	软	
子宫颈位置	后	中	前	
先露高低	−3	−2	−1或0	+1或+2

案例7-5分析

该案例入院诊断为：

孕$_2$产$_0$，宫内妊娠43^{+3}周，LOA，单活胎；胎儿宫内窘迫；胎儿生长受限；过期妊娠。

诊断依据：

1. 从末次月经推算，患者停经43^{+3}周。
2. 胎动减少。
3. B型超声检查提示胎盘功能下降，表现为：胎盘成熟度Ⅲ级，呈老化胎盘图像；羊水减少；估计胎儿体重2335g±125g。
4. NST呈无反应型。
5. 生物物理评分：6分。

五、处　　理

应根据胎盘功能、胎儿大小、宫颈成熟度等综合分析，选择恰当的分娩方式，适时终止妊娠。

（一）引产

确诊过期妊娠，无胎儿窘迫、无头盆不称者，胎盘功能正常，宫颈条件成熟，Bishop评分>7分者可考虑引产。

1. 引产前促宫颈成熟（preinduction cervical ripening） 宫颈成熟度是影响引产的成功率，因此引产前应常规做宫颈Bishop评分，如≤7分，引产前应给予促宫颈成熟治疗。常用药物有普拉睾酮、缩宫素及前列腺素制剂等。

2. 引产 对宫颈成熟，Bishop评分>7分者应予引产。对胎头已衔接者，可采用人工破膜加缩宫素静脉滴注的方法。引产过程中应严密监护胎心、宫缩及产程进展。过期妊娠时，胎儿虽有足够储备力，但临产后宫缩应激力的显著增加超过其储备力，易出现隐性胎儿窘迫甚至死亡，对此应有足够认识。最好应用胎儿监护仪连续胎心监测，注意羊水性状，及早发现胎儿窘迫，并及时处理。如破膜后羊水少、黏稠、粪染；产程长，胎先露部下降不满意；产程中出现胎儿窘迫征象；头盆不称等均应行剖宫产尽快结束分娩。

（二）剖宫产

若有下列情况之一，应立即剖宫产终止妊娠：①引产失败；②胎儿体重≥4000g或胎儿生长受限；③胎动减少，12小时内胎动累计数<10次或NST无反应型，OCT阳性或可疑；④羊水过少（羊水暗区<3cm或羊水粪染；⑤尿持续低E/C比值；⑥并发症如重度先兆子痫或子痫等。

案例 7-5 分析

该患者羊水过少，胎儿宫内窘迫存在，即行剖宫产术结束妊娠。

（三）过期儿病率和死亡率均高

为减少胎粪吸入综合征的发生，胎儿娩出后立即在直接喉镜指引下行气管插管吸出气管内容物，应注意及时发现和处理新生儿窒息、脱水、低血容量及代谢性酸中毒等并发症。

（高眉扬）

第六节　妊娠期高血压疾病

案例 7-6

孕妇，24 岁，无业，孕$_1$ 产$_0$，因妊娠 35 周，下肢浮肿 7 天，头痛眼花 2 天，抽搐 3 次于 2005 年 11 月 8 日 10 时 50 分入院。

患者平时月经规则，末次月经 2005 年 3 月 6 日，停经 40 天出现恶心、呕吐等表现，孕 4 月自觉胎动至今，孕期未行任何检查，7 天前出现双下肢浮肿，2 天前出现头痛、眼花，视物模糊，睡眠欠佳，自行服止痛片后头痛无缓解，今天上午 10 时无明显诱因突然抽搐，持续约 2 分钟后清醒，在送医院途中抽搐 2 次后昏迷，现急诊入院。患者既往体健，否认高血压、心脏、肝脏、肾脏病史，否认癫痫及神经系统疾病史，否认外伤、手术史，否认药物过敏史。

体格检查：体温 36.5℃，脉搏 102 次/min，呼吸 20 次/min，血压 160/110mmHg，发育正常，营养中等，神志不清，被动体位，查体不合作，全身皮肤无黄染及出血点，瞳孔等大等圆，对光反射存在，面部潮红，舌无咬伤，咽部无红肿，颈软，无抵抗，颈静脉无怒张，胸廓无畸形，两肺呼吸音粗，未闻及干湿性啰音，心率 102 次/min，律齐，各瓣膜区未闻及病理性杂音，腹膨隆，肝脾未及，双下肢浮肿（＋＋＋），生理反射存在，病理反射未引出。产科检查：腹膨隆，呈纵椭圆形，宫底高度 32cm，腹围 93cm，胎方位 LOA，胎心 136 次/min，律整，头先露，未入盆，无宫缩。

辅助检查：血红蛋白（Hb）130 g/L，红细胞（RBC）4.1×10^{12}/L，白细胞（WBC）9.8×10^{9}/L，红细胞比积（HCT）39%，血小板（PLT）110×10^{9}/L，全血黏度 3.8，血浆黏度 1.6，出、凝血时间正常。尿蛋白（＋＋＋），尿相对比重 1.030。眼底检查：视网膜动脉变细，A：V约为 1：3，双视乳头模糊，边界不清，无出血。

问题：

1. 本案例的初步诊断是什么？如何进行诊断？
2. 应完善哪些检查？

妊娠期高血压疾病（hypertensive disorders complicating pregnancy）是妊娠特有的疾病，我国发病率为 9.4%，国外报道为 7%～12%。临床表现主要为高血压、蛋白尿、水肿，严重时出现抽搐、昏迷、脑出血和心、肾功能衰竭等全身多脏器的损害，是导致孕产妇和围生儿病率及死亡率增加的常见原因之一。

一、病因和发病机制

至今尚未完全阐明。主要有以下学说。

（一）免疫适应不良学说（immune maladaptation hypothesis）

妊娠可视为成功的半同种异体移植；因此，正常妊娠的维持有赖于母儿间免疫平衡的建立与稳定。如这种平衡失调，就可能引发免疫排斥反应。从而引起一系列血管内皮细胞病变，导致妊娠高血压疾病的发生。免疫平衡失调主要有以下几种情况：

1. 与人类白细胞抗原（HLA）的相关性　有研究发现妊娠期高血压患者的 HLA-DR_4抗原频率、母胎 HLA-D_{R4}抗原共享率均较正常妊娠者增加，相容性增大，使母体不能产生维持妊娠所必需的封闭抗体——一种 IgG 亚类 HLA 抗体，封闭效应遭到破坏，导致母胎间的免疫平衡失调，胎盘免疫屏障作用减弱，最终导致妊娠期高血压疾病的发生。

2. 细胞免疫的变化　妊娠时 Th 减少而 Ts 明显增高，使 Th/Ts 比值下降以维持正常母一胎免疫关系和保护胎儿免受排斥。子痫前期及子痫患者 Ts 减少，接近非孕妇水平，同时功能降低，Th/Ts 比值上升。还有研究发现子痫前期及子痫患者在发病前即存在 Th1/Th2 因子比例失调。发病后重症患者的 TNF-α 和 IL-1 水平显著高于正常组，两者均可造成凝血功能障碍，内皮损伤。以上均表明妊娠期高血压疾病的母胎免疫失衡，防护反应减弱。

3. 免疫复合物的影响　妊娠期高血压疾病患者子宫静脉中滋养叶细胞比正常孕妇高 20 倍，与母体抗体形成免疫复合物明显增多，并在患者肾脏与胎盘处沉积，免疫复合物沉积在肾小球基底膜，使其通透性增加，大量蛋白漏出。免疫复合物可使子宫胎盘床蜕膜血管壁受损，致胎盘血流障碍，导致子宫胎盘缺血缺氧。免疫复合物沉积于全身各脏器血管内，激活凝血与纤溶系统而致 DIC。

（二）胎盘缺血学说（placental ischemia hypothesis）

妊娠期高血压疾病常见于子宫张力过高及合并有全身血管病变的孕妇，其发生可能与胎盘缺血有关。正常妊娠时，固定绒毛滋养细胞沿螺旋小动脉逆行浸润，逐渐取代血管内皮，并使血管肌肉弹性层为纤维样物质所取代，使血管腔扩大、阻力下降，血流量明显增加，以更好营养胎儿，这一过程称血管重铸，入侵深度可达子宫肌层的内 1/3。而妊娠期高血压疾病滋养细胞浸润仅达蜕膜段，也有少数血管不发生此种生理变化，此种现象称为胎盘浅着床，使滋养细胞缺血缺氧，胎盘灌注不足，影响胎儿发育，导致血管内皮细胞损伤和引起子痫前期的临床表现。

（三）遗传学说

从临床观察发现妊娠期高血压疾病存在明显的遗传倾向。Cooper 通过对妊娠期高血压疾病患者及其各级亲属的家系研究，认为子痫前期-子痫的发病符合常染色体隐性遗传规律，也有研究认为只有胎母共同表达隐性致病基因才发生妊娠期高血压疾病。但进一步的研究认为妊娠期高血压疾病的多基因遗传不能除外。

（四）血管活性物质学说

近年来愈来愈多的研究发现许多细胞或血浆活性因子在妊娠期高血压疾病发病的病理机制中起着重要的作用。细胞毒性物质和炎性介质如氧自由基、过氧化脂质、肿瘤坏死因子、白细胞介素-6、极低密度脂蛋白等可能引起血管内皮细胞受损。当血管内皮细胞受损时血浆中调节血管的血管收缩因子如血管内皮素（endothelin，ET）与血栓素 A_2（thrombxane A_2，TXA_2）分泌增加，血管内皮源性舒张因子一氧化氮（nitric oxide，NO）、血管舒张因子前列环素（prostaglandine，PGI_2）、心钠素（atrial natriuretic peptide，ANP）等分泌减少，导致收缩因子和舒张因子比例失调，致使血压升高，增加的 TXA_2、过氧化物、ET 等加重血管内皮细胞的破坏，诱发血小板凝集，导致凝血和纤溶失调。

（五）钙平衡失调学说

缺钙可以刺激甲状旁腺素（PTH）的分泌，PTH 升高可激活细胞膜上腺苷酸环化酶转化成环磷酸腺苷（cAMP），cAMP 刺激细胞内线粒体释放 Ca^{2+} 进入细胞质内，从而导致细胞内 Ca^{2+} 的增高。细胞内 Ca^{2+} 具有使平滑肌机械性收缩的作用，致周围血管收缩、血压升高、子宫胎盘血流灌注减少。PTH 还可使细胞膜通透性增加，导致一系列病理变化。有报道称，孕妇在妊娠中期补钙 2g/d，妊娠高血压疾病的发病率可从 18%降至 4%，但有研究发现轻度子痫前期者予每日 2g 钙不能预防重度子痫前期的发生。

（六）血管内皮损伤学说

细胞毒性物质和炎症介质（氧自由基、白介素-6、过氧化脂质等）能引起血管内皮损伤，血管通透性增加，从而导致肾小球蛋白漏出、血液浓缩、组织水肿；而抗凝血因子（AT-Ⅲ）和血管扩张因子（NO、前列环素等）减少，促凝血因子（Ⅷ因子等）和血管收缩因子（内皮素、血栓素 A_2 等）增多，使血压升高，受损部位引发激活凝血系统和促凝血因子合成，从而导致血小板凝聚及血栓形成并释放有丝分裂原。在妊娠期高血压疾病中血管收缩因子和促凝血因子的增加，既是血管内皮细胞损伤的结果，也是导致血管内皮细胞损伤的原因。

二、高危因素

流行病学调查发现以下高危因素：①初产妇；②高龄产妇；③体型矮胖，体重指数＞24kg/m^2；④营养不良，特别是中、重度贫血者；⑤种族，据报道美国黑人发病率高；⑥有慢性肾炎、糖尿病者；⑦多胎妊娠、羊水过多、葡萄胎时发病率增高；⑧气候及环境因素，寒冷季节发病率增高，高海拔地区发病率高；⑨遗传易感性。

三、病理生理变化

全身小动脉痉挛是妊娠期高血压疾病的基本病变。由于全身小动脉痉挛，造成管腔狭窄、外周阻力增大、内皮细胞损伤、通透性增加、体液及蛋白渗出，临床表现为血压升高、水肿、蛋白尿及血液浓缩等。全身小动脉痉挛导致全身各系统、脏器灌流减少，微循环供血不足，全身各器官组织因缺血缺氧而受到损害，严重时导致各脏器坏死，功能障碍。脑、心、肺、肝、肾及胎盘等重要脏器严重缺血缺氧而受损时可出现抽搐、昏迷、脑水肿、脑出血，心、肾功能衰竭，肝细胞坏死及肝包膜下出血，肺水肿，胎盘功能绒毛退行性变、胎盘梗死、出血而发生胎盘早剥，导致凝血功能障碍等。以上均可危及母儿安全。

笔记栏

四、重要脏器的病理生理变化

(一) 脑

脑血管痉挛，脑组织缺氧，通透性增加，导致脑水肿、充血、脑血栓形成、脑梗死、脑出血等，甚至发生脑疝，轻度患者可出现头晕、头痛、眼花、恶心呕吐等；严重者发生视物模糊，甚至失明，感觉迟钝，个别患者可出现抽搐、昏迷。

(二) 肾脏

肾血管痉挛，使肾血流量和肾小球滤过率均下降，肾缺氧使肾小球扩张，血管内皮细胞肿胀，体内代谢产物如尿素氮和尿酸等排出减少，在体内蓄积。肾缺氧还可使肾小球通透性增加，肾小管再吸收功能降低，致血中蛋白漏出形成蛋白尿、少尿以及管型等，蛋白尿的多少标志着肾功能受到损害及病情的严重程度。严重者肾皮质坏死，损伤将不可逆转，表现为肾功能衰竭。

(三) 心血管

血管痉挛，外周阻力增加，血压升高，心肌收缩力和射血阻力(即心脏后负荷)增加，心输出量明显减少，低排高阻。有效循环减少、血浓缩和血黏稠度增加，增加心脏负担。血管痉挛，血管内皮细胞损伤，血管通透性增加，血管内液进入细胞间质，导致心肌缺血、间质水肿、心肌点状出血或坏死，严重时导致心力衰竭。

(四) 肝脏

肝血管痉挛，肝脏缺血，肝细胞损害，出现肝脏肿大，肝功能异常，血浆中各种转氨酶升高，重者发生黄疸。肝动脉周围阻力增加，可致门静脉周围坏死，肝包膜下血肿形成，亦可发生肝破裂，导致腹腔内出血，严重危及母儿生命。

(五) 血液

血管痉挛，血管壁渗透性增加，血液浓缩，全血及血浆黏度增高，红细胞比容升高，血小板凝集于血管内皮可使管腔狭窄，影响微循环灌注。血管内皮细胞损伤，可使血小板被激活而黏附于血管表面，从而释放缩血管活性物质，包括血栓素A_2(thromboxane A_2，TXA_2)、内皮素(endothelin，ET)，导致血管收缩。血管的收缩、痉挛又促使血小板进一步聚集，使血小板数量减少，凝血功能异常。严重时出现微血管病性溶血、红细胞破坏，表现为溶血、球形红细胞、破裂红细胞、网状红细胞增多以及血红蛋白尿等，当出现血小板减少($<100\times10^9$/L)、溶血、肝酶升高时，称为HELLP综合征，表明凝血功能的严重受损及疾病严重。

(六) 子宫胎盘血流变化

子宫肌层和蜕膜部位的螺旋小动脉痉挛和绒毛浅着床，致使子宫胎盘血流灌注下降、管腔狭窄、内皮细胞损害、血浆成分及脂质沉积于血管壁，导致胎盘血管急性粥样硬化、胎盘梗死、胎盘功能下降，影响对胎儿营养物质及氧的供给，表现为胎儿生长受限、胎儿窘迫甚至死亡。若胎盘床血管破裂可致胎盘早剥，严重时母儿死亡。

五、临床表现及分类

典型临床表现为妊娠 20 周后出现高血压、蛋白尿、水肿。轻者血压轻度升高，无症状或有轻度头晕，伴水肿或轻微蛋白尿；重者血压明显增高，表现为头痛、眼花、恶心、呕吐、持续性右上腹疼痛等，尿蛋白增多或明显水肿，甚至抽搐昏迷。

目前，妊娠高血压疾病的国际诊断分类主要根据美国国家高血压教育大纲(National High Blood Pressure Education Program，NHBPEP，2000 年)和美国妇产科医师协会(American College Obstetrics and Gynecologists，ACOG，2000 年)等的诊断标准，将妊娠期高血压疾病分为五类：妊娠期高血压、子痫前期、子痫、慢性高血压并发子痫前期和妊娠合并慢性高血压。妊娠高血压疾病分类见表 7-4。

表 7-4 妊娠期高血压疾病分类

分 类	临床表现
妊娠期高血压(gestational hypertension)	血压≥140/90mmHg，妊娠期首次出现，并于产后 12 周血压恢复正常，尿蛋白阳性；上腹部不适或血小板减少症，产后方可确诊
子痫前期(pre-eclampsia)	
轻度	血压≥140/90mmHg，妊娠 20 周后出现；尿蛋白≥300 mg/24h 或定性试验≥1(+)；可伴有腹部不适、头痛等症状

笔 记 栏

续表

分类	临床表现
重度	血压≥160/110mmHg，尿蛋白 2.0g/24h 或≥2（+），血清肌酐>106μmol/L；血小板<100×10^9/L；微血管病性溶血（血 LDH 升高）；血清 ALT 或 AST 升高；持续性头痛或其他脑神经或视觉障碍；持续性上腹不适
子痫（eclampsia）	子痫前期孕产妇抽搐不能用其他原因解释
慢性高血压病并发子痫前期（pre-eclampsia superimposed upon chronic hypertension）	高血压孕妇 20 周以前无尿蛋白，以后出现尿蛋白≥300 mg/24h；高血压孕妇 20 周前突然尿蛋白增加，血压进一步升高或血小板计数血小板<100×10^9/L
妊娠合并慢性高血压（chronic hypertension in pregnancy）	血压≥140/90 mmHg，妊娠前或妊娠 20 周以前或妊娠 20 周后初次诊断的高血压并持续到产后 12 周后

（一）妊娠期高血压

当孕妇初诊时血压≥140/90mmHg，无蛋白尿，产后 12 周内血压恢复正常后才能诊断为妊娠期高血压。它可进一步发展出现子痫前期的其他征兆，如上腹部不适或血小板减少等，甚至发展为子痫前期，若产后 12 周后血压不恢复至正常水平，应诊断为慢性高血压。当血压在妊娠后半期发现升高时，若不采取措施，在明显尿蛋白出现之前有 10%可发生子痫性抽搐。对于血压较基础血压升高 30/15mmHg，但低于 140/90mmHg 者，不做为诊断依据，但须密切观察。

（二）子痫前期

患者妊娠 20 周以后血压≥140/90mmHg，出现蛋白尿，伴有头痛、上腹部不适等表现。蛋白尿是指 24 小时尿蛋白含量≥0.3g 者。蛋白尿为诊断子痫前期的一个重要依据，是妊娠期高血压疾病患者全身小动脉痉挛导致肾脏血流量减少的结果，标志着肾功能受到损害，与病情的严重程度直接相关。当出现明显的高血压或严重蛋白尿，或肾脏、肝脏和血液功能等实验室指标明显异常，或出现子痫的前驱症状如头痛、视物模糊、上腹痛等症状时，有助于子痫前期的明确诊断。剑突下或右上腹痛是肝细胞坏死、缺血和水肿的结果。常伴血清肝酶升高，预示肝脏梗死、出血或肝包膜下血肿破裂。发生肝包膜下血肿破裂十分罕见，一旦出现则危及母儿生命。血小板减少和溶血症亦是子痫前期恶化的特征。根据美国妇产科医师协会（American College Obstetrics and Gynecologists，ACOG）2002 年的公告，重度子痫前期的诊断标准见表 7-5。

表 7-5 重度子痫前期诊断标准

1. 休息状态下间隔 6 小时监测血压两次，均≥160/110 mmHg
2. 24 小时尿蛋白≥5.0g（或间隔 4 小时两次任意尿标本蛋白定性 3+以上）
3. 少尿，24 小时尿<500ml
4. 脑部症状或视觉障碍
5. 肺水肿或发绀
6. 上腹部或右上腹部疼痛
7. 肝功能异常
8. 血小板减少
9. 胎儿生长受限

（三）子痫

在子痫前期的基础上出现抽搐，或伴有昏迷，称为子痫。子痫发生在妊娠晚期或临产前，称为产前子痫，较多见；发生于分娩过程中，称为产时子痫，较少见；发生于产后称为产后子痫，大部分发生在产后 48 小时以内，最长可能发生于产后 10 天。子痫抽搐的典型发作过程：前驱症状短暂，首先表现为眼球固定，瞳孔散大，牙关紧闭，头偏向一侧，口角及面部肌肉抽动，继而全身及四肢肌肉强直，手臂屈曲，双手紧握，双腿蹬直，迅速发生强烈有节律的抽搐。抽搐时呼吸暂停，面色青紫，持续 1 分钟左右，此后抽搐停止，全身松弛，呼吸恢复，患者仍昏迷，最后意识恢复，但烦躁、困惑、易激惹。如抽搐频繁且持续时间长，可出现昏迷。抽搐次数少，间隔时间长，抽搐过后短期即可苏醒；抽搐易使孕妇发生各种创伤，如唇舌咬伤、摔伤甚至骨折等，各种并发症的发生几率也增加，如肺水肿、急性心力衰竭、急性肾功能不全、脑血管意外、脑疝、胎儿窘迫、胎盘早剥、胎死宫内等严重并发症。

（四）慢性高血压并发子痫前期

所有慢性高血压，都有可能并发子痫前期或子痫，在妊娠中期才发现高血压的孕妇存在诊断和处理上的困难，慢性潜在性高血压的诊断条件如下：①妊娠前高血压（≥140/90mmHg）。②妊娠 20 周

笔记栏

前高血压(≥140/90mmHg),除外妊娠滋养细胞疾病。③分娩后长期持续性高血压,至产后 12 周后仍不能恢复正常。有原发性高血压家族史,若经产妇以前的妊娠合并高血压时则有助于诊断。慢性高血压基础上的子痫前期经常比“单纯性”子痫前期发生早,血压在 26～28 周进一步升高,病情更严重,且多伴随胎儿生长受限。

(五)妊娠合并慢性高血压

在妊娠前或妊娠 20 周前就出现高血压的孕妇为慢性高血压。而在妊娠前和妊娠早期均未进行检查,在妊娠晚期首次发现高血压的患者鉴别往往有困难,需随访到产后 12 周才能确诊。

六、诊　　断

根据病史、高危因素、临床症状、体征及辅助检查全面分析即可做出诊断,同时应注意有无并发症及凝血机制障碍。

(一)病史

有无本病的高危因素及上述临床表现,应详细询问患者妊娠前及妊娠 20 周前有无高血压、尿蛋白等征象,既往史中有无慢性高血压及异常家族史等。特别应询问有无头痛、视力异常、上腹不适等。

(二)高血压

至少出现两次以上的血压升高(≥140/90mmHg)、其间隔时间≥6 小时才能确诊。慢性高血压并发子痫前期可在妊娠 20 周后出现血压持续上升。

(三)尿蛋白

可取中段尿测定,避免阴道分泌物污染尿液,造成误诊。尿蛋白定义是≥300mg/24h 尿或至少相隔 6 小时的两次随机检查中定性试验≥(＋)(300mg/L)。当尿蛋白≥2.0g/24h 提示病情严重。

(四)水肿

一般为自踝部开始的凹陷性水肿,逐渐向上延伸,且经休息后不缓解。水肿局限于膝以下为“＋”,延及大腿为“＋＋”,延及外阴及腹壁为“＋＋＋”,全身水肿或伴有腹水为“＋＋＋＋”。体重异常增加是许多患者的首发症状,若孕妇体重突然增加＞0.5kg/周,表明有隐性水肿存在。一般情况下正常妊娠、贫血及低蛋白血症均可发生水肿,而妊娠期高血压疾病的水肿无特异性,故不做为诊断依据。

笔记栏

(五)辅助检查

1. 血液检查　包括全血细胞计数、血红蛋白含量、血黏度、血细胞比容、凝血功能(可测血小板计数及出凝血时间,根据病情必要时测凝血酶原时间、纤维蛋白原、纤维蛋白降解产物、3P 试验等),必要时可多次检查。

2. 肝肾功能测定　肝细胞功能受损可致 ALT、AST 升高、白蛋白降低、白/球蛋白比值倒置。乳酸脱氢酶为敏感指标,能较早预示溶血及肝功能异常。当肾功能受损时,血清肌酐、尿素氮、尿酸升高。尿酸在慢性高血压患者中升高不明显,可用于与慢性高血压的鉴别诊断。重度子痫前期与子痫常伴发电解质紊乱、酸中毒,故应测定电解质与二氧化碳结合力,以便及早发现并纠正。

3. 尿液检查　应测尿相对比重、尿常规。尿相对比重≥1.020提示尿液浓缩,若固定在 1.010,提示有肾功能不全,尿蛋白(＋)时尿蛋白含量约 300mg/24h;当尿蛋白(＋＋＋)时尿蛋白含量 5g/24h。尿蛋白检查在子痫前期患者应每两日一次或每日检查。镜检中要注意有无红细胞、白细胞及管型。若有多数红细胞和管型,则提示急性肾功能衰竭或肾脏本身有严重疾患。

4. 眼底检查　眼底视网膜小动脉变化可反映本病的严重程度。轻症者可无变化,重症者视网膜小动脉痉挛,动静脉比值可由正常的 2∶3 变为 1∶2或1∶3,并可有视乳头水肿、视网膜絮状渗出或出血,严重时视网膜剥离,患者可出现视力模糊或失明。

5. 有创性血流动力学监测　当出现以下情况,如子痫前期-子痫患者的高血压难以控制时,或伴有严重的心肾疾病、肺水肿以及无法解释的少尿时,应监测孕妇的中心静脉压或肺毛细血管楔压。

6. 其他　检查心电图、超声心动图可了解心功能,行 CT 或 MRI 检查可明确有无脑出血。行胎盘功能、胎儿电子监测及胎儿成熟度等检查可了解胎儿宫内安危状态。

案例 7-6 分析

1. 本例初步诊断:①孕$_1$产$_0$,宫内妊娠 35 周,枕左前位,单胎妊娠;②产前子痫。

2. 本例诊断依据:

(1) 病史特点:患者孕$_1$产$_0$,妊娠 35 周,主要症状为下肢浮肿 7 天,头痛眼花 2 天,抽搐 3 次。

(2) 临床特点:血压升高(160/110mmHg),抽搐后神志不清。双下肢浮肿,子宫大小与孕周相符,无宫缩。

(3) 辅助检查:尿蛋白(＋＋＋);有血液

浓缩的表现：血细胞比容增高、血液黏度增高、尿相对比重 1.030；眼底检查示小动脉痉挛：视网膜动脉变细，A∶V 约为 1∶3。

3. 该患者入院后应完善以下检查：

(1) 查肝肾功能。

(2) 查凝血功能。

(3) 查水、电解质和血气分析。

(4) 做心电图检查，必要时可行 MRI 检查。

(5) 做 B 超检查及胎儿电子监护。

问题：

1. 该患者抽搐应与何种疾病鉴别？如何鉴别？

2. 该患者应如何处理？

七、鉴别诊断

妊娠期高血压疾病应与妊娠合并慢性肾炎相鉴别，见表 7-6。子痫应与癫痫、脑炎、脑血管畸形破裂出血、脑肿瘤、糖尿病高渗性昏迷、低血糖昏迷等鉴别。

表 7-6 妊娠期高血压疾病与妊娠合并慢性肾炎的鉴别

	子痫前期	妊娠合并慢性高血压	妊娠合并慢性肾炎
既往史	健康	有高血压史	常有肾炎史
好发年龄	年轻初产妇	年龄较大经产妇	30 岁以下妇女
发病期	妊娠 24 周后	妊娠前	妊娠前
水肿	轻度至重度	无或轻度	轻度至重度
血压	收缩压常≤180mmHg	常≥200/100mmHg	收缩压可≥200mmHg(高血压型)
蛋白尿	++～+++	−～+	+++～++++
管型	少量	无或少量	较多，且可见各种管型
血生化检查	尿酸增高	正常或 BUN 轻度升高	BUN 增高
肾功能	一般正常	正常或轻度升高	显著减退
眼底改变	小动脉痉挛、视网膜可有水肿、出血、渗出物	小动脉硬化、重者可有出血或渗出	肾炎性视网膜病变
预后	产后短期内恢复	产后血压持续不变	产后难恢复，甚至加重

八、对母儿的危害

1. 对孕产妇的危害 我国妊娠期高血压疾病孕产妇死亡率为 7.5/10 万(1998 年)，居孕产妇死亡原因第二位。重度子痫前期患者可发生肝、肾功能衰竭，肺水肿，脑水肿及脑出血，DIC，胎盘早期剥离，产后出血，产后循环衰竭以及 HLEEP 综合征等并发症，其中心力衰竭、脑出血是导致妊娠高血压疾病孕产妇死亡的主要原因。

2. 对胎儿的影响 主要有早产、胎儿生长受限、羊水过少、胎儿窘迫、死胎、新生儿窒息及死亡等。

九、预　　测

预测方法很多，均在妊娠中期进行，预测阳性者应密切随诊。

(一) 平均动脉压(mean arterial pressure，MAP)

妊娠 20～24 周进行。计算公式为：MAP=(收缩压+2×舒张压)÷3。MAP≥85mmHg，提示有发生子痫前期的倾向。当 MAP≥140mmHg 时，提示易发生脑血管意外，导致昏迷甚至死亡。

(二) 翻身试验(roll over test，ROT)

妊娠 28～32 周进行。测定方法：孕妇左侧卧位测血压，直至血压稳定后，翻身仰卧 5 分钟再测，若仰卧位舒张压较左侧卧位增加 20mmHg 以上，提示有发生子痫前期倾向。

(三) 血液流变学实验

当血细胞比容≥0.35，血浆黏度>1.6，全血黏度>3.6 时，提示有发生子痫前期倾向。

(四) 尿钙测定

妊娠期高血压疾病患者尿钙排泄量明显降低。当尿 Ca/Cr 比值≤0.04 提示有发生子痫前期的可能。其比值的降低早于妊娠期高血压疾病的发生。

笔记栏

十、治　　疗

总的治疗目的和原则是防止子痫及并发症的发生、争取母体完全恢复健康、降低围生儿死亡率、以对母儿影响最小的方式终止妊娠。

(一) 妊娠期高血压

可住院也可在家治疗。

1. 休息及左侧卧位　保证充足的睡眠，休息不少于10小时。睡眠时取左侧卧位以减轻右旋子宫对腹主动脉与下腔静脉压迫，增加回心血量，改善肾及胎盘血流灌注。

2. 饮食　一般不需要限盐及液体，应补充足够的蛋白质、热量。

3. 间断吸氧　可改善全身主要脏器和胎盘的氧供。

4. 密切监护母儿状态　应询问孕妇有无头痛、眼花、上腹部不适等表现。每日测体重及血压，隔日复查尿蛋白。定期监测血液、胎盘功能和胎儿发育状态。病情加重应住院治疗。

5. 药物治疗　一般不需要药物治疗。对精神紧张、睡眠欠佳者，为保证休息与睡眠，可给予镇静剂如苯巴比妥0.03g或地西泮2.5～5mg口服，每日3次，或地西泮5mg临睡前口服。

(二) 子痫前期

一旦确诊，应住院治疗，防止子痫及并发症的发生。治疗原则为：休息、解痉、镇静、降压、合理扩容和必要时利尿，密切监测母儿状态及适时终止妊娠。

1. 休息　同妊娠期高血压。

2. 解痉　可以解除全身小动脉痉挛，缓解高血压症状，控制和预防子痫的发作。首选药物为硫酸镁。

(1) 作用机制：①Mg^{2+}作用于运动神经末梢与肌肉交接处，抑制Ca^{2+}和乙酰胆碱的释放，并降低神经末梢对乙酰胆碱的敏感性，阻断神经肌肉接头间的传导，使骨骼肌松弛，从而预防和控制抽搐。②Mg^{2+}降低中枢神经系统兴奋性，降低脑细胞的耗氧量，从而降低血压，改善脑代谢，抑制抽搐。③Mg^{2+}可促进血管内皮细胞合成前列环素，并抑制血浆内皮素合成，从而使血管的扩张。④Mg^{2+}可使机体对血管紧张素Ⅱ及去甲肾上腺素等加压物质的敏感性降低。⑤Mg^{2+}对子宫胎盘血管也有直接的解痉作用，使子宫胎盘血流量增加，改善胎儿-胎盘功能。⑥Mg^{2+}可增加孕妇和胎儿血红蛋白对氧的亲和力，改善氧代谢。

(2) 剂量与给药途径：国外资料硫酸镁用量为20～30g/d，而国内资料硫酸镁用量为15～22.5g/d。在使用硫酸镁时必须达到有效血浓度才能起治疗作用，故需用大剂量的硫酸镁，且首次剂量对维持有效血浓度很重要。

静脉给药结合肌内注射：①静脉给药：首次负荷剂量25%硫酸镁10ml加于10%葡萄糖液20ml中，静脉缓注，5～10分钟推完，或用25%硫酸镁20ml加于5%葡萄糖液100ml中静脉滴注(1小时内滴完)，然后将25%硫酸镁60ml加于5%葡萄糖液1000ml，以1.5～2.0g/h的速度静脉滴注，根据病情夜间可再用25%硫酸镁10～20ml加2%利多卡因2ml。②臀肌深部注射，第一个24小时总量为20～22.5g；次日酌情适当减少至维持量，用药过程中可监测血清镁离子浓度。

(3) 毒性反应：正常孕妇血清镁离子浓度为0.75～1mmol/L，有效治疗浓度为1.7～3mmol/L，若高于3mmol/L可发生镁中毒。首先表现为膝反射消失，随后出现全身肌张力减退及呼吸抑制，严重者心跳突然停止。

注意事项：用药前及用药过程中应注意以下事项：①定期检查膝反射，膝反射必须存在；②呼吸每分钟≥16次；③尿量每小时≥25ml或每24小时≥600ml；④用硫酸镁治疗时需备葡萄糖酸钙在抢救镁中毒时用，治疗过程中监测血中镁离子浓度，调整静脉滴注速度，使血镁浓度维持在1.7～3mmol/L，一旦出现中毒反应，立即静脉注射10%葡萄糖酸钙10ml。因钙离子与镁离子可竞争神经细胞上的同一受体，阻断镁离子的继续结合。肾功能不全时应减量或停用。

3. 镇静　适当镇静可消除患者的焦虑和精神紧张，对病情控制起到良好效果。

(1) 地西泮：具有较强的镇静、抗惊厥、催眠、肌肉松弛等作用。用法：2.5～5mg口服，每日3次，也可10mg肌内注射或静脉缓慢注射(5～10分钟)。

(2) 苯巴比妥及苯巴比妥钠：大剂量可抗抽搐，中等剂量起催眠作用，小剂量可镇静，过量可导致呼吸中枢抑制。其抗惊厥作用较好，催眠作用较长，约6～8小时，常用剂量：口服0.03～0.06g，每日3次，或苯巴比妥0.1～0.2g肌内注射。

(3) 冬眠药物：冬眠药物可广泛抑制神经系统，解除血管痉挛，迅速降压，抑制子痫抽搐。还可降低机体新陈代谢速度，提高组织对缺氧的耐受性，减轻机体对不良刺激的反应。用药与用量：①冬眠Ⅰ号(哌替啶100mg，氯丙嗪50mg，异丙嗪50mg)加入10%葡萄糖500ml内缓慢静脉滴注；②紧急情况下，可将冬眠Ⅰ号1/3量加入25%葡萄糖液20ml缓慢静脉推注(>5分钟)，余2/3量加入10%葡萄糖250ml静脉滴注。因冬眠药物降压迅速，可减少肾脏及胎盘的血流量，导致肾及子宫胎盘血供减少，胎儿缺氧，且对母儿肝脏有一定的损害作用，

笔记栏

故现已少用,仅应用于硫酸镁治疗效果不佳者。

(4) 吗啡:为较强的止痛剂,具有较好的抗抽搐作用,可用于子痫发作时控制抽搐及产后预防或控制子痫发作。用法:子痫抽搐时,皮下注射 10mg。因其对呼吸有抑制作用,易导致呼吸性酸中毒,还可增加颅内压,故现已少用。

4. 降压 降压药是用于控制子痫前期及子痫的过高血压,其目的是为了延长孕周或改变围生期结局。当血压 ≥ 160/110mmHg,或舒张压≥110mmHg或平均动脉压≥140mmHg 时,或原发性高血压妊娠前已用降血压药者,为避免脑血管意外、胎盘早剥等,应使用降压药物。降压药物选择原则:以不影响心每搏输出量、肾血流量及子宫胎盘灌注量为主,且对胎儿无毒副作用,避免血压急剧下降或下降过低。

(1) 肼屈嗪(hydralazine):为妊娠期高血压疾病的首选药物。是α受体阻滞剂,可直接作用于小动脉平滑肌,使外周血管扩张而降低血压,同时兴奋交感神经而增加心率和心排血量,从而增加脑、肾、子宫胎盎血流灌注。用法:10～20mg,每日2～3次口服;或 20～40mg 加入 5%葡萄糖液 250～500ml 内静脉滴注。根据血压调整滴速,使血压维持在(140～150)/(90～100)mmHg 即可,避免血压过低影响胎盘灌注。不良反应为心率加快、潮热、头痛等。有心脏病或心力衰竭者不宜用此药。

(2) 拉贝洛尔(1abetalol):为α、β肾上腺素受体阻断剂,使血管阻力降低而降低血压,但不影响肾及胎盘血流量,并可促进胎儿肺成熟,对抗血小板凝集。该药显效快,不引起血压过低或心率加快。静脉滴注剂量为 50～100mg 加入 5%葡萄糖液 250～500ml 中静脉滴注,每分钟 20～40 滴,5 日为一疗程,血压稳定后改口服;每次 100mg,每日 2～3次,可根据需要加量,常用维持量为 200～400mg,每日 2 次,饭后服用。总剂量不超过 2400mg/d。不良反应为头皮刺痛及呕吐。

(3) 硝苯地平(nifedipine):钙离子通道阻滞剂,可抑制平滑肌收缩,使全身血管扩张,血压下降。并有助于抑制宫缩。因其降压作用迅速,现不主张舌下含化。用法:10mg 口服,每日 3 次,24 小时总量不超过 60mg。可连续应用数周。其不良反应为心悸、头痛。

(4) 尼莫地平(nimoldipine):亦为钙离子通道阻滞剂,对脑血管有选择性扩张,改善脑缺氧。用法:20～60mg 口服,每日 2～3 次;或 20～40mg 加入 5%葡萄糖液 250ml 中静脉滴注,每日 1 次,不良反应为心悸、恶心、头痛及颜面潮红。

(5) 甲基多巴(methyldopa):可兴奋血管运动中枢的α受体、抑制中枢神经冲动外传导而降低血压,妊娠期使用效果较好。用法:250mg 口服,每日 3 次。其副作用为嗜睡、口干、便秘、心动过缓。

(6) 酚妥拉明(regitine):为α受体阻滞剂,可扩张小动脉,降低心脏后负荷,增加心排血量,并改善心肌供血。因其降压作用快,且有增强心功能作用,故为妊娠期高血压疾病心脏病的首选药。用法:10～40mg 加入 5%葡萄糖 100～500ml 中静脉滴注,根据血压调整滴速。用此药必须血容量充足,外周循环阻力高。

(7) 硝普钠(sodium nitroprusside):为速效血管扩张剂,它释放出 NO,直接扩张周围血管使血压下降。因该药能迅速通过胎盘进入胎儿体内,其代谢产物(硫氰化盐)对胎儿有毒性作用,故不宜在妊娠期使用,仅用于产后血压过高而其他降压药无效时。用法:50mg 加于 5%葡萄糖液 500ml 内,缓慢静脉滴注。因其遇光易变质,滴注瓶应用锡纸遮盖。用药期间应严密监测血压及心率。

其他如卡托普利因使母儿肾血流减少而致羊水过少、胎儿异常,故现已不用。

5. 扩容 一般不主张应用扩容剂,扩容必须有指征:血细胞比容 > 35%、全血黏度比值 ≥ 3.6～3.7,或血浆黏度>1.6,或重度低蛋白血症、贫血、产时或产后出血者可考虑给予适当的扩容剂。选用人血白蛋白、血浆、全血、706 代血浆、低分子右旋糖酐、平衡液及碳酸氢钠等。扩容应在解痉的基础上进行。扩容增加心、肾负担,有心血管负担过重、严重水肿或有心衰、肺水肿、肾衰竭时禁用。

6. 利尿药物 一般不主张应用,仅用于全身性水肿、急性心力衰竭、肺水肿或血容量过多且伴有潜在性肺水肿者。常用利尿剂有呋塞米、甘露醇等。呋塞米常用 20～40mg 加入 25%葡萄糖 20～40ml 中静脉缓慢推入,如病情需要可重复使用。甘露醇为渗透性利尿剂,常用 20%甘露醇 250ml 快速静脉滴注,15～20 分钟内滴完。禁用于心力衰竭及肺水肿。

7. 促胎肺成熟 孕周小于 34 周的孕妇予以地塞米松促胎肺成熟,用法:地塞米松 5mg 肌内注射,2 次/d,1～2 天;或地塞米松 10mg 静脉注射,1 次/d,1～2 天。

8. 适时终止妊娠 终止妊娠是治疗妊娠期高血压疾病的有效措施。

(1) 终止妊娠的指征:①重度子痫前期患者经积极治疗 24～48 小时仍无明显好转者;②重度子痫前期患者孕周已超过 34 周;③重度子痫前期患者孕龄不足 34 周,胎盘功能减退,胎儿已成熟;④重度子痫前期患者,孕龄不足 34 周,胎盘功能减退,胎儿尚未成熟者,可用地塞米松促胎肺成熟后终止妊娠;⑤子痫控制后 2 小时可考虑终止妊娠。

(2) 终止妊娠的方式:①引产:适用于病情控制后,宫颈条件成熟者(Bishop 评分≥6 分)。可行人工破膜引产,破膜后羊水清亮者再静滴缩宫素。引产过程中密切注意患者主诉、血压、尿量、胎心、羊水及产程进展,在第一产程应保持产妇安静和充分休息,以会阴后-侧切开术、胎头吸引

笔记栏

或低位产钳助产缩短第二产程。第三产程应预防产后出血。产程中一旦出现头昏、眼花、恶心、呕吐等症状，病情加重，或产程进展异常者立即以剖宫产结束分娩。②剖宫产：病情严重，出现其他并发症，不能耐受产程刺激者；宫颈条件不成熟，不能在短时间内经阴道分娩；人工破膜引产失败；胎儿胎盘功能明显减退，或胎儿监护提示胎儿窘迫征象者。子痫抽搐不能控制，或经治疗已控制而不能自行临产者；其他产科指征，如胎盘早剥、前置胎盘等。

产后子痫多在产后24小时直至产后10天发生，故产后应注意子痫的防治。

9. 子痫的处理 子痫是妊娠期高血压疾病最严重的阶段，对母儿危害极大，是本病导致母儿死亡的最主要原因，处理如下：

(1) 控制抽搐：立即地西泮10mg缓慢静脉推注，同时25%硫酸镁20ml加于25%葡萄糖液20ml静脉推注(>5分钟)，继之用以1～2g/h静脉滴注，维持血药浓度，控制抽搐。

(2) 血压过高时给予静脉降压药。可给予酚妥拉明10～40mg加入5%葡萄糖100～500ml中静脉滴注，根据血压调整滴速。

(3) 纠正缺氧：间断面罩吸氧。

(4) 防治各种并发症：有心力衰竭者用毛花苷丙0.4mg加入50%葡萄糖20ml静脉推注。有肺水肿者或少尿者可用呋塞米20～40mg加入25%葡萄糖20～40ml中静脉缓慢推入。有脑水肿者用20%甘露醇250 ml快速静脉滴注。

(5) 护理：与治疗同样重要。置于单人暗室，专人护理，保持环境安静，避免各种刺激以免诱发抽搐；如有假牙应取出并在口腔内置压舌板，防止口舌咬伤，防止窒息；防止坠地受伤；密切观察体温、脉搏、呼吸、血压、神志、尿量、出入量。

(6) 密切观察病情变化，做各种检查了解母儿状态，根据病情及检查结果积极处理。

(7) 抽搐控制后终止妊娠：抽搐控制2小时后可考虑终止妊娠。宫颈条件不成熟，应行剖宫产结束分娩。

案例7-6分析

1. 该患者抽搐的主要鉴别诊断

本例患者抽搐后昏迷，主要应与癫痫鉴别。癫痫患者往往有癫痫史，一般无高血压、蛋白尿、水肿，而且抽搐后很快清醒，故可排外癫痫可能。

根据上述病史特点、临床特点、实验室及辅助检查故可诊断产前子痫。

2. 该患者的临床处理

(1) 处理原则：控制抽搐，纠正缺氧，控制血压，抽搐控制后终止妊娠。

(2) 临床处理具体措施

1) 控制抽搐：硫酸镁4g加入5%葡萄糖20ml静脉慢推>5分钟，再静脉滴注硫酸镁15g加入5%葡萄糖1000ml，以每小时1～2g的速度滴注。应用硫酸镁治疗前必须明确：①膝反射应存在；②呼吸每分钟大于16次；③尿量每小时大于25ml或每24小时大于600ml；④备有10%葡萄糖酸钙，出现镁中毒症状，即刻用10%葡萄糖酸钙静脉注射。并停用硫酸镁。

2) 镇静：地西泮10mg静脉注射；必要时可重复用。

3) 降压：拉贝洛尔静脉滴注剂量为50mg加入5%葡萄糖液250ml中静脉滴注，20～40滴/min。或酚妥拉明10～20mg加入5%葡萄糖液100～200ml静脉滴注，根据血压调整滴速。必要时可重复应用。

4) 消除脑水肿、改善毛细血管通透性、降颅压，可用地塞米松10mg莫非管滴注，呋塞米20mg加入50%葡萄糖40ml静脉注射。

5) 记24小时出入量；间断面罩给氧；密切监护母儿情况，包括：动态监测生命体征、血尿常规、凝血功能及肝肾功能、血气分析、电解质等，监测眼底变化及心电图，并根据检查结果调整治疗方案；密切监护胎儿情况。

6) 子痫控制2小时后可考虑终止妊娠。应以剖宫产为宜。

(3) 护理指导

1) 密切观察体温、脉搏、呼吸、血压、神志、膝反射，记24小时出入量。

2) 置于单人暗室，专人护理，保持环境安静，避免声、光刺激，口腔内置压舌板防口舌咬伤，防窒息及受伤等。

十一、预　　防

(1) 健全三级妇幼保健网，开展围妊娠期及围生期保健工作。

(2) 加强孕妇健康教育，使其坚持定期产前检查，发现异常并及时处理。

(3) 指导孕妇合理饮食与休息。选择富含蛋白质、维生素及微量元素铁、钙、镁、硒、锌等的食物及新鲜蔬果，不限制盐和液体摄入，但应避免摄入过多的盐和动物脂肪。保持良好情绪及足够休息，坚持左侧卧位增加胎盘绒毛的血供。

(4) 妊娠20周起每日补钙1～2g有预防妊娠期高血压疾病的作用。

（傅　芬）

笔记栏

「附」 HELLP综合征

案例7-7

孕妇，农民，23岁，孕$_1$产$_0$，因停经33周，血压升高20天，头痛眼花5天，恶心呕吐半天，于2003年9月20日转入院。

平时月经规则，末次月经2003年2月1日，停经后无明显早孕反应，孕4个月自觉胎动至今，9月1日因头昏、双下肢水肿(+)在当地乡医院就诊时测血压发现升高，140/100mmHg，在乡医院门诊予以25%硫酸镁20ml肌内注射，每日1次；硝苯地平10mg，每日3次，治疗3天后症状有所减轻而自行停药。9月16日出现头痛、眼花、视物模糊再次到当地乡医院就诊并入院治疗，入院后血压波动在(140～170)/(100～120)mmHg之间，予以25%硫酸镁30ml+5%葡萄糖500ml，每日1次，硝苯地平10mg，每日3次等治疗，病情无明显好转，9月20日晨起即恶心呕吐，呕吐物呈咖啡渣样，伴心悸、全身乏力，因病情危重转上级医院诊治。既往体健，否认肝炎及消化道等病史，否认药物过敏史。

查体：体温36℃，脉搏110次/min，血压150/100mmHg，呼吸22次/min。神志清楚，精神差，面色苍白，抬入病房，检查合作，全身皮肤黏膜未见黄染及出血点，全身浅表淋巴结不肿大。头颅五官无畸形，双瞳孔等大等圆，对光反射正常。颈软，气管居中，甲状腺未触及。胸廓对称，两肺呼吸音清，未闻及干、湿性啰音。心率110次/min，律齐，各瓣膜区未闻及病理性杂音。腹膨隆，无肌紧张，右上腹有压痛，无反跳痛，肝、脾未及，移动性浊音阴性。双肾区无叩痛，脊柱四肢无畸形，双下肢水肿(++)，生理反射存在，病理反射未引出。产科检查：腹部膨隆，呈纵椭圆形，宫高32cm，腹围90cm，胎位LOA，胎心136次/min，无宫缩。头先露，未入盆。

实验室及辅助检查：血常规：红细胞(RBC)2.2×10^{12}/L，血红蛋白(Hb)60g/L，白细胞(WBC)9.7×10^{9}/L，血小板(PLT)40×10^{9}/L，中性粒细胞0.86，淋巴细胞0.14，网织红细胞3.5%。肝功能：总胆红素33.8μmol/L，间接胆红素26.3μmol/L，直接胆红素7.5μmol/L，丙氨酸转氨酶(ALT)300U/L，天冬氨酸转氨酶(AST)240 U/L，乳酸脱氢酶(LDH)980U/L。肾功能：正常。尿常规：尿蛋白(+++)，胆红素阴性，尿胆原(++)，红细胞阴性。眼底检查：眼底双乳头边界清楚，动脉稍细、扭曲，A∶V=1∶3，视网膜轻度水肿，未见渗出及出血。

问题：

1. 本案例的诊断是什么？
2. 有哪些诊断依据？
3. 此患者应如何处理？

妊娠高血压疾病并发溶血、肝酶升高、血小板减少，称为HELLP综合征(hemolysis，elevated serum level of liver enzymes and low platelets)。是妊娠期高血压疾病的严重并发症，对母婴预后有严重影响。HELLP综合征的发生率国外报道占重度子痫前期与子痫的4%～16%，国内约为2.7%。

(一) 病因和发病机制

研究认为血管内皮细胞损伤引起纤维蛋白沉积、血管痉挛、血小板激活。血管的痉挛、狭窄和纤维蛋白的沉积而使红细胞难以通过血管因而变形、破坏、发生溶血。血小板被激活而黏附于血管表面，而血小板被激活释放缩血管活性物质，包括血栓素A_2(thromboxane A_2，TXA_2)、内皮素(endothelin，ET)，导致血管收缩。血管的收缩、痉挛又促使血小板进一步聚集，使血小板数量减少。肝血管痉挛、肝窦内纤维沉积导致，肝细胞肿胀，肝细胞受损，肝细胞膜通透性增高，肝酶由细胞内释放，引起肝酶升高和肝区疼痛，严重者甚至可致肝被膜下出血及肝破裂的发生。

(二) 对母儿的影响

1. 对孕产妇的影响 HELLP综合征孕妇可并发胎盘早期剥离、弥散性血管内凝血(DIC)、急性肾功能衰竭、肺水肿、产后出血及肝破裂等，剖宫产率高，死亡率明显增高。

2. 对胎儿的影响 可使胎盘供血供氧不足，胎盘功能减退，从而导致胎儿宫内生长受限、胎儿窘迫、早产、死胎、死产或新生儿死亡。

(三) 临床表现

临床表现各异，典型的临床表现为全身不适、乏力、右上腹疼痛、也可伴恶心呕吐。少数出现黄疸、视力模糊。患者常因子痫抽搐、牙龈出血、右上腹或侧腹部严重疼痛及血尿而就诊，也有呕吐或伴上消化道出血或便血者。查体可发现右上腹或上腹肌紧张，体重明显增加和水肿。有些患者血压正常或轻度升高，但其病情严重足以危及生命。HELLP综合征可发生于妊娠中期至产后数日的任何时间，产前发生者占多数。

笔记栏

(四) 诊断

根据其妊娠期高血压病史、典型临床表现可做出初步诊断，通过实验室检查可确诊。

1. 血管内溶血 外周血涂片中见红细胞变形、破碎，或见三角形、头盔形红细胞等。血红蛋白60～90g/L，血清总胆红素＞20.5μmol/L，以间接胆红素为主，血细胞比容＜0.30，网织红细胞增多＞0.015。

2. 肝酶升高 血清、天冬氨酸转氨酶、丙氨酸转氨酶、乳酸脱氢酶均升高，其中乳酸脱氢酶升高出现最早。间接胆红素轻度升高。

3. 血小板减少 血小板＜100×10^9/L，根据血小板计数将HELLP综合征分3级：Ⅰ级：血小板计数≤50×10^9/L；Ⅱ级：血小板计数＞50×10^9/L，＜100×10^9/L；Ⅲ级：血小板计数≥100×10^9/L。

血小板计数和血乳酸脱氢酶水平与该病的严重程度密切相关。

(五) 鉴别诊断

HELLP综合征与严重的子痫前期、子痫、血栓性血小板减少性紫癜、溶血性尿毒症性综合征、妊娠期急性脂肪肝的临床表现和实验室检查结果相似，应予鉴别(表7-7)。右上腹的症状和体征需与肝炎、胆囊炎、胃肠炎、胰腺炎相鉴别。

表7-7 HELLP综合征的鉴别诊断

	HELLP综合征	血栓性血小板减少性紫癜	溶血性尿毒症性综合征	妊娠期急性脂肪肝
主要损害器官	肝脏	神经系统	肾脏	肝脏
发病时期	孕中、晚期	孕中期	产后	孕晚期
血小板	↓	↓	↓	正常/↓
PT/APTT	正常	正常	正常	↓
溶血	+	+	+	+/−
血糖	正常	正常	正常	↓
纤维蛋白原	正常	正常	正常	↓↓
肌酐	正常/↑	↑	↑	↑

注：PT：凝血酶原时间；APTT：活化部分凝血酶时间

(六) 处理

1. 积极治疗妊娠期高血压疾病 解痉、镇静、降压、合理扩容和必要时利尿等措施治疗妊娠高血压疾病(详见第十章第一节)，有利于缓解HELLP综合征病情的发展。

2. 控制病情、预防及控制出血

(1) 肾上腺皮质激素的应用：肾上腺皮质激素可增加血小板、减少出血与渗血、降低ALT与LDH、稳定病情，使尿量增加并可促进胎儿肺成熟，改善母儿状态。常用地塞米松产前10mg静脉注射，每隔12小时1次至分娩；产前给予地塞米松治疗，产后应继续应用，直至血小板≥100×10^9/L、乳酸脱氢酶下降，否则有血小板再次降低、肝功能恶化、少尿等危险。

(2) 输注新鲜血及血制品：血小板≤50×10^9/L或注射部位自发性出血时，应输注新鲜血及血小板以纠正因血小板减少和溶血引起的凝血功能障碍。但预防性输注血小板并不能预防产后出血的发生。输注血浆，病情严重时，可用新鲜冷冻血浆置换患者血浆。

(3) 抗血栓药物的应用：当血小板＜75×10^9/L时，即可予以阿司匹林50～80mg/d口服。或用双嘧达莫，它有抑制ADP所引起的血小板积聚、血栓形成的作用。若临床及实验室提示DIC时，且无产兆，可予以小剂量肝素静脉滴注。以25mg加入25%葡萄糖200ml静脉缓滴。以后按具体情况用药。

3. 尽快终止妊娠 HLEEP严重威胁母儿的预后，一旦确诊，应尽快终止妊娠。分娩方式根据孕周、胎儿宫内情况、胎位、宫颈成熟度及病情严重程度而定，胎位异常、胎儿宫内窘迫及病情严重者应考虑剖宫产。血小板减少有局部出血危险，故阴部阻滞麻醉和硬脊膜外麻醉禁忌，阴道分娩宜采用局部浸润麻醉，剖宫产采用局部浸润麻醉或全身麻醉。

案例7-7分析

1. 本例初步诊断：①孕$_1$产$_0$，宫内妊娠33周，枕左前位，单胎妊娠；②重度子痫前期；③HELLP综合征；④溶血性贫血。

2. 本例主要诊断依据：

(1) 病史特点：停经33周，发现血压升高20天，在当地医院治疗不规范，入院5天前出现头痛眼花，入院当天呕吐咖啡渣样物。

(2) 临床特点：血压升高，右上腹有压痛，无反跳痛，子宫增大与孕周相符，胎位LOA，胎心136次/min，规律。

(3) 辅助检查：在尿蛋白(+++)的基础上，出现网织红细胞升高，总胆红素、间接胆红素升高等提示血管内溶血的指标；血小板降低；ALT、AST等肝酶升高，乳酸脱氢酶升高；红细胞计数及血红蛋白明显降低；眼底检查示视网膜小动脉痉挛。

3. 本患者入院后的处理：

(1) 处理原则：

1) 积极治疗子痫前期：解痉、降压、镇静、纠正凝血功能障碍。

2) 加强母儿的监护：①动态观察生命体征，血、尿常规，检测血小板及凝血功能、肝肾

笔 记 栏

功能、眼底等情况；②密切监护胎儿情况：做B超检查及胎儿电子监护。

3）适时终止妊娠。

（2）具体措施：

1）开放两条静脉通道，间断面罩给氧，记24小时出入量。

2）解痉：立即予以25%硫酸镁16ml＋5%葡萄糖液40ml静脉慢推＞5分钟，再用25%硫酸镁60ml＋5%葡萄糖液500ml静脉滴注，滴速为1～2g/h。用硫酸镁之前必须明确：①膝反射正常；②呼吸大于16次/min；③尿量每小时不少于25ml或每24小时不少于600ml；④监测血镁浓度；⑤备好10%葡萄糖酸钙，以防抢救镁中毒时应用。

3）降压：拉贝洛尔100mg＋5%葡萄糖500ml静脉滴注。

4）肾上腺皮质激素的应用：地塞米松10mg静脉注射，每隔12小时1次。

5）镇静：地西泮10mg肌内注射。必要时可重复使用。

6）补充血制品、纠正凝血功能：输同型新鲜血400ml，冰冻血浆200ml；必要时输注血小板。

7）抗血栓药物的应用：阿司匹林50 mg每日1次口服。

8）适时终止妊娠：完善手术前准备后在全麻下行子宫下段剖宫产术。

（傅　芬）

第七节　妊娠期肝内胆汁淤积症

案例 7-8

孕妇，29岁，无业，孕$_1$产$_0$，因停经33周，全身瘙痒半月于2004年9月5日入院。

患者平时月经正常，末次月经2004年1月16日，于停经30多天出现恶心呕吐等早孕反应，停经4个多月初感胎动，未到医院做任何产前检查。2004年8月21日起无明显诱因出现全身瘙痒，呈持续性，以夜间为甚，严重时无法入睡而入院。既往体健，否认肝炎及皮肤病史，否认药物过敏史。

体格检查：体温36℃，脉搏76次/min，血压110/76mmHg，呼吸20次/min，神志清楚，营养发育尚可，步入病房，检查合作，全身皮肤轻度黄染，全身见多处抓痕，以四肢及腹部为甚。胸廓对称，两肺呼吸音清，未闻及干、湿性啰音。心率76次/min，律齐，各瓣膜区未闻及病理性杂音。腹膨隆，肝脾未及，腹软，无压痛及反跳痛。脊柱四肢形态正常，生理反射存在，病理反射未引出。

产科检查：腹部膨隆，呈纵椭圆形，宫高29cm，腹围90cm，胎位ROA，胎心136次/min，头先露，未入盆，无宫缩。骨盆内外测正常。

实验室检查：血常规：红细胞(RBC)3.8×10^{12}/L，血红蛋白(Hb)120g/L，白细胞(WBC)9.4×10^{9}/L，中性粒细胞0.76，淋巴细胞0.24。尿常规：蛋白阴性，尿胆红素(＋＋)，尿胆原阴性，RBC 0～1/HP，WBC1～2/HP。肝功能：天冬氨酸转氨酶(AST)60U/L，丙氨酸转氨酶(ALT)95U/L，甘胆酸(CA)5560mg/L，总胆红素63μmol/L，直接胆红素45μmol/L。肾功能正常。

问题：

1. 本案例的诊断是什么？有哪些诊断依据？
2. 应进一步完善哪些检查？
3. 此患者的处理及分娩方式的选择。

妊娠期肝内胆汁淤积症(intrahepatic cholestasis of pregnancy，ICP)是一种在妊娠期出现皮肤瘙痒及黄疸为特点的妊娠并发症，妊娠时诱发、分娩后消退，其早产率及围生儿死亡率高，发病率为0.8%～12.0%，有明显地域和种族差异，国内上海、四川省发病率较高，国外智利、瑞典发病率最高。

一、病　　因

目前尚未十分明确，可能与雌激素、遗传及环境因素有密切的关系。

（一）雌激素作用

研究发现：①高雌激素水平的多胎妊娠者，ICP的发生率比单胎妊娠高6倍。②ICP多发生在妊娠晚期，正值雌激素分泌的高峰期，并在产后迅速消失。③应用含雌激素及孕激素避孕药的妇女发生胆汁淤积症的临床表现与ICP的临床表现类似。④应用避孕药的妇女妊娠时发生ICP者，再次妊娠时复发率一般为高；但测定ICP患者血雌、孕激素水平与正常妊娠相似，提示可能与雌激素的高敏感性有关。妊娠期体内雌激素水平大幅增加，雌激素可使Na^{+}-K^{+}-ATP酶活性下降，胆汁流量降低，胆盐转运受到阻碍；使肝细胞膜的流动性下降，从而

笔记栏

使胆盐的通过受阻；雌激素还作用于肝细胞表面的雌激素受体，改变肝细胞蛋白质的合成，导致胆汁回流增加。上述因素综合作用可能导致 ICP 的发生。

（二）遗传与环境因素

流行病学研究发现，世界各地 ICP 发病率明显不同，北欧的瑞典、芬兰，南美的智利、玻利维亚是高发地区，我国长江流域如上海、四川、江苏等地区的发生率较高，华北地区及华南地区发生率比较低。在母亲或姐妹中有 ICP 病史的妇女中 ICP 发生率明显增高，ICP 亲代遗传特性符合孟德尔优势遗传规律，表明遗传及环境因素在 ICP 发生中起一定作用。

二、病理变化

（一）肝脏的变化

光镜下见肝结构完整。肝细胞无明显炎症或变性表现，胆小管直径正常或有轻度扩张，部分毛细胆管内可见胆栓。电镜下肝细胞线粒体肥大，毛细胆管有不同程度扩张，管腔内充满颗粒状高密度电子物质，微绒毛扭曲、水肿或消失。

（二）胎盘的变化

胎盘细胞滋养细胞增生，合体滋养层增厚，合体血管膜减少，绒毛间质稀疏水肿，绒毛间隙变窄。

三、临床表现

（一）症状

瘙痒是首先出现的症状，常起于 28～32 周，但亦有早至妊娠 12 周者，瘙痒程度不一，可自轻度瘙痒至严重的瘙痒，呈持续性，白昼轻，夜间加剧。个别甚至发展到无法忍受而要求终止妊娠。瘙痒一般先从手掌和脚掌开始，然后逐渐向肢体近端延伸至腹部及全身，甚至发展到面部，但侵及黏膜者极少。瘙痒症状大多在分娩后 2 天消失，少数在 1 周或以上消失。

（二）体征

四肢及腹部可见抓痕，瘙痒发生的数日至数周内（平均 2 周）部分患者出现黄疸。程度较轻，有时仅角膜有轻度黄疸。部分患者黄疸与瘙痒同时发生，一般在分娩后数日内消退，持续至 1 个月以上者少见。发生黄疸时患者粪便色变浅，尿色加深。胎儿预后与有无黄疸关系密切，有黄疸者其羊水粪染、新生儿窒息及围生儿死亡的发生均显著增加。肝大且质地软，有轻压痛，无急慢性肝病体征。

笔记栏

四、诊　　断

（一）临床表现

在妊娠期出现皮肤瘙痒，四肢及腹部可见抓痕，可伴有轻度黄疸；患者一般情况良好，无明显呕吐、食欲不振等消化道症状。分娩后瘙痒迅速消退，黄疸亦自行消退。

（二）辅助检查

1. 血清甘胆酸测定　血清甘胆酸（CG）升高是 ICP 最主要的特异性实验室证据。在瘙痒症状出现或转氨酶升高前 2 周左右血清甘胆酸就已升高，其水平越高，病情越重，出现瘙痒时间越早，ICP 患者甘胆酸水平显著升高，可增加 20 倍以上，也可高达 100 倍以上。测定母血甘胆酸是早期诊断 ICP 最敏感方法，对判断病情严重程度和及时监护、处理均有参考价值。

2. 肝功能测定　大多数 ICP 患者的天冬氨酸转氨酶（AST）、丙氨酸转氨酶（ALT）轻至中度升高，超过 200U 以上者较少，ALT 较 AST 更敏感；部分患者血清胆红素轻至中度升高，很少超过 85.5umol/L，其中直接胆红素占 50％以上。分娩后肝功能亦迅速恢复正常。

（三）临床分型

根据瘙痒程度、肝酶的高低及黄疸情况分为轻型与重型。

1. 轻型　瘙痒轻，局限于躯干，ALT 轻度升高，但＜90U/ml，无黄疸。

2. 重型　明显瘙痒，遍及全身，可有抓痕，ALT 轻度升高，＞90U/ml，有时可见黄疸，或血清胆红素轻中度升高。

五、鉴别诊断

主要应与妊娠合并病毒性肝炎鉴别，乙肝患者有消化系统症状，且 ALT 及胆红素升高明显，病情并不随妊娠终止而迅速好转或结束，故区别此两病并不困难。诊断 ICP 还需排除其他能引起瘙痒、黄疸和肝功能异常的疾病。若患者出现剧烈呕吐、精神症状或高血压，则可考虑妊娠急性脂肪肝和子痫前期，而 ICP 患者症状和实验室检查异常在分娩后很快消失，有助于鉴别。

六、ICP 对母儿的影响

(一) 对孕妇的影响

ICP 患者胆盐分泌量不足，维生素 K 的吸收减少，致使肝脏合成凝血因子量减少，易导致产后出血，也可发生糖、脂代谢紊乱。

(二) 对胎婴儿的影响

由于胆汁酸毒性作用使围生儿发病率和死亡率明显升高。可发生胎儿窘迫、孕期羊水胎粪污染、胎膜早破、早产、胎儿生长受限、新生儿颅内出血，新生儿神经系统后遗症及不能预测的胎儿突然死亡等。

七、治　　疗

治疗目的是缓解瘙痒症状，降低血胆酸水平，恢复肝功能，加强胎儿宫内状况的监护，以便及时发现胎儿缺氧并采取相应措施，从而改善妊娠结局。

(一) 药物治疗

目前本病尚无理想的治疗药物。以下药物能使孕妇临床症状减轻，胆汁淤积的生化指标和围生儿预后改善。

1. 考来烯胺(colestyramine)　亦称消胆胺，是一种强碱性的离子交换树脂，能与肠道胆酸结合后形成不被吸收的复合物而经粪便排出，防止胆酸重复进入肝肠循环，从而降低血胆酸浓度，减轻瘙痒症状，但不能改善其他生化指标。用量 4g，每日 2～3 次口服。因其抑制肝肠循环，造成脂溶性维生素 A、维生素 D、维生素 K 及脂肪吸收不良，长期服用应适当补充脂溶性维生素 K、维生素 A、维生素 D 等。

2. 苯巴比妥　苯巴比妥是一种酶诱导剂，它促使肝细胞微粒体增加葡萄醛酸结合的能力及肝脏消除胆红素的功能，而使胆红素下降。还可以增加胆小管胆汁酸分泌的速度，以及通过改变胆固醇 7α-水解酶的活性以影响胆汁酸的生成。可减轻瘙痒症状。用量每次 0.03g，每日 3 次，连用 2～3 周。

3. 熊去氧胆酸　作用机制尚不明确，可能是改变胆汁酸池的成分，替代肝细胞膜上对细胞毒性大的疏水性的内源性胆酸，抑制肠道对疏水性胆酸的重吸收，降低血胆酸水平，改善胎儿环境从而延长胎龄，用量 1～2g/d，分 3 次口服，共 20 日。瘙痒症状和生化指标均有明显改善，但停药后又有反复。

4. 地塞米松　地塞米松可通过胎盘抑制胎儿肾上腺脱氢表雄酮的分泌，减少雌激素的生成以减轻胆汁淤积；地塞米松还能促进胎肺成熟，避免早产儿发生呼吸窘迫综合征；可使瘙痒减轻或消失。用量为每日 12mg，连用 7 日。在最后 3 天减量直至停药。

5. 护肝治疗　对于肝功能异常者，可适当给予葡醛内酯(肝泰乐)等护肝治疗。

(二) 产科处理

1. 对症处理　注意休息，左侧卧位，吸氧每日 2～3 次，每次 30 分钟，以提高胎儿对缺氧的耐受性。

2. 产前监护　ICP 患者的胎儿在宫内变化往往十分突然，因此应积极地监护，监护方法包括胎动计数及胎儿电子监护，必要时行胎儿生物物理评分，一般以胎心监护比较可靠，NST 基线胎心率变异消失可作为预测 ICP 胎儿宫内缺氧的指标。35 周前每周做 NST 1 次，妊娠 35 周应入院观察及处理，每日做 NST 监护直至分娩，并检测胎儿胎肺成熟情况，行 B 超检查及胎盘功能测定。

3. 适时终止妊娠　ICP 对母儿的主要危险是胎儿突然宫内死亡，特别是容易发生在临产即将开始时。这类情况主要发生在重型 ICP 患者。终止妊娠指征：无黄疸、妊娠达 37 周时或胎肺已成熟者；有黄疸，胎龄已达 36 周；重型患者胎肺已成熟；有胎儿窘迫者或胎盘功能明显减退者。终止妊娠以剖宫产为宜，经阴道分娩会加重胎儿缺氧，甚至导致胎儿死亡。

案例 7-8 分析

1. 本例初步诊断　①孕$_1$产$_0$，宫内妊娠 33 周，枕右前位，单胎妊娠；②妊娠期肝内胆汁淤积症(重型)。

2. 本例诊断依据

(1) 病史特点：停经 33 周，全身瘙痒半月。

(2) 临床特点：全身皮肤瘙痒，四肢及腹部见多处抓痕，黏膜轻度黄染，产科检查子宫增大与孕周相符，胎方位 ROA，胎心率 136 次/min。

(3) 辅助检查：血甘胆酸(CG)明显增高，ALT 及 AST 均增高，而且 ALT＞90U/L，总胆红素及直接胆红素增高，尿蛋白阴性，尿胆红素(＋＋)。

3. 本例患者的临床处理

(1) 处理原则：缓解瘙痒症状，恢复肝功能，降低血胆酸水平，密切监测胎儿宫内情况，促胎肺成熟，适时终止妊娠。

(2) 临床处理具体措施

1) 左侧卧位。吸氧，每日 2～3 次，每次 30 分钟。胎动计数。

2) 加强母儿监护：主要是对胎儿的监护，包括定期行 NST、B 超检查，了解胎盘功能及胎儿肺成熟度。动态检测甘胆酸、肝功能及凝

笔记栏

血功能的变化。

3）药物治疗：

A. 口服考来烯胺：每次4g，每日3次；或苯巴比妥：每次0.03g，每日3次。

B. 地塞米松：每次6mg，每日2次肌内注射，连用7天，后3天逐渐减量直至停药。

C. 10%葡萄糖液500ml＋维生素C 0.2g静脉滴注，每日1次，口服维生素AD胶丸，每次1粒，每日1次。

D. 葡醛内酯（肝泰乐）：每次2.0g，每日3次。

4）适时终止妊娠：当出现剖宫产指征或检测胎儿肺已成熟者，可考虑终止妊娠，以剖宫产为宜。终止妊娠前3天每天予以维生素K_1 10mg肌内注射，每天2次至产后2天。

（傅　芬）

第八节　前置胎盘

案例 7-9

32岁女性，农民，孕$_5$产$_2$，停经29周，无痛性阴道流血4小时于2006年2月5日10时入院。既往月经周期规则，末次月经为2005年7月18日，预产期为2006年4月25日，早孕反应不明显，停经18周自觉胎动，未定期做产前检查，今晨6时起床时无明显诱因出现无痛性阴道流血，多于月经量，色鲜红，伴血块。否认出血性疾病及外伤史。体格检查：一般情况可，无明显痛苦面容，血压100/60mmHg，心肺正常，宫底于脐上3横指，臀位，腹软无压痛，无宫缩，胎心音148次/min，外阴见血污。

问题：

1. 最可能诊断是什么？
2. 为明确诊断，应进一步做什么检查？
3. 确诊后应如何处理？

正常情况下胎盘附着于宫体部的前壁、后壁或侧壁。妊娠28周后，胎盘附着于子宫下段，甚至胎盘下缘达到或覆盖宫颈内口，其位置低于胎先露部，称为前置胎盘（placenta previa）。前置胎盘是妊娠晚期的严重并发症，也是妊娠晚期出血最常见的原因之一，处理不当可危及母儿的生命。其发病率国外报道为0.5%，国内报道为0.24%～1.57%。

一、病　　因

病因虽不完全清楚，但高龄产妇（>35岁）、经产妇及多产妇、吸烟或吸毒妇女为高危人群。其病因可能与以下因素有关。

（一）子宫内膜病变或损伤

多产、多次刮宫及子宫手术史等是前置胎盘的高危因素。上述因素可引起子宫内膜炎或子宫内膜受损，使子宫内膜蜕膜生长不全，再次受孕时子宫蜕膜血管形成不良，胎盘血供不足，为摄取足够营养，刺激胎盘面积增大延伸到子宫下段。

（二）胎盘面积过大

双胎或多胎妊娠时，胎盘面积较单胎面积增大而达子宫下段。双胎妊娠前置胎盘的发生率较单胎妊娠高1倍。

（三）胎盘形态异常

如主胎盘位于宫体部而副胎盘位于子宫下段近宫颈内口；膜状胎盘大而薄，可扩展到子宫下段。

（四）受精卵滋养层发育迟缓

受精卵到达宫腔时，滋养层尚未发育到可以着床的阶段，继续向下游走到达子宫下段，并在该处着床而发育成前置胎盘。

另有研究表明：孕妇吸烟、吸毒将增加前置胎盘的危险性。尼古丁、可卡因等可使血管收缩，影响胎盘血供，胎盘代偿性增大面积而形成前置胎盘。

二、分　　类

根据胎盘边缘与宫颈内口的关系，将前置胎盘分为三种类型（图7-8）。

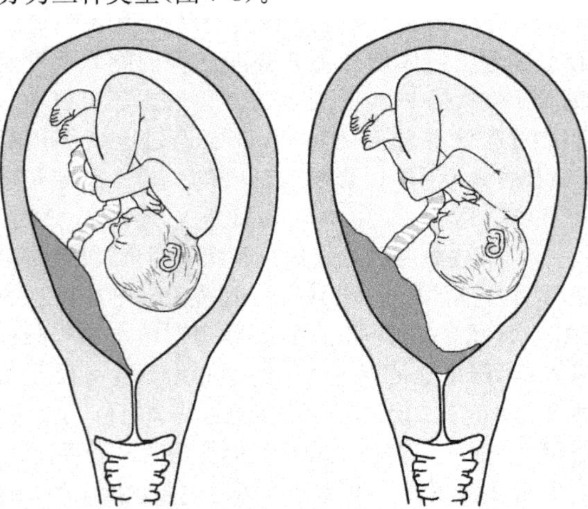

图7-8　胎盘边缘与宫颈内口的关系示意图

笔记栏

(一) 完全性前置胎盘(complete placenta previa)

完全性前置胎盘(complete placenta previa)或称中央性前置胎盘(central placenta previa),胎盘组织完全覆盖宫颈内口(图7-8B)。

(二) 部分性前置胎盘(partial placental previa)

部分性前置胎盘(partial placental previa)是指胎盘组织部分覆盖宫颈内口。

(三) 边缘性前置胎盘(marginal placental previa)

边缘性前置胎盘(marginal placental previa)是指胎盘附着于子宫下段,边缘到达宫颈内口但不超越宫颈内口(图7-8A)。

胎盘边缘与宫颈内口的关系,可因宫颈管消失、宫口扩张而改变。前置胎盘类型可因诊断时期不同而改变。如临产前的完全性前置胎盘,临产后可因为宫口扩张而成为部分性前置胎盘。目前均以处理前最后一次检查来决定其分类。

三、临床表现

(一) 症状

妊娠晚期或临产时无诱因、无痛性反复阴道流血是前置胎盘的典型症状。出血是由于妊娠晚期或临产后子宫下段逐渐伸展,宫颈管消失,宫颈口扩张,附着于子宫下段及宫颈内口处的胎盘不能相应伸展而与其附着处发生分离,使血窦破裂而出血。前置胎盘出血前无明显诱因,初次出血量一般不多,剥离处血液凝固后,出血可暂时停止;也有初次即发生致命性大出血而导致休克。由于子宫下段不断伸展,前置胎盘出血常反复发生,且出血量也越来越多。阴道流血发生迟早、反复发生次数、出血量多少与前置胎盘类型有关。完全性前置胎盘初次出血时间早,多在妊娠28周左右,反复出血次数频繁,量多,甚至一次大量出血即可致患者陷入休克状态。边缘性前置胎盘出血多发生在妊娠晚期或临产后,出血量较少。部分性前置胎盘的初次出血时间、出血量及反复出血次数介于两者之间。

反复多次或一次大量阴道出血,患者可出现贫血,贫血程度与出血量成正比,出血严重者可发生出血性休克,胎儿宫内窘迫,甚至死亡。

(二) 体征

患者一般情况随出血量而定,如大量急性出血时可呈面色苍白、脉搏增快细弱、血压下降等休克表现。腹部检查:子宫软,无压痛,大小与妊娠周数相符,胎位清。由于子宫下段有胎盘占据,影响胎先露部入盆,故先露部高浮,且易并发胎位异常。除非母体严重休克,一般胎心正常。当前置胎盘附着于子宫前壁时,可在耻骨联合上方听到胎盘杂音。临产时检查宫缩为阵发性,间歇期子宫完全松弛。

案例7-9分析

1. 多次妊娠、分娩史(孕$_5$产$_2$)。

2. 妊娠晚期(停经29周)无诱因、无痛性阴道流血史。

3. 体征:子宫与妊娠月份相符,腹软无压痛。

故本病例最可能诊断:前置胎盘。

四、诊　断

(一) 病史

对既往有多产、多次刮宫,子宫手术史,吸烟或吸毒史,或高龄孕妇、双胎等病史者,于妊娠晚期出现无诱因、无痛性反复阴道流血,应考虑为前置胎盘。

(二) 体征

反复多次或一次大量阴道出血,可出现贫血或休克。除胎头高浮外,腹部检查与正常妊娠相同。出血过多,胎儿可出现宫内窘迫甚至死亡。于耻骨联合上方听到胎盘杂音有助诊断。

(三) 辅助检查

近年来,国内外妇产科领域广泛应用B型超声检查,对胎盘定位准确率高达95%,B型超声检查可清楚显示子宫壁、胎盘、胎先露部及宫颈的位置,并可据胎盘边缘与宫颈内口的关系确定前置胎盘的类型。因其简单、安全、可靠、无创伤及可重复,故已取代了放射性同位素扫描定位、间接胎盘造影。B型超声诊断前置胎盘时须注意妊娠周数。妊娠中期胎盘占据宫壁一半面积,因此胎盘贴近或覆盖宫颈内口的机会较多;妊娠晚期胎盘占据宫壁面积减少到1/3或1/4,且子宫下段形成及伸展,增加了宫颈内口与胎盘边缘之间的距离,故原似在子宫下段的胎盘可随宫体上移而改变成正常位置胎盘。因此若妊娠中期B型超声检查发现胎盘位置低且无阴道流血者,不要过早做前置胎盘的诊断,而应称胎盘前置状态,并定时随访。同时应避免膀

笔记栏

胱过度充盈而造成的假阳性或膀胱未充盈而造成的假阴性。

(四) 产后检查胎盘和胎膜

对产前出血者，产后应仔细检查胎盘胎儿面边缘是否有血管断裂，可提示有无副胎盘；如前置部位的胎盘母体面有黑紫色陈旧血块附着，或如经阴道分娩者，胎膜(fetal membranes)破口距胎盘边缘距离<7cm，则为部分性前置胎盘。

案例 7-9 分析

为明确诊断，应进一步做 B 型超声检查。据胎盘边缘与宫颈内口的关系确定前置胎盘的类型。

五、鉴别诊断

前置胎盘主要应与胎盘早剥、脐带帆状附着前置血管破裂、阴道静脉曲张破裂出血、宫颈病变如息肉、糜烂、宫颈癌等产前出血相鉴别(图 7-9)。结合病史，通过 B 型超声检查及分娩后检查胎盘，一般可确诊。

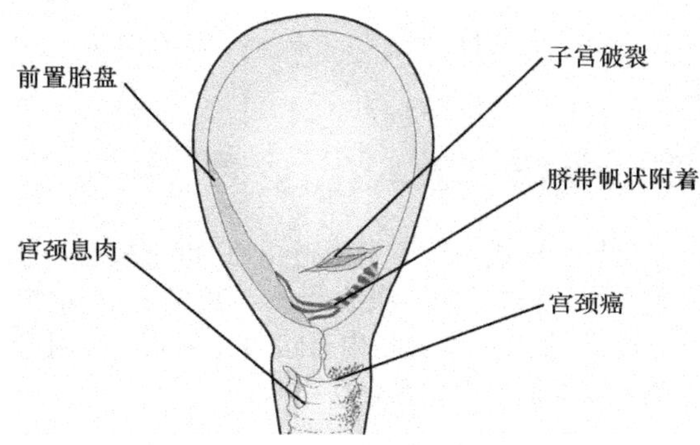

图 7-9 前置胎盘的鉴别诊断

六、对母儿的影响

(一) 产后出血

子宫下段肌组织菲薄，收缩力较差，既不能使附着于此处的胎盘完全剥离，又不能有效收缩压迫血窦而止血，故常发生产后出血，量多且难于控制，有时需行子宫切除才能挽救产妇的生命。

(二) 植入性胎盘

子宫下段蜕膜较薄，胎盘绒毛可穿透底蜕膜侵入子宫肌层形成植入性胎盘，此种情况产前可无出血，胎儿娩出后胎盘不剥离也不出血；但如胎盘部分植入，可因胎盘剥离不全而发生难以控制的产后出血。

笔记栏

(三) 产褥感染

前置的胎盘剥离面接近宫颈外口，细菌易经阴道上行侵入胎盘剥离面，加之多数产妇因产前、产时、产后反复失血而致贫血、体质虚弱，于产褥期容易发生感染。

(四) 早产及围生儿死亡率高

前置胎盘大出血可致胎儿宫内窘迫甚至缺氧死亡；为挽救孕妇或胎儿生命常常需紧急终止妊娠，使早产率增加，早产儿生活能力低下，故围生儿死亡率高。

七、预　　防

搞好计划生育，推广避孕，避免多产、多次刮宫或宫内感染，减少子宫内膜损伤和子宫内膜炎的发生；欲受孕妇女应戒烟、戒毒；加强产前检查及宣教，给予正确的孕期指导，做到对前置胎盘的早期诊断，正确处理。

八、处　　理

原则是抑制宫缩、制止出血、纠正贫血、预防感染、延长孕周及促胎儿成熟。根据阴道流血量、有无休克、孕周、产次、胎位、胎儿是否存活、是否临产及前置胎盘类型等综合做出决定。

(一) 期待疗法

在确保孕妇安全的前提下尽量延长孕周，以提高围生儿存活率。适用于妊娠<34 周、胎儿体重<2000g、胎儿存活、阴道流血量不多、一般情况良好的孕妇。

(1) 住院观察，患者应绝对卧床休息，左侧卧位，止血后方可轻微活动。

(2) 定时间断吸氧，提高胎儿血氧供应。

(3) 保持心态平静，适当给予地西泮等镇静剂。

(4) 密切观察阴道流血量，禁止阴道检查及肛查。

(5) 测定血型，备血，贫血者纠正贫血，以提高患者对再次出血的耐受力。

(6) 定期 B 型超声检查，以了解随妊娠月份增长、胎盘是否随子宫下段逐渐伸展而逐渐上移。

(7) 抑制宫缩，减少出血，以达期待治疗及成功地延长孕周的作用，可用利托君、硫酸镁、沙丁胺醇等。

(8) 加强宫内胎儿监护，包括 B 型超声检查、胎心率、胎动计数、无应激试验等，如发现胎儿宫内生长受限，给予必要的治疗。

(9) 促胎儿肺成熟，如胎龄<34 周，可给予地塞米松 5～10mg/次，肌内注射，每日 2 次，连用 2～3 日，有利于减少产后新生儿呼吸窘迫综合征的发生。情况紧急时，可羊膜腔内注入地塞米松 10mg。

(10) 胎儿肺成熟度检查：据末次月经、早孕反应及胎动时间，宫高及腹围测定，B 型超声检查胎儿的双顶径、胸腹围、股骨长度、羊水泡沫试验及卵磷脂和鞘磷脂比值的测定，综合分析确定正确的胎龄，一旦胎儿成熟应考虑终止妊娠，以免盲目等待导致母亲大出血及胎儿死亡，而失去期待治疗的意义。

(二) 终止妊娠

1. 终止妊娠指征 ①反复大量出血甚至休克，危及母亲安全，无论胎儿成熟与否；②虽出血不多，但胎龄达 36 周以上；③胎儿成熟度检查提示胎儿肺成熟；④胎龄未达 36 周，出现胎儿窘迫征象或胎儿电子监护发现异常。

2. 终止妊娠方法

(1) 剖宫产：为处理前置胎盘最安全、最有效、最主要方式，也是抢救前置胎盘严重出血的根本措施。剖宫产可在短时间内娩出胎儿，迅速结束分娩，对母儿相对安全。剖宫产指征：完全性前置胎盘，持续大量阴道流血；部分性和边缘性前置胎盘出血量较多，先露高浮，短时间内不能结束分娩；胎心异常。

术前积极纠正贫血，预防感染，备血，做好处理产后出血和抢救新生儿的准备，做到有备无患。

子宫切口选择原则上应避开胎盘，可据产前 B 型超声胎盘定位而定。如胎盘附着于子宫后壁，选子宫下段横切口；如附着于侧壁，可选择偏向对侧的子宫下段横切口；如子宫下段前壁全为胎盘覆盖，则切口应选下段略偏高纵切口或宫体部切口；如胎盘大而薄覆盖整个子宫前壁，则可从下段前壁直接做横切口，迅速切开胎盘，娩出胎儿。

胎儿娩出后立即子宫肌壁注射宫缩剂如麦角新碱、缩宫素，并用卵圆钳钳夹子宫切口边缘止血，迅速徒手剥离胎盘，配以按摩子宫，以减少子宫出血。宫缩剂不能奏效时可用明胶海绵上放凝血酶或巴曲酶，快速置胎盘附着部位再加湿热纱布垫压迫，持续 10 分钟以上，对大的开放血窦用可吸收线局部“8”字缝合止血；对上述方法无效仍有出血，可行宫腔及下段填纱条压迫止血，24 小时后阴道取出，一般能达到止血效果；如上述方法仍无效时，可结扎双侧子宫动脉、髂内动脉；经上述多种方法处理胎盘剥离面仍出血不止，患者处于休克状态，应当机立断行子宫切除术或低位子宫次全切除术(将胎盘附着剥离出血面切除)。

如见胎盘附着处局限性怒张血管，剖宫产娩出胎儿后，胎盘剥离困难应高度怀疑植入性胎盘，若为部分性植入可行梭形切口切除部分子宫肌组织，再用可吸收线缝合止血；若大部分植入，活动性出血无法纠正时应行子宫次全切除术或子宫全切术。同时积极抢救出血与休克，并以中心静脉压监测血容量，注意纠正心衰、酸中毒，并给予抗生素预防感染。

(2) 阴道分娩：边缘性前置胎盘、枕先露、阴道流血不多、估计在短时间内能结束分娩者可予试产。先行人工破膜，促使胎头下降压迫胎盘前置部位而止血，并可促进子宫收缩加快产程。若破膜后胎先露部下降不理想，仍有出血或产程进展不顺利，应立即改行剖宫产术。

紧急情况转送处理：交通不便的山区、农村或无条件处理前置胎盘大出血的，不可做阴道检查或肛查，应在静脉输液或输血情况后，在消毒下进行阴道填塞，以暂时压迫止血，腹部加压包扎，然后迅速护送转院处理。

案例 7-9 分析

处理：停经 29 周，胎儿未成熟，如出血不多，孕妇一般情况好，以期待疗法为主。如出血多，危及孕妇生命，以手术终止妊娠为宜。

(庞天云)

第九节 胎盘早剥

案例 7-10

34 岁女性，农民，孕$_3$产$_1$，停经 35 周，骑车跌倒后下腹持续性疼痛伴阴道流血 2 小时于 2006 年 1 月 6 日 10 时入院。既往月经周期规则，末次月经为 2005 年 5 月 6 日，预产期为 2006 年 2 月 13 日。停经 6 周出现早孕反应，停经 18 周自觉胎动，孕期无特殊。今天上午 8 时骑车下坡时不小心跌倒，腹部撞到车把，不久自觉下腹持续性疼痛伴阴道流血，量如月经，色鲜红，伴胎动频繁。否认高血压病史及其他疾病史。体格检查：中度贫血貌，痛苦面容，血压 80/60mmHg，心率 110 次/min，心肺正常，宫底于剑突下 1 横指，头先露，LOA 位，胎心率 156 次/min，子宫收缩力强，50s/1～2min，间歇期不明显，右下腹轻压痛。

问题：

1. 本病例最可能诊断是什么？
2. 为明确诊断，应进一步做什么检查？
3. 确诊后应如何处理？

妊娠 20 周后或分娩期，正常位置胎盘在胎儿

笔记栏

娩出前，部分或全部从子宫壁剥离称胎盘早剥（placental abruption）。胎盘早剥是妊娠晚期严重并发症，具有起病急骤、发展迅速的特点，若诊断处理不及时可危及母儿生命。胎盘早剥的发病率：国外平均为1%～2%，国内为0.46%～2.1%，围生儿死亡率为20%～35%。

一、病　　因

胎盘早剥确切的原因及发病机制至今尚未完全阐明，可能与以下主要危险因素有关。

（一）孕妇血管病变

孕妇患重度子痫前期、慢性高血压、慢性肾脏疾病或全身血管病变时，胎盘早剥的发生率增高，它们是引起胎盘早剥的首要因素。妊娠合并以上疾病，当胎盘底蜕膜螺旋小动脉痉挛或急性动脉粥样硬化时，可引起远端毛细血管缺血、坏死甚至破裂而出血，血液流至底蜕膜层与胎盘之间形成血肿，致使胎盘与子宫壁剥离。

（二）机械性因素

外伤尤其是腹部直接受到撞击或跌倒时腹部直接着地、外倒转术矫正胎位、脐带过短（<30cm）或因脐带绕颈、绕体等相对过短时，分娩过程中胎儿下降牵拉脐带均可造成胎盘剥离；胎盘位于子宫前壁，羊膜腔穿刺时刺破胎盘附着处血管，血管破裂出血也可引起胎盘剥离。

（三）宫腔内压力骤减

双胎分娩时第一个胎儿娩出过速或羊水过多突然破膜羊水骤然流出，均可使宫腔内压力骤减，子宫骤然收缩，而使胎盘与子宫壁发生错位剥离。

（四）子宫静脉压突然升高

妊娠晚期或临产后，孕妇长时间取仰卧位，增大妊娠子宫压迫下腔静脉，回心血量减少，血压下降，此时子宫静脉淤血，静脉压升高，引起子宫蜕膜静脉床淤血或破裂，形成胎盘后血肿，导致部分或全部胎盘与子宫壁剥离。

除上述因素外，近十余年研究发现一些高危因素，如吸烟、滥用可卡因、孕妇代谢异常、孕妇有血栓形成倾向、子宫肌瘤（尤其是胎盘附着部位肌瘤）等与胎盘早剥发生有关，有胎盘早剥史的孕妇再次发生胎盘早剥的危险性比无胎盘早剥史者高10倍。有学者报道，随着产次的增加，发生胎盘早剥的危险性也增加。

二、病　　理

胎盘早剥主要病理变化是底蜕膜出血，形成血肿，使胎盘自附着处分离。按病理类型，胎盘早剥可分为显性剥离、隐性剥离及混合性出血三种（图7-10）。若底蜕膜出血量少，出血很快凝固，临床多无症状，仅仅在产后检查胎盘时发现胎盘母体面有凝血块及压迹。若剥离面大，底蜕膜继续出血而形成胎盘后血肿，胎盘剥离面不断扩大，血液冲开胎盘边缘并沿胎膜与子宫壁之间经宫颈管向外流出，称为显性剥离（revealed abruption）或外出血，大部分胎盘早剥属于此型。若胎盘边缘仍附着于子宫壁或胎先露部固定于骨盆入口，血液积聚于胎盘与子宫壁之间，称为隐性剥离（concealed abruption）或内出血。因子宫内有妊娠产物存在，子宫肌不能有效收缩以压迫破裂的血窦而止血，血液不能外流，胎盘后血肿越积越大，宫底随之升高。当出血达到一定程度时，血液仍可冲开胎盘边缘及胎膜而经宫颈管外流，称为混合型出血（mixed bleeding）。有时出血可透过羊膜腔进入羊水中形成血性羊水。

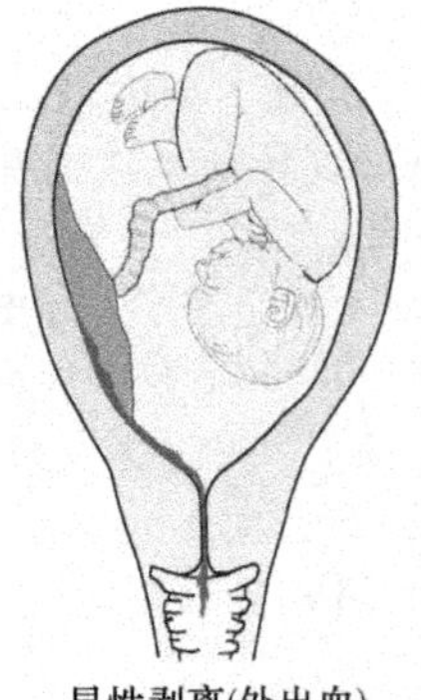

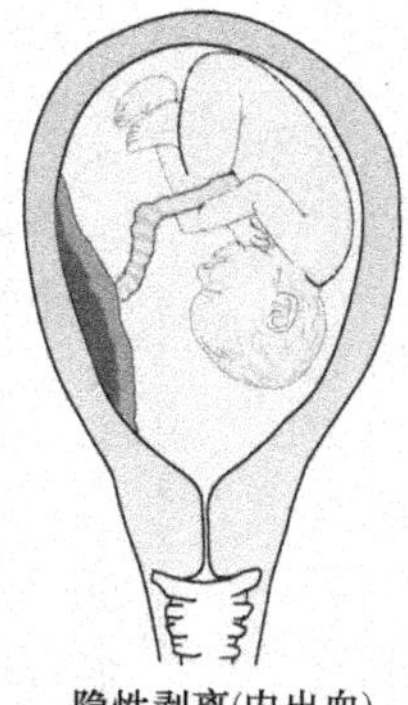

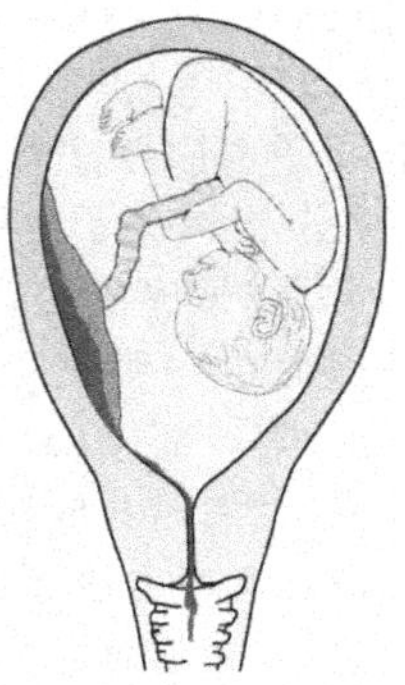

图7-10　胎盘早剥的类型

胎盘早剥发生内出血时，血液积聚于胎盘与子宫壁之间，随着胎盘后血肿逐渐增大，局部压力也逐渐增高，可使血液向子宫肌层浸入，引起肌纤维分离、断裂甚至变性。当血液浸及至子宫浆膜层

笔记栏

时，子宫表面呈紫蓝色淤斑，严重时整个子宫呈紫铜色，尤以胎盘附着处为明显，称为子宫胎盘卒中(uteroplacental apoplexy)，又称库弗莱尔子宫(Couvelaire uterus)。有时血液还可渗入输卵管系膜、卵巢皮下、阔韧带。子宫肌纤维受血液浸润，收缩力减弱，可造成产后出血。

严重的胎盘早剥，尤是胎死宫内者可发生凝血功能障碍，从剥离处坏死绒毛和蜕膜中释放大量组织凝血活酶(Ⅲ因子)进入母体血循环，激活凝血系统导致弥散性血管内凝血(DIC)，肺、肾等脏器的毛细血管内均可有微血栓形成，造成脏器损害。胎盘早剥持续时间越长，促凝物质不断进入母血，DIC继续发展，激活纤维蛋白溶解系统，产生大量的纤维蛋白原降解产物(FDP)，继而引发纤溶亢进，加剧凝血功能障碍。

三、临床表现及分类

国外多采用Sher(1985年)分类法，根据病情严重程度，Sher将胎盘早剥分为三度。

Ⅰ度：多见于分娩期，胎盘剥离面积不超过胎盘面积1/3，以外出血为主。患者常无腹痛或腹痛轻微，贫血体征不明显。腹部检查：子宫软，宫缩有间歇期，大小与妊娠周数相符，胎位清楚，腹部压痛不明显或仅有局部轻压痛(胎盘附着处)，胎心音多正常。产后检查见胎盘母体面有凝血块及压迹。

Ⅱ度：胎盘剥离面达1/3左右，主要症状为突然发生的持续性腹痛、腰酸或腰背痛，疼痛的程度与胎盘后积血多少呈正相关。无阴道流血或流血量不多，贫血程度与阴道流血量不相符。腹部检查：子宫大于妊娠周数，宫底随胎盘后血肿增大而升高。胎盘附着处压痛明显(胎盘位于后壁则不明显)，宫缩有间歇期，胎位可扪及，胎心音多有变化。

Ⅲ度：胎盘剥离面超过胎盘面积1/2，以内出血或混合性出血为主。临床表现较Ⅱ度加重。患者可出现恶心、呕吐、面色苍白、四肢湿冷、脉搏细数、血压下降等休克征象。腹部检查：子宫触诊硬如板状，处于高张状态，宫缩无间歇期，胎方位扪不清，胎心音消失。若患者无凝血功能障碍属Ⅲa，有凝血功能障碍者属Ⅲb。

案例7-10分析

1. 停经35周史。

2. 腹部直接受到外力撞击史。

3. 跌倒后下腹持续性疼痛伴阴道流血史。

4. 体格检查：子宫大于妊娠月份(宫底于剑突下1横指)，右下腹轻压痛，宫缩间歇期不明显。

5. 内出血征象：贫血貌，血压80/60mmHg，心率110次/min。

故本病例最可能诊断：胎盘剥离。

四、辅助检查

(一) B型超声检查

Ⅱ度及Ⅲ度胎盘早剥根据临床症状和体征即可诊断。不典型者，经临床检查不能确诊应行B型超声检查，以明确诊断及估计剥离面大小。典型声像图显示：①胎盘后血肿，即胎盘与子宫壁之间出现形态不规则的液性低回声区。②胎盘异常增厚。③绒毛膜板下血肿。同时可见胎儿的宫内状况(有无胎动和胎心搏动)，并可排除前置胎盘。Ⅰ度胎盘早剥血液若已流出未形成血肿，则见不到上述典型图像。

(二) 实验室检查

通过血常规检查了解贫血程度，尤以动态观察更有指导意义。凝血功能检查，做DIC筛查试验(血小板计数、凝血酶原时间、纤维蛋白原测定)与纤溶确诊试验(凝血酶时间、优球蛋白溶解时间和血浆鱼精蛋白副凝试验)，以便及时发现，积极治疗。血纤维蛋白原<250mg/L为异常，如果<150mg/L对凝血功能障碍有诊断意义。如遇情况紧急时，可抽取静脉血于一试管中，轻叩管壁，7～10分钟后观察是否有血块形成，若无血块或血块质量差，说明有凝血障碍。肾功能检查了解其是否有损害及损害程度。

案例7-10分析

为明确诊断，应进一步做B型超声检查，了解是否有胎盘后血肿及剥离面大小。必要时做实验室检查(凝血功能检查，DIC筛查试验与纤溶确诊试验)，以了解是否合并凝血功能障碍。

五、诊断与鉴别诊断

根据病史、症状、体征，结合实验室检查结果做出临床诊断并不困难。Ⅰ度临床表现不典型，诊断有一定困难，主要与前置胎盘相鉴别，依据B型超声检查可确诊。Ⅱ度及Ⅲ度胎盘早剥症状与体征比较典型，诊断多无困难，主要与先兆子宫破裂相鉴别。在确诊胎盘早剥的同时，应判断其严重程度，必要时进行上述实验室检查，确诊有无合并凝

笔记栏

血功能障碍及肾功能衰竭，以便制定有效合理的治疗方案(表 7-8)。

表 7-8　胎盘早剥与前置胎盘、先兆子宫破裂的鉴别诊断

	胎盘早剥	前置胎盘	先兆子宫破裂
病史	常伴妊娠高血压疾病原发性高血压，外伤	多次人工流产多次分娩史	梗阻性分娩剖宫产史
腹痛	突发剧烈腹痛	一般无腹痛	强烈宫缩，阵发性
出血	隐性出血或阵发性，贫血程度与外出血量不成正比	反复出血，贫血程度与出血量相符	少量阴道出血或血尿
子宫	硬如板状，压痛，较孕月大，宫底不断上升	子宫软，无压痛，子宫与孕月相符	子宫下段压痛，病理性缩复环
胎儿	常有胎儿宫内窘迫	一般无胎儿窘迫	多有胎儿窘迫
胎盘	母体面有血凝块及压迹	胎盘前置部分母体面有压迹，胎膜破口距胎盘边缘<7cm	无特殊变化
B超	胎盘位置正常，胎盘后血肿	胎盘覆盖子宫颈口或在下段	无特殊
实验室检查	血红蛋白进行性下降或血小板下降，凝血酶原时间延长，纤维蛋白原下降	血红蛋白正常或下降	无特殊

六、并　发　症

(一) DIC 和凝血功能障碍

胎盘早剥是妊娠期发生凝血功能障碍最常见的原因，Ⅱ度及Ⅲ度胎盘早剥，尤是伴有宫内死胎时约 1/3 患者可发生。临床表现为皮肤、黏膜及注射部位出血，子宫出血不凝或凝血块较软，甚至发生血尿、咯血和呕血。对胎盘早剥病者入院后应严密观察，结合实验室检查结果，注意 DIC 发生及凝血功能障碍的出现，一旦发生 DIC，病死率较高，应积极预防。

(二) 产后出血

胎盘早剥发生子宫胎盘卒中时可影响子宫肌收缩及凝血功能障碍均可致产后出血。临床表现为胎盘娩出后发生大量阴道出血，血液不凝，子宫轮廓不清及出血性休克的症状和体征。

(三) 急性肾功能衰竭

胎盘早剥多伴发妊娠期高血压疾病、慢性高血压、慢性肾脏疾病等，在此基础上加之失血过多、休克时间过长及 DIC 等因素，均可严重影响肾血流量，导致肾皮质或肾小管缺血坏死，出现急性肾功能衰竭。

(四) 羊水栓塞

胎盘早剥时，剥离面的子宫血窦开放，若胎盘后的出血穿破羊膜，血液进入羊水，则羊水可反流入剥离面开放的子宫血管，进入母体血循环，羊水中的有形成分形成栓子栓塞肺血管致羊水栓塞。

七、预　　防

加强产前保健，积极防治妊娠期高血压疾病、慢性高血压、肾脏疾病；胎位异常行外倒转术纠正时，动作应轻柔；羊膜腔穿刺应在 B 型超声引导下进行，以免误穿胎盘；妊娠晚期或分娩期，应鼓励孕妇做适量的活动，避免长时间仰卧；避免腹部外伤；羊水过多或双胎分娩时，避免宫腔内压力骤然降低。

八、治　　疗

胎盘早剥母儿预后与诊断迟早和处理是否及时、恰当有关。

(一) 纠正休克

对处于休克状态的危重患者，应立即面罩吸氧，积极开放静脉通道，迅速补充血容量，纠正休克，尽快改善患者状况。休克抢救成功与否，取决于补液量和速度。尽量输新鲜血，既可补充血容量又能补充凝血因子，应使血细胞比容提高到 0.30 以上，尿量>30ml/h。

(二) 及时终止妊娠

胎儿娩出前胎盘剥离有可能继续加重，难以控制出血，持续时间越长，病情越重，并发凝血功能障碍可能性也越大，因此，一旦确诊重型胎盘早剥应及时终止妊娠。根据孕妇病情轻重、胎儿宫内状况、产程进展、胎产式等，决定终止妊娠的方式。

1. 阴道分娩　经产妇，Ⅰ度患者一般情况良好，以外出血为主，宫口已扩张，估计短时间内能结

笔记栏

束分娩，可经阴道分娩。先人工破膜使羊水缓慢流出，缩小子宫容积，破膜后用腹带裹紧腹部压迫胎盘使其不再继续剥离，并可加强宫缩，必要时静脉滴注缩宫素缩短产程。产程中应密切观察心率、血压、宫底高度、阴道流血量以及胎儿宫内状况，一旦发现病情加重或出现胎儿宫内窘迫征象，应行剖宫产结束分娩。

2. 剖宫产 剖宫产能快速终止妊娠，抢救母子生命，适用于：①Ⅰ度胎盘早剥，有胎儿宫内窘迫征象，须抢救胎儿者；②Ⅱ度胎盘早剥，尤是初产妇，不能在短时间内结束分娩者；③Ⅲ度胎盘早剥，产妇病情恶化，即使胎已死宫内，不能立即分娩者；④破膜后产程无进展者。剖宫产取出胎儿与胎盘后，立即注射宫缩剂并按摩子宫，子宫收缩良好可控制产后出血，若发现子宫胎盘卒中，配以按摩子宫和热盐水纱垫湿热敷子宫，多数子宫收缩转佳。若发生难以控制的大量出血，可在输新鲜血、新鲜冰冻血浆及血小板的同时行子宫动脉上行支结扎或髂内动脉结扎或子宫次全切除术。

(三) 并发症的处理

1. 凝血功能障碍 必须在迅速终止妊娠去除病因的基础上，才能阻断促凝物质继续进入母体血循环，从而阻止 DIC 的发展。

(1) 补充凝血因子：及时、足量输入新鲜血是补充血容量和凝血因子的有效措施。如库存血超过 4 小时，血小板功能即受破坏，效果差，为纠正血小板减少可输血小板浓缩液。如无新鲜血，可输新鲜冰冻血浆，还可输冷凝沉淀物、凝血酶原复合物。如纤维蛋白原低，同时伴有活动性出血且血液不凝，可输纤维蛋白原。

(2) 肝素的应用：胎盘早剥患者 DIC 的处理主要是终止妊娠以中断凝血活酶继续进入母体循环体内。肝素有较强的抗凝作用，适用于 DIC 高凝阶段及不能直接去除病因者，而禁止在有显著出血倾向或纤溶亢进阶段应用。

(3) 抗纤溶药物的应用：如病因已去除，DIC 处于纤溶亢进阶段，出血不止时，可用抗纤溶药物，如常用的药物有氨基己酸、氨甲环酸、氨甲苯酸等。

2. 肾功能衰竭 应据中心静脉压测定及时补足血容量，在处理过程中注意尿量，在血容量补足的情况下，如出现少尿或无尿，可给予 20%的甘露醇 500ml 快速静脉滴注，或呋塞米 20～40mg 静脉注射，必要时可重复用药，3 小时后尿量仍不增加应按急性肾功能衰竭处理。

3. 产后出血 胎盘早剥患者易发生严重产后出血，故当胎儿娩出后应立即给予子宫收缩药物，如缩宫素、麦角新碱、米索前列醇等，持续子宫按摩。若仍有不能控制的子宫出血，或血不凝，应快速输入新鲜血补充凝血因子，同时行子宫次全切除术。

案例 7-10 分析

处理：一旦确诊为重型胎盘早剥，应及时手术终止妊娠。并注意休克及凝血功能障碍的纠正。

（庞天云）

第十节 羊水过多

妊娠期间羊水量超过 2000ml 称羊水过多 (polyhydramnios)。羊水过多时羊水的外观、性状与正常者并无异样。羊水过多分为急性和慢性两种，少数孕妇羊水在数日内急剧增多，症状明显，称为急性羊水过多；多数孕妇羊水增多较慢，在数周或更长时间内逐渐增长，症状不明显，称为慢性羊水过多。羊水过多的发生率为 0.5%～1%，合并妊娠糖尿病时发生率高达 20%。双胎妊娠时也可能发生一胎羊水过多。

一、病　　因

羊水过多病因尚不清楚，可能与胎儿和母体的一些疾病有关。

(一) 胎儿畸形

胎儿畸形是羊水过多的主要因素，约 18%～40%合并胎儿畸形。

1. 神经管缺陷 最常见，占 50%，多为无脑儿、脑膨出与脊柱裂。无脑儿不具备中枢吞咽反射及缺乏抗利尿激素致尿量增多，导致羊水过多；脑膨出与脊柱裂者脑脊膜裸露，脉络膜组织增殖、渗出液增加，导致羊水过多。

2. 消化及呼吸系统畸形 占 25%，如食管闭锁、小肠高位闭锁及腭裂，因胎儿不能吞咽羊水，胎儿肺发育不全无呼吸动作，影响羊水吸收，导致羊水过多。

3. 多发畸形 占 5%～10%，如先天性脑血管畸形、心血管畸形及肺囊状腺瘤等与羊水过多有关，多系统、多脏器畸形常伴羊水过多，机制未明。

(二) 多胎妊娠

多胎妊娠羊水过多的发生率为单胎妊娠的 10 倍，尤以单卵双胎居多，此时两个胎儿间血液循环相互沟通，占优势胎儿，循环血量多，尿量增加，致使羊水过多，多发生在其中体重较大的胎儿。

笔记栏

(三) 母亲合并症

母亲合并症占 20%,如糖尿病、ABO 或 Rh 血型不合、妊娠期高血压疾病、孕妇严重贫血。糖尿病孕妇的胎儿血糖也增高,胎儿多尿而排入羊水中。母儿血型不合时,胎盘及绒毛水肿影响液体交换。

(四) 胎盘、脐带病变

胎盘、脐带病变如巨大胎盘、胎盘绒毛血管瘤,可致羊水过多,可能因绒毛水肿影响羊水交换;脐带帆状附着也能导致羊水过多。

(五) 特发性羊水过多

特发性羊水过多约占 30%,至今原因不明,未合并孕妇、胎儿或胎盘异常。

二、诊　　断

(一) 临床表现

1. 急性羊水过多　较少见。多发生在妊娠20～28周,由于羊水急速增多,数日内子宫急剧增大,产生一系列压迫症状,腹腔脏器向上推移,横膈上举,孕妇呼吸运动受限,出现呼吸困难,胸闷气急,甚至发绀。腹壁张力过大而感到疼痛,严重者皮肤变薄,皮下静脉清晰可见。巨大的子宫压迫下腔静脉,影响静脉回流,出现下肢及外阴部水肿及静脉曲张,孕妇行走不便,不能平卧仅能端坐,表情痛苦。腹部检查发现子宫明显大于孕月,子宫张力大,胎位不清,胎心音遥远。

2. 慢性羊水过多　较多见,多数发生在妊娠晚期,数周内或更长时间内羊水缓慢增多,且为轻度或中度羊水增多,多数孕妇无自觉不适,仅在产前检查时,见腹部膨隆,宫高及腹围大于同期孕妇,妊娠图宫高曲线超出正常百分位数,腹壁皮肤发亮、变薄,触诊时腹壁张力大,胎位不清,胎心遥远。

(二) 辅助检查

1. B 型超声检查　是诊断羊水过多的重要辅助方法之一,不仅可了解羊水量,还可发现是否有胎儿畸形。诊断标准:①羊水最大暗区垂直深度测定(羊水池,amniotic fluid volume,AFV)>7cm 考虑为羊水过多(此指标方法简单,检查方便,但准确性相对较差)。②羊水指数(amniotic fluid index,AFI),即孕妇平卧,头高 30°,将腹部经脐横线与腹白线作为标志点,分为四个 区,测定各区最大羊水暗区相加而得。国内资料显示,羊水指数>18cm 为羊水过多,国外资料则认为羊水指数>20cm 方可诊断(为目前最常用的方法)。经比较 AFI 显著优于 AFV。羊水过多时,胎儿在宫腔内只占小部分,肢体呈自由体态,漂浮于羊水中,可诊断大部分的胎儿畸形,如唇裂、脊柱裂、脑积水及无脑儿等最常见神经管畸形,腹壁疝、膈疝、21-三体综合征等畸形均能通过超声诊断,因此,如 B 型超声检查发现羊水过多后,一定要仔细检查胎儿重要器官的结构。

2. 羊膜囊造影　为诊断胎儿有无先天性消化道畸形,可采用羊膜腔造影技术,用 76%泛影葡胺 20～40ml 注入羊膜腔内,3 小时后摄片,羊水中造影剂浓度降低,而胎儿消化道内浓度增加,X 线能清晰显示胎儿消化道。如消化道上部未见造影剂或仅在胃内可见,可提示消化道闭锁或狭窄的部位。然后再根据羊水多少决定将 40%碘化油 20～40ml 注入羊膜腔内,左右翻身数次,于注药后 30 分钟、1 小时、24 小时分别摄片,胎儿的体表(头、躯干、四肢及外生殖器)均可显影。X 线检查、造影剂对胎儿有一定损害,还可能引起早产和宫腔内感染,已很少应用。

3. 甲胎蛋白(AFP)的检测　神经管缺损胎儿畸形易合并羊水过多,羊水 AFP 平均值超过同期正常妊娠平均值 3 个标准差以上,母血清 AFP 平均值超过同期正常妊娠平均值 2 个标准差以上,有助于临床的诊断。

4. 其他检查　羊水过多由糖尿病引起者,需检测血糖、血酮、尿糖、尿酮;当羊水过多是由血型不合引起时,应检测夫妇双方的血型及抗体效价。

三、对母儿的影响

(一) 对母体影响

1. 子宫收缩乏力　子宫过度膨大,子宫肌纤维过度伸展,分娩时可发生原发性宫缩乏力、产程延长或产后出血。

2. 胎盘早剥　破膜时突然大量羊水流出,使子宫骤然缩小,致使正常位置胎盘与宫壁发生错位,出现胎盘早剥。

3. 手术产率增加　羊水过多者胎位异常发生率高且易出现宫缩乏力,致使手术产率增加。

(二) 对胎儿影响

羊水过多围生儿的死亡率是羊水正常组的 2.1 倍,主要影响是胎儿畸形和巨大儿,突然大量羊水流出可致早产、脐带脱垂、胎儿宫内窘迫及胎死宫内,故围生儿死亡率高。

四、处　　理

根据胎儿有无畸形、孕周和孕妇自觉症状的严重程度而定。

笔 记 栏

(一) 羊水过多合并胎儿畸形

及时终止妊娠。

(1) 慢性羊水过多者，一般情况较好，压迫症状不明显，可经羊膜腔穿刺，放出一定量的羊水后注入依沙吖啶引产。

(2) 人工破膜：应行高位破膜，让羊水缓慢流出，以免宫腔内压骤减而引起胎盘早剥。破膜放水过程注意血压、脉搏及阴道流血情况。放水后腹部放置沙袋或加腹带包扎以防血压骤降甚至休克。破膜后12小时无宫缩，应用抗生素防感染，如24小时仍无宫缩，应加用缩宫素、前列腺素等引产。

(二) 羊水过多合并胎儿正常

(1) 胎龄<37周，症状明显时，应行羊膜腔穿刺放羊水：在B型超声监测下进行，以15～18号腰椎穿刺针经腹羊膜腔穿刺放羊水，其速度为每小时500ml，一次放水以孕妇症状缓解为度，以免放水较多引起早产，放水后羊水继续增长，可于1～2周后重复穿刺减压，延长孕周。同时也可经羊膜腔内注入地塞米松促胎儿肺成熟。

(2) 前列腺素合成酶抑制剂的应用：吲哚美辛有降低胎肺的液体生成，增加胎肺吸收，降低胎儿尿液的生成，增加羊水通过胎膜以减少羊水的作用。用量1.5～3mg/(kg·d)，分3次口服。用药后1周胎尿减少最明显，羊水可减少。若羊水再增多，可重复应用。吲哚美辛可致动脉导管狭窄或过早关闭，不宜长期应用。用药期间，每周做1次B型超声监测羊水量及应用多普勒超声检查动脉导管的血流，一旦发现并发症，应停药或减量。

(3) 对胎龄达37周以上，羊水量反复增长者，可先行羊水L/S比值检测，判断胎儿成熟度，然后人工破膜，终止妊娠。

(4) 病因治疗：积极治疗糖尿病等合并症。

无论选用何种方法放羊水，均应从腹部固定胎儿为纵产式，严密观察宫缩，注意胎盘早剥症状及脐带脱垂的发生，预防产后出血。

(庞天云)

第十一节 羊水过少

妊娠晚期羊水量少于300ml者，称羊水过少(oligohydramnios)。羊水过少可发生在妊娠任何时期，早、中期的羊水过少多以流产而告终，而临床上发生的羊水过少多在孕28周以后，是妊娠晚期的并发症。过去检出率低，发病率约0.1%，随着B型超声的广泛应用，发生率有所增加，现发病率为0.4%～4%。羊水过少者胎儿脐带受压，胎儿宫内窘迫的发生率明显增加，羊水过少出现越早，围生儿的预后越差，故现羊水过少越来越受到重视。

一、病　　因

羊水过少原因不明，临床多见于下列情况。

(一) 胎儿畸形

以泌尿系畸形为主，如胎儿先天肾缺如、肾发育不全、多囊肾、输尿管或尿道闭锁或狭窄，无尿液或少尿致羊水过少。

(二) 胎盘功能异常

过期妊娠、胎儿生长受限、妊娠期高血压疾病和胎盘退行性变，均可致胎盘功能异常，胎盘灌注不足，胎儿脱水，宫内慢性缺氧引起胎儿血液循环重新分配，为保障脑和心脏的血供，而使肾血流量下降，以及胎儿成熟过度，其肾小管对抗利尿激素的敏感性增高，胎儿尿的生成减少致羊水过少。

(三) 羊膜病变

羊膜上皮细胞坏死或退行性变时，羊膜细胞分泌减少。电镜下可见羊膜细胞表面的微绒毛变短、数量减少，细胞萎缩，有鳞状上皮化生现象，细胞内粗面内质网及高尔基复合体也减少，使液体和物质交换受到限制。故认为某些原因不明的羊水过少可能与羊膜本身病变有关。

(四) 母亲因素

孕妇脱水，服用某些药物，如利尿剂、布洛芬、卡托普利等。

二、诊　　断

(一) 临床表现

宫高、腹围比同期正常妊娠月份小，子宫敏感性高，轻微刺激即可诱发宫缩，胎体浮动感不明显，胎儿臀先露多见，胎动时孕妇感腹痛；临产后阵痛剧烈，宫缩多不协调，宫口扩张缓慢，产程延长，易发生胎儿宫内窘迫，人工破膜或自然破膜后无羊水或少量黏稠液体及胎粪流出。若羊水过少发生在妊娠早期，胎膜可与胎体粘连，造成胎儿畸形，甚至肢体短缺。若发生在妊娠中、晚期，子宫周围的压力直接作用于胎儿，容易引起胎儿肌肉骨骼畸形，如斜颈、曲背、手足畸形。

笔记栏

（二）B型超声检查

B型超声检查是诊断羊水过少重要方法，其敏感性为77%，特异性为95%，但其诊断标准意见尚不统一。既往采用羊水最大暗区（最大羊水池）垂直深度测定法（AFV），最大羊水池≤2cm为羊水过少；≤1cm为严重羊水过少。现应用羊水指数法（AFI）诊断羊水过少更敏感、更准确。将AFI≤8.0cm作为诊断羊水过少的临界值；以AFI≤5.0cm作为诊断羊水过少的绝对值。除羊水池外，B型超声还可同时发现是否有胎儿畸形、羊水和胎儿交界不清、胎儿肢体挤压蜷曲、胎盘胎儿面与胎体明显接触等。

（三）羊水直接测量

破膜时羊水少于300ml即可诊断。其性质黏稠、混浊、暗绿色。直接测量法最大的缺点是不能早期诊断。

（四）胎心电子监护仪

子宫收缩时可出现胎心的晚期减速，结合以上结果可诊断羊水过少。

三、处　　理

根据胎儿是否畸形、孕周及羊水量多少而定。

（一）期待治疗

1. 定期B型超声检查及加强监护　B型超声检查发现羊水过少时，应进一步分析其原因，检查孕妇血清及羊水中AFP或胎儿细胞染色体以排除胎儿先天畸形，如有致命性畸形应及时终止妊娠，如无畸形继续妊娠者，定期复查B超，了解AFI、NST、生物物理评分，以便早期发现胎儿宫内窘迫，积极处理。

2. 增加羊水量

（1）多饮水及补液：多饮水及补液可通过增加母体血容量经胎盘使胎儿血容量增加及尿液增多而保持适当的羊水量。每天可输液2000ml并嘱孕妇多饮水。

（2）羊膜腔灌注：对无致命性畸形的羊水过少可行羊膜腔灌注生理盐水而改善羊水过少围生儿结局，同时有助于脐带穿刺和胎儿宫内治疗，并能增强超声分辨相关畸形的能力。方法：在B型超声的引导下行羊膜腔穿刺及注入37℃生理盐水，以每分钟15～20ml速度灌注，一直滴至胎心率变异减速消失或AFI>8cm。羊膜腔灌注是一种安全、经济、有效的治疗方法，但有发生绒毛膜炎、胎盘早剥、胎膜早破、自然流产、早产等并发症的可能，不能过分强调其治疗作用。

（二）终止妊娠

羊水过少是胎儿危险的重要信号。若妊娠已足月，胎儿已成熟，尤其是合并过期妊娠、妊娠高血压疾病、胎儿生长受限、胎儿宫内窘迫等，应尽快终止妊娠。方法选择应据具体情况而定，有以下情况可选择剖宫产：①合并妊娠高血压疾病、胎儿生长受限、胎儿宫内窘迫等；②行人工破膜未见羊水或严重胎粪污染；③胎心监护异常；④宫颈条件差，Bishop评分低，估计短时间内不能经阴道分娩。如经产妇，宫颈条件好，Bishop评分高，估计短时间内能经阴道分娩，可试经阴道产，但一定要密切观察产程进展及加强胎心监护。从临床观察来看，除外胎儿畸形后，选择剖宫产结束分娩，可明显降低围生儿的死亡率。

（庞天云）

笔记栏

第8章 妊娠合并内科、外科疾病

第一节 心 脏 病

妊娠合并心脏病发生心力衰竭时是导致孕产妇死亡的重要原因,在我国孕产妇死因顺序中居第二位,为非直接产科死因的第一位。妊娠合并心脏病的发病率为1%～4%,我国在1992年报道为1.06%。

案例 8-1

孕妇,23岁,因停经33周,咳嗽、气促2天于2005年10月21日9时到医院就诊。

孕妇平素月经规则,3～4天/30天,末次月经:2005年6月10日,早孕及中孕经过无特殊,未行门诊系统产检。2005年10月21日无诱因出现咳嗽、气促,到当地诊所就诊,拟"感冒"予药物治疗(具体药物不详),用药后患者症状无减轻,咳嗽加重,尤以夜间为甚,咳白色泡沫痰,休息时无不适,轻微活动即感心悸、气促;无发热,大小便、饮食正常。本孕为第一次妊娠,既往体健,否认有肺病史,上中学时学校体检发现"心脏杂音",未行进一步检查;家族史无特殊。

体格检查:体温37℃,脉搏112次/min,血压110/70mmHg,可平卧,皮肤未见发绀。心肺听诊:心率112次/min,律整,胸骨左缘第2、3肋间闻及3级吹风样收缩期杂音,肺底部闻及少量湿啰音,双下肢无浮肿。

产科检查:子宫底高度27cm,腹围83cm,胎方位LOT,胎心146次/min,律齐。

问题:

1. 该产妇应初步考虑什么诊断?
2. 需要做什么进一步检查以明确诊断?

一、妊娠对心血管系统的影响

(一)妊娠期心血管系统的变化

随着妊娠的进展,子宫逐渐增大,胎盘循环建立,母体代谢率增高,母体对氧及循环血液的需求量增加,在血容量、血流动力学等方面发生一系列变化。

1. 孕期血容量的变化 从妊娠第6周开始,血容量逐渐增加,孕32～34周达到高峰,较妊娠前增加30%～45%。此后维持在较高水平,直至产后2～6周逐渐恢复正常。

2. 心排血量的变化 为适应血容量的增加,孕早期开始出现心排血量增加,在孕4～6个月时增加最多,较孕前平均增加30%～50%。心排血量增加的结果,妊娠中晚期心率逐渐加快,至分娩前1～2个月心率平均每分钟增加10次。

3. 孕期心脏体征的变化 妊娠晚期子宫增大、膈肌上升使心脏向左向上移位,心尖搏动向左移位2.5～3.0cm。由于心脏负担加重,心排血量和心率增加,导致心肌轻度肥大。心尖部第一心音和肺动脉瓣第二心音增强,并可有轻度收缩期杂音。这种心脏改变有时与器质性的心脏病不易区别,增加了妊娠期心脏病诊断的难度。

(二)分娩期

分娩期为心脏负担最重的时期。每次宫缩时约有250～500ml的血液被挤入体循环,回心血量增加,同时心排血量也相应增加约24%,血压升高、脉压增大以及中心静脉压力增加。第二产程由于产妇屏气用力使右心压力升高,如原有左向右分流的先天性心脏病患者,转为右向左分流而出现发绀。胎儿胎盘娩出后,胎盘循环停止,子宫突然缩小,子宫血窦内约有500ml血液突然进入体循环。另外,腹腔内压骤减,大量血液向内脏灌注,造成血流动力学急剧波动。此时,患心脏病的孕妇极易发生心力衰竭。

(三)产褥期

产后3日内仍是心脏负担较重的时期。一方面子宫复旧使一部分血液进入体循环,另一方面孕期组织间潴留的液体也开始回到体循环,使循环血量再度增加。心脏病产妇此时仍应警惕心力衰竭的发生。

综上所述,妊娠32～34周、分娩期、产后3天内是心脏负担最重的三个时期,也是心脏病孕妇最易发生心力衰竭的时期。

二、妊娠合并心脏病的诊断

由于正常妇女妊娠期可出现心悸、气促、踝部浮肿、乏力、心动过速等症状,检查有心脏稍扩大、心尖区轻度收缩期杂音等体征。以上症状和体征酷似心脏病,所以增加了心脏病诊断的难度。当出现以下症状和体征时,应警惕器质性心脏病。

1. 病史 孕前已诊断器质性心脏病或有风湿热病史,有心悸、气短、心力衰竭史者。

2. 症状 本次妊娠期有心功能异常的表现,如经常性夜间端坐呼吸、胸闷、胸痛、劳力性呼吸困难、咯血等。

3. 体征 心界明显增大;心脏听诊有2级以上

笔记栏

舒张期或粗糙的3级以上收缩期杂音，严重的心律失常、心包摩擦音等；有发绀、杵状指、持续性颈静脉怒张等。

4. 辅助检查

(1) 心电图：严重心律失常，如心房颤动、心房扑动、Ⅲ度房室传导阻滞、ST段及T波异常改变等。

(2) 超声心动图：具有无创性的优点，临床上广泛用于心脏结构及传导方面的检测，当显示心腔扩大、心肌肥厚、瓣膜运动异常、心脏结构畸形等，应警惕心脏病。

(3) X线检查显示心脏明显扩大。

(4) 心导管检查：能准确了解心脏结构的改变及心脏各部分压力的变化。由于是一种有创性检查，在孕期较少应用。

三、妊娠合并心脏病孕产妇心功能分级

(一) 主观功能量分级

纽约心脏病协会(NYHA)依据心脏病患者对日常体力活动的耐受力，对心脏主观功能量(functional capacity)进行评估，将心脏功能分为四级，此分级方法同样适用于孕产妇。

Ⅰ级：一般体力活动不受限。

Ⅱ级：一般体力活动稍受限，活动后心悸、轻度气短，休息时无症状。

Ⅲ级：一般体力活动显著受限，休息时无不适，轻微日常工作即感到不适、心悸、呼吸困难或既往有心力衰竭史者。

Ⅳ级：不能进行任何体力活动，休息时仍有心悸、呼吸困难等心力衰竭表现。

(二) 客观严重程度分级

对心脏病患者根据客观检查手段(心电图、负荷试验、X线、超声心动图等)来评估，分为四级。

A级：无心血管病的客观依据。

B级：客观检查表明属于轻度心血管病患者。

C级：属于中度心血管病患者。

D级：属于重度心血管病患者。

其中轻、中、重没有做出明确规定，由医生根据检查进行判断。以上两种分级各有优缺点，功能量分级的依据是主观症状，不依赖任何器械检查，简便易行，但有时与客观检查差距甚大；因此临床上两种分级方案并行使用，如心功能Ⅱ级C、Ⅰ级B等。

四、心脏病患者对妊娠耐受能力的判断

笔记栏

心脏病患者能否安全渡过妊娠、分娩及产褥期，与心脏病的类型、严重程度、是否手术矫治、心功能级别、孕期监护以及医疗条件等多种因素有关。

(一) 妊娠期心脏病的分类

美国妇产科医生协会(ACOG)根据心脏病患者在孕产期的死亡率，将妊娠期心脏病分为三类。

Ⅰ类：包括孕产期死亡率<1%的一组心脏病，有房间隔缺损、室间隔缺损、动脉导管未闭、生物瓣膜置换术后、二尖瓣狭窄伴NYHA心功能Ⅰ级或Ⅱ级等。

Ⅱ类：孕产期死亡率为5%～10%的一组心脏病，包括二尖瓣狭窄伴心房颤动或NYHA心功能Ⅲ级或Ⅳ级、人造瓣膜置换术后、主动脉瓣狭窄、既往心肌梗死史等。

Ⅲ类：孕产期死亡率高达25%～50%的一组心脏病，包括肺动脉高压、主动脉缩窄、马方(Marfan)综合征合并主动脉受损等。

(二) 心脏病患者耐受妊娠能力的判断

1. 可以妊娠者 心脏病变较轻，NYHA心功能Ⅰ～Ⅱ级，既往无心力衰竭史，亦无其他并发症者。

2. 不宜妊娠者 心脏病变较重，NYHA心功能Ⅲ～Ⅳ级，既往有心力衰竭史、有肺动脉高压、右向左分流型先天性心脏病、严重心律失常、风湿热活动期、心脏病并发细菌性心内膜炎、心肌炎遗留有严重的心律不齐、围生期心肌病遗留心脏扩大，上述患者孕期极易发生心力衰竭，不宜妊娠。年龄在35岁以上、心脏病病程较长者发生心力衰竭的可能性极大，也不宜妊娠。

五、心脏病患者孕产期常见并发症

(一) 心力衰竭

心力衰竭是妊娠合并心脏病患者孕产期死亡的主要原因，与孕产期血液动力学的变化使心脏负担加重有关。妊娠合并心脏病若发生心力衰竭多发生在妊娠32～34周、分娩期及产后3天内。临床上早期诊断、早期治疗心力衰竭，对降低心脏病孕妇的死亡率有非常重要的意义。当孕产妇出现下述症状与体征时，应考虑为早期心力衰竭：①轻微活动后即出现胸闷、心悸、气短。②休息时，心率>110次/min，呼吸>20次/min。③夜间常因胸闷而坐起呼吸，或到窗口呼吸新鲜空气。④肺底部出现少量持续性湿啰音，咳嗽后不消失。

(二) 亚急性感染性心内膜炎

妊娠期、分娩期以及产褥期容易发生菌血症，

如泌尿生殖道感染，已有缺损或病变的心脏易发生感染性心内膜炎，感染得不到及时控制易诱发心力衰竭，因此积极预防感染对降低心脏病孕产妇死亡率有非常重要的作用。

（三）缺氧和发绀

妊娠时外周血管阻力降低，使右向左分流型先天性心脏病孕妇全身缺氧性发绀加重；无分流型先天性心脏病孕妇，可因肺动脉高压以及分娩失血等因素而诱发暂时性右向左分流，引起全身缺氧和发绀。

（四）静脉栓塞和肺栓塞

妊娠期血液呈高凝状态，若合并心脏病伴静脉压增高和静脉血流淤滞，或长时间卧床等，可诱发深部静脉血栓形成，栓子一旦脱落，可诱发肺栓塞，是孕产妇的重要死亡原因之一。

六、妊娠合并心脏病的临床处理

（一）孕前期

对于有心脏病的育龄妇女，要求做到孕前咨询，产科医生与心血管科医生共同对患者的心脏病类型、程度、心功能状态进行分析，并确定其对母儿的危险度以及能否耐受妊娠等。若属不宜妊娠者，应指导患者做有效的避孕或绝育。

（二）妊娠期

1. 终止妊娠　凡不宜妊娠的心脏病孕妇，应在妊娠12周前行人工流产。妊娠超过12周时，应综合评估妊娠中期引产与继续妊娠对孕妇的风险。若决定继续妊娠，需与心血管科医生密切配合，严密监护，防治心力衰竭，使之渡过妊娠与分娩。对顽固性心力衰竭、继续妊娠风险较高者，可考虑严密监护下行剖宫取胎术。

2. 定期产前检查　适宜妊娠者必须从孕早期开始定期进行产前检查。未经系统产前检查的心脏病孕产妇，其死亡率较经过系统产前检查者高10倍。

（1）产前检查时间：在妊娠20周前每2周检查1次，妊娠20周后，尤其是32周以后，发生心力衰竭的几率增加，产前检查应每周1次。妊娠经过顺利者，在妊娠36～38周提前住院待产。

（2）产前检查内容：除常规产检内容外还应包括：① 孕妇心脏功能评估及生命体征监护，及早发现早期心力衰竭征象以便得到及时治疗。②胎儿生长发育的监护：通过测量子宫底高度、B超等指标监测胎儿生长，一般心脏病孕妇心功能良好者，胎儿相对较安全。另外，据报道双亲中任何一方患有先天性心脏病，其后代先天性心脏病及其他畸形的发生率较对照组增加5倍。因此需对这类孕妇在孕期常规进行胎儿心脏彩超检查，早期筛查及诊断胎儿先天性心脏病。

3. 防治心力衰竭

（1）注意休息：避免过劳及情绪激动，每日保证10小时睡眠。

（2）调整饮食、控制体重增长：应给予高蛋白、高维生素、低盐、低脂肪饮食。整个孕期体重增加不宜超过10kg。

（3）预防及治疗各种引起心力衰竭的诱因：如预防上呼吸道感染，纠正贫血，治疗心律失常，防治妊娠期高血压疾病和其他合并症与并发症。

（4）动态观察心脏功能：定期进行超声心动图检查，测定心脏射血分数、每分钟心排血量、心脏排血指数以及室壁运动状态等，及时评价心脏功能。

（5）心力衰竭的治疗：治疗原则与非妊娠期基本相同。不主张预防性应用洋地黄。对早期心衰者给予作用和排泄较快的制剂，以防止药物在组织内积蓄，不主张用饱和量，以便根据病情变化调整药物剂量，病情好转即停药。妊娠晚期心力衰竭的患者，原则上待心力衰竭控制后再行产科处理，但应放宽剖宫产指征。如心力衰竭严重，经积极处理未能奏效，若继续发展必将危及生命时，应在控制心力衰竭的同时紧急剖宫产，取出胎儿，减轻心脏负担，以挽救孕产妇生命。

（三）分娩期

1. 选择适宜的分娩方式

（1）阴式分娩的适应证：心功能Ⅰ～Ⅱ级，胎儿不大，胎位正常，宫颈条件良好者，可考虑在严密监护下经阴道分娩。

（2）剖宫产指征：心功能Ⅲ～Ⅳ级，胎儿偏大，产道条件不佳者，可择期剖宫产。剖宫产可减少产妇因长时间宫缩引起的血流动力学改变，减轻心脏负担。

2. 阴道分娩的临床处理

（1）第一产程：密切注意观察血压、脉搏、呼吸、心率等生命体征，监测血氧状态，一旦发现早期心力衰竭征象，及时处理。适当应用地西泮、哌替啶等镇静剂消除紧张情绪。产程开始后应给抗生素预防感染。

（2）第二产程：避免产妇过度屏气加腹压，应行会阴后-侧切开术、胎头吸引或产钳助产术，尽可能缩短第二产程。

（3）第三产程：胎儿娩出后，产妇腹部放置沙袋，以防腹压骤降使回心血量急剧波动而诱发心力衰竭。防止产后出血过多而加重心肌缺血、诱发心力衰竭，可肌内注射缩宫素，或静脉滴注低浓度缩宫素（10U加入500ml液体中），因为高浓度缩宫素作用

笔记栏

于心肌易引起低血压。麦角新碱禁用。产后出血过多者，应适当输血、输液，注意输液速度不可过快。

3. 剖宫产的临床处理 近年来，麻醉及剖宫产手术技术的不断提高，术中和术后监护措施的完善，使得剖宫产已比较安全，故应放宽剖宫产指征。术前即开始应用高效广谱抗生素预防感染，术中密切监护生命体征及血氧饱和度，麻醉剂中不加肾上腺素，严格限制输液量及输液速度。不宜再次妊娠者，术中同时行输卵管结扎绝育。

（四）产褥期

产后3日内，尤其是产后24小时内仍是发生心力衰竭的危险期，产妇仍需密切监护生命体征，严格控制静脉输液量及速度，防止心衰发生。在临产或开始手术操作前即开始应用高效广谱抗生素，直至产后1周左右无感染征象时停药。心功能在Ⅲ级以上者不宜哺乳。对于阴道分娩不宜再妊娠者，可在产后1周行绝育术。

（五）妊娠期心脏手术

妊娠期血流动力学的改变使心脏储备能力下降，对心脏手术的耐受力降低，也影响手术后的恢复。另外体外循环及术中用药有可能影响胎儿，因此一般不主张在妊娠期行心脏手术。若妊娠期出现心力衰竭，孕妇不愿终止妊娠，内科治疗效果不佳，心脏手术操作不复杂，可考虑手术治疗。手术时机宜在妊娠12周以前进行。

案例 8-1 分析

1. 从该患者的症状和体征，首先考虑的诊断：上呼吸道感染？心血管疾病，早期心衰（发病孕周为33周，在第一个心衰危险期）？虽然上呼吸道感染的发病几率远高于心血管疾病，但是由于心血管疾病对孕妇的危害极大，因此，应首先排除心血管疾病。

2. 进一步检查：可选择超声心动图检查及胸部X线（注意保护胎儿减少辐射损伤）摄片检查。检查结果：超声心动图：房间隔缺损，缺损面积为2.2cm^2，肺动脉压43mmHg。胸部X线摄片：肺淤血。

问题：

1. 目前该孕妇的诊断是什么？
2. 应如何处理？
3. 如果该孕妇在孕前到医院进行妊娠前咨询，你会给她什么建议？

七、不同种类心脏病对妊娠的影响

妊娠合并心脏病的种类在不同的地区差别较大。我国在1975年以前以风湿性心脏病最为多见，先天性心脏病次之，再依次为妊娠期高血压疾病性心脏病以及贫血性心脏病。近20年来，随着医疗卫生技术的发展，越来越多的先天性心脏病患者可通过外科矫治获得早期根治或部分纠正，从而使很多先天性心脏病女性患者获得妊娠和分娩的机会。另外，人民生活水平的提高及广谱抗生素的应用，风湿热及风湿性心脏病的发病率逐年下降。因此在妊娠合并心脏病中，先天性心脏病（congenital heart disease）已跃居第一位，占35%～50%。

（一）先天性心脏病

1. 左向右分流型先天性心脏病

（1）房间隔缺损（atrial septal defect）：是最常见的先天性心脏病，约占先心病的20%。对妊娠的影响取决于缺损的大小。缺损面积<1cm^{2}者一般无症状，多能耐受妊娠及分娩。若缺损面积较大，妊娠期及分娩期由于肺循环阻力增加、肺动脉高压、右心房压力增加，可引起右向左分流出现发绀及心力衰竭。房间隔缺损面积>2cm^{2}者，最好在孕前手术矫治后再妊娠。

（2）室间隔缺损（ventricular septal defect）：缺损大小以及肺动脉压力的改变将直接影响血流动力学变化。缺损面积≤1cm^2/m^{2}体表面积的小型缺损，若既往无心力衰竭史及其他并发症，一般对妊娠的耐受能力较好。若室间隔缺损较大，常伴有肺动脉高压，妊娠危险性大，孕早期宜行人工流产。

（3）动脉导管未闭（patent ductus arteriosus）：是较常见的先天性心脏病。多数患者在儿童期已手术治愈。较大的、未行手术矫治的动脉导管未闭，由于大量动脉血流向肺动脉，肺动脉高压使血流逆转而出现发绀并诱发心力衰竭。对于孕早期已有肺动脉高压或有右向左分流者，宜终止妊娠。若未闭动脉导管口径较小、肺动脉压正常者，对妊娠的耐受能力一般较好。

2. 右向左分流型先天性心脏病 此类患者对妊娠耐受力极差，妊娠后母儿死亡率可高达30%～50%，故这类心脏病妇女不宜妊娠。临床上最常见的是法洛四联症，若未行手术矫治，很少存活至生育年龄。若经手术矫治后、心功能为Ⅰ～Ⅱ级者，可在严密观察下妊娠。艾森曼格综合征是指在原有房间隔缺损、室间隔缺损或动脉导管未闭等先天性心脏病的基础上，继发肺动脉高压（平均肺动脉压超过25mmHg）者。艾森曼格综合征也属妊娠禁忌证。

3. 无分流型先天性心脏病

（1）肺动脉口狭窄：单纯肺动脉口轻度狭窄者预后一般较好，多能耐受妊娠。重度狭窄（瓣口面积减少60%以上）者，孕产期易发生右心衰竭，故宜手术矫治后再妊娠。

笔记栏

(2) 主动脉缩窄：常伴有其他心血管畸形，合并妊娠时母儿预后均较差。因此，中、重度缩窄者即使经手术矫正治疗，也应劝告其避孕或在孕早期终止妊娠。轻度主动脉缩窄，心功能Ⅰ～Ⅱ级者，可在严密观察下继续妊娠。

(3)马方(Marfan)综合征：为遗传性结缔组织缺陷导致主动脉中层囊性改变，形成夹层动脉瘤。合并妊娠者易发生破裂，故死亡率极高。应劝告其避孕，若已妊娠，动脉瘤根部＞40mm，已劝其终止妊娠。若可允许妊娠者必须严格限制活动，控制血压，必要时使用β受体阻滞剂以降低心肌收缩力。

(二) 风湿性心脏病

1. 二尖瓣狭窄 占风湿性心脏病 2/3～3/4。其对妊娠的影响主要取决于瓣膜口狭窄的程度。当瓣膜口面积＜2.5cm²时，血流从左房流入左室已经受阻，瓣膜口面积＜2cm²为轻度狭窄，瓣膜口面积＜1.5cm²为中度狭窄，瓣膜口面积＜1cm²为重度狭窄，二尖瓣狭窄的血液动力学改变可导致肺淤血和肺水肿，从而出现症状，特别是中度以上的狭窄。轻度狭窄，心功能Ⅰ～Ⅱ级的孕妇，通常母儿预后良好，可在严密监护下妊娠和分娩。中度以上的狭窄，心功能为Ⅲ～Ⅳ级的患者，妊娠期死亡率高达4%～19%，因此狭窄严重、伴有肺动脉高压的患者，应在妊娠前手术纠正二尖瓣狭窄才考虑妊娠，已妊娠者宜早期终止妊娠。

2. 二尖瓣关闭不全 由于妊娠期外周阻力降低，使二尖瓣反流程度减轻，故一般情况下单纯二尖瓣关闭不全能耐受妊娠。

3. 主动脉关闭不全及狭窄 妊娠期外周阻力降低可使主动脉瓣关闭不全者反流减轻，一般可以耐受妊娠。主动脉瓣狭窄可影响妊娠期血流动力学，严重者应手术矫正后再考虑妊娠。

(三) 妊娠期高血压疾病性心脏病

妊娠期高血压疾病性心脏病是指妊娠期高血压疾病的孕妇，既往无心脏病症状以及体征，突发以左心衰竭为主的全心衰竭。病因是妊娠期高血压疾病时冠状动脉痉挛、心肌缺血，使心肌收缩力降低，而周围小动脉阻力增加，水、钠潴留以及血黏度增加，从而导致低排高阻型心力衰竭。若能及时诊断及治疗恰当，适时终止妊娠，消除病因产后病情会逐渐缓解，多不遗留器质性心脏病变。

(四) 围生期心肌病

围生期心肌病(peripartum cardiomyopathy, PPCM)是指发生于妊娠期最后 3 个月至产后 6 个月内的心肌疾病，特征为既往无心血管疾病史的孕妇出现心肌收缩功能障碍和充血性心力衰竭。

1. 病因 尚不十分清楚，可能与病毒感染、免疫、多胎妊娠、多产、高血压、营养不良以及遗传等因素有关。

2. 病理 心腔扩大，以左心室扩张为主，室壁多变薄，心肌纤维瘢痕形成，心内膜增厚，常有附壁血栓。

3. 临床表现 主要为心功能不全及充血性心力衰竭的表现，如呼吸困难、心悸、咳嗽、端坐呼吸，颈静脉怒张、肺部湿啰音、肝大、浮肿等。约 25%～40%的患者出现相应器官栓塞症状。

4. 辅助检查 超声心动图显示心腔扩大，以左室腔扩大为主，收缩力下降，心缩幅度＜25%，左室射血分数减低，可见附壁血栓。胸部 X 线摄片见心脏普遍增大、肺淤血。心电图示心房纤颤、传导阻滞等各种心律失常，其他还有 ST 段以及 T 波异常等多种改变。心内膜或心肌活检可见心肌细胞变性坏死伴炎性细胞浸润。

5. 诊断 缺乏特异性手段，主要根据病史、症状、体征及辅助检查。心内膜及心肌活检有助于确诊。

6. 治疗及预后 本病无特效治疗方法，治疗原则主要是针对心力衰竭和心律失常。

(1) 休息、增加营养和低盐饮食。

(2) 纠正心力衰竭：予强心、利尿、扩张血管等处理。

(3) 抗栓塞：适当应用肝素。

(4) 应用肾素-血管紧张素转换酶抑制剂以及醛固酮拮抗剂对本病有效，应坚持长期治疗达 2 年之久。

(5) 预后：本病死亡率较高，约 16%，主要死因是心力衰竭、肺栓塞或心律失常。再次妊娠可能复发，若患围生期心肌病、心力衰竭且遗留心脏扩大者，应避免再次妊娠。

(五) 心肌炎

心肌炎(myocarditis)是心肌本身局灶性或弥漫性炎性病变。

1. 病因 与病毒感染有关，其他还可有细菌、真菌、原虫、药物、毒物反应或中毒等原因所致。

2. 病理 心肌细胞融解，间质水肿，炎症细胞浸润。

3. 临床表现 无特异性，且差异很大，从无症状到发生致命性心力衰竭、严重心律失常和猝死都有可能发生。常在发病 1～3 周前有发热、咽痛、咳嗽、恶心等病毒感染的前驱症状，之后出现心悸、胸痛、呼吸困难和心前区不适。检查可见心率加快与体温不成比例，心律失常，心界扩大或有颈静脉怒张、肺部啰音、肝大等心力衰竭的体征。

4. 辅助检查 白细胞增加，血沉加快、C 反应蛋白增加、心肌酶谱增高，发病 3 周后血清抗体滴度增高 4 倍等。心电图 ST 段以及 T 波异常改变和

笔记栏

各种心律失常，特别是房室传导阻滞和室性期前收缩等。

5. 处理及预后 没有特异治疗方法。急性期休息、补充营养，通常症状在数周后可消失，而完全恢复。病情控制良好者可在密切监护下妊娠。心功能严重受累者，妊娠期发生心力衰竭、心律失常的危险性很大，治疗主要针对出现的并发症。病毒性心肌炎时，病毒有可能感染胎儿，导致先天性心律失常及心肌损害，但确切发生率还不十分清楚。

案例 8-1 分析

1. 该孕妇的诊断：①孕$_1$产$_0$，宫内妊娠33周，单胎妊娠，枕左横位。②先天性心脏病，房间隔缺损，艾森曼格综合征，心功能Ⅲ级D，早期心衰。

该患者房间隔缺损较大，面积为2.2cm^2，而且合并肺动脉高压，即艾森曼格综合征，在孕产期死亡率极高，属Ⅲ类妊娠期心脏病，为妊娠禁忌证。

2. 进一步处理：患者就诊时已妊娠33周，胎儿出生后有较高的存活率。处理：积极抗心衰治疗，促胎肺成熟，检查胎儿心脏彩超排除胎儿先天性心脏病，适时剖宫产终止妊娠，在术前、后应与心血管科医生合作共同监护及处理，包括心衰的治疗、控制补液量、积极抗感染、胎儿宫内监护，分娩时应考虑绝育问题。

3. 该患者若孕前到门诊行孕前咨询，在进行心脏听诊发现异常杂音后，可行心脏彩超检查，及早发现房间隔缺损，因房间隔缺损面积较大，应建议其先行手术矫治后再妊娠，能明显降低孕产期母儿风险。

案例 8-1 小结

1. 部分心脏病孕妇在孕前并不知道自己有心脏病，仅在妊娠期心脏负担加重后才出现症状。

2. 妊娠期，尤其是心脏负担最重的三个时期，出现呼吸系统症状，应先排除心血管疾病。

3. 积极抗心衰，适时终止妊娠和应用有效的抗生素预防感染性心内膜炎是治疗本病的关键。

第二节 急性病毒性肝炎

病毒性肝炎是妊娠妇女肝病和黄疸最常见的原因。我国是乙型肝炎高发区，重症肝炎仍是我国孕产妇死亡的主要原因之一，并有逐年增加的趋势。而且妊娠期感染某些类型的病毒性肝炎还存在母儿垂直传播的危险，直接影响我国出生人口素质，因此妊娠期病毒性肝炎的临床处理已成为围生医学关注的热点问题。目前已经确定的肝炎病毒有五种：甲型(HAV)、乙型(HBV)、丙型(HCV)、丁型(HDV)及戊型(HEV)。此外，最近还发现庚型肝炎病毒和输血传播病毒，但其致病性尚未明确，在此不予讨论。

案例 8-2

患者，30岁，因停经56天，恶心、呕吐2周，加重1周到医院就诊。

患者平素月经规则，停经40天开始出现恶心、呕吐等不适，到医院查尿妊娠试验阳性，医生告知为正常早孕反应，回家自行调理饮食即可，但回家后呕吐逐渐频繁，近1周每天呕吐5～6次，为胃内容物，有时伴血丝，曾到附近诊所就诊进行输液治疗，症状未见好转，故来医院就诊。停经后体重减轻、大便正常，小便较少，本孕为第二次妊娠，2年前人工流产一次，患者在3年前体检时发现为“大三阳”，多次检查肝功能均正常。其他既往史、家族史无特殊。

体格检查：体温37℃，脉搏96次/min，血压110/70mmHg，呼吸18次/min，心肺听诊无特殊，肝、脾未触及。

妇科检查：外阴阴道未见异常，宫颈着色、软，子宫体增大如孕8周大小，双侧附件未及包块。

辅助检查：尿常规：酮体(++)；乙肝两对半结果为“大三阳”；肝功能结果ALT 62U/L，AST 30U/L，白蛋白33g/L。

问题：

1. 该患者初步考虑什么诊断？
2. 需要做何进一步检查及处理？

一、妊娠期肝脏的生理变化

(一) 妊娠期肝脏的负担加重

(1) 妊娠期新陈代谢率高，营养物质消耗增多，糖原储备降低。

(2) 妊娠早期食欲不振，体内营养物质、蛋白相对不足，使肝脏抗病能力降低。

(3) 妊娠期肾上腺皮质、卵巢、胎盘等产生多量雌激素需要在肝脏内灭活，并妨碍肝脏对脂肪的转运和胆汁的排泄；而高水平雌激素可使部分孕妇出现“肝掌”、“蜘蛛痣”，并随妊娠进展加重，分娩后4～6周消失。

(4) 胎儿代谢产物需要进入母体肝内解毒。

(5) 分娩时体力消耗、缺氧、酸性代谢物质产生增加，产后出血，加重肝脏负担。

(二) 肝脏相关实验室检查的变化

(1)血清蛋白及脂蛋白代谢：孕期血液稀释使血清总蛋白、白蛋白降低，球蛋白则因妊娠期网状内皮系统功能亢进而增多，使白蛋白/球蛋白比值下降。血清胆固醇、三酰甘油、总脂质、磷脂及 α、β 脂蛋白均增高。

(2) 肝脏相关酶的变化：血清丙氨酸转移酶(ALT)和天冬氨酸转移酶(AST)多在正常范围，少数在妊娠早期略有升高，但能自行恢复正常。由于胎盘能产生碱性磷酸酶(ALP)，因此孕期 ALP 升高。

(3) 凝血因子Ⅱ、Ⅴ、Ⅷ、Ⅸ、Ⅹ均增加，纤维蛋白原约增加 50%。

二、妊娠与病毒性肝炎的相互影响

(一) 妊娠对病毒性肝炎的影响

妊娠并不增加对肝炎病毒的易感性，而妊娠期肝脏负担加重可使原有肝损害进一步加重。妊娠期特有的消化系统症状如早孕反应、妊娠晚期增大的子宫挤压肝脏，使部分孕妇感右上腹部不适等，以及并发妊娠期高血压疾病性肝损害、妊娠期肝内胆汁淤积症、妊娠期急性脂肪肝时，极易与急性病毒性肝炎混淆，使诊断治疗难度增加。

(二) 病毒性肝炎对孕妇、胎儿及新生儿的影响

1. 妊娠合并症发生率高 早期妊娠发病可加重早孕反应；晚期妊娠并发妊娠期高血压疾病多见，可能与肝脏醛固酮的灭活能力下降有关；分娩期因凝血因子合成减少，容易发生产后出血。

2. 重症肝炎发生率以及孕产妇死亡率高 妊娠期重症肝炎的发生率为非孕妇女的 66 倍，肝功能衰竭、肝性脑病、肝肾综合征以及并发 DIC 等，是最终导致重症肝炎孕产妇死亡的主要原因。

3. 围生儿患病率、死亡率高 流产、早产、死胎、死产和新生儿死亡率均明显增高。有资料报道，肝功能异常的孕产妇，其围生儿死亡率高达 4.6%。妊娠早期患病毒性肝炎，可能增加了胎儿畸形及 21-三体综合征的发生率。

4. 母婴传播 妊娠期患病毒性肝炎，胎儿又可能通过垂直传播而感染，而围生期感染的婴儿，有相当一部分将转为慢性病毒携带状态，以后发展为肝硬化或原发性肝癌的几率极高。

(1) 甲型病毒性肝炎(viral hepatitis A)：由甲型肝炎病毒(HAV)引起，经粪-口途径传播。HAV 不能通过胎盘传给胎儿，故孕期患病不必人工流产或引产。但分娩过程中接触含 HAV 的母体血液或受粪便污染可使新生儿感染。

(2) 乙型病毒性肝炎(viral hepatitis B)：母婴传播是 HBV 传播的主要途径之一。在我国，1/3 的婴幼儿 HBV 感染是由母婴传播所致，据统计，在围生期因母婴传播感染 HBV 者，今后约 70% 发生慢性乙肝，其中约 25% 可能死于肝硬化和肝癌。母婴传播有三种途径。

1) 宫内传播：研究表明在引产胎儿的肝、脾、肾、胎盘等组织中均检出 HBV-DNA，证明宫内感染的存在。宫内感染可发生在妊娠各个阶段，随孕周的增长其感染率逐渐增高，以孕晚期感染率最高。宫内传播的机制尚不清楚，主要有胎盘感染学说、胎盘渗漏学说、母-胎细胞转运学说。

2) 产时传播：是 HBV 母婴传播的主要途径之一。由于胎儿通过产道时吞咽含有 HBV 的母血、羊水、阴道分泌物，或在分娩过程中子宫收缩使胎盘绒毛破裂，母血漏入胎儿血循环而感染。

3) 产后传播：可能与母亲密切接触和母乳喂养有关。研究表明，母血和初乳的 HBV 标志物阳性率呈高度一致性。

(3) 丙型病毒性肝炎(viral hepatitis C)：HCV 存在母婴传播。一般认为孕晚期患丙型肝炎时约 2/3 发生母婴传播，受感染者约 1/3 将来发展为慢性肝病；但也有报道认为仅在母血中 HCV-RNA 滴度较高(超过 10^6 拷贝/ml)时，才发生母婴传播，且相当一部分婴儿在生后 1 年内自然转阴。

(4) 丁型病毒性肝炎(viral hepatitis D)：HDV 是一种缺陷性 RNA 病毒，必须依赖 HBV 重叠感染引起肝炎。传播途径与 HBV 相同，母婴传播率较 HBV 低。

(5) 戊型病毒性肝炎(viral hepatitis E)：研究表明也存在母婴传播途径。

三、妊娠期病毒性肝炎的诊断

妊娠期病毒性肝炎诊断与非孕期相同，根据流行病学病史、临床症状、体征以及实验室检查进行综合判断。诊断时应注意排除孕期肝脏生理性变化的影响。

(一) 病史

病毒性肝炎患者密切接触史，曾接受输血、注射血制品史。

(二) 临床表现

出现不能用妊娠反应或其他原因解释的消化系统症状，如恶心、呕吐、纳差、腹胀、肝区痛、乏力、

笔记栏

发热等，部分患者出现黄疸、尿色深黄、肝肿大、肝区叩击痛等体征。

（三）实验室检查

血清 ALT 异常增高，特别是大于正常值 10 倍以上、持续时间较长时，对病毒性肝炎有诊断价值。血清胆红素在 17μmol/L（1mg/dl）以上、尿胆红素阳性、凝血酶原时间延长等均有助于肝炎的诊断。

（四）病原学及血清学检测及意义

1. 甲型肝炎（简称甲肝） 潜伏期为 2～7 周（平均 30 日），凡具备以下 1 项即可确诊：

（1）潜伏期后期和急性早期可做粪便检查，通过免疫电镜检测到 HAV 颗粒。

（2）从血清或粪便中检测到 HAV-RNA。

（3）急性期和恢复期双份血清抗 HAV 抗体升高 4 倍或 4 倍以上。

（4）急性期患者血清抗 HAV-IgM 阳性。一般在发病第一周抗 HAV-IgM 即可阳性，1～2 个月抗体滴度和阳性率下降，于 3～6 个月后消失，对早期诊断特异性高。而抗 HAV-IgG 在急性期后期和恢复期早期出现，持续数年甚至终生，属保护性抗体，有助于了解既往感染情况及人群免疫水平。

2. 乙型肝炎（简称乙肝） 潜伏期为 1.5～5 个月（平均 60 日），人体感染 HBV 后可出现一系列有关的血清学标志物。

（1）HBsAg 与抗-HBs 抗体：HBsAg 阳性是 HBV 感染的特异性标志，其滴度随病情恢复而下降。慢性肝炎、无症状携带者可长期检出 HBsAg，但 HBsAg 本身无传染性。血清中抗-HBs 抗体是保护性抗体，在机体感染 HBV 产生免疫力后或接种乙肝疫苗后产生，是评价疫苗效果的标志之一。

（2）HBeAg 与抗-HBe 抗体：HBeAg 是核心抗原的亚成分，其阳性和滴度与 HBV 的复制和传染性直接相关。急性乙肝时 HBeAg 短暂阳性，如持续阳性提示转为慢性。在慢性 HBV 感染时 HBeAg 阳性常表示肝细胞内有 HBV 活动性复制。抗-HBe 抗体出现于急性乙肝恢复期，意味着血清中病毒颗粒减少或消失，传染性减低。当 HBeAg 转阴伴有抗-HBe 抗体出现时，常表示 HBV 复制停止。抗-HBe 抗体可持续阳性较长时间。

（3）HBcAg 与抗-HBc 抗体：HBcAg 为乙肝病毒的核心抗原，一般血清中无游离的 HBcAg，但可以在病毒颗粒中检测到，HBcAg 阳性表示 HBV 在体内复制。抗-HBc 抗体包括 HBc 总抗体、抗 HBc-IgM 和抗 HBc-IgG。抗 HBc-IgG 抗体出现于急性乙肝的急性期，恢复后可持续数年或更长。慢性 HBV 感染者，抗-HBc 抗体持续阳性。急性乙肝患者血清中可检测到高滴度的抗 HBc-IgM，特别对 HBsAg 已转阴的患者，抗 HBc-IgM 阳性可确诊为急性乙肝。抗 HBc-IgG 主要见于恢复期和慢性感染患者。

（4）应用 DNA 分子杂交和 PCR 技术检测 HBV-DNA 和 DNA 多聚酶，阳性为 HBV 存在的直接标志，表示体内病毒在复制。

3. 丙型肝炎（简称丙肝） 潜伏期为 2～26 周。目前尚无检测 HCV 抗原的方法。血清 HCV 抗体阳性可诊断为 HCV 感染。PCR 技术检测 HCV-RNA 阳性是病毒血症的直接证据。

4. 丁型肝炎（简称丁肝） 潜伏期为 4～20 周。出现下列情况应考虑丁型肝炎的可能：HBsAg 携带者急性肝炎发作；乙型慢性活动肝炎而无乙肝病毒复制；原有乙肝发展为重型肝炎或肝功能衰竭。通过以下病原学检查可诊断丁型肝炎：①HBV 感染者伴有 HDV-IgM 阳性。HDV-IgM 在急性感染时出现，一般持续 2～4 周，随后抗 HDV-IgG 阳性；慢性感染时 HDV-IgM 持续阳性。测定 HDV-IgM 不仅有助于早期诊断，其滴度的下降或增高往往表示疾病的缓解或进展。②血清或肝脏 HDV-RNA 阳性。

5. 戊型肝炎（简称戊肝）：潜伏期为 2～8 周。孕妇一旦感染病情常很严重，晚期妊娠合并急性感染者孕产妇死亡率可达 15%～25%。具备以下 1 项可诊断戊肝：① 应用免疫电镜在患者粪便（潜伏期末期和急性初期）或血清（急性期和恢复期）检测到 27～34nm 病毒样颗粒。②急性期血清检测出高滴度 HEV-IgM，恢复期血清检测出低水平 HEV-IgG。但由于其抗体出现较晚，在急性期有时未出现，因此即使抗体阴性也不排除诊断。

（五）妊娠合并重症肝炎的诊断要点

（1）消化道症状严重，食欲极度减退、频繁呕吐、腹胀、出现腹水。

（2）黄疸迅速加深，血清胆红素值＞171μmol/L（10mg/dl），出现胆酶分离。

（3）肝脏进行性缩小，肝功能明显异常，白蛋白/球蛋白比例倒置。

（4）凝血功能障碍，全身出血倾向。

（5）迅速出现肝性脑病表现：烦躁不安、嗜睡、昏迷。

（6）出现肝肾综合征，急性肾功能衰竭。

四、妊娠期病毒性肝炎的鉴别诊断

（一）妊娠剧吐引起的肝损害

严重的妊娠剧吐可导致水、电解质及酸碱平衡紊乱，甚至肝肾功能受损。可出现 ALT 轻度升高，轻度黄疸，血清胆红素一般＜68.4μmol/L（4mg/

笔记栏

dl),尿酮体阳性,低钾低钠性碱中毒。纠正水电解质、酸碱失衡紊乱后,病情迅速好转。肝炎病毒血清标志物阴性是最主要的鉴别要点。

(二)妊娠期高血压疾病引起的肝损害

在高血压、蛋白尿和肾功能受损的基础上合并肝损害。HELLP综合征是妊娠期高血压疾病肝损害的一种严重并发症,以溶血、肝酶升高和血小板降低为三大特征。临床表现除有高血压、蛋白尿外,还表现呕吐、右上腹疼痛不适,但胃肠道症状不明显,有黄疸、视物模糊、牙龈出血、消化道出血等。实验室检查有血管内溶血的表现:外周血涂片见破碎红细胞;总胆红素升高,以间接胆红素为主;血细胞比容<0.30;通常ALT轻度或中度升高。终止妊娠后迅速恢复。

(三)妊娠期急性脂肪肝

妊娠期急性脂肪肝(acute fatty liver of pregnancy,AFLP)为妊娠晚期特有的疾病,表现为急性肝细胞脂肪变性所引起的功能障碍,与重症肝炎极其相似。病情进展快,起病之初有轻度的消化道症状,起病1~2周迅速恶化,出现少尿、DIC、肝肾功能衰竭、肝性脑病等多器官功能衰竭,若不能及时诊断及处理,死亡率极高。实验室检查有白细胞明显升高、严重低血糖、血小板减少、凝血酶原时间延长、血清胆红素升高、尿胆素阴性等特征性表现。ALT升高但一般不超过500U/L,而重症肝炎常在1000U/L左右。B型超声检查可见肝区弥漫性的密度增高区,呈雪花状强弱不均。MRI见肝大片密度减低区,对诊断有帮助。确诊有赖于肝脏穿刺行组织学检查,如有肝细胞均匀性增大和肝细胞脂肪变性则可明确诊断。

(四)药物性肝损害

由于孕期肝脏负担加重,使用药物后发生肝损害或黄疸的几率较非孕期增多,特别是对肝脏有损害的药物,如氯丙嗪、苯巴比托、红霉素等。鉴别要点:均有服药史而无病毒性肝炎史,服药后迅速出现黄疸及ALT升高,可伴有皮疹、皮肤瘙痒、嗜酸粒细胞增多。停药后多可恢复。

案例8-2分析

1. 该患者的初步诊断:①孕$_2$产$_0$,宫内妊娠8周;②妊娠剧吐?③慢性活动性病毒性肝炎(乙型)?

2. 进一步的检查及处理:首先按妊娠剧吐积极治疗后复查肝功能。肝功能恢复正常者考虑为妊娠剧吐引起的肝损害而非活动性病毒性肝炎,仅为无症状HBV携带者。如治疗后肝功能未能恢复,应考虑妊娠慢性活动性病毒性肝炎。该患者的处理:

(1)经积极补充水分和电解质,纠正酸碱平衡紊乱,补充维生素、能量和适当的护肝治疗,对孕妇给予适当的心理辅导,指导合理进食。

(2)治疗3天后呕吐渐减少,1周后消失,复查尿酮体转阴,2周后肝功能正常。

3. 该患者的修正诊断:早期妊娠,妊娠剧吐,HBV携带者。

问题:

1. 该患者应如何进一步处理?

2. 若该患者在孕前到门诊进行咨询,你会如何进行指导?

五、妊娠期病毒性肝炎的处理

(一)孕前期

加强孕前咨询,患急性肝炎妇女至少应于肝炎痊愈后半年、最好两年后怀孕。慢性活动性肝炎,妊娠后对母儿威胁较大,故应避孕待积极治疗病情好转后再怀孕。研究表明,HBV-DNA水平较高、合并HBeAg阳性者,母婴传播率较高,若能采取避孕措施,待HBV-DNA水平下降或HBeAg阴转后再妊娠,有可能降低乙肝母儿传播率。

(二)妊娠期

1. 系统的围生期保健 孕早期进行HBV常规筛查,孕期监测HBV孕妇血清病毒含量及追踪肝功能的变化情况。对于慢性活动性肝炎、肝功能受损严重的患者,应在妊娠早期积极纠正肝功能后终止妊娠。但如果妊娠已进入中、晚期,应避免即刻终止妊娠,因为中晚期妊娠引产对孕妇的风险不亚于足月分娩,此时引产可能会对功能不全的肝脏造成难以承受的打击,对于这类患者,主张积极护肝治疗下继续妊娠。

2. 护肝治疗 妊娠期处理原则与非孕期相同。对于轻症的肝炎主要是:注意休息,加强营养,高维生素、高蛋白、足量的糖类、低脂肪饮食。避免应用损害肝脏的药物(如镇静药、麻醉药、雌激素等)。防治妊娠期高血压疾病。应用中西药物积极进行保肝治疗。注意预防感染。

3. 加强胎儿监护 防止胎儿窘迫。妊娠足月、胎儿已成熟者应适时终止妊娠,避免妊娠延期或过期。

笔记栏

（三）分娩期

1. 分娩方式 ①病情轻，宫颈条件好，无产科剖宫产指征者，可经阴道试产。分娩过程应防止滞产，宫口开全后可行阴道助产，缩短第二产程。②病情严重，宫颈条件不良，或有巨大胎儿、产程进展异常等产科剖宫产指征者，应选择剖宫产。不论哪一种分娩方式均应积极预防感染，产时严格消毒，产前应用广谱、对肝脏损害小的抗生素，以防感染加重肝脏损害。

2. 防止产后出血 分娩前肌内注射维生素 K_1。检测凝血功能，若发现凝血功能异常，应及时补充凝血因子，纠正凝血功能。准备好新鲜血液。胎肩娩出后立即应用缩宫素减少产后出血。防止产道损伤和胎盘残留。

（四）产褥期

继续使用预防感染。不宜哺乳者应及早回奶。回奶禁用对肝脏有损害的药物如雌激素，可口服生麦芽或乳房外敷芒硝等。

（五）乙肝病毒母婴垂直传播的阻断

目前有关母婴垂直传播阻断方面的研究，主要集中在乙型肝炎方面，并取得了一定的进展。包括孕期阻断及新生儿的主、被动免疫阻断。

1. 孕期阻断 有研究认为，孕晚期应用乙肝免疫球蛋白（hepatitis B immunoglobulin，HBIG）能有效降低 HBV 宫内传播率，改善新生儿对乙肝疫苗的反应性。因此建议对 HBV 携带孕妇从妊娠28周起，每4周进行1次 HBIG（200IU）肌内注射，直至分娩。但关于宫内阻断的价值目前尚有争议。

2. 新生儿主、被动免疫阻断

（1）被动免疫：新生儿出生后立即肌内注射 HBIG 100～200U，生后1个月、2个月分别再各注射1次。对于乙肝母亲所分娩的婴儿，可减少或阻止 HBV 进入肝脏，免疫率达71%。

（2）主动免疫：新生儿出生后24小时内立即注射（重组）酵母乙肝疫苗 5μg，生后1个月、6个月分别再注射 5μg。称 0-1-6 方案。新生儿对疫苗的免疫应答良好，体内产生抗-HBs 抗体，可以有效保护肝脏不受 HBV 的感染，免疫率达75%。

（3）联合免疫：新生儿出生后6小时内、1个月、2个月时各肌内注射 HBIG 100～200U，乙型肝炎疫苗 5μg 仍按 0-1-6 方案进行。联合免疫有效保护率最高，可达95%。目前临床上对乙肝病毒携带孕妇广泛推荐应用联合免疫方案。

3. 分娩方式及母乳喂养对 HBV 母婴传播的影响 有研究认为，不同分娩方式，母亲血液渗透到婴儿的量不同，以剖宫产时母婴渗透血量最少，提出对 HBV 感染母亲以剖宫产结束分娩可降低母婴传播的风险。但也有研究对该观点提出质疑，认为分娩方式的不同并不改变母婴传播率。

乳汁 HBV-DNA 是其具有感染性最可靠的指标。而研究表明，初乳的 HBV 标志物阳性率与母血呈高度一致性。因此，有学者认为母血 HBsAg、HBeAg、抗-HBs 抗体三项阳性，或乳汁 HBV-DNA 阳性者不宜哺乳。但也有观点认为，新生儿在接受系统主、被动联合免疫后，已对 HBV 产生免疫力，母乳喂养并不增加母婴传播率。

（六）妊娠期重症肝炎的治疗

1. 保护肝脏 高血糖素-胰岛素-葡萄糖联合应用能改善氨基酸及氨的异常代谢，有防止肝细胞坏死和促进肝细胞再生的作用。高血糖素1～2mg，胰岛素6～12U 溶于10%葡萄糖液500ml 内静脉滴注，2～3周为一疗程。人血白蛋白10～20g，每周1～2次，静脉滴注能促进肝细胞再生。新鲜冰冻血浆200～400ml，每周2～4次，能促进肝细胞再生和补充凝血因子。每日给予辅酶 A 50U、三磷酸腺苷20mg 加入输液中静脉滴注有护肝作用。

2. 预防及治疗肝昏迷 限制蛋白质摄入量每日应<0.5g/kg，增加糖类。保持大便畅通，减少氨及毒素的吸收。口服新霉素或甲硝唑抑制大肠杆菌、减少游离氨及其他毒素形成。用醋谷胺600mg（或精氨酸10～20g）溶于5%葡萄糖液中静脉滴注，每日1次，以降低血氨、改善脑功能。六合氨基酸注射液250ml，加等量10%葡萄糖液稀释后静脉滴注，每日1～2次，能调整血清氨基酸比值，使肝昏迷患者清醒。

3. 预防及治疗 DIC DIC 是妊娠期重症肝炎的主要死因，特别在妊娠晚期，应进行凝血功能检查。若有异常应补充凝血因子，如输新鲜血、凝血酶原复合物、纤维蛋白原、抗凝血酶Ⅲ和维生素 K_1 等。有 DIC 者可在凝血功能监测下，酌情应用小剂量肝素治疗。可从3750U（25mg）开始应用，根据病情和凝血功能调整剂量。产前4小时至产后12小时内慎用肝素以免发生产后出血。

4. 肾功能衰竭的治疗 严格限制补液量，一般每日补液量为500ml 加前一日尿量。尿少者使用呋塞米60～80mg 静脉注射，必要时2～4小时重复1次，2～3次无效后停用，改用其他利尿方法，如多巴胺20～80mg 或645-2 40～60mg 静脉滴注，扩张肾血管，改善肾血流以利尿，无效时考虑透析治疗。防治高血钾。

5. 产科处理 经积极控制24小时后迅速终止妊娠。因母儿耐受能力差，过度的体力消耗可加重肝脏负担，分娩方式以剖宫产为宜，对有产后出血风险的产妇适当放宽子宫切除的指征，防止因产后

笔记栏

出血加重肝脏负担。

案例 8-2 分析

1. 进一步处理

(1) 孕妇目前的诊断是早孕、妊娠剧吐引起的肝功能损害，经积极治疗肝功能已恢复正常，可继续妊娠。但因为孕妇为 HBV 携带者，必须向孕妇详细交代 HBV 携带者妊娠后对母婴的风险，使其能积极配合治疗。

(2) 密切观察肝功能的变化，每月复查 1 次，以便能及时发现异常并处理。

(3) HBV 母婴传播的预防及监测：妊娠 28 周起，如肝功能正常建议每 4 周肌内注射 HBIG 200IU，直至分娩，有条件者应在分娩前检测孕妇血 HBV-DNA。新生儿出生后系统联合免疫，检测产妇乳汁 HBV-DNA 以指导哺乳，追踪婴儿乙肝病毒传播情况。

(4) 分娩前检测凝血功能，使用维生素 K_1 和预防性使用抗生素。产时做好预防产后出血的一切措施。产后继续预防感染和监测肝功能。

2. 若该患者在孕前来咨询，我们应检测 HBV-DNA 及肝功能，若 HBV-DNA 高水平或肝功能异常，建议积极治疗 HBV-DNA 水平降低或肝功能正常后怀孕。

第三节 糖 尿 病

妊娠合并糖尿病，即妊娠妇女患有糖尿病。包括两种情况：①糖尿病合并妊娠，即糖尿病患者现在合并妊娠；②妊娠期糖尿病(gestational diabetes mellitus, GDM)，即妊娠后发生或首次发现的糖尿病。糖尿病孕妇中 80%以上为 GDM，糖尿病合并妊娠者不足 20%。GDM 发生率世界各国报道为 1%～4%。

案例 8-3

孕妇，34 岁，因停经 14 周到医院进行常规产检。

孕妇既往月经周期 28 天，停经 40 多天自测尿妊娠试验阳性，孕早期有早孕反应，但不严重，大小便正常。本孕为第二次妊娠，1 年前孕 60 天自然流产 1 次。既往体健，否认糖尿病、肺病、心脏病等病史，母亲有糖尿病。

体格检查：体温 37℃，脉搏 82 次/min，血压 110/70mmHg，身高 160cm，体重 87kg，心肺听诊无特殊，腹部检查在耻骨联合上 3cm 触及宫底，胎心 156 次/min，律齐。

问题：

1. 该孕妇初步考虑什么诊断？
2. 需要做何进一步检查？

一、妊娠期糖代谢的特点及其对糖尿病的影响

(一) 妊娠期糖代谢的特点

妊娠期空腹血糖偏低，血浆葡萄糖随妊娠进展逐渐降低，原因：①葡萄糖是胎儿能量的主要来源，孕期胎儿通过胎盘从母体摄取葡萄糖增加。②孕期肾血流量及肾小球滤过率均增加，但肾小管对糖的再吸收率不能相应增加，导致部分孕妇尿糖增加。③雌激素和孕激素增加母体对葡萄糖的利用。所以孕妇空腹血糖较非孕期约降低 10%。

(二) 妊娠期糖尿病发病机制

妊娠中、晚期，随着孕周的增长，孕妇体内抗胰岛素物质逐渐增加，如人胎盘生乳素(human placental lactogen, HPL)、雌激素、孕酮、皮质醇和胎盘胰岛素酶等，使孕妇对胰岛素的敏感性降低，称孕妇的致糖尿病倾向(diabetogenic state)。正常妊娠期妇女的胰岛 B 细胞必须代偿性增加胰岛素合成与释放，以维持正常的糖代谢。对于胰腺代偿功能不足、胰岛素分泌受限者，不能克服妊娠中、晚期出现的胰岛素拮抗，可导致血糖升高而发生 GDM。

(三) 妊娠对糖尿病的影响

1. 妊娠期 孕早期由于空腹血糖较低，抗胰岛素物质产生较少，对糖尿病影响不大；妊娠中晚期，由于胰岛素抵抗逐渐增强，可使隐性糖尿病显性化，既往无糖尿病的孕妇发生 GDM，或使原有糖尿病患者的病情加重，胰岛素用量不断增加。

2. 分娩期 由于体力消耗较大，同时进食量少，若不及时减少胰岛素用量容易发生低血糖，也易发生酮症酸中毒。

3. 产褥期 产后胎盘娩出后，胎盘所分泌的抗胰岛素物质迅速消失，胰岛素用量应立即减少，否则易出现低血糖。GDM 患者多数于产后糖代谢恢复正常，但将来随着年龄的增长，患糖尿病的机会增加。

二、糖尿病对母儿的影响

糖尿病对母儿的影响程度取决于糖尿病病情及血糖控制水平。

(一) 糖尿病对孕妇的影响

1. 流产 高血糖可使胚胎发育异常甚至死亡，流产发生率达 15%～30%。糖尿病妇女宜在血糖

笔 记 栏

控制正常后再考虑妊娠。

2. 妊娠期高血压疾病 糖尿病可导致小血管内皮细胞增厚及管腔变窄，组织供血不足，使妊娠期高血压疾病的发生率较正常孕妇高3～5倍。已有肾脏病理改变的糖尿病妇女如合并妊娠大约有50%可能发生妊娠高血压疾病。糖尿病孕妇一旦并发妊娠期高血压疾病，病情较难控制，对母儿影响较大。

3. 羊水过多 可能与胎儿高血糖、高渗性利尿致胎儿尿液排出增多有关，其发生率较非糖尿病孕妇多10倍。

4. 难产及手术产率增高 原因是巨大儿发生率明显增高，难产、产程延长易发生产后出血。

5. 易发生糖尿病酮症酸中毒 妊娠期内分泌的变化使胰岛素相对或绝对不足，脂肪分解加速，血清酮体升高；分娩期若发生感染或产程异常等也可引起酮症酸中毒。糖尿病酮症酸中毒对母儿危害较大，不仅是孕妇死亡的主要原因，而且若发生在孕早期对胎儿有致畸作用，发生在妊娠中晚期可影响胎儿智力发育，导致胎儿窘迫及死胎。

6. 感染 以泌尿系感染最常见，主要是由于糖尿病孕妇抵抗力下降所致。

(二) 对胎儿及新生儿的影响

1. 胎儿高胰岛素血症 孕妇高血糖可通过胎盘转运使胎儿血糖升高，而胰岛素不能通过胎盘，正常妊娠胎儿胰岛B细胞在孕11周开始分泌胰岛素，胎儿在高血糖的刺激下胰岛B细胞代偿性增生、肥大，产生大量胰岛素，以维持胎儿血糖在正常水平，而胰岛素分泌增多导致胎儿高胰岛素血症，引发一系列病理变化(图8-1)。

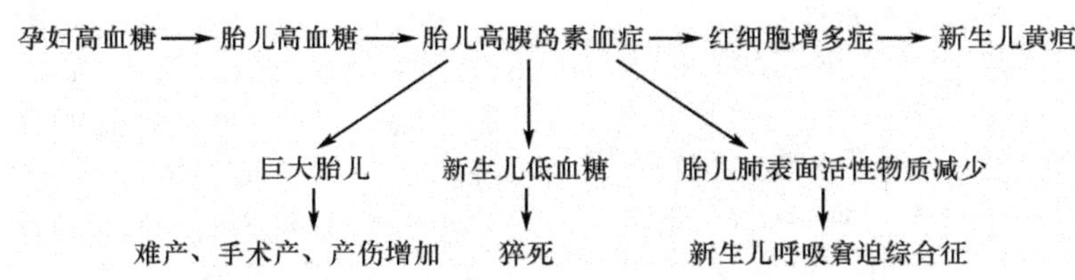

图8-1 胎儿高胰岛素血症引发的一系列病理变化示意图

(1) 巨大胎儿：发生率高达25%～42%，原因是胎儿高血糖刺激产生大量胰岛素而活化了氨基酸转移系统，促进蛋白、脂肪合成和抑制脂解作用所致。巨大胎儿也使难产和产伤发生率增加。

(2) 新生儿呼吸窘迫综合征：高胰岛素可抑制胎儿肺泡Ⅱ型细胞合成及释放肺表面活性物质，使胎儿肺成熟延迟，新生儿呼吸窘迫综合征发生率增高。

(3) 新生儿低血糖：新生儿脱离母体高血糖环境后，高胰岛素血症仍存在，若不及时补充葡萄糖，易发生低血糖，严重时危及新生儿生命。

2. 胎儿畸形率增加 原因目前尚不清楚，可能与代谢紊乱、缺氧或应用治疗糖尿病的药物等有关。研究表明：血糖过高、糖化血红蛋白>8.5%以及血管病变是发生胎儿畸形的高危因素。糖尿病孕妇的胎儿畸形率为6%～8%。

3. 胎儿生长受限、胎儿窘迫、新生儿窒息的发生率增加 可能与糖尿病合并血管病变影响子宫胎盘循环有关。

4. 早产 发生率为10%～25%，与羊水过多、妊娠期高血压疾病、胎儿窘迫以及其他严重并发症的出现，需提前终止妊娠有关。

三、妊娠期糖尿病的诊断

已经确诊糖尿病的妇女现在怀孕了，可明确诊断为糖尿病合并妊娠，这些孕妇多有“三多一少”症状。而妊娠期糖尿病孕妇常无明显症状，空腹血糖常在正常范围，容易造成漏诊，临床上主要通过高危因素筛查及实验室检查发现并诊断糖尿病。

(一) 妊娠期糖尿病的高危因素

有糖尿病家族史、孕期尿糖多次检测为阳性；年龄>30岁、孕妇体重>90kg；复杂性外阴阴道假丝酵母菌病、反复自然流产、死胎或分娩足月呼吸窘迫综合征患儿史，分娩巨大儿、畸形儿史，本次妊娠胎儿偏大或羊水过多者。对于有高危因素的孕妇，应在第一次产检时即行空腹血糖检查，如空腹血糖正常应行糖筛查试验，若结果正常，应在妊娠24～28周重复一次妊娠期糖尿病的筛查。

(二) 实验室检查

1. 50g葡萄糖筛查试验 无糖尿病高危因素的孕妇建议其在妊娠24～28周进行常规妊娠期糖尿病筛查。方法：将50g葡萄糖溶于200ml水中，5分钟内服完，当服糖后1小时血糖≥7.8mmol/L为糖筛查异常，应进一步行口服葡萄糖耐量试验(oral glucose tolerance test，OGTT)。

2. OGTT 我国多采用75g糖耐量试验。指空腹12小时后测空腹血糖，口服葡萄糖75g后检测血糖水平，诊断标准：空腹5.6mmol/L，1小时10.3mmol/L，2小时8.6mmol/L，3小时6.7mmol/L。其中有2项或2项以上达到或超过正常

笔记栏

值，可诊断为妊娠期糖尿病。仅 1 项高于正常值，诊断为糖耐量异常。

3. 空腹血糖 两次或两次以上空腹血糖≥5.8mmol/L 者，可诊断为糖尿病。

四、糖尿病孕妇的临床分级

目前临床上常应用改良的 White 分类法对糖尿病孕妇进行临床分级，该分类法依据患者发生糖尿病的年龄、病程以及是否存在血管并发症等进行分级，有助于判断母儿预后，具体分级标准：

A 级：妊娠期糖尿病，根据是否需要应用胰岛素又可分为：

A1 级：指经过控制饮食处理后，血糖控制满意，不需要应用胰岛素者。

A2 级：指经过控制饮食处理后不能满意控制血糖，需要应用胰岛素者。

B 级：显性糖尿病，20 岁以后发病，病程<10年。

C 级：发病年龄在 10～19 岁，或病程达 10～19 年。

D 级：10 岁以前发病，或病程≥20 年，或合并单纯性视网膜病。

F 级：糖尿病性肾病。

R 级：眼底有增生性视网膜病变或玻璃体出血。

H 级：冠状动脉粥样硬化性心脏病。

T 级：有肾移植史。

案例 8-3 分析

1. 该孕妇的初步诊断：孕$_2$产$_0$，宫内妊娠 14 周，单胎妊娠。

2. 进一步检查

(1) 该孕妇有糖尿病高危因素，如年龄 34 岁、母亲患糖尿病，体重偏胖，体重指数>26 kg/m^2，因此在本次产检应行空腹血糖检查，结果：5.2mmol/L。应再行 50g 葡萄糖筛查试验，结果：7.5mmol/L，正常范围，应嘱其在孕 24～28 周再做一次糖筛查试验。

(2) 孕妇在孕 26 周遵医嘱再次行 50g 葡萄糖筛查试验，结果：9.5mmol/L。

问题：

1. 下一步还需做什么检查能明确诊断？

2. 进一步应怎样处理？

五、糖尿病孕妇的临床处理

（一）孕前期

(1) 确定糖尿病患者可否妊娠：合并严重血管病变的糖尿病患者，妊娠后对母儿的危害均较大，因此临床上应建议 White D 级以上糖尿病患者不宜妊娠。若已妊娠者应尽早终止妊娠。

(2) 可以妊娠的糖尿病妇女，应与内科医师共同将血糖控制在正常范围 3 个月以上，测糖化血红蛋白恢复正常后开始妊娠。

（二）妊娠期

1. 严格控制孕妇血糖水平

(1) 控制血糖的理想目标：保证母亲和胎儿必须营养；维持理想的血糖水平，即空腹血糖<5.6mmol/L、餐后 1 小时血糖<7.8mmol/L、餐后 2 小时血糖<6.8mmol/L；预防酮症酸中毒；保持孕妇正常的体重增加。

(2) 控制血糖的方法

1) 饮食疗法：是通过控制饮食而使血糖水平达到理想目标的疗法。临床上大部分妊娠期糖尿病患者能通过单纯饮食控制达到理想的血糖控制目标，孕妇每日需要总热卡量约为每千克标准体重 30～35kcal，其中糖类占 40%～50%，蛋白质 20%～30%，脂肪 30%～40%，孕晚期后每周热量增加 3%～8%。

2) 药物治疗：对饮食治疗不能控制血糖在理想水平的糖尿病孕妇，需应用药物治疗。由于磺脲类及双胍类降糖药均能通过胎盘，可干扰胎儿代谢，有导致胎儿死亡或畸形的危险。因此孕妇不宜用口服降糖药物治疗。胰岛素不能通过胎盘，对胎儿较安全，是孕期首选的治疗药物。

A. 胰岛素的种类：分为胰岛素、低精蛋白胰岛素和精蛋白锌胰岛素三种。胰岛素应用后起效快，皮下注射后 30 分钟开始降血糖，作用持续 5～7 小时。用于急需控制血糖、纠正代谢紊乱及纠正酮症酸中毒时。低精蛋白胰岛素和精蛋白锌胰岛素，在皮下注射 1.5～2 小时后开始降血糖，作用持续时间较长，达 12～18 小时。主要用于病情稳定、维持血糖者。

B. 胰岛素用量：个体差异较大，一般从小剂量开始，根据血糖值加以调整，力求控制血糖在正常水平。对于孕前已应用胰岛素的孕妇，孕早期胰岛素有时需减量，随着孕周的增加，胰岛素用量不断增加，至妊娠 32～33 周是用量的高峰，比非孕期增加 50%～100%，随着妊娠的进展，部分孕妇胰岛素用量减少。

2. 孕期母儿监护

(1) 孕早期：孕前已有糖尿病的妇女，从确诊妊娠开始每周检查 1 次，密切监测血糖变化，调整胰岛素用量，防止因早孕反应引起低血糖。

(2) 孕 12～32 周：每两周检查 1 次，除继续监测、调整血糖外，应做 B 型超声检查了解胎儿发育、监测羊水量、排除胎儿畸形。进行眼底检查。每月

笔记栏

测定肾功能及糖化血红蛋白含量。

(3) 孕32周后：每周应检查1次。注意血压、尿蛋白情况。注意对胎儿-胎盘功能、胎儿成熟度等监测，及早发现胎儿窘迫的征象。必要时及早住院。对有可能提前终止妊娠者，应评估胎儿肺成熟度。

(三) 分娩期

1. 终止妊娠时间 主要取决于胎儿的成熟度、胎盘功能及胎儿宫内情况、孕妇血糖控制情况及是否有并发症发生等。原则上应在严密监护母儿情况、控制血糖的同时，尽量等待胎儿成熟后终止妊娠。若血糖控制良好，孕晚期无合并症，胎儿宫内状态良好，应等待至近预产期(38～39周)终止妊娠。若血糖控制不满意，伴有血管病变、子痫前期、胎儿生长受限、胎儿窘迫等，应提前终止妊娠。在提前终止妊娠前应检测羊水，了解胎儿肺成熟度，并行羊膜腔内地塞米松注射促进胎儿肺成熟。对于全身应用地塞米松促胎儿肺成熟者，由于可使孕妇血糖明显升高，应注意调整胰岛素用量。

2. 分娩方式

(1) 剖宫产：糖尿病本身不是剖宫产指征，当有巨大胎儿、胎盘功能不良、胎位异常或其他产科指征者，应行剖宫产。糖尿病并发血管病变者，多需提前终止妊娠，常选择剖宫产。

(2) 阴道分娩：糖尿病孕妇在分娩时应随时监测血糖，控制血糖不低于5.6mmol/L以防发生低血糖，必要时按每4g葡萄糖加1U胰岛素的比例补液。产程延长(>16小时)者易发生酮症酸中毒，严重影响母儿预后，因此最好控制总产程在12小时内结束。

3. 新生儿处理 无论体重大小均按早产儿处理，注意保温、吸氧，早开奶。出生后30分钟开始定时滴服25%葡萄糖液。密切监测血糖变化，足月新生儿血糖<2.22mmol/L可诊断为新生儿低血糖，应及时纠正，多数新生儿在生后6小时内血糖恢复至正常值。注意防止高胆血红素血症及新生儿呼吸窘迫综合征、低血钙的发生。接受胰岛素治疗的母亲，哺乳不会对胎儿产生不利影响。

(四) 产褥期

分娩后由于胎盘排出，抗胰岛素的激素迅速下降，故产后24小时内的胰岛素用量应减至原用量的1/2，48小时减少至原用量的1/3，有的患者甚至完全不需要用胰岛素治疗。空腹血糖明显升高的妊娠期糖尿病孕妇，产后应尽早复查空腹血糖，血糖值仍异常者，应诊断为糖尿病合并妊娠；空腹血糖正常的妊娠期糖尿病产妇，应于产后6～12周行OGTT检查，若仍异常，则可能是产前漏诊的糖尿病。OGTT正常者也要每三年检查1次血糖，GDM患者将来患糖尿病的机会较非GDM患者明显增加。如再次妊娠，60%～70%的患者将再次发生妊娠期糖尿病。

笔记栏

(五) 妊娠期糖尿病酮症酸中毒的处理

控制血糖是治疗的关键，主张应用小剂量胰岛素0.1U/(kg·h)静滴。每1～2小时监测血糖1次，血糖下降速度不宜过快，一般控制在4～6mmol/(L·h)。在血糖>13.9mmol/L时，应将胰岛素加入生理盐水中静脉滴注，当血糖≤13.9mmol/L后，开始用5%葡萄糖盐水加入胰岛素静脉滴注，酮体转阴后可改为皮下注射。同时应全面检测血气、水电解质、酸碱平衡，并给予相应治疗，注意防止低血钾，严格控制纠正酸中毒的指征。

案例8-3分析

1. 进一步检查：行OGTT(75g葡萄糖)。结果：空腹5.2mmol/L，1小时10.9mmol/L，2小时8.9mmol/L，3小时6.7mmol/L，可诊断为妊娠期糖尿病。

2. 处理：①控制饮食，按标准体重(身高−105)计算热卡，该孕妇标准体重55kg，总热卡为每日1650kcal。②监测餐后血糖；该孕妇经控制饮食，餐后1小时血糖>8mmol/L。③改用胰岛素后，血糖控制良好。④监测胎儿生长发育，排除胎儿畸形。

3. 产妇结局：妊娠38周自然临产，因巨大胎儿行剖宫产，胎儿出生体重4100g，羊水2500ml，新生儿出生后30分钟喂葡萄糖水，产妇产后当天血糖恢复正常，停用胰岛素，母儿7天后平安出院，产后6周产妇复查OGTT结果正常。

案例8-3小结

1. 妊娠期糖尿病的发病率近年来有逐渐上升的趋势，而且对母儿的危害较大。因此妊娠后注意对糖尿病进行筛查和诊断，尤其是对有高危因素者。无高危因素者也应在妊娠24～28周常规进行糖筛查，以便能对妊娠期糖尿病及早做出诊断和处理，对提高围生保健质量非常重要。

2. 妊娠期糖尿病的管理目标主要是控制血糖在理想水平。控制血糖的方法首选饮食治疗，当饮食治疗血糖无法控制在理想水平时，可选择应用胰岛素，应用剂量个体化，从小剂量开始。

3. 产后对糖尿病患者的追踪观察很有价值。

第四节　贫　　血

贫血是妊娠期最常见的合并症，在妊娠各期对母儿均可造成一定危害。由于妊娠期血容量增加，血液呈稀释状态，造成“生理性贫血”，因此妊娠期贫血的诊断标准与非孕期不同。据报道，50%以上孕妇合并贫血，其中以缺铁性贫血最常见，另外还有巨幼细胞性贫血和再生障碍性贫血等。在我国广东、广西和四川等地，地中海贫血也是常见的贫血之一。

一、概　　述

（一）贫血对妊娠的影响

1. 贫血对孕妇的影响　贫血增加了孕产妇妊娠和分娩的风险。如重度贫血可因心肌缺氧导致贫血性心脏病；贫血使胎盘缺氧而发生妊娠期高血压疾病的几率增加；贫血的妇女对分娩、麻醉、手术和失血的耐受性降低，易发生失血性休克；贫血时机体的抵抗力降低，易并发产褥感染。资料统计显示，全世界每年约50万名孕产妇死于贫血。

2. 对胎儿的影响　铁通过胎盘从母亲运至胎儿是单向运输，不能逆向转运。而且孕妇骨髓和胎儿在竞争摄取孕妇血清铁的过程中，胎儿组织占优势。因此，一般情况下，胎儿缺铁不会太严重。但当孕妇严重贫血时，主要是影响血液的携氧能力，使子宫胎盘缺氧，易造成胎儿宫内缺氧、生长受限、早产或死胎。

（二）妊娠期贫血的诊断标准

WHO的妊娠期贫血诊断标准：外周血血红蛋白<110g/L及血细胞比容<0.33。我国的诊断标准：外周血血红蛋白<100g/L、红细胞计数<3.5×10^{12}/L或血细胞比容<0.30。妊娠期贫血程度可分为四度（表8-1）。

表8-1　妊娠期贫血分度

贫血程度	红细胞计数	血红蛋白
轻度	$(3.0\sim3.5)\times10^{12}$/L	91～100g/L
中度	$(2.0\sim3.0)\times10^{12}$/L	60～90g/L
重度	$(1.0\sim2.0)\times10^{12}$/L	31～60g/L
极重度	$\leqslant1.0\times10^{12}$/L	≤30g/L

案例8-4

孕妇，26岁，广东人，因停经18周到医院进行常规产前检查。

孕妇既往体健，停经40多天自测尿妊娠试验阳性，孕早期有轻微早孕反应，大小便正常，本孕为第一次妊娠，否认胃溃疡病、钩虫病、肝病、肾病等疾病史，否认遗传病家族史。

体格检查：体温37℃，脉搏92次/min，血压120/72mmHg，呼吸20次/min，皮肤黏膜稍苍白、无出血点，心肺听诊无特殊。腹部检查：子宫增大如孕周，宫高17cm，腹围76cm，胎心156次/min，律齐。血常规：血红蛋白86g/L，红细胞计数4.1×10^{12}/L，红细胞平均体积68fl。

问题：

1. 该患者初步考虑什么诊断？
2. 需要做什么检查可以得出正确的诊断？
3. 如何处理？

二、缺铁性贫血

缺铁性贫血（iron deficiency anemia）是妊娠期最常见的贫血，占妊娠期贫血的95%。

（一）妊娠期缺铁性贫血的原因

1. 铁的需要量增加　由于胎儿生长发育大约需要铁250～350mg，妊娠期血容量增加，大约需要增加650～750mg的铁，故孕期共需增加铁1000mg左右。

2. 孕妇对铁摄取不足或吸收不良　孕妇每日至少需要摄入铁4mg。按正常饮食计算，每日饮食中含铁10～15mg左右，而吸收率仅为10%，远不能满足妊娠期的需要，即使是在妊娠后半期，铁的最大吸收率达40%，仍不能满足需要，若不给予铁剂补充，容易耗尽体内储存铁造成贫血。

（二）缺铁性贫血的诊断依据

1. 病史　有月经过多、钩虫病等慢性失血的病史；有长期偏食、胃肠功能紊乱、营养不良等病史；合并肝肾疾病、慢性感染等病史，影响红细胞生成及红细胞寿命，抑制机体存储铁的能力。经铁剂治疗有效对诊断有重要的辅助价值。

2. 临床表现　轻者常无明显症状；重者可有乏力、头晕、心悸、气短、食欲不振、腹泻等。皮肤黏膜苍白、浮肿、皮肤干燥、毛发无光、指甲脆薄、反甲及口腔炎、舌炎等。

3. 实验室检查　是诊断缺铁性贫血的重要依据。

（1）外周血象：红细胞平均体积（MCV）<80fl，红细胞平均血红蛋白量（MCH）<27pg，红细胞平均血红蛋白浓度（MCHC）<30%，为小细胞低色素

笔记栏

型贫血。除血红蛋白及红细胞计数降低外，白细胞及血小板计数均在正常范围。

(2) 血清铁和总铁结合力：当孕妇血清铁<8.95μmol/L(50μg/dl)，总铁结合力>64.44μmol/L(360μg/dl)时，有助于缺铁性贫血诊断。

(3) 血清铁蛋白：是反映体内铁储备的主要指标，血清铁蛋白<14μg/L(<20μg/L为储铁减少，<12μg/L为储铁耗尽)可作为缺铁的依据。

(4) 骨髓象：红系造血呈轻度或中度活跃，以中晚幼红细胞增生为主，骨髓铁染色可见细胞内外铁均减少，尤其以细胞外铁减少更有诊断意义。

(三) 处理

1. 预防 为满足孕期对铁需要量的增加，孕产妇应常规补铁。积极纠正胃肠功能紊乱及其他易引起缺铁性贫血的合并症。

2. 补充铁剂 以口服给药为主。如可应用硫酸亚铁0.3g每日3次；铁的缓释剂——多糖铁复合物150mg每日1～2次；同时服用维生素C可促进铁吸收。对妊娠后期中度缺铁性贫血或因严重胃肠道反应不能给口服铁剂者，可用右旋糖酐铁或山梨醇铁，深部肌内注射。首次给药应从小剂量开始，逐渐增量。若铁剂治疗4周无效，应排除是否缺铁病因未去除或诊断有误。

3. 输血 当血红蛋白<60g/L、接近预产期或短期内需分娩者，应少量多次输注浓缩红细胞，输注时必须掌握速度和量，避免加重心脏负担或诱发急性左心衰竭。

4. 产科处理

(1) 中、重度贫血产妇临产后应配血备用。出血多时应及时输血。

(2) 预防产后出血：严密监测产程，第一产程避免时间过长，第二产程尽可能缩短，必要时予以助产；胎儿前肩娩出后，药物促进子宫收缩，缩短第三产程，仔细检查和缝合损伤的软产道，减少产后出血。

(3) 预防感染：产程中严格无菌操作，产后应用广谱抗生素。

三、巨幼细胞性贫血

巨幼细胞性贫血(megaloblastic anemia)是由叶酸或维生素B_{12}缺乏引起的DNA合成障碍所致的贫血。外周血呈大细胞型贫血。国内报道发病率为0.7%～7.8%，以西北地区多见。

(一) 病因及发病机制

叶酸与维生素B_{12}在DNA合成过程中起重要作用，是必不可少的辅酶。叶酸和(或)维生素B_{12}缺乏，可使DNA合成障碍，累及全身组织和细胞，但以红细胞系统受累最明显，表现为红细胞体积增大、核发育处于幼稚状态，形成巨幼细胞。由于巨幼细胞寿命短而发生贫血。妊娠期本病95%是叶酸缺乏所致，少数孕妇因缺乏维生素B_{12}而发病。引起叶酸和维生素B_{12}缺乏的原因有：

1. 摄入量不足或吸收不良 长期偏食、挑食引起营养不良，或烹饪方法导致叶酸大量丢失，或孕妇有慢性消化道疾病，影响叶酸和维生素B_{12}的吸收。

2. 妊娠期需要量增加 孕妇每日需300～400μg(非孕妇女需要量50～100μg/d)叶酸，多胎孕妇需要量更多。

3. 丢失增加 妊娠期肾血流量增加，叶酸从尿中排出增加。

(二) 巨幼细胞性贫血对母儿的影响

对孕产妇可使贫血性心脏病、妊娠期高血压疾病、胎盘早剥、早产、产褥感染等的发病率明显增多。胎儿开放性神经管或其他畸形发生率较多，与叶酸的缺乏密切相关，另外胎儿生长受限、死胎等的发生率也增加。

(三) 巨幼细胞性贫血的临床表现和诊断

1. 临床表现

(1) 乏力、头昏、心悸、气短、皮肤黏膜苍白等一般贫血的表现。

(2) 消化道症状：厌食、恶心、呕吐、腹泻、腹胀、舌炎、舌乳头萎缩等。

(3) 周围神经炎症状：手足麻木、深部知觉减退，共济失调、行走困难，出现易激动、神经异常等。

维生素B_{12}缺乏常伴有神经系统症状，而叶酸缺乏无神经系统症状，而以舌炎多见。

2. 实验室检查

(1) 外周血象：红细胞平均体积(MCV)>100fl，红细胞平均血红蛋白含量(MCH)>32pg，为大细胞贫血，红细胞外形为大卵圆形。中性粒细胞核分叶过多为其特征之一，而且此特征早于巨幼红细胞出现。网织红细胞常减少，血小板常偏低。

(2) 血清叶酸值<6.8mmol/L(3ng/ml)、红细胞叶酸值<227nmol/L(100ng/L)提示叶酸缺乏。血清叶酸受进食影响，而红细胞叶酸表示体内叶酸的储存情况，诊断价值大，若叶酸值正常，应测孕妇血清维生素B_{12}值，若<74pmol/L(100pg/ml)提示维生素B_{12}缺乏。

(3) 骨髓象：红细胞系统增生活跃，不同成熟期巨幼细胞系占骨髓细胞总数的30%～50%。

笔记栏

(四) 巨幼细胞性贫血的处理

1. 预防 多食新鲜蔬菜、水果、豆类、肉类、动物肝脏及肾脏等食物。计划妊娠前 3 个月开始补充叶酸 0.5～1mg/d，直至妊娠 12 周，能减少因叶酸缺乏引起的贫血，并可有效地降低胎儿开放性神经管畸形的发生率。妊娠晚期由于胎儿生长发育的需要，也需增加叶酸的摄入。

2. 补充叶酸 对于巨幼细胞性贫血者，口服叶酸 5mg，每日 3 次，或每日肌内注射叶酸 15mg，直至症状消失、贫血纠正为止。应同时补充铁剂，以满足血红蛋白大量生成对铁的需求。有神经系统症状者，应及时补充维生素 B_{12}。

3. 补充维生素 B_{12} 100μg 每日 1 次肌内注射，连续 2 周后改为每周两次，直至血红蛋白恢复正常。

4. 输血 血红蛋白＜60g/L 时，可少量间断输新鲜血或浓缩红细胞。

5. 产科处理 分娩过程避免产程延长，做好产后出血的防治和产褥期感染的预防。

四、再生障碍性贫血

再生障碍性贫血(aplastic anemia)简称再障，是因骨髓造血干细胞数量减少和质的缺陷，导致造血功能衰竭，引起外周全血细胞(红细胞、白细胞、血小板)减少为主要表现的一组综合征。国内报道，妊娠合并再障占分娩总数的 0.03%～0.08%。

(一) 再障与妊娠的相互影响

1. 妊娠对再障的影响 再障的病因复杂，部分是由化学、物理或生物因素等对骨髓的毒性作用所致，称继发性再障；而约一半患者始终未能找到原因，称原发性再障。目前认为妊娠不是再障的原因，但妊娠可能使原有病情加剧。少数女性在妊娠期发病，分娩后缓解，再次妊娠时复发。

2. 再障对妊娠的影响

(1) 对孕产妇的影响

1) 红细胞减少引起贫血，易发生贫血性心脏病，甚至造成心力衰竭。妊娠期高血压疾病的发生率增高。

2) 血小板数量减少和质的异常，以及血管脆性及通透性增加，可引起鼻、胃肠道黏膜等出血，产后出血发生率增高。

3) 粒细胞、单核细胞及丙种球蛋白减少、淋巴组织萎缩，使孕妇防御功能低下，易引起感染。

再障孕产妇最主要的死因有：颅内出血、心力衰竭及严重的呼吸道、泌尿道感染或败血症。

(2) 对胎儿的影响：血红蛋白＞60g/L 对胎儿影响不大。分娩后能存活的新生儿，一般血象正常，极少发生再障。血红蛋白≤60g/L 者对胎儿不利，可导致流产、早产、胎儿生长受限、死胎及死产。

(二) 再障合并妊娠的临床表现和诊断

1. 临床表现 分为急性型和慢性型两种类型。急性再障起病急，进展迅速，以出血和感染为首起及主要表现，慢性再障起病缓慢，以贫血为首起和主要表现。孕妇以慢性型多见。

2. 实验室检查

(1) 外周血血象：全血细胞减少，贫血属正常细胞型，网织红细胞显著减少。

(2) 骨髓象：增生不良或增生减低。

(三) 再障合并妊娠的处理

应由产科医生和血液科医生共同管理。

1. 孕前期 再障患者妊娠后对母儿均存在极大的威胁。因此，再障患者在病情未缓解之前应该避孕。

2. 妊娠期

(1) 治疗性人工流产：若在妊娠早期，且再障病情较重者，应在做好输血准备的同时行人工流产。妊娠中、晚期患者，因终止妊娠有较大危险，应加强支持治疗，在严密监护下继续妊娠直至足月分娩。

(2) 支持疗法：注意休息，左侧卧位，加强营养，间断吸氧，少量、间断、多次输入新鲜血，提高全血细胞数量；或根据缺少的血液成分间断成分输血。

(3) 应用糖皮质激素：免疫抑制剂起到暂时止血的作用，用于有明显出血倾向者。泼尼松 10mg，每日 3 次口服，但易致感染不宜久用。

(4) 蛋白合成激素：有刺激红细胞生成的作用，如羟甲烯龙 5mg，每日两次口服。

(5) 预防感染：选用对胎儿影响小的广谱抗生素。

3. 分娩期

(1) 尽量经阴道分娩，避免产程延长，因第二产程用腹压可造成孕妇颅内出血或其他重要脏器出血，故应缩短第二产程。产后仔细检查软产道并认真缝合，防止产道血肿形成。

(2) 有产科手术指征者行剖宫产，但手术指征应放宽。剖宫产术的同时放宽子宫切除的指征，以免引起产后出血及产褥感染。

4. 产褥期 继续支持疗法，预防产后出血及感染。

五、珠蛋白生成障碍性贫血

珠蛋白生成障碍性贫血是一类由于常染色体遗传性缺陷，引起血红蛋白的珠蛋白肽链合成障碍，使一种或几种珠蛋白数量不足或完全缺乏而导

笔记栏

致的溶血性贫血，又称地中海贫血(thalassemia)。本病的发病情况地区差异很大，在我国发病以广东、广西、四川等地为多，其次是长江以南各省市。

(一) 正常血红蛋白的构成

血红蛋白是一种结合蛋白，由珠蛋白和血红素构成，每一个珠蛋白分子有两对肽链(一对α链和一对非α链，非α链包括β、γ、δ、ζ和ε链)，不同的肽链是由不同的遗传基因控制的，每一条肽链与一个血红素构成一个血红蛋白单体，人类血红蛋白是四个单体聚合而成的四聚体。正常血红蛋白主要有三种：①Hb-A($\alpha_2\beta_2$)是成人血红蛋白的主要形式，占96%～98%，新生儿占10%～40%，出生6个月后即达成人水平。②Hb-A_2($\alpha_2\delta_2$)在成人所占比例不超过2%～3%，在胎儿期只有微量甚至缺如，至出生后6～12月达成人水平。③Hb-F($\alpha_2\gamma_2$)主要存在于胎儿期，占胎儿血红蛋白的70%～90%，出生后逐渐减少，6个月以后基本降至成人水平，即小于1%～2%。

(二) 发病机制

1. α地中海贫血　当α珠蛋白基因缺失或缺陷时，导致α肽链合成减少或缺乏，称α地中海贫血。患者含α肽链的Hb-A、Hb-A_2、Hb-F合成减少，过剩的β及γ肽链各自聚合形成Hb-H(β4)及Hb-Bart(γ4)。正常α基因共有四个(父源和母源各两个)。α地中海贫血的基因缺陷主要为缺失型。可分为四种类型，即：① 静止型缺失一个基因；②标准型缺失两个基因；③HbH病缺失三个基因；④Hb-Bart水肿胎儿缺失四个基因。

2. β地中海贫血　当β珠蛋白基因缺陷时，导致β肽链合成减少或缺乏，称β地中海贫血。患者含β肽链的Hb-A合成减少，而过剩的α肽链与γ肽链或δ肽链结合，导致Hb-F或Hb-A_2合成增多。β地中海贫血的基因缺陷绝大多数属于非缺失型的基因点突变。

(三) 临床表现及诊断

1. 地中海贫血纯合子状态　可出现严重贫血，通常不能存活至成人。α地中海贫血纯合子表现为胎儿水肿、死胎或出生后立即死亡，胎儿肝脾大，红细胞大小不匀、异形，Hb-Bart占80%～90%。β地中海贫血纯合子又称Cooleys贫血，在胎儿期无临床表现，贫血常在出生后1年内逐渐加重，呈明显小细胞低色素性，幼稚红细胞内可见包涵体，Hb-F常在30%～60%之间，甚至可达90%；患儿生长迟缓，肝脾明显肿大，可有轻度黄疸，常于儿童期夭折。

地中海贫血纯合子状态因为贫血严重，不可能生存至生育年龄，故不存在合并妊娠的问题。

2. 地中海贫血杂合子状态　临床表现不一，有的完全没有症状，有的仅表现为慢性溶血及贫血，典型的表现为外周血红细胞呈小细胞低色素性贫血，红细胞渗透脆性降低。α地中海贫血的静止型无临床症状和体征，亦无贫血，红细胞形态正常；标准型表现为轻度贫血，部分包涵体生成试验阳性，出生时Hb-Bart占5%～15%；Hb-H病常有轻度或中度贫血，肝脾肿大，黄疸，Hb电泳可发现Hb-H带。β地中海贫血的血红蛋白电泳主要表现为Hb-A_2增高、Hb-F增高，而Hb-A降低。

地中海贫血杂合子状态的妇女因为贫血轻，不影响正常生活和妊娠，故合并妊娠的问题集中在对子代的遗传方面。

3. 地中海贫血与缺铁性贫血的鉴别　两种贫血的外周血象均表现为小细胞低色素性贫血，鉴别主要依靠家族史、血清铁及铁蛋白测定、血红蛋白电泳以及铁剂治疗效果观察等。有研究表明，地中海贫血患者的外周血象有明显的MCV与RBC分离现象，即平均红细胞体积降低而红细胞计数升高，而缺铁性贫血通常表现为平均红细胞体积和红细胞计数同步降低，因此若RBC/MCV增高有助于轻型地中海贫血的诊断。

(四) 临床处理

1. 遗传咨询及产前诊断　若夫妇双方均为同一类型地中海贫血杂合子，依照遗传规律，其后代有1/4机会为纯合子，2/4机会为杂合子。临床上应尽量避免纯合子胎儿出生。为了减少缺陷儿童的出生，很有必要对夫妇双方进行有效的产前筛查，最好能在婚前医学检查得出诊断，并进行生育指导。对夫妇双方为同型杂合子进行必要的产前诊断，判断胎儿病情，及早对纯合子胎儿做出诊断，及时对出生缺陷进行干预。目前常用于产前筛查和诊断方法包括血常规、血红蛋白电泳、地中海贫血基因检查，对需要进行宫内诊断的孕妇可抽取绒毛组织、羊水或胎儿脐血检查。

2. 孕期处理　以支持妊娠为主，一般不需要特殊治疗。

(1) 一般治疗：主要是加强营养。地中海贫血患者骨髓多处于增生状态，消耗大量的叶酸，而且妊娠期对叶酸的需要量增加，因此需注意补充叶酸；合并缺铁时可考虑补充铁剂，否则不宜补铁。

(2) 积极妊娠并发症：包括妊娠高血压疾病、贫血性心脏病、感染等。

(3) 纠正贫血：若贫血较严重者(血红蛋白<60g/L)，可采用少量间断输浓缩红细胞以维持血红蛋白在90g/L以上较为理想。

(4) 预防产后出血：包括杜绝产程的延长，正确处理第三产程和合理使用宫缩剂等。

笔记栏

案例 8-4

1. 考虑的诊断：①孕$_1$ 产$_0$，宫内妊娠 18 周，单胎妊娠；②妊娠合并中度贫血：地中海贫血？缺铁性贫血？

2. 进一步检查及结果：血清铁 26μmol/L，血清铁蛋白 80μg/L，血红蛋白电泳：Hb-A_2 5.6%，Hb-F 2.5%。

3. 修正诊断：妊娠合并β地中海贫血

4. 进一步的处理

(1) 检查丈夫的血常规及血红蛋白电泳排除地中海贫血，若丈夫也确诊为β地中海贫血，则需对胎儿进行产前诊断，排除胎儿β地中海贫血纯合子。

(2) 继续妊娠者，在孕期补充叶酸并定期产前检查，密切监测血常规，加强胎儿监护。

案例 8-4 小结

地中海贫血与缺铁性贫血的外周血象相似，均为小细胞低色素性贫血，因此应注意分析血清铁、血清铁蛋白、血红蛋白电泳及 RBC/MCV 等实验室检查结果加以鉴别，当孕妇被诊断为地中海贫血时，必须对其丈夫进行地中海贫血筛查，若夫妇双方均为同一类型的地中海贫血，则需对胎儿进行产前诊断，以防止纯合子地中海贫血胎儿的出生。

第五节　妊娠合并甲状腺功能亢进症

甲状腺功能亢进症（简称甲亢），是体内甲状腺激素过高，引起机体的神经、循环、消化等系统兴奋性增高和代谢亢进的内分泌疾病。妊娠合并甲亢的发病率国内报道为 0.1%～0.2%。最常见的原因是毒性弥漫性甲状腺肿（Graves disease），也称格雷夫斯病。格雷夫斯病为器官特异性自身免疫性疾病，约占所有甲亢患者的 85%，女性好发于生育年龄。

案例 8-5

患者，28 岁，因患“甲亢”2 年，停经 66 天，到医院就诊。

患者平素月经规则，停经 40 天开始出现恶心、呕吐等不适，停经 60 天到医院检查证实为宫内妊娠。患者在 2 年前患“甲亢”，一直服用甲巯咪唑治疗至今。近半年甲巯咪唑用量为 5mg/d，甲状腺功能检查一直维持在正常水平，本次为用药期间意外妊娠，孕妇在证实妊娠后自行停用药物。今天，患者到医院拿甲状腺功能检查结果时发现较孕前明显增高，TT_4 为 178nmol/L，TT_3 3.4nmol/L，因担心甲亢对妊娠的影响，故再次到产科就诊，了解是否需要终止妊娠。本孕为第二次妊娠，1 年前因甲亢控制不稳定行人工流产一次（孕 50 天），既往史、家族史无特殊。

体格检查：体温 36.7℃，脉搏 105 次/min，血压 112/76mmHg，呼吸 20 次/min，心肺听诊无特殊。妇科检查：外阴阴道未见异常，宫颈着色、软，子宫软，增大如孕 9 周大小，双侧附件未及包块。

问题：

1. 对于该患者初步考虑什么诊断？
2. 需要做何进一步检查以明确诊断？
3. 如何进一步处理？

一、妊娠与甲亢的相互影响

（一）正常妊娠期甲状腺的变化

1. 甲状腺体积增大　妊娠期受孕期胎盘激素的影响，甲状腺处于相对活跃状态。B 型超声扫描发现，孕妇甲状腺体积比非妊娠时增大 30%～40%。

2. 甲状腺功能的变化　正常妊娠时母体出现的代谢亢进表现，如多汗、怕热、进食增加、易激动、脉搏较快等，临床上易与甲亢混淆。另外，孕妇体内高水平雌激素使甲状腺结合球蛋白（TBG）增高，血清总甲状腺素（TT_4）与总三碘甲状腺原氨酸（TT_3）增高，因此，妊娠期如怀疑甲亢或原有甲亢者，应以促甲状腺激素（TSH）降低、血清游离三碘甲状腺原氨酸（FT_3）、血清游离甲状腺激素（FT_4）增高最有诊断价值。

（二）妊娠对甲亢的影响

孕前已患甲亢的妇女，在妊娠早期甲亢症状可能会加重，此时常需调整甲状腺药物的剂量。妊娠中、晚期，免疫抑制加强，与自身免疫有关的格雷夫斯病，此期间病情可能缓解。产后免疫抑制解除，部分患者出现免疫反跳，甲亢病情会一时性加重。妊娠期如甲亢控制不当、不适当停药，分娩或手术时的应激、疼痛刺激，劳累、饥饿以及感染等均可诱发甲亢危象。如处理不及时，孕产妇死亡率较高，需及早防治。

（三）甲亢对妊娠的影响

轻症或经治疗控制良好甲亢患者，通常对妊娠影响不大。重症或控制不良的甲亢患者常合并月

笔记栏

经紊乱、妊娠机会少，如合并妊娠对母儿有以下的影响。

(1) 孕妇发生妊娠期高血压疾病的几率增高，可达15.6%～77%。

(2) 流产、早产、胎儿生长受限、死产的发生率增高。

(3) 对胎儿甲状腺功能的影响：一方面，孕妇服用大量抗甲状腺药物可通过胎盘进入胎儿体内，有可能造成胎儿、新生儿甲状腺功能低下。另一方面，甲亢患者血液中存在一种免疫球蛋白，有类似促甲状腺激素的作用，可进入胎儿血循环，引起胎儿暂时性甲亢。一般在新生儿出生后3～4周，随着该免疫球蛋白在血液中逐渐消失，新生儿甲亢可自行消退。

二、妊娠期甲亢的临床表现和诊断

多数甲亢孕妇，孕前有甲状腺疾病史，诊断并不困难。轻症甲亢或妊娠期首发的甲亢，有时与正常妊娠时的代谢亢进不易区别，主要通过临床表现及实验室检查进行诊断。

(一) 症状及体征

妊娠期出现心悸、休息时心率超过100次/min。在食欲好、进食多的情况下孕妇体重不能按孕周增长，腹泻。脉压差>50mmHg。出现怕热多汗、皮肤潮红、皮温升高等症状。甲状腺弥漫性肿大、突眼及手震颤为妊娠合并甲亢的三大主征。

(二) 实验室检查

实验室检查是诊断甲亢的重要手段。

诊断妊娠合并甲亢最有意义的实验室检查是：TSH降低，FT_3、FT_4增高。妊娠期血清总甲状腺素(TT_4)及总三碘甲状腺原氨酸(TT_3)均高于非孕期，但当$TT_4 \geq 180.6$nmol/L，$TT_3 \geq 3.54$nmol/L时，也可诊断妊娠期甲亢(表8-2)。

表8-2 甲状腺功能实验室检查

检查项目	正常非孕妇女	妊娠妇女	妊娠合并甲亢
基础代谢BMR(%)	<+15	+20～+30	>+30
血清总甲状腺激素TT_4(nmol/L)	78～119	轻度增高	≥180.6
血清三碘甲状腺原氨酸TT_3(nmol/L)	1.7～1.8	轻度增高	≥3.54
血清游离三碘甲状腺原氨酸FT_3(pmol/L)	3.70～9.55	无改变	增高
血清游离甲状腺激素FT_4(pmol/L)	18.2～39.0	无改变	增高
促甲状腺激素TSH(Mu/L)	2～20	正常	降低

(三) 甲亢危象的诊断

甲亢孕妇出现高热39℃以上、脉率160次/min、脉压增大、焦虑、烦躁、大汗淋漓、恶心、厌食、呕吐、腹泻、脱水、休克、心律失常及心力衰竭、肺水肿可诊断为甲亢危象。

三、妊娠期甲亢的处理

(一) 孕前期

患有甲亢的妇女，在用药期间(尤其是应用同位素碘治疗者)不宜妊娠，应采取避孕措施，待病情稳定1～3年后再考虑妊娠。患甲亢性心脏病的妇女，妊娠后易发生心衰，应避孕，待疾病控制后再怀孕。

(二) 妊娠期

(1) 甲亢不是终止妊娠的适应证。但如伴甲亢性心脏病的重症病例，应在积极治疗甲亢的同时，考虑在孕早期终止妊娠。

(2) 休息，适当给予镇静剂等对症处理，病情轻者尽量少用抗甲状腺药物。

(3) 抗甲状腺药物

1) 丙硫氧嘧啶(PTU)：通过胎盘量少，速度慢，能在甲状腺内阻断甲状腺激素的合成，并阻断T_4转变为T_3(T_3的生物学效应比T_4强数倍)，是孕期治疗甲亢的首选药物。用药原则是既要控制甲亢的发展，又要确保胎儿正常发育，安渡妊娠及分娩。用药剂量一般为非孕期的半量。用药期间密切观察病情变化，包括安静时的脉率、脉压差、食欲等症状和游离T_3、T_4等指标，切忌过度治疗造成新生儿甲低。病情减轻或稳定后应逐渐减量，不可骤然停药。

2) 甲巯咪唑：药效较PTU高10倍，极易通过胎盘，对胎儿影响较大，因此不主张用于治疗妊娠期甲亢。但若胎儿因受母亲类似促甲状腺激素的作用，发生胎儿甲亢，出现甲状腺肿大及持续胎儿心动过速等表现时，可选择甲巯咪唑，利用其极易通过胎盘的特性进行宫内治疗胎儿甲亢。

3) ^{131}I治疗：妊娠期禁用^{131}I进行治疗，因为胎儿甲状腺在妊娠9～10周就有浓集碘的功能，应用^{131}I后影响胎儿甲状腺发育，可能造成先天性甲低。且^{131}I有放射性，有致畸的可能。

(4) 手术治疗：妊娠期很少需要手术治疗。手术治疗的指征是药物治疗不能控制甲亢症状、怀疑有癌变者。有手术指征者可选择妊娠中期进行甲状腺部分切除术。

(5) 密切监护胎儿生长发育：甲亢孕妇易发生胎儿生长受限。应监护胎儿生长发育的相关指标，如宫高、腹围，每1～2个月行胎儿超声检查，发现胎儿生长受限应及时治疗。

(6) 加强孕妇的监护：甲亢孕妇发生妊娠期高血压疾病的几率增高，孕期应密切监测血压、尿蛋白等情况，及时发现，及时治疗。应避免感染、精神刺激和情绪波动等甲亢危象的诱因。

（三）分娩期

妊娠37～38周应入院监护并决定分娩方式。除有产科因素外，应尽量选择阴道分娩。临产后给予精神安慰、可用地西泮镇静，减轻疼痛，吸氧，注意补充能量，缩短第二产程。病情重者行手术助产。对宫颈条件差、有产科指征者，应考虑剖宫产。

（四）产褥期

(1) 预防感染及产后出血，预防并发症及甲状腺危象的发生。

(2) 产后哺乳的问题：部分甲亢患者产后有病情加重倾向，不但需要继续用药，且需增加药量，PTU可通过乳腺组织到达乳汁，但乳汁PTU量很少，24小时内乳汁含量为母亲口服量的0.07%。因此，母亲服用PTU哺喂婴儿是安全的。但应定期检测婴儿甲状腺功能。

(3) 新生儿的处理：出生时留脐血检测T_3、T_4及TSH水平。注意甲状腺大小、有无杂音、有无甲亢或甲状腺功能减退症的症状和体征。

（五）甲状腺危象的抢救

甲状腺危象是甲亢病情恶化的严重表现，妊娠期合并甲亢一旦发生甲亢危象，如治疗不及时则孕产妇死亡率极高。故抢救时的治疗以孕产妇为主，不考虑胎儿的问题。

(1) 阻断甲状腺激素合成：丙硫氧嘧啶，剂量加倍，症状缓解后应及时减量。

(2) 抑制甲状腺激素释放：①碘溶液，能迅速抑制与球蛋白结合的甲状腺激素水解，减少甲状腺激素向血中释放。在使用PTU 1小时后口服饱和碘化钾5滴/次，每6小时1次，每日20～30滴。②碘化钠溶液0.5～1.0g加入10%葡萄糖500ml中静脉滴注。

(3) 控制心率：口服普萘洛尔10～20mg，每日3次。

(4) 氢化可的松100～200mg静脉滴注或地塞米松10～30mg静脉注射。

(5) 对症治疗：吸氧，纠正水、电解质、酸碱平衡紊乱，抗感染，物理及药物降温，必要时人工冬眠。

(6) 分娩前发病者，待病情稳定后2～4小时结束分娩，以剖宫产为宜。术后给予大量广谱抗生素控制感染。

案例8-5分析

1. 初步诊断：①早期妊娠；②甲状腺功能亢进症。

2. 进一步检查：主要了解甲状腺功能：检测TSH、FT_3、FT_4（因TT_3和TT_4在正常妊娠期均升高，孕期检查意义较小）。该患者目前检测结果稍高于正常妊娠的范围。

3. 进一步处理

(1) 孕妇不应停药，应改用丙硫氧嘧啶，妊娠期用量为非孕期的1/2，因此先用PTU 25mg/d，再根据TSH、FT_3、FT_4值考虑是否需要调整药量，原则上用最低剂量，即控制FT_3、FT_4在正常高值。注意妊娠期必须每月对甲状腺功能进行监测。

(2) 没有必要终止妊娠。但妊娠期必须加强母儿监护，增加产检次数，及早发现和治疗妊娠并发症。预防甲亢危象发生的诱因。

(3) 分娩后注意对新生儿甲状腺功能进行监测。

案例8-5小结

1. 妊娠期由于内分泌系统的生理变化，甲状腺处于活跃状态，故给妊娠合并甲亢的诊断带来困难，妊娠期甲亢的诊断最有意义的辅助检查是TSH降低，FT_3、FT_4增高。

2. 孕前一直应用抗甲状腺药物治疗的甲亢患者，在妊娠期间不应突然停药，应用低剂量丙硫氧嘧啶将甲状腺功能维持在正常水平为宜。

3. 妊娠合并甲亢在无并发症及合并症的情况下，不需终止妊娠，妊娠期间必须严密观察母儿情况、及时发现和治疗高危妊娠，防止导致甲亢危象的诱因。

第六节　妊娠合并急性阑尾炎

急性阑尾炎（acute appendicitis）是妊娠期最常

笔记栏

见的外科疾病。妊娠期急性阑尾炎的发病率与非妊娠期相同，国内资料为0.5‰～1‰。妊娠期由于增大子宫的影响，使阑尾炎的表现不典型，误诊率较高，而且阑尾穿孔继发弥漫性腹膜炎较非孕期多1.5～3.5倍，围生期母儿病率及死亡率明显提高。因此掌握妊娠期阑尾炎的特点，早期诊断和及时处理对预后有重要影响。

案例 8-6

孕妇，27岁，因停经30周，右侧腹部疼痛3小时到医院就诊。

孕妇既往体健，于孕20周开始定期到门诊系统产检，未发现异常。4小时前无诱因出现右侧腹部疼痛，为持续性钝痛，伴恶心，呕吐1次，为胃内容物，无伴阴道流血、流水，本孕为第一次妊娠，既往史、家族史无特殊。

体格检查：体温38.2℃，脉搏92次/min，血压110/70mmHg，心肺听诊未见异常，腹部膨隆，右侧中下腹部压痛明显，腹肌稍紧张，无明显反跳痛，子宫底高度25cm，腹围82cm，偶可触及子宫收缩，胎方位LOT，胎心146次/min，律齐。

问题：

1. 该患者首先应考虑哪些可能的诊断？
2. 需要做何进一步检查以明确诊断？

一、妊娠期阑尾解剖位置及阑尾炎的特点

（一）妊娠期阑尾的解剖位置随孕周的增长而变化

妊娠初期阑尾的位置与非妊娠期相似，其根部在右髂前上棘至脐连线中外1/3处。随妊娠周数增加，盲肠和阑尾的位置逐渐向上、向外、向后移位，同时阑尾逆时针方向转动。至妊娠足月时阑尾可达胆囊区，一部分被增大的子宫覆盖。盲肠和阑尾位置的改变在产后逐渐回位。

（二）妊娠期阑尾炎的特点

妊娠并不诱发阑尾炎，但妊娠期一旦发生阑尾炎则病情发展很快，易发生坏死、穿孔及腹膜炎。原因有：

（1）增大子宫将腹壁和发炎阑尾分开，使腹壁防卫能力减弱。

（2）增大的子宫妨碍大网膜游走，使大网膜不能抵达感染部位发挥防卫作用。

（3）妊娠期甾体激素水平增高，毛细血管通透性及组织蛋白溶解能力增强，使发炎的阑尾易穿孔。

笔记栏

（4）妊娠期机体免疫力降低、炎症刺激子宫诱发宫缩，两者均可促使炎症扩散，易导致弥漫性腹膜炎。

（5）妊娠期阑尾位置的变化及增大子宫的掩盖，急性阑尾炎并发局限性腹膜炎时腹肌紧张及腹膜刺激征不明显，容易漏诊而延误治疗时机。

二、妊娠合并急性阑尾炎的诊断与鉴别诊断

（一）临床表现

在妊娠的不同时期，急性阑尾炎的临床表现有明显差别。

（1）妊娠早期急性阑尾炎：症状及体征与非孕时基本相同。常有转移性右下腹痛及消化道症状，包括恶心、呕吐、食欲不振、便秘和腹泻。体温在早期常正常或轻度升高（通常＜38℃），若体温升高（＞39℃）或脉率增快，应警惕阑尾穿孔或合并腹膜炎。腹部检查右下腹麦氏点或稍高处有压痛、反跳痛和肌紧张。

（2）妊娠中、晚期急性阑尾炎：常无明显的转移性右下腹痛，腹痛和压痛的位置较高，甚至可达右肋下肝区，或位于右侧腰部。增大子宫将壁层腹膜向前顶起，故压痛、反跳痛和肌紧张常不明显。

（二）辅助检查

（1）白细胞计数：妊娠期有生理性白细胞增加，当白细胞计数$>15\times10^9$/L时才有诊断意义，白细胞升高不明显者不能排除诊断，应动态观察。

（2）腹部B超检查：主要对妊娠期急腹症的鉴别诊断，有助于排除卵巢囊肿蒂扭转、异位妊娠、输尿管结石等。

（三）鉴别诊断

（1）妊娠早期需与右侧卵巢囊肿蒂扭转和右侧输卵管妊娠破裂等鉴别。

（2）妊娠中期应与右侧卵巢囊肿蒂扭转、右侧肾盂积水、右侧急性肾盂肾炎、右侧输尿管结石、急性胆囊炎等鉴别。

（3）妊娠晚期应与分娩先兆、胎盘早剥、妊娠期急性脂肪肝、子宫肌瘤红色变性等鉴别。

（4）分娩期应与子宫破裂鉴别。

（5）产褥期应与产褥感染鉴别。

案例 8-6 分析

1. 该患者可能的诊断

（1）孕$_1$产$_0$，宫内妊娠30周，单胎妊娠，枕左横位。

(2) 妊娠合并急腹症:①急性阑尾炎? ②右侧输尿管结石? ③右侧卵巢囊肿蒂扭转? ④子宫肌瘤红色变性? ⑤胎盘早剥? ⑥先兆早产?

2. 进一步检查及结果

(1) 血常规:WBC 18×10^9/L,中性粒细胞 0.85,RBC 382×10^{12}/L, Hb 110g/L。

(2) 尿常规:WBC (+),RBC 1~2/HP,蛋白阴性。

(3) 盆腹腔B超检查:子宫及附件未见异常;胎儿双顶径 76mm,股骨长 56mm,胎心 148 次/min,规律,羊水暗区最大深度 56mm,胎盘位置正常,最大厚度 28mm,未见胎盘早剥征象;双侧泌尿系未见结石。

(4) 肛查:先露胎头,S-3,宫颈长度 2cm,宫口未开,检查过程未见羊水流出。

问题:

1. 该患者的最后诊断是什么?

2. 如何处理?

三、妊娠合并急性阑尾炎的治疗

(一) 治疗原则

妊娠期合并急性阑尾炎一旦确诊,应在积极抗炎治疗的同时,立即手术治疗,不主张保守治疗。

(二) 手术治疗

1. 麻醉 以连续硬膜外麻醉为宜。病情危重合并休克者,以全麻安全。注意防止产妇缺氧与低血压。

2. 体位及切口选择 在妊娠早期,与未孕时阑尾切除术相同。如在妊娠中、晚期,取右侧臀高位(平卧位右臀垫高 30°~45°)或左侧卧位,使子宫偏向左侧,便于暴露阑尾,减少术中牵拉子宫;切口也应采取腹直肌旁切口,高度相当于宫体上 1/3 部位,当诊断不能肯定剖腹探查时,可行正中切口。

3. 术中操作 与一般阑尾切除方法相同,但应注意减少对子宫的刺激,一般不放置腹腔引流,以免引起早产。若阑尾化脓、穿孔及腹腔炎时,应在尽量吸净脓液后放置引流管,避免引流物直接与子宫接触。

4. 选择先行剖宫产术的指征 ①已接近预产期或胎儿基本成熟。②有产科剖宫产指征。③术中暴露阑尾困难,或阑尾穿孔并发弥漫性腹膜炎,盆腔感染严重,子宫已有感染征象者。

5. 腹腔镜的选择 妊娠早期可应用腹腔镜诊断和治疗,妊娠晚期应慎用。

(三) 术后处理

1. 积极抗感染 需继续妊娠者,应选择对胎儿影响小、敏感的广谱抗生素。阑尾炎时厌氧菌感染占 75%~90%,可选择针对厌氧菌的甲硝唑,并同时与青霉素类或头孢菌素类等抗生素配伍使用。

2. 保胎治疗 若继续妊娠,术后 3~4 日内应给予抑制宫缩及镇静药保胎治疗。根据不同孕周可选择应用黄体酮、维生素 E、利托君或静脉滴注硫酸镁等。

案例 8-6 分析

1. 该患者的最后诊断:① 孕$_1$产$_0$,宫内妊娠 30 周,单胎妊娠,LOT;②妊娠合并急性阑尾炎。

2. 临床处理:积极抗炎治疗的同时,立即手术切除阑尾,术中注意尽量减少刺激子宫,手术前后注意抑制子宫收缩行安胎治疗。

案例 8-6 小结

1. 妊娠合并急腹症中最常见的原因是附件的问题,占 50%,剩下的一半几乎均为消化系统的疾病,而在消化系统引起的疾病当中又以急性阑尾炎最为常见。

2. 本案例在妊娠晚期出现右侧腹痛和消化道症状,体格检查的结果右侧中下腹部压痛明显,实验室检查提示有感染可能和排除了其他诊断,最后诊断为妊娠合并急性阑尾炎。

3. 由于妊娠合并急性阑尾炎的特点是炎症扩散迅速,易出现严重的并发症,如穿孔、弥漫性腹膜炎等。因此治疗原则是一旦确诊马上手术,应放宽剖腹探查的指征。

(肖小敏 胡淑君)

第9章 胎儿异常

第一节 巨大胎儿

胎儿体重达到或超过4000g者称巨大胎儿(fetal macrosomia),或称超重儿。近年来巨大胎儿的发生率有逐渐增加趋势,国内资料显示巨大胎儿发生率约7%左右,国外发生率为15%左右。超重儿中男胎多于女胎。

案例 9-1

产妇,36岁,孕$_3$产$_1$,因停经40^{+6}周,阵发性下腹痛5小时,步行入院。

本次妊娠早孕反应不明显。孕4个多月始觉胎动。孕期无产检。2周前出现双下肢浮肿,休息后可缓解,无头晕、眼花等不适。5小时前出现下腹阵痛伴阴道流出少量血性分泌物。因腹痛渐频密、难忍,而急诊。

既往史无特殊。平时月经周期29天。4年前曾阴道顺利分娩一体重3700g的男婴,无产后出血,产褥期恢复好,2年前自然流产1次。

体格检查:体温37℃,脉搏100次/min,呼吸20次/min,血压125/80mmHg。发育正常,营养好,身高160cm,体重80kg,神志清,烦躁,痛苦面容,查体欠合作,全身皮肤黏膜无特殊,心肺听诊无异常,腹肌稍紧张,肝脾肋下触及不满意,下肢水肿(+)。

产科检查:腹围110cm,宫高40cm,宫缩强,间歇不明显,平脐隐约可见一缩复环,压痛可疑,胎位不清,胎心音100~116次/min,骨盆外测量正常。

阴道检查:先露头,棘上2cm,宫口扩张8cm,触及一产瘤约7cm×7cm×5cm,胎头矢状缝位于骨盆横径上,骨盆内测量未发现异常。

问题:

1. 马上考虑的诊断是什么?需要什么方法确诊?可能对母儿有什么危害?
2. 处理原则是什么?

一、高危因素

(一)糖尿病

糖尿病孕妇,因血糖升高,常使胎儿发育巨大。

(二)遗传因素

胎儿体重与父母体型相关,身材高大的父母巨大儿发生率上升,母系遗传的相关性更大。

(三)营养因素

孕妇摄入过多而活动过少,肥胖,体重过重(孕前体重>65kg)等均可发生巨大儿。

(四)孕产史

随着分娩次数的增加胎儿体重有所增加;特别是曾分娩较大胎儿的经产妇,巨大胎儿的发生率明显上升。

(五)过期妊娠

如胎盘功能好胎儿继续发育,胎儿则超重。

案例 9-1 分析

36岁的经产妇,上一胎的体重为3700g,营养好,现在体重80kg,妊娠40^{+6}周。表明存在多项导致巨大胎儿的高危因素。

二、对母儿影响

(一)对母体的影响

1. 难产 因胎儿巨大通过骨盆受阻,造成难产,为克服分娩梗阻子宫收缩发生两种结局:①继发宫缩过强:为克服阻力宫缩加强,但阻力不可能克服,导致子宫破裂;②继发性宫缩乏力:宫缩过强不能克服阻力,逐渐子宫肌纤维疲倦,导致宫缩乏力,产程延长。难产的结局是手术产机会增加。

2. 产伤 阴道分娩易导致严重的软产道损伤,如阴道损伤,甚至子宫破裂。尾骨骨折亦有报道。在产道内压迫时间长,组织缺血、坏死,产后发生尿瘘、粪瘘等。分娩时盆底组织损伤,可引起日后的子宫脱垂、阴道前后壁膨出等。

3. 产后出血及感染 由于子宫过度扩张、子宫收缩乏力、产程延长,易导致产后出血。产程延长和产后出血都是产褥感染的原因。

笔记栏

(二) 对胎儿的影响

1. 胎儿损伤 胎儿巨大阴道分娩常发生肩难产，易引起新生儿臂丛神经损伤、锁骨骨折等，新生儿颅内出血也有较高的发生率。

2. 新生儿窒息 由于产程延长，分娩的创伤易发生分娩窒息，严重者甚至死亡。

三、诊　断

(一) 病史和临床表现

曾分娩巨大儿、糖尿病、过期妊娠、孕妇肥胖或身材高大、妊娠期营养过剩和整个妊娠期孕妇体重增加>12.5kg。妊娠晚期孕妇感觉腹部沉重，甚至两肋胀痛的症状。

(二) 腹部检查

腹部膨隆明显，子宫底高度>35cm，胎体大，先露迟迟不入盆，若为头先露，胎头跨耻征阳性，胎心听诊位置稍高且有力。子宫底高度与腹围之和≥140cm巨大胎儿发生率为57.3%，可作为筛选方法之一。腹部检查怀疑胎儿巨大时需与双胎妊娠、羊水过多、胎儿畸形、妊娠合并子宫肌瘤等相鉴别。

(三) B型超声检查

胎儿各径线均大，当胎儿双顶径>10cm、股骨长度≥8.0cm、腹围>33cm，80%可诊断巨大胎儿。胎儿头径大者需测胸围，如胸围大于头围，发生肩难产的可能性大。B型超声检查可同时排除了双胎妊娠、胎儿畸形、羊水过多等情况。

案例9-1分析

1. 产妇有巨大胎儿的多项高危因素存在。

2. 经产妇，无产前检查，现停经40^{+6}周，临产5小时余，腹痛难忍就诊。

3. 烦躁、痛苦面容，腹肌稍紧张。

4. 产科检查：腹围+子宫底高度150cm，宫缩强，间歇不明显，平脐隐约可见一缩复环，压痛可疑，胎方位不清，胎心音100～116次/min。

5. 阴道检查：先露头，棘上2cm，宫口扩张8cm，触及一产瘤约7cm×7cm×5cm，胎头矢状缝位于骨盆的横径上。

初步诊断：

①孕$_3$产$_1$，孕40^{+6}周，枕横位，临产；②持续性枕横位；③巨大胎儿？④妊娠合并糖尿病？⑤先兆子宫破裂？⑥急性胎儿窘迫。

辅助检查：

(1) 床边超声检查(了解胎儿大小，排除其他异常)。

(2) 微量快速血糖检查(排除糖尿病)。

(3) 了解身体各脏器功能的必要检查，如血常规、血型等。

四、处　理

(一) 妊娠期

详细询问病史，了解有无巨大胎儿的高危因素，定期产前检查及孕期营养指导。如发现胎儿大或曾有巨大儿分娩史者，应排除有无糖尿病。如为糖尿病应积极控制血糖，加强孕妇血糖监护和胎儿宫内情况监护，适时终止妊娠。

(二) 分娩期

根据腹围，子宫底高度，胎儿体重的超声估计，并结合骨盆情况决定分娩方式。

1. 剖宫产 在充分估计胎儿体重在4000g以上适当放宽剖宫产指征。即使骨盆正常，但估计非糖尿病孕妇胎儿体重≥4200g，糖尿病孕妇胎儿体重≥4000g，为防止母儿产时损伤应以剖宫产终止妊娠。试产过程出现产科情况或发生胎儿窘迫应剖宫产。

2. 阴道试产 骨盆足够大，临产后子宫收缩好，胎方位为枕前位，可予以试产。分娩过程严密观察产程进展，试产时间不宜过久。试产过程如出现产科情况，马上改变分娩方式，中转剖宫产终止分娩。如第二产程，先露在棘下3cm，第二产程有延长趋势，可行较大的会阴后-侧切开后产钳助产。警惕发生肩难产，做好预防措施。胎儿胎盘娩出后应仔细检查有无软产道损伤，胎肩娩出后肌内注射或静脉滴注宫缩剂，加强宫缩预防产后出血。

案例9-1分析

紧急辅助检查结果：

1. 超声测量胎儿双顶径10cm，股骨长8cm，腹围34cm，预测胎儿体重4300g±245g。

2. 快速血糖11mmol/L。

目前的检查证实了巨大胎儿和妊娠合并糖尿病的诊断。

处理：

立即使用宫缩抑制剂的同时准备紧急剖宫产，术前准备的同时做好新生儿室息复苏和产后出血抢救的准备工作。

笔记栏

剖宫产指征：

1. 妊娠 40^{+6} 周，胎儿巨大，临产后引起梗阻性难产，导致先兆子宫破裂，如不紧急剖宫产可危及产妇生命。

2. 由于宫缩过强引起急性胎儿窘迫，胎心已达 110～116 次/min，有胎死宫内的危险。

（三）新生儿处理

按妊娠合并糖尿病的新生儿处理原则处理。包括新生儿血糖监测，防止新生儿低血糖的发生；密切监护新生儿的呼吸，及时诊断和治疗新生儿呼吸窘迫综合征。

案例 9-1 分析

剖宫产所见：

腹腔淡红色腹水 100ml，子宫壁完整，子宫下段拉长达脐上，子宫下段菲薄，胎方位枕左横位，新生儿体重 4630g，Apgar 1 分钟评 5 分，5 分钟评 9 分，术中出血 300ml。

最后诊断：

①孕$_3$产$_1$，孕 40^{+6} 周，枕左横位，剖宫产；②持续性枕左横位；③巨大胎儿；④妊娠合并糖尿病；⑤先兆子宫破裂；⑥急性胎儿窘迫；⑦新生儿轻度窒息。

「附」肩　难　产

胎头娩出后，胎肩娩出困难，前肩嵌顿在耻骨联合后上方，用常规助产方法不能娩出胎儿双肩，称肩难产（shoulder dystocia）。国外的发生率在 0.15%～0.6%之间，国内的发生率在 0.15%左右。肩难产的发生与胎儿体重成正相关。

（一）病因

1. 巨大胎儿　糖尿病孕妇的胎儿躯干发育超过胎头发育，以致胎肩的周径大于胎头的周径，使糖尿病孕妇的巨大胎儿更易发生肩难产。

2. 骨盆异常　扁平骨盆，骨盆倾斜度过大，耻骨联合下缘过低。

（二）对母儿影响

1. 对母体的影响　胎头娩出后发生肩难产，胎肩助娩过程异常紧急，容易造成严重的软产道裂伤而致危及生命的产后出血，引起产后出血的原因还有子宫收缩乏力，困难的助产和产后出血都易导致产褥感染和日后的生殖道瘘。

2. 对胎儿及新生儿的影响　胎肩助娩往往较为困难，易出现急性胎儿窘迫、新生儿窒息，严重可死产，胎肩助娩过程易造成臂丛神经损伤、肱骨骨折、锁骨骨折等产伤，严重者引起新生儿颅内出血、神经系统异常，甚至死亡。

（三）预测

肩难产是产科急症，一旦发生胎肩嵌顿，胎胸受压，不能呼吸而引起窒息。助产时暴力牵拉胎头，导致母儿严重并发症。所以预测肩难产尤为重要。

（1）子宫底高度与腹围之和超过 140cm，极有可能为巨大胎儿，临产前应正确推算胎儿体重和骨盆大小，决定分娩方式。

（2）B 型超声测量胎儿胸横径大于胎头双顶径 1.3cm 或胸围大于头围 1.6cm 时易发生肩难产。

（3）非胎头位置异常引起的第二产程延长，应重新估计胎儿体重，如巨大胎儿合并第二产程延长，肩难产的可能性大。

（四）诊断

较大的胎头娩出后，胎颈回缩，常规助产方法不能娩出胎儿双肩即可诊断为肩难产。胎颈回缩的原因是胎儿双肩径仍位于骨盆入口上方，娩出受阻，使胎儿颏部紧压会阴。

（五）处理

肩难产发生突然，多无思想准备，胎头已娩出，胎肩被嵌顿，需要准确而快速的处理，缩短双肩娩出时间，是新生儿存活的关键。

1. 做好急救和助产准备　首先清理胎儿口腔及呼吸道黏液，然后快速的查清发生肩难产的各种因素。同时做好急救新生儿的准备。有肩难产高危因素的产妇在接产做双侧阴部神经阻滞麻醉和足够大的会阴侧-后切开，使产道松弛，有利于助产的操作。

2. 肩助产手法

（1）屈大腿法（Mc Robert 法）：协助产妇将双腿极度屈曲贴近腹部，减小骨盆倾斜度，使腰骶部前凹变直，骶骨位置相对后移，骶尾关节稍增宽，耻骨联合上移，使嵌顿在耻骨联合后上方的前肩自然松解，同时用适当力量向下牵引胎头而娩出前肩。

（2）压前肩法：助手在产妇耻骨联合上方向后下压前肩，使双肩径缩小，同时助产者向下牵拉胎头，两者相互配合持续加压与牵引，注意不能用暴力。

（3）旋肩法（Wood 法）：助产者一手伸入阴道

置于胎儿肩岬或肩岬之间，另一手置于胎儿肩前部，双手协助用力，使双肩径处于骨盆斜径上，命令产妇屏气用力，迫使前肩入盆娩出。双手协助用力，使后肩旋转至前肩位置时娩出。

(4) 牵引后臂娩后肩法：助产者的手顺骶骨进入阴道，将示指和中指放在胎儿肘关节后方，然后以手指压迫肘关节后下方使前臂屈曲下降，此时握住胎儿下降的手沿胎儿胸前徐徐滑出阴道而娩出胎儿后肩及后上肢，再将胎肩旋转至骨盆斜径上，牵引胎头使前肩入盆后即可娩出。

(5) 锁骨离断法：以上方法无效，为挽救新生儿可剪断胎儿锁骨，缩小双肩径后娩出。新生儿出生后缝合软组织、固定锁骨。剪断锁骨时注意胎肺的损伤。

以上处理一般多种方法同时应用，目的是为了尽快娩出胎儿。新生儿出生后窒息复苏要到位，产后认真检查和缝合裂伤的软产道，预防产后出血和产褥感染。

（高眉扬）

第二节 胎儿生长受限

妊娠37周以后，胎儿出生体重小于2500g或低于同孕龄平均体重的两个标准差或在同孕龄正常体重的第10百分位数以下，为胎儿生长受限(fetal growth restriction，FGR)。目前认为应对胎儿和新生儿进行多方面的评价，以确定是否真正存在胎儿生长受限，而不以体重作为唯一的判断标准。

发病率的高低与采用的诊断标准、地区水平及社会状况差异等因素有关。我国的发病率在6.39%。FGR围生儿死亡率为正常生长儿的4～6倍，其新生儿的近期和远期并发症均明显升高，不仅影响胎儿的发育，对儿童期及青春期的体能与智能发育均受影响。

案例 9-2

孕妇，26岁，停经34^{+5}周，产检发现“胎儿偏小1个月”入院。

孕妇于停经1个多月自觉恶心、纳差，持续1个多月自行消失。停经51天B型超声检查提示：宫内妊娠8周。停经4个多月起自觉胎动，并未感觉胎动减少或增多。停经28周起在门诊行产科检查，常规实验室检查无特殊。停经30周第2次产前检查发现子宫底高度两周来无增长，B型超声检查：提示胎儿大小相当于妊娠28周，建议入院，孕妇拒绝，之后不依约进行产前检查。昨天外院B型超声检查提示：胎儿大小相当于妊娠31^{+}周。拟“胎儿生长受限”入院。妊娠以来无腹痛及阴道流血，无头晕、头痛，但饮食一直稍差，睡眠可，大小便正常。既往史无特殊，平时月经周期28天，25岁结婚，本孕为首次妊娠。

体格检查：体温36.6℃，脉搏84次/min，呼吸20次/min，血压110/68mmHg，营养中等，体重50kg，心、肺听诊正常，腹软，肝、脾肋下未及。

产科检查：子宫底高度28cm，腹围86cm，右骶前位，胎心150次/min，骨盆外测量正常。

辅助检查：血红蛋白106g/L，白细胞6×10^{9}/L，血型“A”，Rh(+)。尿蛋白阴性；肝、肾功能正常。弓形虫、风疹病毒、巨细胞病毒、疱疹病毒IgM抗体均阴性。NST有反应型。B型超声提示：RSA，胎儿未见明显畸形，胎盘Ⅱ级，相当于31周（双顶径77mm，股骨长60mm），羊水指数10cm；彩色多普勒测S/D 2.4，RI 0.59，PI 1.05。

问题：

1. 首先考虑什么诊断？
2. 为明确诊断应进一步做什么检查？
3. 有哪些处理意见？

一、病　　因

病因复杂，大多数尚未清楚。常见的危险因素如下：

(一) 孕妇因素

1. 营养因素　孕妇营养物质摄入不足，如偏食、妊娠剧吐等，使胎儿生长发育得不到足够的营养素。

2. 妊娠并发症与合并症　这些疾病都有一特点：影响胎盘血循环，使胎盘血流量减少，从而影响胎儿发育。①妊娠并发症：妊娠期高血压疾病、多胎妊娠、前置胎盘、胎盘早剥、过期妊娠、妊娠期肝内胆汁淤积症等；②妊娠合并症：心脏病、慢性高血压、肾炎、贫血等。

3. 其他　①遗传因素：胎儿的体重差异40%来源于双亲的遗传因素，以母亲的遗传因素影响较大；②子宫发育畸形；③妊娠期不良暴露：孕妇吸烟、吸毒、酗酒，母体接触放射线或有毒物质等。

(二) 胎儿因素

1. 胎儿染色体疾病　常伴有胎儿生长受限，且出现的时间较早，包括染色体数目及结构异常，以21、18或13-三体综合征，Turner综合征(45，XO)等较常见。

笔记栏

2. 胎儿宫内感染 胎儿宫内感染后生长发育受到影响，导致胎儿宫内感染的病毒多为风疹病毒、巨细胞病毒、单纯疱疹病毒、弓形虫、梅毒螺旋体等。

(三) 胎盘因素

胎盘结构的各种病变(梗塞、炎症等)使子宫胎盘血流量减少，影响了胎儿的发育。

(四) 脐带因素

脐带过长、脐带过细(尤其是靠近胎儿脐轮根部过细)、脐带扭转、打结等，影响胎儿血液供给。

二、分类及临床表现

胎儿的生长发育分三个阶段：①妊娠16周前，以细胞增殖为主；②妊娠17至32周，细胞增殖和细胞体积增大同时存在；③妊娠32周以后，细胞体积迅速增大，脂肪沉积。有害因素作用的时期不同对胎儿生长影响亦不同，根据胎儿生长受限发生时间、胎儿体重以及病因分为以下三类。

(一) 内因性均称型 FGR

遗传物质(基因或染色体)异常、宫内病毒感染、环境有害物质(射线或毒物)等作用于受精卵或胚胎，导致原发性胎儿生长受限。由于发病早，胎儿各器官细胞数目均减少。故胎儿在体重、头围、腹围和身长几方面均受限，故称均称型。

特点：

(1) 新生儿体重、身长、头径均相称，但均小于孕龄。

(2) 外表无营养不良表现。

(3) 器官分化或成熟度与孕龄相符，但各器官的细胞数均减少(脑细胞数目少，神经元功能不全和髓鞘形成迟缓，其结果新生儿多有神经发育障碍)。

(4) 无胎儿缺氧现象，可有轻度代谢不良。

(5) 出生缺陷多见，而且为严重的先天畸形，因而围生儿病死率高，预后不良。

(二) 外因性不均称型 FGR

胚胎发育正常，妊娠中、晚期由于胎盘功能不全、胎盘血流障碍使胎儿生长的营养素供应不足，导致继发性胎儿生长受限。引起胎盘功能障碍的原因，主要为妊娠合并症或妊娠并发症，如合并妊娠期高血压疾病、慢性高血压、糖尿病、过期妊娠等。

特点：

(1) 新生儿发育不匀称。身长、头径与孕龄相符而体重偏低，呈大头外貌。

(2) 外表呈营养不良或过熟儿状态。

(3) 各器官细胞数正常，但细胞体积缩小(以肝脏为著，表现为出生后低血糖)。

(4) 胎儿常有宫内慢性缺氧及代谢障碍，使其在分娩期对缺氧的耐受力下降，导致新生儿脑神经受损。

(三) 外因性均称型 FGR

为上述两型之混合型。重要生长因素如叶酸、氨基酸、微量元素等营养物质缺乏的外在因素，影响了整个妊娠期，导致原发性胎儿生长受限的严重后果。

特点：

(1) 新生儿身长、体重、头径相称，但均较小。

(2) 外表有营养不良表现。

(3) 各器官细胞数目和细胞体积均减少，导致器官体积均缩小，以肝、脾、脑明显，新生儿的生长与智力发育常受到影响。

(4) 胎儿无宫内缺氧现象，但存在代谢不良。

三、诊　　断

做出胎儿生长受限的诊断前确定胎龄是非常重要的，确定胎龄的方法：①月经周期准确者，按末次月经日期计算；②基础体温上升日推算；③早期妊娠B型超声测量胚胎的头臀径推算(妊娠8～11周以头臀径确定孕龄是比较可靠的指标)。

(一) 病史

询问引起FGR的高危因素是否存在，特别关注既往有无出生缺陷儿、FGR、死胎等不良分娩史及有无妊娠合并症及并发症如慢性高血压、严重贫血、糖尿病等疾病；有无吸烟、酗酒等不良嗜好；是否接触有害物理、化学因素；有无子宫增长较慢病史。

(二) 临床指标

(1) 子宫底高度：子宫底高度小于孕周是FGR最明显、最易识别的体征，故定期产前检查动态测定子宫底高度是初步诊断的手段，如子宫底高度连续3周均在第10百分位数以下者为筛选FGR指标，预测准确率达85%以上或胎儿指数＜－3，有FGR可能(胎儿指数＝子宫底高度(cm)－3(月份＋1)，－3～＋3为正常值)。

(2) 孕妇腹围及体重增长缓慢也能间接反映胎儿生长受限。

笔记栏

（三）辅助检查

1. B型超声　根据胎儿生长指标评估胎儿发育情况是目前比较常用和准确的方法，常用的指标：①双顶径(BPD)、股骨长等，正常妊娠24周前，双顶径每周增加约3mm，25周时每周增加2mm，33周时每周增加1mm，38周后双顶径增加明显减慢甚至停止。连续动态观察，如每两周增加<2mm，则为FGR。②头围与腹围的比值(HC/AC)：HC/AC比值小于正常同孕周平均值的第10百分位数，应考虑有FGR的可能。HC/AC也有助于诊断FGR的类型。③其他：羊水量、胎盘成熟度和胎儿生物物理监测对判断胎儿宫内缺氧现象有意义。

2. 多普勒技术　动态测定子宫动脉血流和脐血流情况对判断FGR有帮助。子宫动脉S/D升高为孕妇血管病变的结果，如妊娠期高血压，可能是外因性不均称型FGR的原因；生长受限的胎儿如出现脐动脉S/D升高，提示胎儿危险。彩色多普勒技术的发展使得胎儿脏器血流监测成为可能，常用胎儿大脑中动脉和肾动脉血流的S/D变化判断胎儿宫内缺氧现象。

3. 实验室检查　主要寻找引起FGR母儿双方的原因，如宫内感染、营养不良等方面的依据。判断胎盘功能指导处理，如24小时尿E_3测定或随意尿E/C等。

4. 胎儿电子监测　有利于判断胎儿宫内的状况，更有助于决定分娩时机及分娩方式。

案例9-2分析

1. 孕妇停经51天时B型超声检查提示“宫内妊娠8周”，证明早期妊娠胚胎发育正常。

2. 现在妊娠34^{+5}周，子宫底高度28cm，超声提示胎儿发育落后了3周多(BPD77cm)。

3. 从所搜集到的资料中表明孕妇整个妊娠期间进食不良，现体重只有50kg，合并轻度贫血(Hb106g/L)。

4. 检查未提示胎儿存在缺氧表现(NST有反应型)。

5. 无宫内感染的证据(弓形虫、风疹病毒、巨细胞病毒、疱疹病毒IgM抗体均阴性)。

考虑：

外因性匀称型FGR。

诊断：

1. 孕$_1$产$_0$，宫内妊娠34^{+5}周，骶右前位。

2. 臀位。

3. 妊娠合并轻度贫血。

4. 胎儿生长受限(外因性匀称型)。

进一步检查项目：

1. 动态监测胎盘功能，隔天1次，必要时增加检查次数。

2. 胎儿电子监护：包括NST、生物物理监测和脐血流测定，交替每3天1次，必要时增加检查次数。

3. 检查血液流变学，了解有否血液黏度增高。

四、治　　疗

定期产前检查，及时发现高危因素，尽早处理。FGR一经诊断，及早治疗的疗效佳，如超过妊娠36周治疗效果差。

（一）孕期治疗

确定不良因素予以去除，改善胎儿供氧及营养状况。

(1) 纠正不良生活习惯，避免接触有害物质。

(2) 卧床休息，左侧卧位可纠正右旋子宫，改善子宫胎盘血液循环。

(3) 增加血氧浓度：面罩吸氧每日2～3次，每次20～30分钟。

(4) 积极治疗各种合并症。

(5) 营养物质的补充：加强营养，并注意营养均衡，口服不能达到目的者给予静脉补充。营养物质包括氨基酸、葡萄糖、各种维生素、微量元素和能量等。

(6) 药物治疗：β肾上腺素受体激动剂、硫酸镁、钙拮抗剂等能松弛子宫，舒张血管，改善子宫胎盘血流，促进胎儿生长发育。疏通血液微循环的药物可进一步改善子宫胎盘血流，提高胎盘功能。药物包括肝素、低分子右旋糖酐等。

（二）系统监护和产科处理

(1) 早、中期妊娠已经诊断的FGR，其原因多为遗传疾病或严重畸形，产前诊断明确后马上终止妊娠。

(2) 继续妊娠：指征：①胎儿无严重畸形，胎儿未成熟；②经治疗后FGR有好转；③宫内监护情况良好，胎盘功能正常；④孕妇无妊娠合并症及并发症。可以在密切监护下尽量延长孕周，直至胎儿成熟，但不能超过预产期。监护的方法包括每两周1次测量子宫底高度和每4周1次B型超声测量BPD等胎儿生长指标，妊娠32周后每周NST监测和胎盘功能检查，异常者增加检查次数或加做OCT检查。

(3) 适时终止妊娠：尽快终止妊娠指征：①治疗后FGR无好转，胎儿停止生长3周以上；②有胎儿

笔记栏

宫内缺氧表现，胎盘功能低下；③治疗中妊娠合并症或并发症病情加重，继续妊娠将危及母婴安全。需要终止妊娠，但胎龄不足 34 周，应先做胎儿肺成熟度检查，证实胎肺成熟或促胎肺成熟后再终止妊娠。

(4) 分娩方式选择

1) 剖宫产：FGR 的胎儿对缺氧耐受性差，胎儿胎盘储备不足，难以耐受分娩过程中子宫收缩时的缺氧状态，应适当放宽剖宫产的指征。

2) 阴道产：经治疗胎儿在宫内情况良好，胎盘功能正常，胎儿成熟，Bishop 宫颈成熟度评分≥7 分，羊水量及胎位正常，无其他禁忌者可经阴道分娩。

案例 9-2 分析

1. 一般处理：左侧卧位休息；面罩吸氧，每日 3 次，每次 30 分钟；静脉营养治疗(每天给予 18AA 氨基酸 500ml、5%葡萄糖 500ml 和能量合剂、5%葡萄糖 500ml 和复合维生素，7～10天为一疗程)；口服微量元素；根据血黏度情况，必要时静脉滴注低分子右旋糖酐 500ml/d，7 日为一疗程。

2. 系统监护：定期 NST、E/C、S/D 及胎儿生物物理监测，了解胎儿宫内安危情况和评价胎盘功能。

3. 分娩时机的决定：胎儿宫内监护情况良好和胎盘功能正常，疗程结束测量子宫底高度和 B 超测量 BPD 等提示 FGR 得到纠正，可以继续妊娠，否则应该剖宫产结束妊娠。

(高眉扬)

第三节 胎儿窘迫

胎儿窘迫(fetal distress)是指胎儿在子宫内因缺氧和酸中毒危及其健康和生命的综合症状，发病率为 2.7%～38.5%。分为两种：多发生在分娩期的急性胎儿窘迫和发生在妊娠晚期的慢性胎儿窘迫，慢性胎儿窘迫在临产后往往表现为急性胎儿窘迫。

案例 9-3

产妇，27 岁，妊娠 37^{+1}周，规律子宫收缩 3 小时伴阴道少许出血 1 小时就诊。

产妇停经 1 个多月起有剧烈呕吐、不能进食，需要住院治疗，出院后病情时好时坏，饮食一直不好，厌肉。停经 5 个月起自觉胎动。妊娠期间不定期到住地附近的保健站听胎心，但一直没有到医疗保健机构接受定期的产前保健。妊娠期间疲倦，时有头晕，大小便基本正常。3 小时前出现下腹部阵发性坠痛，频率渐短，疼痛渐强。1 小时前小便时发现阴道少许出血而就诊。下腹阵痛出现后无阴道流水，但觉胎动减少。

既往月经周期 28～30 天，结婚 1 年多，本孕为首次妊娠，既往史和家族史无特殊，孕前体重 49kg。

体格检查：体温 37℃，脉搏 98 次/min，呼吸 20 次/min，血压 130/84mmHg，体重 52kg，消瘦。贫血貌，结膜口唇苍白。心肺听诊未发现异常。腹膨隆，肝脾肋下未及。

产科检查：腹部检查：子宫增大，耻上子宫长度 26cm，有宫缩，胎方位 LOA，胎心听诊 120 次/min。骨盆外测量：24-27-18-8cm。阴道检查：宫颈管已消失，宫口扩张 1cm，前羊水囊稍胀，先露头，棘上 1cm。

问题：

1. 根据病史和产科检查，首先应考虑什么诊断？

2. 在明确诊断前，需要马上做什么检查？

3. 最佳的处理是什么？

一、病　　因

引起胎儿窘迫的病因有母体血液含氧量不足、母胎间血氧运输及交换障碍及胎儿自身因素异常。其中任何一个环节出现异常，均可导致胎儿窘迫。

(一) 母体血液含氧量不足

胎儿所需的氧气来自母体，通过胎盘绒毛间隙进行交换。任何因素引起母体氧含量不足，均可导致胎儿窘迫。有时母体的轻度缺氧，尚未造成母体的不良影响，也会引起胎儿宫内缺氧。常见的因素有：

(1) 妊娠合并各种严重的心、肺疾病，或伴心、肺功能不全者。

(2) 急性失血及重度贫血，如前置胎盘、胎盘早剥。

(3) 各种原因引起的休克与急性感染发热。

(4) 孕妇过量使用麻醉镇静药物，抑制了呼吸。

(5) 缩宫素使用不当，引起子宫收缩过强。

(6) 产程延长。

(7) 主动或被动吸烟。

(8) 孕妇精神过度紧张，交感神经兴奋，血管收缩，胎盘供血不足。

(9) 长时间仰卧位低血压。

笔记栏

(二) 母胎间血氧运输及交换障碍

脐带和胎盘是母体与胎儿间氧气及营养物质交换、输送的器官,其功能障碍必然影响到胎儿氧的供应,而导致胎儿窘迫。常见因素有:

(1) 胎盘功能低下,如过期妊娠、重度子痫前期、慢性高血压并发子痫前期、慢性肾炎、糖尿病、前置胎盘、胎盘早剥、胎盘过大或过小、膜样胎盘、轮廓胎盘等。

(2) 脐带异常,如脐带绕颈、脐带打结、脐带扭转、脐带脱垂、脐带血肿、脐带过长或过短、脐带附着于胎膜。

(三) 胎儿自身因素

胎儿严重的心血管疾病、呼吸系统疾病,母儿血型不合(胎儿溶血性贫血),胎儿贫血,胎儿宫内感染,颅内出血及颅脑损伤等,均可导致胎儿窘迫。

二、病理生理变化

当胎儿轻度缺氧时,由于 CO_2 蓄积及呼吸性酸中毒,使交感神经兴奋,肾上腺儿茶酚胺及肾上腺素分泌增多,代偿性血压升高及心率加快。重度缺氧时,转为迷走神经兴奋,心功能失代偿,心率由快变慢。无氧糖酵解增加,丙酮酸及乳酸堆积,胎儿血 pH 下降,出现混合性酸中毒。由于缺氧细胞膜通透性增大,钾离子从细胞内逸出,出现高钾血症;钙离子通道开放,钙离子进入细胞内,形成低钙血症。缺氧使肠蠕动亢奋,肛门括约肌松弛,胎粪排出污染羊水。呼吸运动加深,羊水吸入,出生后可出现新生儿吸入性肺炎。由于妊娠期慢性缺氧,使胎儿生长受限,分娩期急性缺氧可发生缺血缺氧性脑病及脑瘫等终生残疾。

三、临床表现及诊断

(一) 慢性胎儿窘迫

主要发生在妊娠晚期,往往延续至临产并加重。多因妊娠期高血压疾病、慢性肾炎、糖尿病、严重贫血及过期妊娠等所致。

1. 胎动减少或消失 胎动<10 次/12h 为胎动减少,临床上常见胎动消失 24 小时后胎心消失,应予警惕。监测胎动的方法:嘱孕妇每日早、中、晚自行计数胎动各 1 小时,3 小时胎动之和乘以 4 得到 12 小时的胎动计数。胎动过频或胎动减少均为胎儿缺氧征象,每日监测胎动可预测胎儿安危。

2. 胎儿电子监护异常 胎儿缺氧时胎心率可出现以下异常情况:

(1) NST 无反应型:即持续监护 20～40 分钟,胎动时胎心率加速≤15 次/min,持续时间≤15 秒。

(2) 胎儿心动过速和心动过缓:无胎动与宫缩时,胎心率>180 次/min 或<120 次/min 持续 10 分钟以上。

(3) 胎心基线变异频率<5 次/min。

(4) OCT 阳性:子宫收缩后连续出现晚期减速。

(5) 频繁出现重度变异减速。

3. 胎儿生物物理评分低 根据 B 型超声监测胎动、胎儿呼吸运动、胎儿肌张力、羊水量及 NST 结果进行综合评分,每项 2 分,满分为 10 分。8 分胎儿宫内缺氧的可能性小;4～6 分可疑胎儿宫内缺氧,应重复检查以及联合其他检查结果综合分析做出判断;2 分以下胎儿宫内缺氧已高度可疑,延长检查时间仍在 2 分以下提示胎儿已是濒危状态。

4. 胎盘功能低下 连续监测 24 小时尿 E_3 值,若急骤减少 30%～40%,或与妊娠末期多次测定 24 小时尿 E_3 值在 10mg 以下;尿 E/C 比值<10;妊娠特异 β_1 糖蛋白(SP_1)<100mg/L;胎盘生乳素<4mg/L,提示胎盘功能不良。

5. 羊水胎粪污染 通过羊膜镜检查可见羊水混浊呈浅绿色、深绿色及棕黄色。

案例 9-3 分析

临床特点:

(1) 产妇本次妊娠早期剧吐,妊娠中期以后进食不好和厌肉,整个孕期体重增加仅 3kg,提示孕期营养不足。

(2) 贫血貌。

(3) 产科情况:已经临产,子宫底高度仅 26cm,胎心听诊 120 次/min。

初步诊断:

①孕$_1$ 产$_0$,宫内单胎妊娠 37^{+1} 周,枕左前位,临产;②胎儿生长受限;③慢性胎儿窘迫。

(二) 急性胎儿窘迫

主要发生在分娩期。多因脐带异常、前置胎盘、胎盘早剥、宫缩过强、产程延长及产妇低血压、休克等引起。

1. 胎心率异常 胎心率变化是急性胎儿窘迫的一个重要征象。正常胎心率为 120～160 次/min,心音强而有规律。缺氧早期,胎心率于无宫缩时加快,>160 次/min;缺氧严重时胎心率<120 次/min。若行 CST 可出现频发晚期减速、重度变异减速,胎心率<100 次/min,基线变异<5 次/min

笔记栏

等，提示胎儿缺氧严重，可随时死于宫内。

2. 羊水胎粪污染 头先露的胎儿在宫内缺氧时，出现酸中毒，可反射性地引起胎儿迷走神经兴奋使胎儿肠蠕动增加及肛门括约肌松弛，致使胎粪排出，污染羊水。羊水污染程度与胎粪排出时间及量有关。根据程度不同，羊水分为三度：Ⅰ度：浅绿色，质薄；Ⅱ度：深绿色或黄绿色，质较厚；Ⅲ度：棕黄色，质稠厚而黏，可污染胎膜、胎盘和胎儿皮肤。单纯以羊水胎粪污染指标诊断胎儿窘迫是不够准确的，特别是当羊水Ⅰ度胎粪污染时，发现羊水胎粪污染应结合胎心率监护及其他检查结果综合判断。如临产开始羊水没有胎粪污染，随着产程进展羊水被胎粪所污染，此时可判断胎儿窘迫。目前不少人主张羊水Ⅲ度胎粪污染可为胎儿窘迫的诊断指标，应马上终止妊娠结束分娩。临产后如胎先露部固定，前羊水清而胎心率异常时，应在无菌条件下，于宫缩间歇期，稍向上推胎先露部，观察后羊水症状。

3. 胎动异常 缺氧初期为胎动频繁，继而减弱及次数减少，进而消失。

4. 酸中毒 胎儿缺氧与酸中毒之间关系密切，采集胎儿头皮血进行血气分析，可反映胎儿宫内安危情况。若 pH＜7.2(正常值 7.25～7.35)，PO_2＜10mmHg(正常值 15～30mmHg)，PCO_2＞60mmHg(正常值 35～55mmHg)，可诊断为胎儿酸中毒。

案例 9-3 分析

进一步的观察和辅助检查：

1. 有规律宫缩，宫颈口已扩张，CST 提示有规律子宫收缩。而且自临产后自觉胎动减少。

2. B型超声检查提示“宫内单活胎，胎儿各径线大小相当于妊娠 30 周，羊水过少”。CST 检查首 10 分钟则已发现胎心率基线 119 次/min，胎心率基线细，变异为静止型，每次子宫收缩后均有晚期减速。

3. 血常规：RBC3.50×10^{12}/L，Hb72g/L。

临床诊断：

①孕$_1$ 产$_0$，宫内单胎妊娠 37^{+1} 周，枕左前位，临产；②胎儿生长受限；③慢性胎儿窘迫；④羊水过少；⑤妊娠合并贫血(中度)。

四、处　　理

(一) 慢性胎儿窘迫

应针对病因，视孕周、胎儿成熟度及胎儿窘迫程度决定处理。

笔记栏

1. 一般处理 左侧卧位。吸氧每日 2～3 次，每次 30 分钟。积极治疗妊娠合并症及并发症。

2. 期待疗法 孕周小，胎儿娩出后存活可能性小，尽量保守治疗以期延长胎龄，同时促胎儿成熟，等待胎儿成熟后终止妊娠。

3. 终止妊娠 妊娠近足月，胎动减少，OCT 出现频繁的晚期减速或重度变异减速，胎儿生物物理评分＜4 分者，均应以剖宫产终止妊娠为宜。

(二) 急性胎儿窘迫

应采取果断措施，改善胎儿缺氧状况。

1. 一般处理 左侧卧位。应用面罩吸 100％纯氧，10L/min，间隔吸氧 30min/次，间隔 5 分钟。纠正脱水、酸中毒及电解质紊乱。

2. 病因治疗 如不协调子宫收缩过强，缩宫素使用不当引起的强直性子宫收缩，应停用缩宫素，进行宫内复苏，口服宫缩抑制剂沙丁胺醇 2.4～4.8mg，每日 3 次，哌替啶 100mg 肌内注射，也可以用硫酸镁肌注或静脉滴注抑制宫缩。如羊水过少(羊水最大暗区垂直深度≤2cm)，脐带受压，可经腹羊膜腔输液，将 250ml 生理盐水或乳酸林格注射液缓慢注入羊膜腔内 5～10ml/min，使羊水最大暗区垂直深度(羊水池，amniotic fluid volume，AFV)维持在 8～10cm。

3. 尽快终止妊娠

(1) 宫口未开全：应立即行剖宫产。剖宫产的指征有：①胎心率＜120 次/min 或＞180 次/min，伴羊水污染Ⅱ度；②羊水污染Ⅲ度，伴羊水过少；③CST 或OCT 出现频繁晚期减速或重度变异减速；④胎儿头皮血 pH＜7.20。

(2) 宫口全开：先露≥3.0，尽快经阴道助娩。

案例 9-3 分析

最佳的处理是立即剖宫产(理由：胎儿生长受限的胎儿本身存在慢性胎儿窘迫，难以承受分娩过程子宫收缩时血流减少的缺氧状态，而且 CST 已提示胎盘功能不佳，急性胎儿窘迫，分娩处于潜伏期，短时间内不能从阴道分娩，若让其自然分娩极有可能发生死产)。

剖宫产的指征：

(1) 足月妊娠，活胎。

(2) 胎儿窘迫，短时间内不能经阴道分娩。

术前准备：

(1) 胎儿窘迫可能延续到产后而发生新生儿窒息，手术时必须做好新生儿窒息抢救的准备。

(2) 产妇产前已存在中度贫血，手术时做好预防产后出血及输血的准备。

案例 9-3 小结

1. 在接诊没有正规产前保健、已临产的产妇时，首诊的产科医生必须通过最快的手段尽可能发现是否存在高危妊娠(本案例使用的手段：①产科检查的四步手法；②B超检查；③CST；④血常规。)。

2. 该产妇存在的高危因素有：①羊水过少；②胎儿生长受限；③胎儿窘迫(慢性、急性)；④妊娠合并贫血(中度)。

3. 以上的高危因素使得胎儿对缺氧的耐受性差，分娩极有可能出现死产。必须当机立断做出立即剖宫产的决定，并做好抢救新生儿和产妇的准备。

4. 从该案例中得出的结论是产前保健是贯彻预防为主的重要措施。妊娠后定期产前保健能对孕妇做出孕期营养的指导，监护胎儿宫内情况，及时发现高危妊娠，对保证孕妇和胎儿健康和安全分娩非常必要。

(胡淑君)

第四节 多胎妊娠

一般情况下正常人类每次妊娠只有一个胎儿，多胎妊娠为特殊现象。一次妊娠同时有两个或两个以上胎儿称多胎妊娠(multiple pregnancy)。

案例 9-4

产妇，34岁，停经 34^{+5}周，发现双胎妊娠6个月余，阴道流水1小时。

产妇停经36天自查尿妊娠试验，谓“妊娠”。停经40余天恶心、呕吐剧烈，需要住院治疗，大约持续5周缓解，住院期间已发现“双胎妊娠(双羊膜囊双胎)”。停经5个多月起自觉胎动。定期产前保健，未发现异常。两周前出现胸闷，平卧加重；双下肢浮肿，休息后好转；无伴头晕、眼花等不适。1小时前于睡眠时突然出现阴道流水，量较多，无伴腹痛和阴道流血。

外婆曾分娩一双胎，个人及既往史无特殊，平时月经周期28天，本次为第一孕。

体格检查：体温36.5℃，脉搏82次/min，呼吸22次/min，血压120/80mmHg，心肺听诊无异常，腹软，无压痛，肝、脾肋下触诊不满意，双下肢浮肿(+)。

产科检查：腹膨隆，纵椭圆形；腹围110cm，子宫底高度38cm，子宫张力大，触诊时偶有宫缩，胎方位不清，可扪及较多的胎儿肢体；于脐左下方及右上方分别闻及胎心，各为126次/min，148次/min；阴道排出的液体Ⅱ度胎粪污染，pH>7；消毒后阴道检查为足先露，宫颈长度1.5cm，宫口未开。

辅助检查：2天前B超检查提示：宫内妊娠，双活胎，LSA/ROA；胎儿径线相当于32周/31周；胎盘成熟Ⅱ度。

问题：

1. 根据以上资料，可做出什么诊断？
2. 采取什么方法处理最合适？

不同种族双胎妊娠的发生率不尽相同，在1‰～10‰，随着促排卵药物的应用和辅助生殖技术的广泛开展，多胎妊娠的发生率明显上升，多胎妊娠中以双胎妊娠(twin pregnancy)最多见，也是本节介绍的内容。

一、影响因素

(一) 遗传

双卵双胎的家族倾向性明显，单卵双胎少见。

(二) 孕妇年龄和产次

年龄与产次呈正相关，随着年龄的增长产次增加，双胎也逐渐多见，高峰在35岁，以后渐下降，多为单卵双胎。

(三) 营养

良好的营养使双胎的发生率上升。

(四) 辅助生育和促排卵药物

随着这项技术的发展，发生率上升速度很快。

二、双胎的分类及其特点

主要分为双卵双胎和单卵双胎两种，单卵双胎的发生率在3‰～5‰之间，而双卵双胎的发生率在不同人种之间差别较大，在1‰～49‰之间(图9-1)。

(一) 双卵双胎

由两个卵子分别受精形成的双胎妊娠，称双卵双胎(dizygotic twins)，约占双胎妊娠的70%。在一个排卵周期，同时排出两个成熟卵子，分别受精发育而成。由于双卵双胎的两个胎儿的遗传基因不相同，故胎儿性别、血型、外观特征不同。两个受精卵形成各自独立的胎盘、胎囊及血液循环。胎囊

笔记栏

之间的中隔由两层羊膜及两层绒毛膜组成，有时两层绒毛膜可融成一层。

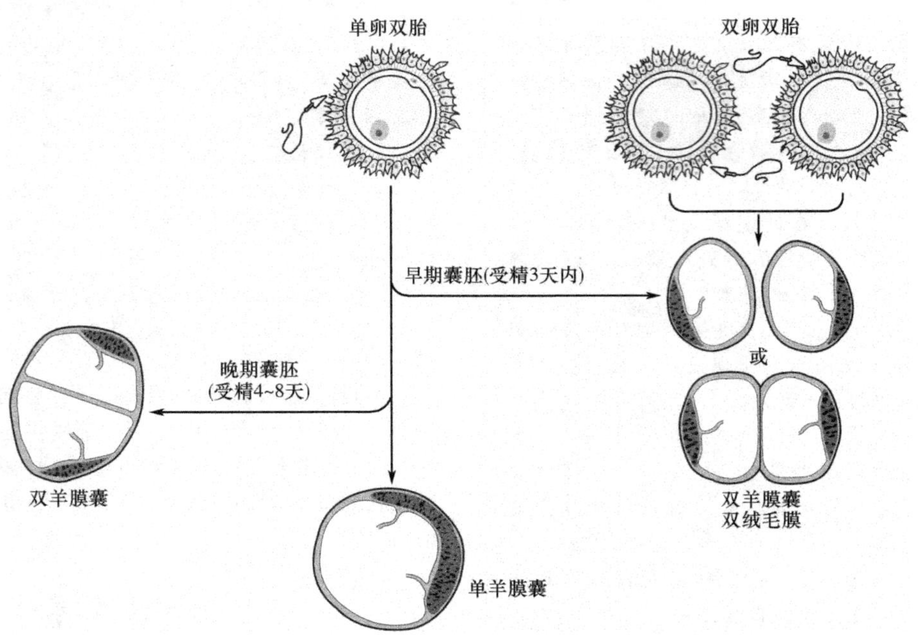

图 9-1　双胎胎盘、胎膜类型示意图

（二）单卵双胎

由一个受精卵分裂而成的双胎妊娠，称单卵双胎(monozygotic twins)，约占双胎妊娠的30%。因两个胎儿具有相同的遗传基因，故彼此性别、血型、外观特征相同。由于受精卵在早期发育阶段分裂为两个胚胎的时间不同，形成四种类型。

1. 双羊膜囊双绒毛膜单卵双胎　分裂发生在受精后72小时内(早期囊胚，桑葚期，early division)，形成两个独立的受精卵，两个羊膜囊，两层绒毛膜，可以独立着床形成各自的胎盘，但两个胎盘靠近，甚至融合为一个胎盘。约占单卵双胎中的18%～36%，这种类型的单卵双胎与双卵双胎相似，鉴别依靠性别、血型、指纹、毛发等。

2. 双羊膜囊单绒毛膜单卵双胎　分裂发生在受精后第4～8天之间(晚期囊胚，late division)，此时绒毛膜已分化，但羊膜囊尚未形成，两个独立的胚胎共同拥有一个胎盘及绒毛膜，其中隔有两层羊膜。约占单卵双胎中的70%。极少情况下，内细胞团分裂不对称，形成大小两团，小细胞团在发育过程中与大而发育正常胚胎的卵黄静脉吻合，逐渐包入正常胚胎体内，形成包入性寄生胎，或称胎内胎，应与畸胎瘤进行鉴别。

3. 单羊膜囊单绒毛膜单卵双胎　分裂发生在受精后第9～13天之间，此时羊膜囊已形成，两个独立的胚胎共用一个胎盘，共存于一个羊膜腔内。此种类形少见，大约仅占单卵双胎的1%～2%。因两胎儿间无羊膜囊分隔而互相运动，可发生相互间脐带缠绕、打结，严重可以致一胎死亡甚至双亡，围生儿死亡率甚高。

4. 联体双胎(conjioned twins)　分裂复制发生在受精后第13天以上、原始胚盘已形成，不能分裂成两个单独部分，导致不同程度、不同形式的联体双胎。极罕见，发生率在单卵双胎中大约3‰左右。

三、双胎并发症

多胎妊娠孕产妇的并发症多，围生儿病率和死亡率均高，几乎包括了所有的高危妊娠，应予以重视。

（一）孕产妇的并发症

1. 妊娠期高血压疾病　由于子宫过度膨胀，胎盘血液灌流减少，其发生率是单胎妊娠的3～5倍，且发病早，程度重，是双胎妊娠的主要并发症之一。

2. 贫血　铁及叶酸的储备不满足两个胎儿生长的需要，导致相对缺乏而出现缺铁性贫血及巨幼红细胞性贫血，发生率高达40%左右。

3. 羊水过多　双胎妊娠羊水过多发生率约为12%，单卵双胎多于双卵双胎，而且多为急性羊水过多，出现的时间较早，可能与双胎输血综合征及胎儿畸形有关。

4. 胎膜早破　双胎妊娠时，由于子宫过度膨胀、宫腔压力高，容易发生胎膜早破。

5. 胎盘早剥及前置胎盘　胎盘早剥在双胎妊娠较多见，其原因：①可能与妊娠期高血压疾病发生率增高有关。②宫腔容积突然减少：如第一个胎儿娩出后或胎膜早破羊水突然排出，致使宫腔容积突然缩小，胎盘附着面错位发生胎盘早剥。双胎妊

笔 记 栏

娠时为了适应两个胎儿生长发育的需要胎盘面积较大，有时可向下扩展到子宫下段，甚至覆盖宫颈内口，形成前置胎盘。胎盘早剥和胎盘前置都是导致产前出血的原因。

6. 妊娠期肝内胆汁淤积症 其发生率是单胎妊娠的2倍，由于胆酸明显增高，影响胎盘功能引起胎儿窘迫，甚至死胎、死产。

7. 宫缩乏力 因宫腔容积增大，子宫过度膨胀，子宫平滑肌纤维被动延伸，容易发生原发性子宫收缩乏力，导致产程延长。第一胎儿娩出后，有时也可因宫缩乏力而使第二个胎儿娩出时间延迟。延续至产后宫缩乏力性出血。

8. 胎位异常 引起胎位异常的原因：

(1) 胎儿一般较小，当羊水较多，胎儿在宫内有较多活动空间，形成胎位异常。

(2) 羊水不多时，生活在同一子宫腔内的两个胎儿活动空间不足，异常的胎位不易恢复。

(3) 分娩时当第一个胎儿娩出后，仍在宫内的第二个胎儿活动范围大，容易转为肩先露。

9. 流产 妊娠14周前发生流产的几率是单胎妊娠的2～3倍，其原因与胎儿畸形、胎盘发育异常、宫腔容积相对过少有关。早期死亡的胎儿发生自溶，被压于另一正常胎儿的羊膜囊与宫壁逐渐成薄片，称纸样儿，分娩后仔细检查附属物时可以发现。

10. 产后出血及产褥感染 除了子宫收缩乏力延续至产后导致产后出血外，较大的胎盘附着面也是产后出血的原因。由于并发症多，手术产几率高，常伴有贫血和产后出血，使产妇的抵抗力差，容易发生产褥感染。

(二) 围生儿的并发症

1. 早产 约50%双胎妊娠并发早产，其原因：①宫腔压力过高，胎膜早破是最常见的原因。②严重母儿并发症需要提早终止妊娠。

2. 胎儿生长受限 从中期妊娠开始，胎儿生长逐渐减慢，发生率约为12%～34%，发生率与生长受限程度随孕周的增长越加明显，而且单卵双胎较双卵双胎更为严重。可能与双胎输血综合征、胎儿畸形、胎盘发育不良有关。

3. 胎位异常 与单胎相比，胎位异常是双胎妊娠分娩过程直接影响胎婴儿愈后的重要并发症之一。

4. 双胎输血综合征(twin to twin trasfusion syndrome，TTTS) 15%～30%双羊膜囊单绒毛膜单卵双胎会发生该严重并发症。单卵双胎各自的胎盘间本身有血管吻合(动脉-动脉、动脉-静脉、静脉-静脉)，发生双胎输血综合征的胎盘病理基础胎盘内动脉-静脉间的吻合，由于压力的关系，血液单向从动脉流向静脉，导致胎儿间血液发生转移，致使一个胎儿成为供血儿，另一个成为受血儿，称双胎输血综合征。患病胎儿的病理特点为：①供血胎儿：贫血、体重轻、脱水、羊水少，甚至因营养缺乏而死亡。②受血胎儿：血量增多，心脏肥大，肝、肾增大，体重增长快，可发生充血性心力衰竭，胎儿水肿，羊水过多。双羊膜囊单绒毛膜单卵双胎的两个胎儿体重相差≥20%，血红蛋白相差>50g/L，提示双胎输血综合征。

5. 脐带异常 双胎妊娠常伴胎位异常、羊水过多和胎膜早破，破膜后脐带容易随流出的羊水而脱垂，导致急性胎儿窘迫。单羊膜囊双胎两个胎儿的脐带容易相互缠绕或挤压致胎儿死亡。

6. 胎头交锁、胎头碰撞 为分娩并发症，由于目前双胎的分娩方式以剖宫产为主，故临床已较少见。

(1) 胎头交锁：分娩时首先娩出的胎儿为臀先露，而后出的胎儿为头先露，当第一胎儿头部尚未娩出，第二胎儿的头部已降入骨盆腔内，使两胎头的颈扣合交锁在一起，造成难产。

(2) 胎头碰撞：分娩时同为头先露的两个胎头同时竞争入盆，相互碰撞造成阻塞性难产。胎儿较小、骨盆过大、第二个胎儿胎膜早破者或单羊膜囊双胎者容易发生胎头交锁或胎头碰撞。

7. 胎儿畸形 胎儿畸形的发生率是单胎妊娠的2倍，而单卵双胎发生胎儿畸形又是双卵双胎的2倍，常见的胎儿畸形有联体双胎、无心畸形、胎内胎等。

四、诊　　断

(一) 病史

有双胎家族史，受孕前应用促排卵药，或通过辅助生育技术，多个胚胎移植而怀孕者，都应注意双胎妊娠的可能。

(二) 临床表现

(1) 早期妊娠检查血清HCG水平较单胎高，早孕反应较严重。

(2) 中期妊娠以后子宫增大速度比单胎快，以妊娠24周后尤为明显，羊水量多。

(3) 妊娠中、晚期体重增加过快而不能用水肿及肥胖解释。

(4) 孕妇腹部增大明显，伴行走不便，压迫引起下肢静脉曲张、水肿等症状较重。

(三) 产科检查

子宫底高度和腹围大于相应停经月份，妊娠中、晚期腹部触诊扪及较多肢体应疑有多胎可能，但常因胎位、羊水以及孕妇腹壁的脂肪等影响而难以发现。胎心听诊在不同部位听到频率不同的两

笔记栏

个胎心音，两个胎心音之间有一无音区，或胎心率相差10次以上。

双胎妊娠的胎方位以双头位（45%）或一头一臀位（36%）常见，双臀位（11%）较少见，其中一胎横位（7%）更少见，双横位极少见（图9-2）。

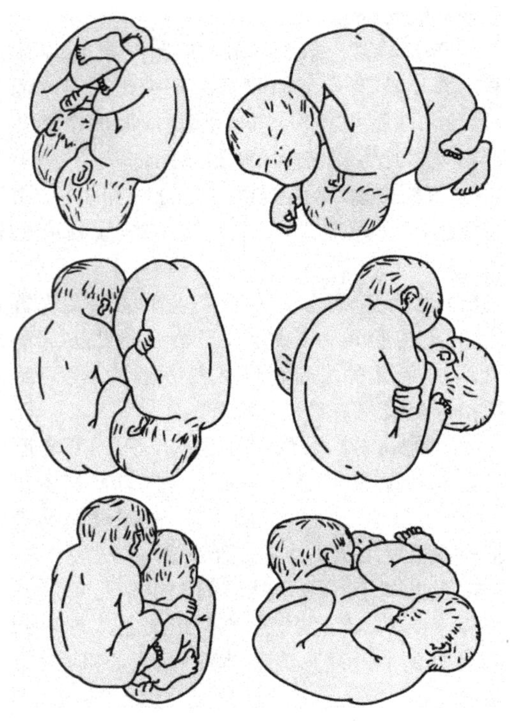

图9-2　双胎胎方位

（四）B型超声检查

B型超声在妊娠6周后通过观察到宫内两个妊娠囊即可诊断，如见两个原始心管搏动即可确诊双胎妊娠，同时根据两胎之间有否界膜以及界膜的声像表现帮助判断双胎的类型。中期妊娠以后可清楚显示两个胎儿的各部，同时可检查胎儿结构有否畸形，如联体双胎等，并帮助确定胎位。B型超声对早、中、晚期的双胎妊娠都有较高的诊断率。

（五）产后诊断双胎类型

产后根据胎儿性别，外貌特征和血型，以及胎盘、胎膜的类型判断是双卵双胎亦或是单卵双胎。

案例9-4分析

1. 产妇34岁，有双胎的家族倾向，早孕反应严重，B型超声自妊娠早期已经诊断"双胎"。

2. 现妊娠34^{+5}周，出现阴道排液后子宫底高度与腹围之和仍为148cm，无规律宫缩，触及多个肢体，闻及两个频率不同的胎心音。阴道检查宫口未开，先露部为"足"，羊水Ⅱ度胎粪污染。

3. 2天前超声检查双活胎，LSA/ROA，胎儿大小相当于31～32周。

诊断：

①孕$_1$产$_0$，宫内妊娠34^{+5}周，左骶前位/右枕前位；②双胎妊娠；③胎膜早破；④胎儿窘迫？

五、鉴别诊断

双胎妊娠的主要临床特征为子宫明显大于相应孕周，故围绕这一特征与羊水过多、巨大胎儿、妊娠合并生殖道肿瘤进行鉴别诊断，鉴别的手段是通过B型超声的检查即可确定。

六、处　　理

随着围生医学的发展，对双胎的认识不断深入，处理也发生了很大的改变。目前对双胎的处理关注的问题有：①争取在早期妊娠得到确诊，并明确类型；②确切的产前监护，尽可能减少妊娠并发症的发生，特别是早产的预防；③密切观察胎儿生长发育情况；④根据母儿状况选择最好的分娩时机和分娩方式。

（一）妊娠期处理

1. 营养指导　保证热量、蛋白质、维生素、矿物质的摄入，与正常孕妇不同的是热量需增加1/8，为减少妊娠合并贫血的发生铁和叶酸的需要量增加大约1.5倍。

2. 母儿监护和处理　保证每1～2周一次的产前保健，及时发现和处理异常情况。

（1）预防妊娠期高血压疾病：缓解紧张情绪，保证充分休息，监测血压和尿蛋白情况，补充钙剂。

（2）预防早产：卧床休息可增加子宫胎盘血流及减少对宫颈的压力，对胎儿生长发育和预防早产发生都有好处，建议孕妇妊娠24周后减少活动，多卧床。

（3）警惕妊娠肝内胆汁淤积症：注意孕妇瘙痒主诉，动态观察血胆酸及肝功能变化，以便及时发现和治疗。

（4）判断胎儿宫内情况：从确诊双胎妊娠开始每月进行B型超声检查，目的是了解胎儿生长发育是否落后、有否发育不平衡、胎儿有无畸形和死亡。

监护过程如发现血压上升、先兆早产则入院系统治疗；如发现胎儿畸形、联体双胎，应及早终止妊娠；若发现双胎之一死于宫内需监测凝血功能，另一活胎继续监护，没有特殊处理；若已出现双胎输血综合征（TTTS），为了提高胎儿存活率可行宫内

笔记栏

手术，但成功率未能定论，手术的方法有：①经腹反复抽取受血儿过多的羊水，减轻宫内压和改善子宫胎盘循环；②妊娠28周以前在胎儿镜引导下，激光凝固胎盘表面两胎儿之间的吻合血管。

（二）分娩期处理

1. 分娩时机 如无妊娠并发症，胎儿宫内生长良好可在妊娠36周后分娩，妊娠不宜超过预产期。如出现以下情况应终止妊娠：①急性羊水过多，导致呼吸困难等严重压迫症状；②胎儿畸形，联体双胎；③严重的妊娠并发症，不允许继续妊娠；④胎盘功能减退。

2. 分娩方式的选择 双胎分娩产妇的并发症多，如产程长和产后出血等，是必须要考虑的因素。除此之外还要根据胎儿的体重和胎位考虑适用的分娩方式以提高围生儿的健康和生存率。双胎阴道分娩可变因素多，相对剖宫产较为安全，如有剖宫产指征应在妊娠36周后可考虑择期剖宫产。剖宫产指征：

（1）第一胎儿胎先露异常。

（2）两胎头竞争入盆，发生碰撞。

（3）单羊膜囊双胎。

（4）妊娠超过28周的联体双胎。

（5）严重妊娠及分娩并发症：如严重的妊娠高血压疾病、前置胎盘、脐带脱垂、胎膜早破、继发性宫缩乏力。

（6）第一胎儿娩出后发生先兆子宫破裂或宫颈痉挛。

（7）胎儿窘迫，短时间不能经阴道分娩者。

（8）估计胎儿体重不足1500g。

案例9-4分析

产妇现妊娠34^{+5}周，胎膜早破，未临产入院。入院后的检查发现第一胎为臀位，而且足先露。未临产，但阴道流出的羊水Ⅱ度胎粪污染，虽胎心音正常，仍有胎儿窘迫的可能。

处理：

马上剖宫产。

手术指征：

①第一胎为臀位，足先露；②胎膜早破；③胎儿窘迫。

手术前准备：

（1）新生儿窒息复苏抢救人员、器械和药物的准备。

（2）产后出血的药物准备。

3. 阴道分娩的注意事项

（1）第一产程：保证产妇正常进食和休息，保持良好的体力。严密观察产程：包括胎心、宫缩、先露下降和宫颈扩张情况。

（2）第二产程：接产前必须做会阴侧-后切开；第一胎儿一娩出，立即钳夹脐带，以防第二个胎儿失血；第一胎儿娩出后助手马上在腹部将第二胎儿固定成纵产式并监听胎心；接产者行阴道检查，了解第二个胎儿先露部，决定分娩方式；通常20分钟左右第二个胎儿娩出，等待胎儿娩出期间应注意阴道流血情况，以便及时发现胎盘早剥并处理；等待15分钟仍无宫缩，阴道检查无脐带先露，可人工破膜、缩宫素静脉滴注促进子宫收缩；若发生脐带脱垂或胎盘早剥，及时助产。

（3）协助第二胎儿娩出的方法

1）产钳：适用于胎头已入盆者。

2）臀牵引：适用于臀位；胎头高浮内倒转胎儿至臀位；肩先露行外倒转胎儿至臀位；肩先露联合内外倒转胎儿至臀位。

（4）双胎分娩特殊情况及处理

1）胎头交锁的预防和处理：交锁发生率极低，发生后第一胎儿常在数分钟内死亡，故分娩时助手在腹部上推第二个胎儿的胎头，使第一个胎儿顺利娩出；若已发生胎头交锁，为挽救第二胎儿以剖宫产较安全；如坚持阴道分娩应上推第二个胎头，待两胎头松动时将第一胎儿回转90°～180°后再牵引；如第一胎儿已死应行断头术，待娩出第二胎儿后再取第一个胎头。

2）两胎头竞争入盆的预防和处理：双头位阴道分娩，第一胎儿的胎头已入盆，另一胎头部分入盆，发生竞争性梗阻难产，使产程进展缓慢，胎头迟迟不下降，应剖宫产结束分娩。

（三）预防产后出血

无论选择任何分娩方式，均需积极防治产后出血。

（1）输血准备：包括配血，静脉通道的及时建立。

（2）第二个胎儿前肩娩出后及时使用缩宫素。

（高眉扬）

第五节　母儿血型不合

孕妇与胎儿之间因血型不同而产生同种血型免疫性疾病为母儿血型不合（fetomaternal blood type incompatibility）。胎儿从父方遗传的显性红细胞血型抗原正为其孕母所缺乏，这一抗原在妊娠或分娩期间经胎盘（输血）进入母体，激发孕妇产生相应免疫性抗体。当再次妊娠受到相同抗原刺激时，使该抗体的产生迅速增加。抗体通过胎盘进入胎儿体内，与胎儿红细胞结合产生特异性免疫反应，使胎儿红细胞凝集破坏而发生溶血。

笔记栏

案例 9-5

孕妇，26 岁，因妊娠 21 周，依约前来进行第 2 次产前保健。

孕妇本次妊娠为第一孕，停经 10 周时 B 型超声检查提示"宫内单胎妊娠，孕周与停经周数相符"，早期妊娠经过顺利，近 1 周始觉胎动。两周前进行第 1 次产前保健，两周来无特殊不适。

既往史无特殊，无输血史。

体格检查未发现异常。

产科检查：子宫底高度 19cm，腹围 80cm，胎方位 LOT，胎心率 145 次/min。

第一次产前保健的辅助检查结果：血型"O"、Rh 阳性，其余检查未发现异常；丈夫血型"A"、Rh 阳性。

问题：

1. 从辅助检查的结果分析应再做哪一项检查？
2. 如何向孕妇做进一步解释？

一、发病机制

（一）胎儿红细胞进入母体

妊娠期母儿间有各自独立的血液循环系统，理论上两者的红细胞不会相混。但当流产（自然或人工）、羊膜腔穿刺、分娩、剖宫产等损伤和妊娠期胎盘屏障的渗漏（见于妊娠高血压疾病、前置胎盘），使胎儿红细胞进入孕妇血循环。进入母体的胎儿血量累计达 1ml 以上可使孕妇致敏而产生抗体。一旦致敏，再次妊娠时极少量的胎血渗漏，足以使孕妇的相应抗体急骤升高。

血型抗体是一种免疫球蛋白，主要有 IgG 和 IgM，IgG 为不完全抗体，致敏产生后，持续时间长，其分子量小可通过胎盘，引起胎儿溶血。IgM 为完全抗体，致敏产生后很快消失，其分子量大，不能通过胎盘，对胎儿危害不大。免疫产生的 IgM 易激活补体，对进入母体的胎儿红细胞有破坏作用，使之不易产生相应的 IgG 抗体，从而对胎儿有一定的保护作用。

（二）两种血型系统

1. ABO 血型系统 临床上 ABO 血型不合 99%见于孕妇 O 型，胎儿为 A 型或 B 型。因为 O 型孕妇被胎儿 A/B 抗原致敏产生的抗 A/B 免疫抗体，这些免疫抗体包括了 IgM 和 IgG，但以 IgG 占优势，IgG 通过胎盘进入胎儿体内与胎儿红细胞膜上的抗原结合引起溶血。

笔记栏

自然环境中广泛存在与 A(B)抗原相类似的物质（植物、寄生虫、接种的各类疫苗），这些抗原类似物质作为抗原，进入体内同样产生抗 A(B)IgG 和 IgM 抗体，故 ABO 血型不合引起的新生儿溶血病 50%可发生在第一胎。

ABO 血型不合很多情况下并不发病，其原因可能①A(B)抗原的强度；②抗原类似物质的存在；血型抗原类似物质可与胎儿红细胞竞争抗体，降低了抗 A(B)IgG 对红细胞的凝集力，特别是胎儿红细胞抗原性较弱时，抑制作用更明显，所以孕妇血清中即使有较高的抗 A(B)IgG 滴度，而新生儿溶血病的病情较轻。

2. Rh 血型系统 Rh 血型系统有 6 个抗原，相应有 6 个基因，分别以 C、c、D、d、E、e 表示，其中 D 抗原性最强，临床上凡具有 D 抗原为 Rh 阳性血型。当孕妇为 Rh 阴性，丈夫为阳性，第一次妊娠的胎儿为阳性，妊娠期间胎儿红细胞进入孕妇血中，使母体产生抗体，再次妊娠时极少量胎儿红细胞进入母体，即可迅速产生大量抗 DIgG 抗体，抗 DIgG 抗体进入胎儿致敏红细胞并破坏，发生胎婴儿 Rh 溶血病。Rh 抗原的特异性强，只存在于 Rh 阳性的红细胞上，除非接受过输血或血液疗法，新生儿 Rh 溶血病罕见于第一胎。

少数 Rh 阴性孕妇在其尚在胎儿期受 Rh 阳性母亲的致敏已发生了初发免疫反应，首次孕育 Rh 阳性胎儿可因胎儿红细胞的渗入而发生次发免疫反应，迅速产生的抗 DIgG 抗体，致使第一胎发病，谓"外祖母学说"。

Rh 血型不合同时伴 ABO 血型不合时，因进入孕妇血中的胎儿红细胞受到抗 A(B)IgG 抗体的作用后很快被破坏，来不及产生相应的抗 DIgG 抗体，胎婴儿不发病。

丈夫抗原系统是纯合子，胎儿全部为 Rh 阳性，胎次越多，胎儿发病机会越多；若为杂合子，胎儿有半数为 Rh 阳性，故有不患病的胎婴儿。

我国 Rh 阴性血型仅占 0.5%，故由母儿 Rh 血型不合引起的新生儿溶血病不多见。ABO 血型不合较多见，通常病情较轻，对胎婴儿危害小，但也有严重病例，不能轻视。

二、临床表现

（一）不良孕产史

既往有流产，早产，不明原因死胎、死产史。

（二）新生儿疾病

既往分娩的新生儿有贫血、水肿、肝脾肿大、黄疸或胆红素脑病等。

三、诊　　断

(一) 孕期诊断

1. 病史　病史中有不良孕产史与输血史者，有可能发生母儿血型不合。母儿ABO血型不合多发生在第一胎，以后可连续或相隔发病；母儿Rh血型不合多发生在第二胎，以后连续发病，而且病情一胎更比一胎重。

2. 血型检查　若孕妇为O型，丈夫为A型、B型或AB型，则母儿有ABO血型不合的可能。若孕妇为Rh阴性，丈夫为Rh阳性，母儿有Rh血型不合的可能。

案例9-5分析

孕妇血型"O"、Rh阳性，丈夫血型"A"、Rh阳性，有发生母儿ABO血型不合的可能，为进一步明确诊断应抽取孕妇血测定抗A IgG抗体效价。

检查前应向孕妇做如下解释：

1. 孕妇"O"型血，其丈夫"A"型血，胎儿可能的血型是"A"或"O"。

2. 如胎儿"A"型血，胎儿血的血型抗原A进入孕妇体内，刺激母体产生抗A抗体，这些抗体返回胎儿体内而导致胎婴儿溶血，称"母儿ABO血型不合"。

3. 母儿ABO血型不合一般情况下并不严重，但也有严重的病例，故定期检查孕妇血抗A IgG抗体效价有助于了解病情是否严重，为及时处理提供依据。

3. 孕妇血清抗体的检查　对有可能发生母儿血型不合的孕妇必须定期行血清抗体滴度测定。

(1) 抗体测定时间：第1次在妊娠16周进行，作为抗体基础水平；第2次在妊娠28～30周；以后每2～4周复查一次。半数以上的孕妇在妊娠28周后产生抗体。如抗体效价逐渐升高或急剧上升提示病情进展，胎儿可能受累。

(2) 抗体滴度评价：抗A(B)IgG抗体效价>1∶128，胎婴儿可能发生溶血病；当抗A(B)IgG抗体效价>1∶512以上时，提示病情严重；由于自然界ABO血型类似物质多，以抗A(B)IgG抗体效价作为母儿ABO血型不合的诊断，对预后评估并不可靠，正确率仅60%，故母儿ABO血型不合的诊断必须结合临床。Rh抗DIgG抗体效价>1∶16，胎婴儿可能发生溶血病；抗DIgG抗体效价>1∶32，提示病情严重；抗DIgG抗体效价>1∶64，胎婴儿死亡率明显升高；抗DIgG抗体只能由人类红细胞引起，当抗体达到一定的滴度则可诊断母儿血型不合。

案例9-5分析

继续妊娠定期的产前保健显示孕妇和胎儿未发现异常。

现在妊娠34周，回顾这段时间孕妇血清抗AIgG抗体效价的改变：

1. 妊娠21周：抗AIgG抗体效价1∶32。
2. 妊娠29周：抗AIgG抗体效价1∶64。
3. 妊娠33周：抗AIgG抗体效价1∶512。

问题：

1. 需要考虑的诊断是什么？
2. 进一步的处理是什么？

4. 羊水检查　当孕妇血清抗体滴度提示病情严重时应在B型超声介导下抽取羊水做进一步检查。

(1) 颜色：鲜黄色或金黄色表明胎儿溶血。

(2) 胆红素测定：用分光光度计测$\triangle OD_{450}$处的吸光度差，>0.06mg%为危险值，0.03%～0.06mg%为警戒值，<0.03mg%为安全值。另外也可用化学测定法直接测定羊水中胆红素含量。妊娠36周后羊水中的胆红素含量正常值是0.51～1.0μmol/L，若增至3.42μmol/L以上提示胎儿有溶血损害。

(3) 抗体效价测定：抗DIgG抗体效价为1∶8以上提示胎儿有溶血损害，1∶32以上提示病情严重。

(4) 胎儿血型检查：80%的胎儿血型为分泌型，可通过羊水检查确定胎儿血型，对母儿ABO血型不合做出诊断。

(5) 其他：B型超声检查可见受累胎儿有皮肤水肿、胸腹腔积液、肝脾肿大、胎盘增大。也可在B型超声介导下行脐血取样来诊断母儿血型不合。

案例9-5分析

1. 存在母儿ABO血型不合的可能：目前抗AIgG抗体效价已达1∶512，应可诊断母儿ABO血型不合，并提示病情严重，但因自然环境ABO血型类似物质多，单以抗AIgG抗体效价升高作为母儿ABO血型不合的诊断，对胎婴儿预后评估并不可靠。

2. 为明确诊断必须进一步检查：①羊水检查(胆红素含量和胎儿血型)明确诊断和确定病情。②B型超声检查了解胎儿、胎盘和羊水情况。

(二) 产后诊断

胎盘水肿对诊断母儿血型不合有参考意义。新生儿出生时抽脐带血检查血型、血红蛋白、胆红素、网织红细胞、有核红细胞、特异性免疫血型抗

笔记栏

体(包括抗人球蛋白试验，即 Coomb's 试验；抗 A 或 B 游离抗体释放试验)。当脐带血血红蛋白 <140g/L、胆红素>51μmol/L、网织红细胞>6%、有核红细胞>2%～5%或出生后 72 小时胆红素 >342μmol/L，则有新生儿溶血的可能，应进一步检查。如存在特异性血型抗体，诊断则可确立。

案例 9-5 分析

1. 检查结果：①羊水外观无色，略混浊。②羊水胆红素：0.34μmol/L。③胎儿血型"O"。④B 超检查胎儿发育正常，胎盘及羊水未发现异常。

2. 分析以上辅助检查的结果：不存在母儿 ABO 血型不合，妊娠可以继续。

四、预　　防

(1) 对 ABO 血型不合抗体效价较高的妇女，可使用中药预防。有效方剂：①益母草 500g、白芍 300g、当归 250g、川芎 250g、木香 12g，共研粉末，每次 9g，每日 2 次；②益母草 500g、白芍 200g、大黄 180g、茵陈 250g、黄芩 250g、木香 100g，共研粉末，每次 9g，每日 2 次；③茵陈 1g、黄芩 9g、制大黄 3g、甘草 1.5g，研成粉末，每日 2 次。

(2) 对于 Rh 阴性孕妇(丈夫为 Rh 阳性者)，应用抗 D 免疫球蛋白可减少其对 Rh 抗原产生抗 D 免疫抗体，保证以后胎婴儿的安全。具体注射方法：①未致敏的 Rh 阴性孕妇，于妊娠 28 周、34 周及产后 72 小时内肌内注射抗 Rh(D)免疫球蛋白(IgG)300μg；②孕期未发现母儿血型不合而在产后发现者，也应在 72 小时内给产妇肌内注射抗 Rh(D)免疫球蛋白(IgG)300μg；③未致敏的 Rh 阴性孕妇在发生≥8 周的流产、早产、羊膜腔穿刺和发生孕期延长阴道出血时，抗 Rh(D)免疫球蛋白(IgG)的用量必须增加；④未致敏的 Rh 阴性妇女如输入了阳性血，按每 ml 血注射抗 Rh(D)免疫球蛋白(IgG)20μg 计算使用量。

(3) 避免不必要的人工流产和输入 Rh 阳性血液。

五、处　　理

(一) 孕期处理

1. 中药治疗　自抗体效价增高时开始给予孕妇口服茵陈 9g，甘草 6g，水煎剂，每日一剂至分娩。也可使用上述预防的方剂。

2. 提高胎儿抵抗力　在妊娠 24、28、32 周各进行 10 日的综合治疗，包括 25%葡萄糖 40ml 加维生素 C 1g，每日静脉注射 1 次；维生素 K_1 10mg，每日肌内注射 1 次；维生素 E 100mg，每日口服 2 次；吸氧，每日 2 次，每次 20min。

笔 记 栏

3. 口服苯巴比妥　自预产期前 2 周开始，口服苯巴比妥 30mg，每日 3 次，可加强胎肝细胞葡萄糖醛酸与胆红素的结合能力，从而减少新生儿胆红素脑病的发生。

4. 血浆置换　应用血液细胞分离机对孕妇的血液做间断流动离心分离，用抗凝剂每次置换出高效价抗体血浆 1000～1500ml，从而降低抗体效价，减少胎儿受损程度，提高新生儿成活率，孕妇血细胞成分以生理盐水悬浮后立即回输，必要时每周 1～2 次。适用于曾分娩过重症 Rh 溶血病患儿，现抗体效价达 1∶64，妊娠未达 32 周的孕妇。

5. 子宫内输血　临床确诊母儿 Rh 血型不合，在妊娠不足 33 周，胎儿有宫内死亡的危险时，为纠正胎儿严重贫血，可行子宫内输血。过去曾使用的胎儿腹腔内输血因疗效不理想，现已不使用。现在多在 B 型超声介导下行脐静脉穿刺直接输血，可提高胎儿的存活率，输血前先检查血常规和血型，血红蛋白<60g/L 为输血指征，选用 Rh 阴性，O 型血，每次 5～10ml，必要时 1 周后重复。

6. 适时终止妊娠　随着妊娠的进展，抗体产生越多，对胎儿威胁越大。终止妊娠的指征：①妊娠 36 周以后。②妊娠 34 周后，Rh 血型不合抗体效价≥1∶64，ABO 血型不合抗体效价≥1∶512；既往有不良孕产史，现监护提示胎儿在宫内不安全。③妊娠 32 周后，未满 34 周，Rh 血型不合抗体效价≥1∶64，ABO 血型不合抗体效价≥1∶512，或抗体效价迅速增加应行羊膜腔穿刺，羊水呈鲜黄色或胆红素含量增高，促胎肺成熟后尽快分娩。

(二) 产时处理

分娩方式的选择根据孕周、胎儿宫内情况、宫颈条件综合分析后决定，一般母儿 ABO 血型不合多可阴道分娩，而母儿 Rh 血型不合多需要提早终止妊娠，以剖宫产多见；如选择阴道分娩，有必要加强产时监护，采取措施缩短第二产程，分娩过程避免使用麻醉药及镇静剂；分娩时做好抢救新生儿准备。接产时注意事项：①胎儿娩出后立即断脐，减少抗体进入胎儿体内。②留脐血检查血常规、血型、有核红细胞、网织红细胞、胆红素和游离抗体。取血时禁止向试管内挤脐血，避免脐带胶质混入脐血影响化验结果。③对母儿 Rh 血型不合估计新生儿受损严重时，保留脐带 10cm，以备输液、输血或换血。④胎盘剥离后，胎儿的 Rh 阳性红细胞可进入子宫血窦，进一步使母体致敏，应在产后 72 小时内给予抗 D 丙种球蛋白 300μg 肌内注射，以中和抗原。

(三)新生儿处理

出生时马上抽取脐带血做新生儿溶血的判断,由新生儿医生按新生儿溶血进行预防和治疗。

(胡淑君)

第六节 死 胎

妊娠 20 周以后,胎儿在宫内死亡,为死胎(fetal death)。胎儿在分娩过程中死亡,为死产(still birth),死产仍属于死胎范畴。

案例 9-6

孕妇,26 岁,因孕$_2$产$_1$,停经 42^{+2}周,胎动消失 3 日入院。

孕妇停经 32 天自测尿,谓"妊娠",自此以后没有在医疗保健机构进行正规产前保健,偶尔到私人诊所听胎心,整个妊娠期间自觉正常。近 3 天自觉胎动减少,今天感觉胎动消失,而来我院就诊。妊娠期间无头晕头痛,胃纳好,大小便无异常。

既往史、个人史及家族史无特殊。平时月经周期 26 天。两年前顺产一足月活女婴,本次为第二次妊娠。

体格检查:体温 36.6℃,脉搏 84 次/min,呼吸 20 次/min,血压 110/68mmHg。发育正常,营养中等。心、肺听诊未发现异常,腹软,无压痛,肝、脾肋下触诊不满意,双下肢无浮肿。

产科检查:腹部呈纵椭圆形,无宫缩,子宫底高度 34cm,腹围 102cm,LSA,未入盆,胎心音未闻及。骨盆外测量:23cm—26cm—19cm—8.5cm。

实验室及辅助检查:血红蛋白 110g/L,红细胞 3.8×10^{12}/L,白细胞 5.6×10^{9}/L,血型 A 型。尿常规正常。肝、肾功能,出、凝血时间正常。心电图正常。

问题:

1. 首先考虑的诊断是什么?
2. 确诊需要做什么辅助检查?

病 因

导致死胎的原因很多,主要有胎儿宫内缺氧和先天发育异常两大类,其中宫内缺氧是最常见的原因。

(一)胎儿宫内缺氧的因素

1. 胎盘及脐带因素 ①胎盘因素:胎盘前置、胎盘早剥、胎盘发育异常(过小)、帆状胎盘、急性绒毛膜羊膜炎;②脐带因素:脐带血管前置、脐带先露、脐带脱垂、脐带过短、脐带根部过细、脐带打结、脐带扭转、脐带缠绕(颈、体)等。

2. 孕妇因素 ①全身因素:严重的妊娠合并症和并发症,如妊娠期高血压疾病、过期妊娠、糖尿病、慢性肾炎、心血管疾病、感染等;②子宫局部因素:子宫张力过大、子宫收缩力过强甚至强直性收缩、子宫肌瘤、子宫畸形、子宫破裂等。

3. 胎儿先天发育异常 ①双亲的遗传疾病使胚胎的基因或染色体异常,导致胎儿畸形,严重者发生流产或死亡。②宫内感染及致畸物质(药物、毒物、射线)接触;可使基因突变或染色体畸变,导致胎儿死亡。③胎儿生长受限(原因有慢性缺氧或先天异常两大类)。④胎儿疾病:如母儿血型不合等。

(二)临床表现

1. 症状 孕妇自觉胎动停止,子宫不再增长,乳房变小和胀感消失,如死胎时间长还感觉到全身乏力和食欲不振等。

2. 体征 子宫停止增长并小于停经月份,胎心听不到。

胎儿死亡后大约 80%在 2~3 周内自然娩出。若胎儿死亡后 3 周仍不能自行排出,胎盘组织会发生退行性改变,此过程释放凝血活酶进入母体血循环,激活血管内凝血因子,引起弥散性血管内凝血(DIC),消耗血中纤维蛋白原及使血小板减少,随着死胎时间的延长纤维蛋白原和血小板的减少越加明显,胎死宫内 4 周以上 DIC 发生机会明显增多,可引起严重的分娩并发症——产后出血。

(三)诊断

1. 临床表现 同上。

2. 辅助检查 ①B 型超声是诊断死胎最常用、最方便、最准确的方法。确诊的声像表现为胎心消失,若胎儿死亡时间长可见颅骨塌陷、重叠,呈袋状变形,颅内结构不清。②因胎死宫内时间过久可发生凝血功能障碍,故其他的检查还包括血常规、血型、尿常规、肝肾功能、凝血功能等,还必须了解心、肺情况。

案例 9-6

临床特点:

1. 过期妊娠(妊娠 40^{+2}周)。
2. 自觉胎动减少 3 天,消失 1 天。
3. 胎心听诊未闻胎心音。

有过期妊娠、胎盘功能减退的病因,现胎动消失以及未闻胎心音的临床表现。

初步诊断:

①孕$_2$产$_1$,宫内妊娠 42^{+2}周,骶左前位;②臀位;③死胎?

确诊需要进一步的辅助检查:

B 型超声检查。

B 型超声检查结果提示：胎方位骶左前，死胎（胎儿径线估计孕龄大约妊娠 40 周左右），胎盘Ⅲ度，最大羊水暗区深度 4.5cm。

诊断：

①孕$_2$ 产$_1$，宫内妊娠 42^{+2} 周，骶左前位；②臀位；③死胎。

问题：

如何处理和进一步的指导？

（四）处理

一般情况下胎儿在宫内死亡 2～3 周会自然娩出，但就诊时死胎一经确诊尚未排出者，无论胎儿死亡时间长短均应积极处理，没有必要等待自然排出。

1. 马上引产 适用于胎儿死亡时间不久者。引产前必须做全身检查，包括心肺情况、肝肾功能等。引产的方法：①直接羊膜腔内注入依沙吖啶；②促宫颈成熟的基础上，缩宫素静脉滴注；③米非司酮加米索前列醇。引产过程必须严密观察产程，预防分娩并发症的发生。

2. 纠正凝血功能后引产 适用于死胎时间长，合并凝血功能障碍者。死胎 4 周未排出应常规做凝血功能检查，凝血功能异常，应予以纠正后再引产，引产过程做好输血及凝血因子补充的准备，预防产后出血和产褥感染。

产后必须仔细检查胎盘、脐带和胎儿，尽可能寻找死胎发生的原因，最好能做胎儿及其附属物的病理检查。

案例 9-6 分析

处理：

1. 马上引产。死胎诊断已明确，死亡时间估计在 1 天内，应该了解全身各脏器功能，无禁忌证最好使用羊膜腔内注射依沙吖啶引产。

2. 产后检查胎盘、脐带和胎儿的病理改变，寻找死胎的原因。

3. 健康教育：①妊娠前后的保健知识指导；②妊娠后正规产前保健的重要性；③妊娠期自我监护方法的介绍；④过期妊娠的危害。

（高眉扬）

第七节 胎儿发育异常

胎儿发育异常也称出生缺陷，指胎儿在宫内发生的各种异常，既包括结构形态异常，也包括功能异常。

笔记栏

一、病因

遗传、环境、食物、药物、病毒感染、母儿血型不合等多种因素都有可能引起胎儿先天发育异常。

胎儿发育的不同阶段对致畸因素作用的敏感性不同，其结局亦不尽相同。①胚胎期：细胞阶段（精卵结合后 1～3 周）为组织分化前期，相对不敏感，致畸因素作用后可致胚细胞死亡、流产；胚胎阶段（精卵结合后 4～8 周）为基本器官形成期，处于组织分化阶段最为敏感，致畸因素作用后可导致胎儿结构发育异常，为致畸敏感期。②胎儿期：此阶段组织结构已具人形，但器官功能正在发育完善中，致畸因素作用多仅表现为功能异常，少发生结构畸形。

二、诊断

（一）B 型超声检查

对胎儿畸形的诊断准确率较高，明显的胎儿畸形，如无脑儿，可在早孕期间得到诊断和处理，减少了出生缺陷的发生。但早期妊娠胎儿异常的超声诊断敏感性仍不高，随着胎儿生长发育，中期妊娠以后超声检查对诊断胎儿结构异常越来越准确，使许多胎儿先天畸形得以在宫内早期诊断及处理。

胎儿结构畸形的超声表现如下：

（1）正常结构缺如：如无脑儿、肾缺如等。

（2）赘生物形成：如骶尾部畸胎瘤、颈部水囊瘤等。

（3）阻塞上方的扩张：如脑积水、泌尿系统扩张、十二指肠扩张等。

（4）疝形成：如脑膨出、膈疝、脐疝等。

（二）染色体核型分析

羊膜腔穿刺术、脐血穿刺术及绒毛吸取术均可取羊水、脐血或绒毛等胎儿标本进行染色体核型分析，准确地进行产前诊断。

（三）其他检查

有创伤的胎儿镜能更直接、准确地观察胎儿。近年开展的孕妇血清生化指标的筛查，起到一定的作用，常用的生化指标有 AFP、β-HCG、E_3等。

三、常见胎儿发育异常

（一）染色体综合征

比较多见的 21-三体综合征、18-三体综合征、

13-三体综合征除畸形外，多合并智力低下。确诊依靠细胞核型分析。

（二）单基因综合征

单基因综合征具有多处结构缺陷，如软骨发育不全综合征、多囊肾等。

（三）多基因异常

多基因异常表现为单发畸形，如神经管缺陷、唇腭裂、先天性心脏病等，发病率较高。

1. 神经管缺陷（neural tube defects） 发病与环境关系密切。多种维生素缺乏，特别维生素 B_{12} 及叶酸；妊娠早期高热或接触高温；甲状腺功能低下等使发病率上升。孕前及早孕采取了补充叶酸的干预措施可使发病率降低。

（1）无脑儿（anencephalus）：是胎儿先天发育异常中最常见的一种，女胎多见。由于缺少头盖骨，发育极原始的脑髓暴露，双眼相对突出，颈短，不可能存活（约 75%在分娩中死亡，其他则在产后数小时或数日后死亡）。伴羊水过多者常早产，不伴羊水过多者常过期产。B 型超声诊断准确率高，现基本可早期诊断。无脑儿分两类：①脑组织变性坏死突出颅外；②脑组织未发育。

1）诊断：腹部检查时，未能感觉胎头或胎头小。无脑儿的垂体及肾上腺发育不良，故孕妇尿 E_3 值常呈低值。无脑儿脑膜直接暴露在羊水中，使孕妇血清及羊水甲胎蛋白呈高值。妊娠 14 周后 B 型超声探查见不到圆形颅骨光环，头端有不规则“瘤结”。

2）处理：无脑儿一经确诊应治疗性引产。分娩时有可能因头小不能扩张软产道而致胎肩娩出困难，可行毁胎术结束分娩。

（2）脊柱裂：无脑儿（anencephalus）属脊椎管部分未完全闭合的状态。分为三种：①隐性脊柱裂：多于腰骶部，外面有皮肤覆盖，脊髓和脊神经正常，无神经症状。②脊髓脊膜膨出：部分脊椎骨缺损，脊膜可从椎间孔突出，表面能看到一个皮肤包着的囊，囊内含脊膜、脊髓及神经，多有神经症状（图 9-3）。③脊髓裂：脊髓部分神经管缺失，停留在神经褶和神经沟阶段，同时合并脊柱裂。胎儿脊柱在孕 8～9 周开始骨化，如两半椎体不融合则形成脊椎裂。B 型超声是最好的诊断方法，声像表现为两排并行的脊柱强回声间距增宽、连续性中断、形成角度呈 V 或 W 形、脊柱短小、不完整、不规则弯曲或伴有不规则的囊性膨出物。B 型超声检查在妊娠 18～20 周是发现脊柱裂的最佳时机。脊髓脊膜膨出和脊髓裂一经诊断应终止妊娠，隐性脊柱裂不必处理。

（3）脑积水（hydrocephahus）：是指脑室内外有大量脑脊液储积，致颅腔体积增大，颅缝和囟门明显变宽，脑组织常受压，多伴有脊柱裂、足内翻等。

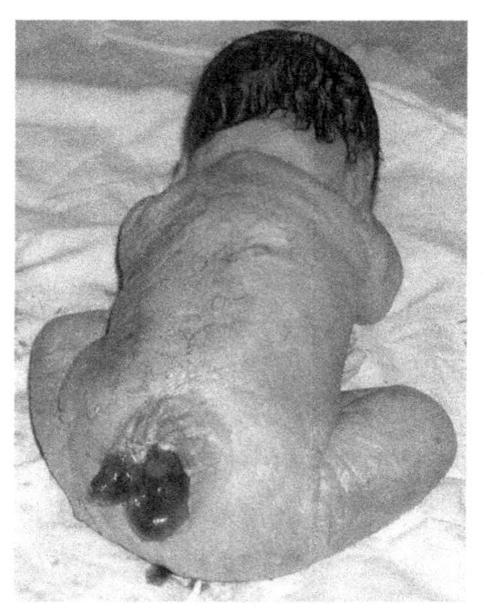

图 9-3 脊髓脊膜膨出

分娩时可因梗阻性难产引起子宫破裂、生殖道瘘等损伤，对母亲造成严重危害。

1）诊断：在耻骨联合上方触到宽大、高浮的胎头，胎头跨耻征阳性。B 型超声检查：妊娠 20 周后，胎儿头径大于同孕龄正常范围，脑室扩张，脑中线移位，严重者颅内大部分由液体占据，为脑积水的声像表现。

2）处理：一经确诊应引产，分娩时可能有困难。头先露在宫口开大 3cm 时行颅内穿刺放液；臀先露也可在接产胎肩娩出后穿刺放液，缩小颅体娩出胎儿。

2. 唇裂和唇腭裂（cleft lip and cleft palate） 妊娠 6 周前病毒感染、服药不当可引起唇裂和唇腭裂（图 9-4），但多数为多基因遗传，少数为常染色体显性遗传。唇裂时腭板完整，唇腭裂时有鼻翼，牙齿生长不全。严重腭裂可通至咽部，严重影响哺乳。产前诊断只能通过 B 型超声检查确定，但有一定的局限性。胎儿镜虽能直视诊断，但损伤较大。

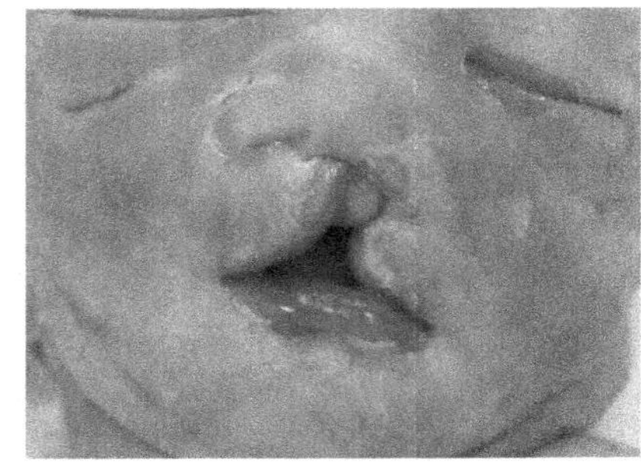

图 9-4 胎儿唇腭裂

3. 先天性心脏病 风疹病毒感染是引起先天性心脏病的环境因素，但常见为多基因遗传，极个别为常染色体显性遗传。先天性心脏病类型很多。产前诊断主要依靠超声检查，但确诊率极低，随着超声技术的提高和仪器分辨率的提升，使先天性心脏病的产前诊断逐渐成为可能。

（高眉扬）

笔记栏

第10章 妊娠合并性传播疾病

性传播疾病(sexually transmitted diseases, STD)是指通过性行为或类似性行为及间接接触所传染的一组传染病。1975年,世界卫生组织(WHO)提出的STD这一概念包括了性行为作为主要传播途径以及可经性行为传播的20余种疾病,病原体包括细菌、病毒、螺旋体、支原体、真菌、原虫及寄生虫等8类。我国重点监测的性传播疾病,需要做疫情上报的STD有8种,其中梅毒、淋病、艾滋病列为乙类传染病,另外5种包括尖锐湿疣、软下疳、性病性淋巴肉芽肿、生殖器疱疹和非淋菌性尿道炎等5种。

孕妇感染STD后,如果不能及时诊治,可通过垂直传播(母婴传播)使胎儿感染,导致流产、早产、死胎、死产或新生儿感染,严重影响下一代的健康。

第一节 淋 病

案例 10-1

患者,女,33岁,因"停经3个多月,白带增多伴尿频、尿急、尿痛1天"于2004年3月26日就诊。

患者平素月经规则,末次月经于2004年1月20日,停经46天查尿HCG定性"阳性",3天前曾性交,出现白带增多,呈脓性,伴尿频、尿急、尿痛1天。

妇科检查:宫颈充血、水肿、黏膜外翻,有脓性分泌物从宫颈管流出,宫颈触痛,质脆,触之易出血。宫体前位,增大如孕3个多月,质软,活动,无压痛。双附件未见异常。

问题:

1. 根据病史和检查,你首先应考虑做何诊断?
2. 在明确诊断之前,应做哪些实验室检查?
3. 如何明确诊断?如何给出处理建议?如何预防?

淋病是由淋病奈瑟菌(简称淋菌)引起的以泌尿生殖系统化脓性感染为主要表现的STD。在世界上其发病率居STD的首位。淋菌为革兰染色阴性双球菌,成双排列肾形,其特点是对黏膜腺上皮有较强亲和力,极易侵犯柱状上皮和移行上皮,常隐匿于女性泌尿生殖道引起感染,离开人体不易生存,一般消毒剂可以杀灭。

一、传播途径

(一) 直接接触传染

成人绝大多数感染是通过性交经阴道黏膜受染,多为男性先感染淋菌后再传播给女性,病变可波及尿道、尿道旁腺、前庭大腺等处,以宫颈管受感染最为多见,约60%~80%女性淋病患者可发生淋菌性宫颈炎。

(二) 间接传染

主要通过接触污染淋菌的衣服、毛巾、床单、浴盆等物品及消毒不彻底的检查器械等传染,所占比例很小。

(三)产道感染

胎儿经未治疗淋病的孕妇阴道娩出,接触带菌的阴道分泌物可以发生新生儿淋菌结膜炎、肺炎,甚至出现淋菌性败血症,使围生儿死亡率明显增加。

二、发病机制

淋菌表面有菌毛,性交时可附着于精子进入子宫颈管,黏附于宫颈管腺上皮而被上皮细胞吞饮。淋菌在上皮细胞内大量繁殖引起细胞崩解并移至黏膜下层,淋菌的脂多糖内毒素与体内补体协同作用,介导免疫反应,共同引起局部炎症反应,导致局部中性粒细胞浸润、黏膜细胞脱落溶解,形成脓液,引起急性宫颈炎。若病情继续发展,淋菌沿生殖道黏膜上行,可引起子宫内膜炎、输卵管黏膜炎(或积脓),盆腹膜炎及播散性淋病。

三、淋病对妊娠、分娩及胎儿的影响

约1%~8%孕妇感染淋菌。妊娠期任何阶段的淋菌感染,对妊娠预后均有影响。

笔记栏

(一) 妊娠期

(1) 妊娠早期淋菌性宫颈管炎,可引起感染性流产与人工流产后感染。

(2) 妊娠晚期淋菌性宫颈炎可使胎膜脆性增加,易发生胎膜早破。

(二) 分娩期

(1) 对母亲的影响:胎膜早破易使孕妇发生羊膜腔感染综合征,分娩时可出现产程延长,分娩后产妇抵抗力低,合并产道损伤易发生淋病播散,引起子宫内膜炎、输卵炎,严重者可致播散性淋病。

(2) 对胎儿的影响:主要引起早产和胎儿宫内感染,早产发生率约为17%;胎儿宫内感染可以引起胎儿宫内生长受限、胎儿窘迫,甚至导致死胎、死产。

(三) 新生儿期

可以发生新生儿淋菌性结膜炎、肺炎,甚至出现淋菌性败血症。新生儿淋菌性结膜炎多在生后1~2周内发病,可见双眼睑肿胀,结膜发红,有脓性分泌物。如果没有及时治疗,结膜炎继续发展,引起淋菌性眼眶蜂窝织炎,累及角膜可形成角膜溃疡,甚至发生角膜穿孔或发展成虹膜睫状体炎、全眼球炎,导致失明。

四、诊断及实验室检查

有性病接触史、临床表现及实验室检查可做出诊断。

(1) 宫颈分泌物直接涂片检查,行革兰染色,急性期可见中性粒细胞内有革兰阴性双球菌,可做出初步诊断,此法对非急性期女性患者的检出率较低。

(2) 分泌物淋菌培养:是诊断淋病的金标准,对临床表现可疑、但涂片阴性或需要做药物敏感试验者,取宫颈管分泌物送培养;对可疑淋菌性盆腔炎并有盆腔积液者可行后穹隆穿刺术,抽取盆腔积液做涂片检查及培养;对疑有播散性淋病者,应在高热时取血做淋菌培养。

(3) 核酸检测,PCR技术检测淋菌DNA片段,具有较高的敏感性及特异性,操作过程中应注意防止污染造成的假阳性,仅能在有条件单位开展。

案例10-1分析

根据病史和检查,首先应考虑的诊断可能为:①早孕;②急性宫颈炎;③急性尿道炎。为明确以上诊断应进一步做:①B超检查,确定妊娠的周数及胎儿发育情况。②宫颈分泌物涂片检查是否有革兰阴性双球菌,必要时做分泌物淋菌培养。③尿常规检查。

五、治　　疗

治疗应尽早、彻底,要遵循及时、足量、规范用药原则。同时注意药物对胎儿的影响。由于耐青霉素菌株的增加,目前首选药物以第三代头孢菌素为主。对轻症者可应用大剂量单次给药方法使血液中有足够高之药物浓度杀灭淋菌:如头孢曲松钠1g单次肌内注射,疗效可达98%,可同时加用阿奇霉素1g单次口服;或多西环素100mg口服,每日2次,连用7日。重症者应连续每日给药:如淋菌性盆腔炎、播散性淋病,多用头孢曲松钠1g,每日1次肌内注射,连续10日,加用甲硝唑400mg口服,每日2次,连续10日;或多西环素100mg口服,每日2次,连续10日,以保证足够的治疗时期,彻底治愈。

治疗结束后,临床症状完全消失后4~7日,应取宫颈管分泌物行涂片检查及培养,连续3次均为阴性方为治愈。

案例10-1分析

以上检查结果:B超提示宫内妊娠12周,胎儿存活;宫颈分泌物涂片发现中性粒细胞内有革兰阴性双球菌;尿常规白细胞(+++)。可以确诊为淋病合并妊娠。本病例治疗应选择头孢曲松钠1g单次肌内注射,可同时加用多西环素100mg口服,每日2次连用7日。在临床症状完全消失后4~7日,应取宫颈管分泌物涂片及培养,连续3次均为阴性方为治愈。

六、预　　防

在淋病高发地区,产前应常规筛查淋菌,最好在妊娠早、中、晚期各做1次宫颈分泌物涂片镜检,必要时行淋菌培养,以便及早确诊和彻底治疗。淋病孕妇娩出的新生儿,均应予1%硝酸银液滴眼,预防淋菌性眼炎;并需全身预防用药,可予头孢曲松钠25~50mg/kg(<125mg)肌内注射或静脉注射,单次给药。应注意新生儿发生播散性淋病可能,在生后不久即出现淋菌性关节炎、脑膜炎、败血症等,治疗不及时可致死亡。

第二节　梅　　毒

案例10-2

患者,女,24岁,因"停经6个多月,发现外阴硬结4天"于2005年11月16日就诊。

患者平素月经规则,末次月经于2005年4月10日,停经40天查尿HCG定性"阳性",6月1日做B超示"宫内妊娠8周",孕3个月后开始有性生活，孕4个月自觉胎动，1周前外阴出现红色小丘疹，3天后逐渐形成无痛性硬结。已婚未孕育。

妇科检查：外阴发育正常，于左侧大阴唇下端可见一约1cm×0.8cm的硬结，有浅表性溃疡，不痛，呈椭圆形，境界清楚，边缘整齐呈堤状隆起，周围绕有暗红色浸润，基底平坦，无脓液，表面附有类纤维蛋白薄膜，不易除去，稍挤捏有少量浆液性渗出物；阴道正常，分泌物不多；宫颈光滑，口闭；宫体增大如孕6个月余，宫底脐上1指，胎心145次/min。

问题：

1. 根据病史和检查，你首先应考虑做何诊断？

2. 在明确诊断之前，应做哪些实验室检查？

3. 如何明确诊断？如何给出处理建议？如何预防？

梅毒是由苍白密螺旋体引起的慢性全身性传播性疾病。苍白密螺旋体在体外干燥条件下不易生存，一般消毒剂及肥皂均可杀灭。

一、传播途径

(一) 性接触传播

大多数由性行为直接接触传播。

(二) 胎盘和产道传播

患梅毒的孕妇其苍白密螺旋体可通过妊娠期的胎盘垂直感染胎儿，引起先天梅毒。新生儿则可在分娩时通过软产道受到传染。

(三) 间接接触传播

偶有可能经接触污染的衣物、剃刀和医疗器械等间接感染。

(四) 输血感染

个别患者通过输入有传染性梅毒患者的血液而感染。

二、分　　期

梅毒分三期：一期、二期属早期梅毒，病程在2年内，传染性最强；三期属晚期梅毒，病程在2年以上，一般认为无传染性；潜伏期梅毒指梅毒未经治疗或用药剂量不足，没有临床症状而梅毒血清反应阳性者。

笔记栏

三、对胎儿及婴幼儿影响

一、二期梅毒孕妇的传染性最强，梅毒螺旋体通过妊娠期的胎盘感染胎儿，在胎儿内脏（主要在肝、肺、脾、肾上腺等）和组织中大量繁殖，引起妊娠16周后的流产、死胎、死产。未经治疗的一、二期梅毒孕妇几乎100%传给胎儿，早期潜伏（病程在2年内，没有临床症状，仅梅毒血清反应阳性者）梅毒孕妇感染胎儿的可能性达80%以上，可有20%早产。未治疗的晚期梅毒孕妇感染胎儿率亦可有30%，晚期潜伏梅毒（感染超过2年，临床无梅毒性损害表现，梅毒血清学试验阳性）孕妇，性接触已无传染性，但感染胎儿的可能仍有10%。先天梅毒儿占死胎的30%左右。

四、梅毒的胎盘病理

妊娠梅毒可通过胎盘传染胎儿，由于妊娠梅毒的胎盘血管梗阻，影响胎儿营养，易发生流产、早产或死产；部分患者虽可足月分娩，但约64.5%胎儿已感染梅毒。梅毒的胎盘除上述血管变化外，重量常增加，胎盘重量与胎儿之比达1∶4，母体面肿胀，色淡白，绒毛由于其中血管梗塞，数量大为减少，间质细胞密度增加，光镜下见粗大、苍白“杵状”绒毛；间质增生，间质中血管呈内膜炎及周围炎改变；狭窄的血管周围有大量中性粒细胞浸润形成“袖套”现象，胎盘内可见梅毒螺旋体。

五、实验室检查

以往的实验室检查有梅毒螺旋体检查、梅毒血清试验和脑脊液检查。随着基因诊断技术的发展，PCR技术应用检测梅毒螺旋体DNA，使梅毒的诊断变得准确、快速、敏感。

(一) 梅毒螺旋体检查

梅毒螺旋体检查即暗视野显微镜检查：在皮损处，用玻片刮取组织渗出液或淋巴结穿刺液，滴加生理盐水后置暗视野显微镜下观察，依据螺旋体强折光性和运动方式进行判断，可以确诊。

(二) 梅毒血清学检查

根据所用抗原不同，梅毒血清试验分为以下两大类：

1. 非梅毒螺旋体抗原血清试验　是用心磷脂做抗原，测定血清中抗心磷脂抗体，亦称反应素。本试验敏感性高而特异性较低，且易发生假阳性。

早期梅毒患者经充分治疗后，反应素可以消失，早期未经治疗者到晚期，部分病人中反应素也可以减少或消失。目前一般作为筛选和定量试验，观察疗效、复发及再感染。包括性病研究实验室试验（venereal disease research laboratory test，VDRL）、快速血浆反应素试验（rapid plasma reagin test，RPR），不加热血清反应素玻片试验（unheated serum reagin，USR）也是VDRL抗原的改良。若VDRL、USR及RPR阳性，应做证实试验。

2. 梅毒螺旋体抗原血清试验 用活的或灭活的梅毒螺旋体或其成分来做抗原测定抗螺旋体抗体。这种试验敏感性和特异性均高，一般用作为证实试验。常用有：①荧光梅毒螺旋抗体吸收试验（FTA-ABS test）；②梅毒螺旋体血凝试验（TPHA）；③梅毒螺旋体制动试验（treponema pallidum immobilization，TPI）。

（三）PCR检测

PCR检测梅毒螺旋体DNA，特异性很强，敏感性很高，是目前诊断梅毒螺旋体的先进方法。近年已开展用PCR技术取羊水检测螺旋体诊断先天梅毒。

（四）脑脊液检查

所有早期胎传梅毒婴儿也应检查脑脊液以除外中枢神经系统受累的可能。如脑脊液淋巴细胞≥10×10^6/L，蛋白>500mg/L，VDRL阳性为神经梅毒。

案例10-2分析

根据临床症状和检查，初步考虑：①中期妊娠；②一期梅毒？

为明确以上诊断应进一步做：①B超检查，确定妊娠周数及胎儿发育情况；②用玻片刮取硬结表面渗出物涂片，滴加生理盐水后置暗视野显微镜下观察梅毒螺旋体；③梅毒螺旋体抗原血清试验。

六、治　疗

必须早期足量、正规、按计划完成疗程，并进行治疗后追踪，以发现复发。治疗前必须进行系统检查。在治疗期间，患者要注意休息，加强营养，避免性生活，性伴侣同时接受治疗。

（一）孕妇早期梅毒（一期、二期、早期潜伏梅毒）

1. 青霉素疗法 首选。普鲁卡因青霉素G：80万U，每日1次肌内注射，连续10～15天，总量800～1200万U。苄星青霉素G（长效西林）：240万U，分两侧臀部肌内注射，每周1次，共2～3次或240万U肌注，每周1次，总量为480万U。

2. 对青霉素过敏者 红霉素：500mg/d，每天4次，连续30天或多西环素：100mg每日2次口服，连续30天。

案例10-2分析

以上检查结果：①B超提示"宫内妊娠26周，胎儿存活"；②硬结表面渗出物涂片滴加生理盐水后置暗视野显微镜下可见梅毒螺旋体；③荧光梅毒螺旋抗体吸收试验（FTA-ABS test）阳性。可以确诊为妊娠合并一期梅毒。

治疗：①普鲁卡因青霉素G：80万U，每日1次肌内注射，连续10～15天，总量800～1200万U；②苄星青霉素G（长效西林）：240万U，分两侧臀部肌内注射，每周1次，共2～3次。

经上述治疗后，患者外阴硬结逐渐消失，3周后复查荧光梅毒螺旋抗体吸收试验（FTA-ABS Test）转为阴性。

患者于2006年01月13日自然分娩一男婴，体重3kg，Apgars评分9分。

问题：

如何处理新生儿？

（二）孕妇晚期梅毒（三期梅毒，二期复发梅毒及晚期潜伏梅毒）

1. 青霉素疗法 ①普鲁卡因青霉素G：80万U，每日1次肌内注射，连续15天，总量1200万U。间隔2周给第二疗程，总量2400万U。②苄星青霉素G：240万U，每周1次肌内注射共3次。

2. 青霉素过敏者 ①四环素：500mg每日4次，口服，连续30天。②红霉素：口服每次500mg，每日4次，连服30天。③多西环素：每次服用100mg，每日2次，连服30天。

（三）先天梅毒

对已经治疗的梅毒孕妇所生的婴儿，应进行临床及血清学检查，直至血清学检查转阴或维持阴性3个月以上为止。若发生临床症状或放射学检查有骨梅毒损害，或血清学滴度上升2管以上或持续升高时，或孕妇未经充分青霉素治疗或无条件对婴儿进行仔细检查时，需给婴儿进行治疗。治疗方法：普鲁卡因青霉素G每日5万U/kg，肌内注射，连续10～15日；总剂量一般在150万～300万U左右。对于不便连续注射而脑脊液正常的早期先天梅毒儿，苄星青霉素G 5万U/kg，肌内注射1次。对青霉素过敏者可选用红霉素7.5～25mg/kg，口服，分

笔记栏

4次/d,连续30日。

七、治愈标准

治愈包括临床治愈及血清学治愈。各种损害消退,症状消失,为临床治愈。抗梅毒治疗两年内,梅毒血清学试验由阳性转为阴性,脑脊液检查阴性为血清学治愈。

案例10-2分析

新生儿出生后,应做临床和血清非梅毒螺旋体抗原试验。

经临床检查新生儿未发现异常,抽血做不加热血清反应素玻片试验(USR)阳性。

治疗:普鲁卡因青霉素G每日5万U/kg,肌内注射,连续10～15日;总剂量一般在150万～300万U左右。

随访:第1年每3个月,第2年每6个月,第3年年末各检查1次,如一切正常可停止观察。

八、随　访

梅毒经充分治疗后,应定期随访2～3年,第1年每3个月,第2年每6个月,第3年年末各检查1次,如一切正常可停止观察。第1年每3个月随访1次,以后每半年随访1次,包括临床及血清非密螺旋体抗原试验。若在治疗后6个月内血清滴度未下降4倍,应视为治疗失败或再感染,除需重新加倍治疗外,还应考虑做脑脊液检查,观察有无神经性梅毒。多数一期梅毒在1年内,二期梅毒在2年内血清学试验转阴。少数晚期梅毒血清非密螺旋体抗体滴度低水平持续3年以上,可判断为血清固定。

第三节　尖锐湿疣

尖锐湿疣,又称生殖器疣(阴部疣)、性病疣,是由人类乳头瘤病毒(HPV)引起的鳞状上皮增生性疾病。主要通过性接触传染,是现代社会最常见的性传播疾病之一,仅次于淋病居第二位,常与多种性传播性疾病同时存在。

一、病因及传播途径

HPV属环状双链DNA病毒,目前共发现约100个型别,其中有30多个型别与生殖道感染有关。根据其引起生殖恶性肿瘤的可能性大小,分为高危型、中危型及低危型。生殖道尖锐湿疣主要与低危型HPV6、HPV11感染相关。早年性交、多个性伴侣、免疫力低下、吸烟及高性激素水平等,亦为发病高危因素。孕妇机体免疫功能受抑制,性激素水平高,阴道分泌物增多,外阴湿热,故易患尖锐湿疣。

传播途径:

(1) 直接性接触传染:这是主要的传播途径,据调查目前约占尖锐湿疣患者的70%左右。

(2) 母婴传染:婴幼儿尖锐湿疣或喉乳头瘤病和儿童的尖锐湿疣都可能因分娩过程中胎儿经过感染HPV的产道或在出生后与母亲密切接触而感染。

(3) 间接物体传染:少数可通过日常生活用品如内裤、浴盆、浴巾、坐便器等传染。

二、临床表现及诊断

尖锐湿疣潜伏期平均为3个月,约3周～12个月。临床症状常不明显,可有外阴瘙痒、灼痛或性交后疼痛不适。体征:湿疣多见于大小阴唇、肛门周围、阴道前庭、尿道口,也可累及阴道和宫颈,偶见于口腔和气管黏膜。尖锐湿疣特征性损害是典型的菜花型损害,颜色鲜红、淡红或少数呈污灰色,病变组织脆、擦拭后容易出血,即使是非特征性损害其损害表面多呈疣状外观、不光滑或呈颗粒状突起等。

醋酸试验阳性对尖锐湿疣诊断有较为重要的意义。用于尖锐湿疣诊断的实验室检查主要有两种。

(1) HPV检测:此种检测用来判断是否为HPV感染。

(2) 组织病理学检查:在尖锐湿疣组织的病理检查中发现挖空细胞是尖锐湿疣病理学的特征性改变,具有重要的诊断价值;其次是真皮乳头毛细血管、基底细胞、棘细胞增生、角化不全以及角化不良等病理变化。

妊娠合并尖锐湿疣:妊娠期由于细胞免疫功能下降,局部血循环丰富,尖锐湿疣生长迅速,数目多,体积大,多区域,多形态,有时巨大尖锐湿疣可阻塞产道。此外,妊娠期尖锐湿疣组织脆弱,阴道分娩时组织脱落容易导致大出血。产后尖锐湿疣迅速缩小,甚至自然消失。阴道分娩时可通过软产道感染新生儿,有引起新生儿喉乳头瘤和眼结膜瘤的可能。

三、治　疗

(一) 妊娠36周前合并尖锐湿疣

病灶小位于外阴者,可选用局部药物治疗,用药前可先行表面麻醉(1%丁卡因)以减轻疼痛,药物可选用0.5%足叶草毒素酊外用,每日2次,连用

笔记栏

3天，停药4天为一疗程，可用1～4个疗程；50%三氯醋酸病灶局部涂擦，每周1次，一般1～3次可治愈。若病灶大，可行物理及手术治疗，如激光、微波、冷冻、电灼等。同时治疗患病之配偶或性伴侣。

(二) 妊娠近足月或足月合并尖锐湿疣

病灶局限于外阴者，仍可行物理或手术治疗切除病灶，届时可经阴道分娩。不提倡为预防新生儿HPV感染而行剖宫产，但如果病灶广泛，经阴道分娩极易发生软产道裂伤引起大出血；或巨大病灶堵塞软产道，均应行剖宫产术结束分娩。产后部分尖锐湿疣可能自然消退。

第四节　生殖器疱疹

生殖器疱疹(genital herpes)是主要由单纯疱疹病毒Ⅱ(HSV-Ⅱ)引起的性传播疾病。在西方国家其发病率仅次于淋病和非淋菌性尿道炎，在我国亦为常见性传播疾病之一。本病发病率高，可通过胎盘及产道感染新生儿，导致流产及新生儿死亡，与宫颈癌的发生也有关，危害较大，又无特效疗法，已受到人们的重视。

一、病　　因

生殖器疱疹是由单纯疱疹病毒(HSV)感染所引起。单纯疱疹病毒分为两型，即HSV-Ⅰ和HSV-Ⅱ。HSV-Ⅰ通过呼吸道、皮肤和黏膜密切接触传染，主要引起口唇、咽、眼及皮肤感染，少数(约10%)亦可引起生殖器感染。HSV-Ⅱ则是生殖器疱疹的主要病原体(占90%)，存在于皮肤和黏膜损害的渗出液、精液、前列腺分泌液、宫颈、阴道分泌液中，主要通过性交传染，引起原发性生殖器疱疹。原发性生殖器疱疹消退后，残存的病毒经周围神经沿神经轴长期潜存于骶神经节，当机体抵抗力降低或某些激发因素如发热、受凉、感染、月经、胃肠功能紊乱、创伤等作用下，可使体内潜伏的病毒被激活而复发。人类是疱疹病毒的唯一宿主，离开人体则病毒不能生存，紫外线、乙醚及一般消毒剂均可使之灭活。

二、对胎儿及新生儿的影响

孕妇于妊娠20周前患生殖器疱疹，可以感染胎儿，流产率高达34%。于妊娠20周后患本病，如感染胎儿以低体重儿居多，也可发生早产。目前认为单纯疱疹病毒引起宫内感染，严重病例罕见，极少发生先天发育异常儿。经产道感染最常见，占80%以上。经产道感染的新生儿，由于细胞免疫功能未成熟，病变常全身扩散，新生儿病死率高达70%以上。多于生后4～7日发病，表现为发热、出血倾向、吮乳能力差、黄疸、水疱疹、痉挛、肝肿大等，多在生后10～14日因全身状态恶化而死亡，幸存者多数遗留中枢神经系统后遗症。

三、临床表现

临床上分为原发性和复发性两种。

(一) 原发性

感染后潜伏期平均约4～5日，外阴患部先有灼热感，旋即发生成群丘疹，可为一簇或多簇，继之形成水疱。数日后演变为脓疱，破溃后形成糜烂或浅溃疡，自觉疼痛，最后结痂自愈，病程约2～3周。女性多见于大小阴唇、阴蒂、阴阜、子宫颈等处，亦见于尿道口。往往伴有全身不适、低热、头痛等全身症状，局部淋巴结肿大。

(二) 复发性生殖器疱疹

本病常复发，但较原发者轻，损害小，常发生在原来部位，往往无全身症状。

四、诊　　断

根据外阴部成群水疱、局部灼热感、有复发史、病程较短等典型特点，诊断不难。对某些不典型损害可进行实验室检查，常用的实验室检查方法有：①细胞学检查：取病损基底处细胞涂片，用瑞特姬姆萨或巴氏染色(papanicolaou stain)，寻找大的多核巨细胞和多核巨细胞核内见嗜酸包涵体，有助于诊断。②疱疹病毒的细胞学检查：取细胞做涂片，加荧光标记的HSV-Ⅰ及HSV-Ⅱ型单克隆抗体，荧光显微镜下见到多核巨细胞内发苹果绿色荧光的病毒包涵体可做出诊断。③酶免法检测孕妇血清及新生儿脐血清中特异IgG、IgM，若脐血中特异IgM阳性，提示宫内感染。

五、治　　疗

本病有自限性，约1～2周即可自愈。治疗的目的是防止下次复发。本病目前尚无特效药物，治疗原则为缩短病程，防止继发感染，减少复发。

(一) 全身治疗

治疗原则：其一使感染的HSV不能活化，甚至消灭病毒；其二调节免疫，防止再发，多选用阿昔洛韦干扰HSV-DNA聚合酶，抑制病毒DNA合成。每次0.2g，每日5次口服，连用7～10日为一疗程。

笔记栏

复发性疱疹者可用阿昔洛韦 0.4g/次，每日 3 次口服，连用 5 日；或选用泛昔洛韦 0.25g，每日 3 次，连服 5～7 日。严重感染者可用阿昔洛韦 5mg/kg 每 8 小时 1 次静脉滴注，连用 5～7 日或直至临床症状消退。

(二) 局部疗法

原则为干燥、收敛、保护患部，防止继发感染。可外涂 2% 甲紫溶液，或选用 10% 次没食子酸铋(代马妥，dermatol)、氧化锌油膏或泥膏等。

(三) 妊娠期及分娩期处理

原发型生殖道疱疹对胎儿危害大，早期妊娠应终止妊娠。分娩时原则上应对有软产道疱疹病变的产妇行剖宫产；若病变已治愈，但初次感染发病不足 1 个月者，仍应以剖宫产结束分娩为宜。复发型是否行剖宫产尚有争议，但发病 1 周以上复发型可经阴道分娩。

第五节　生殖道沙眼衣原体感染

沙眼衣原体所致的性传播疾病越来越多，目前它所引起的生殖道感染的发病率已超过淋球菌感染。沙眼衣原体有 15 种血清型，其中 D～K8 种血清型与泌尿生殖系统感染相关，女性生殖系统感染以 D、E、F 型最常见。衣原体感染可以有症状或无症状，亚临床感染可持续存在较长时间，并且与有症状的衣原体感染一样可导致附睾炎及输卵管炎，造成严重的后果，如不育症及输卵管妊娠。产褥期及围生期的衣原体感染可导致婴儿肺炎。

一、感 染 途 径

成人主要经性交直接传播，很少数为接触患者分泌物、污染衣物后受染。孕妇有沙眼衣原体感染时，可通过宫内、产道及产后接触感染胎儿或新生儿，以经产道感染途径最为多见。

二、临 床 表 现

临床特点为症状轻微，病程迁延。受感染后潜伏期为 7～12 日。临床表现因受染的部位不同而异：

(一) 宫颈黏膜炎

炎阴道分泌物增加，呈黏液脓性，性交后出血或经间期出血。可伴有尿道炎症状，如尿频、尿急、尿痛、排尿困难。检查见宫颈管脓性分泌物，宫颈红肿，黏膜外翻，脆性增加。

(二) 子宫内膜炎

宫颈炎上行可引起子宫内膜炎和输卵管炎，表现为下腹痛，阴道分泌物增多，阴道不规则少量出血。早期妊娠可引起流产，晚期妊娠由于绒毛膜炎导致胎膜早破等。

三、孕妇生殖道衣原体感染传播

可以发生垂直传播，可有宫内感染(少见)、产道感染(多见)和产褥期感染(少见)。分娩时经产道能感染新生儿，最常侵犯眼结膜，并可累及鼻咽部，多发生在出生后 4～16 日，也可发生于生后数周。20%～50%新生儿出现眼结膜炎，其临床表现有黏液脓性分泌物、眼结膜充血及乳头增生，病程可长达 1～3 个月，多数预后良好，仅少数遗留瘢痕和形成结膜翳。10%～20%出现衣原体肺炎，主要临床表现为气促，常伴有鼻塞、咳嗽，听诊闻及小水泡音，X 线胸片示大片对称阴影。其发生机制可能是眼结膜感染衣原体，经鼻咽管到达鼻咽部，随后进入下呼吸道所引起。

四、诊断及实验室检查

多数衣原体引起的疾病可根据临床症状和体征确诊。但对早期或轻症患者，需行实验室检查来帮助诊断。

(一) 直接涂片镜检

沙眼急性期患者取结膜刮片，Giemsa 或碘液及荧光素标记抗体染色镜检，查上皮细胞浆内有无包涵体。包涵体结膜炎或性病淋巴肉芽肿患者，也可从病损局部取材涂片，染色镜检，观察有无衣原体或包涵体。

(二) 分离培养

用感染组织的渗出液或刮取物，接种于鸡胚卵黄囊或传代细胞，分离衣原体，再用免疫学方法鉴定。

(三) 血清学试验

主要用于性病淋巴肉芽肿的辅助诊断。常用补体结合试验，若双份血清抗体效价升高 4 倍或以上者，有辅助诊断价值。也可用 ELISA、凝集试验。

笔 记 栏

(四) PCR 试验

设计不同的特异性引物，应用多聚酶链式反应可特异性诊断沙眼衣原体，具有敏感性高、特异性强的特点，现被广泛应用。

(五) 血清抗体检测法

检测衣原体 IgG、IgM 抗体。

五、治　疗

(一) 宫颈黏膜炎

非孕妇女首选多西环素 0.1g，每日 2 次口服，连用 7～10 日；或阿奇霉素 1g，单次顿服；或琥乙红霉素 500mg，每日 4 次，连用 7 日；氧氟沙星 0.3g，每日 2 次连服 7 日。若感染严重，可延长用药时间至 14 天，并加用其他抗生素。

(二) 孕妇

禁用多西环素及氧氟沙星，常用红霉素 500mg，每日 4 次连服 7 日；不能耐受红霉素时可用阿莫西林 500mg，每日 3 次，连服 7 日。或阿奇霉素 1g 顿服。注意应同时治疗性伴侣。

第六节　支原体感染

支原体是比衣原体还要小的病原体，除引起生殖道的感染外，还可引起肺炎。在致病微生物中，细菌较衣原体大，衣原体较支原体大，而支原体又较病毒大。所以说衣原体和支原体是介乎于细菌和病毒之间的微生物。支原体是最小的能独立生活的原核生物。人类至少是 11 种支原体的自然宿主，而 5 种支原体（肺炎支原体、人型支原体、解脲支原体、生殖道支原体和隐匿支原体）对人类有致病性。人的生殖道支原体病是由人型支原体、生殖道支原体和解脲支原体引起的。

一、传播途径

成人主要通过性接触传播，新生儿则经母亲生殖道分娩时感染。成人男性的感染部位在尿道黏膜，女性感染部位在宫颈。新生儿主要发生结膜炎和肺炎。

二、母儿影响

孕妇受解脲支原体和人型支原体感染后，可在妊娠 16～20 周侵袭羊膜损伤胎盘造成绒毛膜炎，导致晚期流产、早产或死产。新生儿特别是早产儿受解脲支原体感染后可发生支原体肺炎和慢性肺炎。人型支原体可导致产后盆腔炎，发生产后支原体血症及新生儿支原体血症。产后哺乳等接触或空气感染肺炎支原体可引起新生儿肺炎。

三、诊　断

支原体与其他病原体合并感染时，主要表现为非淋菌性尿道炎及生殖道其他炎症，诊断依据主要为实验室检查。

(1) 支原体培养：容易被其他支原体污染，要防止污染；多取阴道和尿道分泌物联合培养，可获较高阳性率。

(2) 血清学检查：无症状妇女血清中人型支原体及解脲支原体血清特异性抗体水平低，再次感染后血清抗体可显著升高。新生儿特异性 IgM 升高对支原体感染有一定预测作用。但均未能成为常规检查方法。

(3) PCR 检测：较培养法更敏感、特异、快速，对临床诊断有参考价值。

四、治　疗

人型支原体或解脲支原体对多种抗生素均敏感，多选用作用于核糖体的药物。孕妇首选红霉素 0.25g，每日 4 次口服，连服 14 日，非孕妇可选用四环素或克林霉素；新生儿支原体感染：红霉素 25～40mg/(kg·d)，分 4 次静脉滴注或口服，用药 7～14 日。

第七节　获得性免疫缺陷综合征

获得性免疫缺陷综合征（acquirid immunodeficiency syndrome，AIDS）的简称是艾滋病（AIDS），是由人类免疫缺陷病毒（human immunodeficiency virus，HIV）引起的一种严重传染病。艾滋病通过性接触及输血或血制品等方式侵入人体，特异性地破坏辅助性 T 淋巴细胞，造成机体细胞免疫功能严重受损。临床上由无症状病毒携带者，发展为持续性全身淋巴结肿大综合征和艾滋病相关综合征，最后并发严重机会性感染和恶性肿瘤。HIV 属反转录 RNA 病毒，有 HIV-1、HIV-2 两个型别，引起世界流行的是 HIV-1。本病目前尚无有效防治方法，病死率极高，已成为当今世界最为关注的公共卫生问题。

一、传播途径

主要有三条，其核心是通过性传播和血传播。

笔记栏

(一) 性接触传播

性接触传播包括同性及异性之间的性接触。肛交、口交有着更大的传染危险。与 HIV 性传播有关的高危人群为:男性同性恋者、妓女、嫖娼者、多个性伙伴者、性乱者。

(二) 血液传播

血液传播包括:①输入污染了 HIV 的血液或血液制品。②静脉药瘾者共用受 HIV 污染的、未消毒的针头及注射器。③共用其他医疗器械或生活用具(如与感染者共用牙刷、剃刀)也可能经破损处传染,但罕见。④注射器和针头消毒不彻底或不消毒。

(三) 母婴传播

母婴传播也称围生期传播,即感染了 HIV 的母亲在产前、分娩过程中及产后哺乳期,将 HIV 传染给了胎儿或婴儿。产前可通过胎盘,分娩时通过产道,或产后通过哺乳传染。

二、临床表现

艾滋病的症状是非常复杂的。可以分为三种情况:即亚临床 HIV 感染、艾滋病相关综合征和艾滋病。

(一) 亚临床型 HIV 感染

亚临床型 HIV 感染指患者感染了艾滋病毒,血清 HIV 抗体检测为阳性,但无临床症状或症状轻微,T 淋巴细胞功能正常,也可于若干年后,特别在机体抵抗力低下时,发展成艾滋病相关综合征或艾滋病。

(二) 艾滋病相关综合征

艾滋病相关综合征表现为慢性持续性淋巴结病和因 T 淋巴细胞免疫功能缺陷而引起发热、体重下降、腹泻、乏力、盗汗以及二重感染,此期血清 HIV 抗体阳性,Th 细胞数量明显减少。

(三) 艾滋病

此型临床症状充分且典型,其临床表现主要为两个方面。

1. 二重感染或条件致病性感染 包括卡氏肺囊虫感染、慢性隐性隐孢子虫感染、念珠菌感染、隐球菌脑膜炎、疱疹病毒感染等。

笔记栏

2. 恶性肿瘤 包括皮肤黏膜 Kaposi 肉瘤、淋巴瘤等。

三、诊 断

可根据流行病学病史(HIV/AIDS 患者的密切接触史、静脉注射毒品史、使用进口血液制品、性紊乱及多个性伴侣、多种性传播性疾病史等)、临床表现、实验室检查可确诊。常用有:

(1) 艾滋病血清学反应(serology test of AIDS)的免疫实验来检测病毒抗体,是诊断艾滋病的主要途径,常用的有酶联免疫吸附试验(ELISA)、蛋白印迹法(WB)、放射免疫沉淀试验(RIP)、间接免疫荧光试验(IFA)等;一般先用 ELISA 做初步筛选试验;如果阳性,再用 WB 方法证实。应注意对高危人群进行血清 HIV 抗体检测,在观察随访中血清 HIV 抗体阳性方可确诊为急性 HIV 感染。

(2) 血常规:多有红细胞、血红蛋白降低,白细胞多下降至 4×10^9/L 以下,分类中性粒细胞增加,淋巴细胞明显减少,多低于 1×10^9/L。少数病人血小板可减少。

(3) 免疫学检查:迟发型皮肤超敏反应减弱或缺失;丝裂原诱导的淋巴细胞转化反应减弱,T 淋巴细胞减少,CD4 细胞明显下降,CD4∶CD8<1(正常 1.5~2);免疫球蛋白升高;血清 α-干扰素、免疫复合物等增加,均可协助诊断。

四、HIV 感染对母儿影响

(一) 妊娠合并 HIV 感染

妇女受感染途径多为性接触,其次与吸毒有关。一般认为除使用毒品等因素外,HIV 感染本身对妊娠无直接影响(在胎儿出生体重、分娩孕龄及流产率等方面)。但是妊娠本身会影响母体免疫系统功能,并可能影响 HIV 感染病程。

(二) HIV 感染对胎儿及新生儿的影响

宫内感染为 HIV 垂直传播的主要方式。孕妇感染 HIV 病毒可经胎盘感染胎儿。无论分娩方式为剖宫产或经阴道分娩的新生儿,25%~33%受 HIV 感染,HIV 感染的儿童中有 85%为垂直传播。目前对母乳传播风险不完全清楚,为降低传播风险,产后不应哺乳。鉴于 HIV 感染对胎儿、新生儿的高度危害性,对 HIV 感染合并妊娠者可建议终止妊娠。

五、治 疗

目前尚无特效疗法。主要采用一般治疗、抗病毒药物及对症治疗。受 HIV 感染孕产妇若在产前、产时或产后正确应用抗病毒药物治疗，其新生儿 HIV 感染率有可能显著下降(<8%)，故应予充分重视。

(一) 一般治疗

积极的心理治疗，注意休息，加强营养，避免传染他人。

(二) 抗病毒治疗

目前有三类药物可供选择。

(1) 核苷类反转录酶抑制剂(NRTI)：奇多夫定 200mg，每日 3 次，或司他夫定 40mg，每日 3 次；扎西他滨 0.75mg，每日 3 次。

(2) 蛋白酶抑制剂(PI)：英地那韦 800mg，每日 3 次；尼非那韦 750mg，每日 3 次；利托那韦 600mg，每日 2 次。

(3) 非核苷类反转录酶抑制剂(N-NRTI)：台拉维定 400mg，每日 3 次；奈韦拉平 200mg，每日 1 次，2 周后改为 400mg，每日 1 次。联合用药(鸡尾酒疗法)可增加疗效，多选用 2 种 NRTI 加 1 种 PI 或 2 种 NRTI 加 1 种 N-NRTI 药物三联治疗。

(三) 免疫调节药物

如白细胞介素-2、胸腺素、干扰素、香菇多糖等。可使患者淋巴细胞数增加，改善人体免疫功能。

(四) 孕产妇可应用奇多夫定治疗

产前：500mg/d 口服，14～34 周或直至分娩。产时：首次 2mg/kg 静脉注射后，以 1mg/kg/h 维持直至分娩。产后：2mg/kg 奇多夫定每 6 小时 1 次，直至产后 6 周。

六、预　　防

艾滋病虽然可怕但可以预防。①利用各种形式进行宣传教育，了解 HIV/AIDS 的危害性及传播途径。②对 HIV 感染的高危人群定期进行血清 HIV 抗体检测，对抗体阳性者进行教育及随访，防止继续播散，并对其配偶及性伴侣检测血清 HIV 抗体。③打击并取缔娼妓活动，严禁吸毒。④献血人员献血前检测血清 HIV 抗体。⑤防止医源性感染。⑥怀疑自己或对方受艾滋病病毒感染时坚持使用避孕套预防 AIDS 的传播。⑦及时治疗 HIV 感染之孕产妇，降低新生儿 HIV 感染。

（宋绿茵）

笔记栏

第11章 分娩期并发症

第一节 胎膜早破

正常分娩胎膜破裂的时间多发生在子宫颈近开全时。如在临产以前胎膜破裂，称为胎膜早破(premature rupture of membrane，PROM)。妊娠满37周后的胎膜早破发生率为10%；妊娠不满37周的胎膜早破发生率为2.0%～3.5%。胎膜早破可引起脐带脱垂以及增加母儿感染的机会。未足月的胎膜早破不可避免发生早产，早产儿的并发症多以及预后不良。

案例 11-1

孕妇26岁 因妊娠32^{+6}周，阴道少量流水1个多小时入院。

孕妇停经32^{+6}周，本次妊娠经过无异常，停经4个多月起自觉胎动，定期在我院门诊进行产前保健，除发现胎位异常外未发现其他高危妊娠的情况。1个多小时前性生活后不久突然感觉阴道流水，量不多，颜色清，无伴下腹部疼痛及阴道出血。急呼急救中心出车接回。平时月经周期32～34天。2年前人工流产1次。

体格检查：体温36.7℃，脉搏84次/min，呼吸18次/min，血压120/80mmHg。心肺听诊未发现异常。腹膨隆，肝、脾触诊不满意。

产科检查：腹部检查：子宫增大，子宫底高度29cm，无宫缩，胎方位LSP，胎心率145次/min。骨盆外测量：25cm-29cm-19cm-9cm。阴道检查：宫颈管长4cm，宫口未扩张，先露臀，未衔接。

问题：

1. 急诊的接诊医生应该想到的诊断是什么？
2. 确诊需要什么辅助检查？
3. 进一步的治疗方案是什么？

(一) 病因

导致胎膜早破的因素很多，往往是多种因素作用的结果，常见的因素有：

1. 生殖道病原微生物上行性感染 感染引起胎膜炎，使胎膜局部张力下降而破裂；也可以使体内细胞因子发生变化，如IL-1、IL-6、IL-8、TNF-α升高，可激活溶酶体酶，破坏羊膜组织，导致胎膜早破。

2. 羊膜腔压力升高 常见于双胎妊娠及羊水过多。

3. 胎先露部高浮 头盆不称、胎位异常使得胎先露部不能衔接，胎膜受压不均，导致破裂。

4. 营养因素 缺乏维生素C、锌及铜，可使胎膜张力下降而破裂。

5. 宫颈内口松弛 由先天性或创伤使宫颈内口松弛，前羊水囊楔入，受压不均及胎膜发育不良，致使胎膜早破。

6. 其他 羊膜腔穿刺、妊娠晚期频繁性生活等可能导致胎膜早破。

(二) 诊断

1. 临床表现 孕妇突感有较多的液体从阴道流出，可混有胎脂及/或有胎粪。肛诊将胎先露部上推，见阴道流液增加。胎膜早破合并羊膜腔感染时，母儿心率增快，子宫有压痛，白细胞计数增高，C反应蛋白阳性。

2. 辅助检查

(1) 阴道窥器检查：可见液体自宫颈口流出或阴道后穹隆有较多混有胎脂和/或胎粪的液体。

(2) 阴道液酸碱度检查：正常阴道液pH为4.5～5.5，羊水pH为7.0～7.5。用石蕊试纸测定阴道流出液pH≥6.5提示胎膜早破。注意血液、尿液、宫颈黏液、精液及细菌污染可出现假阳性。

(3) 阴道液涂片检查：阴道液置于载玻片上，干燥后镜检可见羊齿植物叶状结晶为羊水。用0.5%硫酸尼罗蓝染色于镜下见橘黄色胎儿上皮细胞，用苏丹Ⅲ染色见黄色脂肪小粒，均可确定为羊水。

(4) 羊膜镜检查：可直视胎儿的先露部，看不到前羊膜囊，即可诊断胎膜早破。

(5) 胎儿纤维结合蛋白(fetal fibronectin，fFN)测定：fFN是胎膜分泌的细胞外基质蛋白。当宫颈及阴道分泌物内fFN含量>50mg/L时，胎膜张力下降，易发生胎膜早破。目前多用于早产的预测。

(6) 胰岛素样生长因子结合蛋白-1(insulinic growth factorial binding protein-1，IGFBP-1)测定：IGFBP-1由肝细胞、蜕膜细胞、卵巢颗粒细胞合成并分泌，根据磷酸化程度不同有五种异构体，羊水中以脱磷酸化和低磷酸化异构体为主。当宫颈阴道分泌物中的IGFBP-1>3mg/L或IGFBP-1试纸阳性则支持胎膜早破的诊断。

(7) 胎膜早破合并羊膜腔感染的检查：①羊水

笔记栏

细菌培养。②羊水涂片革兰染色检查细菌。③羊水置于血常规计数板上，若白细胞数>100，提示羊膜腔感染。④羊水白细胞介素-6（IL-6）测定：IL-6≥17μg/L提示羊膜腔感染。⑤产妇血C反应蛋白>8mg/L，提示羊膜腔感染。

案例 11-1 分析

病史的特点：

1. 系统的产前保健已经发现胎位异常。

2. 妊娠 32^{+6} 周，性生活后不久阴道流水。

初步诊断：

①孕$_3$产$_0$，宫内妊娠 32^{+6} 周，骶左后位；②臀位；③胎膜早破？

选择适合的辅助诊断方法证实胎膜早破的诊断是否存在。

1. 阴道液石蕊试纸检查：pH6.5～7。

2. 阴道窥器检查：见阴道穹隆有少量液体，而且液体中可见小片状胎脂。

3. B型超声检查：宫内单活胎，胎方位LSP（混合臀先露），胎儿径线相当于妊娠33周，羊水指数5cm，胎盘成熟度Ⅰ度。

4. 胎儿电子监护1小时未见子宫收缩，NST有反应型。

临产诊断：

①孕$_3$产$_0$，宫内妊娠 32^{+6} 周，骶左后位；②臀位；③胎膜早破。

（三）对母儿影响

1. 对母体影响 破膜后，阴道内的病原微生物易上行感染，感染程度与破膜时间有关，若破膜超过24小时以上，感染率增加5～10倍。若突然破膜，有时可引起胎盘早剥。羊膜腔感染如累及子宫肌层，可以影响子宫收缩易发生产后出血。由于胎膜早破多合并胎位异常与头盆不称，使得手术产分娩机会增加。

2. 对胎儿影响 未足月的胎膜早破使早产不可避免地发生，早产儿易发生呼吸窘迫综合征、脑室出血、败血症的并发症。胎膜早破后羊水流出，宫腔内羊水减少，脐带受压导致胎儿宫内缺氧。臀位胎膜早破时易发生脐带脱垂导致急性胎儿窘迫。

（四）治疗

1. 期待治疗 适用于妊娠28～35周、胎膜早破不伴感染、最大羊水池垂直深度≥3cm者。

（1）一般处理：绝对卧床，保持外阴清洁，避免不必要的肛诊与阴道检查，密切观察产妇体温、心率、宫缩及血白细胞计数。

（2）预防性应用抗生素：意见不一，破膜12小时以上者应预防性应用抗生素。

（3）子宫收缩抑制剂的应用：常用β受体兴奋剂（沙丁胺醇、利托君）、硫酸镁、钙离子通道阻滞剂（心痛定）及缩宫素受体拮抗剂（阿托西班）等。

（4）促胎肺成熟：<35孕周，应给予地塞米松5mg，肌内注射，每日2次共2天。或使用倍他米松12mg，肌内注射，每日1次，共2天。

（5）纠正羊水过少：最大羊水池垂直深度≤2cm，<35孕周，可经腹羊膜腔输液，减轻脐带受压。

（6）治疗进展：①紧急宫颈环扎术：上行感染问题难以解决，应谨慎应用。②羊膜腔封闭：使用羊膜补片、纤维蛋白胶、胶原栓、明胶海绵、生物基质补片等材料封闭羊膜破口，该方法处于研究阶段，未用于临床。

2. 终止妊娠

（1）经阴道分娩：>35孕周，胎肺成熟，宫颈成熟。初产妇<35孕周者如经阴道分娩，应做会阴切开，以减少对胎头的阻力，估计轻轻牵引即可娩出者，可以使用出口产钳，否则应慎重考虑，胎头吸引器不用为宜。

（2）剖宫产：<35孕周，胎头高浮，胎位异常，宫颈不成熟，胎肺成熟，明显羊膜腔感染，伴有胎儿窘迫，在抗感染的同时行剖宫产术终止妊娠。

不论哪一种方式分娩都应做好新生儿抢救准备。

案例 11-1 分析

临床特点：

1. 妊娠 32^{+6} 周，胎膜早破。

2. 胎位异常（LSP）。

3. 目前没有子宫收缩。

处理计划：

1. 绝对卧床，以减少羊水流出。保持会阴清洁。

2. 密切观察产妇体温、脉搏及血白细胞计数、C反应蛋白。及时发现是否有羊膜腔感染存在。

3. 预防性应用抗生素。

4. 如有子宫收缩则应用宫缩抑制剂。

5. 应用地塞米松5mg，肌内注射，每日2次共2天，促胎肺成熟。

6. 每天进行电子胎心监护，了解胎儿宫内安危。

7. 及时终止妊娠（终止妊娠的指征：①羊膜腔感染；②胎肺已成熟；③胎儿窘迫）。

（五）预防

加强围生期卫生宣教与指导，妊娠后期减少性生活次数，积极治疗与预防下生殖道感染。避免突

笔记栏

然腹压增加。补充足量的维生素、钙、锌及铜等营养素。宫颈内口松弛者，于妊娠 14～16 周行宫颈环扎术并卧床休息。破膜 12 小时以上，可考虑预防性应用抗生素。

案例 11-1 小结

1. 该案例是妊娠未足月，性生活后胎膜早破。其对孕妇的危害是阴道内的病原微生物上行导致羊膜腔感染，羊膜腔感染可导致孕妇产后出血和围生儿败血症。除围生儿败血症外，其对围生儿的危害是早产不可避免，早产儿的死亡率和其他疾病发生率也较高。

2. 当接诊该产妇时我们必须马上做出胎膜早破的诊断，然后实施有效的预防和监测羊膜腔感染方法，严密监测胎儿宫内安危情况，了解子宫收缩以便及时控制和处理，促胎肺成熟。一旦胎肺成熟应马上终止妊娠。分娩方式应根据胎儿宫内情况和宫颈条件来决定。分娩时做好新生儿救治的准备。

3. 本案例给我们一个启示：妊娠期的健康教育非常重要(本例存在容易引起胎膜早破的病因——臀位，妊娠晚期的性生活是胎膜早破的诱因)，孕妇如了解这些病因和诱因则可达到预防的目的。

（胡淑君）

第二节　产后出血

案例 11-2

产妇，25 岁，农民，孕$_2$ 产$_1$。因阴道分娩后 3 小时，胎盘未娩出伴阴道流血，于 2004 年 3 月 31 日晚 11 时由外院转入院。

患者平素月经规律，停经后无明显早孕反应，停经 40 天尿 HCG 阳性，孕 5 个月出现胎动，孕期产检 6 次未发现异常。今晨 3 时自然临产，3 小时前顺产一女婴，出生体重 3300g。产后胎盘未能娩出，伴阴道出血，估计约 1000ml，当地医院助产士在牵拉脐带过程中脐带断裂，试行手取胎盘未成功，转入院。近 3 小时尿量正常。

既往体健，23 岁结婚，平素月经规律，1 年半以前做人工流产 1 次。

体格检查：体温 37.2℃，脉搏 120 次/min，呼吸 18 次/min，血压 105/70mmHg。发育正常，营养中等，轻度贫血貌。心肺听诊无异常。腹软无压痛、反跳痛，宫底脐上 1 横指，子宫收缩欠佳。阴道检查：阴道壁无裂伤，宫颈无裂伤。会阴侧切伤口已缝合无渗血，阴道口未见脐带，见少许活动出血。

问题：

1. 请问考虑该产妇的初步诊断是什么？

2. 需要做哪些进一步检查？

3. 该病需要与哪些疾病相鉴别？

4. 结合实验室检查及处理情况所见，写出完整的诊断。

产后出血(postpartum hemorrhage)是指胎儿娩出后 24 小时内失血量超过 500ml。产后出血量包括胎儿娩出后至胎盘娩出前，胎盘娩出至产后 2 小时以内，产后 2 小时至产后 24 小时三个时期，第一时期是产后出血的高发时段，应特别予以警惕。产后 2 小时内出血量若大于 400ml，占产后出血总量的 80%以上应考虑产后出血。产后出血是分娩期严重并发症，是目前导致我国孕产妇死亡原因的首位。其发病率为 2%～6%。

一、病因及临床表现

引起产后出血的主要为子宫收缩乏力、胎盘因素、软产道损伤及凝血功能障碍四大原因。以上原因可共存或相互影响，在诊断中应予重视。

(一) 子宫收缩乏力(uterine atony)

影响子宫收缩和缩复功能的因素均可引起子宫收缩乏力性产后出血。常见因素有：

(1) 全身因素：产妇精神过度紧张，对分娩恐惧；临产后镇静剂、麻醉剂或子宫收缩抑制剂过多使用；体质虚弱或合并有慢性全身性疾病等。

(2) 产科因素：产程延长，体力消耗过长；产科并发症如前置胎盘、胎盘早剥、妊娠期高血压疾病、合并贫血、宫腔感染、盆腔炎等均可引起子宫肌水肿或渗血。

(3) 子宫因素：①子宫肌纤维过分伸展(多胎妊娠、羊水过多、巨大胎儿)；②子宫肌壁损伤(剖宫产史，肌瘤剔除手术后，产次过多、过频造成子宫肌纤维损伤)；③子宫肌肉发育不良或病变(子宫畸形或肌瘤等)。

子宫收缩乏力临床表现：正常情况下胎盘娩出后，子宫收缩，宫底平脐或脐下 1 横指，呈球状，质硬，阴道无流血。子宫收缩乏力时，宫底升高，子宫质软，袋状，阴道流血多。按摩子宫及用缩宫剂后子宫变硬，阴道流血停止或减少，可确定为子宫收缩乏力。

笔记栏

（二）胎盘因素

按胎盘剥离状况可分为以下类型。

（1）胎盘滞留(retained placenta)：胎盘多在胎儿娩出后15分钟内娩出，若产后30分钟胎盘仍不排出，胎盘剥离面血窦不能关闭而导致产后出血。常见原因有：①膀胱充盈使已剥离胎盘滞留宫腔。②胎盘嵌顿：子宫收缩药物应用不当，宫颈内口附近子宫肌出现环形收缩，使已剥离的胎盘嵌顿于宫腔。③胎盘剥离不全：第三产程过早牵拉脐带或按压子宫，影响胎盘正常剥离，剥离面血窦开放而出血。

（2）胎盘粘连或植入(placenta accreta or placenta increta)：指粘连胎盘绒毛仅穿入子宫壁表层，而植入则指胎盘绒毛穿入宫壁肌层。常因多次刮宫或宫腔感染使局部子宫内膜生长不良而发生。胎盘粘连及胎盘植入可为部分性或完全性；部分胎盘粘连或植入，因胎盘部分剥离，部分未剥离，导致子宫收缩不良，已剥离面血窦开放发生致命性出血；而完全性粘连与植入则因未剥离而无出血。

（3）胎盘部分残留：指部分胎盘小叶或副胎盘残留于宫腔，影响子宫收缩而出血，有时部分胎膜残留宫腔亦可引起出血。胎盘残留是引起产后出血的常见原因，娩出后应常规检查胎盘及胎膜是否完整，是否有残留。注意胎盘胎儿面有无断裂血管，警惕有无副胎盘残留可能。

（4）胎盘因素：胎儿娩出后10分钟内胎盘未娩出，阴道大量流血，应考虑胎盘原因的临床表现，如胎盘部分剥离、粘连、嵌顿者。

（三）软产道损伤

软产道损伤(laceration of the lower genital tract)严重时引起产后出血，需手术及时修补。常发生于阴道手术助产（如产钳助产、臀牵引术等）、巨大儿分娩、急产；软产道组织弹性差，产力过强。阴道手术助产操作不当或未及时检查发现软产道撕裂伤时，均可导致产后出血。软产道损伤的临床表现：疑有软产道损伤时应及时仔细检查软产道，注意有无宫颈撕伤、阴道撕伤及会阴撕伤。宫颈撕伤常发生在宫颈3点及9点处，有时可上延至子宫下段或阴道穹隆。阴道及会阴撕伤按撕裂程度分为四度：Ⅰ度仅会阴部皮肤及阴道入口黏膜撕裂；Ⅱ度指撕伤已达会阴体筋膜及肌层，累及阴道后壁黏膜，可至后壁两侧沟向上撕裂，出血较多，解剖结构不易辨认；Ⅲ度指撕伤向下扩展，肛门外括约肌已撕裂；Ⅳ度指撕裂累及直肠阴道膈、直肠壁及黏膜，直肠肠腔暴露，为最严重的阴道会阴撕伤，但出血量可不多。

（四）凝血功能障碍(coagulation defects)

任何原发或继发的凝血功能异常均可引起产后出血。产科并发症如胎盘早剥、死胎、羊水栓塞、严重的先兆子痫可引起弥散性血管内凝血(DIC)，因凝血功能障碍引起出血。产妇合并有血液系统疾病，如原发性血小板减少、再生障碍性贫血，因凝血功能障碍可引起产后切口及子宫血窦出血。凝血功能障碍：根据病史、出血特点（持续阴道流血，血液不凝，止血困难，全身多部位出血）及血小板计数，纤维蛋白原、凝血酶原时间等凝血功能检测可做出诊断。

二、诊　　断

产后出血的诊断主要根据胎儿娩出后立即发生阴道流血达到或超过500ml即可诊断，同时注意产妇是否合并有低血压、脉搏快、失血性休克状态。产后出血的病因诊断对临床处理十分重要。产后出血原因的诊断根据阴道流血发生时间、量，与胎儿、胎盘娩出之关系可初步判断引起产后出血的主要原因，有时产后出血的原因可互为因果。

表11-1　休克程度与失血的临床表现

休克程度	失血量(ml)占循环血量%	脉率	收缩压(mmHg)	其他症状
休克前期	(500～750) 10～15	轻度变化	接近正常	精神紧张或短暂的兴奋现象
轻度休克	(1000～1250) 20～25	100次/min	下降	冷汗，面色苍白乏力，口渴，烦躁不安，脉压差小
中度休克	(1500～1700) 30～35	增快	80～60	面色苍白，反应迟钝，表情淡漠。唇、指甲青紫，酸中毒，尿少，皮肤湿冷
重度休克	(1700～2000) 35～40	明显增快	60～40	面色灰暗，口唇、指端青紫，浅表静脉萎陷，脉细，酸中毒
休克后期	(2000～2500) 40～50	可突然变慢或心脏停搏	40～0	青紫，厥冷，呼吸困难，水肿，尿闭，出血，濒死

笔 记 栏

失血方法的估计有：称重法、容积法、面积法、休克指数法。

休克指数法是根据失血性休克程度估计失血量(为粗略估计)：休克指数＝脉率÷收缩压。指数＝0.5，为血容量正常；指数＝1，丢失血量10%～30%(500～1500ml血容量)；指数＝1.5，丢失血量30%～50%(1500～2500ml血容量)；指数＝2.0，丢失血量50%～70%(2500～3500ml血容量)。参考表11-1。

产后出血原因的诊断根据阴道流血发生时间、量，与胎儿、胎盘娩出之关系可初步判断引起产后出血的主要原因，有时产后出血的原因可互为因果。

实验室检查：血红蛋白可下降，严重产后出血可并发凝血功能异常。

案例11-2分析

入院后实验室检查：血常规Hb 83g/L，其他正常；凝血四项正常；结合病史、体格检查、实验室检查等，该患者考虑诊断为：产后出血，胎盘滞留，宫缩乏力，中度失血性贫血。

三、处　　理

产后出血处理原则：针对出血原因，迅速止血；补充血容量，纠正失血性休克；防止感染。以下按产后出血原因叙述产后出血的处理，但产后出血亦有多个因素同时存在，治疗中要予以注意。

（一）子宫收缩乏力的处理

采取加强子宫收缩方法，能迅速达到有效止血的效果。膀胱充盈会影响子宫收缩，故导尿排空膀胱后可采用以下方法。

1. 按摩子宫　对产程长者，在胎盘娩出后可立即按摩子宫，术者一手置于下腹部位，拇指及其余四指分别置于下腹两侧，上扶子宫(防止因按摩子宫底时，子宫体下降)，另一手则在子宫底部(拇指在宫底前，其余四指在后)，压迫宫底，挤出宫腔内积血后，均匀且有节律地按摩子宫，直至子宫恢复正常收缩为止，为常用有效的方法。

2. 子宫收缩药物应用　常用药物有：①缩宫素，胎儿娩出后常规用缩宫素预防产后出血。对产后可能发生子宫收缩乏力产妇，在胎盘娩出后可用缩宫素10U加于5%葡萄糖液500ml中静脉滴注，可预防或减少宫缩乏力的发生。亦可用10U直接注射于子宫体，或加量经静脉快速滴入。②麦角新碱0.2～0.4mg肌内注射或宫体直接注射，或经静脉快速滴注，或静脉缓慢推注(心脏病、妊娠高血压疾病等患者慎用)。③前列腺素类药物：前列腺素$F_{2\alpha}$($PGF_{2\alpha}$如欣母沛等)250μg肌内注射或子宫体注射，必要时间隔30～45分钟重复使用，可引起子宫强烈收缩。米索前列醇200μg舌下含化，或卡前列甲酯1mg可经阴道或直肠给药。

3. 压迫法　出血多，经按摩、药物效果不佳或紧急情况下采用。

(1) 双手压迫法：术者一手伸入阴道握拳置于阴道前穹隆托起子宫，另一手置于腹部压迫子宫体，子宫在两手紧压下出血可立即减少，此法快捷有效(图11-1)。

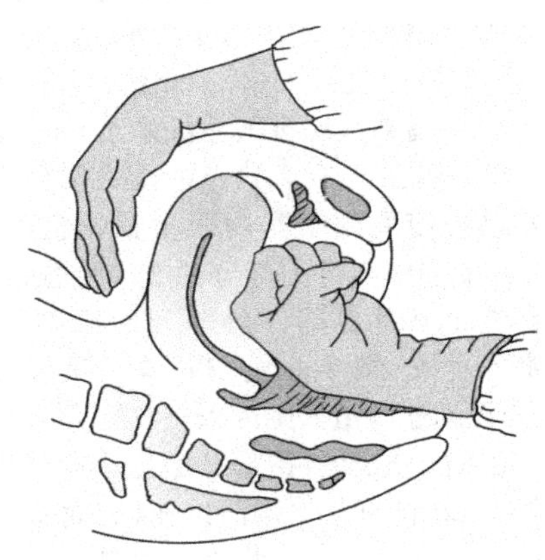

图11-1　双手压迫子宫法

(2) 宫腔纱条填塞法：将特制宽6～8cm、长1～1.5m、4～6层长纱条填塞宫腔，压迫止血。助手在腹部固定子宫，术者用卵圆钳持纱条从宫底由内向外，遂将纱条紧填于宫腔(图11-2)。若留有空隙将造成隐性出血加重病情。24小时取出纱条，取出前静脉滴缩宫素10U，并给予抗生素预防感染。

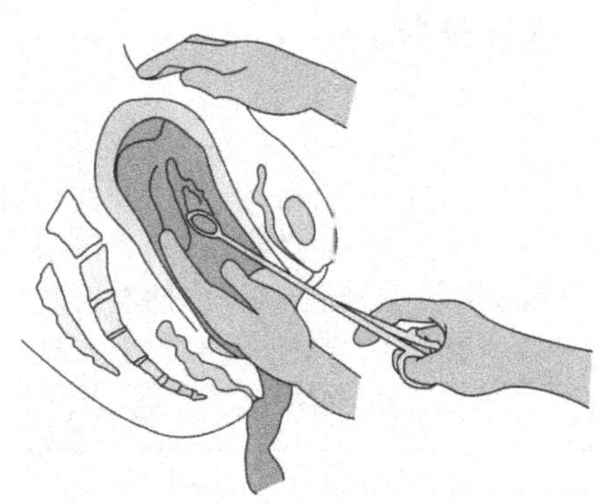

图11-2　子宫腔填塞纱布压迫法

4. 手术止血

(1) 结扎子宫动脉或髂内动脉：出血不止且经上述处理无效，可行子宫动脉上行支、子宫动脉或髂内动脉结扎。结扎后血流暂时终止，出血减少，以利争取时间采取措施纠正休克。

(2) 髂内动脉或子宫动脉栓塞(数字减影血管造影，digital substration angiography，DSA)：行股动脉穿刺插导管至髂内动脉或子宫动脉，注入明胶海绵栓塞动脉。栓塞剂可于1～3周后吸收，血管复通。适用于产妇生命体征稳定时进行。

(3) 切除子宫:经积极抢救无效、危及产妇生命时,应进行子宫次全切或子宫全切术,以挽救产妇生命。

(二) 胎盘因素的处理

疑有胎盘滞留时可立即做宫腔探查,若胎盘已剥离则应立即取出胎盘;若系胎盘粘连可行徒手剥离胎盘后取出;若剥离困难疑有植入性胎盘可能,多采用手术切除子宫为宜。残留胎盘和胎膜者可慎行钳刮术。

(三) 软产道损伤的处理

软产道损伤应行彻底止血,并按解剖层次缝合撕伤。宫颈撕裂伤小于 1cm、无活动性出血不需缝合,若有活动性出血或裂伤大于 1cm 则应缝合。缝合第一针应超过裂口顶端,常用间断缝合。若裂伤累及子宫下段,缝合时应避免损伤膀胱和输尿管,必要时可经腹修补。修补阴道和会阴裂伤时,需按解剖层次缝合各层,缝合时第一针应超过裂伤顶端,不留死腔,避免缝线穿透直肠黏膜。外阴、阴道损伤应用可吸收细线缝合。对软产道血肿可行切开血肿清除术,应彻底止血,缝合后可置橡皮管引流。

(四) 凝血功能障碍的处理

首先排除子宫收缩乏力、胎盘因素、软产伤损伤等原因引起的出血。尽快输新鲜全血,补充血小板、纤维蛋白原或凝血酶原复合物、凝血因子。若并发 DIC 可按 DIC 处理。治疗同时应积极寻找发生凝血功能障碍的原发病因。

(五) 出血性休克处理

产后出血量多而急,产妇因血容量急剧下降而发生低血容量性休克。休克程度与出血量、出血速度和产妇自身状况相关。在治疗抢救中应注意:①正确估计出血量,判断休克程度;②针对出血原因行止血治疗同时积极抢救休克;③建立有效静脉通道,做中心静脉压监测,补充血液及晶体平衡液、新鲜冷冻血浆等纠正低血压;④其他:给氧,纠正酸中毒,升压药物应用,肾上腺皮质激素应用,改善心脏功能及注意肾功能衰竭;⑤防治感染,应用有效抗生素。

案例 11-2 分析

该产妇入院后立即给予输血,立即给予建立静脉通道输液,消毒外阴导尿后行阴道检查,见宫口已闭合,全手无法进入宫腔,也未触及脐带,无出血。因不能除外完全性胎盘植入的可能,且宫口已收缩,决定于静脉麻醉下行手取胎盘术。麻醉满意后,手进入宫腔。胎盘附于左侧后壁未剥离,沿胎盘与宫壁间隙自下而上分离,分离过程中阻力不大,将胎盘剥离后,双手合作娩出胎盘。检查胎盘,脐带自根部断裂,胎盘胎膜完整。术中出血约 300ml。术后加强宫缩剂及抗生素,B 型超声显示宫腔内无残存组织,产后 4 天痊愈出院。最后诊断:产后出血,胎盘滞留,胎盘粘连。

四、预　　防

重视产前保健,正确处理产程,加强产后观察。做好产后出血的预防工作,可以大大降低其发病率。预防工作应贯穿在以下各个环节。

(1) 做好孕前及孕期的保健工作,孕早期开始产前检查监护,不宜妊娠者及时在早孕时终止妊娠。

(2) 对具有较高产后出血危险的产妇做好及早处理的准备工作,这类产妇包括:①多孕、多产及曾有多次宫腔手术者;②高龄初产妇或低龄孕妇;③有子宫肌瘤剔除史;④生殖器发育不全或畸形;⑤妊娠期高血压疾病;⑥合并糖尿病、血液病等;⑦宫缩乏力产程延长;⑧行胎头吸引、产钳等助产手术助产,特别是并用宫缩剂更需注意;⑨死胎等。

(3) 第一产程密切观察产妇情况,注意水分及营养的补充,避免产妇过度疲劳,必要时可酌情肌内注射哌替啶,使产妇有休息机会。

(4) 重视第二产程处理,指导产妇适时及正确使用腹压。对有可能发生产后出血者,应安排有较高业务水平的医师在场守候。有指征者适时适度做会阴侧切或会阴正中切开。接产技术操作要规范,正确引导胎头、胎肩及胎头顺利娩出。对已有宫缩乏力者,当胎肩娩出后,即肌内注射缩宫素 10U,并继以静脉滴注缩宫素,以增强子宫收缩,减少出血。

(5) 加强产后观察产后 2 小时内的观察,因产后 2 小时是产后出血发生的高峰期,产妇应在产房观察 2 小时。密切观察产妇生命体征、子宫收缩及阴道流血情况,发现异常及时处理。产妇回病房前应排空膀胱,鼓励母亲让新生儿及早吸吮奶头,反射性引起子宫收缩,减少出血量。

(6) 正确处理第三产程,准确收集并测量产后出血量。待胎盘自然剥离征象出现后,轻压子宫下段及轻轻牵引脐带帮助胎盘、胎膜完整排出,并仔细检查胎盘、胎膜是否完整。检查软产道有无撕裂或血肿。检查子宫收缩情况,按摩子宫以促进子宫收缩。

(7) 胎盘娩出后,也不能忽视 12 小时以后的出

笔记栏

血情况，应向产妇交代注意事项，医护人员定期巡视，发现问题及早处理。

(8) 失血较多尚未有休克征象者，应及早补充血容量，其效果远较发生休克后再补同等血量为好。

(9) 早期哺乳可刺激子宫收缩，减少阴道流血量。

（王晨虹）

第三节　子宫破裂

案例 11-3

患者，女，29 岁，农民，孕$_2$产$_1$，因“停经 41 周，超预产期 1 周”于 2005 年 10 月 18 日 15 时 40 分收入院。

患者平素月经规则，末次月经 2005 年 1 月 4 日，预产期 2005 年 10 月 11 日。本次妊娠一直于院外某医院行产前检查，未发现异常情况。现因超预产期 1 周入院。

既往体健，否认严重疾病史及家族遗传史。前次产为 2001 年顺产一女婴，体重为 3200g，因患先天性心脏病于生后 1 个月时夭折。14 岁月经初潮，月经周期为 3～4 天/28～30天，月经量中等，无血块，无痛经。

体格检查：体温 36.5℃，脉搏 85 次/min，呼吸 22 次/min，血压 125/80mmHg。一般情况良好，体重 65kg，身高 160cm。心、肺、肝、脾、肾检查均无异常。足月妊娠腹形，子宫轮廓清楚，四肢无水肿，神经系统检查无异常。

产科检查：耻上子宫底高度 37cm，腹围 106cm，胎位 LOA，胎心 140 次/min，胎头浅入盆，无宫缩。肛查：子宫颈口容 1 指，先露 S－3，胎膜未破。骨盆外测量：髂棘间径 23cm，髂嵴间径 26cm，骶耻外径 18.5cm，坐骨结节间径 8.5cm。

辅助检查：血常规：Hb 108g/L，RBC 3.51×10^9/L，WBC 8.0×10^{12}/L，中性粒细胞 0.75，淋巴细胞 0.25，PLT 150×10^9/L。尿常规：尿蛋白阴性，WBC 0～1/HP。肝、肾功能、血电解质均无异常，凝血功能检查均无异常。心电图正常。胎心电子监护 NST 为有反应型。超声检查：胎儿符合足月妊娠，双顶径 9.8cm，胎盘后壁，Ⅲ级，最大羊水池深 3.5cm，羊水指数 10cm，胎位 LOA。

入院诊断：

孕$_2$产$_1$，宫内妊娠 41 周，LOA，单活胎。

入院后，孕妇胎心监护正常，胎盘Ⅲ级，妊娠已足月且超预产期 1 周，故决定行引产术。于 2005 年 10 月 19 日上午送产房行人工破膜术，羊水 50ml，羊水清。术后 2 小时未诱发出有效宫缩，即给予 5％葡萄糖液 500ml 加缩宫素 1.0U 静脉滴注，从每小时 8 滴开始滴注，诱发出有效宫缩，且宫缩良好，持续胎心和宫缩监护，未发现异常，宫口开大 4cm 后上产床准备接生，消毒上台后，宫口在 1 小时 40 分钟内迅速开全。宫口开全后 1 小时产程无进展，胎头仍在 S－2.5，腹部检查腹部呈葫芦状，子宫上下段交界处可见环状凹陷，并逐渐上升。此时产妇出现焦躁不安，下腹疼痛难忍，并有排尿困难、血尿、少量阴道流血。产妇心率、呼吸增快，阴道检查可发现胎先露较紧地固定于骨盆入口处，有产瘤形成。期间产妇突然感到下腹撕裂样疼痛，之后子宫强烈收缩突然停止，疼痛暂时缓解。产妇呼吸急促、脉搏加快、血压下降。阴道检查发现宫颈口较前缩小，胎先露突然消失，腹部检查全腹压痛反跳痛，腹肌紧张，移动性浊音阳性，腹壁下肢体可清楚扪及，子宫体触不到，胎动停止，胎心骤降至 60 次/min，随后胎心消失。

问题：

1. 该产妇在分娩过程中的变化，你初步考虑是什么？
2. 该产妇应与哪些疾病相鉴别？
3. 应如何进行处理？

子宫破裂(rupture of uterus)是指子宫体部或子宫下段于分娩期或妊娠末期发生破裂，为产科严重并发症，直接威胁孕产妇及胎儿生命。发生率为 1.4‰～5.5‰，随着妇幼卫生三级保健网及产时保健的建立健全，产科工作质量的提高，使其发生率明显下降。

一、分　　类

子宫破裂根据不同情况有不同的分类。

(一) 按破裂发生的不同阶段分为先兆子宫破裂和子宫破裂

先兆子宫破裂是指梗阻性分娩时子宫体变厚而子宫下段被拉长变薄，即将发生子宫破裂。临床上表现为病理性缩复环。而子宫破裂则为子宫层裂伤。

(二) 按破裂的程度分不完全性子宫破裂和完全性子宫破裂

不完全性子宫破裂是指子宫壁肌层部分破裂，但浆膜或部分肌层保持完整；完全性子宫破裂是指

笔记栏

子宫壁全层破裂，宫腔与腹腔直接相通，胎儿、胎盘及其羊水物质可进入腹腔内。

（三）按有无损伤分为自然性子宫破裂及损伤性子宫破裂

自然性破裂多见于梗阻性难产，特别是子宫肌层发育不良等情况，由于强烈的宫缩，子宫下段拉长、变薄，以至于破裂。损伤性破裂可由于手术助产损伤、暴力加腹压、腹部外伤等所致。

（四）按子宫有无瘢痕者分为瘢痕性子宫破裂及非瘢痕性子宫破裂

瘢痕性子宫破裂常见于以往剖宫产术、子宫肌瘤剔除术等。随妊娠周数增加，特别是临产后子宫收缩，瘢痕处为薄弱环节，易发生破裂。

二、病　　因

（一）胎先露下降受阻

骨盆狭窄、头盆不称、软产道阻塞（如阴道横膈及宫颈瘢痕等）、巨大儿、胎位异常（如忽略性肩先露）、胎儿异常（脑积水、联体儿）等，均可发生胎先露部下降受阻，为克服阻力引起强烈宫缩，可导致子宫破裂。

（二）子宫手术史

是较常见的原因。以前有子宫手术史，如子宫肌瘤剔除术、剖宫产史等，妊娠晚期或临产后，由于子宫腔内压力增大，可使肌纤维拉长、变短，发生断裂，造成子宫破裂。尤其是术后瘢痕愈合不良者，更易发生。

（三）缩宫素使用不当

缩宫素使用指征及剂量掌握不当，或子宫对缩宫素过于敏感，均可引起子宫收缩过强，加之子宫瘢痕或胎先露部下降受阻，可发生子宫破裂。

（四）产科手术损伤

若宫口未开全行产钳术、胎头吸引术、臀牵引术或臀助产术，极可能造成宫颈撕裂，严重时甚至发生子宫下段破裂，内倒转胎位手术操作不慎或植入胎盘强行剥离也可造成子宫破裂。植入性胎盘勉强做胎盘人工剥离术均可穿通子宫壁而发生子宫破裂。有时行毁胎术或穿颅术，器械损伤子宫也可导致子宫破裂。

（五）子宫肌壁原有病理改变

如子宫畸形、子宫发育不良，妊娠后因子宫肌层菲薄，偶有可能发生自发性破裂。过去有多次刮宫史、严重宫腔感染史、人工剥离胎盘史、子宫穿孔史等因子宫肌层受损而在妊娠晚期发生子宫破裂，但少见。

（六）妊娠时下腹部严重外伤

妊娠晚期时行动不灵活，如受汽车等撞击腹部均有可能造成子宫裂。其他如刀伤、枪伤均可造成子宫的穿通伤。值得提出的是有极少数接生员在产妇分娩时强行加压于腹部企图使胎儿尽早娩出，有发生子宫破裂的报道。

三、临床经过及表现

绝大多数子宫破裂发生在临产过程中，当胎头或异常的先露部阻搁于骨盆入口上，强有力的子宫收缩不能使之入盆，子宫体部肌层逐渐增厚，下段却越来越薄，因之进入危险阶段，从整个过程而言可分为先兆破裂及子宫破裂两个阶段。

（一）先兆子宫破裂

当子宫体部肌层增厚而子宫下段肌层菲薄，两者之间形成明显的环状凹陷，这种凹陷称为病理性缩复环（pathologic retraction ring）（图 11-3）。由于子宫体部肌层收缩，病理性缩复环可继续上升，因子宫下段拉长，极度紧张，腹部按之有压痛，胎心率亦有改变，此时患者感宫缩过频，表现烦躁不安，诉下腹部剧痛。又因胎先露紧压于耻骨联合，膀胱充血、出血，导尿可见血尿。这种状况若不尽快解除，子宫将在病理缩复环及其下方发生破裂。

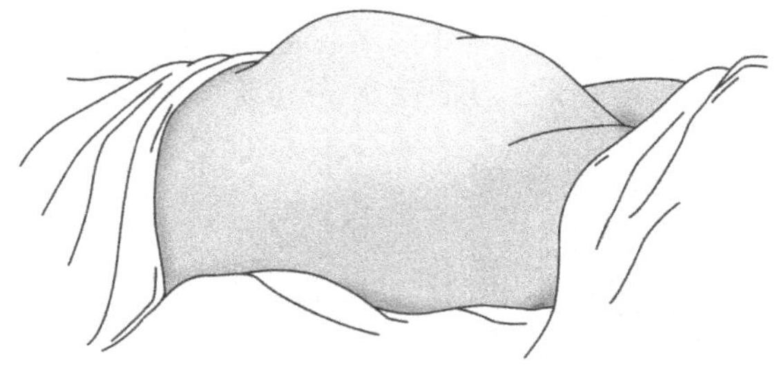

图 11-3　病理性缩复环

（二）不完全性子宫破裂

子宫肌层部分破裂而浆膜层和部分肌层完好，检查腹部有明显的局部压痛。如果破口位于一侧近阔韧带处，可发生阔韧带血肿，如处理不及时，血肿可持续向后腹膜发展，形成巨大血肿，甚至发生休克。

笔 记 栏

(三) 完全性子宫破裂

子宫肌层全层破裂，胎儿胎盘及羊水进入腹腔内。产妇在发生子宫完全性破裂时，瞬间突然感到撕裂样腹痛，随之子宫收缩消失，疼痛缓解。因内出血较多，产妇很快进入休克状态，胎心音消失，可在腹壁上触及清楚的胎体。腹部有明显的压痛、反跳痛及肌紧张。

(四) 瘢痕子宫破裂

1. 子宫体部瘢痕破裂 多数为完全破裂，约1/3发生于妊娠晚期。先兆破裂症状常不明显，可有瘢痕局部疼痛和压痛，以及子宫敏感性增高。有时可有少量阴道出血。随着裂口扩大，疼痛加重，出血增多，浆膜层裂开，胎儿部分或全部排入腹腔，此时症状和体征同无瘢痕子宫破裂。由于不一定出现破裂时突发性腹痛的典型症状，故有时在产妇出现休克时才发现，偶有二次剖宫产术时才发现。

2. 子宫下段剖宫产切口瘢痕裂开 特别是横切口，瘢痕裂开多为不完全性，出血很少，且因有腹膜覆盖，因而缺乏明显的症状与体征，也有时出现局部压痛、敏感性增高等局部体征，常常在二次剖宫产术时才发现，如果瘢痕裂开累及子宫动脉或其分支，可引起急性腹腔大出血。瘢痕完全裂开时，胎儿亦可被排入腹腔，同无瘢痕子宫破裂类似，瘢痕子宫破裂，即使是完全性，胎儿尚未排入腹腔前，行胎心监测时胎心率图形常有早期减速、变异减速以及随后的晚期减速，持续较长时间而不恢复，是子宫破裂的最早征象。

四、诊 断

(一) 病史

产妇有以上病因中的某一或多种情况，如梗阻性难产、瘢痕子宫、子宫畸形、外伤或人为因素等。

(二) 产妇表现

疼痛难忍，烦躁不安，血尿，下腹压痛，出现病理性缩复环、阴道流血等情况，应考虑有先兆子宫破裂可能。出现剧烈腹痛后突然腹痛消失，产妇出现呼吸急促、脉搏加快并微弱、血压下降等休克现象。

(三) 腹部检查

全腹压痛和反跳痛，腹肌紧张，可叩及移动性浊音，腹壁下胎体可清楚扪及，子宫缩小，位于胎儿侧边，胎动停止，胎心消失。阴道检查发现宫颈口较前缩小，先露部上升。听诊心音微弱或消失。

(四) 腹腔穿刺或后穹隆穿刺

该检查可确定腹腔内有无出血。若明显的移动性浊音，结合病史、体征可诊断，不必行此项检查。

(五) B型超声检查

可协助诊断子宫有无破裂，特别是对可疑病例、不完全性子宫破裂、子宫后下壁破裂等有确诊价值。

案例 11-3 分析

该患者结合分娩的经过，考虑子宫破裂。

请列出诊断该患者子宫破裂的依据。

五、鉴 别 诊 断

(一) 胎盘早期剥离

起病急，剧烈腹痛，胎心变化，内出血休克等表现，可与先兆子宫破裂混淆，但常有妊娠期高血压疾病病史，子宫呈板状硬，胎位不清，无病理缩复环，B型超声检查可见胎盘后血肿(表11-2)。

(二) 难产合并腹腔感染

有产程长、多次阴道检查史、腹痛及腹膜炎体征，易与子宫破裂混淆。检查胎先露部无上升，宫颈口无回缩。体格检查及B型超声检查，胎儿位于宫腔内。子宫无缩小，可鉴别。

表 11-2 先兆子宫破裂与胎盘早剥鉴别

	先兆子宫破裂及部分子宫破裂	胎盘早期剥离
病史	有头盆不称梗阻分娩史，产程中无外伤史	有妊娠高血压疾病、双胎、外伤史，无头盆不称史，常未进入产程
症状	阴道无流血 血压、脉搏改变不明显	阴道流血或多或少，与胎盘剥离位置有关，血压下降、脉快与外出血症状不符

笔记栏

续表

	先兆子宫破裂及部分子宫破裂	胎盘早期剥离
体征	腹部呈葫芦型，耻骨联合上方在宫缩间歇期有压痛，胎心变异减速，导尿为血尿	腹部外形不变，呈强直性宫缩状态，腹部压痛，呈板样腹，胎心率减慢或消失，尿液清
实验室检查	血红蛋白下降不明显	血红蛋白下降明显
B超	显示胎头置于耻骨联合上方	胎盘与宫壁之间有均匀暗区，见血肿存在

六、预　　防

（一）产前保健

建立健全的孕产妇保健制度，定期全面系统的产前检查，对有子宫破裂各种高危因素的孕产妇，如有不良产史（剖宫产、阴道难产、多次刮宫史）、子宫手术史、本次妊娠有胎位异常、胎儿异常、骨盆狭窄或畸形及子宫畸形者，应严密观察，在预产期前1～2周提前住院待产，有指征者应适时行剖宫产术。

（二）产时监测

已临产者，应密切观察产程，发现异常时应及时处理，如出现病理缩复环或先兆子宫破裂者应及时剖宫产。严格掌握试产指征和试产时间。

（三）合理规范应用宫缩剂

严格掌握引产、促产指征，应用缩宫素及其他宫缩剂要有严格的适应证。凡胎位不正、头盆不称、产道梗阻、瘢痕子宫者应禁止使用宫缩剂。有指征者，也应在使用缩宫素过程中有专人监护，调整滴速，严密观察宫缩及胎心变化。

（四）严格阴道助产术指征及操作规程

必须严格掌握产钳、胎吸助产指征，操作中要按规程进行，动作轻柔，避免粗暴操作。避免损伤性较大的阴道助产操作如中高位产钳；宫口未开全时尽量避免助产，忽略性肩先露不宜做内倒转术。人工剥胎盘困难时，严禁用手强行挖取。

（五）严格剖宫产指征

近年来由于种种原因，剖宫产率不断上升，使瘢痕子宫破裂比例逐渐上升。因此第一次剖宫产时要严格掌握其指征，术式尽可能采取子宫下段横切口术式，有剖宫产史试产要严格限制并加强产程监护，及时发现先兆子宫破裂征象，及时剖宫产。若前次剖宫产指征仍存在，或为子宫体剖宫产或已行两次剖宫产者，不宜试产。

七、处　　理

（一）处理原则

先兆子宫破裂应用镇静剂抑制宫缩后尽快剖宫产。子宫破裂应在纠正休克、防治感染的同时行剖探检查。手术原则力求简单、迅速，以达到止血目的。根据子宫破裂的程度与部位，手术距离发生破裂的时间长短，以及有无严重感染而选择不同的手术方式。

（二）处理措施

1. 一般治疗　输液、输血、氧气吸入等抢救休克。并给予大剂量抗生素预防感染。

2. 先兆子宫破裂　发现先兆子宫破裂时立即给以抑制子宫收缩的药物及镇静剂麻醉剂，如给吸入或静脉全身麻醉，肌内注射哌替啶100mg等，并尽快行剖宫产术。如胎心存在，快速剖宫产，可望获得活婴。术中应仔细探查子宫有无裂伤，如有裂伤，应按破裂处理。

3. 子宫破裂　如发生子宫破裂，在手术进入腹腔后，应首先找到出血处，并立即予以止血。根据产妇情况、破裂程度、部位、有无感染、破裂时间等决定手术方式。瘢痕子宫破裂裂口常发生在瘢痕部位，分娩期子宫破裂裂口往往都在子宫下段扩张部位上。裂口多呈斜行，接近宫颈部位横行，累及阔韧带时呈垂直走行。阴道助产手术的破裂，可延伸到宫颈与阴道。不完全破裂的裂口上有腹膜覆盖，裂口往往延伸至阔韧带内，造成阔韧带血肿。子宫外伤破裂较复杂，常常合并其他脏器损伤。

子宫破裂手术方法：

（1）子宫破裂时间在12小时以内，裂口边缘整齐，无明显感染，需要保留生育功能者，可考虑修补缝合破口。用1-0号肠线行连续全层缝合，再以褥式缝合浆肌层。

（2）破裂口较大或撕裂不整齐且有感染可能者，考虑行子宫次全切除术。

（3）子宫裂口不仅在下段，且自下段延及宫颈口考虑行子宫全切术。

（4）前次剖宫产瘢痕裂开，包括子宫体或子宫下段的，如产妇已有活婴，应行裂口缝合术，征得家属同意后，同时行双侧输卵管结扎术。

(5) 在阔韧带内有巨大血肿存在时，为避免损伤周围脏器，必须打开阔韧带，游离子宫动脉的上行支及其伴随静脉，将输尿管与膀胱从将要钳扎的组织推开，以避免损伤输尿管或膀胱。如术时仍有活动性出血，可先行同侧髂内动脉结扎术以控制出血。

(6) 开腹探查时注意子宫破裂的部位外，应仔细检查膀胱、输尿管、宫颈和阴道，如发现有损伤，应同时行这些脏器的修补术。

(7) 子宫破裂已发生休克者，尽可能就地抢救，以避免因搬运而加重休克与出血。但如限于当地条件必须转院时，应在大量输液、输血、抗休克条件下行腹部包扎后再行转运。

案例 11-3 分析

该患者一经诊断为子宫破裂，立即在静脉全麻下行剖腹探查术，并同时行静脉切开，输注新鲜全血，给予升压药物间羟胺等抗休克治疗。取下腹左旁正中切口，开腹后见腹膜呈紫蓝色，打开腹膜吸出血液约 2400ml，探查胎儿位于腹腔内已死亡。胎儿男性，重 4200g，于右侧宫体部输卵管附着处纵行向下至子宫下段破裂，裂口长约 8cm，有新鲜血液流出。考虑产妇无子女，且破裂口整齐，遂使用 2 号可吸收线缝合破口，双侧附件无异常。术中共出血约 3000ml，输新鲜红细胞 8U，新鲜血浆 800ml，晶体液 1800ml 血压逐渐平稳。术后用抗生素预防感染，维持体液平衡，术后产妇恢复良好出院。

（王晨虹）

第四节 羊水栓塞

案例 11-4

患者，女，26 岁，某单位职员，孕$_3$产$_1$，前次分娩为 2000 年。现因“停经 40 周，不规则腹痛 6 小时”于 2002 年 11 月 17 日 6 时 40 分收入院。

患者平素月经规则，末次月经 2002 年 2 月 10 日，预产期 2002 年 11 月 17 日。孕期经过顺利，一直在本院行产前检查，未发现异常情况。6 小时前出现下腹不规则疼痛而入院。

既往体健，否认严重疾病史及家族疾病史。13 岁月经初潮，月经周期为 3～5 天/28～32 天，月经量中等，无血块，无痛经。前次产为 1996 年顺产一女婴，身体健康。

体格检查：体温 36.4℃，脉搏 84 次/min，呼吸 20 次/min，血压 120/75mmHg。一般情况良好，体重 63kg，身高 158cm。头颅五官无异常，心、肺、肝、脾、肾检查均无异常。足月妊娠腹形，子宫轮廓清楚。四肢无水肿。神经系统检查无异常。

产科检查：耻上子宫底高度 35cm，腹围 96cm，胎位 ROA，胎心率 145 次/min，胎头浅入盆，不规则宫缩；肛查：宫口容 1 指，先露 S—3，胎膜未破；骨盆外测量：髂棘间径 23cm，髂嵴间径 26cm，骶耻外径 18.5cm，坐骨结节间径 8.5cm，耻骨弓角度>90°。

实验室检查：血常规：Hb106g/L，RBC 3.52×10^9/L，WBC 7.5×10^{12}/L，中性粒细胞 0.72，淋巴细胞 0.28，PLT 162×10^9/L。尿常规：尿蛋白阴性，WBC 0～1/HP。肝、肾功能、血电解质无异常，凝血功能检查无异常。

心电图正常。胎儿电子监护 NST 为有反应型。

超声检查：胎儿符合足月妊娠，体重 3500g，双顶径 9.3cm，胎盘后壁，Ⅱ级，最大羊水池深 4cm，羊水指数 12cm，胎位 ROA。

入院诊断：

孕$_3$产$_1$，宫内妊娠 40 周，ROA，单活胎，先兆临产。

入院后于当日 10:00 以后宫缩规律，30s/3min。至 10:40 时宫缩频繁，35s/1min40s。13:50 自然破膜，羊水Ⅰ度污染，量中，肛查宫口开大 2cm，逐转移至产房。16:20 胎心出现频发中重度变异减速，阴道检查宫口已开全，准备助产。16:33 患者突然出现抽搐、呼吸困难，全身青紫，意识丧失。测血压为 0，心率 140 次/min。

问题：

1. 该产妇初步诊断是什么？其原因是什么？
2. 还需要做什么进一步检查可以得出正确的诊断？
3. 还需要与哪些疾病相鉴别？
4. 如何处理？

羊水栓塞（amniotic fluid embolish，AFE）系指在分娩过程中，羊水进入母体血循环后引起的急性肺栓塞、弥散性血管内凝血（DIC）、肾功能衰竭或骤然死亡等一系列严重症状的综合征。羊水栓塞是产科在分娩过程中的最严重并发症。孕足月产妇分娩死亡率可高达 70%～80%，已在孕产妇死亡构成中居第一或第二位。妊娠早期、中期流产亦可发生，但病情较轻，死亡少见。该病其发病率报道差异较大，范围为 1/3000～1/80000 不等。

一、病因及发病机制

(一) 病因

羊水栓塞主要与羊水进入母血循环引起的一系列病理生理变化有关。引起羊水栓塞与以下因素有关:①子宫收缩过强(包括缩宫素使用不当),致使羊膜腔内压力增高。②宫颈或子宫损伤处有开放的静脉或血窦存在。③当胎膜破裂后羊水由开放血管或血窦进入母体血循环导致本病发生。

常见于:①宫缩强胎膜破裂,胎膜与宫颈壁分离或宫颈口扩张引起宫颈黏膜损伤时,静脉血窦开放羊水进入母体血循环。②宫颈撕伤、子宫破裂、前置胎盘、胎盘早剥或剖宫产术中羊水通过病理性开放的子宫血窦进入母体血循环。③羊膜腔穿刺及钳刮术时子宫壁损伤处静脉窦亦可成为羊水进入母体通道。由此可见,过强宫缩、急产、羊膜腔压力高是羊水栓塞发生的主要原因;胎膜早破、前置胎盘、胎盘早剥、子宫破裂、剖宫产术中生理、病理性血窦开放是其发生的诱因。

(二) 病理生理变化

1. 肺动脉高压 羊水内有形物质如胎儿毳毛、胎脂、胎粪、角化上皮细胞等直接形成栓子,经肺动脉进入肺循环阻塞小血管引起肺动脉高压;羊水内含有大量激活凝血系统的物质,启动凝血过程,弥散性血管内形成的血栓阻塞肺小血管,反射性引起迷走神经兴奋,加重肺小血管痉挛;羊水内抗原成分引起Ⅰ型变态反应,致使小支气管痉挛,支气管内分泌物增多,使肺通气、换气量减少,又反射性地引起肺内小血管痉挛。这种变态反应在引起的肺动脉压升高时有时可起主要作用,这可解释早孕钳刮时虽羊水内有形成分很少甚至没有,但也发生羊水栓塞。肺动脉高压可引起急性右心衰竭,继而呼吸循环功能衰竭。

2. 过敏性休克 羊水中胎儿有形成分为致敏原,作用于母体,引起Ⅰ型变态反应,所导致的过敏性休克多在羊水栓塞后立即出现休克(血压骤降甚至消失),以后方有心肺功能衰竭表现。

3. 弥散性血管内凝血(DIC) 妊娠时母血呈高凝状态(多种凝血因子及纤维蛋白原明显增加),羊水中含大量促凝物质可激活外源性凝血系统,在血管内产生大量的微血栓,消耗大量凝血因子及纤维蛋白原,致使DIC发生。羊水中亦含有纤溶激活酶,而纤维蛋白原下降同时可激活纤溶系统。由于大量凝血物质的消耗和纤溶系统的激活,产妇血液系统由高凝状态迅速转变为纤溶亢进,血液不凝固,发生严重产后出血及失血性休克。

4. 急性肾功能衰竭 由于休克和DIC,肾急性缺血导致肾功能障碍和衰竭。

二、临床表现

典型病例发病急剧而凶险,主要表现为突然发生的心肺功能衰竭、脑缺氧及凝血功能障碍。往往来不及做实验室检查就死亡,因此应抓住临床表现作为诊断的重要依据,以便早期诊断、及时抢救,边抢救边进行辅助检查。多发生在分娩过程中,胎膜破裂后的短时间内。典型临床表现分三个阶段。

1. 第一阶段:休克、呼吸症状、肺症状 主要在产程中或分娩前后短时间内,尤其刚破膜后不久,产妇出现寒战、呛咳、气急、烦躁不安、呕吐等前驱症状,继之出现咳嗽、呼吸困难、发绀、抽搐、昏迷、心率快、血压下降、肺水肿,出现粉红色泡沫样痰。发病急骤者,叫一声后血压消失,于数分钟内死亡,占羊水栓塞发病的1/3。

2. 第二阶段:出血 主要表现为凝血功能障碍,有出血倾向,表现为产后大出血、血液不凝。因此,偶有产后出现原因不明的休克伴有出血、血不凝时多应考虑羊水栓塞。

3. 第三阶段:肾功能衰竭 由于羊水栓塞后所发生的急性心功能衰竭、DIC患者、休克、低血容量、肾脏微血管栓塞、肾缺血,时间较长而引起肾组织损害所致,临床上出现少尿、无尿、尿毒症表现。

上述三个阶段有时按顺序出现,但有时不全部出现。不典型者可不出现呼吸道症状而仅仅表现为阴道大出血和休克。

三、诊　　断

根据上述临床表现,可初步诊断,应立即进行抢救。在抢救时应抽取下腔静脉血镜检有无羊水成分作为羊水栓塞确诊的依据。

(一) 临床症状

寒战、尖叫、呛咳、呼吸困难、青紫、休克、出血。

(二) X线胸片检查

多数在发病6小时摄片,X线胸片肺部可出现异常,由于肺水肿所造成双肺弥漫性点片状影,并向肺部周围融合,随病情进展可显示肺不张及心脏轻度扩大,伴上腔静脉及奇静脉增宽。如无异常也不能排除羊水栓塞。

(三) 床边心电图检查

提示右心房、右心室扩大,ST段下降。有条件时可做超声心动图及彩色多普勒超声检查,多可出现右心房、室扩大,心输出量减少及心肌劳损等改变。

笔记栏

(四) 与 DIC 有关的实验室检查

(1) 血小板计数：一般突然迅速下降至<100×10^9/L，病情严重时可下降至 50×10^9/L。迟发性羊水栓塞时，由于代偿作用，血小板计数可能>100×10^9/L，此项检查为检测凝血因子消耗的简便方法。

(2) 血纤维蛋白原(FIB)测定：在发生 DIC 的过程中，由于广泛血管内微血栓形成，使纤维蛋白原转变为纤维蛋白，被活性增加的纤溶酶溶解，即消耗了大量的纤维蛋白原，在继发纤溶亢进阶段又使纤维蛋白原进一步减少，故纤维蛋白原减少。一般<2g/L，重症可<1.0g/L。

(3) 凝血酶原时间(PT)测定：DIC 时由于血中凝血因子Ⅰ、Ⅱ、Ⅴ、Ⅶ、Ⅹ大量消耗，使纤溶酶活性增强，则纤维蛋白降解产物(FDP)增多，故凝血酶原时间延长，正常为 13 秒，如大于 13 秒，或大于对照 3 秒以上为异常。

(4) 血浆鱼精蛋白副凝固试验(3P)：DIC 时血浆内的可溶性纤维蛋白体复合物(SFMC)增多，纤维蛋白单体与 FDP 结合成溶解状态，加入鱼精蛋白可使 SFMC 中的 FDP 除去，则纤维蛋白单体再自行聚合成不溶性的胶冻状凝块，此现象即为副凝固试验阳性，又称 3P 试验阳性。此法简单而准确，有助于临床诊断。在 DIC 晚期纤溶亢进时，纤溶酶活性增强而无纤维蛋白单体生成，则 3P 试验为阴性，3P 试验可预测 DIC 的不同阶段。

(5) 纤维蛋白降解产物(FDP)：正常血清含量 40～80mg/L，DIC 的消耗性低凝血期和继发纤溶期，血小板及其他凝血因子大量消耗，FDP 产生过多>40～80mg/L。

(6) 优球蛋白溶解试验：纤溶亢进时，纤维蛋白溶解活性增加，优球蛋白溶解时间缩短，其溶解试验<120min，正常人为 2～4 小时。

(7) 全血凝块试验(凝血块观察试验)：取患者血 2～5ml 放于试管中，置于倾斜位，在室温下观察血凝固的时间，凝固时间<6min，为纤维蛋白原含量正常；>6min 或凝固后 1 小时内又溶解，提示为凝血功能异常，纤维蛋白含量为 1～1.5g/L；>30min不凝固，纤维蛋白含量<1g/L。

(8) 纤维蛋白溶解时间：将患者血 2ml 加入正常人已凝固的 2ml 血中，观察 30～40 分钟，若正常人的血凝块破碎，说明患者纤溶活性亢进。

(9) 血破碎红细胞测定：患者破碎红细胞超过 2%。

(10) D-二聚体检测为阳性。由纤维蛋白降解产生而不由纤维蛋白原产生，D-二聚体阳性表示继发纤溶亢进。

(五) 抽取上、下腔静脉血找羊水中物质

笔 记 栏

将抽取的血液离心或放置沉凝后分三层，底层为血细胞，上层为羊水碎屑，取上层碎屑物涂片，用魏氏-姬母萨(Wright-Giemsa)染色，找鳞状上皮细胞、黏液、毳毛等，由油红 O(Oil red O)染脂肪，Ayoub-Shklar 染角蛋白，发现上述胎儿或羊水成分，则可确定为羊水栓塞。

(六) 死亡后诊断

(1) 右心室血液涂片：抽取右心室血离心后取上层物涂片，如找到羊水中物质可确诊。有报道采用流式细胞学检测可提高检出率。

(2) 尸体解剖：主要是肺水肿、充血或肺泡出血，伴局限性肺不张，心脏内血液不凝固，其他脏器亦有水肿，采用特殊染色在肺小动脉或毛细血管内可见到羊水中物质栓塞，或在心、脑、肾组织或血管中亦可找到。约有 1/2 病例的子宫或阔韧带血管中可见到羊水内物质均可确诊。如未找到羊水有形物质不能排除羊水栓塞。

四、鉴 别 诊 断

羊水栓塞发病急剧，病情凶险，进展迅速，不易与其他疾病混淆。对发病较缓和临床症状不典型的病例应与血栓性肺栓塞、空气栓塞相鉴别，这两种病均有胸痛，羊水栓塞多无胸痛，还有下述疾病需要鉴别。

(一) 血栓性肺栓塞

本病常见于产后或剖宫产术后起床活动时栓子脱落发生急性肺栓塞。可突然出现呼吸困难、胸痛、不能平卧、烦躁、咳嗽、咯血、心率快、血压下降等症状，胸片有大小不等的浸润阴影，心电图显示急性肺心病改变。

(二) 空气栓塞

本病多见于子宫破裂、前置胎盘、剖宫产术等。多数起病缓慢、病情较轻，起病急者可有剧烈胸痛、背部疼痛，而羊水栓塞无此症状。

(三) 充血性心力衰竭

本病有心脏病史，发病前有加重心脏负担诱因及心悸气促症状，发病后心悸气促加重，不能平卧，发绀，咳血泡沫痰，检查血压正常、心率快，可闻及杂音，无出血倾向、无肾衰等可以鉴别。

(四) 子痫

本病有血压高、水肿、尿蛋白等妊娠高血压疾病的病史和临床表现，抽搐可发生在产前、产时和

产后，与胎膜破裂无关，容易鉴别。

（五）脑血管意外

本病有高血压病史，头痛头昏或剧烈头痛，突然昏迷、偏瘫、不发绀、不抽搐、血压很高、X线胸片无异常、无DIC征象。

五、预　　防

（1）对存有羊水栓塞诱发因素者，如胎膜早破、宫缩过强、羊水粪染等，更应提高警惕，争取尽早发现与诊断、及时抢救，以减少羊水栓塞死亡率。

（2）人工破膜时应避开宫缩期，也不应兼行剥膜。

（3）适当掌握剖宫产指征，预防子宫切口裂伤。手术操作应准确轻柔，子宫切开后及时吸净羊水再娩出胎儿，以防羊水进入子宫切口开放的血窦内。

（4）严格掌握宫缩剂米索前列醇、缩宫素的使用指征，正确使用宫缩剂，用于引产或催产时需有人在观察并记录，随时调整缩宫素的浓度与速度，以防子宫收缩过强。

（5）出现宫缩过强或急产者，可适当给予镇静剂，如哌替啶100mg，肌内注射；或地西泮10mg，静脉缓慢推注，减弱子宫收缩。

（6）中孕期钳刮术时，必须待破膜羊水全部流出后，再行钳刮和使用缩宫素。

六、处　　理

一旦出现羊水栓塞的临床表现，应立即进行抢救。多数患者主要死于急性肺动脉高压及右心衰竭所致的呼吸循环衰竭，40%死于难以控制的凝血功能障碍DIC。少数患者猝死于发病后半小时，甚至有的尖叫一声后血压消失，在数分钟内死亡。因此抢救成功的关键在于早诊断、早处理、早用肝素以及适时处理妊娠子宫。

（一）抗过敏

及早使用地塞米松20mg静脉缓慢推注，再用20mg加入5%葡萄糖液内静脉滴注，或用氢化可的松100～200mg加入5%～10%葡萄糖液内静脉滴注。再用300～800mg加入5%～10%葡萄糖液内静脉滴注，每日量可达500～1000mg，根据病情需要可重复使用。糖皮质激素可解除痉挛、改进及稳定溶酶体，既可保护细胞又可抗过敏反应，但此激素可抑制网状内皮系统功能，使已激活的凝血因子不能及时清除而加重DIC。为此在反复应用时应予注意。

（二）纠正心肺功能衰竭

1. 纠正缺氧　对有呼吸困难与发绀者，立即正压给氧，以改善肺泡毛细血管缺氧，有利预防肺水肿的发生，以减轻心脏负担，改善脑、肾缺氧，有利于患者复苏。昏迷者，可行气管插管或气管切开，人工呼吸以保证氧气的有效供应。

2. 解除肺动脉高压　为了减轻肺动脉栓塞及阻断栓塞后迷走神经反射引起的肺血管及支气管痉挛，从而缓解肺高压及缺氧，应立即用解痉药，常用的药物有：

（1）盐酸罂粟碱：30～60mg加入5%～25%葡萄糖液20ml静脉推注或30～90mg加入5%～10%葡萄糖液250～500ml静脉滴注，每天总量不超过300mg，直接作用于平滑肌以解除肌张力，血管痉挛时作用更为明显。对冠状动脉、肺动脉、脑血管均有扩张作用。与阿托品同时用，可阻断迷走神经反射、扩张肺动脉。为解除肺高压的首选药。

（2）阿托品：用1～2mg或654-2 5～10mg加入5%～10%葡萄糖液10ml中，每15～30分钟静脉注射1次，直至患者面部潮红或症状好转为止。此类药物可阻断迷走神经反射引起的肺血管痉挛及支气管痉挛，解除迷走神经对心脏的抑制，使心率加快，增加回心血量、兴奋呼吸中枢。心率在120次/min以上者慎用。

（3）氨茶碱：250mg加入5%～10%葡萄糖液20ml中静脉缓慢推注。可解除肺血管痉挛，松弛支气管平滑肌，减低静脉压与右心负担，兴奋心肌，增加心搏出量。必要时可重复用1～2次/24h。

（4）肾上腺素抑制剂：酚妥拉明，5～10mg，加入5%葡萄糖液100ml缓慢滴注，观察症状有无改善，再根据病情决定用量，可达到解除肺血管痉挛，减少肺动脉阻力，以降低肺动脉高压。应用时随时测血压，以防血压急剧下降。

3. 防止心力衰竭　心率>120次/min时可用毛花苷丙0.2～0.4mg加入5%葡萄糖液20ml中，缓慢静脉推注，加强心肌收缩。还可用三磷酸腺苷（ATP）、辅酶A、细胞色素C和肌苷等营养心肌的药物。

（三）抗休克

AFE引起的休克较为复杂，与过敏、肺源性、心源性及DIC等多种因素有关，在处理时须全面考虑。

1. 补充血容量，改善微循环　休克时均存在有效血容量不足，必须尽早尽快补充，可用低分子右旋糖酐500～1000ml，静脉滴注，若伴失血还应给予新鲜血及平衡液。为防补充血容量过量诱发心力衰竭，可根据中心静脉压指导输液。增加血容量可解除小动脉痉挛、降低血黏稠度，促使凝聚的血小板、红细胞疏散，右旋糖酐还有修复血管内皮细胞作用，但有严重出血倾向时，以选用中分子右旋糖酐为宜。

2. 纠正酸中毒　在休克、缺氧情况下必定伴有酸中毒。常用5%碳酸氢钠250ml静脉滴注，再根

笔记栏

据二氧化碳结合力(CO_2CP)测定值决定用量。纠正酸中毒有利于纠正休克与电解质紊乱。

3. 选用血管活性药物升压 常用的有下述两种：

(1) 多巴胺：10～20mg 加入葡萄糖液内静脉滴注，根据血压情况调整剂量。此药为合成肾上腺素的前身，有β受体兴奋作用，低浓度时亦有α受体兴奋作用，可增强心肌收缩力，增加心搏出量，使血压上升，又有扩张血管功能，增加血流量，特别是肾血流量，故为治疗低血压休克、伴心肾功能不全的首选药。

(2) 间羟胺：20～80mg 加入葡萄糖液中静脉滴注，与多巴胺合用效果更好。是β受体兴奋剂，可增加心肌收缩、心率及心输出量而使血压升高。

(四) 防治 DIC

本病高凝状态极短暂，机体很快进入不凝阶段。实际临床上血液不凝阶段和高凝状态仍有持续，即纤溶和高凝阶段不可截然分开，而是相互交叉重叠，且随着羊水物质不断进入母血循环，高凝状态不断出现，故对本病主张肝素治疗，以抑制血管内凝血保护心肾功能。认为于症状出现后 10 分钟内应用效果最好，故症状典型者可不等实验室结果即刻应用肝素。

1. 肝素 早期用小剂量肝素效果好，一般 25～50mg(1mg＝125U)加入生理盐水 100ml 中静脉快速滴注后，继以肝素 50～100mg 加入生理盐水或葡萄糖液 500ml 缓慢滴注持续用药，或 4～6 小时给药 1 次，以保持有效抗凝水平，24 小时用量为 150～200mg。用药过程中用试管法全血凝块试验监测，要求凝血时间维持在 15～30 分钟内，超过 30 分钟表示肝素过量，应及时减量或停用，并可用 10%硫酸鱼精蛋白对抗肝素作用，1mg 鱼精蛋白可对抗 1mg 肝素。凝血时间小于 12 分钟表示肝素量不足，可酌性增加。应用肝素产生抗凝作用后，血浆凝血酶原可在 24 小时内开始好转，纤维蛋白原多在 1～3 天内开始回升，血小板约在 7 天左右上升。疗效观察最简单的方法是血小板计数的动态检测。

肝素为硫酸黏多糖，在肝内代谢，被肝内肝素酶激活，20%经肾排泄，其半衰期为 1～2 小时，在体内约 4～6 小时被破坏，分子量 120 000，不能通过胎盘，也不经乳汁排出。其作用机制为抑制凝血活酶的生成，对抗已形成的凝血活酶的作用，并能阻止血小板聚集和破坏，而具有强大的抗凝作用，但对无形成的血栓无溶解作用。肝素只有与抗凝血酶Ⅲ(ATⅢ)结合才能发挥抗凝血作用，如患者原有 ATⅢ水平较低或在 DIC 病程中明显消耗，则影响肝素效应，故应补充 ATⅢ含量多的新鲜冰冻血浆。目前有低分子量肝素，因其与血浆蛋白、内皮细胞、血小板结合得少，其清除机制不具有剂量依赖性，所以比肝素具有更好的剂量-效果关系，出血不良反应又少。

2. 抗血小板凝集药物 除右旋糖酐外还有双嘧达莫和阿司匹林。双嘧达莫有解除血小板凝集作用，增强内源性前列腺素的作用。常用量 50mg，每天 4 次，或 400～600mg 加入 5%～10%葡萄糖液中静脉滴注，每天 1 次，与阿司匹林合用时剂量减半。阿司匹林，每天 60～80mg。

3. 补充凝血因子和血小板 适用于消耗性低凝血期。

(1) 输新鲜血和新鲜冰冻血浆：输新鲜血和库存血(不超过 3 天的库存血)既能充血容量，又可补充所有消耗的多种凝血因子，在抗凝的基础上输血效果最好。新鲜冰冻血浆在扩容方面优于血，因血浆无细胞成分又含有多量抗凝血酶Ⅲ，可与肝素协同抗凝，阻断凝血因子继续消耗，无加重凝血。

(2) 纤维蛋白原：当出血不止，纤维蛋白原＜1.5g/L 时可输入纤维蛋白原，输入纤维蛋白原 2g 可提高血纤维蛋白原 1g/L。如输凝血酶原复合物，一次 300～600U 为宜，但缺少Ⅷ因子，有时需加用Ⅷ因子制剂和输血小板。

(3) 血小板：如血小板降至 50×10^9/L，出血明显增加，可输浓缩血小板，每 500ml 新鲜血分离出 1U 的血小板，输给 1U 血小板可提高血小板 7500μl。

(4) 冷沉淀物：内含凝血因子Ⅰ、Ⅴ、Ⅷ、ⅩⅢ，每单位可增加纤维蛋白原 100mg/L，并可提高Ⅷ因子水平。但血制品有传播肝炎和艾滋病的危险，应予注意。

4. 抗纤溶药物应用 适用于 DIC 继发纤溶期，当纤溶亢进已成为出血的主要原因时，可在肝素化的基础上使用抗纤溶药物，优球蛋白溶解试验＜120 分钟可单独应用，临床常用的有下述 4 种。其作用为抑制纤溶激活酶，阻止纤溶酶原转变为纤溶酶，从而抑制纤维蛋白的溶解。

(1) 氨甲苯酸(PAMBA)：抗纤溶效应较 EACA 强 3 倍，毒性低不易形成血栓，排泄较慢，用药 24 小时内 70%以原形从尿内排出，30%以无活性代谢产物排出，0.1～0.3g 加葡萄糖液或生理盐水 20ml，缓慢静脉推注，以后用 0.1g 维持，每天用量不超过 0.6g，口服每天 3 次，每次 0.25g。

(2) 6-氨基己酸(EACA)：止血作用较氨甲苯酸弱。初用量 4～6g 加入葡萄糖液或生理盐水 100ml 中静脉滴注，15～30 分钟滴完，维持量 1g/h，日量不超过 20g，维持时间按病情而定。口服 2g，每天 3～4 小时。

(3) 氨甲环酸(AMCA)：抗纤溶作用较 EACA 强 6～10 倍，阻止纤溶酶的形成，大剂量时可直接对抗纤溶酶活性，抑制纤维蛋白和纤维蛋白溶解。一般 0.5～1.0g 静脉滴注，每天 2～3 次，出血情况好转则改为口服，0.5～1g，每天 3～4 次。肾功能不全者，需适当减量。

(4) 抑肽酶:是一种天然蛋白水解酶的抑制剂,能减低凝血因子的消耗预防因凝血和纤溶系统被激活所发生的继发性出血。国产抑肽酶的首次剂量为8万～12万U,静脉推注,继每两小时1次,每次1万U,直至出血停止。

(五) 防治肾功能衰竭

本病患者经抢救渡过肺动脉高压及右心衰竭、DIC等几个阶段后,常会因休克、缺氧、DIC使肾脏受到损害,当血压已回升、循环血容量已补足时,仍是尿少(<17ml/h或<400ml/d),应给予利尿等处理。①利尿药:呋塞米40～100mg静脉推注;甘露醇250ml静脉滴注,30分钟内滴完;依他尼酸钠50～100mg静脉滴注。②用利尿药后尿量仍不增加,表示肾功能不全或肾衰,给予血液透析治疗。③部分患者最后死于尿毒症,故在抢救过程中均应随时注意尿量,使每小时尿量大于30ml。

(六) 产科处理

及时恰当的产科处理对于抢救成功与否,有密切的关系。原则是积极改善呼吸循环功能、治疗休克、防治DIC,在病情有所稳定情况下及时终止妊娠。

1. 结束分娩的方式

(1) 第一产程或未临产时,胎儿不能立即娩出,则行剖宫产结束分娩。

(2) 第二产程:胎儿可经阴道分娩者,及时产钳或吸引器助产娩出胎儿。

2. 子宫保留或切除 产后发生大出血,且在短时间内不能止住血时,或流出的血不凝,应当机立断行子宫切除术,以控制胎盘剥离面血窦出血,并阻断羊水及羊水物质继续进入母体循环,从而控制病情不继续恶化,但手术又可加重休克,此时必须加强抗休克治疗。产后流血不多或流血多但能控制,则可保留子宫。

3. 关于宫缩剂的应用 尚有争议。不同意应用者认为宫缩剂对本病效果不好,相反可因宫缩剂的使用,而加强子宫肌壁内的羊水物质进入母血循环,使病情加重。子宫收缩和缩复可起生物学结扎血管作用,是产后胎盘剥离面止血的重要机制,为防治产后大出血而多数人主张用宫缩剂。但需注意避免反复多次加大宫缩剂的应用,拖延观察时间,有误抢救,如发病时尚未分娩且正在滴注宫缩剂,应立即停滴。

(七) 防治感染

发病后患者体质下降,抵抗力低下,常常需要手术操作等原因容易感染,首先要注意防治肺部和宫腔感染,应用大剂量广谱抗生素,选用对肾功能无影响的药物。

案例 11-4 分析

立即给予鼻管吸氧,地塞米松10mg静脉注射,毛花苷丙0.4mg静脉注射。患者很快转为极度苍白。16:52血压50/30mmHg,心率184次/min,呼吸表浅,不规则。给予多巴胺20mg静注,肝素25mg静脉滴注。麻醉医师行气管插管,正压给氧。随后又多次给予多巴胺静脉注射,共70mg。20:20血压70/40mmHg,心率132次/min,行产钳助娩1死胎,Apgar评分1分钟为0,死胎为男性,体重3 200g。10分钟后胎盘以胎儿面自然娩出,检查完整。子宫收缩好,宫颈无裂伤,会阴Ⅰ度裂伤,常规缝合。产后20分钟阴道流血达500ml,未见凝血块。患者一直处于昏迷状态,皮肤苍白,四肢厥冷,多巴胺持续静脉滴注,血压(50～70)/(30～40)mmHg。实验室检查:Hb 48g/L,PLT 76×10^9/L,APTT 44.4s,PT 45.0s,PT比例3.51(正常0.85～1.15),FIB. 0.98g/L(正常2～4g/L),TT(凝血酶时间)42.7s(正常14～21s),FDP阳性,D-二聚体阳性,3P试验阳性。尿常规:比重1.005,尿蛋白(++),RBC10～15/HP,可见颗粒管型。行右锁骨下静脉穿刺,抽血进行各项检查。21:20行子宫全切术。术中见子宫增大如孕5个月大,软;宫颈软,呈黑紫色。子宫切除后见有鲜血不断自阴道断端涌向腹腔,又再次行阴道检查,见阴道左侧壁阴道黏膜有擦伤,该区域流血不止。缝合后血止。术中出血约3600ml,输血2800ml,包括新鲜冻干血浆800ml,血小板悬液20U冷沉淀(凝血因子提取物)10袋。因产后3小时尿量仅30ml,分3次静脉滴注呋塞米共140mg,后尿量达1 300ml。术后转入ICU病房继续治疗:呼吸机辅助呼吸,多巴胺持续静脉滴注维持血压,输血1000ml纠正贫血,抗感染等。术后3.5小时后患者呼之能应。术后第1、2天又分别输新鲜血400ml。术后生命体征平稳,41小时后停气管插管及多巴胺转回产科病房。病理报告:锁骨下穿刺静脉血中可见少许鳞状细胞。子宫肌层血管扩张、淤血及肌间小灶状出血,血管内可见胎粪及胎儿或等羊水成分。

(王晨虹)

第五节 脐带异常

一、脐带过长与过短

正常脐带长度在30～70cm之间,平均长度为55cm。

笔记栏

(一) 脐带过短

脐带过短是指脐带长度短于 30cm。经阴道分娩时,脐带的安全长度须从胎盘附着处至母体阴道口的距离。如果胎盘附着于宫底部,脐带长度至少达 32cm 方可正常分娩。脐带过短在分娩前常无临床征象,孕晚期胎心监护时偶有脐带牵拉的表象。临产后可因胎先露部下降受阻,脐带被牵拉过紧致使胎儿血循环受阻,缺氧而出现:①胎心率异常;②可导致胎盘早剥;③可引起胎头下降延缓而引起产程延长,以第二产程延长多见。

(二) 脐带过长

脐带长度超过 80cm 称脐带过长。脐带过长易造成缠绕、打结、脱垂或脐带受压。

二、脐 带 缠 绕

脐带围绕胎儿颈部、四肢或躯干者称为脐带缠绕(cord entanglement)。约 90%为脐带绕颈,以绕颈一周者居多,占分娩总数的 20%～25%。发生原因与脐带过长、胎儿偏小、羊水过多及胎动过频等因素有关。脐带绕颈对胎儿影响与脐带缠绕的松紧、缠绕的周数及脐带长短有关。脐带绕颈临床特点:①B 型超声检查:脐带缠绕处的皮肤有明显的压迹,脐带缠绕一周者为 U 型压迹,内含一小圆形衰减包块,并可见其中小短光条;脐带缠绕两周者,皮肤压迹为 W 形;脐带缠绕三周或三周以上,皮肤压迹为锯齿状,其上为一条衰减带状回声。彩色超声多普勒检查:在胎儿颈部发现脐带血流信号。②胎先露部下降受阻:脐带缠绕使脐带相对变短,影响胎先露部入盆,可使产程延长或停滞。③胎心监护:出现频繁的变异减速;胎儿宫内窘迫:当缠绕周数多、过紧或因宫缩,脐带受到牵拉,使胎儿血循环受阻,导致胎儿宫内缺氧。当出现上述情况,应高度警惕脐带缠绕;特别是胎心监护出现异常,经吸氧、改变体位不能缓解时,应及时终止妊娠。临产前 B 型超声诊断脐带缠绕,应在分娩过程中加强监护,一旦出现胎儿宫内窘迫,及时处理。

三、脐带先露与脐带脱垂

案例 11-5

产妇,23 岁,工人,孕$_1$ 产$_0$,因停经 38 周,阴道流水 5 小时,规律腹坠 3 小时,于 2004 年 11 月 3 日入院。

患者平素月经规则,末次月经 2004 年 2 月 10 日,预产期 2004 年 11 月 17 日。孕期经过顺利,一直在本院行产前检查,未发现异常情况。入院前 2 小时突然阴道流水,1 小时后出现腹坠,急诊入院。

患者平素体健,家族中无遗传性疾病史。22 岁结婚,爱人体健。

入院体格检查:体温 36℃,脉搏 84 次/min,呼吸 18 次/min,血压 100/70mmHg,一般情况好,心肺正常,腹部纵椭圆形,下肢水肿阳性。

产科检查:腹部触及规律宫缩,强度好。耻上子宫底高度 36cm,腹围 103cm,胎位 LSA,胎心 90～104 次/min;骨盆外测量正常。阴道检查:胎膜已破,羊水清亮,宫口开大 9cm,先露为臀位足先露,平坐骨棘水平,双足已在阴道,在双足之间触及脐带,于宫口处可触及索状物,有搏动感,暴露阴道可见脐带。

问题:

1. 考虑诊断是什么?
2. 应如何处理?

脐带先露(presentation of umbilical cord)又称隐性脐带脱垂,指胎膜未破时脐带位于胎先露部前方或一侧。当胎膜破裂,脐带进一步脱出胎先露部的下方,经宫颈进入阴道内,甚至显露于外阴部,脐带低于胎儿先露部称脐带脱垂(prolapse of umbilical cord)(图 11-4)。其发生率为 0.5%～1%。

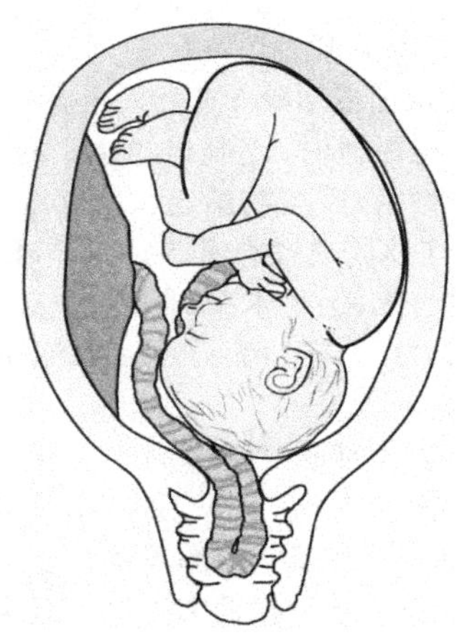

图 11-4 脐带脱垂

(一) 病因

易发生在胎先露部不能衔接时:①胎头入盆困难如骨盆狭窄、头盆不称等。②胎位异常如臀先露、肩先露、枕后位等。③脐带过长。④羊水过多。

(二) 对母儿的影响

对胎儿影响:①胎先露部尚未衔接、胎膜未破时。脐带先露可在宫缩时因胎先露部下降,脐带一过性受压导致胎心率异常。②胎先露部已衔接、胎膜已破者，脐带受压于胎先露部与骨盆之间，引起胎儿缺氧，甚至胎心完全消失，以头先露最严重，肩先露最轻。③若脐带血循环阻断超过7～8分钟，则胎死宫内。

对产妇影响：增加剖宫产手术率。

（三）诊断

有脐带脱垂危险因素存在时，应警惕脐带脱垂的发生。若胎膜未破，于胎动、宫缩时胎心率突然变慢，改变体位、上推胎先露部及抬高臀部后迅速恢复者，应考虑有脐带先露的可能，临产后应行胎心监护。监护手段包括胎儿监护仪、超声多普勒或听诊器监测胎心率以及行胎儿生物物理监测。B型超声检查判定脐带位置，脐血流图及彩色多普勒等均有助于诊断。胎膜已破者一旦胎心率出现异常，应行阴道检查，了解有无脐带脱垂和脐带血管有无搏动。在胎先露部旁或胎先露部下方以及阴道内触及脐带者，或脐带脱出于外阴者，即可确诊。检查时应动作轻柔迅速，以免延误处理时间及加重脐血管受压。

案例 11-5 分析

根据病史有破水史及临产，检查腹部有规律宫缩，臀位足先露，胎心90～104次/min，宫口开大，阴道检查可触及索状物，有搏动感，暴露阴道可见脐带。诊断脐带脱垂。

（四）预防

妊娠晚期及临产后B型超声检查有助于尽早诊断脐带先露。对临产后胎先露部未入盆者，尽量不做或少做肛查或阴道检查。必须行人工破膜者，应采取高位破膜，以避免脐带随羊水流出时脱出。

（五）处理

1. 脐带脱垂 一旦发现脐带脱垂、胎心尚好、胎儿存活者，应争取尽快娩出胎儿。①宫口开全，胎头已入盆，应立即行产钳术或胎头吸引术；臀先露应行臀牵引术；肩先露时，可行内转胎位术及臀牵引术协助分娩。后两者对经产妇较易实施。有困难者或初产妇，应行剖宫产术。②若宫颈未开全，应立即行剖宫产术。在准备期间，产妇应取头低臀高位，必要时用手将胎先露部推至骨盆入口以上，以减轻脐带受压。术者的手保持在阴道内，使胎先露部不能再下降，避免脐带受压，脐带则应消毒后还纳阴道内。③若宫口未开全又无立即剖宫产条件者，可采用脐带还纳术，但施术困难，成功率不高，已少用。

2. 脐带先露 经产妇、胎膜未破、宫缩良好者，取头低臀高位，密切观察胎心率，等待胎头衔接，宫口逐渐扩张、胎心仍保持良好者，可经阴道分娩。初产妇或为不完全臀先露或肩先露者，应行剖宫产术。

案例 11-5 分析

立即将产妇臀部抬高，医师手入阴道，立即还纳脐带，同时行臀牵引术，牵引过程顺利，胎儿出生Apgar评分6分，情况迅速好转5分钟后评10分，男婴，体重3000g。静脉快速滴注缩宫素，促进子宫收缩预防产后出血，10分钟后胎盘自然娩出，共出血200ml，术后探查产道无裂伤，总产程为3小时20分钟，发现脐带脱垂到胎儿娩出约4分钟，1周后出院。

四、脐带打结

脐带打结有假结（false hoot）及真结（true hoot）两种。脐带假结是指因脐血管较脐带长，血管卷曲似结，或因脐静脉较脐动脉长形成迂曲似结。一般无大危害，很少因血管破裂而出血。脐带真结多在妊娠3～4个月间发生，开始为脐带缠绕胎体，后因胎儿穿过脐带套环而成真结。脐带真结较少见，发生率为1.1%，其围生期死亡率为6.1%。若真结未拉紧则无症状，拉紧后胎儿血循环受阻可致胎死宫内。多数在分娩后方确诊。

五、脐带扭转

脐带扭转（torsion of cord）少见。胎儿活动可使正常的脐带呈螺旋状，即脐带顺其纵轴扭转，生理性扭转可达6～11周。脐带过分扭转在近胎儿脐轮部变细呈索状坏死，引起血管闭塞或伴血栓存在，胎儿可因血运中断而致死亡。

六、脐带附着异常

脐带附着异常包括：脐带帆状附着（cord velamentous insertion）及球拍状胎盘。前者是指脐带附着于胎膜上，脐带血管通过羊膜与绒毛膜间进入胎盘，后者系指脐带附着于胎盘边缘。脐帆状附着时，若胎膜上血管跨过宫颈内口位于胎先露部前方时，称为前置血管；当胎膜破裂时，血管破裂出血；出血量达200～300ml时可导致胎儿死亡。若前置血管受胎先露部压迫，可导致脐血循环受阻胎儿宫内窘迫或死亡。临床表现为胎膜破裂时发生无痛性阴道流血，伴胎心率异常或消失，胎儿死亡。取血片查脐血见特有的有核红细胞或幼红细胞及胎儿血红蛋白可确诊。产前B型超声检查应注意脐带附着和胎盘的关系。

（王晨虹）

笔记栏

第12章 正常产褥

产褥期(puerperium)是指从胎盘娩出至产妇全身各器官(乳腺除外)恢复或接近孕前状态所需的时间,一般平均为6周。

案例 12-1

产妇,29岁,于2003年3月20日8时在医院住院分娩(与正常分娩章同一孕妇),产后2小时聚血盆内积血220ml,子宫底高度平脐,子宫收缩好,返产后区休息。产后4小时产妇述阴道流血量多,即检查产妇:自返回产后区后阴道流血量80ml,子宫底高度脐上2指,子宫稍软。

问题:

1. 该产妇产后情况是否正常?
2. 需如何处理?

第一节 产褥期母体变化及临床表现

一、生殖系统的变化

(一) 子宫

子宫是产褥期变化最大的器官。胎盘娩出后的子宫逐渐恢复至孕前状态的过程称子宫复旧(involution of uterus)。包括以下几方面的变化。

1. 宫体平滑肌的缩复 胎盘娩出后,子宫底下降至平脐水平,以后每天以1~2cm的速度逐渐下降,于产后10日子宫降至骨盆腔,腹部检查扪不到子宫底,直至产后6周,子宫恢复到正常非孕大小(图12-1)。子宫重量也逐渐减少,从分娩结束时大约1000g,至产后6~8周恢复至非孕水平,大约50~60g。子宫这种变化不是由于平滑肌细胞数目的减少,而是肌细胞体积缩小,表现为肌细胞胞质蛋白质被分解后从肾脏排出,使细胞质减少。产后1~2日子宫肌肉的收缩可引起下腹部阵发性疼痛称产后宫缩痛(afterpains),一般持续2~3日自然消失。经产妇较明显,在哺乳时由于反射性缩宫素分泌增多可使疼痛加重。

2. 子宫内膜再生 第三产程胎盘、胎膜从蜕膜海绵层剥离娩出,遗留的蜕膜表层因白细胞浸润而发生变性、坏死、脱落,随恶露排出;靠近肌层的子宫内膜基底层,逐渐再生形成新的功能层修复整个子宫内膜,胎盘附着部位外的宫腔表面内膜修复约需3周,而胎盘附着部位内膜的全部修复约需6周。

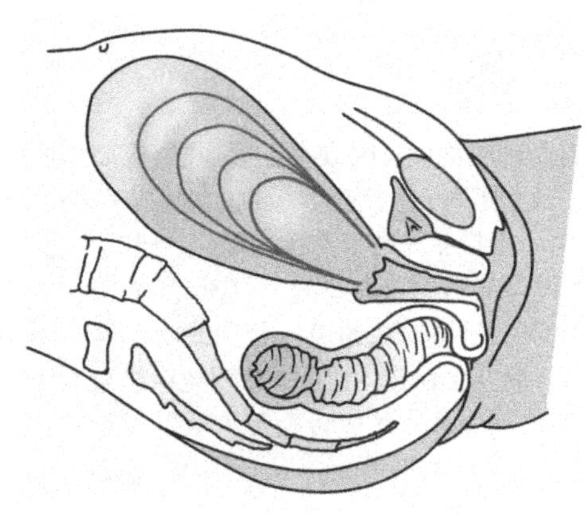

图12-1 产后子宫复旧

3. 恶露 产后子宫蜕膜(特别是胎盘附着处蜕膜)的坏死脱落,与血液一起经阴道排出称恶露(lochia)。根据恶露排出的时间、颜色和内容物的不同可分为:

(1) 血性恶露(lochia rubra):在产后的3~7天内,恶露颜色鲜红、量多、有时有小血块。主要含有多量的红细胞、坏死蜕膜及少量胎膜,称血性恶露。

(2) 浆液恶露(lochia serosa):产后3~7天后,子宫出血量逐渐减少,浆液增加,恶露转为淡红色。主要含有较多坏死蜕膜、宫腔渗出液、宫颈黏液及少量红细胞、白细胞,另外还有细菌,称浆液恶露。一般持续10日左右。

(3) 白色恶露(lochia alba):产后2周后,子宫出血进一步减少,恶露中浆液逐渐减少,其内白细胞多,还有坏死蜕膜、表皮细胞及细菌,恶露颜色进一步变淡呈白色,称白色恶露。白色恶露约持续3周干净。

正常恶露有血腥味,但无臭味,一般持续4~6周,总量为250~500ml。若恶露增多,血性恶露持续时间延长或伴有臭味时,应考虑是否存在子宫复旧不全(subinvolution)、宫腔内胎盘胎膜残留或合并感染等(见异常产褥章)。

4. 子宫血管变化 胎盘娩出后,子宫有效地收缩使子宫迅速缩小,胎盘附着面立即缩小至原来面积的一半,穿行于子宫平滑肌间的螺旋小动脉和静脉窦被压迫关闭,数小时内血管内血栓形成,使出血逐渐减少直至停止。

5. 宫颈及子宫下段变化 胎盘娩出后的宫颈

笔记栏

松软、呈紫红色，宫颈外口呈环状如袖口，随后宫颈内、外口迅速回缩形成宫颈管，但在产后2～3日，宫口仍可容2指，直至产后1周后宫颈内、外口才关闭。产后4周宫颈完全恢复至孕前的大小。初产妇孕前的宫颈外口呈圆形(未产型)，由于分娩过程宫颈外口在3点及9点处易发生轻度裂伤，使产后宫颈变成“一”字形(已产型)。产后子宫下段收缩，逐渐恢复为未孕时的子宫颈峡部。

(二) 阴道及外阴

分娩后阴道壁松弛且肌张力降低，阴道腔扩大，产褥期可逐渐恢复，产后3周阴道黏膜皱襞逐渐重新出现，但产褥期结束时尚不能完全恢复至孕前的紧张度。阴道黏膜及外阴分娩后轻度水肿，一般2～3日内逐渐消退。会阴部的血液循环丰富，若有轻度撕裂或会阴切口缝合后，能在3～5日内愈合。产后大阴唇不再覆盖阴道口，使其裸露在外阴部。处女膜在分娩时撕裂形成残缺痕迹称处女膜痕。

(三) 盆底组织

盆底组织在分娩过程因过度伸展常伴有肌纤维部分撕裂，使组织张力减弱，产褥期结束时常难以恢复至孕前状态。产褥期适当盆底肌肉锻炼有助于恢复盆底组织的张力。若盆底组织发生严重撕裂未能及时修复，可造成盆底松弛，加上产褥期过早参加重体力劳动，可导致阴道前后壁膨出、尿失禁甚至子宫脱垂。

二、乳房的变化

(一) 泌乳及射乳

1. 乳汁的产生 乳腺泌乳是一个复杂的神经-体液调节过程。

(1) 激素调节作用：妊娠期体内雌、孕激素及胎盘生乳素升高，有利于乳腺发育及初乳形成。在胎盘剥离娩出，产妇血中雌激素、孕激素、胎盘生乳素水平急剧下降，使垂体催乳激素水平升高，乳汁开始产生。

(2) 神经反射刺激：新生儿在出生后半小时内吸吮乳头时，乳头感觉的信号经传入神经纤维抵达下丘脑，可能通过抑制下丘脑多巴胺及其他催乳激素抑制因子，致使垂体催乳激素呈脉冲式释放，促进乳汁分泌。吸吮动作能反射性地引起神经垂体释放缩宫素，缩宫素使乳腺腺泡周围的肌上皮细胞收缩，使乳汁从腺泡通过腺管排至乳窦而喷射出乳汁，因此吸吮是保持乳腺不断分泌乳汁的关键。

(二) 母乳喂养

母乳喂养对母儿均有益处，哺乳有利于生殖器官及其有关器官组织得以更快恢复。

1. 母乳 根据产后母乳分泌的时间分为三类：产后7日内分泌的乳汁称初乳(colostrum)，因含β-胡萝卜素，呈淡黄色，初乳中含蛋白质及矿物质较成熟乳多，尤其是分泌型IgA。脂肪和乳糖含量较成熟乳少，极易消化，是新生儿早期最理想的天然食物；产后7～14日分泌的乳汁为过渡乳，蛋白质含量逐渐减少。脂肪和乳糖含量逐渐增多；产后14日以后分泌的乳汁为成熟乳，呈白色，蛋白质占2%～3%，脂肪约占4%，糖类约占8%～9%，还有维生素等。初乳及成熟乳中含有大量免疫球蛋白，进入婴儿消化道后有抗大肠杆菌的作用，能降低婴儿患胃肠道感染的几率。

2. 哺乳期用药 由于多数药物可经母血渗入乳汁中，故哺乳期妇女用药时，应综合考虑药物在乳汁中的浓度和对新生儿的不良影响。

三、全身各系统的变化

(一) 循环及血液系统的变化

1. 血容量的变化 胎盘娩出后，子宫胎盘血循环不复存在，且子宫迅速缩复，大量血液回流入体循环，而且妊娠期过多的组织间液回吸收，致使产后72小时内，血容量增加15%～25%，因此原有心脏病产妇，在此时期容易发生心力衰竭。血容量于产后2～3周恢复至未孕状态。

2. 心率及血压的变化 产后的心率在正常范围内，略缓慢，每分钟约60～70次，与子宫胎盘循环停止及卧床休息有关，约于产后1周恢复正常。血压在产褥期平稳，变化不大。

3. 血液系统的变化 产褥早期血液处于高凝状态，有利于减少产后出血量，产后2～4周内，纤维蛋白原、凝血酶、凝血酶原逐渐恢复至正常孕前水平。妊娠期生理稀释的红细胞和血红蛋白在产褥期逐渐恢复正常。白细胞总数于产褥早期较高，可达$(15\sim30)\times10^9/L$，中性粒细胞增多。妊娠晚期逐渐减少的血小板于产后2～3天恢复正常。红细胞沉降率于产后3～4周降至正常。

(二) 消化系统的变化

产后几天内常感口渴，喜进流食或半流食，以后逐渐好转。妊娠期胃肠肌张力及蠕动力减弱，加上产后卧床时间长，缺少运动，腹肌及盆底肌松弛，容易便秘，胃肠肌肉张力约需2周恢复。

笔记栏

(三) 泌尿系统的变化

产后1周内产妇的尿量增多,主要是排出妊娠期体内潴留的多量水分的缘故,因子宫复旧的代谢产物主要经肾排出,故尿中氨基酸、肌酐、肌酸增加。在分娩过程中,由于膀胱受压使黏膜水肿、充血,肌张力降低,膀胱对内压的敏感性下降,分娩镇痛药物的应用,会阴伤口疼痛以及不习惯卧床排尿等原因,容易出现尿潴留或残余尿增加,从而影响子宫收缩,因此医护人员应注意指导产妇排尿。

(四) 内分泌系统的变化

分娩后,雌激素及孕激素水平急剧下降,至产后1周时已降至孕前水平。胎盘生乳素因半衰期短,产后6小时已不能测出。垂体泌乳素的水平取决于是否哺乳,哺乳产妇于产后下降,但仍高于非孕水平,吸吮刺激时催乳激素明显增高;不哺乳产妇于产后2周降至孕前水平。

月经复潮及排卵时间受哺乳影响。不哺乳妇女的月经复潮时间通常在产后6～10周,一般在产后10周左右恢复排卵。哺乳妇女的月经复潮时间延迟,平均在产后4～6个月恢复排卵。哺乳期妇女在首次月经来潮前可有排卵,故哺乳期如月经一直不来潮有受孕的可能。

(五) 腹壁及皮肤的变化

产后腹壁明显松弛,腹壁紧张度需在产后6～8周恢复,产后适当的腹肌锻炼有助于腹壁紧张度的恢复。妊娠期腹部及面部的色素沉着,在产褥期会逐渐消退。初产妇腹壁紫红色妊娠纹逐渐变成白色妊娠纹。产褥早期,皮肤排泄功能旺盛,排出大量汗液,以夜间睡眠时较明显,称为褥汗,为正常现象,产后1周内自行恢复。

(六) 体温

产后体温一般多在正常范围,部分产妇因产程长、过度疲劳,可在产后第1天出现体温升高,一般不超过38℃。产后2～3天,初乳分泌的最初24小时,由于乳房血管、淋巴管极度充盈,乳房胀大,导致泌乳热,体温可升至38～39℃,一般在1天内可恢复正常,不属于病态。

第二节 产褥期处理及保健

一、产褥期的处理

正常产褥期的处理主要是观察,了解产妇生殖系统、乳房及全身其他系统是否按正常规律复旧,如发现异常,及时处理。

(一) 产后2小时内的观察及处理

产后2小时是产后出血的关键时期,产妇应留在分娩室严密观察血压、脉搏等生命体征,每30分钟观察并记录一次子宫收缩情况、宫底高度,注意膀胱充盈情况,防止因膀胱过度充盈而影响子宫收缩导致产后出血,宫底高度逐渐上升者应警惕宫腔内积血。用聚血盆和称重法准确记录阴道流血量,发现异常及时处理(详细处理见正常分娩章节)。若出血量较多应及时查找原因及处理。若产妇在产后2小时内有便意及肛门坠胀感,应警惕阴道后壁血肿,可通过肛门指诊以明确诊断后及时处理。

(二) 返爱婴区后的观察及处理

1. 观察子宫复旧 每日应在同一时间手测子宫底至产妇脐平面的距离,以了解子宫逐日复旧过程。测量前应嘱产妇排尿,并先按摩子宫使其收缩。

2. 观察恶露 产后24小时内的恶露量应准确记录,以统计产后出血量。每日应观察恶露量、颜色、气味。若子宫复旧不全,恶露增多、色红且持续时间延长时,应及早给予子宫收缩剂。若合并感染,恶露有腐臭味且伴有子宫压痛,应给予抗生素控制感染。

3. 排尿 产后4小时即应让产妇排尿。对于排尿困难者,鼓励产妇坐起排尿,并用以下方法诱导排尿:①温热刺激:用热水袋敷下腹正中膀胱部位并给予按摩,刺激膀胱肌收缩。或温水缓缓冲洗外阴、尿道外口周围诱导排尿。②针灸:针刺关元、气海、三阴交、阴陵泉等穴位。③药物:肌内注射甲硫酸新斯的明,兴奋膀胱逼尿肌促使排尿。若上述方法均无效时应予导尿,必要时留置导尿管并钳夹关闭,每3～4小时开放一次,以锻炼膀胱平滑肌的舒缩功能,并给予抗生素预防感染。

4. 会阴处理 保持会阴部清洁及干燥,每日2～3次用无醇型安尔碘擦洗外阴及切口。产后4周内禁止坐浴。会阴部有水肿者,可用50%硫酸镁湿热敷,产后24小时后可用红外线照射外阴,促进局部血液循环。会阴部有伤口已缝合者,应每日检查伤口有无红肿、硬结、压痛及分泌物。根据伤口情况一般于产后3～5日可拆线。若伤口感染,应提前拆线引流,按感染伤口清创处理,并定时换药。

5. 饮食与排便 产后可让产妇进食流质或半流食,逐渐进普通饮食。食物应富含蛋白质、足够热量和水分,并适当补充维生素和铁剂。产后早期肠蠕动减弱,腹肌、盆底肌张力下降,且常卧床休息容易发生便秘。应鼓励尽早下床活动,多进食蔬菜

笔记栏

及水分。发生便秘者,可酌情用开塞露塞肛或口服缓泻剂。

6. 观察情绪变化 产后由于神经内分泌的急剧变化,以及产妇对哺育婴儿的担心和不适应、身体的不适等均可造成产妇在产后7天内轻度情绪低落或产后忧郁,应注意减轻产妇身体不适,给予精神关怀、鼓励,使其恢复自信。抑郁严重者,应及时与心理医生共同对其进行心理治疗,必要时服抗抑郁症药物。

(三)乳房护理

1. 鼓励母乳喂养 推荐早吸吮,产后半小时内开始哺乳,此时乳房内乳量虽小,但新生儿的吸吮动作可刺激泌乳反射。按需哺乳,废弃定时哺乳。哺乳的时间及频率取决于婴儿的需要及乳母奶胀的情况。哺乳前母亲要洗手,并用温开水清洁乳房及乳头。哺乳时,母亲及新生儿均应选择最舒适位置,母亲用一手扶托乳房,协助新生儿含接乳头,防止乳房堵住新生儿鼻孔,吸吮时应将乳头和大部分乳晕含在新生儿口中。吸空一侧乳房后,再吸吮另侧乳房。每次哺乳后,应抱起新生儿轻拍背部1～2分钟,使胃内空气排出以防吐奶。乳汁确实不足时,可补充按比例稀释的配方奶。

2. 乳胀的处理 多因乳房过度充盈及乳腺管不通畅所致。可用热毛巾湿热敷乳房3～5分钟后,进行按摩,再哺乳,应增加哺乳次数。必要时口服散结通乳中药。

3. 乳汁不足的处理 鼓励乳母建立信心,指导哺乳方法,按需哺乳,增加哺乳次数,适当调节饮食,多吃汤水多的食物。必要时可根据中医辨证后给予中药:肝郁气滞型选用下乳涌泉散加减;气血虚弱型选用通乳丹加减,加入猪蹄2只炖烂吃肉喝汤。也可应用催乳成药。

4. 退奶 因母儿因素不能哺乳者,应尽早退奶。最简单的方法是停止哺乳,不排空乳房,少进食汤水多的食物,但仍有约一半产妇会感到乳房胀痛,可佩戴合适胸罩,一般2～3日后疼痛减轻,退奶成功。其他退奶方法有:①生麦芽60～90g/d,水煎当茶饮,连服3～5日。②芒硝250g分装两纱布袋内,敷于两乳房并包扎,湿硬时更换。③溴隐亭2.5mg,每日2次,连续用7～14日,对已大量泌乳而需停止哺乳者效果明显。有报道产褥期应用溴隐亭可诱发脑栓塞、心肌梗死和精神异常,美国FDA已不主张用于退奶。④大剂量雌激素抑制垂体催乳激素的分泌而退奶,应在分娩后24小时内尽早开始服用,常用己烯雌酚5mg,每日3次,连服3日。退奶期间应少进汤类,不排空乳房。

5. 乳头皲裂 多因婴儿含接乳头不正确,哺乳方法不当,过度使用肥皂等清洁剂清洗乳头或婴儿口腔运动功能失调所致。皲裂轻者可继续哺乳,先在损伤轻的一侧乳房哺乳,哺乳前挤出少许乳汁湿敷乳头及乳晕3～5分钟,婴儿必须含吮乳头和大部分乳晕,哺乳后挤少许乳汁涂在乳头和乳晕上,干燥起保护乳头的作用。皲裂严重者停止哺乳,可挤出或用吸奶器吸出乳汁喂哺新生儿。

二、产褥期保健

(一)产后适当活动

经阴道自然分娩的正常产妇,产后6小时即可起床轻微活动,以后可根据自己具体情况逐渐增加活动量在室内随意走动。行会阴后-侧切开或行剖宫产的产妇,可适当推迟活动时间。产后适当活动,有利于体力恢复、促进排尿及排便,降低静脉栓塞的发生率,且能促使骨盆底及腹肌张力恢复,避免腹壁过度松弛。

(二)产后健身操

运动的方式和运动量因个人情况而异,运动量应由小到大,循序渐进。包括能锻炼腹肌张力的抬腿、仰卧起坐动作;锻炼骨盆底肌及筋膜的提肛动作;锻炼腰肌的腰肌回转动作。产后2周可加做胸膝卧位,有助于预防或纠正子宫后倾。

(三)产后访视

由社区医疗保健人员在产妇出院后3日内、产后14日及28日分别做3次产后访视,了解产褥妇及新生儿健康状况,主要观察及了解的内容包括:①子宫复旧及恶露;②会阴伤口或剖宫产腹部伤口情况;③乳房及哺乳情况;④产褥妇饮食、大小便及精神情况;⑤新生儿情况等。若发现异常给予及时指导。

(四)产后健康检查

产褥妇应于产后42日去医院做产后健康检查,包括:①全身检查:即测血压,脉搏、查血、尿常规,了解乳房及哺乳情况,若有内科或产科合并症,应注意检查其恢复情况。②妇科检查:主要观察生殖器是否已恢复至孕前状态。婴儿也应同时来医院做一次全面检查。

(五)计划生育指导

产褥期内禁性生活。产褥期结束后应采取避孕措施,哺乳者以工具避孕为宜,不哺乳者可选用药物避孕。

笔记栏

案例 12-1 分析

1. 该产妇产后 2 小时出血量正常，子宫收缩好，回产后区后 2 小时阴道流血量 80ml，子宫底高度脐上 2 指，子宫稍软，考虑子宫收缩不良。

2. 处理：应首先检查膀胱，该产妇产后未解产后小便，膀胱胀满达耻骨联合上 3 横指，即嘱产妇自解小便，排尿后子宫底高度恢复平脐，子宫收缩好，阴道流血减少。若单纯子宫收缩不好，按产后宫缩乏力处理(见产后出血章)。

该产妇结局：产后 24 小时出血量 380ml，子宫底高度以每天 1 指的速度下降，纯母乳喂养，产后恶露量逐渐减少，色转淡红，产后 3 天母婴平安出院。

案例 12-1 小结

正常产褥期的处理是以观察产褥期身体各方面向非孕过渡的恢复情况，及时发现异常、及时处理。由于生殖系统和乳房的改变尤为明显，故主要观察的内容是：①阴道出血量及子宫底高度，注意膀胱情况；②乳房及哺乳情况。

（肖小敏　胡淑君）

笔记栏

第13章 异常产褥

第一节 产褥感染

案例 13-1

患者，27 岁。顺产后 4 日，发热、下腹痛 1 日入院。患者于 4 日前因"孕$_2$产$_1$，宫内妊娠足月，胎膜早破"在一私人医院分娩。产程 6 小时，无会阴、阴道及宫颈裂伤。入院前 1 日出现发热(自测 38℃)，下腹痛，呈持续性隐痛，伴有恶心、无寒战、呕吐、腹胀、腹泻、无肛区坠胀；无咳嗽、咳痰；无明显尿频、尿急、尿痛；无头晕眼花，无抽搐、昏厥。血性恶露，量如月经，色暗红，有臭味。既往史、个人史无特殊。月经史：平素月经规律。婚育史：22 岁结婚，2 年前顺产 1 男婴。家族史无特殊。

体格检查：体温 38.6℃，脉搏 103 次/min，呼吸 20 次/min，血压 124/75mmHg。体重 55kg，发育正常，营养中等，神清合作。双肺呼吸音清晰，未闻及啰音，心脏听诊正常。双侧乳房无红、肿、热、痛，未扪及包块，肝、脾肋下未触及，腹软，无肌紧张，下腹正中及左侧压痛阳性，反跳痛阳性，肾区无叩击痛，输尿管压痛点无压痛，移动性浊音阴性，肠鸣音 4 次/min。妇科检查：外阴为已婚已产式，阴道见血性恶露，色暗红，有臭味；宫颈口已产式；宫底脐下 1 横指，软，压痛阳性；双侧宫旁压痛，以左侧为甚，未触及包块。

实验室检查：血红蛋白 86g/L，红细胞 3.3×10^{12}/L，白细胞 18×10^{9}/L，中性粒细胞 0.80，淋巴细胞 0.18，单核细胞 0.02，血小板 170×10^{9}/L，血型 B 型。尿常规、血生化、肝功能、肾功能均无明显异常。

问题：

1. 对以上病例考虑什么初步诊断？
2. 明确诊断尚需做哪些必要辅助检查？
3. 试述对本病的处理意见。

产褥感染(puerperal infection)是指分娩后、产褥期内生殖道受致病菌的侵袭，引起局部或全身的炎症变化。发病率约为 6%，至今产褥感染对产妇仍构成严重威胁，是导致孕产妇死亡的主要原因之一。大部分感染发生在产后 10 天内，也有在产褥期末发病。

产褥病率(puerperal morbidity)与产褥感染的含义不同，是指分娩 24 小时后的 10 日内，体温连续 2 次≥38℃，两次发热间隔时间为 4 小时。产褥病率多由产褥感染引起，亦包括生殖道以外的泌尿系感染、呼吸系统感染及乳腺炎等。

一、病　　因

(1) 妊娠和分娩会降低或破坏女性生殖道的防御功能和自净作用，增加病原体侵入生殖道的机会。

(2) 孕期贫血，营养不良，孕妇合并慢性病体质虚弱等未能纠正，或产时产后失血较多等，会降低产妇抵抗细菌的侵入和繁殖的能力。

(3) 产科手术操作如剖宫产、阴道手术助产，产道损伤等，增加病原体侵入生殖道的机会。

(4) 其他因素如妊娠晚期性交，胎膜早破、频繁的阴道检查或肛门检查、宫腔填纱、产道异物、胎盘残留等均可增加感染几率。

案例 13-1 分析

产褥期妇女，有胎膜早破史，私人医院可能存在无菌操作不规范，增加产道感染几率。

实验室检查血红蛋白 86g/L 提示有中度贫血，产妇抵抗力降低。

二、病原体种类

正常孕妇生殖道内寄生大量的需氧菌、厌氧菌、真菌、衣原体及支原体等，以厌氧菌为主。许多非致病菌在特定环境下可以致病。然而，即使是致病菌也需要达到一定的数量或机体免疫力下降时，才会致病。

(一) 需氧性链球菌

是外源性产褥感染的主要致病菌。β-溶血性链球菌致病性最强，能产生多种外毒素与溶组织酶，引起严重感染，病变迅速扩散，严重者可致败血症。需氧链球菌可以寄生在正常妇女阴道中也可通过其他部位感染进入生殖道。

笔记栏

(二) 厌氧性革兰阳性球菌

以消化链球菌和消化球菌最常见，存在于正常阴道中。当产道损伤、局部组织坏死缺氧，或胎盘残留时，细菌迅速繁殖，与大肠杆菌混合感染，放出异常恶臭气味。

(三) 大肠杆菌属

大肠杆菌、克雷伯氏菌属变形杆菌类，是外源性感染的主要致病菌，是菌血症和感染性休克最常见的病原菌。因此，产褥感染若发生菌血症或感染性休克，多考虑大肠杆菌属感染。

(四) 葡萄球菌

主要是金黄色葡萄球菌和表皮葡萄球菌。金黄色葡萄球菌易引起伤口严重感染，且可产生青霉素酶，对青霉素产生耐药性。表皮葡萄球菌存在于阴道菌群中，引起的感染较轻。

(五) 厌氧类杆菌属

常见有脆弱类杆菌。为一组厌氧的革兰阴性杆菌，多与需氧菌及厌氧性球菌混合感染，产生大量脓液，形成脓肿，有恶臭。有加速血液凝固的特点，可引起感染区邻近部位的血栓性静脉炎。

(六) 支原体和衣原体

支原体和衣原体引起的感染近年明显增多。有致病作用病原体为溶脲支原体及人型支原体及沙眼衣原体，可引起生殖道感染，其感染多无明显症状，临床表现轻。

此外还有梭状芽孢杆菌、淋病奈氏菌等均可引起产褥感染，但较少见。

三、病理及临床表现

发热、疼痛、恶露有变化，是产褥感染的三大主要症状。产褥早期发热的最常见原因是脱水，但在2～3天低热后突然出现高热则应考虑感染可能。由于感染的部位、程度，扩散范围不同，其临床表现也不同。依感染发生的部位不同可分为会阴、阴道、宫颈、腹部伤口、子宫切口的局部感染，急性子宫内膜炎，急性盆腔结缔组织炎、腹膜炎，血栓性静脉炎，脓毒血症及败血症。

(一) 急性外阴、阴道、宫颈炎、剖宫产腹部切口、子宫切口的局部感染、会阴裂伤或会阴切开缝合创口感染

本病表现为局部疼痛明显，伤口红肿，触之有硬结并可见脓性分泌物自缝线针眼流出，严重者缝线拆除后伤口裂开，有脓性分泌物流出，创面覆盖坏死组织。由于病变局限，体温多不超过38℃。如未及时拆除缝线，则感染可向深部蔓延。阴道裂伤处的感染严重时可波及阴道旁结缔组织。宫颈裂伤感染若向深部蔓延，可播散达子宫旁组织，引起盆腔结缔组织炎。剖宫产子宫切口感染，临床多表现为持续发热，血性恶露增多并有臭味，子宫稍大，下段压痛。超声显示子宫切口隆起的混合性肿块，边界模糊，部分伴宫腔积液。

(二) 急性子宫内膜炎、子宫肌炎

本病是产褥感染最常见的类型。病原体经胎盘剥离面侵入，扩散至蜕膜层称子宫内膜炎；若感染侵及子宫肌层称子宫肌炎。两者常伴发。临床表现为产后3～4天发病，寒战、高热、头痛、下腹疼痛、白细胞增高。查体子宫内膜炎者恶露量多、有臭味。子宫肌炎者多出现子宫复旧不良，子宫体压痛，尤其是宫底压痛明显，宫颈分泌物细菌培养有助于诊断。

(三) 急性盆腔结缔组织炎、急性附件炎

本病多发生于急性子宫内膜炎或宫颈深度裂伤后。病原体沿子宫旁淋巴或血行到达宫旁组织，出现急性炎性反应而形成炎性包块，同时波及输卵管系膜、管壁。若侵及整个盆腔，也可形成“冰冻骨盆”。淋病奈瑟菌沿生殖道黏膜上行感染，到达输卵管与盆腹腔，形成脓肿。患者出现高热不退，白细胞持续升高，中性粒细胞明显增多，核左移。

(四) 急性盆腔腹膜炎及弥漫性腹膜炎

本病多由子宫感染引起，也可继发于盆腔结缔组织炎及血栓性静脉炎。炎症扩散至子宫浆膜，形成盆腔腹膜炎，此时产妇出现全身中毒症状。检查时下腹部有明显压痛、反跳痛。全身中毒症状加重，出现全腹持续性疼痛和呕吐，病情危重。

(五) 血栓性静脉炎

本病多见于产后1～2周，一般分为两大类，即盆腔内血栓性静脉炎和双下肢血栓性静脉炎。常

笔记栏

见致病菌为类杆菌和厌氧性链球菌。血栓形成的原因有静脉内血流淤滞、静脉壁受损和高凝状态。子宫壁胎盘附着面感染时引起盆腔血栓性静脉炎。病变常为单侧性，继子宫内膜炎之后出现寒战、高热、反复发作，持续数周，不易与盆腔结缔组织炎鉴别。剖宫产术后患者，因卧床休息活动较少，下肢血液回流不畅，更易形成下肢血栓性静脉炎。病变多在股静脉、腘静脉及大隐静脉，出现弛张热、下肢持续性疼痛、局部静脉压痛或触及硬索状、下肢水肿，皮肤发白，习称“股白肿”。下肢血栓性静脉炎常继发于盆腔静脉炎或周围结缔组织炎。

（六）脓毒血症及败血症

感染血栓脱落进入血循环可引起脓毒血症，出现肺、脑、肾脓肿或肺栓塞而致死。若细菌大量进入血循环并繁殖形成败血症，可危及生命。

案例 13-1 分析

该患者在产褥期出现发热，腹痛，恶露暗红色血性、混浊有臭味。有产褥感染的三大主要症状。产后 4 日宫底脐下 1 指，提示子宫复旧不良，宫体左侧压痛，可能存在子宫肌炎的感染情况。

四、诊断与鉴别诊断

（一）详细询问病史

注意分娩经过，注意排除引起产褥病率的其他疾病。

（二）全身及局部体检

仔细检查腹部、盆腔及会阴伤口，确定感染部位及严重程度。

（三）实验室检查及辅助检查

进行血、尿常规化验，检测血清 C 反应蛋白，有助于早期诊断。B 型超声、彩色超声多普勒、CT、磁共振等检测手段能对产褥感染形成的炎性包块、脓肿以及静脉血栓做出定位及定性诊断。

（四）确定病原体

病原体的鉴定对产褥感染诊断与治疗非常重要，方法有：

（1）病原体培养：取宫腔分泌物或脓液进行需氧菌和厌氧菌的双重培养。

（2）分泌物涂片检查：若需氧培养结果为阴性，而涂片中出现大量细菌，应疑厌氧菌感染。

（3）病原体抗原和特异抗体检查：已有许多商品药盒问世，可快速检测。

鉴别诊断主要应与上呼吸道感染、急性乳腺炎、泌尿系统感染等相鉴别。

案例 13-1 分析

病史特点：产褥妇，有胎膜早破史，私人医院可能存在无菌操作不规范，增加产道感染几率。

临床特点：产褥妇，有发热，腹痛，恶露暗红色血性，有臭味。存在产褥感染的三大主要症状。产后 4 日宫底脐下 1 指，提示子宫复旧不良，宫体左侧压痛，可能存在感染情况。

实验室检查：血红蛋白 86g/L 提示有中度贫血，白细胞 $18 \times 10^9/L$，中性粒细胞 0.80，淋巴细胞 0.18，单核细胞 0.02，白细胞升高，中性粒细胞核左移，提示有感染情况。

临床诊断：产褥感染（子宫肌炎）

五、治　　疗

产褥感染的治疗，包括支持疗法、局部病灶处理、抗炎药物治疗、血栓性静脉炎的治疗、手术及中药治疗等。

（一）支持疗法

产妇取半卧位，有利于恶露的排出和炎症局限于盆腔内。加强营养，增强抵抗力，进食易消化富于营养和维生素的饮食，必要时可经静脉补充。重症病例可少量多次输血，注意纠正水、电解质紊乱，高热时应采取物理降温。

（二）局部病灶处理

清除宫腔残留物，如伤口已化脓则扩创引流，形成脓肿切开引流。

（三）抗菌药物治疗

开始必须根据临床表现选用广谱高效抗生素，注意需氧菌与厌氧菌以及耐药菌株的问题，待细菌培养和药敏试验结果，再调整选择适当的抗生素。必要时可短期加用肾上腺糖皮质激素，提高机体应激能力。

笔 记 栏

(四) 血栓性静脉炎的治疗

经大量抗生素治疗体温持续不降者,可加用肝素治疗。每6小时静脉滴注肝素50mg(稀释于5%葡萄糖溶液中),24~48小时后体温即可下降,肝素须继续应用10天。或脲激酶40万U加入0.9%氯化钠溶液或5%葡萄糖液500ml中,静脉滴注10日,如肝素治疗无效,则需进一步检查有无脓肿存在。如不断有化脓性血栓播散,则可考虑结扎卵巢静脉或下腔静脉。

(五) 手术治疗

子宫的严重感染,经积极治疗无效,炎症继续扩展,出现不能控制的败血症或脓毒血症时,应当机立断做子宫切除术,切断感染源,抢救患者生命。

(六) 中医治疗

治疗产褥感染仍以辨证施治为原则,并可配合饮食疗法以期病情早日康复。

六、预　　防

(1) 积极治疗妊娠合并症与并发症,纠正贫血,加强营养,增强体质。

(2) 加强孕期卫生宣传,保持全身清洁,妊娠晚期避免盆浴及性交,治疗急性外阴、阴道炎及宫颈炎等合并症。

(3) 避免胎膜早破、滞产、产道损伤与产后出血。消毒产妇用物。

(4) 严格无菌操作,正确掌握手术产指征。产后严密观察,对可能发生产褥感染和产褥病率者,应用抗生素预防。

第二节　晚期产后出血

案例 13-2

患者24岁,顺产后14天,阴道流血1小时入院。患者两周前在外院顺产一女婴,胎儿娩出15分钟后胎盘、胎膜自然娩出,检查:胎盘胎膜娩出欠完整,产后24小时阴道流血量为560ml,子宫收缩欠佳,予补液及促宫缩治疗,病情暂稳定,产后4日查宫底脐下2横指,子宫收缩欠佳,拟行清宫术,并建议住院治疗,患者拒绝,自动出院。至今血性恶露持续未净。无腹痛、头晕、肢冷等。1小时前做家务后突然出现阴道大量流血,色鲜红,伴血块,无组织物排出,即到本院就诊。既往史、个人史、月经史无特殊。23岁结婚,孕$_5$产$_1$,人工流产3次,因计划外怀孕中期引产1次。

体格检查:体温37.6℃,脉搏110次/min,呼吸22次/min,血压80/55mmHg。发育正常、营养中等,神志稍淡漠,查体欠合作。头颅、五官无畸形,睑结膜稍苍白,颈软。心肺听诊无异常。腹软,全腹无压痛及反跳痛,肝、脾肋下未及。

专科检查:外阴见大量血污,阴道通畅,有少许暗红色血液积存,宫颈光滑,宫口可见血块堵塞,有来自宫腔的活动性出血,宫底平脐,质软,按压宫底有多量血液伴血块涌出。

辅助检查:血常规:血红蛋白85g/L,白细胞18×10^9/L,血小板162×10^9/L,余未见明显异常。B超示子宫复旧不良,宫腔内可见杂乱强回声团块。

问题:

1. 作为一妇产科医生,首先应考虑做何诊断?
2. 在明确诊断前应做哪些检查?
3. 明确诊断后处理原则是什么?

一、定义及概述

产后24小时以后,在产褥期内发生的子宫大量出血,称为晚期产后出血(late postpartum hemorrhage)。多发生在产后的1~2周,亦有产后6~8周发生者。阴道流血可以表现为一次性大出血,也可以表现为产后持续或间断性少量或中量出血继以突然大量流血。出血多发生于家中,对出血量难以较准确的估计。常因失血过多导致严重贫血或失血性休克。

二、病因与临床表现

(一) 胎盘和(或)胎膜残留

胎盘和(或)胎膜残留是引起晚期产后出血的最常见原因,多发生于产后10日左右,残留于宫腔的胎盘、胎膜影响子宫复旧,并逐渐发生坏死感染。如胎盘残留1周以上,残留的胎盘组织发生变性坏死、机化可形成胎盘息肉。当坏死组织脱落时,暴露基底血管,引起大出血。临床表现为血性恶露持续时间延长,反复出血或突然大量出血。盆腔检查:子宫复旧不全、宫口松弛,有时可触及残留组织。宫腔刮出物的病理检查可确定诊断。

(二) 蜕膜残留

蜕膜多在产后1周内脱落并随恶露排出。若蜕膜组织剥离不全并长时间残留宫腔内，继发子宫内膜炎，影响子宫复旧，引起晚期产后出血。临床表现与胎盘残留相似，病理检查可见坏死蜕膜，混以纤维素、透明变性的蜕膜细胞和红细胞，但不见绒毛。

(三) 子宫胎盘附着部位感染，复旧不全

胎盘娩出后，子宫胎盘附着面随即缩小，血栓形成，机化，血管上皮增厚，管腔变窄，堵塞，内膜沿胎盘附着部位边缘向内生长，经6～8周后，内膜逐渐修复。若宫腔有感染尤其是胎盘剥离面的感染，或子宫复旧不全，将导致血栓脱落，血窦重新开放，引起大量出血。这类出血多发生于产后2周左右。临床表现：恶露经久不净，有臭味，腰酸，下腹坠痛，可突然大出血。检查：子宫复旧不全，有压痛，宫口松弛，宫颈口有血块堵住。控制感染后给予刮宫时，仅发现宫腔内有较多血块，刮出物不多。

(四) 剖宫产术后子宫切口裂开

主要见于子宫下段横切口，尤以切口两侧端多见，多发生于术后2～3周，主要原因有：

(1) 子宫下段横切口两端切断子宫动脉向下斜行分支，造成局部供血不足。或术中子宫切口止血不良，造成局部血肿，使切口不愈合。

(2) 子宫横切口选择过高或过低：切口过低：宫颈侧以结缔组织为主，血供较差，影响切口愈合；切口过高：切口上缘宫体肌组织与下缘子宫下段肌组织厚薄相差大，缝合不易对齐，影响愈合。

(3) 缝合技术不当：手术操作粗暴；血管缝扎不紧，易形成切口水肿；缝扎组织过多过密，使切口血供不良等，均可使切口愈合不良。

(五) 子宫切口感染

子宫下段与阴道口较近，细菌易感染宫腔；无菌操作不严格；阴道检查频繁，产程过长等均增加感染机会。以上因素均可在肠线溶解脱落后，血窦重新开放，出现大量阴道流血，甚至休克。多发生于术后2～4周。

(六) 其他

会阴切开缝合术后感染裂开、子宫黏膜下肌瘤、产后滋养细胞肿瘤、宫颈癌、性交损伤等均可引起产后出血。

案例 13-2 分析

1. 产褥妇，产后14日，阴道大量流血1小时。

2. 产时胎盘胎膜娩出欠完整，产后住院期间存在子宫收缩欠佳，有产后出血情况，产褥期血性恶露持续不净，产后14日体力劳动后出现大量阴道流血。提示有胎盘胎膜残留可能。

3. 曾有多次人工流产史和一次中期引产史，可能导致子宫内膜损伤，增加胎盘粘连机会。

4. 入院体检体温37.6℃，脉搏110次/min，神志稍淡漠，查体欠合作。睑结膜稍苍白，提示出现失血性休克早期症状。外阴见大量血污，宫口可见血块堵塞，有来自宫腔的活动性出血，宫底平脐，质软，按压宫底有多量血液伴血块涌出。提示阴道流血是由于部分胎盘胎膜残留、产后宫缩乏力导致。

三、诊　　断

(1) 病史与体征：产后恶露不净，反复阴道流血或阴道突然大量出血，导致贫血，休克甚至危及生命；如为剖宫产术后，应注意剖宫产指征，术中情况及术后恢复情况等，注意有无发热，感染等情况；同时应排除血液系统疾病引起的出血。

(2) 在严密消毒及有输液输血等抢救条件下行双合诊检查，可发现子宫增大，宫口松弛，内有血块或组织，但注意不要强行清除宫颈部位的凝血块。

(3) 血、尿常规等实验室检查，了解贫血及感染情况；宫腔分泌物病原体培养或涂片检查寻找致病菌。

(4) B超检查，观察有无胎盘、胎膜残留，子宫复旧情况，双附件有无异常，以及子宫切口愈合情况，进一步明确诊断。

案例 13-2 分析

患者血常规：血红蛋白85g/L，白细胞18×10^9/L，血小板162×10^9/L，余未见明显异常。B超提示子宫复旧不良，宫腔内见杂乱强回声团块。提示有中度贫血，子宫复旧不良，宫腔残留物。

四、治　　疗

对于晚期产后出血的患者，应首先想到有胎盘和或胎膜残留。若持续少量或中等量流血，可给予子宫收缩剂和抗生素，促进子宫收缩，控制感染。若出血量多，合并休克时，应先积极抢救失血性休

笔 记 栏

克，输血输液补充有效血容量，给予子宫收缩剂和抗生素的同时进行刮宫术。对于胎盘、胎膜残留或子宫复旧不全，刮宫多能奏效。

对于剖宫产术后子宫切口裂开的患者，如一般情况尚可，出血不多时，可暂予宫缩剂、抗生素、止血剂，留置尿管，严密观察病情变化。在保守治疗无效时，应行剖腹探查。术时如发现切口裂开，行全子宫切除术或子宫次全切除术。若组织坏死范围小，炎症反应轻，患者又要求保留生育功能，可选择清创缝合及髂内动脉、子宫动脉结扎止血或行髂内动脉栓塞术。但有切口愈合不良甚至再次裂开的危险。

五、预　　防

（1）产后应仔细检查胎盘、胎膜，若有残缺，应及时清除，若不能排除胎盘残留时，应探查宫腔。如有残缺，应立即取出，必要时用大刮勺刮取，产后给予子宫收缩剂及抗生素，避免产褥感染及影响子宫复旧。

（2）剖宫产时应做到合理选择切口，避免子宫下段横切口两侧角撕裂及合理缝合。术后应用抗生素预防感染。

（3）产后注意阴道流血情况，注意产褥期卫生。

案例 13-2 分析

结合该案例，临床工作中应注意观察产后阴道流血情况及子宫收缩情况，对有产后子宫收缩不良的患者，应积极加强宫缩，必要时补液，补血治疗。对于疑有胎盘胎膜残留的产妇，应视其胎盘胎膜缺损程度，酌情予保守观察或清宫术。

第三节　产褥期抑郁症

一、定　　义

产褥期抑郁症（postpartum depression）是指产妇在产褥期内出现抑郁症状，是产褥期精神综合征中最常见的一种类型。妊娠对孕产妇来说，是一次巨大的生理变化和心理应激过程。她们在经历怀孕、分娩、产后恢复及哺乳等一系列生理过程中会产生各种心理、生理的改变，一旦某些改变的程度和性质超越了正常变异的界限，则成为病理性的改变。有关发病率国内资料极少，国外报道发生率高达 30%。通常在产后 2 周出现症状，表现为易激惹、恐怖、焦虑、沮丧和对自身及婴儿健康过度担忧，常失去生活自理及照料婴儿的能力，有时还会陷入错乱或嗜睡状态。

笔 记 栏

二、病　　因

产褥期抑郁症的病因比较复杂，总的来说主要有生物学、心理和社会等因素。

（一）生物学因素

在妊娠分娩的过程中，体内内分泌环境发生了很大变化，尤其是产后 24 小时内，体内激素水平的急剧变化是产褥期抑郁症发生的生物学基础。研究发现，临产前胎盘类固醇的释放达到最高值，患者表现情绪愉快；分娩后胎盘类固醇分泌突然减少时患者表现抑郁。研究显示：产后第 1 天，游离雌三醇的水平比产前急剧下降，产后第 2～3 天抑郁症产妇雌三醇的水平比非抑郁症产妇高，雌二醇没有明显的改变。

（二）躯体因素

产时、产后的并发症、难产、滞产、手术产是产后抑郁症不可忽视的诱因。由于分娩带来的疼痛与不适使产妇感到紧张恐惧，出现滞产、难产时，产妇的心理准备不充分，紧张、恐惧的程度增加，导致躯体和心理的应激增强，从而诱发产褥期抑郁症。其次，有躯体疾病或残疾的产妇易发病，感染、发热尤其对产褥期抑郁症的促发有一定影响。

（三）心理因素

产后抑郁症多见于以自我为中心、成熟度不够、敏感、情绪不稳定、好强求全、固执、社交能力不良、与人相处不融洽和内倾性格等个性特点的人群。有经前期紧张综合征者发生产后抑郁症比例增高。产褥期妇女情感处于脆弱阶段，心理处于严重不稳定状态，特别是产后 1 周情绪变化更为明显。由于产妇对即将承担母亲角色的不适应，造成心理压力而出现抑郁焦虑情绪。而产妇的过度焦虑和抑郁是产后抑郁症的促发因素。

（四）社会因素

支持系统被认为是一个重要因素，它包括丈夫、家人支持及其本人对婚姻的满意度等。产后抑郁症患者多存在支持系统不利、夫妻关系不合、家庭不和睦、产后亲属关心较少等；不良的分娩结局如死胎、死产、畸形儿及产妇家庭对婴儿性别的反感等，均是产褥期抑郁症的诱发因素。

（五）遗传因素

遗传因素是精神障碍的潜在因素。有精神病

家族史，特别是有家族抑郁症病史的产妇发病率高。

三、临床表现

目前普遍接受的观点认为：此组疾病不是基于一定的临床症状、病程而独自成立的疾病单元，而是以产褥期为转机发生的一组疾病。

产褥期抑郁症的临床表现主要有：

(1) 情绪方面，常感到心情压抑、沮丧、情绪淡漠，行为表现为孤独、害羞、不愿见人或伤心、流泪，甚至焦虑、恐惧、易怒，每到夜间加重。

(2) 自我评价降低，自暴自弃、自责、自罪，或表现对身边的人充满敌意、戒心，与家人、丈夫关系不协调。

(3) 创造性思维受损，主动性降低，行为上反应迟钝，注意力难以集中，工作效率和处理事物的能力下降。

(4) 对生活缺乏信心，觉得生活无意义，出现厌食、睡眠障碍、易疲倦、性欲减退，还可能伴有一些躯体症状，如头昏头痛、恶心、胃部灼烧、便秘、呼吸心率加快、泌乳减少等。病情严重者甚至绝望，出现自杀或杀婴的倾向，有时陷于错乱或昏睡状态。

产妇患产褥期抑郁症后，常表现出不愿抱婴儿或不能正常地给婴儿喂食，不注意婴儿的反应，婴儿的啼哭不能唤起母亲注意；由于母亲不正常抚摸，婴儿有时变得难以管理；母亲与婴儿相处不融洽，由于母婴关系不能正常建立，婴儿的心理发育也受到影响。

四、诊　　断

产褥期抑郁症至今尚无统一的诊断标准。目前多数医院采用美国精神病学会(1994)在《精神疾病的诊断与统计手册》中制定的产褥期抑郁症的诊断标准(表13-1)。

表 13-1　产褥期抑郁症的诊断标准

1. 在产后2周内出现下列5条或5条以上的症状，但必须具备(1)、(2)两条 (1) 情绪抑郁 (2) 对全部或多数活动明显缺乏兴趣或愉悦 (3) 体重显著下降或增加 (4) 失眠或睡眠过度 (5) 精神运动性兴奋或阻滞 (6) 疲劳或乏力 (7) 遇事皆感毫无意义或自罪感 (8) 思维力减退或注意力 (9) 反复出现死亡想法
2. 在产后4周内发病

五、治　　疗

产后抑郁症在治疗原则上与一般抑郁症无显著差异，包括心理治疗及药物治疗。

(一) 心理治疗

通过心理咨询，心理治疗，提供个体化的心理辅导，解除致病的心理因素(如婚姻关系紧张、想生男孩却生女孩、既往有精神障碍史等)。人际心理治疗能有效减少抑郁症状，改进社会关系，这种非药物性的心理治疗非常重要，尤其对哺乳期妇女更适合。对产褥妇多加关心和无微不至照顾，尽量调整好家庭关系，指导其养成良好睡眠习惯。

(二) 药物治疗

应选用不进入乳汁的抗抑郁症药，主要是选择性5-羟色胺再吸收抑制剂、三环类抗抑郁药等，目前常用的有：

(1) 帕罗西汀：每日20mg，1次口服，连续用药3周后，根据病情增减剂量，1次增减10mg，间隔不得少于1周。

(2) 氟西汀：开始剂量为每日20mg，分1～2次口服，根据病情可增加至每日80mg。

(3) 舍曲林：以每日50mg为开始剂量，数周后可增加至每日100～200mg。

(4)阿米替林：为常用的三环类抗抑郁药，每日50mg，分2次口服，渐增至每日150mg，分2～3次服。维持量每日50～100mg。

此外，雌激素治疗也有一定效果。对于有感染、贫血的产妇应及时给予抗生素、铁剂、维生素等药物，增强机体抵抗力。

六、预　　后

产褥期抑郁症预后良好，约70%患者1年内治愈，极少数患者持续1年以上。但再次妊娠，约有20%复发率。

七、预　　防

产褥期抑郁症的发生，受许多因素如社会因素、心理因素及妊娠因素等的影响，因此，加强对孕妇的精神关怀，了解孕妇的生理特点及性格特点，运用医学心理学，社会学知识，在孕期和分娩过程中，多给一点关心、爱护，对于预防产褥期抑郁症具有积极意义。

(高眉扬)

笔记栏

第14章 妇科病史及检查

病史采集和体格检查是妇科临床实践中的基本技能，其中盆腔检查是妇科特有的检查内容。因此，要求熟悉有关妇科病史的采集方法，逐步掌握盆腔检查技术。本章介绍妇科病史的采集和盆腔检查的方法。另外，重点列举妇科疾病常见症状的鉴别诊断。

第一节 妇科病史

一、病史采集方法

采集病史时，要真诚和具有同情心，认真听取患者陈述。遇有不愿说出真情者，应耐心启发。询问病史时应有目的性，有条理性，以免造成漏诊或误诊。妇产科专业与家庭、婚姻关系密切，应注意保护患者的隐私权。对危重患者在初步了解病情后，应立即抢救，以免延误治疗。外院转诊者，应索阅病情介绍作为重要参考资料。对不能亲自口述的危重患者，可询问最了解其病情的家属或亲友。

二、病史内容

(一) 一般项目

一般项目包括患者姓名、性别、年龄、籍贯、职业、民族、住址、入院日期、病史记录日期、病史陈述者、可靠程度。若非患者陈述，应注明陈述者与患者的关系。

(二) 主诉

主诉指患者就诊的主要症状或体征及持续时间。通过主诉可初步估计疾病的大致范围。文字力求简明扼要，通常不超过20字。若患者有停经、阴道流血及腹痛3种主要症状，则应按症状出现的时间顺序书写，可写为：停经××日，阴道流血×日，腹痛×日。若患者无任何症状，仅在妇科普查时发现右侧盆腔包块，主诉应写为：普查发现右侧盆腔包块×日。

(三) 现病史

现病史为病史的主要组成部分，应根据症状出现的先后，按时间顺序书写。主要症状特点及病情发展变化的情况，如起病时的情况及诱因、症状持续时间、加重的因素、有无缓解的方法、伴随症状、发病后诊疗情况和结果，与鉴别诊断有关的阳性或阴性症状，以及睡眠、饮食、大小便等一般情况的变化等。

笔记栏

(四) 既往史

既往史是指患者过去的健康和疾病情况。包括以往健康状况、疾病史、传染病史、预防接种史、手术外伤史、输血史、药物过敏史。

(五) 月经史

月经史包括初潮年龄、月经周期及经期持续时间、经量多少、经期伴随症状。如13岁初潮，每28～30天来月经，每次持续5日，可简写为 $13\frac{5}{28\sim30}$。每次经量多少(可用更换卫生巾的量粗略计算，正常一次月经期用量一般为10～20卫生垫)，有无血块，经前有无不适(如乳房胀痛、水肿、精神抑郁等)，有无痛经及疼痛部位、程度以及时间。常规询问末次月经日期(last menstrual period, LMP)、经量和持续时间。若其经量明显变化时，还应了解前次月经日期(previous menstrual period, PMP)。绝经后应询问患者绝经年龄，有无阴道流血、白带增多或其他不适。

(六) 婚育史

婚育史包括婚次，是否近亲结婚，男方健康状况，有无冶游史、性病史以及双方同居情况等。足月产、早产及流产次数以及现存子女数。如足月产1次，无早产，流产2次，现存子女1人，可简写为1-0-2-1，或仅用孕$_3$产$_1$(G_3P_1)表示。分娩方式，有无难产史，新生儿出生情况，有无产后出血史。自然流产或人工流产情况。末次分娩或流产日期。采用何种计划生育措施及其效果。

(七) 个人史

个人史包括生活和居住情况，出生地和曾居留地区，有无烟、酒等嗜好。

(八) 家族史

家族史包括父母、兄弟、姊妹及子女健康情况。

家族成员中有无遗传性疾病、可能与遗传有关的疾病(如糖尿病、高血压、癌症等)以及传染病。

第二节　体格检查

体格检查应在采集病史后进行。检查范围包括全身检查、腹部检查和盆腔检查,体检应按下列先后顺序进行,但危重病例除外。盆腔检查为妇科所特有,又称妇科检查。

一、全身检查

常规测量体温、脉搏、呼吸及血压,必要时测量体重和身高。其他检查项目包括患者神志、精神状态、面容、体态、全身发育及毛发分布情况、皮肤、浅表淋巴结、头部器官、颈、乳房、心、肺、脊柱及四肢。

二、腹部检查

视诊观察腹部是否隆起或呈蛙腹状,腹壁有无瘢痕、静脉曲张、妊娠纹、腹壁疝等。扪诊腹壁厚度,肝、脾、肾有无增大及压痛,腹部是否有压痛、反跳痛或肌紧张,能否扪到包块。有包块时应描述包块部位、大小(以 cm 为单位表示)、形状、质地、活动度、表面是否光滑或凹凸不平或结节感以及有无压痛等。叩诊时注意鼓音和浊音的分布范围,有无移动性浊音。必要时听诊了解肠鸣音情况。若合并妊娠,应检查宫底高度、胎位、胎心及胎儿大小等。

三、盆腔检查

盆腔检查又称妇科检查,包括外阴、阴道、宫颈、宫体及双侧附件。

(一) 基本要求

(1) 应关心体贴患者,做到态度严肃、语言亲切,动作轻柔。检查前告知患者盆腔检查可能引起不适,尽可能让患者合作。

(2) 除尿失禁患者外,检查前应嘱患者先排空小便,必要时导尿。大便充盈者应在排便或灌肠后检查。

(3) 每检查一人,应更换置于臀部的一次性垫单或纸单,以防交叉感染。

(4) 患者取膀胱截石位,两手平放于身旁,以使腹肌松弛。检查者面向患者,站立在患者两腿之间。危重患者不宜搬动时可在病床上检查。

(5) 避免经期做盆腔检查。但若为阴道异常流血则必须检查,检查前应消毒外阴,以防发生感染。

(6) 对未婚患者禁做双合诊及阴道窥器检查,应限于直肠-腹部诊(也称肛诊)。若确有必要行阴道检查,应先征得患者及其家属同意后,方可以示指缓慢放入阴道内进行内诊。男医师进行妇科检查时,需有其他医护人员在场,以免患者紧张和发生不必要的误会。

(7) 疑有盆腔内病变的腹壁肥厚、高度紧张不合作或未婚患者,若盆腔检查不满意时,可行 B 型超声检查。

(二) 检查方法及步骤

1. 外阴部检查　观察外阴发育及阴毛分布情况,有无皮炎、溃疡、赘生物或肿块,了解皮肤和黏膜色泽、质地,有无增厚、变薄或萎缩。然后分开小阴唇,暴露阴道前庭及尿道口和阴道口。观察尿道口周围黏膜色泽及有无赘生物。未婚者的处女膜完整未破,其阴道口勉强可容示指;已婚者的阴道口能容两指通过;经产妇阴道口可见处女膜瘢痕或会阴侧切瘢痕。检查时还应观察有无阴道前后壁脱垂、子宫脱垂等。若有尿失禁症状者检查前先不排空膀胱。

2. 阴道窥器检查

(1) 放置和取出:临床常用鸭嘴形阴道窥器,阴道窥器有大小之分,根据阴道宽窄选用。当放置窥器时,应先将其前后两叶前端并合表面涂滑润剂以便于插入,避免损伤。若需行阴道分泌物细胞涂片检查时,则不用滑润剂而改用生理盐水,以免影响涂片质量。放置窥器时,检查者用左手将两侧阴唇分开,右手将窥器斜行沿着阴道后侧壁缓慢插入阴道内,插入后逐渐旋转至前方,随后缓慢张开两叶,暴露宫颈、阴道壁及穹隆部,然后旋转至一侧以暴露侧壁阴道(图 14-1)。未婚者未经本人同意,禁用窥器检查。

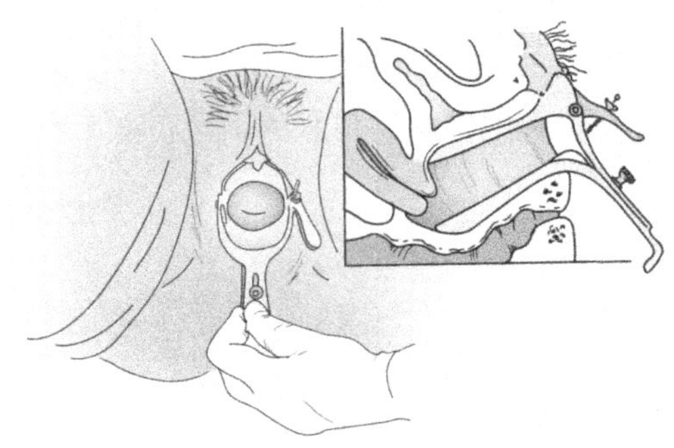

图 14-1　阴道窥器的放置(正面及侧面观)

(2) 视诊

1) 检查阴道:观察阴道前后壁和侧壁及穹隆黏膜颜色、皱襞多少,是否有阴道纵隔、斜隔或双阴道等先天畸形,有无溃疡、赘生物或囊肿等。注意阴道内分泌物量、性质,有无臭味。若阴道分泌物异常者应做滴虫、念珠菌、淋菌及线索细胞等

笔记栏

检查。

2）检查宫颈：观察宫颈大小、颜色、外口形状，有无出血、糜烂、撕裂、外翻、腺囊肿、息肉、赘生物，宫颈管内有无出血或分泌物，可做宫颈刮片细胞学检查。

3. 双合诊 是盆腔检查中最重要项目。检查者一手的两指或一指放入阴道，另一手在腹部配合检查，称双合诊。目的：了解阴道、宫颈、宫体、输卵管、卵巢及宫旁结缔组织以及盆腔内壁有无异常。

检查方法：检查者戴无菌手套，右手（或左手）示、中两指蘸滑润剂，顺阴道后壁轻轻插入，检查阴道通畅度和深度，再扪及宫颈，了解其大小、形状、硬度及外口情况，有无接触性出血。正常子宫位置一般是前倾略前屈。“倾”指宫体纵轴与身体纵轴的关系。若宫体朝向耻骨称前倾、朝向骶骨称后倾。“屈”指宫体与宫颈间的关系。若两者间的纵轴形成的角度朝向前方为前屈，形成的角度朝向后方为后屈。当扪及宫颈外口方向朝后时宫体为前倾；朝前时宫体为后倾；宫颈外口朝前且阴道内手指伸达后穹隆顶部可触及宫体时，子宫为后屈。随后将阴道内两指放在宫颈后方，另手掌心朝下且手指平放在患者腹部平脐处，当阴道内手指向上向前方抬举宫颈时，腹部手指往下往后按压腹壁，并逐渐向耻骨联合部移动，通过内、外手指同时抬举和按压，相互协调，即可扪清子宫的位置、大小、形状、软硬度、活动度以及有无压痛（图 14-2）。将阴道内两指由宫颈后方移至一侧穹隆部，尽可能往上向盆腔深部扪触；与此同时，另一手从同侧下腹壁髂嵴水平开始，由上往下按压腹壁，与阴道内手指相互对合，以触摸该侧子宫附件区有无肿块、增厚或压痛（图 14-3），随后同法检查另一侧附件区。若扪及肿块，应查清其位置、大小、形状、软硬度、活动度、与子宫的关系以及有无压痛等。正常卵巢偶可扪及，约 4cm×3cm×1cm 大小可活动的块物，触之稍有酸胀感。正常输卵管不能扪及。

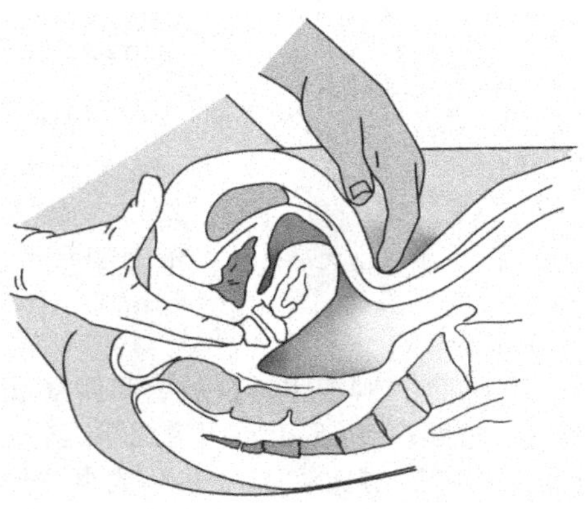

图 14-2　双合诊（检查子宫）

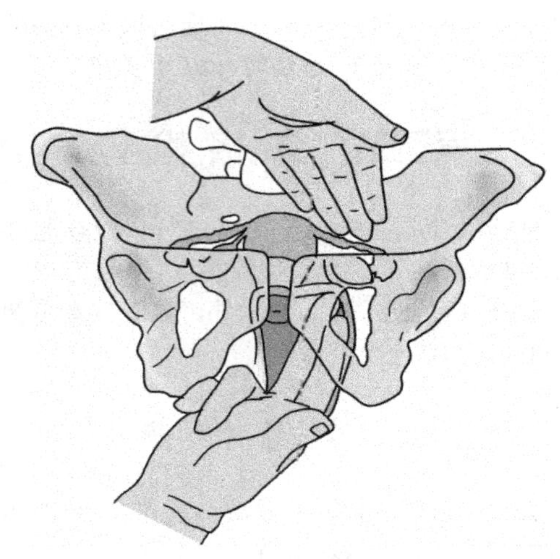

图 14-3　双合诊（检查附件）

4. 三合诊 经直肠、阴道、腹部联合检查称三合诊。方法：一手示指放入阴道，中指插入直肠以替代双合诊时的两指外，其余检查步骤与双合诊时相同（图 14-4）。主要能更清楚地了解位于骨盆后部及直肠子宫陷凹部肿物与子宫或直肠的关系，也可查清极度后屈的子宫、阴道直肠隔、宫颈旁、宫骶韧带的病变。所以三合诊在生殖器官肿瘤、结核、内膜异位症、炎症的检查时尤显重要。

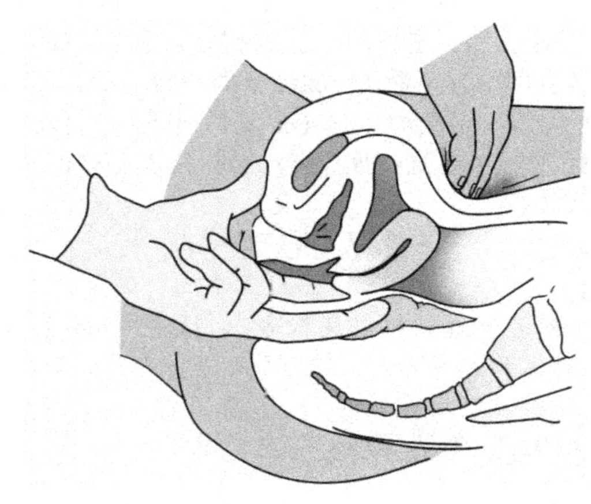

图 14-4　三合诊

5. 直肠-腹部诊 一手示指伸入直肠，另手在腹部配合检查，称直肠-腹部诊，简称肛诊。适用于未婚、阴道闭锁或因其他原因不宜行双合诊的患者。

妇科检查注意事项：①当两手指放入阴道后，患者感疼痛不适时，尤其是绝经后患者，可单用示指替代双指进行检查。②三合诊时，在将中指伸入肛门时，嘱患者像解大便一样同时用力向下屏气，以使肛门括约肌自动放松，可减轻患者疼痛和不适感。③若患者腹肌紧张，可边检查边与患者交谈分散注意力，或让患者张口呼吸而使腹肌放松。

笔记栏

（三）记录

将检查结果按解剖部位先后顺序记录：

（1）外阴：发育情况及婚产式。有异常发现时应详细描述。

（2）阴道：是否通畅，黏膜情况，分泌物量、色、性状以及有无臭味。

（3）宫颈：大小、硬度，有无糜烂、撕裂、息肉、腺囊肿，有无接触性出血、举痛等。

（4）宫体：位置、大小、硬度、活动度，有无压痛等。

（5）附件：左右两侧有无块物、增厚或压痛。若扪及块物，记录其位置、大小、硬度，表面光滑与否，活动度，有无压痛以及与子宫及盆壁关系。

第三节　妇科疾病常见症状的鉴别要点

一、阴道流血

阴道流血为最常见的主诉。妇女生殖道任何部位可发生出血，包括宫体、宫颈、阴道、处女膜和阴道前庭等。虽然绝大多数的出血来自子宫体，但不论其源自何处，除正常月经外，均称“阴道流血”。临床医生应根据病因、阴道流血的形式及患者的年龄综合分析做出诊断（图 14-5）。

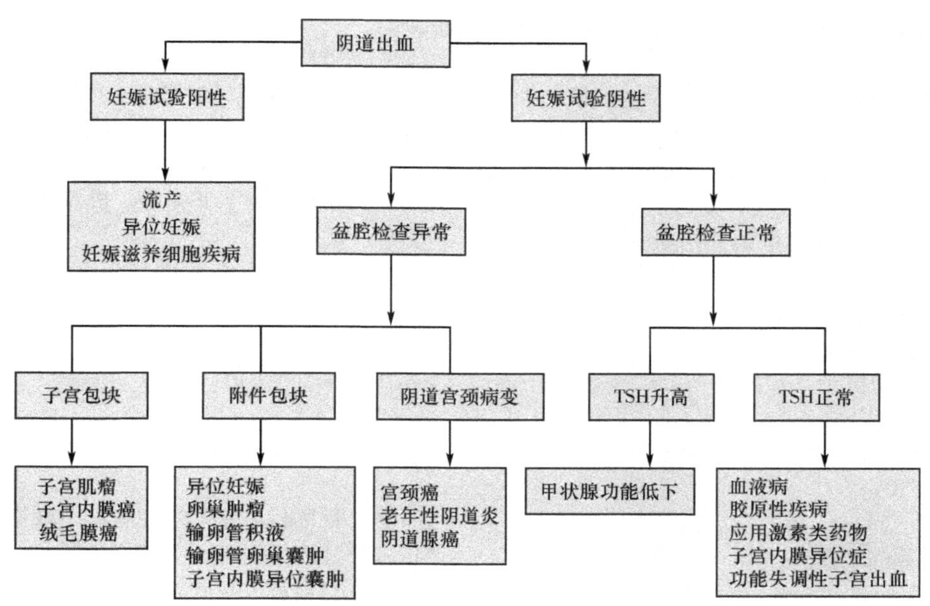

图 14-5　阴道出血的鉴别诊断

（一）根据阴道流血的病因进行鉴别诊断

常见的病因可分为以下六类：

1. 卵巢内分泌功能失调　包括无排卵性功能失调性子宫出血和排卵性月经失调两类，以及月经间期卵泡破裂，雌激素水平短暂下降所致排卵期出血。

2. 与妊娠有关的子宫出血　常见的有流产、异位妊娠、妊娠滋养细胞疾病、产后胎盘残留和子宫复旧不全等。

3. 生殖器炎症　如外阴炎、阴道炎、宫颈炎、宫颈息肉和子宫内膜炎等可引起病变部位少量出血或血性分泌物。

4. 生殖器肿瘤　子宫肌瘤是引起阴道流血的常见良性肿瘤；具有分泌雌激素功能的卵巢肿瘤（如卵巢颗粒细胞瘤和卵泡膜细胞瘤等）可引起阴道流血；其他包括外阴癌、阴道癌、宫颈癌、子宫内膜癌、子宫肉瘤、绒毛膜癌等也可引起阴道流血。

5. 损伤、异物和外源性性激素　包括生殖道创伤如外阴或阴道骑跨伤、性交所致处女膜或阴道损伤发生的出血；放置宫内节育器可并发子宫损伤出血；使用雌激素或孕激素不当可引起不规则子宫出血。

6. 与全身疾病有关的阴道流血　如血小板减少性紫癜、再生障碍性贫血、白血病、肝功能损害等，均可导致异常子宫出血。

（二）根据阴道流血的形式进行鉴别诊断

1. 经量增多　月经量多（＞80ml）或经期延长但周期基本正常。最常见于子宫肌瘤，其次见于子宫腺肌病、排卵性月经失调及宫内节育器合并月经

笔记栏

量多。

2. 不规则阴道流血 出血的持续及间隔时间不定，无周期性。多为无排卵性功能失调性子宫出血，但应注意排除早期子宫内膜癌及子宫黏膜下肌瘤。

3. 持续性阴道流血 常为少量，无周期性。一般多为生殖道恶性肿瘤所致，首先应考虑宫颈癌或子宫内膜癌的可能。

4. 点滴状出血 多发生在经前数日或经后数日持续少量阴道流血，暗红色或褐红色，可见于排卵性月经失调性出血或宫内节育器放置后的不良反应或子宫内膜异位症患者。

5. 停经后阴道流血 若发生在育龄妇女应首先考虑与妊娠有关的疾病，如流产、异位妊娠、葡萄胎等；若发生在围绝经期妇女多为无排卵性功能失调性子宫出血，但应注意排除生殖道恶性肿瘤。

6. 经间出血 若发生在下次月经来潮前14～15日，历时3～4日，且血量极少时，多为排卵期出血。

7. 性交后出血 性交后立即阴道流血或血性分泌物，色鲜血，应考虑早期宫颈癌、宫颈炎或子宫黏膜下肌瘤的可能。

8. 绝经后阴道流血 若流血量如月经量或持续流血不止或反复阴道流血，应考虑子宫内膜癌的可能；若流血量极少，历时2～3日即净，多为老年性阴道炎。

9. 外伤后阴道流血 常见于发生骑跨伤后，流血量可多可少。

（三）年龄因素

年龄在阴道流血鉴别诊断中有重要的参考价值。

（1）新生女婴生后数日有少量阴道流血，多为生理性的因素。

（2）幼女出现阴道流血，应考虑有性早熟或生殖道恶性肿瘤的可能。

（3）青春期少女的阴道流血多为无排卵性功能失调性子宫出血。

（4）育龄妇女出现阴道流血，应首先考虑与妊娠相关的疾病。

（5）绝经过渡期阴道流血以无排卵性功能失调性子宫出血最多见，但应首先排除生殖道恶性肿瘤。

二、异常白带

白带(leucorrhea)由阴道黏膜渗出物、宫颈管及子宫内膜腺体分泌物混合组成，其形成与体内雌激素水平相关。正常白带呈白色稀糊状或蛋清样，高度黏稠，无腥臭味，量少，对妇女健康无不良影响，称生理性白带。若生殖道出现炎症，特别是阴道炎和宫颈炎或发生癌变时，白带量和性状发生改变，称病理性白带。临床常见的有：

1. 黏性白带 外观与正常白带相似，但量显著增多，多见于慢性宫颈炎、卵巢功能失调，也应注意排除阴道腺病或宫颈高分化腺癌的可能。

2. 凝乳块状或豆渣样白带 为念珠菌阴道炎的特征，常伴严重外阴瘙痒或灼痛。

3. 泡沫状稀薄白带 为滴虫阴道炎的特征，呈灰黄色或黄白色，可伴外阴瘙痒。

4. 脓样白带 色黄或黄绿，黏稠，多有臭味，为细菌感染所致。常见于急性阴道炎、宫颈炎、宫颈管炎，也应排除阴道内异物残留的可能。对于年老妇女应注意排除宫腔积脓、宫颈癌、阴道癌合并感染。

5. 鱼腥味白带 常见于细菌性阴道病，白带呈灰白色匀质，伴外阴轻度瘙痒。

6. 血性白带 白带中混有血液，血量多少不一，应考虑宫颈癌、子宫内膜癌，宫颈息肉、重度宫颈糜烂或子宫黏膜下肌瘤等。放置宫内节育器亦可引起血性白带。

7. 水样白带 持续性淘米水样白带，且伴奇臭，常应排除晚期宫颈癌、阴道癌或黏膜下肌瘤伴感染。间断性排液，呈黄红色或红色水样白带，应考虑输卵管癌的可能。

三、下腹痛

下腹痛为妇女常见的症状。应根据下腹痛的部位、性质和临床特点进行鉴别诊断。

1. 起病缓急 起病缓慢而逐渐加剧者，多为内生殖器炎症或恶性肿瘤所引起；急骤发病，或同时伴有诱因者，应考虑卵巢囊肿蒂扭转或破裂，或子宫浆膜下肌瘤蒂扭转；突然发生的撕裂样剧痛者，应考虑输卵管妊娠破裂的可能。

2. 下腹痛部位 下腹正中部位的疼痛多为子宫病变；一侧下腹痛应考虑为该侧附件病变，如卵巢肿瘤蒂扭转、输卵管卵巢炎症；双侧下腹痛常见于子宫附件炎性病变；右侧下腹痛还应除外急性阑尾炎；卵巢肿瘤破裂、输卵管妊娠破裂或盆腔腹膜炎时，可引起整个下腹痛甚至继发全腹疼痛。

3. 下腹痛性质 持续性钝痛多为炎症或腹腔内积液所致；难以忍受的顽固性疼痛应排除晚期生殖器癌肿可能；阵发性疼痛多为子宫或输卵管等空腔器官收缩所致；输卵管妊娠或卵巢肿瘤破裂可引起撕裂性锐痛；宫腔内有积血或积脓常导致下腹坠痛。

4. 下腹痛放射部位 疼痛放射至肩部应考虑为腹腔内出血；放射至腰骶部多为宫颈、子宫病变所致；放射至腹股沟及大腿内侧，一般为该侧子宫附件病变所引起。

笔记栏

5. 下腹痛与月经的关系 在月经周期中间出现一侧下腹隐痛，应考虑为排卵性疼痛；经期出现腹痛，多考虑原发性痛经或子宫内膜异位症的可能；周期性下腹痛但无月经来潮应考虑先天性生殖道畸形或宫腔、宫颈管粘连的可能。

6. 伴随症状 下腹痛同时有停经史，多考虑异位妊娠或流产或妊娠合并症；伴恶心、呕吐考虑有卵巢囊肿蒂扭转的可能；有畏寒、发热常为盆腔炎症；有休克症状应考虑有腹腔内出血；有肛门坠胀一般为直肠子宫陷凹有积液所致；伴有恶病质为生殖器晚期癌肿的表现。

四、下腹部肿块

下腹部肿块是妇科患者常见主诉。临床上常在以下情况下发现下腹部肿块：①患者无意发现，尤其在清晨醒来自己扪及肿块；②家属无意发现；③因其他症状（如下腹痛、阴道流血等）做妇科检查时发现；④妇科普查时发现；⑤体检行 B 型超声检查盆腔时发现。

（一）根据肿块性质

（1）囊性：一般为良性病变，如卵巢囊肿、输卵管积水等。

（2）实性：除妊娠子宫、子宫肌瘤、卵巢纤维瘤、附件炎块等实性块物为良性外，其他实性肿块应首先考虑为恶性肿瘤。

（3）囊实性：多考虑卵巢或输卵管恶性肿瘤。

（二）根据发病器官或部位

下腹部肿块可来自肠道、泌尿道、腹壁、腹腔或生殖道等，但以源自生殖道者最多见（图 14-6）。

1. 子宫增大 凡位于下腹正中且与宫颈相连的肿块，多为子宫的肿块。子宫增大可能是：

（1）妊娠子宫：育龄妇女有停经史，且子宫增大，质软，应首先考虑为妊娠子宫。

（2）子宫肌瘤：子宫均匀增大，或表面有单个或多个球形隆起。子宫肌瘤的典型症状为月经过多。带蒂的浆膜下肌瘤仅以蒂与宫体相连，一般无症状，故检查时有可能将其误诊为卵巢实质性肿瘤。

（3）子宫腺肌病：子宫均匀增大、质硬，一般不超过妊娠 12 周子宫大小。患者多伴有逐年加重的继发性痛经、经量增多及经期延长。

（4）子宫阴道积血或子宫积脓：子宫阴道积血多见于处女膜闭锁或阴道无孔横隔，患者表现为青春期无月经来潮，有周期性腹痛，可因经血外流受阻子宫及阴道积血而扪及下腹部肿块。子宫积脓或积液也可见于子宫内膜癌、老年性子宫内膜炎或宫颈癌放射治疗多年后出现宫腔积脓。

（5）子宫恶性肿瘤：绝经后妇女子宫增大且伴有不规则阴道流血者，应考虑子宫内膜癌的可能。若育龄妇女，有生育或流产史，尤其是有葡萄胎史者，伴有子宫增大，甚至外形不规则，伴有异常子宫出血时，应考虑绒毛膜癌的可能。

2. 附件肿块 附件包括输卵管和卵巢，在正常情况下均难以扪及。当附件扪及肿块时，多属病理现象。临床常见于以下的类型：

（1）输卵管妊娠：肿块多位于患侧子宫旁，常边界欠清，大小和形状不一，有明显触痛。患者多有短时间的停经、阴道持续点滴性出血及下腹痛三大症状。

（2）附件炎性肿块：肿块多为双侧性，囊性，与子宫有粘连，不活动，压痛明显。急性附件炎症患者有发热、腹痛。慢性附件炎症患者有不育及下腹部隐痛史，部分患者表现为急性盆腔炎反复发作。

（3）卵巢肿瘤：卵巢良性肿物多为囊性，表面光滑、边界清，可活动。而恶性肿物多为实性或囊实性，表面不规则，活动受限，盆腔内可扪及无痛性结节，常伴有胃肠道症状。

（4）卵巢非赘生性囊肿：多为单侧可活动的囊性包块，直径一般不超过 6cm。卵泡囊肿多与月经周期有关，可自然消退。黄体囊肿可在妊娠早期扪及。葡萄胎常并发双侧卵巢黄素化囊肿。卵巢子宫内膜异位囊肿多为与子宫有粘连、活动受限且有压痛的肿块。

3. 肠道肿块

（1）粪块嵌顿：块物位于左下腹，多呈圆锥状，直径 4～6cm，质偏实，略能推动。灌肠排便后块物消失。

（2）阑尾周围脓肿：肿块位于右下腹，边界不清，距子宫较远且固定，有明显压痛，伴发热、白细胞增多和血沉加快。多有转移性右下腹痛史。

（3）腹部手术后继发肠管、大网膜粘连：肿块边界不清，叩诊时部分区域呈鼓音。患者以往有手术史或盆腔感染史。

（4）直肠癌：后盆腔实性包块应注意排除直肠癌，肛门指检可扪及直肠壁肿物，指套有血污。

4. 泌尿系肿块

（1）充盈膀胱：肿块位于下腹正中、耻骨联合上方，呈囊性，表面光滑，不活动。导尿后囊性肿块消失。

（2）盆腔肾：先天异位肾可位于髂窝部或盆腔内，形状类似正常肾，但略小。一般无自觉症状。静脉尿路造影可确诊。

5. 腹壁或腹腔肿块

（1）腹壁血肿或脓肿：肿块位于腹壁内，患者有腹部手术或外伤史。让患者取仰卧位抬起头部使腹肌紧张，可见肿块更明显。

（2）腹膜后肿瘤或脓肿：肿块位于直肠和阴道后方，与后腹壁固定，不活动，多为实性，以肉瘤最

笔记栏

常见，亦可为囊性，如良性畸胎瘤、脓肿等。可借助CT或MRI定位。

(3) 腹水：大量腹水易与巨大卵巢囊肿相混淆。腹部两侧浊音，脐周鼓音为腹水特征。但腹水若合并卵巢肿瘤，腹部冲击触诊法可发现潜在的肿块。

(4) 结核性包裹性积液：肿块为囊性，表面光滑，界限不清，固定不活动。囊肿可随患者病情加剧而增大或好转而缩小。

(5) 直肠子宫陷凹脓肿：肿块呈囊性，向后穹隆突出，触痛明显，伴发热、肛门下坠感及急性盆腔腹膜炎体征。后穹隆穿刺抽出脓液可确诊。

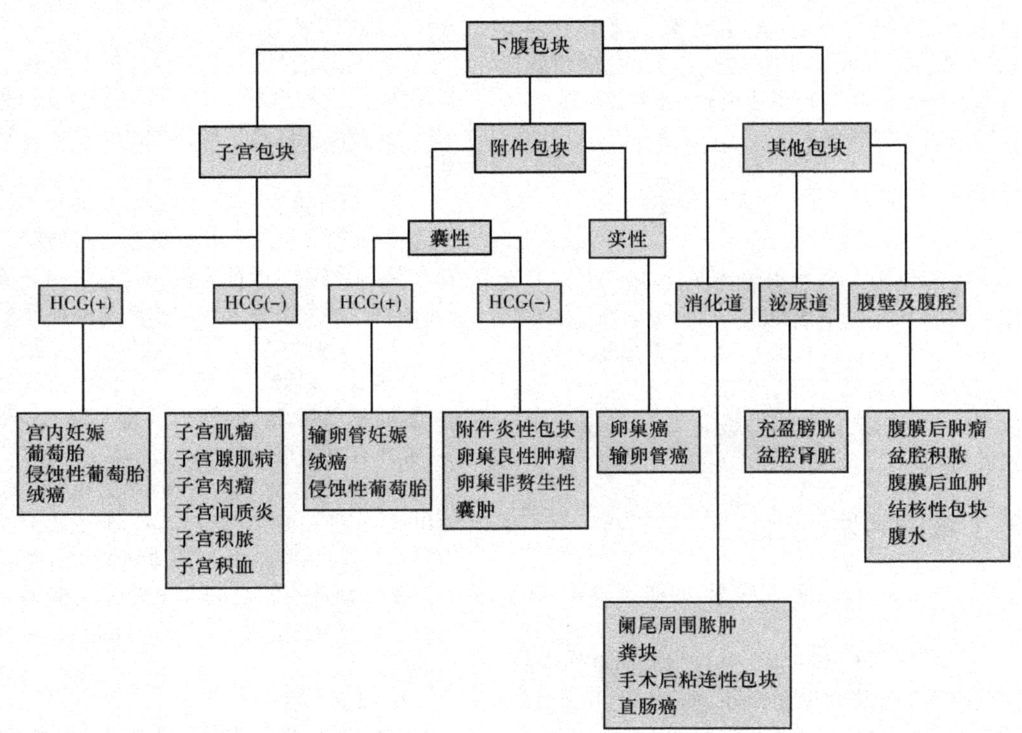

图 14-6　下腹包块的鉴别诊断

(马彩玲)

笔 记 栏

第15章　女性生殖系统炎症

女性生殖系统炎症是常见的妇科疾病，主要有外阴阴道炎、子宫颈炎及盆腔炎。病情轻者可无症状，严重者可引起败血症甚至感染性休克。

第一节　女性生殖系统的自然防御机制

一、女性生殖器官的自然防御功能

女性生殖道由于其解剖、生理、生化及免疫学特点，故使之具有比较完善的自然防御功能，增强了女性防御生殖道感染的能力。在健康妇女阴道内存在有某些病原体，但并不引起炎症。

(1) 女性两侧大阴唇自然合拢，遮掩阴道口、尿道口。

(2) 由于盆底肌的作用，阴道口闭合，阴道前后壁紧贴，可以防止外界的微生物侵入而导致炎症的发生。经产妇阴道松弛，这种防御功能较差。

(3) 阴道自净作用：生理情况下，雌激素使阴道上皮增生变厚并富含糖原，加强对病原体的抵抗力，糖原在阴道乳杆菌作用下分解为乳酸，维持阴道正常的酸性环境(pH≤4.5，多在3.8～4.4)，抑制其他病原体的生长，称为阴道自净作用。绝经后妇女由于雌激素低下，阴道自净作用下降，阴道抵抗力降低，易受感染。

(4) 宫颈阴道部表面覆以复层鳞状上皮；宫颈内口紧闭；宫颈管分泌大量黏液形成黏液栓，内含溶菌酶、局部抗体(抗白细胞蛋白酶)。可以阻止病原体进入上生殖道。

(5) 育龄妇女子宫内膜周期性剥脱，有利于消除宫腔感染。此外，子宫内膜分泌液也含有乳铁蛋白、溶菌酶，消除少量进入宫腔的病原体。

(6) 输卵管黏膜上皮细胞的纤毛向宫腔方向摆动以及输卵管的蠕动，可以阻止病原体的侵入。输卵管液与子宫内膜分泌液一样，含有乳铁蛋白、溶菌酶，清除偶然进入上生殖道的病原体。

(7) 生殖道的免疫系统：生殖道黏膜如宫颈和子宫聚集有不同数量的淋巴组织及散在的淋巴细胞，包括T细胞、B细胞。此外，中性粒细胞、巨噬细胞、补体以及一些细胞因子均在局部有重要的免疫功能，发挥抗感染作用。

当自然防御功能遭到破坏，或机体免疫功能下降、内分泌发生变化或外源性致病菌侵入，均可导致炎症发生。

二、阴道正常菌群

正常阴道细菌寄居形成阴道正常菌群，为维持正常阴道内环境起着极为重要的作用。阴道内正常菌群包括：①革兰阳性需氧菌及兼性厌氧菌：乳杆菌、棒状杆菌、非溶血性链球菌、肠球菌及表皮葡萄球菌。②革兰阴性需氧菌及兼性厌氧菌：加德纳菌、大肠埃希菌及摩根菌。③专性厌氧菌：消化球菌、消化链球菌、类杆菌及梭杆菌。④支原体及假丝酵母菌(念珠菌)。虽然正常阴道内有多种细菌存在，但由于阴道与这些菌群之间形成生态平衡并不致病。

三、阴道生态平衡

在维持阴道生态平衡中，雌激素、乳杆菌及阴道pH起重要作用。正常阴道菌群中，以产生过氧化氢(H_2O_2)的乳杆菌为优势菌。乳杆菌除维持阴道的酸性环境外，其产生的过氧化氢及其他抗微生物因子可抑制或杀灭其他细菌。阴道生态平衡一旦被打破或外源病原体侵入，即可导致阴道炎症。如绝经后血雌激素水平下降或频繁性交和反复的阴道灌洗等均可使阴道pH升高，不利于乳杆菌生长。另外，长期应用抗生素，可抑制乳杆菌生长，或机体免疫力低下，使其他致病菌成为优势菌，导致阴道炎症。

第二节　外阴及阴道炎症

外阴及阴道炎症是妇科最常见的疾病，它可以发生于任何年龄，但育龄妇女更为常见。由于外阴阴道前与尿道、后与肛门毗邻，局部潮湿，易受污染；生育年龄妇女性活动较频繁、阴道分娩以及宫腔操作；绝经后妇女及婴幼儿雌激素水平低，局部抵抗力下降，均为易受感染的因素。外阴和阴道炎可单独存在，也可两者同时存在。

笔记栏

案例 15-1

患者，女，34 岁，因外阴瘙痒伴豆渣样白带 3 天门诊就诊。

患者于半月前因肺炎用抗生素治疗 10 天，近 3 天自觉外阴瘙痒，白带增多呈豆渣样，用水清洗外阴无效。平素月经规则，孕$_1$产$_1$，宫内节育器避孕。

妇科检查：外阴发育正常，有红斑，小阴唇内侧和阴道壁附有白色块状物，阴道壁充血水肿，分泌物呈豆渣样；宫颈光滑；子宫前位，大小正常，质中，活动，无压痛。双附件未见异常。

问题：

1. 根据症状和体征，首先应考虑何诊断？

2. 在明确诊断之前，应做哪些实验室检查？

3. 如何明确诊断？如何给出处理建议？

一、非特异性外阴炎

（一）病因

外阴皮肤不洁、穿紧身化纤内裤、经期使用卫生巾导致局部通透性差或潮湿、糖尿病患者糖尿的刺激、粪瘘或尿瘘患者粪便或尿液的长期刺激，均可引起非特异性外阴炎（non-specific vulvitis）。

（二）临床表现

外阴部位瘙痒、疼痛、烧灼感，于活动、性交、排尿及排便时加重。检查见局部充血、肿胀、糜烂，常有抓痕，严重者形成溃疡或湿疹。慢性炎症可使皮肤增厚、粗糙、皲裂，甚至苔藓样变。

（三）治疗

治疗原则为保持局部清洁、干燥，局部应用抗生素，消除病因。

1. 病因治疗　积极寻找病因，若发现糖尿病应及时治疗糖尿病，若有尿瘘、粪瘘应及时行修补术。

2. 局部治疗　可用 0.1%聚维酮碘液或1∶5000 高锰酸钾液坐浴，每日 2 次，每次 15～30 分钟。坐浴后涂抗生素软膏。此外，可选用中药局部治疗。急性期还可选用微波或红外线局部物理治疗。

二、前庭大腺炎

前庭大腺位于两侧大阴唇后 1/3 深部，腺管开口于处女膜与小阴唇之间，正常是看不见和摸不着的。当性交、分娩等情况污染外阴部时，病原体侵入前庭大腺可引起炎症称前庭大腺炎（Bartholinitis）。多见于育龄妇女，临床表现为先有前庭大腺导管炎，随后引起前庭大腺脓肿。

笔记栏

（一）病因及临床表现

1. 病因　主要病原体为葡萄球菌、大肠埃希菌、链球菌和肠球菌。随着性传播疾病发病率升高，淋病奈瑟菌及沙眼衣原体已成为常见病原体。

2. 临床表现

（1）前庭大腺导管炎：急性炎症时，病原体首先侵犯腺管，导致前庭大腺导管炎。临床表现为外阴部一侧疼痛、灼热感，行动不便。检查见局部皮肤红肿、发热、压痛明显，患侧腺体开口处充血，有时可见白色小点。

（2）前庭大腺脓肿：当腺管开口因肿胀或渗出物凝聚发生阻塞时，脓液不能外流则形成脓肿，称为前庭大腺脓肿（abscess of Bartholin gland）。临床表现为外阴部一侧疼痛加剧，部分患者出现发热等全身症状，腹股沟淋巴结可呈不同程度增大。检查时见脓肿直径可达 3～6cm，局部可触及波动感。腺体开口明显充血及有脓液渗出。当脓肿内压力增大时，表面皮肤变薄，脓肿自行破溃，若破孔大，可自行引流，炎症较快消退而痊愈；若破孔小，引流不畅，则炎症持续不消退，并可反复急性发作。

（二）治疗

急性炎症发作时，需卧床休息，局部保持清洁。可取前庭大腺开口处分泌物做细菌、淋菌及衣原体培养，确定病原体。根据病原体选用口服或肌内注射抗生素。此外，可选用清热、解毒中药局部热敷或坐浴。脓肿形成后需行脓肿切开引流及造口术，并放置引流条。

三、前庭大腺囊肿

（一）病因

前庭大腺囊肿（Bartholin cyst）系因前庭大腺管开口部阻塞，分泌物积聚于腺腔而形成。原因：①前庭大腺脓肿消退过程中，因腺管开口阻塞，囊腔内的脓液吸收后由腺体分泌物代替而形成囊肿。②先天性腺管狭窄或腺腔内黏液浓稠，分泌物排出不畅。③前庭大腺管损伤，如分娩时会阴与阴道裂伤后瘢痕阻塞腺管口，或会阴侧切开术损伤腺管。前庭大腺囊肿可继发感染形成脓肿并反复发作。

（二）临床表现

前庭大腺囊肿多为单侧，也可双侧，囊肿大小不等，若小囊肿且无感染，患者可无自觉症状，往往在妇科检查时方被发现；若囊肿大，患者可有外阴坠胀感或性交不适。检查见外阴部后下方囊肿，可向大阴唇外侧突起，呈椭圆形，囊肿大小不等(图 15-1)。

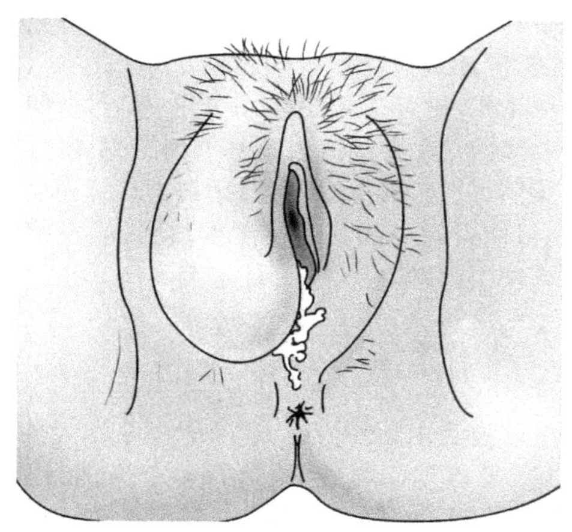

图 15-1 前庭大腺囊肿

(三) 治疗

多采用前庭大腺囊肿造口术，该术式简单，损伤小，术后还能保留腺体功能。

四、滴虫阴道炎

滴虫阴道炎(trichomonal vaginitis)是由阴道毛滴虫引起的常见阴道炎。阴道毛滴虫适宜在温度25～40℃、偏碱性(pH5.2～6.6)的潮湿环境中生长，在 pH 5 以下或 7.5 以上的环境中则不生长。月经前、后阴道 pH 发生变化，经后接近中性，故隐藏在腺体及阴道皱襞中的滴虫于月经前、后常得以繁殖，引起炎症发作。滴虫能消耗或吞噬阴道上皮细胞中的糖原，阻碍乳酸生成，使阴道 pH 升高。滴虫阴道炎患者的阴道 pH5～6.5。滴虫不仅寄生于阴道，还可侵入尿道或尿道旁腺，甚至膀胱、肾盂以及男方的包皮皱褶、尿道或前列腺中(图 15-2)。

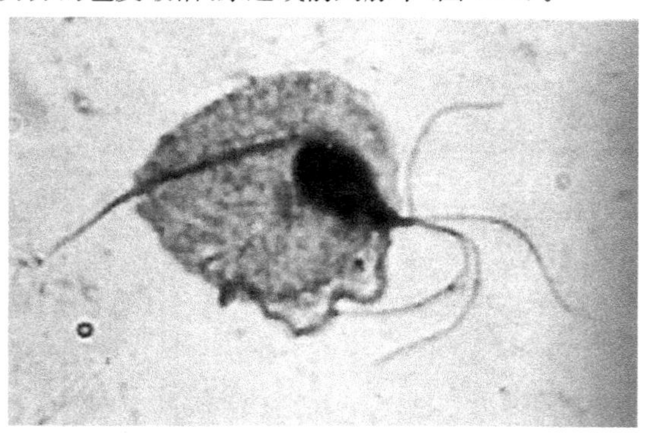

图 15-2 阴道毛滴虫

(一)传播方式

(1) 经性交直接传播：由于男性感染滴虫后常无症状，易成为感染源。

(2) 间接传播：经公共浴池、浴盆、浴巾、游泳池、坐式便器、衣服、污染的器械及敷料等传播。

(二) 临床表现

25%～50%患者感染初期无症状，潜伏期为4～28日。主要症状和体征为：

(1) 外阴瘙痒：瘙痒部位主要为阴道口及外阴，间或有灼热、疼痛、性交痛等。

(2) 阴道分泌物增多：分泌物典型特点为稀薄脓性、黄绿色、泡沫状、有臭味。

(3) 其他症状：若合并尿道感染，可有尿频、尿痛，有时可见血尿。阴道毛滴虫能吞噬精子，并能阻碍乳酸生成，影响精子在阴道内存活，可致不孕。

(4) 体征：妇科检查见阴道黏膜充血，严重者有散在出血点，宫颈甚至有出血斑点，形成“草莓样”宫颈，后穹隆有多量白带，呈灰黄色、黄白色稀薄液体或黄绿色脓性分泌物，常呈泡沫状。带虫者阴道黏膜无异常改变。

(三) 诊断

典型病例容易诊断，若在阴道分泌物中找到滴虫即可确诊。最简便的方法是生理盐水悬滴法，显微镜下可见到呈波状运动的滴虫及增多的白细胞被推移。此方法的敏感性 60%～70%。对可疑患者，若多次悬滴法未能发现滴虫时，可送培养，准确性达 98%左右。取分泌物前 24～48 小时避免性交、阴道灌洗或局部用药，取分泌物时窥器不涂润滑剂，分泌物取出后应及时送检并注意保暖，否则滴虫活动力减弱，造成辨认困难。目前国外有报道聚合酶链反应(PCR)用于滴虫的诊断，敏感性及特异性均与培养法相似。

(四) 治疗

因滴虫阴道炎可同时有尿道、尿道旁腺、前庭大腺滴虫感染，治愈此病，以全身用药为主，辅助局部治疗。主要治疗药物为甲硝唑。

1. 全身用药 初次治疗可选择甲硝唑 2g，单次口服；或甲硝唑 400mg，每日 2～3 次，连服 7 日。口服药物的治愈率为 90%～95%。服药后偶见胃肠道反应，如食欲减退、恶心、呕吐。此外，偶见头痛、皮疹、白细胞减少等，一旦发现应停药。甲硝唑能通过乳汁排泄，若在哺乳期用药，用药物间及用药后 24 小时内不宜哺乳。妊娠期滴虫阴道炎能否口服甲硝唑仍存在争议。但国内仍将甲硝唑列为妊娠期禁用药物,多主张局部用药。

2. 局部用药 不能耐受口服药物或不适宜全身用药者,可选择阴道局部用药。单独局部用药疗效不如全身用药,局部用药的治愈率≤50%。甲硝唑阴道泡腾片 200mg,每晚 1 次,连用 7 日。

3. 随访 部分滴虫阴道炎可于月经后复发,治疗后检查滴虫阴性时,仍应每次月经后复查白带,若 3 次检查均阴性,方为治愈。对治疗失败者增加甲硝唑疗程及剂量仍有效。

4. 注意事项 有复发症状的病例多数为重复感染。应注意避免重复感染,内裤及洗涤用的毛巾,应煮沸 5~10 分钟以消灭病原体,同时应对其性伴侣进行治疗。治疗期间避免性生活。

五、外阴阴道假丝酵母菌病

外阴阴道假丝酵母菌病(vulvovaginal candidiasis,VVC)是常见外阴、阴道炎症,也称外阴阴道念珠菌病。国外资料显示,约 75%妇女一生中至少患过 1 次外阴阴道假丝酵母菌病。

(一) 病原体及诱发因素

80%~90%病原体为白假丝酵母菌,非白假丝酵母菌类占 10%~20%,包括光滑假丝酵母菌、近平滑假丝酵母菌、热带假丝酵母菌等。假丝酵母菌适宜酸性环境生长,阴道 pH 适宜在 4.0~4.7 范围,通常<4.5。白假丝酵母菌为双相菌,有酵母相及菌丝相,酵母相为芽生孢子,在无症状寄居及传播中起作用;菌丝相为芽生孢子伸长成假菌丝,侵袭组织能力加强。假丝酵母菌对热的抵抗力不强,加热至 60℃ 1 小时即死亡;但对干燥、日光、紫外线及化学制剂等抵抗力较强。

白假丝酵母菌为条件致病菌,当阴道内菌量极少,呈酵母相,并不引起症状。只有在全身及阴道局部细胞免疫能力下降,假丝酵母菌大量繁殖,并转变为菌丝相,才出现症状。常见发病诱因:①妊娠及糖尿病时机体免疫力下降,阴道组织内糖原增加,酸度增高,有利于假丝酵母菌生长。②大量应用免疫抑制剂如皮质类固醇激素或免疫缺陷综合征,使机体抵抗力降低。③长期应用抗生素,抑制乳杆菌生长,破坏了阴道生态环境,有利于假丝酵母菌的繁殖。④胃肠道假丝酵母菌的感染,也可同时传染阴道。⑤其他诱因,如穿紧身化纤内裤及肥胖,也可使会阴局部温度及湿度增加,假丝酵母菌易于繁殖引起感染。

(二)传染途径

①主要为内源性传染,假丝酵母菌作为条件致病菌,除了寄生阴道外,也可寄生于人的口腔、肠道,一旦条件适宜可引起感染。这三个部位的假丝酵母菌可互相传染。②小部分患者可通过性交直接传染。③通过接触感染的衣物间接传染。

(三)临床表现

主要表现为外阴瘙痒和阴道分泌物增多。①外阴瘙痒、灼痛,严重时坐卧不宁,异常痛苦,还可伴有尿频、尿痛及性交痛。②阴道分泌物增多,分泌物特征为白色稠厚呈凝乳状或豆腐渣样。③体征:妇科检查外阴可见红斑、水肿,常伴有抓痕。阴道黏膜可见水肿、红斑,小阴唇内侧及阴道黏膜上附有白色块状物,擦除后露出红肿黏膜面,急性期还可见糜烂及浅表溃疡。目前根据其流行情况、临床表现、微生物学、宿主情况、治疗效果而分为单纯性外阴阴道假丝酵母菌病(uncomplicated VVC)和复杂性外阴阴道假丝酵母菌病(complicated VVC)(表 15-1)。

表 15-1 VVC 临床分类表

	单纯性 VVC	复杂性 VVC
发生频率	散发或非经常发作	复发性或经常发作
临床表现	轻到中度	重度
真菌种类	白假丝酵母菌	非白假丝酵母菌
宿主情况	免疫功能正常	免疫力低下、应用免疫抑制剂、糖尿病、妊娠
治疗效果	好	欠佳

(四) 诊断

典型病例不难诊断。若在分泌物中找到白假丝酵母菌即可确诊。若有症状而多次涂片检查为阴性,或为顽固病例,为确诊是否为非白假丝酵母菌感染,可采用培养法。pH 测定具有重要鉴别意义,若 pH<4.5,可能为单纯假丝酵母菌感染,若 pH>4.5,并且涂片中有多量白细胞,可能存在混合感染。

(五) 治疗

消除诱因,根据患者情况选择局部或全身应用抗真菌药物。

笔记栏

1. 消除诱因 若有糖尿病应给予积极治疗；及时停用广谱抗生素、雌激素及皮质类固醇激素。勤换内裤，用过的内裤、盆及毛巾均应用开水烫洗。

2. 局部用药 可选用下列药物放置阴道内：①咪康唑栓剂，每晚1粒(200mg)，连用7日；或每晚1粒(400mg)，连用3日；②克霉唑栓剂，每晚1粒(150mg)，连用7日；③制霉菌素栓剂，每晚1粒(1万U)，连用10～14日。

3. 全身用药 对不能耐受局部用药者、未婚妇女及不愿采用局部用药者可选用口服药物。常用药物：氟康唑 150mg，顿服；或伊曲康唑每次200mg，每日1次，连服3～5日。

对于单纯性VVC，全身用药与局部用药的疗效相似，治愈率80%～90%；对于复杂性VVC，如临床表现严重的VVC，不良宿主的VVC，无论局部用药还是口服药物，均应延长治疗时间，若为局部用药，延长至7～14日；若为口服氟康唑，则72小时后加服1次。

4. 复发性外阴阴道假丝酵母菌病的治疗 由于外阴阴道假丝酵母菌病容易在月经前复发，故治疗后应在月经前复查。若患者经治疗临床症状及体征消失，且真菌学检查阴性后又出现症状，真菌学检查阳性则称为复发。若一年内发作≥4次则称RVVC。

抗真菌治疗分为初始治疗及维持治疗，对于反复复发的患者主张维持治疗：氟康唑150mg，每周1次，共6个月；或克霉唑栓剂500mg，每周1次，连用6个月；伊曲康唑400mg，每月1次，连用6个月。在治疗前应做真菌培养确诊，治疗期间定期复查监测疗效及药物副作用，一旦发现副作用，立即停药。

5. 性伴侣治疗 约15%男性与女性患者接触后患有龟头炎，对有症状男性进行假丝酵母菌检查及治疗，以预防女性重复感染。无症状者无需治疗。

6. 妊娠合并外阴阴道假丝酵母菌病的治疗 局部治疗为主，禁用口服唑类药物。可选用克霉唑栓剂、硝酸咪康唑栓剂、制霉菌素栓剂，以7日疗法效果好。

案例 15-1 分析

病史特点：

患者因肺炎较长时间使用抗生素治疗10天，近3天觉外阴瘙痒，白带增多呈豆渣样，用水清洗外阴无效。

临床特点：

妇科检查发现外阴有红斑，小阴唇内侧和阴道壁附有白色块状物，阴道壁充血水肿。

临床分析：

有明显诱因（因肺炎用抗生素治疗10天），外阴及阴道呈现炎症表现。白带增多豆渣样疑似外阴阴道假丝酵母菌病，应取阴道分泌物涂片检查以明确诊断。

辅助检查：

阴道分泌物涂片找到白假丝酵母菌芽孢和菌丝。

临床诊断：

外阴阴道假丝酵母菌病

处理：

①消除诱因：停用抗生素，勤换内裤，用过的内裤、洗盆及毛巾用开水烫洗。②局部用药：如咪康唑栓剂每晚1粒(400mg)，塞入阴道深部，连用3日。

六、细菌性阴道病

细菌性阴道病(bacterial vaginosis)为阴道内正常菌群失调所致的一种混合感染。临床及病理特征是阴道内有大量不同的细菌，但阴道黏膜病理上无炎症改变。

(一) 病因

正常阴道内以乳杆菌占优势。当细菌性阴道病时，阴道内乳杆菌减少而其他细菌大量繁殖，主要有加德纳菌、动弯杆菌、普雷沃菌、消化链球菌等厌氧菌以及人型支原体，其中以厌氧菌居多，厌氧菌数量可增加100～1000倍。其原因仍不清楚，推测可能与频繁性交、多个性伴侣或阴道灌洗使阴道碱化有关。

(二) 临床表现

10%～40%患者无临床症状，有症状者主要表现为阴道分泌物增多，有鱼腥臭味，尤其性交后加重，可伴有轻度外阴瘙痒或烧灼感。分泌物有鱼腥臭味的原因为厌氧菌繁殖过程中产生多量的胺类物质如尸胺、腐胺、三甲胺等所致。检查见阴道黏膜无充血的炎症表现，分泌物特点为灰白色，均匀一致，稀薄，常黏附于阴道壁，但黏度很低，容易将分泌物从阴道壁拭去。

(三) 诊断

下列4项中有3项阳性即可临床诊断为细菌性阴道病：①匀质、稀薄、白色阴道分泌物，常黏附于阴道壁。②阴道 pH>4.5。③胺臭味试验(whiff test)阳性：取少许分泌物放在玻片上，加入10%氢氧化钾1～2滴，产生一种烂鱼肉样腥臭气味为阳性。④线索细胞阳性：取少许分泌物放在玻片上，加1滴生理盐水混合，在高倍镜下寻找线索细胞，线索细胞是阴道脱落的表层细胞，在其边缘贴附颗粒状物，使细胞边缘不清。这些颗粒为各种厌氧菌，尤其是加德纳菌。

细菌性阴道病是正常的菌群失调，因此，做细菌定性培养在诊断中意义不大。目前，已有细菌性阴道病试剂盒供临床应用，如BV定性检测。本病应与其他阴道炎相鉴别(表15-2)。

表15-2 细菌性阴道病与其他阴道炎的鉴别诊断

	细菌性阴道病	外阴阴道假丝酵母菌病	滴虫阴道炎
症状	分泌物增多	重度瘙痒	分泌物增多
	无或轻度瘙痒	烧灼感	轻度瘙痒
分泌物特点	白色，匀质，腥臭味	白色，豆腐渣样	稀薄，脓性，泡沫状
阴道黏膜	正常	水肿，红斑	散在出血点
阴道pH	>4.5(4.7～5.7)	<4.5	>5(5～6.5)
胺试验	阳性	阴性	阴性
显微镜检查	线索细胞	芽孢及假菌丝	阴道毛滴虫
	极少白细胞	少量白细胞	多量白细胞

(四) 治疗

治疗原则为选用抗厌氧菌药物，主要有甲硝唑、克林霉素。甲硝唑抑制厌氧菌生长，而不影响乳杆菌生长，是较理想的治疗药物，但对支原体效果差。

1. 口服药物 首选甲硝唑400mg，每日2～3次，口服，共7日；或甲硝唑2g，单次口服；或克林霉素300mg，每日2次，连服7日。甲硝唑单次口服不如连用7日效果好。

2. 局部药物治疗 2%克林霉素软膏阴道涂布，每次5g，每晚1次，连用7日；或甲硝唑阴道泡腾片200mg，每晚1次，连用7～10日。口服药物与局部用药疗效相似，治愈率80%左右。

3. 性伴侣的治疗 本病虽与多个性伴侣有关，但对性伴侣给予治疗并未改善治疗效果及降低其复发，因此，性伴侣不需常规治疗。

4. 妊娠期细菌性阴道病的治疗 由于本病与不良妊娠结局有关，可能与羊膜绒毛膜炎、胎膜早破、早产有关。因此对任何有症状的细菌性阴道病孕妇及无症状的高危孕妇(有胎膜早破、早产史)均需治疗。由于本病在妊娠期有合并上生殖道感染的可能，多选择口服用药，甲硝唑200mg，每日3～4次，连服7日；或克林霉素300mg，每日2次，连服7日。

七、老年性阴道炎

(一) 病因

老年性阴道炎(senile vaginitis)见于自然绝经及卵巢去势后妇女，因卵巢功能衰退，雌激素水平降低，阴道壁萎缩，黏膜变薄，上皮细胞内糖原减少，阴道内pH增高，常接近中性，局部抵抗力降低，致病菌容易入侵繁殖引起炎症。

(二) 临床表现

主要症状为阴道分泌物增多及外阴瘙痒、灼热感。阴道分泌物稀薄，呈淡黄色，感染严重者出现脓血性白带，可伴有性交痛。检查见阴道呈老年性改变，阴道壁萎缩，皱襞消失，菲薄。阴道黏膜充血，有散在小出血点或点状出血斑，有时见浅表溃疡。溃疡面可发生粘连，严重时造成狭窄甚至闭锁，炎症分泌物引流不畅形成阴道积脓或宫腔积脓。

(三) 诊断

根据绝经、手术切除卵巢史或盆腔放射治疗史及临床表现，诊断一般不难，但它是排除性诊断，应注意排除其他类型的阴道炎症、子宫恶性肿瘤及阴道癌。老年性阴道炎患者阴道分泌物检查，显微镜下见大量基底层细胞及白细胞，无滴虫及假丝酵母菌。对有血性白带者，需常规做宫颈刮片，必要时行分段诊刮术；对阴道壁肉芽组织及溃疡需排除阴道癌，必要时局部活组织检查。

(四) 治疗

治疗原则为抑制细菌生长，增加阴道抵抗力。

(1) 抑制细菌生长：用1%乳酸或0.5%醋酸液冲洗阴道，每日1次，增加阴道酸度，抑制细菌生长繁殖。阴道冲洗后，应用抗生素如甲硝唑200mg或诺氟沙星100mg，放于阴道深部，每日1次，7～10日为一疗程。

(2) 增加阴道抵抗力：针对病因给予雌激素制剂，可局部给药，也可全身给药。妊马雌酮软膏局部涂抹，每日2次。全身用药可口服尼尔雌醇。对同时需要性激素替代治疗的患者，可给予妊马雌酮0.625mg和甲羟孕酮2mg，也可选用其他雌激素制剂，乳癌或子宫内膜癌患者慎用雌激素制剂。

笔记栏

第三节 宫 颈 炎

案例 15-2

患者，女，33 岁，反复阴道分泌物增多 10 年，加重 1 周，性交后出血 1 天。

患者于 10 年前足月顺产分娩一男，产后阴道恶露持续约 40 天左右干净。阴道分泌物明显较分娩前增多，多为乳白色黏液，偶有淡黄脓性；近 1 周阴道分泌物增多呈脓性，伴有腥臭味，昨天性交后出现少许阴道出血，2005 年 12 月 12 日来门诊就诊。平素月经规则，末次月经 2005 年 12 月 1 日，量如常，持续 5 天干净。上环避孕 9 年。

妇科检查：

外阴阴道正常，阴道穹隆有中量脓性分泌物，少许血丝；宫颈肥大，上唇呈颗粒状糜烂（＋＋），触之易出血；于 5 点、8 点各有一个直径 0.3cm 的囊肿，呈青白色；子宫前位，正常大小，质实，无压痛，活动；双附件未见异常。

问题：

1. 根据病史和检查，首先应考虑什么诊断？

2. 应注意排除什么疾病？

3. 如何明确诊断？如何给出处理建议？如何预防？

宫颈炎症是妇科常见疾病之一。它包括宫颈阴道部炎症及宫颈管黏膜炎症。由于宫颈管黏膜上皮为单层柱状上皮，易受分娩、性交及宫腔操作的损伤，抗感染能力较差，容易发生感染，并且宫颈管黏膜皱襞多，一旦发生感染，很难将病原体完全清除，故容易导致慢性宫颈炎症。

一、急性宫颈炎

（一）病因及病原体

急性宫颈炎主要见于感染性流产、产褥期感染、宫颈损伤和异物并发感染，病原体为葡萄球菌、链球菌、肠球菌等一般化脓性细菌。近年来随着性传播疾病的增加，急性宫颈炎已成为常见疾病，且以黏液脓性宫颈炎（mucopurulent cervicitis，MPC）最常见。其病原体主要为淋病奈瑟菌及沙眼衣原体。但部分 MPC 的病原体不清。病原体首先感染宫颈管柱状上皮，沿黏膜面扩散引起浅层感染，病变以宫颈管明显。淋病奈瑟菌除宫颈管柱状上皮外，还常侵袭尿道移行上皮、尿道旁腺及前庭大腺。葡萄球菌、链球菌更易累及宫颈淋巴管，侵入宫颈间质深部。

（二）病理

肉眼见宫颈红肿，宫颈管黏膜充血、水肿，宫颈外口可见脓性分泌物流出。镜下见宫颈黏膜及黏膜下组织、腺体周围大量中性粒细胞浸润，腺腔内可见脓性分泌物，血管充血。

（三）临床表现

部分患者无症状。主要症状表现为阴道分泌物增多，呈黏液脓性，因阴道分泌物的刺激，可出现外阴瘙痒及灼热感，也可有经间期出血、性交后出血等症状。此外，常伴有下泌尿道症状，如尿急、尿频、尿痛。妇科检查见宫颈充血、水肿、黏膜外翻，有脓性分泌物从宫颈管流出，宫颈触痛，质脆，触之易出血。若为淋病奈瑟菌感染，因尿道旁腺、前庭大腺受累，可见尿道口、阴道口黏膜充血、水肿以及多量脓性分泌物。

（四）诊断

根据临床表现做出初步诊断。擦去宫颈外口表面分泌物后，用小棉拭子插入宫颈管内取出，肉眼看到白色棉拭子上有黄色或黄绿色黏液脓性分泌物，将分泌物涂片做革兰染色，若光镜下平均每个高倍视野有 30 个以上或每个油镜视野有 10 个以上中性粒细胞，可诊断 MPC。对 MPC 者应做淋病奈瑟菌及沙眼衣原体的检测，以明确病原体。

（五）治疗

主要针对病原体。对于单纯急性淋病奈瑟菌性宫颈炎主张大剂量、单次给药，常用的药物有第三代头孢菌素，如头孢曲松钠 250mg，单次肌内注射；或氨基糖苷类的大观霉素 4g，单次肌内注射。治疗衣原体药物有四环素类如多西环素；红霉素类如阿奇霉素；或喹诺酮类如氧氟沙星。由于淋病奈瑟菌感染常伴有衣原体感染，因此，若为淋菌性宫颈炎，治疗时除选用抗淋病奈瑟菌的药物外，同时应用抗衣原体感染药物。

二、慢性宫颈炎

慢性宫颈炎（chronic cervicitis）多由急性宫颈炎未治疗或治疗不彻底转变而来，部分患者无急性宫颈炎病史，直接表现为慢性宫颈炎。主要病原体为葡萄球菌、链球菌、大肠埃希菌及厌氧菌，常因分娩、流产或手术损伤宫颈后，病原体侵入而引起感染。其次为性传播疾病的病原体，如淋病奈瑟菌、沙眼衣原体。卫生不良或雌激素缺乏，局部抗感染能力差，也易引起慢性宫颈炎。

笔 记 栏

（一）病理

慢性宫颈炎是一个慢性病理过程，常见的病理改变有：

1. 宫颈糜烂 宫颈糜烂是慢性宫颈炎最常见的一种病理改变。宫颈外口处的宫颈阴道部外观呈细颗粒状的红色区，称为宫颈糜烂。糜烂面为完整的宫颈管单层柱状上皮所覆盖，因柱状上皮菲薄，其下间质透出呈红色，并非真性糜烂。由于宫颈管柱状上皮抵抗力低，病原体易侵入发生炎症。宫颈糜烂发生的机制仍不明确。

宫颈糜烂根据糜烂深浅程度分为三型：①在炎症初期，糜烂面仅为单层柱状上皮所覆盖，表面平坦，称为单纯性糜烂。②随后由于腺上皮过度增生并伴有间质增生，糜烂面凹凸不平呈颗粒状，称为颗粒型糜烂。③当间质增生显著，表面不平现象更加明显呈乳突状，称为乳突型糜烂。根据糜烂面积大小可将宫颈糜烂分为三度。①轻度指糜烂面小于整个宫颈面积的1/3。②中度指糜烂面占整个宫颈面积的1/3～2/3。③重度指糜烂面占整个宫颈面积的2/3以上。诊断宫颈糜烂应同时表示糜烂的面积和深浅（图15-3）。

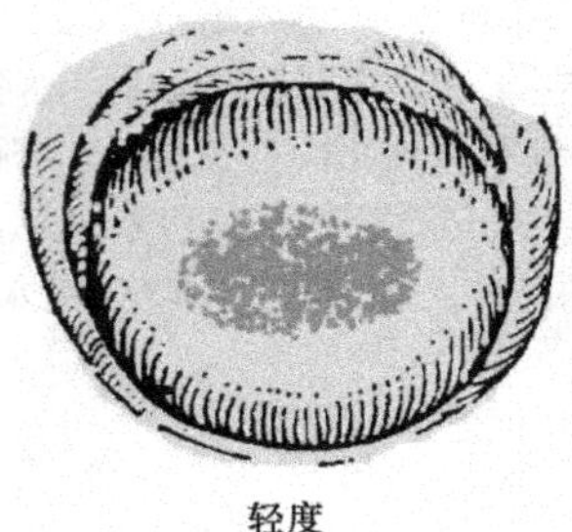
轻度

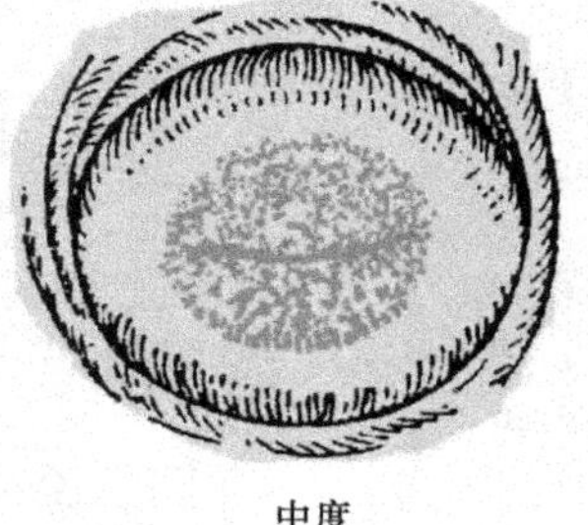
中度

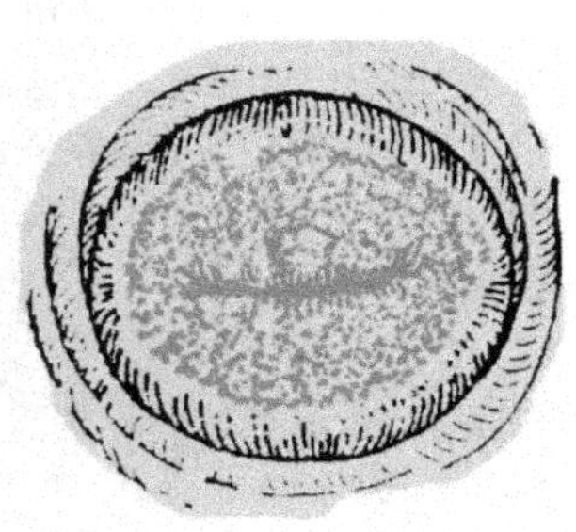
重度

图15-3 宫颈糜烂分度

2. 宫颈息肉 由于宫颈管局部长期慢性炎症刺激，宫颈管黏膜增生且向宫颈外口突出而形成息肉（图15-4）。可一个或多个不等，色红，呈舌形，直径一般约1cm，质软而脆，易出血，息肉蒂细长，根部多附着于宫颈外口，少数在宫颈管壁。光镜下见息肉表面覆盖单层高柱状上皮，中心为结缔组织伴有充血、水肿及炎性细胞浸润。宫颈息肉极少恶变，恶变率<1%，但若炎症存在则易复发。

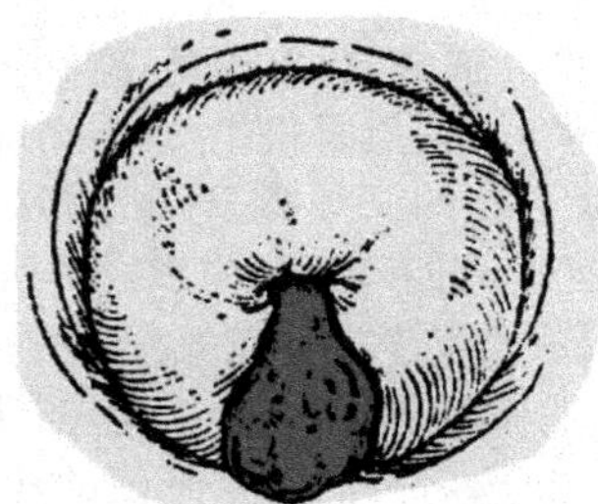

图15-4 宫颈息肉

3. 宫颈黏膜炎 病变局限于宫颈管黏膜及黏膜下组织，宫颈阴道部外观光滑，宫颈外口可见有脓性分泌物，有时宫颈管黏膜增生向外突出，可见宫颈口充血、发红。由于宫颈管黏膜及黏膜下组织炎症反应和结缔组织增生，可使宫颈肥大。

4. 宫颈腺囊肿 在宫颈糜烂愈合过程中，新生的鳞状上皮覆盖宫颈腺管口或伸入腺管，将腺管口阻塞；腺管周围的结缔组织增生或瘢痕形成压迫腺管，使腺管变窄甚至阻塞，腺体分泌物引流受阻、潴留形成囊肿（图15-5）。检查时见宫颈表面突出多个青白色小囊泡，内含无色黏液。若囊肿感染，则外观呈白色或淡黄色小囊泡。

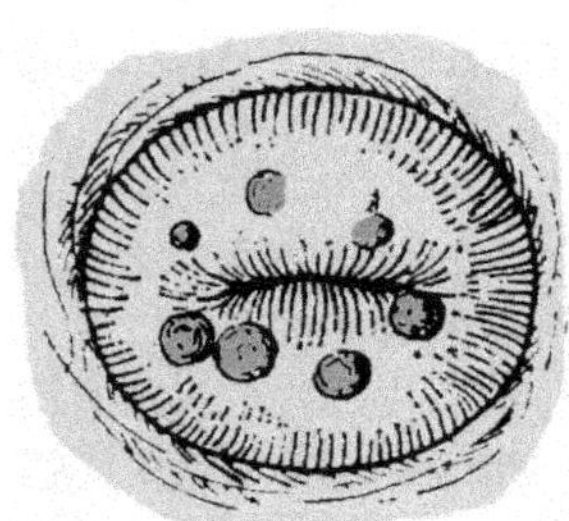

图15-5 宫颈腺囊肿

5. 宫颈肥大 由于慢性炎症的长期刺激，宫颈组织充血、水肿，腺体和间质增生，还可能在腺体深部有黏液潴留形成囊肿，使宫颈呈不同程度肥大、硬度增加，但表面多光滑，有时可见到宫颈腺囊肿突起。

（二）临床表现

主要症状是阴道分泌物增多。分泌物呈乳白色黏液状，有时呈淡黄色脓性，可有血性白带或接触性出血（妇检或性交后）。当炎症涉及膀胱下结缔组织时，可出现尿急、尿频。若炎症沿宫骶韧带扩散到盆腔，可有腰骶部疼痛、下腹坠痛等。宫颈黏稠脓性分泌物不利于精子穿过，可造成不孕。妇科检查时可见宫颈有不同程度糜烂、肥大、充血、水肿，有时质较硬，有时可见息肉及宫颈囊肿。

笔记栏

（三）诊断

根据临床表现做出慢性宫颈炎的诊断并不困难，但明确病原体则较困难。对有性传播疾病的高危妇女，应做淋病奈瑟菌及衣原体的相关检查。由于宫颈糜烂与宫颈上皮内瘤变或早期宫颈癌从外观上难以鉴别，需常规做宫颈刮片、宫颈管吸片，必要时做阴道镜检查及活组织检查以明确诊断。

案例 15-2 分析

患者 10 年前足月顺产分娩一男，产后阴道恶露持续约 40 天左右才干净是产后感染征象；阴道分泌物明显较分娩前增多，多为乳白色黏液间淡黄脓性；近 1 周阴道分泌物增多呈脓性，伴有腥臭味，昨天性交后出现少许阴道出血，是慢性宫颈炎主要症状。妇科检查：外阴阴道正常，阴道穹隆有中量脓性分泌物，少许血丝；宫颈肥大，上唇呈颗粒状糜烂(＋＋)，触之易出血；于 5 点、8 点各有一个 0.3cm 直径囊肿；子宫前位，正常大小，质实，无压痛，活动；双附件未见异常。

应进一步做宫颈细胞学检查、阴道镜检查及活组织检查排除宫颈上皮内瘤病变或宫颈癌。

（四）治疗

慢性宫颈炎以局部治疗为主，根据病理类型采用不同的治疗方法。

1. 宫颈糜烂

(1) 物理治疗：是最常用的有效治疗方法。其原理是以各种物理方法将宫颈糜烂面单层柱状上皮破坏，使其坏死脱落后，由新生的复层鳞状上皮覆盖。创面愈合需 3～4 周，病变较深者约需 6～8 周。临床常用的方法有激光、冷冻、红外线凝结及微波等，各种治疗方法大同小异。

物理治疗注意事项：①治疗前，应常规做宫颈刮片脱落细胞学检查。②急性生殖器炎症为物理治疗禁忌证。③治疗时间选择在月经干净后 3～7 日内进行。④物理疗法后均有阴道分泌物增多，甚至有大量水样排液，在术后 1～2 周脱痂时可有少许出血。⑤在创面尚未完全愈合期间(8 周内)禁盆浴、性交和阴道冲洗。⑥物理治疗可引起术后出血、宫颈管狭窄、不孕、感染的可能。治疗后需定期复查，观察创面愈合情况直到痊愈，同时应注意有无宫颈管狭窄。

(2) 药物治疗：局部药物治疗适用于糜烂面积小和炎症浸润较浅的病例。过去局部涂硝酸银或铬酸等腐蚀剂的方法，现已少用。

2. 宫颈息肉 行息肉摘除术，术后将切除息肉送病理组织学检查。

3. 宫颈管黏膜炎 需行全身治疗，根据宫颈管分泌物培养及药敏试验结果，采用相应抗感染药物。

4. 宫颈腺囊肿 对小的宫颈腺囊肿，无任何临床症状可不予处理；若囊肿大，或合并感染，可用微波治疗，或采用激光照射将囊肿刺破，把囊内液放出。

（五）预防

积极治疗急性宫颈炎；定期做妇科检查，发现宫颈炎症应予以积极治疗；避免分娩时或器械损伤宫颈；产后发现宫颈裂伤应及时缝合。

案例 15-2 分析

宫颈细胞学检查示“不典型鳞状细胞，重度炎症”；阴道镜检查在 12 点、6 点取活检送病理检查示“宫颈慢性炎症伴部分鳞状上皮化生”。可确诊慢性宫颈炎(中度颗粒型糜烂、宫颈腺囊肿)。

治疗以物理治疗为主，可先将囊肿刺破，把囊内液放出，再行微波或冷冻治疗。

第四节　盆　腔　炎

盆腔炎(pelvic inflammatory disease，PID)指女性上生殖道及其周围组织的炎症，主要包括子宫内膜炎(endometritis)、输卵管炎(salpingitis)、输卵管卵巢脓肿(tubo-ovarian abscess，TOA)、盆腔腹膜炎(peritonitis)。炎症可局限于一个部位，也可同时累及几个部位，最常见的是输卵管炎、输卵管卵巢炎。急性盆腔炎发展可引起弥漫性腹膜炎、败血症、感染性休克，严重者可危及生命。若急性期未能彻底治愈，则转为慢性盆腔炎，往往经久不愈，并可反复发作，导致不孕、输卵管妊娠、慢性盆腔痛，严重影响妇女健康，且增加家庭与社会经济负担。

案例 15-3

患者，34 岁，因“下腹坠胀痛 1 周，妇检发现盆腔包块两天”于 2005.6.24 入院。患者 1 周前出现下腹部坠胀痛，呈进行性加重，2 天前到我科门诊就诊，妇检发现“盆腔包块”，伴发热，肛门坠胀感，大便稀烂，3 次/d，经急诊留观治疗无好转后入院。患者平素月经规则，末次月经 2005.6.4～10，量如常。孕$_2$产$_1$，于 9 年前顺产一女孩，上环避孕 8 年。

笔记栏

入院时体格检查：体温 38.2℃，脉搏 80 次/min，血压 100/40mmHg，呼吸 21 次/min；面色苍白，被动体位，神志清楚，心肺听诊无异常，下腹稍胀，腹肌稍紧张，下腹部有压痛和反跳痛，于下腹部可触及一约如孕 4 月大小不规则包块，质实，活动度差，移动性浊音阴性，肝肾区无叩痛，肠鸣音弱，3 次/min。

妇科检查：外阴发育正常，阴道分泌物多，色黄有恶臭，宫颈前移难以暴露，举痛阳性，后穹隆饱满，触痛阳性；宫体前位，常大，质软，压痛阳性，子宫后方可触及 20cm×16cm×15cm 的包块，向后穹隆突出，质实，压痛明显，活动度差。双侧附件触诊不清。

问题：

1. 根据病史和检查，首先应考虑什么诊断？
2. 在明确诊断前，需要做什么检查？
3. 如何明确诊断？如何做出处理建议？

一、病原体及其致病特点

盆腔炎的病原体有两个来源：①内源性病原体，来自寄居于阴道内的菌群，包括需氧菌及厌氧菌，可以是单纯需氧菌或单纯厌氧菌的感染，但多数是需氧菌及厌氧菌的混合感染。主要的需氧菌及兼性厌氧菌有金黄色葡萄球菌、溶血性链球菌、大肠埃希菌等；厌氧菌有脆弱类杆菌、消化球菌、消化链球菌等。厌氧菌感染的特点是容易形成盆腔脓肿、感染性血栓静脉炎，脓液有粪臭并有气泡，据文献报告 70%～80%盆腔脓肿可培养出厌氧菌。②外源性病原体，主要为性传播疾病的病原体，如衣原体、淋病奈瑟菌及支原体，其他有绿脓杆菌、结核杆菌等。在我国，淋病奈瑟菌、衣原体引起的盆腔炎在明显增加，但目前尚缺乏大宗流行病学资料。性传播疾病常同时伴有需氧菌及厌氧菌感染，可能是衣原体或淋病奈瑟菌感染造成输卵管损伤后，容易继发需氧菌及厌氧菌感染。

二、感染途径

（一）沿生殖道黏膜上行蔓延

病原体侵入外阴、阴道后，或阴道内的菌群，沿宫颈黏膜、子宫内膜、输卵管黏膜蔓延至卵巢及腹腔，是非妊娠期、非产褥期妇女盆腔感染的主要途径（图 15-6）。淋病奈瑟菌、衣原体及葡萄球菌等常沿此途径扩散。

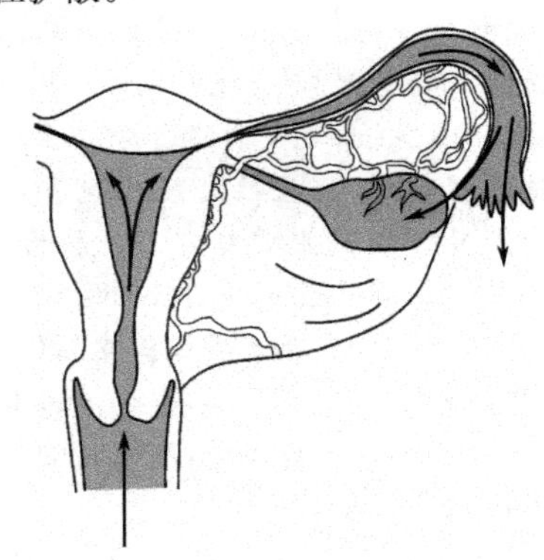

图 15-6　炎症经黏膜上行蔓延

（二）经淋巴系统蔓延

病原体经外阴、阴道、宫颈及宫体创伤处的淋巴管侵入盆腔结缔组织及内生殖器其他部分，是产褥感染、流产后感染及放置宫内节育器后感染的主要途径（图 15-7）。链球菌、大肠埃希菌、厌氧菌多沿此途径蔓延。

（三）经血循环传播

病原体先侵入人体的其他系统，再经血循环感染生殖器，为结核菌感染的主要途径（图 15-8）。

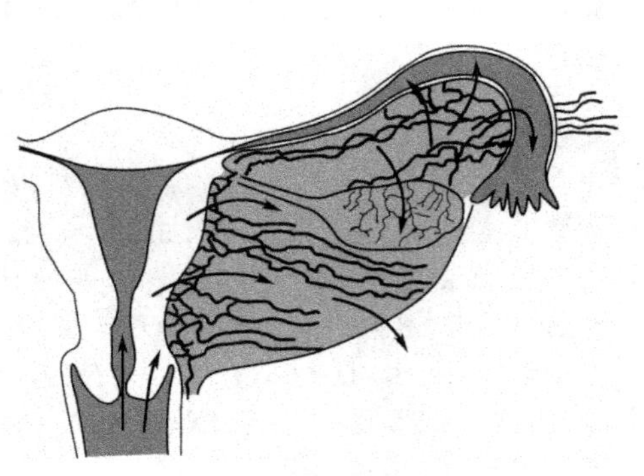

图 15-7　炎症经淋巴系统蔓延

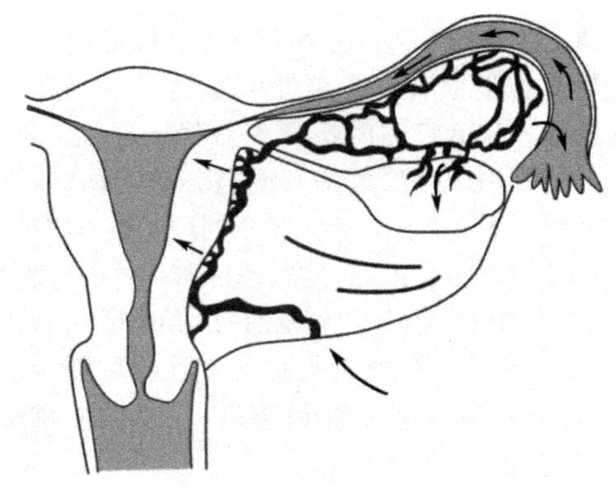

图 15-8　炎症经血循环传播

笔记栏

（四）直接蔓延

腹腔其他脏器感染后，直接蔓延到内生殖器，如阑尾炎可引起右输卵管炎。

三、急性盆腔炎

（一）诱发因素

1. 宫腔内手术操作后感染 如刮宫术、输卵管通液术、人工流产、放置宫内节育器等，由于手术消毒不严格或术前适应证选择不当，导致下生殖道内源性菌群的病原体上行感染。生殖器原有慢性炎症经手术干扰也可引起急性发作并扩散。

2. 感染性疾病 主要是下生殖道的性传播疾病，如淋病奈瑟菌性宫颈炎、衣原体性宫颈炎以及细菌性阴道病与PID密切相关。

3. 不洁性生活 盆腔炎多发生在性活跃期妇女，尤其过早性生活、有多个性伴侣、性生活过频，性伴侣有性传播疾病者。原因：可能与频繁的性活动、性活跃期妇女高水平的雌激素引起宫颈柱状上皮生理性移位、宫颈黏液的机械防御功能较差有关。

4. 经期卫生不良 使用不洁的月经垫、经期性交等，均可使病原体侵入而引起炎症。此外，低收入人群、不注意卫生保健者，盆腔炎的发生率高。

5. 邻近器官炎症直接蔓延 以大肠埃希菌致病菌为主。如阑尾炎、腹膜炎等蔓延至盆腔。

6. 慢性盆腔炎急性发作

（二）病理及发病机制

1. 急性子宫内膜炎及急性子宫肌炎 多见于流产、分娩后（详见产褥感染节）。

2. 急性输卵管炎、输卵管积脓、输卵管卵巢脓肿 急性输卵管炎主要由化脓菌引起，轻者输卵管仅有轻度充血、肿胀、略增粗；重者输卵管明显增粗、弯曲，纤维素性脓性渗出物增多，造成与周围组织粘连。急性输卵管炎因传播途径不同而有不同的病变特点。

（1）炎症沿生殖道黏膜向上蔓延，首先引起输卵管黏膜炎，输卵管黏膜肿胀、间质水肿、充血及大量中性粒细胞浸润，重者引起输卵管黏膜粘连，导致输卵管管腔及伞端闭锁，脓液积聚于管腔内则形成输卵管积脓。致病菌除了直接引起输卵管上皮损伤外，其细胞壁脂多糖等内毒素引起输卵管纤毛大量脱落，最后输卵管运输功能减退、丧失。另外，感染后引起的交叉免疫反应可损伤输卵管，导致严重输卵管黏膜结构及功能破坏，并引起盆腔广泛粘连。

（2）病原菌通过宫颈的淋巴播散到宫旁结缔组织，首先侵及浆膜层，发生输卵管周围炎，然后累及肌层，病变以输卵管间质炎为主，而输卵管黏膜层可不受累或受累极轻，管腔常可因肌壁增厚受压变窄，但仍能保持通畅。

（3）卵巢单侧炎症少见，白膜是良好的防御屏障，卵巢常与发炎的输卵管伞端粘连而发生卵巢周围炎，称输卵管卵巢炎，习称附件炎。炎症可通过卵巢排卵的破孔侵入卵巢实质形成卵巢脓肿，脓肿壁与输卵管积脓粘连并穿通，形成TOA。TOA可为一侧或两侧病变，约半数是在可识别的急性盆腔炎初次发病后形成，另一部分是在慢性盆腔炎屡次急性发作或重复感染而形成。脓肿多位于子宫后方或子宫、阔韧带后叶及肠管间粘连处，可破入直肠或阴道，若破入腹腔则引起弥漫性腹膜炎。

3. 急性盆腔腹膜炎 盆腔内器官发生严重感染时，往往蔓延到盆腔腹膜，发炎的腹膜充血、水肿，并有少量纤维素的渗出液，形成盆腔脏器粘连。当有大量脓性渗出液积聚于粘连的间隙内，可形成散在小脓肿；积聚于直肠子宫陷凹处则形成盆腔脓肿，较多见。脓肿的前面为子宫，后方为直肠，顶部为粘连的肠管及大网膜，脓肿可破入直肠而使症状突然减轻，也可破入腹腔引起弥漫性腹膜炎。

4. 急性盆腔结缔组织炎 内生殖器急性炎症时，或阴道、宫颈有创伤时，病原体经淋巴管进入盆腔结缔组织而引起结缔组织充血、水肿及中性粒细胞浸润。宫旁结缔组织开始局部增厚，质地较软，边界不清，以后向两侧盆壁呈扇形浸润，若组织化脓则形成盆腔腹膜外脓肿，可自发破入直肠或阴道。

5. 败血症及脓毒血症 当病原体毒性强、数量多、患者抵抗力降低时，常发生败血症。若不及时控制，往往很快出现感染性休克，甚至死亡。发生感染后，若身体其他部位发现多处炎症病灶或脓肿者，应考虑有脓毒血症存在，但需经血培养证实（图15-9）。

笔记栏

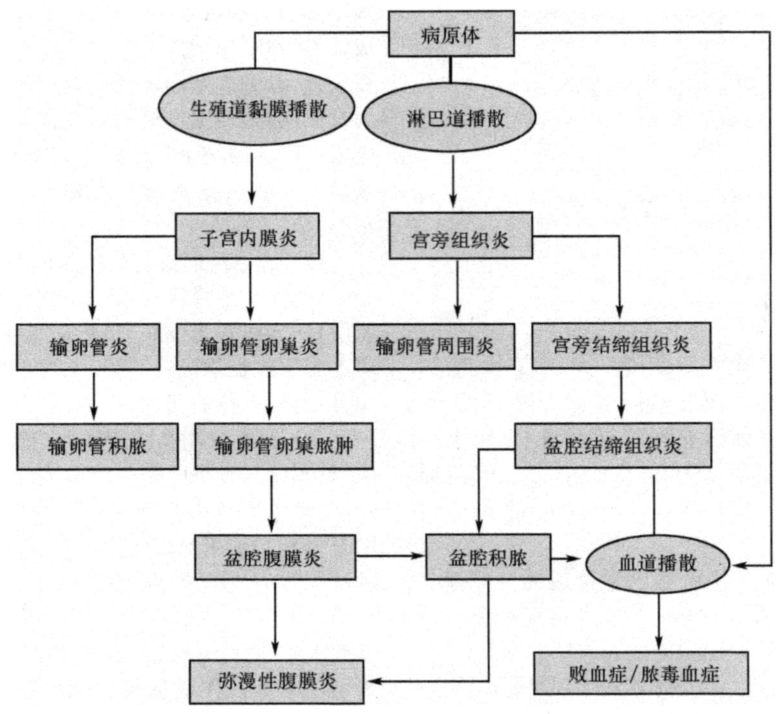

图 15-9　急性盆腔炎的病理生理示意图

「附」Fitz-Hugh-Curtis 综合征

本病是指肝包膜炎症而无肝实质损害的肝周围炎。淋病奈瑟菌及衣原体感染均可引起。由于肝包膜水肿，吸气时右上腹疼痛。肝包膜上有脓性或纤维渗出物，早期在肝包膜与前腹壁腹膜之间形成疏松粘连，晚期形成琴弦样粘连。5%～10%输卵管炎可出现此综合征，临床表现为继下腹痛后出现右上腹痛，或下腹疼痛与右上腹疼痛同时出现。

（三）临床表现

1. 症状　常见下腹痛、发热、阴道分泌物增多，可呈脓性。下腹痛多为持续性、活动或性交后加重。严重者可有寒战、高热、头痛、食欲不振。若有腹膜炎，则出现消化系统症状如恶心、呕吐、腹胀、腹泻等。月经期发病可出现经量增多、经期延长。若有脓肿形成，可有下腹包块及局部压迫刺激症状：如子宫前方的包块可出现膀胱刺激症状；子宫后方的包块可有直肠刺激症状；腹膜外的包块可致腹泻、里急后重感和排便困难。若有输卵管炎的症状及体征并同时有右上腹疼痛者，应怀疑有 Fitz-Hugh-Curtis 综合征。腹痛突然加剧、寒战、高热、恶心、呕吐、腹胀或有中毒性休克表现，应考虑脓肿破裂。

根据感染的病原体不同，临床表现也有差异。淋病奈瑟菌感染以年轻妇女多见，起病急，可有高热，体温在 38℃以上，常引起输卵管积脓，出现腹膜刺激征及阴道脓性分泌物。非淋病奈瑟菌性盆腔炎，起病较缓慢，高热及腹膜刺激征不明显。若为厌氧菌感染，患者的年龄偏大，容易有多次复发，常伴有脓肿形成。衣原体感染病程较长，高热不明显，长期持续低热、主要表现为轻微下腹痛，并久治不愈，阴道不规则出血。

2. 体征　急性病容，体温升高，心率加快，下腹部有压痛、反跳痛及肌紧张，严重者可出现腹胀、肠鸣音减弱或消失。盆腔检查：①阴道可有充血，有大量脓性臭味分泌物。②宫颈充血、水肿、举痛，若见脓性分泌物从宫口流出，说明宫颈管黏膜或宫腔有急性炎症。③穹隆触痛明显，须注意是否饱满，盆腔脓肿形成则后穹隆饱满，若位置较低可扪及后穹隆或侧穹隆有肿块且有波动感。④宫体稍大，有压痛，活动受限。⑤子宫两侧压痛明显，若为单纯输卵管炎，可触及增粗的输卵管，压痛明显；若为输卵管积脓或输卵管卵巢脓肿，则可触及包块且压痛明显，不活动；宫旁结缔组织炎时，可扪及宫旁一侧或两侧片状增厚，或两侧宫骶韧带高度水肿、增粗，压痛明显；三合诊常能协助进一步了解盆腔情况。

3. 诊断及鉴别诊断　根据病史、症状和体征可做出初步诊断。由于急性盆腔炎的临床表现变异较大，临床诊断准确性不高，尚需作必要的辅助检查，如血常规、尿常规、宫颈管分泌物及后穹隆穿刺物检查。PID 的诊断标准见表 15-3。基本标准为诊断 PID 所必需；附加标准可增加诊断的特异性，

笔 记 栏

值得注意的是多数急性盆腔炎患者有宫颈黏液脓性分泌物或阴道分泌物生理盐水涂片中见到白细胞;特异标准基本可诊断 PID。腹腔镜诊断 PID 标准:①输卵管表面明显充血;②输卵管壁水肿;③输卵管伞端或浆膜面有脓性渗出物。腹腔镜诊断准确,并能直接采取感染部位的分泌物做细菌培养,但临床应用有一定局限性。

表 15-3 PID 的诊断标准(2002 年美国 CDC 诊断标准)

基本标准(minimum criteria)
宫体压痛、附件区压痛
宫颈触痛
附加标准(additional criteria)
体温超过 38.3℃(口温)
宫颈或阴道异常黏液脓性分泌物
阴道分泌物生理盐水涂片见到白细胞
实验室证实的宫颈淋病奈瑟菌或衣原体阳性
红细胞沉降率升高
C 反应蛋白升高
特异标准(specific criteria)
子宫内膜活检证实子宫内膜炎
阴道超声或磁共振检查显示充满液体的增粗输卵管
伴或不伴有盆腔积液、输卵管卵巢肿块
腹腔镜检查发现输卵管炎

诊断急性盆腔炎后,需进一步明确病原体。宫颈管分泌物及后穹隆穿刺液的涂片、培养及免疫荧光检测虽不如通过剖腹探查或腹腔镜直接采取感染部位的分泌物做培养及药敏准确,但临床较实用,对明确病原体有帮助。涂片可做革兰染色,若找到淋病奈瑟菌即可确诊,淋病奈瑟菌培养阳性率高,可明确病原体;免疫荧光主要用于衣原体检查。

急性盆腔炎应与急性阑尾炎、输卵管妊娠流产或破裂、卵巢囊肿蒂扭转或破裂等急腹症相鉴别。

案例 15-3 分析

入院后即行妇科 B 超检查示"子宫大小正常,宫内节育器位置正常,子宫后方低回声包块性质待查",即行后穹隆穿刺,抽出暗褐色恶臭液体 10ml,送涂片和培养,涂片检查有白细胞(+++)、革兰阳性菌(+++);血常规示白细胞 17.63×10^9/L,中性粒细胞 0.91,血红蛋白 99g/L。

腹腔液培养有 A 群乙型溶血性链球菌生长。

本病例根据临床表现及辅助检查结果可以初步诊断为急性盆腔炎、盆腔脓肿。进一步做 B 超检查盆腔包块性质以液性为主,做后穹隆穿刺术可以确定包块的内容物是血性还是脓性,并且可以做病原体涂片检查和培养。

(四)预防

(1) 做好经期、孕期及产褥期的卫生宣传。

(2) 严格掌握产科、妇科手术指征;术时注意无菌操作,包括人工流产、放置宫内节育器、诊断性刮宫等常用手术;术后预防感染。

(3) 治疗急性盆腔炎时,应及时治疗、彻底治愈,防止转为慢性盆腔炎。

(4) 注意性生活卫生,减少性传播疾病,经期禁止性生活。

(五)治疗

急性盆腔炎主要为抗生素药物治疗。抗生素治疗可清除病原体,改善症状及体征,减少后遗症。经恰当的抗生素积极治疗,大多数急性盆腔炎可以治愈,即使输卵管卵巢脓肿形成,若治疗及时,用药得当,75%的脓肿能得到控制。

1. 支持疗法 卧床休息,应选择半卧位,目的是使脓液积聚于直肠子宫陷凹避免炎症向上腹部扩散。进食高热量、高蛋白、高维生素的流食或半流食物,补充液体,注意纠正电解质紊乱及酸碱失衡,必要时输少量新鲜血。高热时采用物理降温。尽量避免不必要的妇科检查以免引起炎症扩散,若有腹胀应行胃肠减压。

2. 药物治疗 根据药敏试验选用抗生素较为合理,但通常需在获得实验室结果前即给予抗生素治疗,因此,初始治疗往往根据病史、临床特点初步判断病原体的类型,按医生的经验选择抗生素。由于急性盆腔炎的病原体多为需氧菌、厌氧菌及衣原体的混合感染,且又有革兰阴性及革兰阳性之分,故抗生素多采用联合用药。给药途径以静脉滴注收效快,常用的配伍方案如下:①青霉素或红霉素与氨基糖苷类药物及甲硝唑联合方案:若患者为内源性细菌感染,且平素很少应用抗生素可考虑选用此方案。②克林霉素与氨基糖苷类药物联合方案:此方案对以厌氧菌为主的感染疗效较好,常用于治疗输卵管卵巢脓肿。③第二代头孢菌素或相当于第二代头孢菌素的药物及甲硝唑或替硝唑联合方案:头孢菌素多用于革兰阴性杆菌及淋病奈瑟菌感染的治疗。④喹诺酮类药物与甲硝唑联合方案:第三代喹诺酮类药物对革兰阴性菌和革兰阳性菌均有抗菌作用,与许多抗菌药之间无交叉耐药性。

抗菌药物的剂量应足够,疗程宜较长,一般 10~14天,以免病情反复发作转成慢性。初始治疗时静脉给药,病情好转后可改为口服。在病原体检查获阳性结果后依据药敏试验结果调整用药。

3. 手术治疗 主要用于经抗生素治疗控制不满意 TOA 或盆腔脓肿患者。手术指征如下:

笔记栏

(1) 有盆腔脓肿形成时：经药物治疗 48～72 小时，体温持续不降，患者中毒症状加重或包块增大者，应及时手术，以免发生脓肿破裂。

(2) 疑输卵管积脓或 TOA：经药物治疗病情有好转，继续控制炎症数日(2～3 周)，包块仍未消失但已局限化，应手术切除，以免日后再次急性发作或迁延形成慢性盆腔炎。

(3) 脓肿破裂：体检有盆腔包块，突然腹痛加剧，寒战、高热、恶心、呕吐、腹胀，检查腹部拒按或有中毒性休克表现，均应怀疑脓肿破裂，需立即剖腹探查。

手术可根据病人情况选择经腹手术或腹腔镜手术。手术范围应根据病变范围、患者年龄、一般状态等全面考虑。年轻妇女应尽量保留卵巢功能，以采用切除病灶手术为主；年龄大于 40 岁、双侧附件受累或附件脓肿屡次发作者，可行全子宫及双附件切除术。若盆腔脓肿位置低、贴近阴道后穹隆时，可经阴道切开排脓，同时放置引流管。

4. 中药治疗 主要为活血化淤、清热解毒药物，例如银翘解毒汤、安宫牛黄丸或紫雪丹等。

案例 15-3 分析

本病例确诊为急性盆腔炎、盆腔脓肿。考虑脓肿位置低且向后穹隆突出，手术治疗应阴道切开排脓，同时放置胶管引流管。同时采用联合抗菌药物，喹诺酮类药物与甲硝唑联合方案：环丙沙星 200mg，静脉滴注，每 12 小时 1 次；甲硝唑 500mg，静脉滴注，每 8 小时 1 次；共用 7 天。病人全身情况改善，体温逐渐下降至正常，阴道引流管放置 5 天共引出暗褐色液体约 800ml，连续 2 天引流液少于 30ml 后于术后第 6 天拔出引流管；治疗 7 天 B 超复查子宫后方低回声包块消失，双侧附件区未见异常回声。控制炎症后，取出宫内节育器，上述药物改口服共 7 天，以巩固疗效。

四、慢性盆腔炎

慢性盆腔炎(chronic pelvic inflammatory disease)常为急性盆腔炎未彻底治疗、或患者体质较差病程迁延所致，但亦可无急性盆腔炎病史，如沙眼衣原体感染所致输卵管炎。慢性盆腔炎病情较顽固，当机体抵抗力较差时，可有急性发作。

(一) 病理

1. 慢性子宫内膜炎 可发生于产后或流产后，因胎盘、胎膜残留或子宫复旧不良，极易诱发感染；绝经后的老年妇女，由于雌激素低下，内膜菲薄，易受细菌感染，严重者宫颈管粘连形成宫腔积脓。镜下子宫内膜充血、水肿，间质大量浆细胞或淋巴细胞浸润。

笔记栏

2. 慢性输卵管炎、输卵管积水、输卵管卵巢炎及输卵管卵巢囊肿 慢性输卵管炎双侧居多，输卵管呈轻度或中度肿大，伞端可部分或完全闭锁，并与周围组织粘连。若输卵管伞端及峡部因炎症粘连闭锁，浆液性渗出物积聚；或因输卵管积脓中的脓液渐被吸收，浆液性液体继续自管壁渗出充满管腔，均可形成输卵管积水(图 15-10 左)。积水输卵管表面光滑，管壁甚薄，形似腊肠或呈曲颈的蒸馏瓶状，卷曲向后，可游离或与周围组织有膜样粘连。

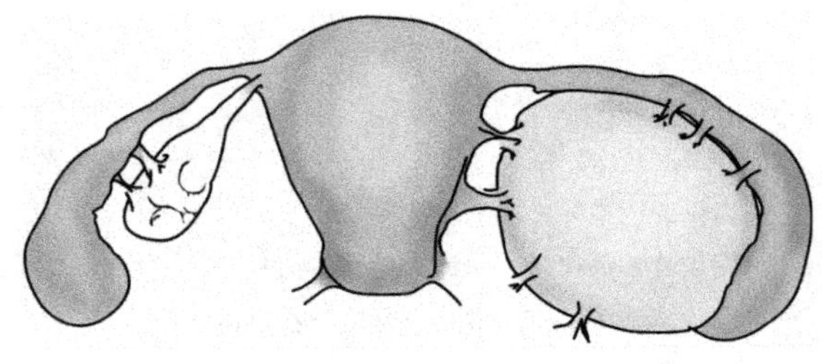

图 15-10 输卵管积水(左)，输卵管卵巢囊肿(右)

输卵管炎症波及卵巢，输卵管与卵巢相互粘连形成炎性肿块，或输卵管伞端与卵巢粘连并贯通，液体渗出形成输卵管卵巢囊肿，也可由输卵管卵巢脓肿的脓液被吸收后由渗出物替代而形成囊肿(图 15-10 右)。

3. 慢性盆腔结缔组织炎 炎症可蔓延至宫骶韧带处，使纤维组织增生、变硬。若蔓延范围广泛，可使子宫固定，宫颈旁组织也增厚，严重者可形成“冰冻骨盆”。

(二) 临床表现

1. 症状

(1) 下腹部坠胀痛及腰骶部酸痛：由于慢性炎症形成的瘢痕粘连以及盆腔充血，可引起下腹部坠胀痛及腰骶部酸痛，常在劳累、性交后及月经前后加剧。

(2) 全身症状：多不明显，有时仅有低热，易感疲倦。因病程时间较长，部分患者可出现神经衰弱症状，如精神不振、失眠、周身不适等。当患者抵抗力差时，易有急性或亚急性发作。

(3) 其他：盆腔淤血可致经量增多；子宫内膜炎常有月经不规则；老年性子宫内膜炎可有脓血性分泌物；卵巢受损时可致月经失调；输卵管粘连阻塞可致不孕或异位妊娠。

2. 体征 若为子宫内膜炎，子宫稍增大、轻压痛；若为输卵管炎，则在子宫一侧或两侧触到呈索条状增粗输卵管，并有轻度压痛；若为输卵管积水或输卵管囊肿，则在盆腔一侧或两侧触及腊肠形囊性肿物，活动多受限；若为盆腔结缔组织炎时，子宫常呈后倾后屈，活动受限或粘连固定，子宫一侧或双侧片状增厚、压痛，宫骶韧带常增粗、变硬，有触痛。

（三）诊断与鉴别诊断

有急性盆腔炎史，且症状和体征明显者，诊断并无困难。但有不少患者自觉症状较多，而没有明显盆腔炎病史及阳性体征，此时对慢性盆腔炎的诊断须慎重，以免轻率做出诊断造成患者思想负担。腹腔镜检查是诊断慢性盆腔炎的较准确方法。

1. 子宫内膜异位症 慢性盆腔炎有时与子宫内膜异位症不易鉴别，子宫内膜异位症痛经呈继发性、进行性加重，若能触及典型触痛结节，有助于诊断。鉴别困难时应行腹腔镜检查。

2. 卵巢囊肿 输卵管积水或输卵管卵巢囊肿需与卵巢囊肿相鉴别，输卵管卵巢囊肿除有盆腔炎病史外，肿块呈腊肠形，囊壁较薄，周围有粘连；而卵巢囊肿一般以圆形或椭圆形较多，周围无粘连，活动自如。

3. 卵巢癌 附件炎性包块与周围粘连，不活动，有时易与卵巢癌相混淆，炎性包块为囊性而卵巢癌为实性，B型超声检查有助于鉴别。

（四）预防

注意养成良好个人卫生习惯，锻炼身体，增强体质，及时彻底治疗急性盆腔炎。

（五）治疗

慢性盆腔炎病程较长，适宜采用综合治疗方法。

1. 一般治疗 解除患者思想顾虑，增强治疗信心，增加营养，锻炼身体，注意劳逸结合，提高机体抵抗力。

2. 物理疗法 能促进盆腔局部血液循环，改善组织营养状态，提高新陈代谢，有利于炎症吸收和消退。常用的有激光、短波、超短波、微波、离子透入等。可用于输卵管炎和输卵管卵巢炎、慢性盆腔结缔组织炎患者。

3. 中药治疗 慢性盆腔炎以湿热型居多，治则以清热利湿、活血化淤为主，常用止带方加减。有些患者为寒凝气滞型，治则为温经散寒、行气活血，常用桂枝茯苓汤加减。中药可以口服或灌肠。

4. 抗生素治疗 不主张长期或反复多种抗生素的联合治疗，但对于局部压痛明显、需保留生育功能年轻患者，或有急性或亚急性发作者则可以应用，最好同时采用抗衣原体或支原体的药物。

5. 其他药物治疗 采用α-糜蛋白酶5mg或透明质酸酶1500U，肌内注射，隔日1次，7～10次为一疗程，可促进粘连和炎症的吸收。

6. 手术治疗 对于有输卵管积水或输卵管卵巢脓肿，反复引起炎症急性发作或伴有严重盆腔疼痛，经综合治疗无效者应行手术治疗，手术以彻底治愈为原则，避免病灶再次复发。根据患者年龄、病变轻重及有无生育要求决定手术范围。手术可以开腹或腹腔镜下进行。对年轻要求生育患者可行输卵管造口术或开窗术；对无生育要求者行患侧附件切除术或全子宫切除术加双侧附件切除术。对年轻妇女应尽量保留卵巢功能。

第五节 生殖器结核

由结核分枝杆菌引起的女性生殖器炎症称为生殖器结核，又称结核性盆腔炎。多见于20～40岁妇女，也可见于绝经后的老年妇女。

生殖器结核是全身结核的表现之一，常继发于身体其他部位结核如肺结核、肠结核、腹膜结核等，约10%肺结核患者伴有生殖器结核。生殖器结核潜伏期很长，可达1～10年，多数患者在日后发现生殖器结核时，其原发病灶多已痊愈。近年因耐多药结核、艾滋病的增加以及对结核病控制的松懈，生殖器结核发病率有升高趋势。

一、传染途径

生殖器结核常见的传染途径：

1. 血行传播 为最主要的传播途径。青春期时正值生殖器发育，血供丰富，结核菌易借血行传播。结核杆菌首先侵犯输卵管，然后依次扩散到子宫内膜、卵巢，但侵犯宫颈、阴道、外阴者较少。

2. 直接蔓延 腹膜结核、肠结核可直接蔓延到内生殖器。

3. 淋巴传播 较少见。消化道结核可通过淋巴管传播感染内生殖器。

4. 性交传播 较罕见。男性患泌尿系结核，可通过性交上行传播。

二、病理

生殖器结核主要病理改变为：

1. 输卵管结核 几乎所有的生殖器结核均累及输卵管，双侧居多，但双侧的病变程度可能不同。输卵管增粗肥大，其伞端外翻是输卵管结核的特有表现；也可表现为伞端封闭，管腔内充满干酪样物质；有的输卵管增粗，管壁内有结核结节；有的输卵管僵直变粗，峡部有多个结节隆起。输卵管浆膜面可见多个粟粒结节，有时盆腔腹膜、肠管表面及卵巢表面也布满类似结节，或并发腹水型结核性腹膜炎。在输卵管管腔内见到干酪样物质，有助于同非结核性炎症相鉴别。输卵管常与邻近器官如卵巢、子宫、肠曲广泛粘连。

2. 子宫内膜结核 常由输卵管结核蔓延而来，占生殖器结核的50%～80%。输卵管结核患者约半数同时有子宫内膜结核。早期病变出现在宫腔两侧角，子宫大小及形状无明显变化，随着病情进展，子宫内膜受结核病变破坏，最后可形成瘢痕组织，使宫腔粘连变形、缩小。

3. 卵巢结核 占生殖器结核的20%～30%，主要由输卵管结核蔓延而来(图15-11)，因卵巢表面有白膜，所以通常仅有卵巢周围炎，较少侵犯卵巢深层。小部分卵巢结核由血循环传播而致，可在卵巢深部形成结节及干酪样坏死性脓肿。

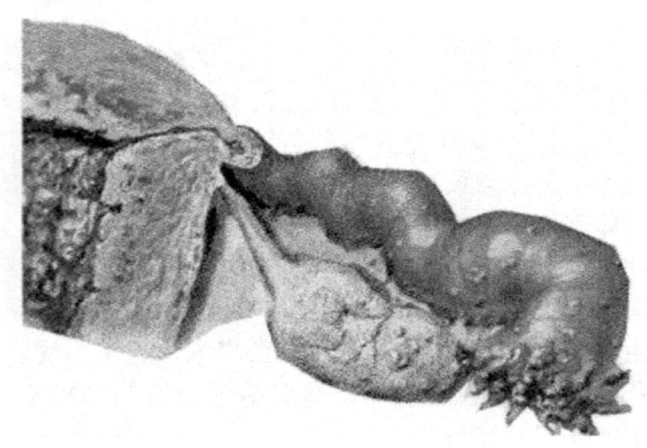

图15-11 输卵管卵巢结核

4. 宫颈结核 常由子宫内膜结核蔓延而来或经淋巴或血循环传播，但较少见，占生殖器结核的10%～20%。病变可表现为乳头状增生或为溃疡，这时外观易与宫颈癌混淆。

5. 盆腔腹膜结核 盆腔腹膜结核(图15-12)多合并输卵管结核。根据病变特征不同分渗出型及粘连型。渗出型以渗出为主，特点为腹膜及盆腔脏器浆膜面布满无数大小不等的散在灰黄色结节，渗出物为浆液性草黄色澄清液体，积聚于盆腔，有时因粘连形成多个包裹性囊肿；粘连型以粘连为主，特点为腹膜增厚，与邻近脏器之间发生紧密粘连，粘连间的组织常发生干酪样坏死，易形成瘘管。

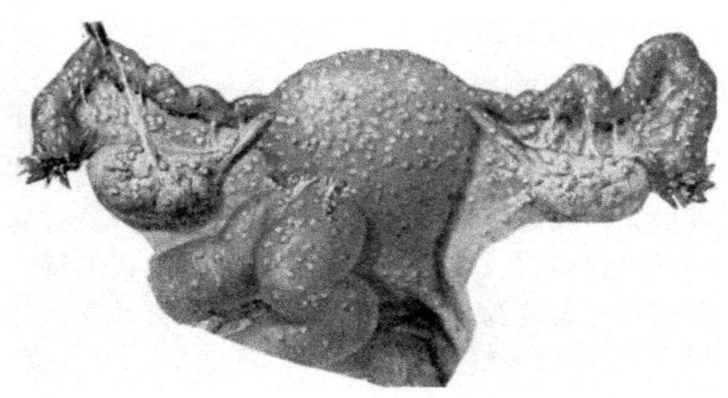

图15-12 盆腔腹膜结核

三、临床表现

临床表现轻重不一，有的患者无任何症状，有的患者则症状较重。

(一)症状

1. 不孕 由于输卵管黏膜纤毛被破坏与粘连，管腔阻塞、狭窄、输卵管僵硬、蠕动受限，丧失运输功能；子宫内膜结核妨碍受精卵的着床与发育，也可致不孕。

2. 月经异常 早期因子宫内膜充血及溃疡，可有经量过多；晚期因子宫内膜遭受破坏而表现为月经稀少或闭经。

3. 下腹坠痛 由于盆腔炎症和粘连，可有不同程度的下腹坠痛，经期加重。

4. 全身症状 活动期可有结核病的一般症状，如发热、盗汗、乏力、食欲不振、体重减轻等。轻者全身症状不明显，有时仅有经期发热，但症状重者可有高热等全身中毒症状。

(二)体征

患者多因不孕行诊断性刮宫、子宫输卵管碘油造影及腹腔镜检查才发现患有盆腔结核而无明显体征和其他自觉症状。合并腹膜结核，检查腹部时有柔韧感或腹水征，形成包裹性积液时，可触及囊性肿块，边界不清，不活动，表面因有肠管粘连，叩诊为鼓音。子宫一般发育较差，活动受限。若附件受累，在子宫两侧可触及条索状的输卵管或输卵管与卵巢等粘连形成的大小不等及形状不规则的肿块，质硬、表面不平、呈结节状突起，或可触及钙化结节。

四、诊断及鉴别诊断

大多数患者缺乏明显症状，阳性体征不多，故诊断时易被忽略。应详细询问病史，以下情况要考虑有生殖器结核的可能：①原发不孕、月经稀少或闭经。②未婚女青年有低热、盗汗、盆腔炎或腹水。③慢性盆腔炎久治不愈。④既往有结核病接触史或本人曾患肺结核、胸膜炎、肠结核。找到病原学或组织学证据即可确诊。常用的辅助诊断方法如下。

(一)子宫内膜病理检查

子宫内膜病理检查是诊断子宫内膜结核最可靠的依据。选择在经前1周或月经来潮6小时内行刮宫术。术前3日及术后4日应用抗结核药物以预防刮宫引起结核病灶扩散。子宫内膜结核多由输卵管蔓延而来，刮宫时应注意刮取子宫角部内膜，将刮出物送病理检查，在病理切片上找到典型结核结节，即可以确诊，但阴性结果并不能排除结核的可能。宫颈可疑结核，应做活组织检查确诊。

(二) X线检查

子宫输卵管碘油造影可能见到下列征象：①宫腔呈不同形态和不同程度狭窄或变形，边缘呈锯齿状。②输卵管管腔有多个狭窄部分，呈典型串珠状或显示管腔细小而僵直。③在相当于盆腔淋巴结、输卵管、卵巢部位有钙化灶。④若碘油进入子宫一侧或两侧静脉丛，有子宫内膜结核的可能。为防止将输卵管管腔中的干酪样物质及结核菌带到腹腔，在造影前后应用抗结核药物。胸部、盆腔、消化系统和泌尿系统X线检查，有助于发现原发病灶。

(三)腹腔镜检查

直接观察子宫、输卵管浆膜面有无粟粒结节，取腹腔液进行结核菌培养，或在病变处做活组织检查。

(四)结核菌检查

取月经血或宫腔刮出物或腹腔液做结核菌检查，可选用：涂片抗酸染色查找结核菌、结核菌培养、动物接种等。

(五) 结核菌素试验

结核菌素试验结果强阳性说明目前仍有活动性病灶，但不能说明病灶部位，结果阴性一般情况下表示未有过结核菌感染。

(六)其他

白细胞计数不高，其中分类淋巴细胞增多，有异于化脓性盆腔炎；活动期红细胞沉降率增快，但血沉正常不能排除结核病变，这些化验检查均没有特异性，只能作为诊断参考。

结核性盆腔炎应与非特异性慢性盆腔炎、子宫内膜异位症、卵巢肿瘤鉴别。诊断困难时，可做腹腔镜检查或剖腹探查确诊。宫颈结核应与宫颈癌鉴别。

五、治　　疗

(一)采用抗结核药物治疗为主，休息营养为辅的治疗原则

1. 抗结核药物治疗　抗结核药物治疗对90%女性生殖器结核有效。药物治疗应遵循早期、联合、规律、适量、全程的原则。既往多采用1.5～2年的长疗程治疗，近年采用异烟肼、利福平、乙胺丁醇、链霉素及吡嗪酰胺等抗结核药物联合治疗，将疗程缩短为6～9个月，取得良好疗效。治疗方案可参照肺结核的治疗方法。

2. 支持疗法　急性患者至少应休息3个月，慢性患者可以从事部分工作和学习，但要注意劳逸结合，加强营养，适当参加体育锻炼，增强体质。

(二)手术治疗

下列情况应考虑手术治疗：①盆腔包块经药物治疗后缩小，但不能完全消退。②治疗无效或治疗后又反复发作者。③盆腔结核形成较大的包块或较大的包裹性积液者。④子宫内膜结核严重，内膜被广泛破坏，药物治疗无效者。为避免手术时感染扩散和减轻粘连，提高手术后治疗效果，手术前后需应用抗结核药物治疗。手术以全子宫及双侧附件切除术为宜。对年轻妇女应尽量保留卵巢功能；对病变局限于输卵管，而又迫切希望生育者，可行双侧输卵管切除术，保留卵巢及子宫，虽然生殖器结核经药物治疗取得良好疗效，但治疗后的妊娠成功率极低，可行辅助生育技术助孕。由于生殖器结核所致的粘连常较广泛而紧密，术前应口服肠道消毒药物并作清洁灌肠，术时应注意解剖关系，避免损伤肠管。

六、预　　防

增强体质，做好卡介苗接种，积极防治肺结核、淋巴结核和肠结核等。

（宋绿茵）

笔记栏

第16章 女性生殖系统肿瘤

第一节 外阴上皮内瘤变及外阴恶性肿瘤

一、外阴上皮内瘤变

外阴上皮内瘤变(vulvar intraepithelial neoplasia ,VIN)是一组外阴病变的病理学诊断名称。包括外阴鳞状上皮内瘤变和外阴非鳞状上皮内瘤变(Paget's 病及非浸润性黑色素瘤),多见于年轻妇女。近年 VIN 发生率有所增加,VIN 很少发展为浸润癌,但 60 岁以上或伴有免疫抑制的年轻患者可能转变为浸润癌。

(一) 病因

不完全清楚。研究发现 80% VIN 伴有 HPV (16 型)感染。一些因素如性传播疾病、肛门-生殖道瘤变、免疫抑制及吸烟等可能与 VIN 发病有关。

(二) 临床表现

VIN 的症状无特异性,主要为外阴瘙痒、皮肤破损、烧灼感、溃疡等。体征可表现为皮疹或斑点,单个或多个,融合或分散,灰白或粉红色;少数为略高出表面的色素沉着。

(三) 诊断

1. 活组织检查 对任何可疑病变均应作多点活组织检查。为排除浸润癌,取材时需根据病灶情况决定取材部位和深度,一般不需达皮下脂肪层。

2. 病理学诊断与分级

(1) 外阴鳞状上皮内瘤变:分 3 级:VINⅠ:即轻度不典型增生。VINⅡ:即中度不典型增生。VINⅢ:即重度不典型增生和原位癌。

(2) 外阴非鳞状上皮内瘤变:主要指 Paget's 病,其病理特征为基底层见大而不规则的圆形、卵圆形或多边形细胞,胞质空而透亮,核大小、形态、染色不一(Paget's 细胞),但无角化不良细胞,瘤细胞常超越肉眼所见病灶边缘,表皮基底膜完整但偶有浸润者,一般无淋巴转移。

(四) 治疗

1. 外阴鳞状上皮内瘤变

VINⅠ①药物治疗:5-氟尿嘧啶(5-FU)软膏,外阴病灶涂抹,每日 1 次。②激光治疗:此法治疗后能保留外阴外观,疗效较好。治疗后定期随访。

VINⅡ～Ⅲ 采用手术治疗,行较广的外阴病灶切除(病灶边缘 0.5～1.0cm)或单纯外阴切除。

2. 外阴非鳞状上皮内瘤变 Paget's 病肿瘤细胞多超越肉眼所见病灶边缘,且偶有发生浸润者。治疗应行较广泛局部病灶切除或单纯外阴切除,切除边缘需超过病灶边缘 1～2cm。若出现浸润或合并汗腺癌肿,需做外阴根治术和双侧腹股沟淋巴结清扫术。

二、外阴恶性肿瘤

(一) 概述

外阴恶性肿瘤包括许多不同组织结构的恶性肿瘤,但并不常见,约占女性全身恶性肿瘤的 1%,占女性生殖道恶性肿瘤的 3%～5%。常好发于 60 岁以上妇女。外阴恶性肿瘤以鳞状上皮细胞癌最常见,其他包括恶性黑色素瘤、基底细胞癌、汗腺癌、前庭大腺癌、肉瘤等。绝大多数肿瘤生长在外阴皮肤表面,可容易见到或扪及,多有明显症状,生长较缓慢,容易被发现,治愈率应较高。但仍有很多患者未能得到早期诊断和治疗。其原因有两方面:其一是患者不重视外阴瘙痒、结节状小赘生物等症状;其二是医师不认识外阴症状的重要性,往往先给予不适当治疗而不及时做病灶活组织检查,使之延误诊治。本节重点介绍外阴鳞状细胞癌。

(二) 外阴鳞状细胞癌

外阴鳞状细胞癌(vulvar squamous cell carcinoma)是最常见的外阴癌,占外阴恶性肿瘤的 80%～90%。多见于绝经后尤其是 60 岁以上的妇女,40 岁以前也可能发病,近年发生率有所上升。

1. 病因 尚不完全清楚。外阴癌患者常并发外阴上皮内非瘤变,其中仅 5%～10%伴不典型增生者有可能发展为外阴癌,其他如外阴乳头瘤、尖锐湿疣、慢性溃疡等也可发生癌变;外阴癌可与宫颈癌、阴道癌合并存在。现公认单纯疱疹病毒Ⅱ型、人乳头瘤病毒、巨细胞病毒感染与外阴癌的发

笔记栏

生可能有关。

2. 临床表现

(1) 症状:主要为顽固性外阴瘙痒,不易治愈;外阴局部出现各种不同形态的肿物,如结节状、菜花状、溃疡状,肿物合并感染或较晚期出现疼痛、渗液、出血。

(2) 体征:癌灶可生长在外阴任何部位,但大阴唇最多见,其次为阴蒂、会阴、尿道口、小阴唇、肛门周围等。早期局部丘疹、结节或小溃疡;晚期为不规则肿块,伴或不伴破溃或呈不规则的乳头样肿瘤,有时见"相吻病灶",癌灶可以是单一病灶,也可以是多发病灶;病灶周围皮肤可以完全正常,或呈白色或其他色素沉着。若癌灶已转移至腹股沟淋巴结,可扪及一侧或双侧腹股沟有增大、质硬、固定的淋巴结。

3. 转移途径 直接浸润、淋巴转移较常见,血运转移多发生在晚期。

(1) 直接浸润:癌灶逐渐增大,沿皮肤、黏膜向内侵及阴道和尿道,晚期还可累及肛门、直肠和膀胱等。

(2) 淋巴转移:外阴淋巴管丰富,两侧相互交通组成淋巴管网。癌灶多向同侧淋巴结转移。最初转移至腹股沟淋巴结,再至股深淋巴结,并经此进入盆腔淋巴结,如髂总、髂内、髂外、闭孔淋巴结等,最后转移至腹主动脉旁淋巴结。浅淋巴结被癌灶侵犯后才转移深淋巴结。若腹股沟浅深淋巴结无癌转移,一般不会侵犯盆腔淋巴结。阴蒂癌灶常向两侧侵犯并可绕过腹股沟浅淋巴结直接转移至股深淋巴结。外阴后部及阴道下段癌可直接转移至盆腔淋巴结。

4. 临床分期 目前采用国际妇产科联盟(FIGO)2000 年分期法(表 16-1)。

表 16-1 外阴癌分期 FIGO(2000 年)

分期	肿瘤范围
0 期	原位癌(浸润前癌)
Ⅰ期	肿瘤局限于外阴或外阴和会阴,最大直径≤2cm
$Ⅰ_A$	肿瘤最大直径≤2cm,间质浸润≤1mm
$Ⅰ_B$	肿瘤最大直径≤2cm,间质浸润>1mm
Ⅱ期	肿瘤局限于外阴或外阴和会阴,肿瘤直径>2cm
Ⅲ期	肿瘤浸润尿道下段,或阴道,或肛门和/或单侧区域淋巴结转移
Ⅳ期	肿瘤侵犯以下任何部位:膀胱黏膜、直肠黏膜,上尿道黏膜;或固定于盆骨
$Ⅳ_A$	肿瘤浸润膀胱黏膜、或直肠黏膜,或尿道上段黏膜;或固定于盆骨
$Ⅳ_B$	任何远处转移,包括盆腔淋巴结转移

注:浸润深度指肿瘤从接近最表浅表皮乳头上皮至间质连接处至最深浸润点的距离

5. 诊断 除极早期病变较难诊断外,根据活组织检查,外阴癌诊断一般不难。但应仔细检查外阴部,若有可疑病变应及时做活组织检查,确诊后再予治疗。临床上可采用 1%甲苯胺蓝涂抹外阴病变皮肤,待干后用 1%醋酸擦洗脱色,在蓝染部位做活检,或用阴道镜观察外阴指示定位活检,可以提高活检阳性率。

6. 预防

(1) 注意外阴部清洁卫生,每日清洗外阴部;积极治疗外阴瘙痒,但禁用刺激性药物擦洗外阴。

(2) 当外阴出现结节、溃疡或白色病变,应及时就医,及时进行活组织检查,确诊后对症治疗。

7. 治疗 手术治疗为主,辅以放射治疗与化学药物治疗。但外阴癌治疗方案的制定应充分考虑原发病变和腹股沟淋巴结的情况,治疗方案应当个体化,没有标准的手术,强调以最保守的手术治愈疾病。

(1) 手术治疗 0 期:单侧外阴切除。

Ⅰ期:$Ⅰ_A$ 期:外阴广泛切除;$Ⅰ_B$ 期:病灶位于侧边则行外阴根治术及病灶同侧腹股沟淋巴结清扫术、若病灶位于中线则行外阴根治术及双侧腹股沟淋巴结清扫术。

Ⅱ期:手术范围同 $Ⅰ_B$ 期,若有腹股沟淋巴结转移,术后应放疗(限腹股沟与盆腔淋巴结区域),也可加用化疗。

Ⅲ期:同Ⅱ期或伴尿道前部切除与肛门皮肤切除。

Ⅳ期:外阴广泛切除、直肠下段和血管切除、人工肛门形成术及双侧腹股沟、盆腔淋巴结清扫术、癌灶浸润尿道上段与膀胱处黏膜,则需做相应切除术。

(2) 放射治疗:外阴鳞癌虽对放射线敏感,但外阴正常组织对放射线耐受性差,使外阴癌灶接受剂量难以达到最佳放射剂量。如有淋巴结阳性或大块残余病灶可给予 60～70Gy 照射剂量的放疗。

(3) 化学药物治疗:可作为较晚期癌或复发癌的综合治疗手段。为提高局部药物浓度,也可采用盆腔动脉灌注给药。

8. 预后 预后与病灶大小、部位、细胞分化程度、有无淋巴结转移、治疗措施等有关。无淋巴结转移的Ⅰ、Ⅱ期手术治愈率>90%,有淋巴结转移者,仅为 30%～40%。

9. 随访 治疗后的外阴癌应进行定期随访。第 1 年 1～6 月每月 1 次,7～12 月每 2 个月 1 次,第 2 年:每 3 个月 1 次;第 3～4 年每半年 1 次;第 5 年及以后每年 1 次。

(三)外阴恶性黑色素瘤

外阴恶性黑色素瘤(vulvar malignant melanoma)仅次于外阴鳞状细胞癌,占外阴恶性肿瘤的

笔记栏

2%~3%,以黑痣恶变者为多。任何年龄妇女均可发病,多见于小阴唇、阴蒂部,其特征是病灶稍隆起,有色素沉着加深,呈结节状或表面有破溃;常有外阴瘙痒、出血、色素沉着范围增大。典型病例诊断并不困难,但要区别良恶性,需根据活组织检查确诊。治疗原则是行外阴根治术及腹股沟淋巴结及盆腔淋巴结清扫术。

(毛熙光)

第二节 宫颈肿瘤

一、宫颈上皮内瘤变

宫颈上皮内瘤变(cervical intraepithelial neoplasia,CIN)是与宫颈浸润癌密切相关的一组癌前病变,从正常的宫颈鳞状上皮发展为 CIN,再由 CIN 发展为宫颈浸润癌,它反映了宫颈癌发生发展中的连续过程(图 16-1)。研究发现 CIN 的发展并非是单向的病理生理学过程,它具有两种不同的生物学行为:一种是由病毒诱发的病变,常自然消退,很少发展为浸润癌;另一种是多因素(包括病毒)诱发的病变,具有癌变潜能,可能发展为浸润癌。

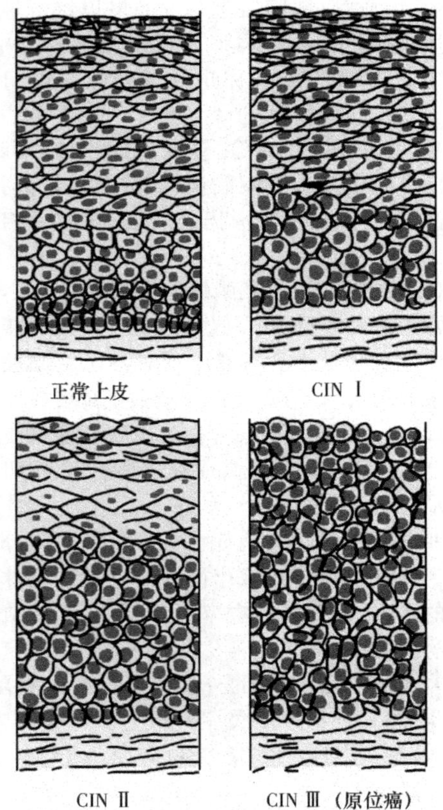

图 16-1 宫颈正常上皮及上皮内瘤变

目前多采用美国国立癌症研究所提出的《子宫颈细胞学 Bethesda 报告系统》(the Bethdsda system for reporting cervical cytology,TBS),从细胞学角度将鳞状细胞异常分为三类:不典型鳞状上皮(atypical squamous cells,ASC)、低度鳞状上皮内病变(low-grade squamous intraepithelial lesion,LSIL)和高度鳞状上皮内病变(high-grade squamous intraepithelial lesion,HSIL)。LSIL 较少发展为浸润癌,而 HSIL 则有可能发展为宫颈浸润癌。

(一) 病因及病理

流行病学调查发现 CIN 与性生活紊乱、吸烟密切相关。其他的危险因素包括:性生活过早(<16岁)、性传播疾病,尤其是人乳头瘤病毒(human papilloma virus, HPV)感染、经济状况低下、口服避孕药和免疫抑制剂等。HPV 感染和 CIN 间的关系是目前研究较多的内容。CIN 是子宫颈组织病理学中的特殊类型。

90%以上 CIN 有 HPV 感染。早期 HPV 感染时,病变的宫颈上皮变成典型的挖空细胞,在这些细胞中可见大量的 HPV-DNA 和病毒壳抗原(capsid antigen),HPV 不适应在未成熟的细胞中生长,随着 CIN 病变加重,HPV 复制减少,病毒壳抗原消失。但具有转录活性的 HPV-DNA 片段可整合到宿主细胞,导致宿主细胞的恶性转化。HPV 感染多不能持久,常自然被抑制或消失。许多 HPV 感染妇女并无临床症状。当 HPV 感染持久存在时,在一些其他因素(如性传播疾病、吸烟、使用避孕药等)作用下,可诱发 CIN 的发生。

CINⅠ主要与 HPV 6、11、31 和 35 等亚型有关;CINⅡ和Ⅲ主要与 HPV16、18 和 33 有关。目前已知:HPV6、11、42、43、44 属低危型病毒,一般不诱发癌变;而 HPV16、18、31、33、35、39、45、51、52、56 或 58 属高危型病毒,可诱发癌变。

(二) 宫颈组织学

宫颈上皮是由宫颈阴道部鳞状上皮和宫颈管柱状上皮组成。

1. 宫颈鳞状上皮 由深至浅可分为三个带(基底带、中间带及浅表带)。基底带由基底细胞和旁基底细胞组成。免疫组织化学染色技术检测显示:基底细胞和旁基底细胞含有表皮生长因子受体(epidermal growth factor receptor,EGFR)、雌激素受体(estrogen receptor,ER)及孕激素受体(progestin receptor,PR)。基底细胞为储备细胞,无明显细胞增殖表现。但在某些因素刺激下可以增生,可增生为成熟鳞状细胞,或异常增生为不典型鳞状细胞(atypical squamous cells of undetermined signfication,ASCUS)。旁基底细胞为增生活跃的细胞,偶见核分裂象。但中间带及浅表带不发生增生,这些细胞渐趋死亡。从宫颈鳞状上皮三个带细胞的不

笔 记 栏

同生物学特性，可解释宫颈上皮内瘤变的细胞起源。

2. 宫颈管柱状上皮 柱状上皮为分化良好细胞，而柱状上皮下细胞为储备细胞，具有分化或增生能力，一般病理切片中见不到。

3. 移行带(transformation zone)及其形成 宫颈鳞状上皮与柱状上皮交接部称为鳞-柱状交接部或鳞-柱交接。根据其形态发生学变化，鳞-柱状交接部又分为原始鳞-柱状交接部和生理鳞-柱状交接部。

胎儿期，宫颈阴道部的鳞状上皮与宫颈管的柱状上皮交接部位于宫颈外口，形成原始鳞-柱状交接部。青春期后，在雌激素作用下，宫颈发育增大，宫颈管黏膜组织外翻，即宫颈管柱状上皮及其下的间质成分到达宫颈阴道部，导致原始鳞-柱状交接部外移；在阴道酸性环境或致病菌的作用下，其外翻的柱状上皮被鳞状上皮替代，形成新的鳞-柱状交接部，称为生理鳞-柱状交接部。原始鳞-柱状交接部和生理鳞-柱状交接部之间的区域称移行带区，绝经后雌激素水平下降，宫颈萎缩，原始鳞-柱状交接部退回至宫颈管内。

在移行带区形成过程中，其表面被覆的柱状上皮逐渐被鳞状上皮所替代。替代的机制有：①鳞状上皮化生：当鳞-柱交界位于宫颈阴道部时，暴露于阴道的柱状上皮受阴道酸性影响，柱状上皮下方的未分化储备细胞(reserve cell)开始增生，并逐渐转化为鳞状上皮，继之柱状上皮脱落，而被复层鳞状细胞所替代，此过程称鳞状上皮化生(squamous metaplasia)。化生的鳞状上皮偶可分化为成熟的角化细胞，但一般均为大小形态一致，圆形且核大的未成熟鳞状细胞，无明显表层、中层、底层三层之分，也无核深染、异型或异常分裂象。化生的鳞状上皮既不同于宫颈阴道部的正常鳞状上皮，镜检时见到两者间的分界线；又有别于不典型增生，因而不应混淆。宫颈管腺上皮也可鳞化而形成鳞化腺体。②鳞状上皮化：宫颈阴道部鳞状上皮直接长入柱状上皮与其基膜之间，直至柱状上皮完全脱落而被鳞状上皮替代，称鳞状上皮化(squamous epithelization)。多见于宫颈糜烂的愈合过程。愈合后的上皮与宫颈阴道部的鳞状上皮无区别。

移形带区成熟的化生鳞状上皮对致癌物的刺激相对不敏感。但未成熟的化生鳞状上皮代谢活跃，在一些物质(例如精子、精液组蛋白及 HPV 等)的刺激下，可发生细胞分化不良，排列紊乱，细胞核异常，有丝分裂增加，形成 CIN。

(三)病理学诊断与分级

CIN 分三级：

CINⅠ：即宫颈上皮轻度不典型增生。上皮下1/3 层细胞核增大，核质比例略增大，核染色稍加深，核分裂象少(图 16-2)。

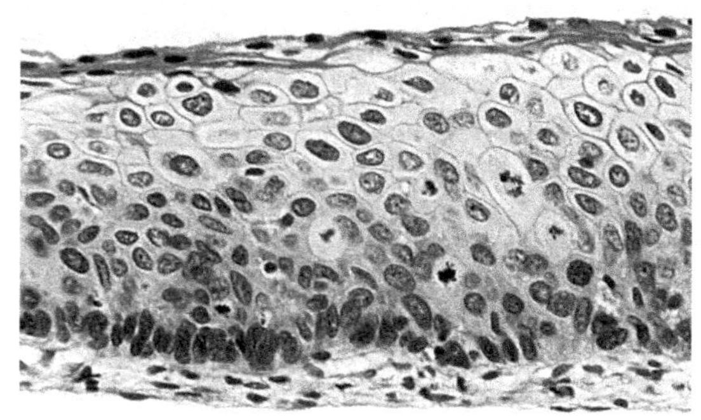

图 16-2 CIN Ⅰ

CINⅡ：即宫颈上皮中度不典型增生。上皮下1/3～2/3 层细胞核明显增大，核质比例增大，核深染，核分裂象较多，细胞数量明显增多，细胞极性尚存(图 16-3)。

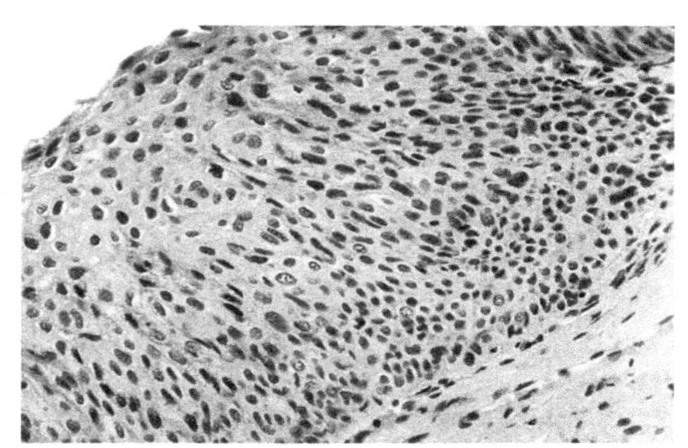

图 16-3 CIN Ⅱ

CINⅢ：即宫颈上皮重度不典型增生和原位癌。病变细胞几乎或全部占据上皮全层，细胞核异常增大，核质比例显著增大，核形不规则，染色较深，核分裂象增多，细胞拥挤，排列紊乱，无极性(图 16-4)。

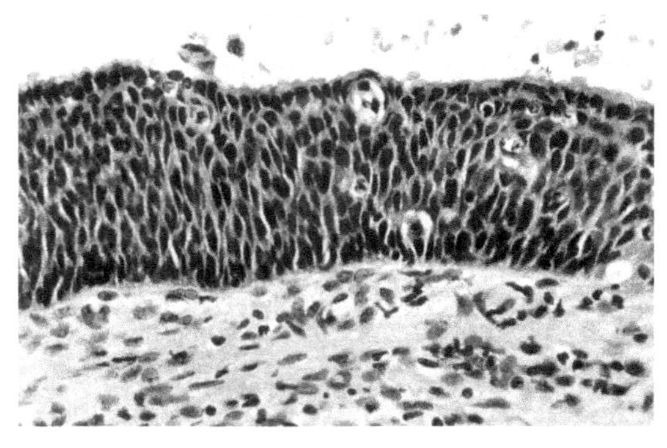

图 16-4 CIN Ⅲ

(四)临床表现

CIN 无特殊症状。偶有阴道排液增多，伴或不

笔记栏

伴臭味，也可有接触性出血，常发生在性生活或妇科检查（双合诊或三合诊）后。体征上宫颈可无明显病灶，光滑或仅见局部红斑、白色上皮，或宫颈糜烂。

（五）诊断

主要依靠病理学检查，但一些辅助检查有助于提高病理学诊断的准确性。

1. 宫颈刮片细胞学检查 为最简单的CIN的辅助检查方法，可发现早期病变。凡婚后或性生活过早的青年应常规做宫颈刮片细胞学检查，并每1～2年复查1次。同时应告诉患者宫颈刮片细胞学检查有一定的漏诊及误诊率，约有20%假阴性率。炎症也可导致宫颈鳞状上皮不典型增生，故应按炎症治疗3～6个月后再重复检查。若发现异常细胞（TBS中ASC阳性、LSIL或HSIL，或巴氏染色Ⅲ级及Ⅲ级以上），可做阴道镜检查，进一步明确诊断。

2. 阴道镜检查 可了解病变区血管情况。注意宫颈移行带区内无血管的醋酸白色上皮，毛细血管形成的极细红点、异形血管以及由血管网围绕的镶嵌白色或黄色的上皮块。在上述病变区域活检，可以提高诊断的准确性。因为阴道镜不能了解宫颈管的病变情况，所以应刮取宫颈管内组织或用宫颈管刷取颈管细胞做病理学检查。

3. 宫颈活组织检查 为确诊CIN的最可靠方法。任何肉眼可见病灶均应做单点或多点活检。如无明显病灶，可选择宫颈移行带区约3、6、9、12点处活检，或在碘试验（又称Schiller test）不染色区取材活检，以提高确诊率。

（六）治疗

根据细胞学、阴道镜以及宫颈活组织检查结果决定治疗方法。

CIN Ⅰ（LSIL）：约30%CIN Ⅰ发展为HSIL或宫颈浸润癌，因此需切除可见病灶。CINⅡ：可用冷冻治疗（有效率约94%左右）。病变范围大可选用激光治疗或宫颈锥形切除术。CINⅢ：无生育要求者行子宫全切除术。年轻、希望生育者可行宫颈锥形切除术，术后密切随访（图16-5）。

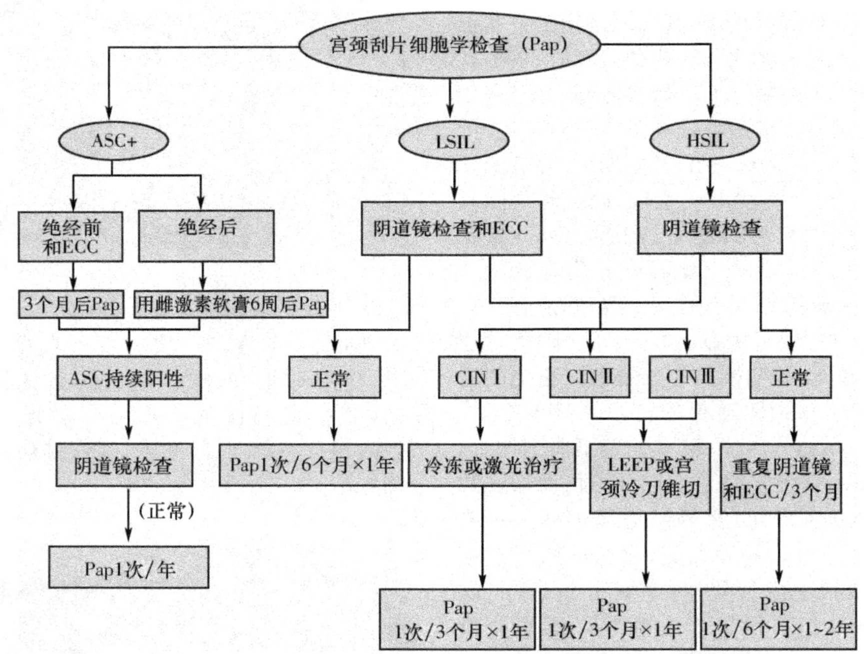

图16-5 CIN的治疗及随访示意图

（七）妊娠合并宫颈鳞状上皮内瘤变

妊娠期间，雌激素过多使柱状上皮外移至宫颈阴道部，移行带区的基底细胞出现不典型增生，可类似原位癌病变；妊娠合并宫颈鳞状上皮内瘤变常由HPV感染所致。大部分患者为CIN Ⅰ，仅约14%为CIN Ⅱ或Ⅲ。目前无依据表明妊娠期间CIN比非孕期更易发展为宫颈浸润癌。

二、宫　颈　癌

（一）概述

宫颈癌（cervical cancer）又称宫颈浸润癌（invasive carcinoma of cervix uteri），在全球妇女癌症中，发生率仅次于乳腺癌排名第二。在发展中国家的妇女中，则为最常见的妇科恶性肿瘤。患者年龄分布呈双峰状，为35～39岁和60～64岁；平均患病年龄为52.2岁。由于宫颈癌有较长的癌前病变阶段，宫颈细胞学检查作为宫颈癌筛查的主要方法，可以早期发现、早期治疗。近40年来，国内外均已普遍开展宫颈脱落细胞学筛查，使宫颈癌的发病率及死亡率明显下降。

案例 16-1

患者，女，39岁。因“白带增多4年余，性交后出血5个多月，加重1个月”于2005年12月23日入院。

患者于4年多前无明显原因出现白带增多，黄色，偶有臭味，无阴道流血，在院外按“宫颈炎”反复治疗多次，白带减少不明显。半年多前开始白带较前增多，呈水样，白色或血性，伴有外阴不适和瘙痒，白带检查无阴道毛滴虫和假丝酵母菌，间断药物治疗2个月白带无明显减少，5个月前开始出现性交后阴道流血，呈点滴状，量少，色鲜红，无需治疗阴道流血自行停止，1个月前开始每次性交后均有阴道流血，量较以前增多，可湿透卫生巾一张，为明确诊断来我院求治。

既往其丈夫曾患“淋球菌性尿道炎”，已治愈。本人无性病史和冶游史，无慢性病史；15岁月经初潮，周期规律，经量中等，无痛经。20岁结婚，夫妻关系好，G_2P_2，产后丈夫结扎避孕至今。

妇科查体：外阴：已婚已产型；阴道：通畅，分泌物较多，血性，稀薄，伴腥臭味；宫颈：明显肥大，中-重度颗粒型糜烂，以后唇为重，质硬，有接触性出血；子宫：前位，正常大小，形态规则，活动，无压痛，宫旁组织无增厚；双附件：无包块。三合诊检查：宫颈同盆壁界限清楚，主、骶韧带无增厚。

问题：

1. 该病人诊断为何种疾病的可能性大？
2. 要明确诊断还需做哪些检查？
3. 临床上如何处理该病人？

(二) 病因

宫颈癌的确切病因至今尚未明了。发病的高危因素有：①过早性生活(16岁前)，早年分娩，由于此时其下生殖器尚未发育成熟，对致癌因素的刺激较敏感。②性生活紊乱，如≥3个性伴侣的妇女发病率高3倍以上、多次结婚等。③与高危男子有性接触的妇女，高危男子为有阴茎癌、前列腺癌或其前妻曾患宫颈癌的男子。④密产、多产。⑤经济状况低下。⑥种族和地理环境因素的差异。

近年来发现通过性交感染的单纯疱疹病毒Ⅱ型、人乳头瘤病毒(hunan papilloma virus，HPV)、人巨细胞病毒等可能与宫颈癌发病有一定关系。宫颈癌与高危型HPV密切相关。高危型HPV亚型可产生两种癌蛋白(oncoprotein)：E6和E7蛋白导致细胞周期控制失常，发生癌变；90%以上宫颈癌伴有HPV感染且主要为16、18亚型，HPV16/18阳性和宫颈癌呈明显的相关性，若HPV6/11及HPV16/18均呈阳性时，宫颈癌相对危险性最高。

(三) 组织发生和发展

CIN为宫颈癌的癌前病变，但并非所有CIN均发展为宫颈浸润癌。CIN有三个不同的转归：①部分逆转为正常宫颈上皮。②部分长期停留不发展。③部分缓慢进展，发展为宫颈原位癌或浸润癌。应注意CIN可与原位癌或宫颈浸润癌同时存在，所以凡宫颈活检为CIN的患者，应定期随访或在阴道镜下重复活检，以防漏诊宫颈浸润癌。

当导致CIN的病因持续存在时，位于宫颈鳞柱交界部和移行带区的CIN可继续发展为原位癌(carcinoma in situ)。当癌细胞突破上皮下基底膜，浸润间质，则形成宫颈微小浸润癌和宫颈浸润癌。CIN、原位癌、宫颈微小浸润癌和宫颈浸润癌有可能是同一疾病的不同阶段，具有一定的连续性。多数宫颈癌起源于宫颈移行带，移行带是宫颈癌的好发部位。当宫颈移行带上皮化生过度活跃，伴某些外来致癌因素的长期刺激，也可形成宫颈浸润癌。

(四) 病理学诊断

1. 鳞状细胞癌(squamous cell carcinoma) 占80%～85%。

(1) 巨检：宫颈原位癌、微小浸润癌及早期浸润癌，肉眼观察可无明显异常，或类似宫颈糜烂，随病变发展，有以下四种类型(图16-6)。

1) 外生型：最常见。病灶向外生长，形如菜花，又称菜花型。组织脆，初起为息肉样或乳头状隆起，继而发展为向阴道内突出，形成菜花状赘生物，触之易出血。这种外生型癌较少侵犯宫颈旁组织，故预后相对较好。

2) 内生型：癌灶向宫颈深部组织浸润，使宫颈扩张、肥大而硬，表面光滑或仅见轻度糜烂，整个宫颈段膨大如桶状，并侵犯子宫峡部或宫颈旁组织。

3) 溃疡型：上述两种类型癌灶继续发展，癌组织坏死脱落形成凹陷性溃疡或空洞，形如火山口。

4) 颈管型：癌灶隐蔽在宫颈管，侵入宫颈及子宫峡部供血层以及转移到盆壁的淋巴结。不同于内生型，是由特殊的浸润性生长扩散到宫颈管。

笔记栏

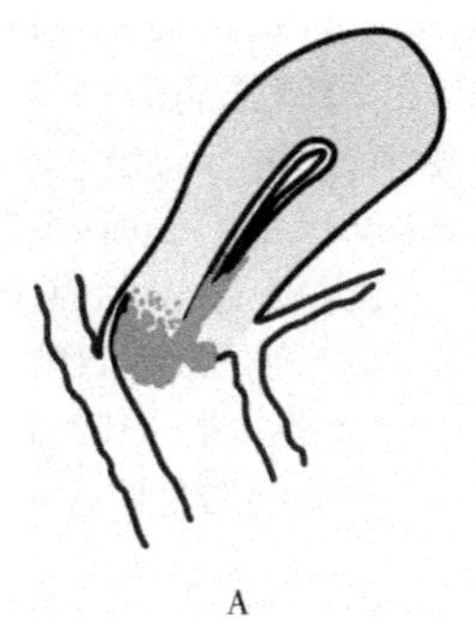

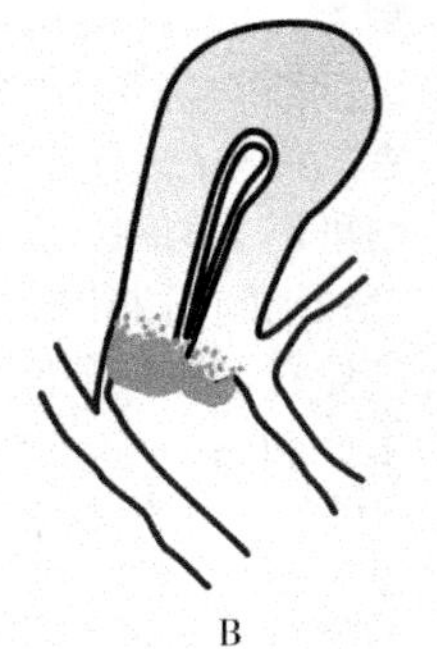

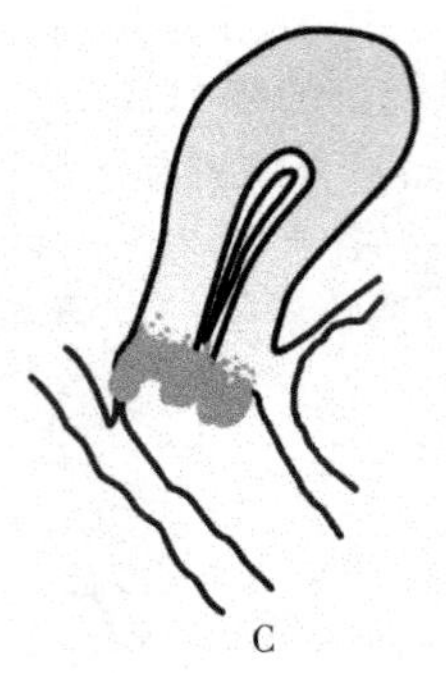

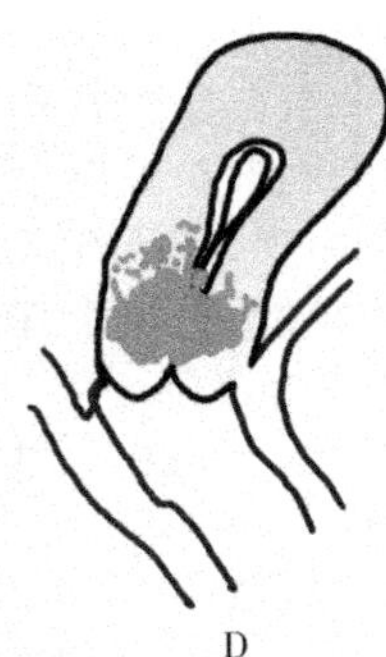

图 16-6　宫颈癌类型(巨检)

A. 外生型；　B. 内生型；　C. 溃疡型；　D. 颈管型

(2) 显微镜检

1) 宫颈镜下早期浸润癌：在原位癌基础上，镜下发现癌细胞团突破基膜，呈泪滴状、锯齿状、或间质膨胀性浸润，但浸润深度≤5mm，宽度≤7mm(图 16-7)。

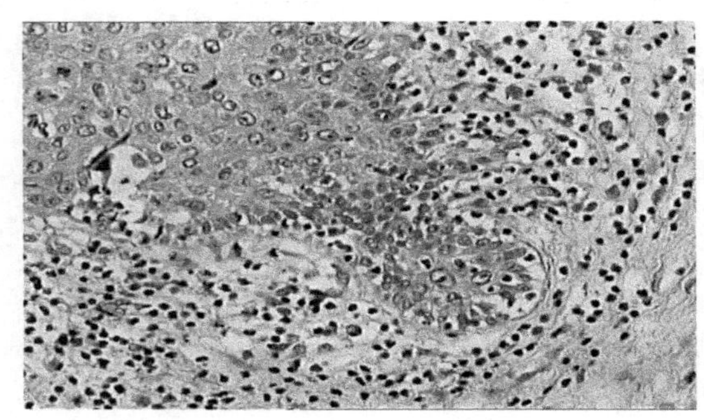

图 16-7　癌灶呈泪滴状浸润间质

2) 宫颈浸润癌：指癌灶浸润间质的范围已超出可测量的早期浸润癌，呈网状或团块状间质浸润。根据细胞分化程度分三级：Ⅰ级：高分化鳞癌，分化较好，癌巢中有多数角化现象，可见癌珠，核分裂象＜2/HP，即角化性大细胞型(图 16-8)。Ⅱ级：中分化鳞癌，达宫颈上皮中层细胞的分化程度，细胞大小不一，癌巢中无明显角化现象，核分裂象 2～4/HP，即非角化性大细胞型。Ⅲ级：低分化鳞癌，多为未分化的小细胞(相当于宫颈上皮底层细胞)，核分裂象＞4/HP，即小细胞型。

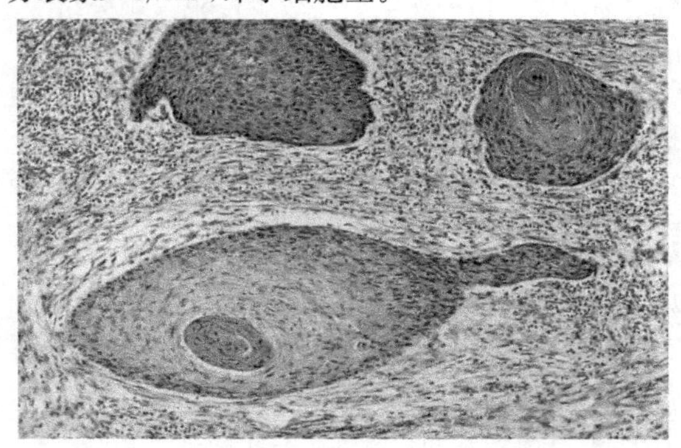

图 16-8　癌巢中见癌珠及角化现象

2. 腺癌　约占 15%。

(1) 巨检：癌灶来自宫颈管，呈乳头状、芽状，溃疡或浸润型生长，并浸润宫颈管壁，癌灶也可突向宫颈外口，但常侵犯宫旁组织。当癌灶向宫颈管内生长时，宫颈外观可完全正常，但宫颈管膨大如桶状。

(2) 显微镜检：有下列三型。

1) 黏液腺癌：为最常见的腺癌。来源于宫颈黏膜柱状黏液细胞，镜下可见腺体结构，腺腔内有乳头状突起，腺上皮增生为多层，细胞低矮，异型性明显，细胞内含黏液。

2) 宫颈恶性腺瘤：又称微偏的腺癌。肿瘤细胞貌似良性，腺体由柱状上皮覆盖，细胞无异型性，表皮为正常宫颈管黏膜腺体，腺体增多，大小不等，形态多样，含点状突起，浸润宫颈壁深层，常伴有淋巴结转移。

3) 鳞腺癌：来源于宫颈黏膜柱状下细胞，约占 3%～5%，同时含腺癌和鳞癌成分。是储备细胞同时向腺细胞和鳞状细胞分化发展而成。两种上皮性癌在同一部位紧密结合，有时可见从一种上皮癌过渡到另一种癌。

(五) 转移途径

宫颈癌以直接蔓延及淋巴转移为主，血行转移极少见。

1. 直接蔓延　最常见。癌组织局部浸润，向邻近器官及组织扩散。外生型常向阴道壁蔓延，宫颈管内病灶使宫颈管扩张并可向上累及子宫峡部或宫腔。癌灶向两侧蔓延至主韧带、阴道旁组织，甚至可延伸至骨盆壁，晚期可引起输尿管阻塞。癌灶向前后蔓延可侵犯膀胱或直肠，甚至可造成生殖道瘘。

2. 淋巴转移　宫颈癌经局部病灶侵入淋巴管，形成瘤栓，随淋巴液引流到达局部淋巴结，并在淋巴管内扩散。宫颈癌淋巴结转移分为两组：一级组(包括宫旁、宫颈旁或输尿管旁、闭孔、髂内、髂外淋巴结)及二级组(包括髂总、腹股沟深、浅、腹主动脉旁淋巴结)。

3. 血行转移 很少见。晚期可转移至肺、肾或脊柱等。

(六)临床分期

采用国际妇产科联盟(FIGO,2000 年)修订的临床分期(表 16-2,图 16-9)。

表 16-2 宫颈癌的临床分期(FIGO,2000 年)

期别	肿瘤范围
0 期	原位癌(浸润前癌,不列入疗效统计)
Ⅰ期	癌灶局限在宫颈(累及宫体不影响分期)
Ⅰ A	肉眼未见癌灶,仅在显微镜下见浸润癌
Ⅰ A_1	间质浸润深度≤3mm,宽度≤7mm
Ⅰ A_2	间质浸润深度 3~5mm,宽度≤7mm
Ⅰ B	临床肉眼可见癌灶局限于宫颈,或显微镜下可见病变>Ⅰ A_2
Ⅰ B_1	临床肉眼可见癌灶最大直径≤4mm
Ⅰ B_2	临床肉眼可见癌灶最大直径>4mm
Ⅱ期	癌灶已超出子宫颈,但未达盆壁或累及阴道但未达阴道下 1/3
Ⅱ A	无宫旁浸润
Ⅱ B	有宫旁浸润
Ⅲ期	癌肿扩散到盆壁或累及阴道下 1/3 或导致肾盂积水或肾无功能
Ⅲ A	癌累及阴道下 1/3,但未达盆腔
Ⅲ B	癌已达盆壁,或癌导致肾盂积水或肾无功能
Ⅳ期	癌播散超出真骨盆或癌浸润膀胱或直肠黏膜
Ⅳ A	癌播散超出真骨盆或癌浸润膀胱黏膜直肠黏膜
Ⅳ B	远处转移

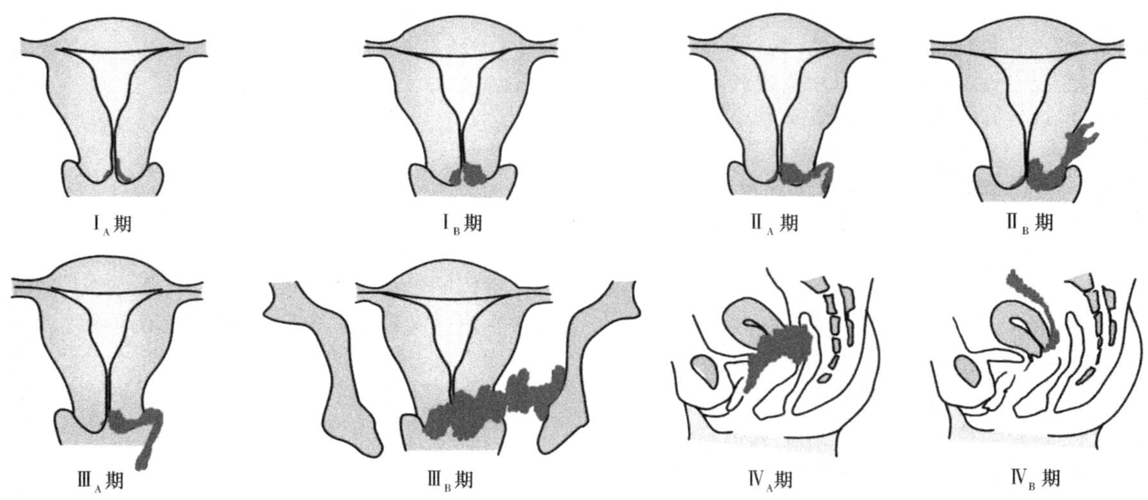

图 16-9 宫颈癌临床分期

(七)临床表现

1. 症状 宫颈癌患者在早期多无症状,也可无明显体征,有时甚至见宫颈光滑。尤其宫颈已萎缩的老年妇女或部分宫颈管癌患者,因癌灶位于宫颈管内,宫颈阴道部外观正常,故易被忽略而漏诊或误诊。糜烂型容易与慢性宫颈炎相混淆。患者一旦出现症状,主要表现为:

(1) 阴道流血:年轻患者常表现为接触性出血,多在性生活后或妇科检查后出血。出血量可多可少,根据病灶大小、侵及间质内血管的情况而定。早期出血量少,晚期病灶较常表现为多量出血,一旦侵蚀较大血管可能引起致命性大出血。部分年轻患者也可表现为经期延长、周期缩短、经量增多等。老年患者主要表现为绝经后不规则阴道流血。一般外生型癌出血较早,出血量也多;内生型癌出血较晚。

(2) 阴道排液:患者常诉阴道排液量增多,白色或血性,稀薄如水样或米泔状,有较明显的腥臭味。晚期因癌组织破溃、坏死,继发感染,有大量脓性或米汤样恶臭白带。

(3) 晚期癌的症状:根据病灶侵犯范围和部位,可出现相应的继发性症状。病灶波及盆腔结缔组织、骨盆壁、压迫输尿管或直肠、坐骨神经时,患者诉肛门坠胀、尿频、尿急、血尿、大便秘结、里急后重、下肢肿痛等;严重时可导致输尿管梗阻、肾盂积水,最后引起尿毒症。到疾病晚期,患者出现恶病质。

2. 体征 镜下早期浸润癌时,宫颈光滑或轻度糜烂,外观似一般慢性宫颈炎。进一步发展为浸润癌时,根据其大体病理类型的不同,局部体征亦不同。外生型见宫颈赘生物向外生长,呈息肉状或乳

笔 记 栏

头状突起，继而形成菜花状赘生物，表面不规则，灰白色，质脆，触之易出血。内生型可见宫颈肥大，宫颈管膨大如桶状，质硬，宫颈表面光滑或有浅表溃疡。晚期由于癌组织坏死脱落，形成溃疡，整个宫颈有时呈空洞状，并覆盖有灰褐色坏死组织，恶臭。癌灶如浸润阴道壁可见阴道穹隆变浅或消失，阴道壁增厚变硬，甚至有赘生物；若向两侧旁组织侵犯，妇科检查可扪及两侧增厚，结节状，质硬，有时浸润达盆壁，形成"冰冻骨盆"。

（八）诊断

根据病史和临床表现，尤其同时有接触性出血和阴道排液者，应想到宫颈癌的可能，需做详细的全身检查及妇科三合诊检查，对肉眼可疑病灶进行活组织检查即可确诊。但宫颈癌的诊断关键在于早期诊断，其方法目前主要依靠以下辅助检查手段。

1. 宫颈刮片细胞学检查 普遍用于宫颈癌的筛查。取材部位必须在宫颈外口的移行带区进行刮片。传统的方法是巴氏染色，光镜下阅片，巴氏V级分类法，近10年由于阅片系统和制片技术的改进，包括计算机辅助细胞检测系统和液基薄层细胞学技术，并采用新的TBS诊断法，提高了诊断的敏感性（详见妇产科常用特殊检查章）。若发现异常细胞，如为巴氏Ⅱ级者，需先按炎症处理后重复涂片检查，若巴氏Ⅲ级或以上者，或TBS中ASCUS阳性或以上者，应做阴道镜检查，必要时宫颈活组织检查。

2. 碘试验 将碘溶液涂于宫颈和阴道壁，观察其着色情况。正常宫颈阴道部和阴道鳞状上皮富含糖原，被碘溶液染为棕色或深赤褐色。若不染色为阳性，说明鳞状上皮不含糖原。瘢痕、囊肿、宫颈炎或宫颈癌等鳞状上皮不含或缺乏糖原，碘试验均可阳性，故本试验对癌无特异性。碘试验主要识别宫颈病变危险区，以便确定活检取材部位，提高诊断率。

3. 阴道镜检查 宫颈刮片细胞学检查巴氏Ⅲ级或Ⅲ级以上，应行阴道镜检查，观察宫颈表面有无异型上皮或早期癌变，并选择病变部位进行活组织检查，以提高诊断准确率。

4. 宫颈和宫颈管活组织检查 是确诊CIN和宫颈癌最可靠、不可缺少的方法。选择宫颈移行带区的3、6、9、12点等多点做活组织检查，或在碘试验、阴道镜观察到的可疑部位取活组织做病理检查。所取组织应包含上皮及间质。若宫颈刮片为巴氏Ⅲ级或Ⅲ级以上，但宫颈活检阴性时，应用小刮匙搔刮宫颈管，刮出物送病理检查。

5. 宫颈锥切术 当宫颈刮片多次检查为阳性，而宫颈活检为阴性；或活检为原位癌，但不能排除浸润癌时，均应做宫颈锥切术并将切下的宫颈组织，连续切片病理检查以确诊。宫颈锥切可采用直接切除、LEEP刀或冷凝电刀切除。

确诊宫颈癌后，根据具体情况，进行胸部X线摄片、静脉肾盂造影、钡剂灌肠、CT、MRI、淋巴造影、膀胱镜、直肠镜检查等，以确定其临床分期。

（九）鉴别诊断

宫颈癌通常有接触性出血和阴道排液，临床上应与下列疾病相鉴别：

(1) 宫颈糜烂或宫颈息肉均可引起接触性出血，外观难与I_A期宫颈癌相区别，但做宫颈刮片、阴道镜、活组织检查以鉴别。

(2) 宫颈结核偶表现为不规则阴道出血和白带增多，局部见多个溃疡，甚至菜花样赘生物，宫颈活检是唯一可靠的鉴别方法。

(3) 宫颈乳头状瘤为良性病变，多见于妊娠期，表现为接触性出血和白带增多，外观呈乳头状或菜花状，经宫颈活检，即可确诊。

(4) 子宫内膜异位症有时宫颈有多个息肉样病变，甚至波及穹隆部，肉眼较难鉴别，需经病理检查才可确诊。

(5) 子宫内膜癌转移宫颈必须与原发性宫颈腺癌相鉴别。

（十）治疗

常用的治疗方法有手术、放疗及化疗等。原则上手术治疗仅适用于早期宫颈癌患者，而放疗适用于各期患者。应根据患者的临床分期、年龄、全身情况、就诊医院的医疗技术水平和设备条件而决定治疗方案。

1. 手术治疗 适应证：I_A～II_A期患者，无严重内、外科合并症，无手术禁忌证，年龄不限，需根据患者全身情况能否耐受手术而定；肥胖患者根据麻醉条件及术者经验而定。近年部分学者认为II_B期患者如果宫旁组织侵犯的局限于1/2以内，可选择术前放疗或化疗使病灶局限后再行手术治疗，但仍存在争议。

I_{A_1}期：全子宫切除术，由于宫颈癌发生卵巢转移的几率极低，若卵巢正常者应予保留；或可行宫颈锥切术。

I_{A_2}～II_A期：广泛性子宫切除术及盆腔淋巴结清扫术，卵巢正常者应予保留。

2. 放射治疗 适应证：各期患者均可选用，但多用于II_B期以上的患者，或不能耐受手术患者。放射治疗包括腔内及体外照射：腔内照射多用后装治疗机，用于控制局部病灶。早期病例以腔内放疗为主，体外照射为辅。体外照射多用直线加速器等，体外照射用以治疗盆腔淋巴结及宫旁组织等处的转移病灶。晚期则以体外照射为主，腔内放疗为

笔记栏

辅。放疗并发症有放射性直肠炎和膀胱炎。近期反应多能自愈；远期反应均在1～3年出现，主要为缺血引起直肠溃疡、狭窄及血尿，甚至形成直肠阴道瘘及膀胱阴道瘘等。预防措施是避免放疗过量及正确放置放射源。

3. 手术及放射综合治疗 适用于宫颈较大病灶，术前先放疗，待癌灶缩小后再行手术。或术后证实淋巴结或宫旁组织有转移或切除残端有癌细胞残留，放疗作为对手术治疗的补充治疗。

4. 化疗 主要用于晚期或复发转移的患者。近年也采用化疗作为手术或放疗的辅助治疗，用以治疗局部巨大肿瘤，以期提高治愈率，取得了初步效果，但其确切疗效尚有待循征医学的论证。常用的有效药物有顺铂、卡铂、环磷酰胺、异环磷酰胺、氟尿嘧啶、博来霉素、丝裂霉素、长春新碱等，以顺铂疗效较好。一般采用联合化疗：①治疗鳞癌有PVB方案(顺铂、长春新碱与博莱霉素)与BIP方案(博莱霉素、异环磷酰胺与顺铂)。②治疗腺癌有PM方案(顺铂与丝裂霉素)与FIP方案(氟尿嘧啶、异环磷酰胺与顺铂)。化疗途径可采用静脉或介入化疗(超选择性动脉灌注化疗)。

案例16-1分析

患者白带增多，性交后阴道出血，宫颈肥大，中-重度颗粒型糜烂，接触性出血明显，按炎症治疗无效，宫颈癌的可能性大。

应进一步行宫颈刮片细胞学检查进行宫颈癌的筛查；液基细胞检查(TCT)提示：HSIL。即行阴道镜检查及宫颈活检或同时行宫颈管诊刮以明确病变的部位和性质，确定临床分期，必要时行CT或MRI检查。活检病理为“宫颈浸润癌(浸润深度>5mm)”。

诊断：

宫颈鳞癌$Ⅰ_{A_2}$期。

处理：

由于患者较年轻，无生育要求，分期为$Ⅰ_{A_2}$期，故首选行子宫广泛性切除+盆腔淋巴结清除手术治疗，如为高、中分化鳞癌，可考虑保留卵巢。因为放射治疗会导致患者卵巢功能衰退和生殖道萎缩。所以，临床上常在患者不能耐受手术或分期$Ⅱ_B$或以上方法选择放射治疗。若术后病理证实有淋巴结转移或宫旁转移或阴道残端转移则应追加放射治疗。

(十一) 预后

宫颈癌的预后与临床期别、病理类型及治疗方法有关。早期患者手术与放疗效果相近，腺癌放疗效果不如鳞癌。淋巴结无转移者，预后好。晚期病例的主要死因有：①尿毒症：肿瘤压迫双侧输尿管引起。②出血：癌灶侵犯大血管而引起。③感染：局部或全身感染。④恶病质：全身重要器官转移或全身衰竭而死亡。

(十二) 随访

宫颈癌患者手术治疗后复发率约5%～20%，且大部分发生于3年内，所以应向其说明随访的重要性。随访时间一般在出院后1个月行第1次随访，以后每隔1个月复查1次，出院后6个月，每隔2～3个月复查1次；第2年每3～6个月复查1次；第3～5年，每半年复查1次；第6年开始每年复查1次。随访内容除临床检查外，应定期进行胸透和血常规检查。

(十三) 宫颈癌合并妊娠

宫颈癌合并妊娠较少见。国内报道占宫颈癌9.2‰～70.5‰。早期妊娠或妊娠期出现阴道流血均需常规做阴道窥器检查，若宫颈有可疑病变应做宫颈刮片细胞学检查、阴道镜检查、宫颈活检，以免漏诊和误诊。妊娠时宫颈锥切术可导致孕妇与胎儿的不良后果，因此仅用于阴道镜检查异常和宫颈细胞学检查高度怀疑宫颈癌者，且手术时间应选择在妊娠中期。妊娠早期宫颈锥切术的流产率高达33%以上。必须指出，妊娠期宫颈鳞-柱交接部因受高水平雌激素影响而外移，移行带区的细胞可以出现不典型增生，类似原位癌，可不处理，产后常能够恢复正常。

关于宫颈癌$Ⅰ_A$期合并妊娠的处理，目前国内仍无成熟意见。国外根据宫颈锥切的病理诊断所采用的治疗方法供参考：①$Ⅰ_{A_1}$间质浸润深度≤3mm，无脉管浸润者，可维持妊娠至足月，经阴道分娩；若不需再生育者，于产后6周行全子宫切除术。②$Ⅰ_{A_2}$期：间质浸润深3～5mm，伴脉管浸润者，妊娠也可维持至足月，分娩方式采用剖宫产，同时行广泛性子宫切除及盆腔淋巴结清扫术。

宫颈癌$Ⅰ_B$期合并妊娠一经确诊，尽快行广泛性子宫切除及盆腔淋巴结清扫术。

宫颈癌Ⅱ～Ⅳ期合并早期妊娠者，先行体外照射，待胎儿自然流产后再行腔内放疗；中、晚期妊娠者，应先剖宫取胎，然后给予常规体外及腔内放疗。

(十四) 预防

(1) 提倡晚婚、少育，开展性卫生教育，是减少宫颈癌发病率的有效措施。

(2) 普及防癌知识，凡已婚妇女，特别是围绝经期妇女有月经异常或性交后出血者，应警惕宫颈癌的可能，及时就医。

(3) 发挥妇女防癌保健网作用，定期开展宫颈癌的普查普治，每1～2年1次，做到早发现、早诊断和早治疗。凡30岁以上妇女至妇科门诊就诊者，应常规做宫颈刮片细胞学检查，有异常者应进一步处理。

(4) 积极治疗中、重度宫颈糜烂等宫颈慢性炎症；及时诊断和治疗CIN，以阻断宫颈癌的发生。

案例16-1小结

1. 持续性的人乳头瘤病毒（特别是高危型病毒）的感染可能是宫颈癌的诱因之一。

2. 临床以阴道排液和不规则流血为宫颈癌的主要表现。

3. 宫颈刮片细胞学检查是宫颈癌筛查的重要手段，碘试验或阴道镜指示下多点宫颈活检是宫颈癌的确诊方法。

4. 手术和放射治疗是宫颈癌的主要治疗方法。

（毛熙光）

第三节 子宫肿瘤

一、子宫肌瘤

子宫肌瘤（myoma of uters）是发生在人体子宫的主要由平滑肌细胞增生形成、其间伴有少量纤维结缔组织的良性肿瘤，为女性生殖器最常见的良性肿瘤，也是人体最常见的肿瘤。常见于30～50岁妇女，其中以40～50岁最常见，20岁以下少见。其在人群中的发病率较难统计，根据尸检资料，35岁以上妇女约20%患有子宫肌瘤，因大部分肌瘤很小，患者常无症状，因此临床报道的发病率较其真实的发病率明显偏低。

案例16-2

患者，女，46岁，因发现子宫增大5个多月，月经量增多3个多月于2005年11月6日入院。

患者于今年6月中旬妇检发现子宫增大，B超示“子宫前壁两个低回声光团”，无月经改变，未做特殊治疗。近3个月出现月经量增多，用卫生巾3包/月，有血块，经期延长至10天，伴尿频，腰酸痛，白带增多，色白，无腹胀，无腹痛，无排便困难，无阴道排液，无头晕，无体重减轻等，3天前B超检查谓子宫肿物明显增大，要求手术治疗入院。发病以来，食欲尚可，大小便正常，睡眠一般。

既往史无特殊。月经13岁初潮，周期25～28天，持续4～5天，末次月经2005.10.26，量中，用卫生巾1包多/月，色暗红，无痛经。白带正常。孕$_3$产$_1$。

体格检查：体温36.8℃，脉搏57次/min，呼吸21次/min，血压110/72mmHg，中度贫血貌，心肺听诊未发现异常。腹部平软，无压痛，无反跳痛，未触及包块，肝脾肋下未及。

妇科检查：外阴：发育正常，无炎症。阴道：无炎症。宫颈：中度糜烂，肥大。子宫前倾前屈位，增大如孕11周大小，表面呈多个结节状，质硬，活动好，无压痛；双侧附件无增厚，无压痛，未触及包块。

血象：RBC 2.3×10^{12}/L，Hb 72g/L，WBC 7.2×10^{9}/L，中性粒细胞0.68。

B超提示：多发性子宫肌瘤，最大肌瘤直径：56mm×74mm×64mm，其中一个肌瘤中央见液性暗区。

问题：

1. 该患者应考虑哪些诊断及鉴别诊断？
2. 应如何治疗？

(一) 病因

确切病因尚不清楚。雌激素水平或受体功能异常可能与子宫肌瘤的发生有一定关系，有以下证据：子宫肌瘤细胞中雌激素受体和组织中雌二醇含量较正常子宫组织高；且雌激素可刺激子宫肌瘤体积增大，故子宫肌瘤多发生于生育年龄妇女，绝经后肌瘤停止生长，甚至萎缩；孕激素可刺激子宫肌瘤细胞核分裂，也可促进肌瘤生长。

(二) 子宫肌瘤的分类

按其生长部位分为宫体肌瘤（占92%）和宫颈肌瘤（占8%）。按肌瘤与子宫壁的关系分3类（图16-10）。

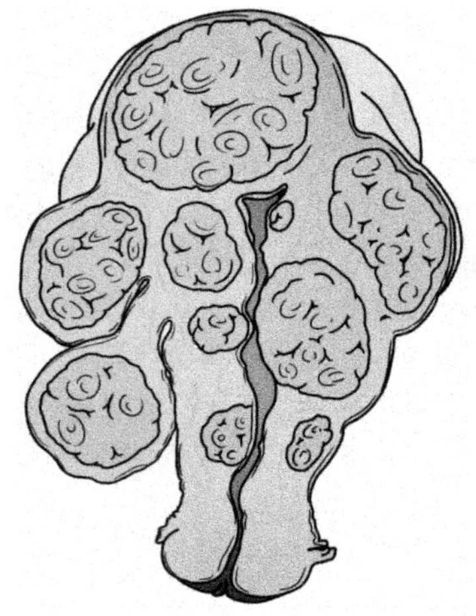

图16-10 子宫肌瘤的分类

1. 肌壁间肌瘤（intramural myoma） 肌瘤位于

笔记栏

子宫肌壁内，周围均为肌层所包围。占60%～70%。

2. 浆膜下肌瘤(subserous myoma) 肌瘤向子宫浆膜面生长，突起于子宫表面，约占20%。肌瘤表面仅由子宫浆膜覆盖。若瘤体继续向浆膜外生长，仅有一蒂与子宫肌壁相连，形成为带蒂浆膜下肌瘤，营养由蒂部血管供应。当肌瘤继续增大时，可因血供不足导致瘤体变性、坏死。若蒂部扭转而断裂，肌瘤脱落至腹腔或盆腔，形成游离性肌瘤。若肌瘤生长在宫体侧壁向宫旁生长，突入阔韧带前后叶之间称阔韧带内肌瘤。

3. 黏膜下肌瘤(submucous myoma) 肌瘤突向子宫黏膜方向生长，突出于宫腔，其表面仅由黏膜覆盖，称为黏膜下肌瘤。占10%～15%。单个或多个，使宫腔变形增大，子宫内膜面积增大，但子宫外形多无明显变化。黏膜下肌瘤易形成蒂，在宫腔内生长，常引起子宫收缩，致使肌瘤被挤至宫颈甚至突入阴道。

(三)子宫肌瘤病理

1. 巨检 肌瘤为实质性球形结节，表面光滑，与周围肌层组织有明显界线。虽无包膜，因肌瘤周围的子宫肌层受瘤体的长期挤压形成假包膜，故肌层与肌瘤间便有一层疏松间隙区域，手术切开包膜后肿瘤容易剥出。血管由肌层穿入假包膜供给肌瘤营养，假包膜中的血管呈放射状，血管壁缺乏外膜，受压后易引起循环障碍而使肌瘤发生退行性变；肌瘤越大，血管越多越粗。肌瘤常为白色，质硬，切面为漩涡状结构。肌瘤颜色与硬度随纤维组织含量的多少而变化：若含平滑肌多，色略黄，质较软；若纤维组织多则色较白，质较硬。

2. 镜检 因子宫肌瘤为来自于子宫肌层的平滑肌细胞或肌层血管壁的平滑肌细胞。因此肌瘤在镜下常为皱纹状排列的平滑肌纤维相互交叉而成，呈漩涡状，其间掺有多少不等的纤维结缔组织。但细胞大小均匀，呈卵圆形或杆状，核染色较深。

(四)肌瘤变性

肌瘤失去其原有的典型结构时称为子宫肌瘤变性，常见的变性有：

1. 玻璃样变(hyaline degeneration) 最多见。变性组织局部见均匀的透明样物质，色苍白，肌瘤剖面原有的漩涡状结构消失。镜下见病变区域肌细胞消失，为均匀粉红色无结构区，变性区与非变性区界线清楚。

2. 囊性变(cystic degeneration) 常继发于玻璃样变，因肌瘤组织坏死、液化可形成大小不等的囊腔，其间有结缔组织相隔，也可融合成一个大的囊腔，囊内包含清澈无色液体，也可自然凝固成胶冻状物。镜下见囊腔壁由玻璃样变的肌瘤组织构成，囊腔内壁无上皮衬托。

3. 红色变(red degeneration) 是肌瘤的一种特殊类型的坏死，其原因尚不清楚。多见于妊娠期或产褥期。肌瘤内血管发生破裂，出血弥散于组织内，致肌瘤体积迅速增大。肌瘤剖面呈暗红色，如半熟的烤牛肉状，腥臭，质软，漩涡状结构消失。镜下见假包膜内大静脉及瘤体内小静脉栓塞，并伴有溶血，肌细胞减少，较多脂肪小球沉积。

4. 肉瘤变(sarcomatous change) 肌瘤恶变即为肉瘤变。少见，国内资料发病率为0.4%～0.8%左右。多见于年龄偏大妇女。因无明显症状，易被忽略。若肌瘤在短期内体积迅速增大或伴有不规则阴道流血者，应考虑有肉瘤变的可能；另外，绝经后妇女肌瘤增大，更应警惕恶变的发生。肉瘤变的组织变软，质脆，切面灰黄色，似生鱼肉状。

5. 钙化(degeneration with calcification) 多见于蒂部狭小、血供不足的浆膜下肌瘤及绝经后妇女的肌瘤。常因脂肪变后，分解的三酰甘油与钙盐结合成碳酸钙石，形成营养不良性钙化。镜下见钙化区为层状沉积，呈圆形或不规则形，苏木精染色有深蓝色微细颗粒浸润。

(五)临床表现

1. 症状 大多无明显症状，仅在盆腔检查时偶被发现。症状出现与肌瘤部位、生长速度及肌瘤变性关系密切，但与肌瘤大小、数目多少关系不大。常见有以下症状：

(1) 月经改变：为最常见症状。大的肌壁间肌瘤可使内膜面积增大、宫缩不良导致月经量增多、周期缩短、经期延长或不规则阴道流血等。黏膜下肌瘤常为月经量过多，随肌瘤体积的增大，可出现经期延长，若肌瘤发生坏死、溃疡、合并感染时，则有持续性或不规则阴道流血或脓血性液体排出等。浆膜下肌瘤及肌壁间小肌瘤常无明显月经改变。若合并子宫内膜增生过长，也可引起月经紊乱。

(2) 腹块：肌瘤较大时，患者常可自诉腹部胀大，下腹正中可扪及肿块。当清晨膀胱充盈时，子宫往向上方推移，更易扪及质硬、形态不规则的下腹肿块。

(3) 白带增多：肌瘤使宫腔面积增大，内膜腺体分泌增多，或伴有盆腔充血等可致白带增多；悬吊于阴道内的黏膜下肌瘤，当合并感染及坏死时，可产生大量脓血性排液及腐肉样组织排出，伴臭味。

(4) 腹痛、腰痛、下腹坠胀：子宫肌瘤常无腹痛，但当浆膜下肌瘤蒂扭转时出现急性下腹痛，伴恶心、呕吐；肌瘤红色变时可出现腹痛剧烈、发热、肌瘤迅速增大等症状。较大的肌瘤引起下腹坠胀、腰痛背痛等症状。

(5) 压迫症状：当肌瘤增大时，若向子宫前方压迫膀胱，可引起尿频、排尿障碍、尿潴留等；若向侧

笔记栏

旁压迫输尿管,可致肾盂积水。若向子宫后方压迫直肠,可致排便困难。

(6) 不孕:文献报道占 25%～40%。可能的原因:黏膜下肌瘤或肌壁间肌瘤可使宫腔变形,妨碍受精卵着床或压迫输卵管使之扭曲而导致不孕。

(7) 继发性贫血:长期月经过多致继发性贫血。

2. 体征 与肌瘤数目、大小、位置及有无变性有关。肌瘤较大时可在腹部扪及质硬、不规则、结节状肿物。妇科检查:肌壁间肌瘤时子宫常增大,表面不规则、质硬、单个或多个结节状突起;浆膜下肌瘤可扪及质硬、球状或半球形肿物,且与子宫相连;黏膜下肌瘤子宫多为均匀增大,有时宫口扩张,肌瘤堵塞于宫口内或脱出在阴道内,表面呈红色、光滑、质硬;合并感染时表面有渗出或溃疡形成,排液增多伴臭味。

案例 16-2 分析

患者发现子宫增大 5 个多月,月经量增多 3 个多月,较既往月经增加 1 倍以上,经期延长至 10 天,伴头晕和中度贫血体征。考虑为多发性子宫肌瘤引起宫腔扩大或合并黏膜下肌瘤所致,患者伴尿频,腰酸痛为子宫肌瘤引起的压迫症状。妇检宫颈中度糜烂,肥大;子宫增大如孕 11 周大小,表面呈多个结节状,质硬。

患者有多发性子宫肌瘤的典型症状及体征,B超检查子宫内多个实性低回声光团,其中一个瘤体内伴液性暗区。初步诊断:①多发性子宫肌瘤,合并肌瘤囊性变;②慢性宫颈炎(中度糜烂,肥大);③继发性贫血(中度)。

(六)诊断及鉴别诊断

根据病史、症状和体征,诊断多无困难。若症状不明显或有囊性变的肌瘤有时诊断困难。通常借助 B 超、宫腔镜、腹腔镜、子宫输卵管造影、CT 或 MRI 等辅助检查协助确诊。子宫肌瘤需与下列疾病鉴别:

1. 妊娠子宫 肌瘤囊性变可误诊为妊娠子宫,而先兆流产也可误诊为子宫肌瘤。可借助尿或血 β-HCG 测定、多普勒超声、盆腔 B 型超声检查以协助诊断。

2. 子宫腺肌病或子宫腺肌瘤 多有继发性痛经,进行性加重;经量过多、子宫常均匀增大,子宫很少超过妊娠 3 个月大小,具有经期子宫增大、经后缩小的特征。而子宫肌瘤患者子宫呈局限性、质硬的结节状突起。可借超声及 MRI 协助诊断,但有时两者鉴别较困难,须借助病理学检查方可确诊。

3. 卵巢肿瘤 一般无月经改变,多为单侧的囊性肿块,能与子宫分开。但实质性卵巢肿瘤常误诊为有蒂浆膜下肌瘤;而肌瘤囊性变可误诊为卵巢囊肿。此时应详细询问病史,仔细行三合诊检查,注意肿块与子宫的关系。B 型超声可协助诊断;对鉴别有困难者可应用腹腔镜检查明确诊断。

4. 盆腔炎性块物 常有盆腔感染病史。肿物边界不清,与子宫粘连或不粘连,有压痛,抗炎治疗后症状、体征好转。有时 B 型超声检查可协助鉴别。

5. 子宫畸形 子宫畸形自幼即有,无月经改变等。借助 B 型超声检查、子宫输卵管造影、腹腔镜检查可协助诊断。

(七)治疗

子宫肌瘤的治疗必须根据患者年龄、有无生育要求、症状、肌瘤大小等情况综合考虑。

1. 随访观察 由于子宫肌瘤的恶变率很低,对于无症状的、小的肌瘤,通常不需治疗,尤其发生于近绝经年龄妇女,每 3～6 个月随访 1 次。若在随访期间发现肌瘤增大或症状明显,再考虑进一步治疗。

2. 药物治疗 增大子宫在妊娠 2 个月大小以内,且症状不明显或较轻,接近绝经年龄及全身情况不能手术者,可给予药物对症治疗。

(1) 雄激素:有对抗雌激素,致使子宫内膜萎缩作用;另外可直接作用于子宫平滑肌,使其收缩而减少出血,并使近绝经期患者提早绝经。常用药物:丙酸睾酮 25mg 肌内注射,每 5 日 1 次,月经来潮时 25mg 肌内注射,每日 1 次共 3 次,但每月总量不超过 300mg,以免引起男性化。

(2) 促性腺激素释放激素类似物(GnRH-a):具有抑制垂体及卵巢的功能,可降低雌激素水平,连续用药 3 个月,可使瘤体缩小 50%。适应证:术前缩小肌瘤,减少术中出血;绝经过渡期子宫肌瘤、伴经量多、继发性贫血的患者。常用药物:亮丙瑞林(leuprorelin)3.75mg/支,每 4 周皮下注射 1 次,连续使用 3～6 个月。用药期间闭经,使贫血逐渐纠正,肌瘤缩小,可减少手术中的出血,有利于腔镜下手术。部分绝经过渡期的患者可顺利过渡到绝经。但停药后肌瘤又逐渐增大至原来大小,且 GnRH-a 制剂不宜长期持续使用,长期应用可因雌激素缺乏导致骨质疏松。其不良反应主要是围绝经期综合征症状。

3. 手术治疗 手术适应证:子宫体积≥妊娠子宫 2.5 个月大小;有明显压迫症状;月经过多继发贫血者。手术方式有:

(1) 肌瘤切除术(myomectomy):适用于 35 岁以下、未婚或已婚未生育或希望保留生育功能的患者。可经开腹或经腹腔镜下切除肌瘤。突出宫颈口或阴道内的黏膜下肌瘤经阴道或经宫腔镜切除。

(2) 子宫切除术(hysterectomy):对肌瘤较大、症状明显、经药物治疗无效、无需保留生育功能或疑有恶变者,可行子宫次全切除术或子宫全切术。50岁以下、卵巢外观正常者保留卵巢。

案例 16-2 分析

患者多发性子宫肌瘤,肌瘤较短时间内增大明显,子宫体积>妊娠10周大小,有明显的压迫症状,同时合并肌瘤变性,继发性贫血;患者为围绝经年龄,无生育要求。有明确的手术指征。术前应排除子宫颈癌及子宫内膜癌的可能,术前先纠正贫血。病人在知情同意的前提下,可选择子宫切除手术。若卵巢外观正常可考虑保留。有条件的医院可行腹腔镜下手术。

(八)子宫肌瘤合并妊娠

子宫肌瘤合并妊娠的发病率占肌瘤患者的0.5%~1%,占妊娠0.3%~0.5%左右。因肌瘤小又无症状,在妊娠分娩过程中易被忽略,故肌瘤合并妊娠的实际发病率远较上述统计高。

妊娠合并子宫肌瘤时,对妊娠和分娩均有一定影响。黏膜下肌瘤可阻碍受精卵着床致不孕或早期流产。较大的肌壁间肌瘤由于机械性阻碍或宫腔变形易导致流产。妊娠期的子宫充血,组织水肿,平滑肌细胞肥大,肌瘤明显增大,但分娩后肌瘤逐渐缩小。妊娠期易发生红色变,出现剧烈腹痛伴恶心、呕吐、发热、白细胞计数升高,肌瘤迅速增大,确诊后应采用保守治疗,包括卧床休息、纠正水、电解质失衡,冰袋冷敷下腹部以及适当应用镇静剂和止痛剂,多数患者可好转不需手术治疗。浆膜下肌瘤可发生慢性或急性蒂扭转,导致肌瘤坏死、感染、化脓等。较大肌瘤于妊娠期可使胎位异常,致使胎儿生长受限、胎盘低置或前置等;在分娩过程中可发生产道阻塞、胎先露部下降困难而难产,还可引起子宫收缩乏力而导致产程延长、产后出血等。妊娠合并肌瘤多能自然分娩,但应预防产后出血。若肌瘤阻碍胎儿下降时应行剖宫产术。剖宫产时是否同时切除肌瘤,需根据肌瘤大小、部位和患者的情况决定。

(毛熙光)

二、子宫内膜癌

子宫内膜癌(carcinoma of endometrium)又称子宫体癌,是指一组原发于子宫内膜的恶性肿瘤,大多数为起源于子宫内膜腺体的腺癌。为女性生殖道常见三大恶性肿瘤之一,高发年龄为58~61岁,约占女性癌瘤总数的7%,占女性生殖道恶性肿瘤的20%~30%,近年发病率有上升趋势,与宫颈癌比较,已趋于接近甚至超过。

案例 16-3

患者,女性,52岁,因月经紊乱3年,不规则阴道流血3个月,于2005年10月19日入院。

患者3年前起月经紊乱,周期10多天至60天不等,持续时间3天至20余天,月经量用卫生巾半包至3包不等,一直未到医院就诊,近3个月出现不规则阴道流血,量时多时少,无伴发热、腹痛、消瘦、阴道排液等。大小便如常。今门诊拟"阴道流血查因"收入院做进一步诊治。有高血压病史4年,一直服药,血压控制良好。无糖尿病史,无服用激素类药物。月经13岁初潮,持续6~7天,周期28~32天,末次月经2005-7-13,量中,无痛经,白带不多。22岁结婚,孕$_3$产$_2$人流$_1$,20年前行结扎术,丈夫体健。

体格检查:体温36.5℃,脉搏78次/min,呼吸18次/min,血压130/90mmHg,身高158cm,体重68kg,浅表淋巴结无肿大,心肺无异常,腹平软,肝脾肋下未触及。

妇科检查:外阴:发育正常,无潮红和赘生物。阴道:通畅,见少量血性分泌物。宫颈:光滑,无举痛。宫体:前位,增大如孕40余天,质偏软,活动好,无压痛。附件:双侧无增厚,未及包块,无压痛。

辅助检查发现:空腹血糖6.7mmol/L。B超检查提示:子宫增大,宫腔内见4cm×2cm×2cm实质不均的回声区,形态不规则,宫腔线消失。

问题:

1. 患者初步诊断是什么?诊断依据是什么?
2. 需做哪些进一步的检查?
3. 需做何种治疗?

(一)病因

确切病因仍不清楚,可能与下列因素有关:

1. 雌激素的长期持续刺激 子宫内膜受雌激素的长期持续刺激、又无孕激素拮抗,可发生子宫内膜增生症,甚至癌变。单纯型增生者发展为子宫内膜癌约占1%;复杂型增生约为3%;而不典型增生约为30%。长期雌激素的持续刺激临床上常见于无排卵性疾病(如无排卵性功血,多囊卵巢综合征,排卵障碍的不孕症)、分泌雌激素的卵巢肿瘤(颗粒细胞瘤、卵泡膜细胞瘤)、长期

笔记栏

使用单一雌激素的绝经后妇女及长期服用他莫昔芬的患者。

2. 体质因素 内膜癌易发生于肥胖、高血压、糖尿病的妇女。目前认为肥胖者雄烯二酮在脂肪组织中经芳香化酶作用转化成雌酮的转换率增加，长期过多的雌酮刺激可导致内膜癌的发生。一般将肥胖-高血压-糖尿病，称为子宫内膜癌三联症。

3. 遗传因素 约20%内膜癌患者有家族史，比宫颈癌患者高两倍。

案例16-3分析

患者为围绝经期妇女，月经紊乱3年，可能为无排卵功血，较肥胖，有高血压病，血糖升高，具有子宫内膜癌的高危因素。

（二）病理

1. 巨检 子宫内膜癌的组织学类型虽然很多，但各种不同组织类型癌的肉眼表现没有明显区别。病变多见于宫底部内膜，以两子宫角附近居多。依病变形态和范围分为：

（1）弥漫型：子宫内膜大部或全部被癌组织侵犯，癌灶常呈菜花样从内膜层向宫腔突出，充满宫腔甚至脱出于宫口外。癌组织呈灰白或淡黄色，可伴有出血、坏死或溃疡灶（图16-11）。虽广泛累及内膜，但较少浸润肌层，晚期可侵犯肌壁全层及宫颈管，癌灶阻塞宫颈管可致宫腔积脓。

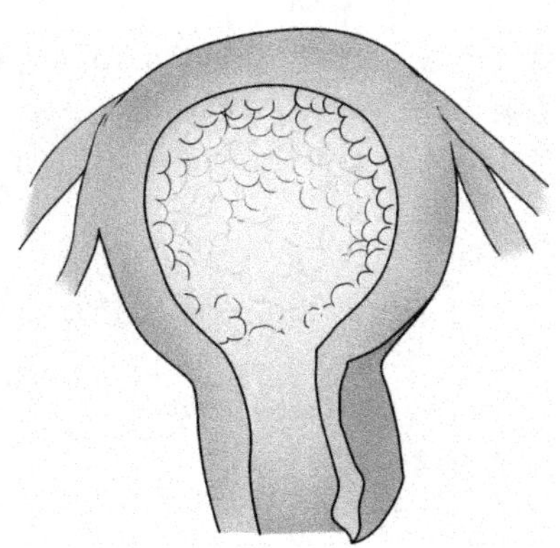

图16-11　弥漫型子宫内膜癌

（2）局限型：癌灶局限于宫腔的某部分，多见于宫底部或宫角部，呈息肉或菜花状，表面有溃疡，易出血。极早期病变很小，诊刮时可能将其刮净。局限型癌灶易侵犯肌层，有时病变虽小，但却已浸润深肌层。

2. 镜检 最常见为内膜样腺癌，其他有腺癌伴鳞状上皮分化；还有浆液性腺癌、透明细胞癌等特殊类型。

（1）内膜样腺癌：最常见，约占80%。内膜腺体高度异常增生，上皮复层，并形成筛孔状结构。癌细胞异型性明显，核大、深染、不规则，核分裂活跃，分化差的腺癌腺体少，腺结构消失，成实性条索或片状癌巢。

1988年国际妇产科联盟（FIGO）提出内膜样腺癌按分化程度，以结构分级法分为三类：Ⅰ级（高分化腺癌）：非鳞状或桑葚状实性生长区域≤5%；Ⅱ级（中分化腺癌）：非鳞状或桑葚状实性生长区域占6%～50%；Ⅲ级（低分化腺癌）：非鳞状或桑葚状实性生长区域>50%。

（2）腺癌伴鳞状上皮分化：腺癌组织中含有鳞状上皮成分。按鳞状上皮的良恶性分为：良性为腺角化癌，恶性为鳞腺癌，介于两者之间称腺癌伴鳞状上皮不典型增生。

（3）浆液性腺癌：是癌细胞向输卵管上皮分化而形成，其形态特征与输卵管癌和卵巢浆液性癌十分相似。癌细胞形成复杂分支的乳头，核异型性较大，约1/3患者伴砂粒体。恶性程度很高，易广泛累及肌层、脉管及淋巴转移；无明显肌层浸润时，也可能发生腹膜播散。常见于老年患者。

（4）透明细胞癌：癌细胞呈实性片状、腺管状或乳头状排列，癌细胞胞质丰富、透亮，核异型性居中，或由靴钉状细胞组成，恶性程度较高，易发生早期转移。

（三）转移途径

内膜癌生长缓慢，局限在内膜时间较长，但也有极少数发展较快。转移途径主要为直接蔓延、淋巴转移，晚期有血行转移。

1. 直接蔓延 癌灶可沿子宫内膜蔓延生长，向上经宫角至输卵管，向下至宫颈管及阴道。也可向肌层浸润，穿透子宫肌壁层累及浆膜层并延至输卵管和卵巢。亦可广泛种植在盆腔腹膜、直肠子宫陷凹及大网膜。

2. 淋巴转移 当癌肿浸润至深肌层，或扩散到宫颈管，或癌组织分化不良时，易发生淋巴转移。其转移途径与癌灶生长部位有关。宫底部癌灶沿阔韧带上部淋巴管网，经骨盆漏斗韧带至卵巢，向上至腹主动脉旁淋巴结；宫角部癌灶沿圆韧带至腹股沟淋巴结；子宫下段及宫颈管癌灶与宫颈癌淋巴转移途径相同，可至宫旁、髂内、髂外及髂总淋巴结；子宫后壁癌灶可沿宫骶韧带扩散到直肠淋巴结。内膜癌也可向子宫前方扩散到膀胱淋巴，亦可通过淋巴逆行引流累及阴道前壁。

3. 血行转移 少见。晚期患者可经血行转移至全身各器官，常见部位为肺、肝、骨等。

（四）临床分期

至今仍沿用国际妇产科联盟1971年的临床分

笔记栏

期(表 16-3),对手术治疗者采用手术-病理分期(表 16-4)。

表 16-3　子宫内膜癌临床分期(FIGO,1971 年)

分期	肿瘤范围
0 期	腺瘤样增生或原位癌(不列入治疗效果统计)
Ⅰ期	癌局限于宫体
ⅠA 期	宫腔长度≤8cm
ⅠB 期	宫腔长度>8cm
Ⅱ期	癌已侵犯宫颈
Ⅲ期	癌扩散至子宫以外盆腔内(阴道或宫旁组织可能受累,但未超出真骨盆)
Ⅳ期	癌超出真骨盆或侵犯膀胱黏膜或直肠黏膜,或有盆腔以外的播散
ⅣA 期	癌侵犯附近器官,如直肠、膀胱
ⅣB 期	癌有远处转移

根据组织学分类分为 3 个亚期:G_1:高分化腺癌;G_2 中分化腺癌;G_3:未分化癌。

表 16-4　子宫内膜癌手术-病理分期(FIGO,2000 年)

分期	肿瘤范围
Ⅰ期	癌局限于宫体
ⅠA	癌局限于子宫内膜
ⅠB	侵犯肌层≤1/2
ⅠC	侵犯肌层>1/2
Ⅱ期	癌扩散至宫颈,但未超越子宫
ⅡA	仅累及宫颈管腺体
ⅡB	浸润宫颈间质
Ⅲ期	癌局部或(和)区域转移
ⅢA	癌浸润浆膜和(或)附件,或腹水含癌细胞,或腹腔冲洗液阳性
ⅢB	癌扩散至阴道
ⅢC	癌转移至盆腔和(或)腹主动脉旁淋巴结
ⅣA	癌浸润膀胱黏膜和(或)直肠黏膜
ⅣB	远处转移(不包括阴道、盆腔黏膜、附件以及腹主动脉旁淋巴结转移,但包括腹腔内其他淋巴结转移)。

(五)临床表现

1. 症状　极早期常无症状,一旦出现症状则表现为:

(1) 阴道流血:可表现为绝经后阴道流血或围绝经期月经紊乱,量不多,大量出血者少见,呈持续性或间歇性,未绝经者则表现为经量增多,经期延长或经间期出血。

(2) 阴道排液:为癌瘤渗出液或感染坏死之表现,早期为浆液性或血性液体,晚期合并感染则为脓血性排液,伴有恶臭。

(3) 疼痛:早期不引起疼痛。晚期癌瘤浸润周围组织或压迫神经可引起下腹及腰骶部疼痛,并向下肢及足部放射。若癌灶侵犯宫颈并堵塞宫颈管导致宫腔积脓,可出现下腹胀痛及阵发性腹痛。

(4) 全身症状:晚期患者可出现贫血、消瘦、发热及恶病质等全身症状。

2. 体征　早期患者妇科检查无明显异常。当病情逐渐发展,子宫增大、质软;由于绝经后妇女子宫已萎缩,如果扪及正常大小的子宫应视为异常。晚期偶见癌组织自宫口脱出,质脆,触之易出血。若合并宫腔积脓,子宫明显增大,质极软。癌灶向周围浸润,则子宫固定或在宫旁或盆腔内扪及不规则结节状块物。

案例 16-3 分析

患者月经紊乱 3 年,不规则阴道流血 3 个月,妇科检查子宫增大如孕 40 余天,质软。具有子宫内膜癌症的部分症状和体征。

(六)诊断

除根据上述病史、症状和体征外,确诊需依靠分段诊刮病理检查。

根据患者上述症状及体征,应考虑子宫内膜癌的可能,对于绝经后出现不规则阴道流血或绝经过渡期妇女月经紊乱或应用性激素治疗 3 个疗程后无效,均应进行相应的辅助检查排除子宫内膜癌。应注意以下高危因素:如肥胖-高血压-糖尿病、长期服用雌激素或他莫昔芬药物、绝经延迟、不育及有肿瘤家族史等。诊断步骤如图 16-12。

辅助诊断:

(1) B 型超声检查:早期见子宫正常大,仅见宫腔线紊乱、中断。典型内膜癌声像为子宫增大或绝经后子宫相对增大,宫腔内见实质不均回声区,形态不规则,宫腔线消失,有时可见肌层内不规则回声紊乱区,边界不清,可做出肌层浸润的诊断。

(2) 分段诊刮:是确诊内膜癌最常用最可靠的方法。先用小刮匙环刮宫颈管,再用探针探测宫腔深度,最后进行宫腔搔刮,刮出物分瓶标记送病理检查。分段刮宫操作要小心,当刮出多量豆腐渣样组织疑为子宫内膜癌时,只要刮出物足够送病理检查,即应停止操作,以免子宫穿孔。

(3) 细胞学检查:从阴道后穹隆或宫颈管吸取分泌物涂片找癌细胞,阳性率不高。用特制的宫腔吸管或宫腔刷置宫腔内,吸取分泌物涂片找癌细胞,阳性率可达 90%,但只有筛查的作用,不能作为诊断依据,最后确诊仍需根据病理检查结果。

笔记栏

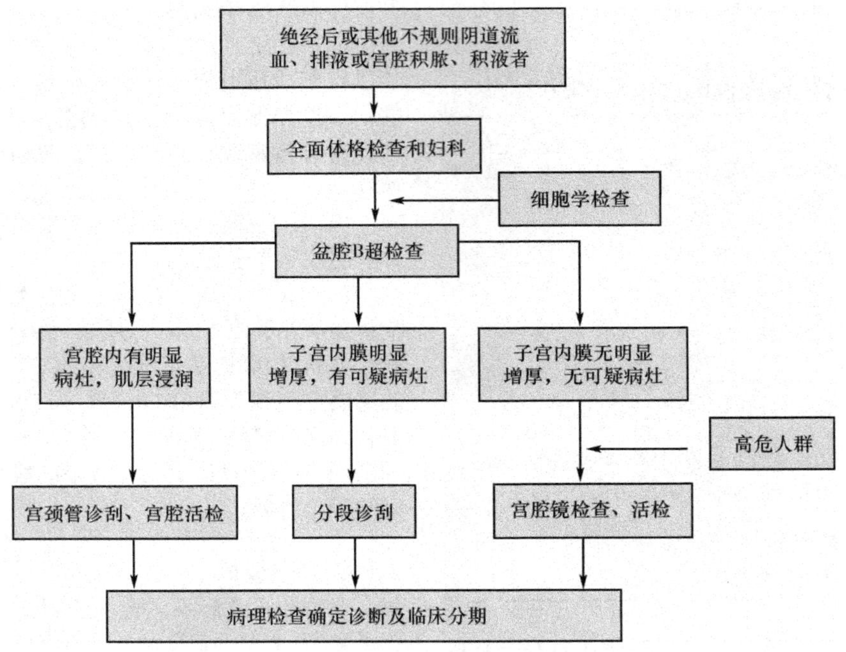

图 16-12　子宫内膜癌诊断步骤

(4) 宫腔镜检查：能直接观察宫颈、宫腔的情况，发现病灶并定位活检，可提高活检确诊率，避免常规诊刮漏诊，并可观察病变范围，宫颈管有无受累等，协助术前进行临床分期。

(5) CT、MRI、淋巴造影等检查：有条件者可选用 CT 或 MRI 用于了解宫腔、宫颈病变，肌层浸润深度，淋巴结有无肿大等。淋巴造影可用于术前检查预测淋巴结有无转移，但操作较复杂，穿刺困难，临床上难以推广应用。

（七）鉴别诊断

1. 功能失调性子宫出血　主要表现为月经紊乱，如经量增多、经期延长、经间期出血或不规则流血等，与内膜癌的症状相似。临床上难以鉴别，需行分段诊刮方可确诊。

2. 老年性阴道炎　主要表现为血性白带，需与内膜癌鉴别。前者见阴道壁充血或散在出血点，后者则阴道壁正常，排液来自宫颈管内。老年妇女还须注意两种情况并存的可能。

3. 子宫黏膜下肌瘤或内膜息肉　主要表现为月经过多及经期延长，需与内膜癌鉴别。及时行分段诊刮、宫腔镜检查及 B 型超声检查等可确诊。

4. 原发性输卵管癌　主要表现为阵发性阴道排液、阴道流血和下腹疼痛。分段诊刮阴性，宫旁扪及块物，而内膜癌刮宫阳性，宫旁无块物扪及。B 型超声检查有助于鉴别。

5. 老年性子宫内膜炎合并宫腔积脓　常表现为阴道排液增多，呈浆液性、脓性或脓血性。子宫正常大或增大变软，扩张宫颈管及诊刮即可明确诊断。扩张宫颈管后即见脓液流出，刮出物见炎性细胞，无癌细胞。内膜癌合并宫腔积脓时，需刮出组织物，病理检查即能确诊。

6. 宫颈管癌、子宫肉瘤　均可表现为不规则阴道流血及排液。宫颈管癌病灶位于宫颈管内，宫颈管扩大形成桶状宫颈。子宫肉瘤一般多在宫腔内导致子宫增大。分段诊刮及宫颈活检即能鉴别。

案例 16-3 分析

根据以上临床特点初步诊断子宫内膜癌，但不能排除功能失调性子宫出血、子宫黏膜下肌瘤或内膜息肉、宫颈管癌、子宫肉瘤等，应即行分段诊刮术以明确诊断。分段诊刮术：宫颈管刮出少量组织，探宫深 8cm，刮出约 4g 豆腐渣样组织，即停止刮宫。病理报告：宫颈管少量黏膜组织，宫腔：低分化子宫内膜样腺癌。确诊为子宫内膜样腺癌 $Ⅰ_A$ 期(G_3)。可行盆腔 MRI 检查、X 线胸片检查了解有无转移病灶。

（八）治疗

治疗应根据子宫大小、浸润肌层的深度、是否累及宫颈管、癌细胞分化程度及患者全身情况等制定最佳的治疗方案，对内膜癌患者进行个体化的治疗已成为当前总趋势。主要的治疗为手术、放疗及药物治疗，可单独或综合应用。

1. 手术治疗　为首选治疗方法。Ⅰ期患者应

笔记栏

行筋膜外全子宫切除术及双侧附件切除术，存在以下任何一种高危因素均应行盆腔及腹主动脉旁淋巴结取样和(或)清扫术：①特殊病理类型如透明细胞癌、浆液性癌、鳞状细胞癌；② G_3 的内膜样癌；③侵犯肌层深度＞1/2；④癌肿直径＞2cm；⑤疑有盆腔淋巴结、附件、腹主动脉旁淋巴结转移者。Ⅱ期应行广泛子宫切除术及双侧盆腔淋巴结和腹主动脉旁淋巴结清扫术。当进入腹腔后应立即取腹水，若无腹水则注入生理盐水 200ml 冲洗腹腔，取腹水或腹腔冲洗液离心沉淀后查找癌细胞。

2. 放射治疗 腺癌虽对放射线不敏感，但有以下情况者应进行放疗：①Ⅰ期患者腹水中找到癌细胞或深肌层已有癌浸润，淋巴结可疑或已有转移，手术后均需加用放射治疗。^{60}Co 或直线加速器外照射。②Ⅱ、Ⅲ期患者根据病灶大小，可在术前加用腔内照射或体外照射。腔内照射结束后 1～2 周内进行手术，体外照射结束 4 周后进行手术。③老年或有严重合并症不能耐手术及Ⅲ、Ⅳ期不宜手术者均可考虑放射治疗，仍有一定效果。放疗应包括腔内照射及体外照射。腔内照射多用 ^{137}Cs、^{60}Co 等，体外照射多用 ^{60}Co 及直线加速器。

3. 激素治疗

(1) 孕激素：对晚期或复发患者、不能手术切除或年轻、早期、要求保留生育功能者，可考虑孕激素治疗。各种人工合成的孕激素制剂如甲羟孕酮、已酸孕酮等均可应用。用药剂量要大，甲羟孕酮 200～400mg/d；已酸孕酮 500mg，每周 2 次，至少用 10～12 周才能评价有无效果，其作用机制可能是作用于癌细胞，延缓其 DNA 和 RNA 的复制，从而抑制癌细胞的生长。对分化好、生长缓慢、雌孕激素受体含量高的内膜癌，孕激素治疗效果较好。不良反应为水钠潴留、浮肿、体重增加、药物性肝炎等，停药后逐渐好转。

(2) 抗雌激素制剂：他莫昔芬（tamoxifen，TMX）为一种非甾体类抗雌激素药物，并有微弱雌激素作用，也可用于治疗内膜癌。

4. 化疗 晚期不能手术或治疗后复发者可考虑使用化疗，常用的化疗药物有顺铂、紫杉醇、多柔比星、5-氟尿嘧啶（5-FU）、环磷酰胺（CTX）、丝裂霉素（MMC）等。可单独应用，也可几种药物联合应用，并可与孕激素合并应用。子宫内膜浆液性癌患者手术后应给予化疗。化疗方法同卵巢上皮性癌。

案例 16-3 分析

患者诊断为低分化子宫内膜样腺癌Ⅰ期，盆腔 MRI、X 线胸片检查未发现转移病灶。做各项全身检查了解有无手术禁忌证。一般情况好，首选广泛全子宫切除、双侧附件切除及盆腔和腹主动脉旁淋巴结清扫术治疗。

（九）随访和预防

1. 随访 完成治疗后应定期随访，及时发现有无复发。随访时间：术后 2 年内，每 3～6 个月 1 次；术后 3～5 年，每 6 个月～1 年 1 次。随访检查内容包括：①盆腔检查（三合诊）；②阴道细胞学涂片检查；③胸片（6 个月～1 年）；④晚期患者，可进行血清 CA125 检查，根据不同情况可选用 CT、MRI 等。

2. 预防 预防及早期发现内膜癌的措施：①普及防癌知识，定期防癌检查；②正确使用雌激素；③绝经过渡期妇女月经紊乱或不规则阴道流血、绝经后妇女出现阴道流血者应高度警惕内膜癌；④注意高危因素，重视高危患者。

（黎燕霞）

三、子 宫 肉 瘤

子宫肉瘤（sarcoma of uterus）罕见，是恶性程度高的女性生殖器肿瘤，来源于子宫肌层或肌层内结缔组织和子宫内膜间质，占子宫恶性肿瘤 2%～4%。好发于围绝经期妇女，多发年龄为 50 岁左右。

（一）组织发生及病理

根据不同的组织发生来源，主要分三大类。

1. 子宫平滑肌肉瘤 最多见，约占 45%，来自子宫肌层或子宫血管壁平滑肌纤维，也可来自子宫肌瘤肉瘤变。易发生盆腔血管、淋巴结及肺转移。巨检：肉瘤呈弥漫性生长，与子宫肌层无明显界限。若为肌瘤肉瘤变常从中心开始向周围播散。剖面失去漩涡状结构，常呈均匀一片或鱼肉状，色灰黄或黄红相间，半数以上见出血坏死。镜下见平滑肌细胞增生，细胞大小不一，排列紊乱，核异型性，染色质多、深染且分布不均，核仁明显，有多核巨细胞，核分裂象＞5/10HP。许多学者认为核分裂象越多者预后越差（生存率：5～10/10HP 为 42%，＞10/10HP为 15%）。

2. 子宫内膜间质肉瘤 来自子宫内膜间质细胞。分两类：

(1) 低度恶性子宫内膜间质肉瘤：少见。有宫旁组织转移倾向，较少发生淋巴、肺转移。巨检：子宫球状增大，有多发性颗粒样、小团状突起，质如橡皮富弹性，用镊夹起后能回缩，似拉橡皮筋感觉。剖面见子宫内膜层有息肉状肿块，黄色，表面光滑，切面均匀，无漩涡状排列。镜下见子宫内膜间质细胞侵入肌层肌束间，细胞质少，细胞异型少，核分裂象少（＜10/10HP），细胞周围有网状纤维围绕，很少出血坏死。

(2) 高度恶性子宫内膜间质肉瘤：少见。恶性

笔 记 栏

程度较高。巨检见肿瘤向腔内突起呈息肉状，质软，切面灰黄色，鱼肉状，局部有出血坏死，向肌层浸润。镜下见内膜间质细胞高度增生，腺体减少、消失。瘤细胞致密，圆形或纺锤状，核大，分裂象多（>10/10HP），细胞异型程度不一。

3. 子宫恶性中胚叶混合瘤 少见。肿瘤含肉瘤和癌两种成分，又称癌肉瘤。巨检见肿瘤从子宫内膜长出，向宫腔突出呈息肉样，多发性或分叶状，底部较宽或形成蒂状。晚期浸润周围组织。肿瘤质软，表面光滑，切面见小囊腔，内充满黏液，呈灰白或灰黄色。镜下见癌和肉瘤两种成分，并可见过渡形态。

（二）临床表现

早期症状不明显。最常见的症状是不规则阴道流血，量或多或少，出血来自向宫腔生长的肿瘤表面溃破。若合并感染坏死可有大量脓性分泌物排出，内含组织碎片，味臭。患者常诉下腹部块物迅速增大，晚期肿瘤向周围组织浸润，压迫周围组织，出现下腹痛、腰痛等。当肿瘤压迫直肠、膀胱时出现相关脏器压迫症状。癌肿转移腹膜或大网膜时出现血性腹水。晚期出现恶病质、消瘦、继发性贫血、发热等全身衰竭现象。妇科检查：子宫增大，质软，表面不规则。有时宫口扩张，宫口内见赘生物或经宫口向阴道脱出息肉样或葡萄状赘生物，暗红色，质脆，触之易出血。

（三）转移途径

有直接蔓延、淋巴转移及血行转移。

（四）诊断

根据病史、症状、体征，应疑有子宫肉瘤的可能。对于恶性中胚叶混合瘤和多数子宫内膜样间质肉瘤，分段刮宫是有效的辅助诊断方法。刮出物送病理检查可确诊。因子宫肉瘤组织复杂，刮出组织太少易误诊为腺癌。有时取材不当仅刮出坏死组织可以误诊或漏诊。若肉瘤位于肌层内，尚未侵犯子宫内膜，单靠刮宫无法诊断。B型超声及CT等检查可协助诊断，但最后确诊必须根据病理切片检查结果。手术切除的子宫肌瘤标本应逐个详细检查，有可疑时即做冰冻切片以确诊。子宫肉瘤易转移至肺部，故应常规行胸部X线摄片。

（五）治疗

治疗原则应以手术为主。Ⅰ期行全子宫切除术及双侧附件切除术。宫颈肉瘤、子宫肉瘤Ⅱ期、癌肉瘤应行广泛子宫切除术及双侧盆腔淋巴结清扫和性腺主动脉旁淋巴结切除术。根据病变期别，术后加用化疗或放疗有可能提高疗效。恶性中胚叶混合瘤、高度恶性子宫内膜间质肉瘤对放疗较敏感。常用化疗是顺铂(P)、放线菌素D(A)、环磷酰胺(C)药物联合应用，5日为一疗程，静脉注射，每4周重复一疗程。目前认为多柔比星治疗平滑肌肉瘤较有效，顺铂、异环磷酰胺联合应用治疗恶性中胚叶混合瘤效果较好。低度恶性子宫内膜间质肉瘤细胞含雌、孕激素受体，孕激素治疗有一定效果。

（六）预后

子宫肌瘤肉瘤变的恶性程度较低，预后较好。恶性中胚叶混合瘤恶性程度高，预后差。子宫肉瘤的5年存活率仅为20%～30%。

（黎燕霞）

第四节 卵巢肿瘤

一、卵巢肿瘤概述

卵巢肿瘤是女性生殖器常见肿瘤，而卵巢恶性肿瘤是女性生殖器三大恶性肿瘤之一，至今仍缺乏有效的早期诊断的方法，各期总的5年生存率徘徊在25%～30%，其死亡率居妇科恶性肿瘤的首位。

卵巢体积虽小，但在女性一生中它是一对起重要生殖内分泌功能的性腺。因其组织结构复杂，所以它也是全身各器官中肿瘤类型最复杂、最繁多的部位。卵巢恶性肿瘤以上皮性卵巢癌最常见，约占卵巢癌的85%～90%。由于卵巢位于盆腔深处，早期常无症状，不易扪及，难以早期发现，约70%的卵巢恶性肿瘤患者确诊时已为中、晚期。因此，治疗效果差。

案例 16-4

患者，女，26岁，因发现盆腔包块半年余，右下腹剧痛伴呕吐1小时于2004年4月6日入院。

患者于半年多前妇检发现右侧盆腔包块，B超提示“右侧附件区55mm×50mm×45mm的囊性包块”，未做特殊治疗。于4月6日清晨起床时突然觉右下腹剧烈疼痛，呈牵拉样，伴恶心，呕吐3次，为胃内容物，无发热、腹泻、阴道出血、阴道排液、晕厥及排尿、排便困难等，即来本院就诊。发病以来，食欲尚可，大小便正常，睡眠一般。既往史无特殊。月经初潮13岁，周期25～28天，持续4～5天，末次月经2004-3-11，量中，色暗红，无痛经。白带正常。未婚，无性生活史。

笔记栏

体格检查：体温 36.8℃，脉搏 97 次/min，呼吸 25 次/min，血压 110/72mmHg，急性病容，强迫体位，无贫血貌，心肺听诊未发现异常。腹部平软，右下腹局部肌紧张，压痛(+)，反跳痛(++)，未触及包块，肝脾肋下未及。

肛门检查：外阴：发育正常，无炎症。子宫后倾后屈位，大小正常，质中，活动受限，无压痛；右侧附件区可触及囊性包块，约 80mm×65mm×60mm，边界清，张力大，可活动，包块与子宫之间的部位明显压痛；左侧附件无增厚，无压痛，未触及包块。

问题：

1. 该患者应考虑哪些诊断及鉴别诊断？
2. 在明确诊断之前，应做哪些实验室检查？
3. 如何明确诊断？应如何处理？

案例 16-5

患者，女，51 岁，因“腹胀，食欲减退 7 天，发现盆腔包块 1 天”于 2005 年 3 月 6 日入院。

患者 7 天前自觉腹胀，食欲减退，自服“胃舒平”无缓解，3 天前就诊中医，服用中药，仍觉上腹部饱胀感，昨晚开始出现气促，不能平卧，伴少量阴道流血，色淡红，无血块，无异味。无发热、呕吐、腹泻、排黏液样、血样便和阴道排液等，今因症状加重就诊内科，行腹部 B 超检查，谓中量腹水，肝脾正常。盆腔 B 超提示“右侧附件区 80mm×66mm×50mm 的囊性包块，囊内见不规则实性光团”，拟“盆腔包块查因”收住院。发病以来，食欲差，体重减轻 6kg，大小便如常，睡眠差。

既往史无特殊，月经 13 岁初潮，周期 25～28 天，持续 4～5 天，LMP2003 年 2 月，绝经 2 年余。白带量少，色白。24 岁结婚，$G_3P_1A_2$。

体格检查：体温 36.8℃，脉搏 87 次/min，呼吸 21 次/min，血压 112/62mmHg，慢性病容，贫血貌，全身浅表淋巴结无肿大。心肺听诊无特殊。腹部隆起，无压痛、反跳痛，未触及包块，肝脾无肿大，移动性浊音(+)。

妇科检查：外阴：无炎症。阴道：通畅，黏膜菲薄，见少量淡红色血性分泌物。宫颈：光滑，萎缩变短，宫口见极少量淡红色液体流出。子宫：后倾后屈位，萎小，界线不清，质中，活动受限，无压痛。附件：右侧附件区可触及囊实性包块，约 80mm×70mm×50mm，边界欠清，不活动，与子宫粘连界线不清；左侧附件无增厚，无压痛，未触及包块；盆底可触及多个结节，质韧，无压痛。

问题：

1. 该患者应首先考虑什么诊断及鉴别诊断？
2. 在明确诊断之前，应做哪些实验室检查？
3. 如何明确诊断？
4. 如何制定治疗方案？

二、组织学分类及分级

分类方法有很多，但目前最多采用世界卫生组织（WHO，1973）制定的卵巢肿瘤组织学分类法(表 16-5)。

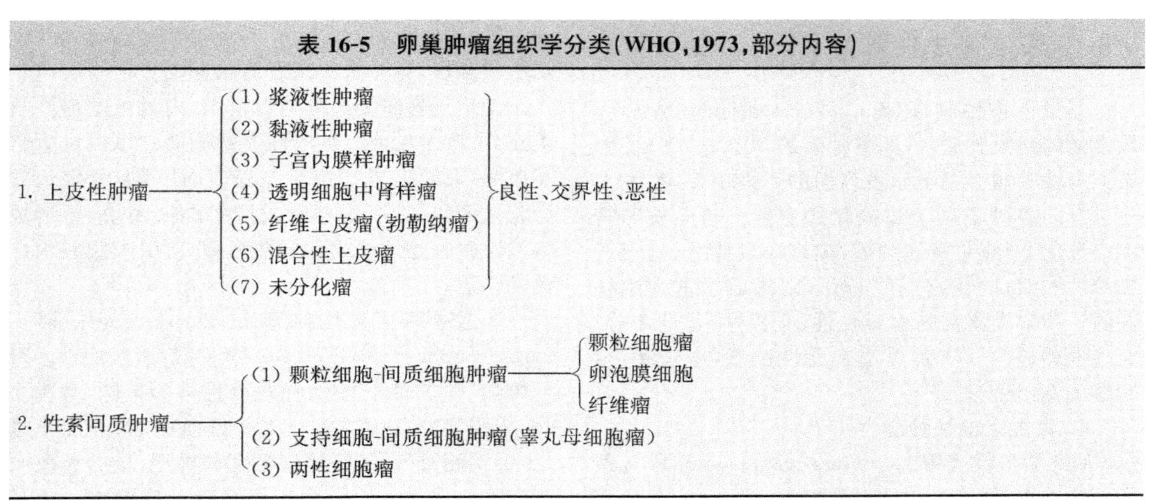

表 16-5　卵巢肿瘤组织学分类(WHO,1973,部分内容)

1. 上皮性肿瘤——良性、交界性、恶性
   - (1) 浆液性肿瘤
   - (2) 黏液性肿瘤
   - (3) 子宫内膜样肿瘤
   - (4) 透明细胞中肾样瘤
   - (5) 纤维上皮瘤(勃勒纳瘤)
   - (6) 混合性上皮瘤
   - (7) 未分化瘤
2. 性索间质肿瘤
   - (1) 颗粒细胞-间质细胞肿瘤
     - 颗粒细胞瘤
     - 卵泡膜细胞
     - 纤维瘤
   - (2) 支持细胞-间质细胞肿瘤(睾丸母细胞瘤)
   - (3) 两性细胞瘤

笔 记 栏

续表

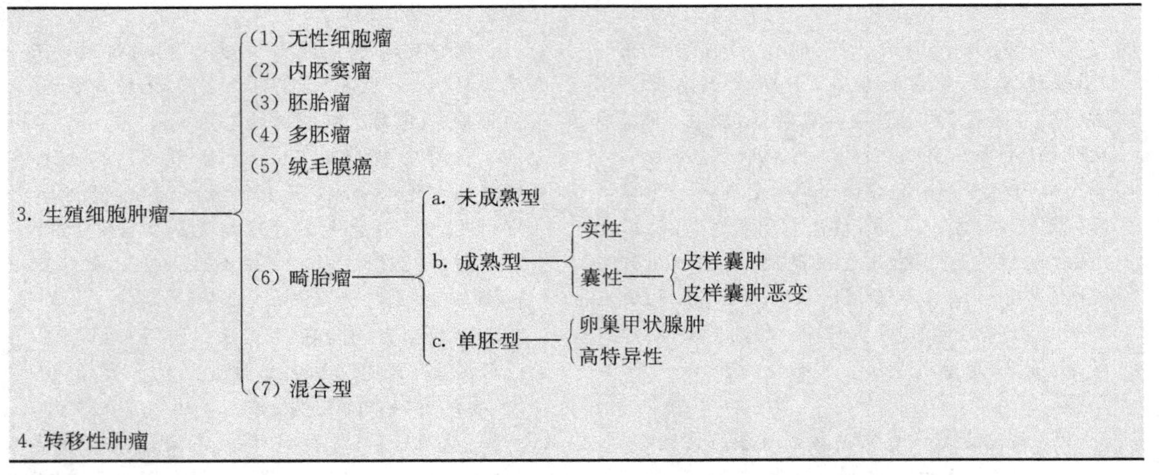

- 3. 生殖细胞肿瘤
  - (1) 无性细胞瘤
  - (2) 内胚窦瘤
  - (3) 胚胎瘤
  - (4) 多胚瘤
  - (5) 绒毛膜癌
  - (6) 畸胎瘤
    - a. 未成熟型
    - b. 成熟型
      - 实性
      - 囊性
        - 皮样囊肿
        - 皮样囊肿恶变
    - c. 单胚型
      - 卵巢甲状腺肿
      - 高特异性
  - (7) 混合型
- 4. 转移性肿瘤

WHO分级标准主要依据卵巢肿瘤的组织结构，并参照细胞分化程度分三级：①分化1级：为细胞高度分化；②分化2级：为细胞中度分化；③分化3级：为细胞低度分化。细胞分化程度对预后的影响比组织学类型更重要，低度分化预后最差。

三、发病的高危因素

卵巢肿瘤的病因仍不清楚。临床资料显示上皮性肿瘤可能与一些高危因素有关，如促排卵药物(氯米芬)及促性腺激素的应用，导致持续排卵及卵巢生发上皮的过度刺激。此外，也可能与高胆固醇食物及遗传因素相关。

四、常见卵巢肿瘤的病理及临床特点

(一) 卵巢上皮性肿瘤

卵巢上皮性肿瘤(epithelial ovarian tumor)为最常见的卵巢肿瘤，占卵巢肿瘤的50%～70%。卵巢上皮性肿瘤来源于卵巢表面的生发上皮，生发上皮具有向各种苗勒上皮分化的潜能。若向输卵管上皮分化，形成浆液性肿瘤；向宫颈黏膜分化，形成黏液性肿瘤；向子宫内膜分化，则形成子宫内膜样肿瘤。卵巢上皮性肿瘤有良性、交界性、恶性之分。交界性肿瘤为一种低度潜在恶性肿瘤，生长缓慢，转移率低，复发迟。

1. 良性上皮性肿瘤

(1) 浆液性囊腺瘤(serous cystadenoma)：为最常见的组织学类型(占卵巢肿瘤的40%)，多发生于20～40岁之间的育龄妇女。多为单侧，球形，大小不等，表面光滑，囊性，壁薄，囊内充满淡黄色清澈液体。分单纯性及乳头状两类型，前者单房，壁薄光滑；后者常为多房，内可见乳头，偶见囊外生长。镜下见囊壁为纤维结缔组织，内衬单层立方形或柱状上皮(图16-13)。

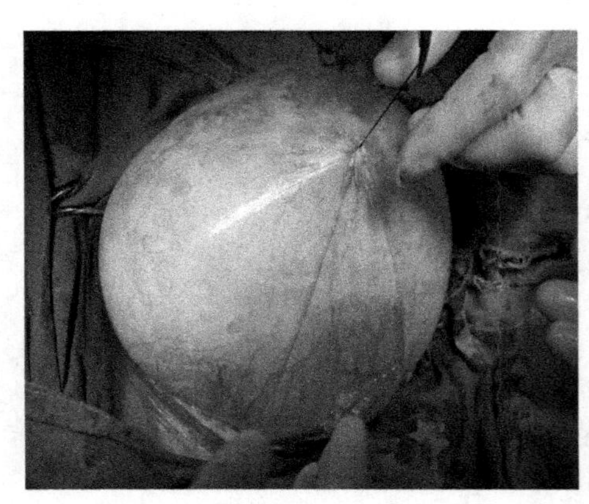

图16-13　卵巢浆液性囊腺瘤

(2) 黏液性囊腺瘤(mucinous cystadenoma)：占卵巢良性肿瘤的20%，多为单侧，圆形或卵圆形，表面光滑，灰白色，体积较大，或形成巨大囊性肿物。切面常多房，囊腔内充满胶冻状黏液。很少有内乳头。镜下见囊壁为纤维结缔组织，内衬单层高柱状上皮，可产生黏液。黏液性囊腺瘤偶尔可以发生自然破裂，黏液上皮种植在腹膜表面，可继续生长并分泌黏液，在腹膜表面形成许多黏液团块，可形成弥漫性腹膜黏液瘤或黏液性腹膜炎，引起腹腔内广泛的粘连。

2. 交界性上皮性肿瘤(borderline epithelial ovarian tumor)　常见于30～60岁妇女，浆液性多呈双侧，乳头多向外生长；而黏液性多为单侧，常为多房；组织学特点为乳头分支纤细而稠密，上皮呈复层，但不超过三层，细核呈轻度核异型，核分裂象＜1/HP，最重要的组织学根据是无间质浸润。生长较缓慢，可合并腹水或发生种植性转移，有10%～15%发生晚期复发。预后较好，5年存活率达90%以上。

3. 恶性上皮性肿瘤

（1）浆液性囊腺癌（serous cystadenocarcinoma）：为最常见的卵巢恶性肿瘤，占原发性卵巢癌的45%～50%，多为双侧，体积较大，囊实性。表面呈结节状或分叶状，灰白色，或有乳头状增生，切面为多房，腔内充满乳头，质脆，出血，坏死，囊内液混浊。镜下见囊壁上皮异常增生，复层排列，一般在4～5层以上，癌细胞为立方形或柱状，细胞异型明显，并向间质浸润。5年存活率约为30%（图16-14）。

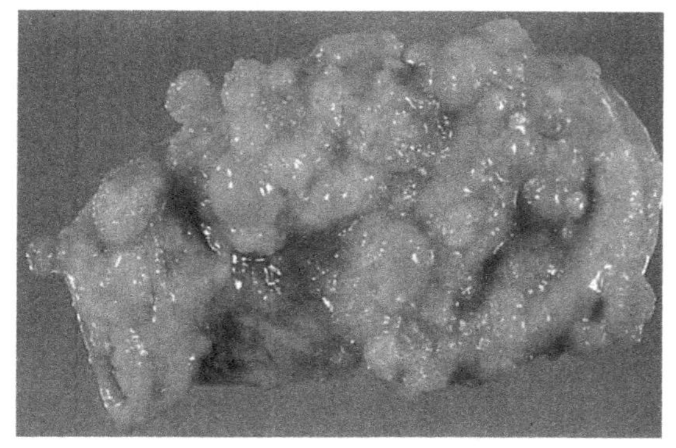

图16-14 浆液性囊腺癌

（2）黏液性囊腺癌（mucinous cystadenoma）：占原发性卵巢癌的10%。单侧多见，瘤体积较大，囊壁可见乳头或实质区，切面呈囊实性，内乳头多见，囊内液混浊或血性。镜下见腺体密集，间质较少，腺上皮超过三层，细胞明显异型，并有间质浸润。预后较浆液性囊腺癌好，5年存活率为40%～50%（图16-15）。

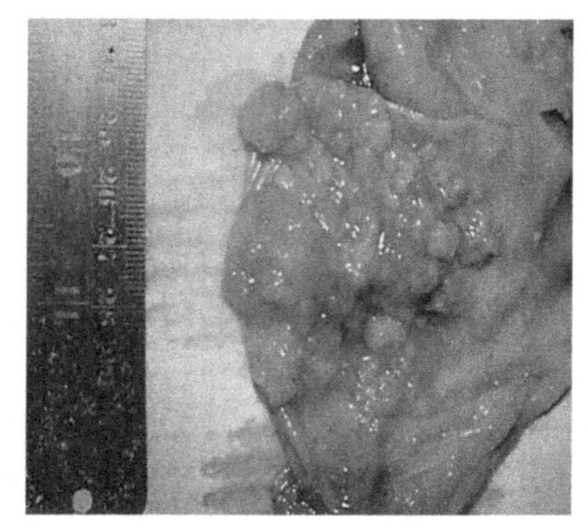

图16-15 卵巢黏液性囊腺癌

（3）卵巢内膜样腺癌（ovarian endometrioid carcinoma）：占原发性卵巢癌10%～24%。单侧多见，中等大，囊性或实性，有乳头生长，囊液多为血性。镜下特点与子宫内膜样腺癌极相似，多为腺癌或腺棘皮癌，有20%的病例同时伴有子宫内膜癌，且不易鉴别何者为原发病灶。5年存活率为40%～50%。

（二）卵巢生殖细胞肿瘤

卵巢生殖细胞肿瘤（ovarian germ cell tumor）为一组来源于原始生殖细胞的卵巢肿瘤。其发病率仅次于上皮性肿瘤，好发于儿童及青少年期，青春期前发病率占60%～90%。生殖细胞有分化为三个不同的胚层组织的潜能，因此，生殖细胞不同的分化阶段可发生不同种类的肿瘤。如图16-16。

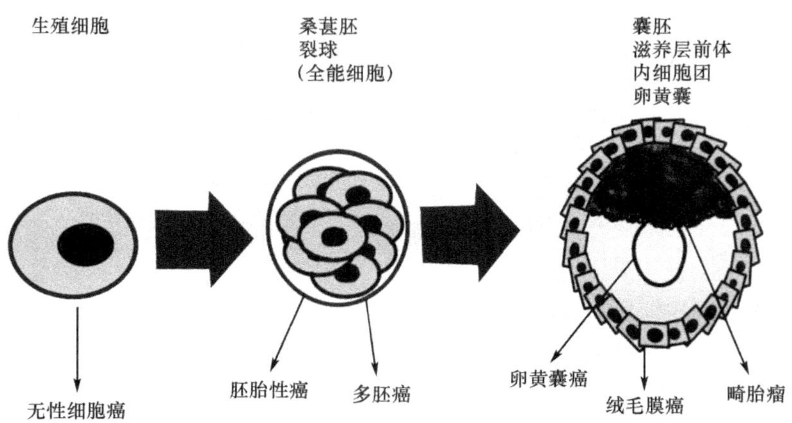

图16-16 卵巢生殖细胞肿瘤的组织学来源

1. 畸胎瘤（teratoma） 由多胚层组织构成的肿瘤，肿瘤多数成熟，少数未成熟。质地多数为囊性，少数为实性。

（1）成熟畸胎瘤（mature teratoma）：属良性肿瘤，又称皮样囊肿，为最常见的卵巢肿瘤，占生殖细胞肿瘤85%～97%。肿瘤可含外、中、内三个胚层组织，可发生在任何年龄，以20～40岁居多。单侧多见，双侧仅占10%～17%，圆形或卵圆形，中等大，表面光滑，壁薄质韧。切面多为单房，腔内可充满油脂和毛发，有时可见牙齿或骨质。囊腔内突出物形成“头节”，头节的上皮易恶变，恶变率为2%～4%，多发生于绝经期后妇女（图

笔记栏

16-17）。偶见向单一胚层分化的高度特异性畸胎瘤如卵巢甲状腺肿，可分泌甲状腺激素，甚至引起甲亢。

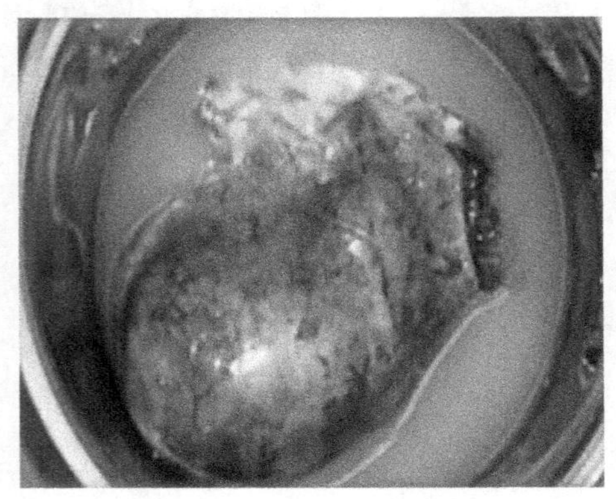

图 16-17　成熟畸胎瘤

（2）未成熟畸胎瘤（immature teratoma）：属恶性肿瘤。可含 2～3 个胚层。肿瘤由分化程度不同的未成熟胚胎组织构成，主要为原始神经组织，好发于青少年。多为实性，局部可有囊性区域，肿瘤恶性程度根据未成熟组织所占比例、分化程度及神经上皮含量而定。复发率高，且早期发生广泛转移，但复发后再次手术时，可见肿瘤组织有向成熟转化的特点，称恶性程度"逆转现象"。

2. 无性细胞瘤（dysgerminoma）　为中等恶性的实性肿瘤，约占卵巢恶性肿瘤的 5%。好发于青春期及生育期妇女。多为单侧，圆形或椭圆形，实性，有包膜，灰白色，表面呈结节状或分叶状。易发生淋巴转移，对放射治疗极度敏感。纯无性细胞瘤的 5 年存活率可达 90%。

3. 内胚窦瘤（endodermal sinus tumor）　又名卵黄囊瘤，恶性程度高，多见于青少年及年轻妇女，多为单侧，肿瘤为圆形，表面光滑，呈分叶状，有包膜，切面部分囊性，囊内为胶冻状液，生长迅速，伴有出血坏死区，呈灰黄色，质脆易破裂。镜下见疏松网状和内皮窦样结构。瘤细胞产生甲胎蛋白（AFP）。

（三）卵巢性索间质肿瘤

卵巢性索间质肿瘤（ovarian sex cord stromal tumor）仅占卵巢恶性肿瘤的 5%～8%。包括由性腺间质来源的颗粒细胞、卵泡膜细胞、成纤维细胞、支持细胞或间质细胞发生的肿瘤。

1. 颗粒细胞瘤（granulosa stromal cell tumor）为低度恶性肿瘤，占性索间质肿瘤的 80%左右，发生于任何年龄，高峰年龄为 45～55 岁。肿瘤能分泌雌激素，产生相应的雌激素过多的症状。多为单侧，双侧极少见。体积大小不一，圆形或椭圆形，呈分叶状，表面光滑，实性或部分囊性，切面组织脆而软，伴出血坏死灶。典型者镜下见颗粒细胞环绕成小圆形囊腔，菊花样排列，即 Call-Exner 小体，囊内有嗜伊红液体。预后良好，5 年存活率达 80%以上，少数在治疗多年后复发。

2. 卵泡膜细胞瘤（theca cell tumor）　为具有内分泌功能的卵巢实性肿瘤，因能分泌雌激素，故有女性化作用。常与颗粒细胞瘤合并存在，但也有纯卵泡膜细胞瘤。一般为良性肿瘤，多为单侧，大小不一。圆形或卵圆形，也有分叶状。表面被覆有光泽、薄的纤维包膜。切面实性，灰白色。镜下见瘤细胞短梭形，胞质富含脂质，细胞交错排列呈旋涡状。临床上常合并子宫内膜增生症，甚至子宫内膜癌。恶性卵泡膜细胞瘤较少见，可直接浸润邻近组织，并发生远处转移。其预后较一般卵巢癌为佳（图 16-18）。

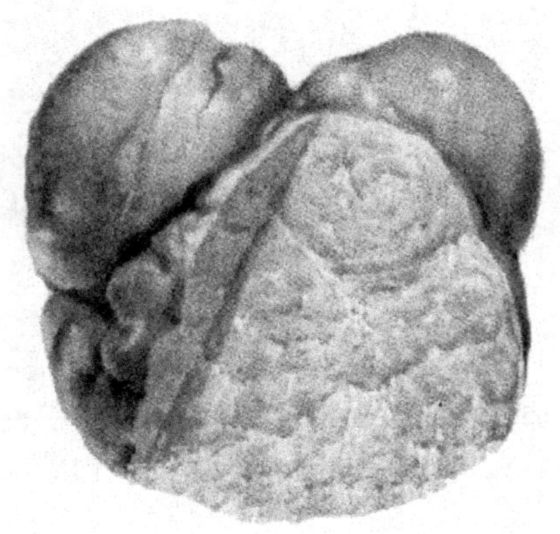

图 16-18　卵泡膜细胞瘤

3. 纤维瘤（fibroma）　为较常见的良性卵巢肿瘤，占卵巢肿瘤的 2%～5%，多见于中年妇女，多为单侧，中等大小，表面光滑或呈结节状，切面灰白色，实性、坚硬。镜下见由胶原纤维的梭形瘤细胞组成，排列呈编织状。若患者卵巢纤维瘤合并有腹水或胸水，称梅格斯综合征（Meigs syndrome），腹水经淋巴或横膈至胸腔，右侧横膈淋巴丰富，故右侧胸水多见。手术切除肿瘤后，胸水、腹水可自行消失。

（四）卵巢转移性肿瘤

体内任何部位原发性癌均可能转移到卵巢。常见的原发性癌部位有乳腺、肠、胃、生殖道、泌尿道等，占卵巢肿瘤的 5%～10%。库肯勃瘤（Krukenberg tumor）是一种特殊的转移性腺癌，原发部位为胃肠道，肿瘤多为双侧性，中等大，多保持卵巢原状或呈肾形。一般无粘连，切面实性，多伴腹水。镜下见典型的印戒细胞，能产生黏液。预后极差，多在 1 年内死亡，存活 2 年者仅 10%（图 16-19）。

笔记栏

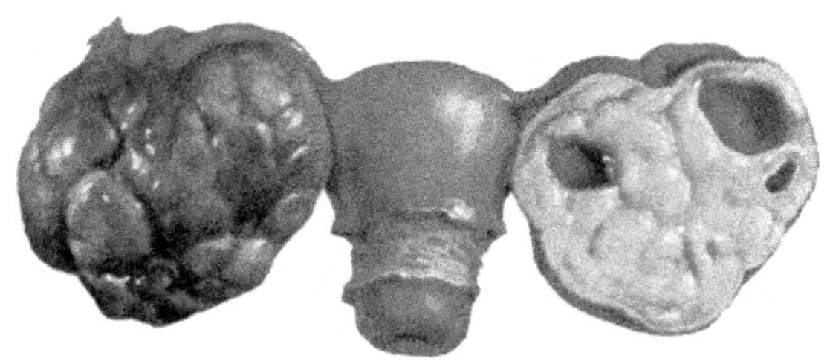

图 16-19　卵巢转移性肿瘤

五、临床表现

（一）卵巢良性肿瘤

病程发展缓慢。早期肿瘤较小，多无症状，往往在妇科检查时偶然发现盆腔包块。肿瘤增大至中等大时，常感腹胀或无意中腹部扪及肿块。妇科检查在子宫一侧或双侧触及球形肿块，囊性或实性，表面光滑，边界清楚，与子宫无粘连，蒂长者活动良好。若肿瘤增大至占满盆、腹腔可出现压迫症状，如尿频、便秘、气急、心悸等，腹部隆起，肿块活动度差，叩诊呈浊音，无移动性浊音。

（二）卵巢恶性肿瘤

早期常无症状。一旦出现症状常表现为腹胀、腹部肿块及腹水等。若肿瘤向周围组织浸润或压迫神经，可引起腹痛、腰痛或下肢疼痛；若压迫盆腔静脉，出现下肢浮肿；若为功能性肿瘤，产生相应的雌激素或雄激素过多症状，如青春期前患者可出现假性性早熟；生育年龄患者可出现月经紊乱；绝经后患者则有不规则阴道流血，常合并子宫内膜增生过长，甚至同时伴有子宫内膜腺癌；晚期时表现消瘦、贫血、发热和全身衰竭等恶病质征象。三合诊检查可在子宫直肠陷凹及盆底可触及散在的、质硬的结节，肿块多为双侧，实性或囊实性，表面凹凸不平，固定不活动，常伴有腹水。有时在腹股沟或锁骨上触及肿大的淋巴结。

六、并发症

（一）蒂扭转

蒂扭转为常见的妇科急腹症之一。约10%的卵巢肿瘤并发蒂扭转。好发于瘤蒂长、中等大、活动度良好、重心偏于一侧的肿瘤（如皮样囊肿）。蒂扭转后蒂部由骨盆漏斗韧带、卵巢固有韧带和输卵管组成（图 16-21）。急性扭转后的病理改变：初期静脉回流受阻，瘤内高度充血或血管破裂，致使瘤体急剧增大，瘤内出血；后期动脉血流受阻，肿瘤发生坏死，肿瘤呈紫黑色，易破裂和继发感染。常有一定的诱因，患者突然改变体位或向同一方向连续转动，妊娠期或产褥期子宫位置改变均易发生蒂扭转。典型症状是突然发生患侧下腹剧痛，常伴恶心、呕吐甚至休克，为腹膜牵引绞窄所致。妇科检查可扪及肿物张力较大，有压痛，以瘤蒂部最明显，并有局部肌紧张。有时扭转自然复位，腹痛随之缓解。蒂扭转一经确诊，应尽快行手术治疗，可选择剖腹或腹腔镜下患侧附件切除手术。术时应在蒂根下方钳夹，将肿瘤和扭转的瘤蒂一并切除，钳夹前不可回复扭转，以防血管内的栓子脱落造成栓塞。

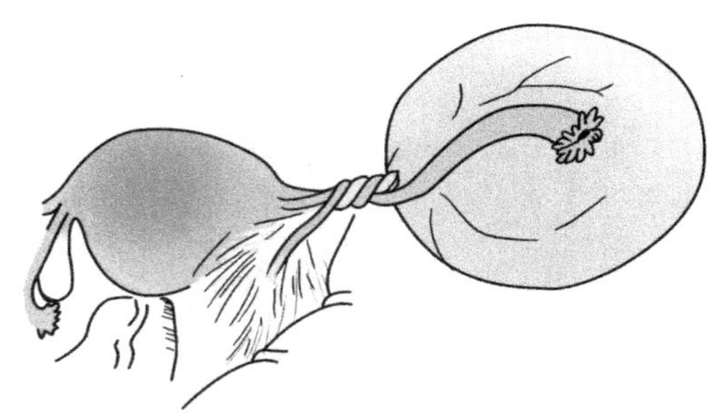

图 16-20　卵巢肿瘤蒂扭转

（二）破裂

约3%的卵巢肿瘤会发生破裂。破裂有外伤性和自发性两种。外伤性破裂常因腹部重击、分娩、性交、妇科检查及穿刺等引起；自发性破裂常因肿瘤过速生长所致，应注意排除恶性肿瘤。小囊肿或单纯浆液性囊腺瘤破裂时，患者仅有轻度腹痛症状；大囊肿或成熟畸胎瘤破裂时，常致剧烈腹痛、恶心呕吐，有时导致内出血、腹膜炎及休克。妇科检查可发现腹部压痛、腹肌紧张或有腹水征。原有的肿块摸不到或体积缩小。疑诊肿瘤破裂应立即剖腹探查。术中应尽量吸净囊液，并涂片行细胞学检查，清洗腹腔及盆腔，切除标本送冰冻检查，确定肿瘤性质，尤需注意破口边缘有无恶变。

（三）感染

感染较少见，多因肿瘤扭转或破裂后引起，也可来自邻近器官感染灶如阑尾脓肿扩散。临床表现为发热、腹痛、肿块及腹部压痛、腹肌紧张及白细胞升高等。治疗应先用抗生素控制感染，然后手术切除肿瘤。若短期内感染不能控制，宜即刻手术。

（四）恶变

卵巢良性肿瘤可发生恶变，恶变早期无症状不易发现。若短期内肿瘤迅速增大，尤其双侧性，应排除恶变的可能；若出现腹水多属晚期。因此，确诊卵巢肿瘤者应尽早手术。

笔记栏

七、恶性肿瘤临床分期

多采用FIGO制定的标准，根据临床、手术和病理分期，用以估计预后和比较疗效。FIGO(2000年)修订的临床分期见表16-6。

表16-6 原发性卵巢恶性肿瘤的分期(FIGO，2000年)

期别	肿瘤范围
Ⅰ期	肿瘤局限于卵巢
ⅠA	肿瘤局限于一侧卵巢，包膜完整，表面无肿瘤，腹水或腹腔冲洗液中不含恶性细胞
ⅠB	肿瘤局限于两侧卵巢，包膜完整，表面无肿瘤，腹水或腹腔冲洗液中不含恶性细胞
ⅠC	ⅠA或ⅠB肿瘤伴以下任何一种情况：包膜破裂，卵巢表面有肿瘤，腹水或腹腔冲洗液中含恶性细胞
Ⅱ期	一侧或双侧卵巢肿瘤，伴盆腔内扩散
ⅡA	蔓延和(或)转移到子宫和(或)输卵管
ⅡB	蔓延到其他盆腔组织
ⅡC	ⅡA或ⅡB肿瘤，腹水或腹腔冲洗液中含恶性细胞
Ⅲ期	一侧或双侧卵巢肿瘤，伴显微镜下证实的盆腔外的腹腔转移和(或)区域淋巴结转移。肝表面转移
ⅢA	显微镜下证实的盆腔外的腹腔转移
ⅢB	腹腔转移灶直径≤2cm
ⅢC	腹腔转移灶直径>2cm和(或)区域淋巴结转移
Ⅳ期	远处转移，除外腹腔转移。(胸水有癌细胞，肝实质转移)

注：ⅠC及ⅡC如细胞学阳性，应注明是腹水还是腹腔冲洗液，如包膜破裂，应注明是自然破裂还是手术操作时破裂

八、卵巢恶性肿瘤转移途径

卵巢恶性肿瘤的转移主要通过直接蔓延及腹腔种植，瘤细胞可直接侵犯包膜，累及邻近器官，并广泛种植于腹膜、大网膜表面。另外淋巴道也是重要的转移途径，有三种方式：①沿卵巢血管走行，从卵巢淋巴管向上达腹主动脉旁淋巴结。②从卵巢门淋巴管达髂内、髂外淋巴结，经髂总动脉旁淋巴结至腹主动脉旁淋巴结。③沿圆韧带达髂外及腹股沟淋巴结。横膈为转移的好发部位，尤其右膈下淋巴丛密集，故最易受侵犯。血行转移少见，晚期可转移到肝及肺。

九、诊　　断

卵巢肿瘤虽无特异性症状，根据患者年龄、病史特点及局部体征可以初步判断是否为卵巢肿瘤，并鉴别良、恶性肿瘤。可以通过以下辅助检查协助诊断。

(一)B型超声检查

可了解肿块部位，明确肿瘤的来源；了解肿瘤的大小、形态、性质，囊性或实性，判断良性或恶性，并与腹水或结核性包裹性积液鉴别。B型超声检查的临床诊断符合率>90%，但直径<1cm的实性肿瘤不易测出。通过彩色多普勒超声扫描，能测定卵巢及其新生组织血流变化，有助于诊断。

(二)血清肿瘤标志物

1. CA125 80%卵巢上皮性癌患者CA125水平高于正常值，尤其对浆液性腺癌特异性高，可协助诊断。临床可根据CA125水平的变化评价癌肿的疗效、恶化和复发。

2. AFP 对卵巢内胚窦瘤特异性高，对含卵黄囊成分的未成熟畸胎瘤、混合性无性细胞瘤也有协助诊断的意义。

3. β-HCG 原发性卵巢绒癌血清β-HCG水平异常，对诊断特异性高。

4. 性激素 具有分泌功能的肿瘤如颗粒细胞瘤、卵泡膜细胞瘤可产生较高水平雌激素。但浆液性、黏液性或纤维上皮瘤有时也可分泌一定量的雌激素。睾丸母细胞瘤分泌雄激素。可通过测定激素水平协助识别肿瘤的类型。

(三)腹腔镜检查

可直接观察肿块的外观；对整个盆、腹腔进行观察，又可窥视横结肠及横膈表面的情况，对可疑部位进行多点活检，进行初步的分期；抽吸腹腔液行细胞学检查，用以确诊及术后监护。但巨大肿块或粘连性肿块禁忌行腹腔镜检查。

(四)放射学诊断

若为卵巢畸胎瘤，腹部平片可显示牙齿及骨质，围绕囊壁可见放射密度增高，囊腔呈放射透明

笔　记　栏

阴影。钡餐检查、钡剂空气对比造影或乳房软组织摄片可了解胃肠道或乳腺有无肿瘤存在。CT及MRI检查可清晰显示肿块,良性肿瘤多呈均匀性吸收,壁薄,光滑;恶性肿瘤轮廓不规则,向周围浸润或伴腹水,尤其对盆腔肿块合并肠梗阻的诊断特别有价值,还能清楚显示肝、肺结节及腹膜后淋巴结转移。

(五) 细胞学检查

腹水或腹腔冲洗液找癌细胞对Ⅰ期患者进一步确定临床分期及选择治疗方法有意义,并可用以随访观察疗效。

十、鉴别诊断

(一) 卵巢良性肿瘤与恶性肿瘤的鉴别(表16-7)

表16-7 卵巢良性肿瘤和恶性肿瘤的鉴别

鉴别内容	良性肿瘤	恶性肿瘤
病史	病程长,肿块逐渐增大	病程短,肿块迅速增大
体征	单侧多,活动,表面光滑,通常无腹水	双侧多,固定,实性或囊实性,表面结节感;常伴腹水,多为血性,可能查到癌细胞
一般情况	良好	出现恶病质
B型超声	为液性暗区,可有间隔光带,边缘清晰	液性暗区内有杂乱光团,光点,肿块界限不清

(二) 卵巢良性肿瘤的鉴别诊断

1. 卵巢瘤样病变 滤泡囊肿和黄体囊肿最常见。多为单侧,直径<5cm,壁薄,大部分可随月经周期增大或缩小,多在2～3个月内自行消失,若持续存在或长大,应考虑为卵巢肿瘤。

2. 输卵管卵巢囊肿 为炎性包块。常有不孕或盆腔感染史,有急性或亚急性盆腔炎病史,两侧附件区形成囊性块物,边界清或不清,活动受限。

3. 子宫肌瘤 浆膜下肌瘤或肌瘤囊性变易与卵巢实质性肿瘤或囊肿相混淆。肌瘤常为多发性,与子宫相连,并伴月经异常如月经过多等症状,检查时肿瘤随宫体及宫颈移动。探针检查子宫大小及方向是有效的鉴别肿块与子宫关系的方法。

4. 妊娠子宫 妊娠早期或中期时,子宫增大变软,峡部更软,三合诊时宫体与宫颈似不相连,易将柔软的宫体误认为卵巢肿瘤。但妊娠妇女有停经史,可行血或尿HCG测定和超声检查确诊。

5. 腹水 与巨大卵巢肿瘤鉴别,见表16-8。

表16-8 腹水与巨大卵巢肿瘤鉴别

鉴别内容	卵巢肿瘤	腹水
肝病、心脏病史	无	有
腹部视诊	平卧时腹部中间隆起	平卧时腹部两侧突出呈蛙腹
腹部触诊	下腹部可及边界清楚的块物	腹部无块物感
腹部叩诊	中间浊音,两侧鼓音	中间鼓音,两侧浊音
	移动性浊音阴性	移动性浊音阳性
B超检查	见圆球形液性暗区,边界整齐光滑,液平面不随体位移动	见不规则液性暗区,有肠曲光团浮动,液平面随体位改变,无占位性病变

(三) 卵巢恶性肿瘤的鉴别诊断

1. 子宫内膜异位症 盆腔检查异位症形成的粘连性肿块和直肠子宫陷凹结节有时与卵巢恶性肿瘤难以鉴别。但前者常有进行性痛经、月经过多、经前不规则阴道流血史。血清CA125水平、B型超声检查、腹腔镜检查是有效的辅助诊断方法。

2. 盆腔结缔组织炎 盆腔检查附件区组织增厚,包块边界不清,盆底可扪及结节,有时与卵巢恶性肿瘤难以鉴别。但前者有流产或产褥感染病史,表现为发热、下腹痛,妇科检查附件区压痛、片状块物达盆壁。用抗生素治疗症状缓解,块物缩小。若治疗后症状、体征无改善,块物反而增大,应考虑为卵巢恶性肿瘤。B型超声、CT及MRI检查有助于鉴别。

3. 结核性腹膜炎 多发生于年轻、不孕妇女,多有肺结核史。常有月经稀少或闭经史,合并腹

笔记栏

水，盆、腹腔内粘连性块物形成，全身症状有结核的中毒症状，妇科检查肿块位置较高，形状不规则，界限不清，固定不动。叩诊时鼓音和浊音分界不清。B型超声检查、X线检查多可协助诊断，必要时行剖腹探查确诊。

4. 生殖道以外的肿瘤　需与直肠癌、乙状结肠癌、腹膜后肿瘤等鉴别。肠癌多有典型消化道症状，腹膜后肿瘤固定不动，位置低者使子宫或直肠移位，B型超声检查、钡剂灌肠、静脉肾盂造影及盆腔MRI等有助于鉴别。

5. 转移性卵巢肿瘤　与卵巢恶性肿瘤不易鉴别。若在附件区扪及双侧性、肾形、活动的实性肿块，合并有腹水，应疑为转移性卵巢肿瘤。若患者有消化道癌或乳腺癌病史，诊断基本可成立。但多数病例无原发性肿瘤病史。

十一、预　防

目前，卵巢恶性肿瘤的病因尚不清楚，因此目前仍无有效的预防方法。

（一）高危因素的预防

大力开展宣教，提倡进食高蛋白低胆固醇食物。高危妇女建议口服避孕药预防。

（二）开展普查普治

40岁以上妇女每年应行妇科检查，高危人群最好每半年检查1次，以排除卵巢肿瘤。有条件者可配合B型超声检测、CA125、AFP检测。

（三）早期发现及处理

卵巢肿物直径>5cm，尤其对于青春期前、绝经后或生育年龄服用避孕药的妇女卵巢肿瘤的可能性更大，或临床诊断为卵巢肿瘤时，无论肿物直径大小，应及时手术切除。盆腔肿块诊断不清或治疗无效者，应及早行腹腔镜检查或剖腹探查。凡乳腺癌、胃肠癌等患者，治疗后应严密随访，定期做妇科检查，排除卵巢转移肿瘤。

十二、治　疗

（一）良性肿瘤

治疗原则：一经确诊，应手术治疗。根据患者年龄、生育要求及对侧卵巢情况决定手术范围。年轻、单侧良性肿瘤者多行卵巢肿瘤剥出术，或患侧附件切除术，保留对侧正常卵巢；对于双侧肿瘤者，应争取行卵巢肿瘤剥出术，以保留正常的卵巢组织。围绝经期妇女可根据患者对生活质量的要求选择行患侧附件切除或全子宫及双侧附件切除术。

术中剖视肿瘤，区分良、恶性，必要时做冰冻切片组织学检查以确定手术范围。原则上应完整取出肿瘤，以防囊内液流出导致瘤细胞种植腹腔，尤其黏液性囊腺瘤有可能引起腹膜黏液瘤。巨大囊肿可穿刺抽出囊内液，待体积缩小后取出。术中保护穿刺点周围组织，以防瘤细胞外溢。抽囊内液的速度应缓慢，以免腹压骤降发生休克。若卵巢囊性肿物直径<5cm，应考虑卵巢瘤样病变，一般3个月内自然消失。可随访观察3～6个月。

（二）恶性肿瘤

治疗原则是以手术为主，加用化疗或/和放疗等的综合治疗。

1. 手术　手术起关键作用，尤其是首次手术更为重要。疑为恶性肿瘤，应尽早手术。先吸取腹水或腹腔冲洗液做细胞学检查；然后全面探查盆、腹腔，包括横膈、肝、脾、消化道、内生殖器及腹膜后各组淋巴结等。对可疑病灶及易发生转移部位应多处取材做组织学检查。根据探查结果，决定肿瘤分期及手术范围。对晚期病例不主张单纯行剖腹探查术及活组织检查，应尽量争取行肿瘤细胞减灭术。

手术范围：$Ⅰ_A$、$Ⅰ_B$期应做全子宫及双侧附件切除术。I_C期及其以上应同时行大网膜切除术。肿瘤细胞减灭术是指对晚期（Ⅱ期及其以上）患者应尽量切除原发病灶及转移灶，使肿瘤残余灶直径≤1cm，必要时切除部分肠曲，结肠造瘘，切除胆囊或脾等，现多主张同时常规行后腹膜淋巴结清扫术（包括腹主动脉旁及盆腔各组淋巴结）。

上皮性卵巢癌年轻的患者以下情况可考虑保留对侧卵巢：①临床$Ⅰ_A$期，肿瘤分化好；②肿瘤为临界恶性或低度恶性；③术中剖视对侧卵巢未发现肿瘤；④术后有条件严密随访。

恶性生殖细胞及性索间质肿瘤患者，若年轻、希望生育、肿瘤分期为Ⅰ期，可行患侧附件切除术；不希望生育者，应行全子宫及双侧附件切除术。

转移性卵巢肿瘤应行全子宫及双侧附件切除术，并尽量行原发病灶的切除。

2. 化学药物治疗　为主要的辅助治疗。因卵巢恶性肿瘤对化疗较敏感，即使已发生广泛转移者也能取得一定疗效。术后化疗可用于预防复发，也可用于手术未能全部切除癌灶者，患者可获暂时缓解，甚至长期存活。对于晚期无法施行手术的患者，化疗可缩小肿瘤，为以后手术创造条件。

常用药物有铂类如顺铂和卡铂；烷化剂类如环磷酰胺、异环磷酰胺和噻替派等；抗代谢类如氟尿嘧啶；抗瘤抗生素类如放线菌素D、平阳霉素等及

笔记栏

抗肿瘤植物类如长春新碱、紫杉醇等。近年来多为联合应用,并以铂类药物为主药。常用联合化疗方案见表16-9。

表16-9 各类卵巢恶性肿瘤的联合化疗方案

方案	药物	剂量及方法	疗程间隔	肿瘤类型
PC	顺铂(P)	50mg/m^2 第1天静脉滴注	4周	上皮性
	环磷酰胺(C)	600mg/ m^2 第1天静脉滴注		
TP	紫杉醇(P)	135mg/m^2(175/m^2)第1天静脉滴注	4周	上皮性
	顺铂(P)	70mg/m^2 第1天静脉滴注		
BEP	博来霉素(B)	10mg/(m^2 · d)第1,3天静脉滴注	4周	生殖细胞及
	依托泊苷(E)	100mg/(m^2 · d)×5日静脉滴注		性索间质类
	顺铂(P)	20mg/(m^2 · d)×5日静脉滴注		
VAC	长春新碱(V)	1.5mg/m^2 第1天静脉注射	4周	生殖细胞及
	放线菌素D(A)	0.3mg(m^2 · d)×5日静脉滴注		性索间质类
	环磷酰胺(C)	150mg(m^2 · d)×5日静脉滴注		
BVP	博来霉素(B)	15mg/(m^2 · d)第1天静脉滴注	3～4周	生殖细胞及
	长春新碱(V)	1.5mg/m^2 第1天静脉注射		性索间质类
	顺铂(P)	20mg/(m^2 · d)×5日静脉滴注		

腹腔内化疗不仅能控制腹水,又能使腹腔种植病灶缩小或消失。其优点在于药物可直接作用于肿瘤,局部浓度明显高于血浆浓度。不良反应较全身用药为轻。主要是用于卵巢癌术后,尤其腹腔内有残存癌灶者。将100mg/m^2顺铂或350mg/m^2卡铂置于1000～1500ml生理盐水中,缓慢滴注进入腹腔。

使用大剂量顺铂时,应注意顺铂导致的肾损害。应在用药3天内行静脉水化,使每小时尿量达100ml;并静脉滴注硫代硫酸钠48mg/m^2,以减轻肾毒性反应。化疗每3周重复疗程。

上皮性卵巢癌通常术后化疗6～8个疗程,而恶性生殖细胞及性索间质肿瘤术后采用3～6个疗程化疗。

3. 放射治疗 为手术和化疗的辅助治疗。无性细胞瘤对放疗最敏感,颗粒细胞瘤中度敏感,上皮性癌也有一定敏感性。对于无性细胞瘤,即使是晚期病例,也能取得较好疗效。放疗主要应用^{60}Co或直线加速器做体外照射,适用于残余灶直径＜2cm,无腹水、无肝、肾转移的患者。照射范围包括全腹及盆腔,肝、肾区应予保护,放射量:盆腔40～50Gy(4000～5000rad),上腹部20～30Gy(2000～3000rad),疗程30～40日。

案例16-4分析

患者半年多前妇检发现右侧盆腔包块,B超提示"右侧附件区囊性包块",半年多后包块未消失,提示卵巢肿瘤可能性大。患者在清晨起床时突然发生的右下腹剧烈疼痛,呈牵拉样,伴恶心、呕吐。腹部检查有右下腹局限性腹膜刺激征。肛查:右侧附件区囊性包块,肿物短时间增大,张力大,可活动,包块与子宫之间的部位明显压痛。

入院后下腹部X线摄片提示:右侧盆腔内见一钙化斑,直径约0.15cm。

初步诊断:右侧卵巢畸胎瘤合并蒂扭转

鉴别诊断:输卵管妊娠、卵巢囊肿或黄体囊肿破裂、卵巢肿瘤合并感染、输卵管卵巢囊肿及卵巢子宫内膜异位囊肿等。

患者应进一步行彩色多普勒超声扫描、测定血CA125、AFP、β-HCG等,必要时行CT或MRI检查,以明确肿瘤的性质。

处理:一旦确诊应尽早手术治疗。立即做好术前准备,行剖腹或腹腔镜下右侧附件切除术,台下检查肿物性状,必要时送冰冻病理检查排除恶性肿瘤。

案例16-4分析

患者为绝经期妇女,短期内出现消化道症状。

体格检查:腹部移动性浊音(+)。

妇科检查:右侧附件区可触及囊实性包块,边界欠清,不活动,与子宫粘连界线不清;盆底可触及多个结节,质韧,无压痛。

腹部B超提示:有中量腹水,右侧附件区为混合性包块,囊内见不规则实性光团。

初步考虑右侧卵巢浆液性囊腺癌可能性大。需与盆腔子宫内膜异位症、盆腔结核、慢性盆腔结缔组织炎、直肠癌及转移性卵巢癌鉴别。

应进一步行血清CA125、AFP、CEA和β-HCG检查鉴别卵巢肿瘤类型及卵巢以外的肿

笔记栏

瘤；彩色多普勒超声扫描、盆腔及腹部CT或MRI检查，明确肿瘤的性质，并确定有无远处转移；抽腹水找癌细胞；全消化道钡剂造影排除消化道肿瘤；肝、胆、脾、双肾超声检查排除远处转移。

处理：

剖腹进行全面的盆腹腔及膈面的探查＋肿物活检病理确诊，若为卵巢浆液性囊腺癌Ⅲc期，则同时行卵巢肿瘤细胞减灭术。术后行以铂类为主的联合化疗6～8个疗程。术后长期随访，随访时间：术后1年内每月1次；术后第2年每3个月1次；术后第3年每6个月1次；3年以上每年1次。监测内容：症状、全身及盆腔检查、B型超声检查、血清CA125、AFP和β-HCG等肿瘤标记物测定，必要时作CT或MRI检查。

十三、妊娠合并卵巢肿瘤

卵巢良性肿瘤合并妊娠较常见，而恶性肿瘤很少合并妊娠。妊娠合并卵巢肿瘤较非孕期危害大。

(一) 卵巢肿瘤对妊娠的影响

早期妊娠时肿瘤嵌入盆腔可发生流产；中期妊娠时易发生蒂扭转；晚期妊娠时肿瘤较大可导致胎位异常；分娩时肿瘤易发生破裂；肿瘤位置低可梗阻产道导致难产。

(二) 临床特点

由于妊娠期盆腔充血，可能使肿瘤迅速增大，恶性肿瘤者可加速肿瘤扩散。良性者以成熟囊性畸胎瘤及浆液性（或黏液性）囊腺瘤居多，约占90%；恶性者以浆液性囊腺癌和无性细胞瘤为多。一般临床症状不明显，除非有并发症存在。在早孕期三合诊可查得肿物，中期妊娠以后不易查出，常需依靠病史及B超检查做出诊断。

(三)处理

早孕合并卵巢囊肿，多为良性，早孕期手术治疗易发生流产，手术应选择妊娠3个月后为宜。妊娠晚期发现者，可等待至足月。若临产后肿瘤阻塞产道则选择剖宫产同时切除肿瘤。若诊断或疑为卵巢恶性肿瘤，无论处于妊娠早、中、晚期，均应尽早手术，其处理原则同非孕期。

（张晓薇）

第五节　原发性输卵管癌

输卵管良性肿瘤极少见。病理类型以腺瘤样瘤相对多见。由于肿瘤体积小，无症状，术前难以诊断。预后良好。输卵管恶性肿瘤有原发和继发两种。绝大多数为继发性癌，占输卵管恶性肿瘤的80%～90%，原发癌多为子宫内膜癌和卵巢癌，少数由宫颈癌、直肠癌或乳腺癌转移而来。转移途径主要有直接蔓延及淋巴转移。病灶首先侵犯输卵管浆膜层，组织形态与原发灶相同。症状、体征和治疗取决于原发癌的类型，预后不良。

原发性输卵管癌是少见的女性生殖道恶性肿瘤，其发病率仅占妇科恶性肿瘤的0.5%。平均发病年龄为52岁。多发生于绝经期。

一、病　　理

原发性输卵管癌以单侧居多，好发部位为壶腹部，病灶起发于输卵管黏膜。早期呈结节状增大，病程逐渐进展，输卵管呈腊肠型增粗，外观类似输卵管积水。剖面见输卵管管腔扩大，壁薄，腔内见乳头状或菜花状赘生物。伞端有时封闭，内有血性液体。镜下多为腺癌。

二、转移途径

原发性输卵管癌的癌细胞经开放的伞端种植于盆腹膜表面。也可经盆髂部、腰部及主动脉旁淋巴结转移，也常见转移至大网膜。因子宫及卵巢与输卵管间有密切的淋巴道沟通，故常累及子宫及卵巢。也可经血循环远处转移至肺及阴道等器官。

三、临床分期

至今尚无统一的国际分期，输卵管癌与卵巢癌有相同的转移途径，治疗方案及预后也相似。故输卵管癌分期多采用FICO(2000年)制订的标准，主要根据肿瘤减灭手术及病理所见而定（表16-10）。

表16-10　输卵管癌手术-病理分期

期别	肿瘤范围
0期	原位癌
Ⅰ期	癌局限于输卵管

笔记栏

续表

期别	肿瘤范围
Ⅰ$_A$	癌局限于一侧输卵管，未穿破浆膜；无腹水
Ⅰ$_B$	癌局限于双侧输卵管，未穿破浆膜；无腹水
Ⅰ$_C$	Ⅰ$_A$或Ⅰ$_B$伴癌达到或穿破浆膜面；或腹水或腹腔冲洗液含癌细胞
Ⅱ期	一侧或双侧输卵管癌伴盆腔内扩散
Ⅱ$_A$	癌扩散和(或)转移至子宫和(或)卵巢
Ⅱ$_B$	癌扩散至盆腔其他组织
Ⅱ$_C$	盆腔内扩散(Ⅱ$_A$和Ⅱ$_B$)伴腹水或腹腔冲洗液含癌细胞
Ⅲ期	一侧或双侧输卵管癌伴盆腔外转移和(或)区域转移。或癌局限于盆腔但镜下见小肠或大网膜转移
Ⅲ$_A$	显微镜下见腹腔转移
Ⅲ$_B$	肉眼可见腹腔转移病灶最大直径≤2cm
Ⅲ$_C$	腹腔癌灶>2cm和(或)区域淋巴结转移
Ⅳ期	远处转移。不包括腹腔转移

注：肝表面转移与腹股沟淋巴结转移均为Ⅲ期

四、临床表现

输卵管癌早期无症状，体征常不典型，易被忽视或延误诊断。临床上常表现为阴道排液、腹痛、盆腔肿块，称输卵管癌“三联症”。

1. 阴道排液　为最常见的症状。间歇性排液为其特点。为浆液性黄水，量或多或少，有时为血性，一般无臭味。当癌灶坏死或浸润血管时，可出现阴道流血。

2. 腹痛　多发生于患侧，为钝痛，以后逐渐加剧，呈痉挛性绞痛。排水样或血性液体后，疼痛常随之缓解。

3. 腹块　部分患者可扪及下腹肿块，大小不一，表面光滑。妇科检查可扪及肿块，位于子宫一侧或后方，活动受限或固定不动。

4. 腹水　较少见，呈淡黄色，有时呈血性。

五、诊断及鉴别诊断

输卵管位于盆腔内不易扪及，症状不明显而常被误诊。且因少见易被忽视。且输卵管癌与卵巢肿瘤、输卵管卵巢囊肿不易鉴别。故术前诊断率极低，若对本病有一定认识，提高警惕，应用各种辅助检查，本病术前诊断率将会提高。常用的辅助检查方法有：

1. 阴道细胞学检查　涂片中见不典型腺上皮纤毛细胞，提示有输卵管癌可能。

2. 分段刮宫　排除宫颈癌和子宫内膜癌后，应高度怀疑为输卵管癌。

3. 腹腔镜检查　见输卵管增粗，外观如输卵管积水呈茄子形态，有时可见到赘生物。

4. B型超声检查　可确定肿块部位、大小、性质及有无腹水等。

六、治　　疗

原则以手术为主，辅以化疗、放疗的综合治疗。应强调首次治疗的彻底性和计划性。手术范围应包括全子宫、双侧附件及大网膜切除术。若癌肿已扩散到盆腔或腹腔，则应按卵巢癌的处理原则，仍应争取大块切除肿瘤，行肿瘤减灭术及盆腔淋巴结清扫术。术后辅以化疗和放疗。

七、预　　后

随着本病术前诊断率的逐步提高与恰当的治疗，输卵管癌的预后已较明显的改善，5年存活率为30%。预后与临床期别密切相关。预后好的病例多为早期及输卵管伞端闭锁者。

（张晓薇）

第17章 妊娠滋养细胞疾病

妊娠滋养细胞疾病(gestational trophoblastic disease,GTD)是一组来源于胎盘绒毛滋养细胞的疾病,主要包括葡萄胎、侵蚀性葡萄胎、绒毛膜癌(简称绒癌)。胎盘部位滋养细胞肿瘤也属本范畴,但少见。葡萄胎属于良性病变,而侵蚀性葡萄胎、绒毛膜癌及胎盘部位滋养细胞肿瘤属妊娠滋养细胞肿瘤。滋养细胞疾病绝大部分继发于妊娠,非妊娠性绒癌极少见,不属本章讨论范围。

案例 17-1

患者,女,27岁,因停经12周余,反复不规则阴道流血18天,于2005年9月6日入院。

患者于末次月经2005年6月9日,停经40余天出现明显的食欲下降,伴恶心,呕吐,自验妊娠试纸阳性。遂到当地医院诊治,诊断为"早孕,妊娠剧吐"予以输液,维生素B_6及镇静药物(具体药名不详)等对症治疗,但症状无明显改善。于8月18日无明显诱因出现阴道流血,量少,色鲜红,即到当地医院就诊,疑诊"先兆流产"予以安胎治疗。阴道流血量时多时少,多时伴有少许血块,下腹隐隐作痛,头晕,无组织物排出,无晕厥、发热、里急后重、腹泻等。因反复不规则阴道流血未愈遂来我院就诊。门诊验血β-HCG 150.6kU/L,妇科检查发现子宫异常增大,质软。疑诊"葡萄胎"收入院。发病以来,食欲欠佳,大小便正常,睡眠一般。既往史无特殊。月经13岁初潮,周期25～28天,持续4～5天,末次月经2005.06.09,量中,色暗红,无痛经。白带正常。结婚1年余,孕$_0$产$_0$。

体格检查:体温36.6℃,脉搏97次/min,呼吸21次/min,血压110/62mmHg,贫血面容,心肺听诊未发现异常。腹部平软,肝脾肋下未及。子宫增大,宫底脐下2横指余,质软,无胎块感,未闻胎心。双下肢无浮肿。

妇科检查:外阴:发育正常,无炎症;阴道通畅,无炎症;子宫前位,增大如孕16周大小,质软,无胎块感,活动可,无压痛;右侧附件区可触及囊性包块,约60mm×55mm×50mm,边界清,活动,无压痛;左侧附件无增厚,无压痛,未触及包块。

血象:RBC 2.53×10^{12}/L,Hb 82g/L。

问题:

1. 该患者应考虑哪些临床诊断?
2. 在明确诊断之前,应做哪些实验室检查?
3. 如何明确诊断?应如何处理?

第一节 葡 萄 胎

葡萄胎是指妊娠后胎盘绒毛滋养细胞异常增生、形成大小不等的水泡,水泡间由蒂相连成串,形如葡萄而得名,亦称水泡状胎块(hydatidiform mole)。葡萄胎分为完全性葡萄胎和部分性葡萄胎两类,其中大多数为完全性葡萄胎,恶变几率约15%～25%;而部分性葡萄胎发病率较低,约5%～10%。两类葡萄胎从发病原因及临床经过均有不同之处。

一、流 行 病 学

葡萄胎发生有明显的地域差异,亚洲和拉丁美洲国家葡萄胎的发生率较高,如日本约1000次妊娠2.0,而欧美国家发生率较低,1000次妊娠中仅0.6～1.1。据我国23个省市自治区调查资料显示:平均每1000次妊娠0.78。造成这种地域差异的原因不明。

二、病 因

葡萄胎的发病原因不明。研究发现:葡萄胎的发生与营养状况、社会经济及年龄有关。研究发现:食物中维生素A、胡萝卜素和动物脂肪缺乏者,发生葡萄胎的概率升高。年龄大于40岁者葡萄胎发生率比年轻者高7.5倍,年龄小于20岁也是发生完全性葡萄胎的高危因素,可能与这两个年龄阶段妇女易发生受精缺陷有关。有1次或2次葡萄胎妊娠者,再次葡萄胎的发病率分别为1%和15%～20%。另外,葡萄胎的发生可能与遗传因素有关。

三、病 理

(一) 巨检

葡萄样水泡大小不一,直径自数毫米至数厘米

笔记栏

不等，水泡壁薄、透亮，其间有纤细的纤维素相连成串，常混有血液、凝血块或蜕膜碎片。完全性葡萄胎时整个宫腔内充满水泡状组织，胎盘绒毛全部受累，胎儿及其附属物消失(图 17-1)；部分性葡萄胎仅部分胎盘绒毛发生水泡状变，胎儿多已死亡，极少有足月婴诞生。胎儿与部分性葡萄胎并存时，可伴有胎儿宫内发育迟缓、多发性先天性畸形，如并指、并趾和脑积水。

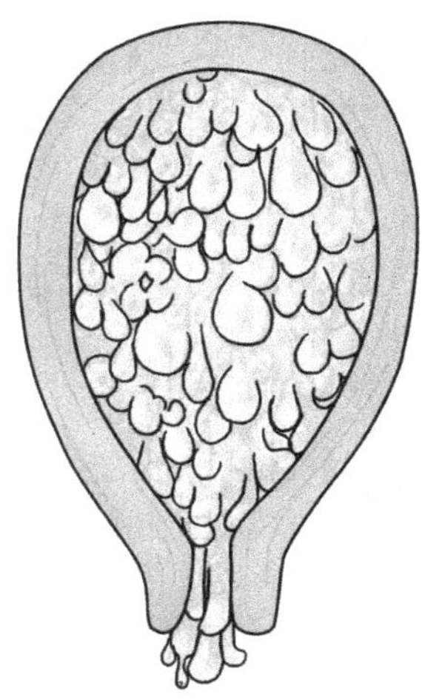

图 17-1　葡萄胎

(二) 组织学特点

完全性葡萄胎呈弥漫性病变，主要组织学特征：①滋养细胞不同程度的增生；根据增生程度分为较度、中度和重度增生。重度增生和非典型增生者，发生恶变的可能性较大。滋养细胞增生是重要的病理特征，并与葡萄胎的预后紧密相关。②绒毛间质水肿、扩大，并有水泡形成。③间质内胎源性血管消失。无胚胎和胎膜的组织结构(图 17-2)。

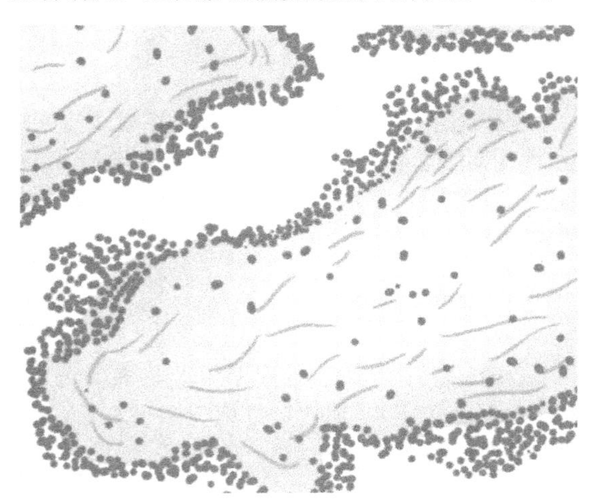

图 17-2　葡萄胎镜下病理

部分性葡萄胎呈局灶性病变，即部分绒毛水肿，而其他绒毛基本正常；滋养细胞增生程度较轻，常限于合体滋养细胞；间质内可见胎源性血管及有核红细胞；此外，还可见胚胎和胎膜的组织结构。染色体核型的检查有助于完全性和部分性葡萄胎的鉴别诊断。完全性葡萄胎为二倍体，而部分性葡萄胎为三倍体。

(三) 卵巢黄素化囊肿

卵巢黄素化囊肿多为双侧，大小不等，可小至仅在光镜下检出，大的囊肿直径可超过 20cm。囊肿表面光滑，色黄，壁薄，内衬 2～3 层黄素化细胞，切面多房，囊液呈清亮或琥珀色(图 17-3)。部分性葡萄胎一般不伴有黄素化囊肿。

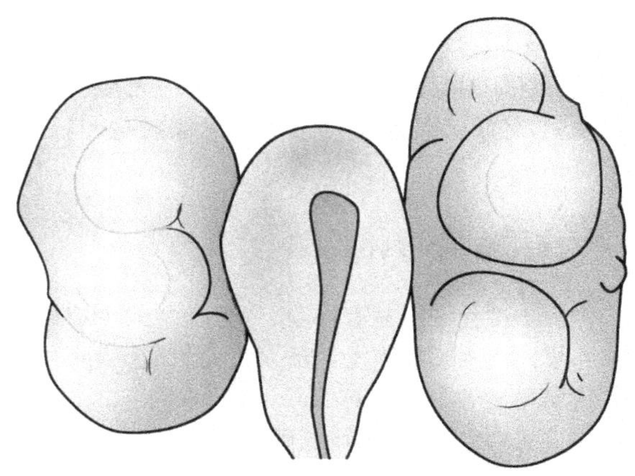

图 17-3　双侧卵巢黄素化囊肿

四、临床表现

(一) 停经后阴道流血

停经后阴道流血为最常见症状，多数在停经 8～12 周后发生不规则阴道流血，开始量少，以后逐渐增多，可伴有葡萄胎组织排出，当排出前或排出组织物时常伴有多量流血，若葡萄胎组织自蜕膜剥离，使母体血管破裂，此时腹痛并不十分明显，而出血往往汹涌，可导致休克，甚至死亡。流血时间长又未及时治疗者，可继发贫血及感染。

(二) 子宫异常增大、变软

由于葡萄胎迅速增长及宫腔内积血，约半数以上的葡萄胎患者的子宫体积大于停经月份，质地变软。约 1/3 的患者子宫体积与停经月份相符，少数患者因水泡状组织发生退行性变可使子宫体积小于停经月份。部分性葡萄胎的症状往往较轻，子宫大小与停经相符或小于停经月份，容易误诊为不全流产或稽留流产。

(三) 腹痛

由于葡萄胎迅速增长，子宫快速扩张，可出现

笔记栏

下腹阵发性疼痛，一般可以忍受，常发生于阴道流血前。若发生卵巢黄素化囊肿扭转或破裂，可出现急性腹痛，伴恶心、呕吐。

（四）妊娠呕吐

由于子宫增大和血 HCG 水平异常升高，葡萄胎患者出现妊娠呕吐较正常妊娠为早，持续时间长，且症状严重。发生严重呕吐且未及时纠正时，可导致水、电解质紊乱。

（五）妊娠期高血压疾病征象

葡萄胎在孕 24 周前即可发生高血压、水肿、蛋白尿等妊娠期高血压疾病征象，子宫增大迅速者尤易发生，且症状严重，容易发展为子痫前期，但子痫罕见。

（六）卵巢黄素化囊肿

由于滋养细胞显著增生，产生大量的 HCG，刺激卵巢卵泡内膜细胞发生黄素化而形成囊肿，称卵巢黄素化囊肿（theca lutein ovarian cyst）。一般不产生症状，偶因急性扭转或破裂而致急性腹痛。黄素化囊肿在葡萄胎清除后，随着 HCG 水平下降，于 2～4 个月内自行消退。

（七）甲状腺功能亢进现象

约 7%葡萄胎患者合并轻度甲亢症状，表现为心动过速、多汗及震颤等，血浆 T_3、T_4 浓度上升。葡萄胎清除后这些症状可迅速消失。

案例 17-1 分析

该患者为生育年龄妇女，停经后不规则阴道流血，首先考虑有异常妊娠的可能性大。患者妊娠呕吐症状较重，出现阴道流血的时间较晚，子宫体积比相应孕周增大，子宫如孕 18 周大小，但无胎块感，血 β-HCG 水平＞100 000kU/L，应考虑葡萄胎的可能性大，需与流产、异位妊娠鉴别。

五、诊　　断

根据停经后不规则阴道流血，子宫异常增大、变软；宫体 5 个月妊娠大小时尚摸不到胎体，听不到胎心、胎动，应疑诊为葡萄胎。若妊娠剧吐、孕 28 周前出现子痫前期征象、双侧卵巢囊肿等均支持诊断。若在阴道排出血液中查见水泡状组织，临床可确诊为葡萄胎。诊断有疑问时应行下列辅助检查，其中 B 型超声检查和 HCG 检测是最主要和最重要的辅助诊断手段。

笔记栏

（一）B 型超声检查

B 超型超声检查为诊断葡萄胎的重要辅助诊断方法。完全性葡萄胎的超声影像学表现：子宫明显大于相应孕周，无妊娠囊或胎心搏动，宫腔内充满不均质密集状或短条状回声，呈“落雪状”，若水泡较大而形成大小不等的无回声区，则呈“蜂窝状”。子宫壁薄但回声连续，肌层回声均匀。常可见到两侧或一侧卵巢囊肿，多房，囊壁薄，内见部分纤细分隔。彩色多普勒超声检查，可见子宫动脉血流丰富，但子宫肌层内无血流或仅稀疏“星点状”血流信号。

（二）HCG 测定

正常妊娠时，受精卵着床后数天滋养细胞开始分泌 HCG，随着妊娠周数增加血清 HCG 滴度逐渐升高，在妊娠 10～12 周达高峰，血清 β-HCG 达50～100kU/L，以后滴度逐渐下降，以 10kU/L 持续至足月妊娠。

由于葡萄胎患者滋养细胞高度增生，产生大量 HCG，血清中 HCG 浓度通常显著高于相应孕周的正常妊娠值，到了妊娠 12 周以后血 HCG 水平不下降，反而继续升高。利用血或尿的 HCG 浓度这种变化可帮助诊断。葡萄胎时血清 β-HCG 在 100kU/L 以上，常超过 1000kU/L，且持续不降。但有部分的葡萄胎患者，尤其部分性葡萄胎因绒毛退化变性，这种变化可能不明显。

六、鉴别诊断

（一）流产

流产有停经史及阴道流血症状，妊娠试验可阳性，而葡萄胎患者子宫体积多大于相应孕周，孕期超过 12 周时 HCG 水平仍高。B 型超声图像显示葡萄胎特点。

（二）双胎妊娠

双胎妊娠子宫体积较同期单胎妊娠大，HCG 水平亦稍高于正常，但双胎妊娠无阴道流血，B 型超声显像可确诊。

（三）羊水过多

羊水过多常发生于妊娠后期，但若发生在妊娠中期者需与葡萄胎鉴别。羊水过多时不伴阴道流血，HCG 水平在正常范围，B 型超声显像可确诊。

案例 17-1 分析

患者应进行B超检查明确诊断，有条件可行彩色多普勒超声检查。B超提示：子宫增大如妊娠16周大小，无妊娠囊或胎心搏动，宫腔内充满大小不等的无回声区，呈“蜂窝状”。疑诊“葡萄胎”。

根据患者的临床症状和体征，血清β-HCG水平和B超检查结果，临床诊断为“葡萄胎”。

七、自然转归

完全性葡萄胎具有局部侵犯或远处转移的潜在危险，葡萄胎清除后发生侵蚀性葡萄胎或转移几率分别为15%及4%，其中存在高危因素者发生的几率约高10倍。

葡萄胎恶变的高危因素：①血清β-HCG＞1000kU/L。②子宫明显大于相应妊娠月份。③卵巢黄素化囊肿直径＞6cm。④葡萄胎清除后，HCG下降曲线不呈进行性下降，即降至一定水平后持续不降，或始终处于高值。⑤年龄超过40岁者。⑥重复葡萄胎的患者。

葡萄胎清理宫腔后HCG的消退规律对预测预后极重要，血清β-HCG正常回归曲线稳定下降，平均在清宫后8周降至非妊娠的正常范围，最长不超过12～14周。葡萄胎完全排空后3个月，HCG仍持续阳性，未降至正常范围，称为持续性葡萄胎(persistent mole)。其中少数患者经过一定时期可自行转为正常，但多数在不久后即可见HCG浓度上升，出现肺或阴道转移，则可确定其为恶变。

部分性和完全性葡萄胎的预后区别是这两种病变的恶性倾向的差异，完全性葡萄胎清除后发生侵蚀性葡萄胎为15%～25%；而部分性葡萄胎仅约4%～5%，且一般极少发生远处转移。

八、处　　理

(一) 清除宫腔内容物

葡萄胎确诊后应及时清除宫腔内容物。由于葡萄胎子宫大而软，容易发生子宫穿孔，一般采用吸刮术。手术应在输液、配血的条件下进行，术中充分扩张子宫颈管，选用大号吸管吸取宫内物，待子宫缩小后轻柔刮宫，刮出物选取宫腔内及近种植部位组织分别送病理检查。术时使用缩宫素静脉滴注加强宫缩，可减少失血及子宫穿孔，但需在宫口扩大后给药，以防滋养细胞挤入宫壁血窦诱发肺栓塞或转移。子宫大于妊娠12周者，一般行两次吸刮术。1周后行第二次刮宫，每次刮出物均需送病理检查。

(二) 子宫切除术

年龄超过40岁者，葡萄胎恶变率较年轻妇女高4～6倍，因此，对于年龄大于40岁、有高危因素、无生育要求者可考虑行全子宫切除，但应保留附件；若子宫超过孕14周大小，应先吸出葡萄胎组织再切除子宫。然而，单纯切除子宫只能去除病变侵入局部的危险，不能防止转移的发生。

(三) 黄素化囊肿的处理

因囊肿可自行消退，一般不需处理，即使并发扭转，在B型超声或腹腔镜下穿刺吸液后多可自然复位。若扭转时间较长，血运恢复不良，则行患侧附件切除术。

(四) 预防性化疗

完全性葡萄胎的恶变率我国为14.5%，高危病例或无随访条件的患者宜行预防性化疗。一般选用氟尿嘧啶或放线菌素-D单药化疗一疗程。部分性葡萄胎一般不做预防性化疗，除非排空宫腔后HCG持续升高者。

(五) 随访

定期随访可早期发现持续性葡萄胎或葡萄胎恶变。随访时间：葡萄胎清除后每周一次测定HCG定量，直到降低至正常水平。清宫术后3个月内仍每周复查一次，3个月后每半月一次，半年后每月一次持续半年，第2年起改为每半年一次，共随访2年。随访内容：注意有无异常阴道流血、咳嗽、咯血及其他转移灶症状，并做妇科检查，监测血或尿HCG滴度，盆腔B型超声及X线胸片检查。必要时行盆腔彩色超声检查，了解是否侵犯子宫肌层，胸部CT确定有无肺转移。

葡萄胎处理后应避孕1年，首选避孕套，也可选择口服避孕药；不宜使用宫内节育器，因可混淆子宫出血原因。

案例 17-1 分析

患者已确诊葡萄胎，应首先完善相关检查。因患者较长时间的呕吐，进食量少，反复不规则阴道流血18天，验血结果提示轻度贫血，低血钾、低血钠，尿酮体(+)，应先予补液、补碱，纠正水、电解质及酸碱平衡的紊乱。改善全身情况后，配血，做好输血的准备，在静脉输液的状态下行清宫术。由于患者子宫增大＞12孕周，故1周后行第二次清宫术。两次清宫均选择小水泡或靠近宫壁的宫内组织物送病理检查。术后给予预防感染和铁剂治疗。术后严格随访2年以上。

笔记栏

第二节　侵蚀性葡萄胎及绒毛膜癌

侵蚀性葡萄胎(invasive mole)指葡萄胎组织侵入子宫肌层引起组织破坏或并发子宫外转移的妊娠滋养细胞肿瘤。多数在葡萄胎排空后6个月内发生，具有恶性行为，但恶性程度一般不高，多数仅发生局部侵犯，仅4%发生远处转移，预后较好。

绒毛膜癌(choriocarcinoma)为一种继发于正常或异常妊娠的高度恶性的滋养细胞肿瘤。其中50%继发于葡萄胎(多在胎块清除后1年以上)；25%继发于流产；22.5%继发于足月产；2.5%继发于异位妊娠(图17-4)。20世纪60年代前，绒癌的死亡率高达90%以上，此后由于诊断技术的进展和化学治疗的发展，使绒癌患者的预后有了显著改观。

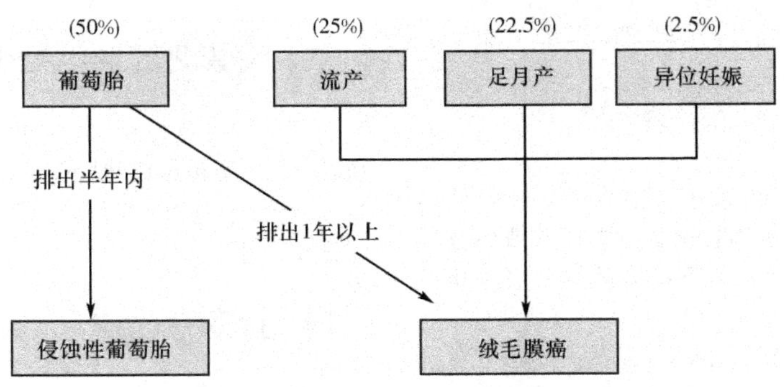

图17-4　滋养细胞肿瘤与先行妊娠的关系

案例17-1分析

患者于第二次清宫术后随访至第4周时血清β-HCG水平下降至2.1kU/L，随后血β-HCG水平持续不降，仍有不规则阴道流血，量时多时少，伴恶心，无呕吐、腹痛、咯血和胸痛等。随访第9周血清β-HCG 2000kU/L，B超显示“子宫增大，宫内异常回声”于2005年11月9日再次入院。

体格检查：体温36.6℃，脉搏87次/min，呼吸21次/min，血压106/64mmHg，贫血面容，心肺听诊未发现异常。腹部平软，无压痛，无反跳痛，肝脾肋下未及。双下肢无浮肿。

妇科检查：外阴：发育正常，无炎症；阴道通畅，无炎症，未见紫蓝色结节；子宫前位，增大如孕6周大小，质软，活动可，无压痛；右侧附件区可触及囊性包块，约60mm×55mm×50mm，边界清，活动，无压痛；左侧附件无增厚，无压痛，未触及包块。

问题：

1. 随着病程进展应考虑什么临床诊断？
2. 在明确诊断之前，应做哪些实验室检查？
3. 如何明确诊断？应如何处理？

一、病　　理

(一) 侵蚀性葡萄胎

大体检查可见子宫肌层内有大小不等、深浅不一的水泡状组织，当侵蚀接近子宫浆膜层时，子宫表面可见紫蓝色结节。当侵犯较深时可穿透子宫浆膜层或阔韧带内。镜检时有绒毛结构，滋养细胞过度增生及不典型增生，具有高度的侵蚀能力，并造成血管壁坏死和出血(图17-5)。

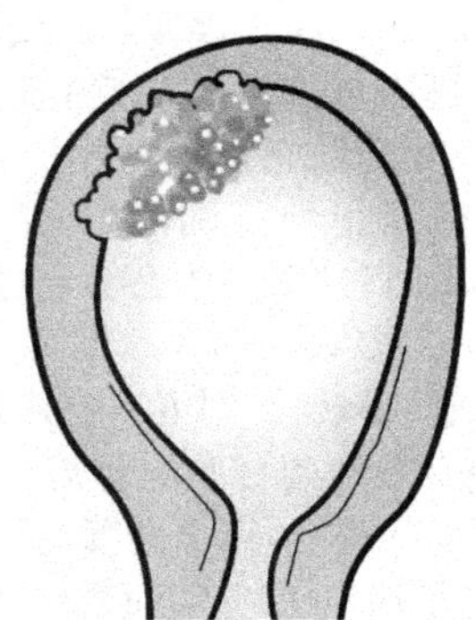

图17-5　侵蚀性葡萄胎

(二) 绒癌

多数原发癌灶发生在子宫，但也有未发现子宫内原发灶而只出现转移灶者。可形成单个或多个宫壁肿瘤，直径2～10cm，肿瘤可侵犯宫壁、突入宫腔或突出于浆膜层。癌灶表面呈紫色而切面为暗红色结节，质软脆，极易出血，常伴出血、坏死及感染。镜下只见增生的滋养细胞侵犯子宫肌层及血管，伴有大量出血、坏死，肿瘤不含间质和自身血管，未见绒毛及水泡状结构。

二、临床表现

由于侵蚀性葡萄胎与绒癌在临床表现、诊断和处理原则等方面基本相同，故本章节合并叙述。

（一）阴道流血

阴道流血为最主要的症状。由子宫病灶侵蚀血管或阴道转移结节破溃所致。多数在葡萄胎清除后、流产或足月产后出现持续不规则阴道流血，量多少不定，长时间出血可继发贫血。有时子宫原发灶已消失而继发灶发展，则无阴道流血症状。

（二）子宫复旧不全或不均匀增大

妇科检查子宫复旧延迟，葡萄胎排空后 4～6 周子宫未恢复正常大小，质偏软。但也因肌层内病灶部位和大小的影响，表现为子宫不均匀增大。

（三）卵巢黄素化囊肿

当葡萄胎排空、流产、足月产或异位妊娠后，因滋养细胞肿瘤分泌的 HCG 的作用，可使一侧或双侧的卵巢黄素化囊肿持续存在。

（四）腹痛

一般无腹痛，若肿瘤组织穿破子宫，则表现为腹痛及腹腔内出血症状。若子宫病灶坏死合并感染时，可引起下腹痛和脓性白带；若卵巢黄素化囊肿发生扭转或破裂可引起急性下腹痛，伴恶心、呕吐等。

（五）假孕征象

由于滋养细胞肿瘤分泌的 HCG 及雌、孕激素的作用，表现为乳房增大、乳头和乳晕着色，甚至有初乳样分泌，宫颈着色，子宫体变软。

（六）转移灶征象

转移灶多见于绒癌，尤其是继发于非葡萄胎后的绒癌。侵蚀性葡萄胎以原发灶症状为主，少数可发生远处转移。肿瘤主要经血行播散，转移发生早且广泛。最常见转移部位是肺，依次为阴道、盆腔、脑和肝脏等。由于滋养细胞的生长特点是破坏血管，所以转移灶的共同特征是局部出血。可同时有原发灶和转移灶的症状，但也有不少的患者仅有转移灶的症状，临床上易造成误诊。

1. 肺转移 当肺转移病灶小时，可无任何症状，仅靠胸部 X 线摄片或 CT 做出诊断。若癌肿侵及支气管，多有咳嗽、血痰或反复咯血；若阻塞支气管可导致肺不张；转移灶侵犯胸膜，可出现胸痛及血胸；个别病例也可出现急性肺栓塞症状，表现为肺动脉高压及呼吸循环功能障碍。

2. 阴道转移 为宫旁静脉逆行性转移所致，转移处多位于阴道前壁，呈紫蓝色结节，破溃后可引起阴道流血，甚至大出血。

3. 脑转移 常继发于肺转移后，是绒癌致死的主要原因。临床病程分为三期。

(1) 瘤栓期：因脑组织缺血出现一过性症状，如猝然跌倒、暂时性失明或失语等。

(2) 脑瘤期：因瘤组织的增生侵入脑组织形成脑瘤。患者出现头痛、喷射样呕吐、偏瘫、抽搐直至昏迷。

(3) 脑疝期：病情逐渐加重，脑瘤增大及周围组织出血水肿，颅压不断升高，脑疝形成致死。

4. 肝转移 常同时有肺或阴道转移，是预后不良因素之一。往往出现黄疸、肝区疼痛、消化道症状或肝包膜破裂、出血。

案例 17-1 分析

患者葡萄胎排空 9 周后，仍有妊娠反应，不规则阴道流血，血清 β-HCG 水平持续不下降，子宫仍增大，复旧不良，右侧卵巢黄素化囊肿不消失，B 超显示“宫内异常回声”。由于患者先行妊娠为葡萄胎，而且发病于葡萄胎排空后半年内，因此，初步诊断为“侵蚀性葡萄胎”。应与葡萄胎持续状态、绒癌、胎盘部位滋养细胞肿瘤和再次妊娠鉴别。应行彩色多普勒超声检查，有条件可行盆腔 MRI 检查，了解是否侵犯子宫肌壁层；X 线摄片了解有无肺转移，对于小的肺部转移病灶需行胸部 CT 检查方可确诊；可疑脑转移时行脑 CT 检查。以确定临床诊断和临床分期。

三、诊　　断

（一）临床诊断

大部分的滋养细胞肿瘤以临床诊断为主。根据葡萄胎排空后或流产、足月产、异位妊娠后出现阴道流血和(或)转移灶及相应症状和体征，应考虑滋养细胞肿瘤的可能。结合 HCG 和超声检查等辅助检查可以临床诊断。葡萄胎排空后半年内发病诊断为侵蚀性葡萄胎；葡萄胎流产后 1 年以上发病者，临床可诊断为绒癌；半年至 1 年内发病则侵蚀性葡萄胎和绒癌均有可能，间隔时间越长绒癌的可能性越大。而继发于流产、足月产、异位妊娠后者临床诊断为绒癌。常用的辅助诊断方法有：

1. 血清 β-HCG 测定 葡萄胎排空后 9 周以上，流产、足月产、异位妊娠后 4 周以上，血清 β-HCG 仍持续高水平，或 HCG 曾一度下降后又上升，临床已排除妊娠物残留或再次妊娠，可诊断为滋养细胞肿瘤。

当疑有脑转移时，可测定脑脊液 β-HCG，并与血清 β-HCG 比较，当血清：脑脊液 β-HCG 小于

20∶1时，有脑转移的可能，应动态观察。

2. B型超声检查 子宫正常大小或不同程度增大，宫壁显示局灶性或弥漫性强光点或高回声光团，边界不清且无包膜，也可表现为整个子宫呈弥漫性增高回声，内部伴不规则低回声或无回声。彩色多普勒超声主要显示丰富血流信号和低阻抗血流频谱。

3. X线胸片 诊断肺转移有价值。肺转移最初X线征象为肺纹理增粗，以后发展为片状或小结节阴影，典型表现为棉球状或团块状阴影。肺转移以右侧及中下部较多见。

4. CT和磁共振检查 CT主要用以诊断X线胸片难以发现的早期肺部病灶。磁共振检查主要用于诊断脑和盆腔病灶。

（二）组织学诊断

单凭刮宫标本不能作为侵蚀性葡萄胎的诊断依据，但在侵入子宫肌层或子宫外转移的切片中，见到绒毛结构或绒毛退变痕迹，即可诊断为侵蚀性葡萄胎。若原发灶与转移灶诊断不一致，只要任一标本中有绒毛结构，即应诊断为侵蚀性葡萄胎。

四、鉴别诊断

绒癌易与其他滋养细胞疾病以及合体细胞子宫内膜炎、胎盘残留等混淆，鉴别要点见表17-1。

表17-1 绒癌与其他疾病的鉴别

	葡萄胎	侵蚀性葡萄胎	绒毛膜癌	胎盘部位滋养细胞肿瘤	合体细胞子宫内膜炎	胎盘残留
先行妊娠	无	葡萄胎	各种妊娠	各种妊娠	各种妊娠	流产、足月产
潜伏期	无	≤6个月	＞6个月	≤1年	无	无
绒毛	有	有	无	无	无	有、退化
滋养细胞	轻→重	轻→重，成团	重，成团	中间型滋养细胞	散在，不增生	无增生
浸润深度	蜕膜层	肌层	肌层	肌层	浅肌层	蜕膜层
转移	无	有	有	少	无	无
肝、脑转移	无	少	较易	少	无	无
HCG	＋	＋	＋	＋或－	－	＋或－

五、临床分期

滋养细胞肿瘤分期参照2000年FIGO的解剖学分期（表17-2）及预后评分系统（表17-3）。

表17-2 滋养细胞肿瘤解剖学分期

期别	肿瘤范围
Ⅰ期	病变局限于子宫
Ⅱ期	病变扩散，但仍局限于生殖器官（附件、阴道、阔韧带）
Ⅲ期	病变转移肺，有或无生殖系统病变
Ⅳ期	病变转移至脑、肝、肠、肾等处（全身转移）

表17-3 改良FIGO预后评分系统

评分	0	1	2	4
年龄（岁）	＜40	≥40	—	—
前次妊娠	葡萄胎	流产	足月产	—
距前次妊娠时间（月）	＜4	4～7	7～13	≥13
治疗前血HCG（U/L）	$<10^3$	10^3～10^4	10^4～10^5	$\geq 10^5$
最大肿瘤大小（包括子宫）	—	3～5cm	≥5cm	—
转移部位	肺	脾、肾	肠道	肝、脑
转移病灶数目	—	1～4	5～8	＞8
先前失败化疗	—	—	单药	两种或两种以上联合化疗

六、预后

绒癌死亡率已由过去无化学治疗年代的90％左右降至20％～30％，其中多数死于脑转移。以下情况提示预后不良：①葡萄胎发展为恶性滋养细胞肿瘤的间隔时间＞4个月；②治疗前血清HCG水平＞40kU/L；③有脑或肝转移者；④患者前期已接受过化疗或出现耐药者。

七、治疗

治疗原则以化疗为主，手术为辅，尤其是侵蚀性葡萄胎，化疗几乎已完全替代了手术，仅在出现严重的、难以控制的出血或感染等并发症；或经化疗后病灶孤立持续存在或已出现耐药的病灶的情况下选择手术治疗。

笔记栏

1. 化疗 所用药物包括：5-氟尿嘧啶（5-FU）、放线菌素D(Act-D)、甲氨蝶呤（MTX）及其解救药四氢叶酸钙（CF）、环磷酰胺（CTX）、长春新碱（VCR）、足叶乙苷(VP16)、顺铂(DDP)等。

（1）用药原则：Ⅰ期通常用单药治疗；Ⅱ～Ⅲ期宜用联合化疗；耐药病例则用EMA-CO方案。

（2）常用的单一化疗药物：①5-FU 28～30mg/(kg·d)静脉滴注连续8～10日，疗程间隔3周。②KSM 8～10μg/(kg·d)静脉滴注8～10日，疗程间隔2周。③MTX 0.4mg/(kg·d)肌内注射，连续5日，疗程间隔2周。

（3）常用的联合化疗方案：①5-FU＋FSM：5-FU 26～28mg/(kg·d)静脉滴注8日＋KSM 6μg/(kg·d)静脉滴注8日，疗程间隔3周。②ACM方案：Act-D 400 μg静脉滴注，第1,4,7,10,13日＋CTX 400mg静脉滴注，第2,5,8,11,14日＋MTX 20mg，第3,6,9,12,15日，疗程间隔4周。③EMA-CO方案：为国外首选方案(表17-4)。

表17-4 EMA-CO方案

化疗天数	药 物	剂 量	给药途径
第1日	VP-16	100mg/m^2	静脉滴注
	Act-D	0.5mg	静脉注射
	MTX	100mg/m^2	静脉注射
	MTX	200mg/m^2	静脉滴注12小时
第2日	VP-16	100mg/m^2	静脉滴注
	Act-D	0.5mg	静脉注射
	四亚叶酸钙(CF)	15mg	肌内注射
	（从静脉注射MTX开始算起24小时给药，每12小时1次，共2次）		
第3日	四亚叶酸钙(CF)	15mg	肌内注射，每12小时1次，共2次
第4～7日	休息(无化疗)		
第二部分CO			
第8日	VCR	1.0mg/m^2	静脉注射
	CTX	600mg/m^2	静脉注射

（4）不良反应：以造血功能障碍为主，其次为消化道不良反应，脱发、肝功能损害也常见。所以用药前应先做血、尿常规、肝肾功能检查、以了解骨髓及肝、肾功能。用药期间要严密观察，注意不良反应的防治。一般这些不良反应停药后可逐渐恢复。

（5）疗效判定：在每疗程结束后，HCG每周监测1次，结合盆腔检查、B超、胸片、CT等检查综合评价疗效。每疗程结束至18日内，血β-HCG下降至少1个对数称为有效。

（6）停药指征：化疗需持续到症状、体征消失，HCG每周测定1次，连续3次正常，再巩固2～3个疗程方可停药。随访5年无复发者称为治愈。

2. 手术 病变在子宫、化疗无效者可切除子宫，手术应在化疗的基础上，手术范围主张行全子宫或次广泛子宫切除及卵巢动静脉高位结扎术，需切除宫旁静脉丛。年轻未育者尽可能不切子宫，以保留生育功能；必须切除子宫时，仍应保留一侧或双侧卵巢。经多次化疗未能吸收的肺部孤立耐药病灶，可考虑做肺叶切除术。

3. 耐药复发病例的治疗

案例17-1分析

确诊“侵蚀性葡萄胎”后，应完善相关检查，及时进行化疗。化疗首选5-FU＋KSM方案，如有脑转移者应加用MTX鞘内注药，化疗原则：应足量，规范疗程，间隔期3周，注意预防化疗的严重不良反应。停药后严密随访5年。

八、随 访

患者治疗结束后应严密随访，第1年每月随访1次，1年后每3个月1次直至3年，以后每年1次共5年。随访内容同葡萄胎。随访期间严格避孕。

（张晓薇）

第18章 生殖内分泌疾病

第一节 功能失调性子宫出血

功能失调性子宫出血(dysfunctional uterine bleeding,DUB)简称功血。是指调节生殖的神经内分泌机制失常引起的异常子宫出血,可分为无排卵性和排卵性两类,其中无排卵性功血(anovulatory dysfunctional uterine bleeding)约占85%。

案例 18-1

患者,女,14岁,学生,未婚。因不规则阴道流血30余天,量多1天入院。12岁初潮,平素月经不规则,周期30~90天,经期5~7天,量中,无痛经。末次月经2005-08-13,开始时量少,无需用卫生垫,9月20日始,量增多似月经量,4天后渐减少,淋漓不尽。入院前一晚突然经量增多,有血块,伴头昏,急诊入院。既往体健,平素无牙龈出血等病史,无多饮多食及消瘦等情况。否认性生活史。无肝炎等病史。

体格检查:体温37.2℃,脉搏120次/min,呼吸28次/min,血压120/80mmHg,发育正常,营养良好,贫血貌,神志清,精神可,查体合作,皮肤黏膜无黄染、无皮疹及出血点,甲状腺不大;心肺听诊无异常腹平软,未及压痛及反跳痛。

妇科检查:外阴:发育正常,未婚式;肛查:子宫后倾后屈位,大小正常,质正常,活动好,无压痛;双附件未及异常。

辅助检查:血常规:WBC 11.1×10^9/L,RBC 2.16×10^{12}/L,Hb 70g/L,HCT 37.1%,PLT 170×10^9/L。B超:子宫形态正常,双侧附件未见异常。尿HCG阴性。血生化正常。

问题:

1. 初步应考虑什么诊断?
2. 下一步处理的方案是什么?

一、无排卵性功能失调性子宫出血

(一)病因和病理生理

正常月经的发生是由于排卵后黄体期结束,雌激素和孕酮撤退,使子宫内膜失去激素的支持而萎陷、坏死脱落而发生出血。正常月经是有明显的规律性。当机体受各种因素影响,如精神紧张、营养不良、代谢紊乱及环境、气候骤变等,可引起下丘脑-垂体-卵巢轴功能调节异常而导致月经失调。无排卵性功血好发于青春期和绝经过渡期,但也可以发生于生育期。在青春期,下丘脑-垂体-卵巢轴的反馈性调节尚未成熟,表现为负反馈调节已建立,而正反馈调节缺陷,不能形成排卵前的LH高峰,导致卵巢不能排卵;在绝经过渡期,卵巢功能逐渐衰退,卵巢对垂体促性腺激素的反应性低下,卵泡在发育过程中发生闭锁而不能排卵;在生育期,因应激等因素干扰也可发生无排卵。各种原因引起的无排卵均可导致子宫内膜受单一的雌激素刺激无孕激素对抗而发生雌激素突破出血(breakthrough bleeding)。

雌激素突破出血有两种类型:低水平雌激素可发生间断性少量出血,出血时间延长;持续高水平的雌激素可引起长时间闭经,因无孕激素参与,内膜增厚而不牢固,易发生急性突破出血,血量汹涌。

(二)子宫内膜病理改变

无排卵性功血患者子宫内膜由于受雌激素持续作用而无孕酮拮抗,可发生不同程度的增殖性改变,少数可呈萎缩性改变。

1. 子宫内膜增生症(endometrial hyperplasia) 根据国际妇科病理协会(ISGP,1987年)分型如下:

(1)单纯型增生(simple hyperplasia):镜下特点是腺体数量增加,腺腔囊性扩大,大小不一。腺上皮一般为单层或假复层,细胞呈高柱状,但无异型性。间质也有增生,将腺体分开。因外观如瑞士干酪,故又称瑞士干酪样增生,或简单型增生过长(图18-1),发展为子宫内膜腺癌的几率仅约1%。

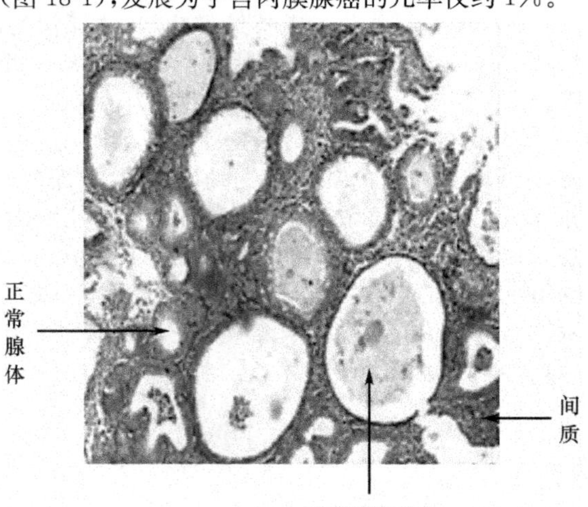

图18-1 单纯型增生

笔记栏

(2) 复杂型增生(complex hyperplasia):腺上皮细胞呈柱状,可见复层排列,但无细胞异型性。由于腺上皮增生,可向腺腔内呈乳头状或向间质出芽样生长。腺体增生明显,拥挤,结构复杂,出现腺体与腺体相邻呈背靠背现象,间质减少。此型又称为腺瘤型增生过长(图 18-2),约 3%可发展为子宫内膜腺癌。

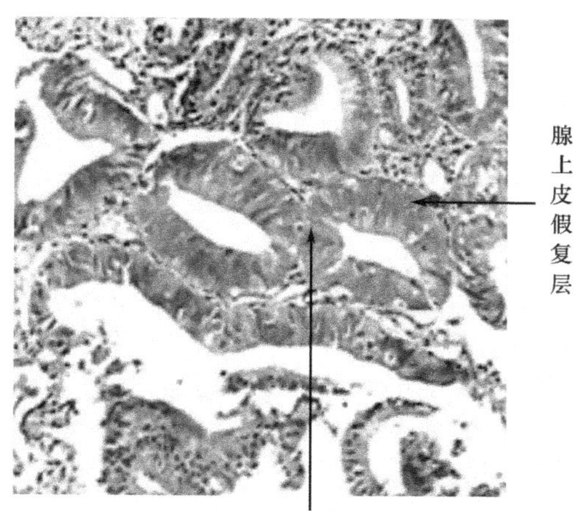

图 18-2 复杂型增生

(3) 不典型增生(atypical hyperplasia):指腺体增生并具有细胞不典型。表现为在单纯型或复杂型增生的基础上,腺上皮细胞异型增生,层次增多,细胞极性紊乱,体积增大,核质比例增加,核深染,可见核分裂象。约 1/3 可发展为子宫内膜腺癌,若子宫内膜发展为不典型增生已不属于功血范畴,应视为癌前病变。

2. 增生期子宫内膜(proliferative phase endometrium) 子宫内膜所见与正常月经周期中的增生期内膜无区别,只是在月经周期后半期甚至月经期,仍表现为增生期形态(图 18-3)。

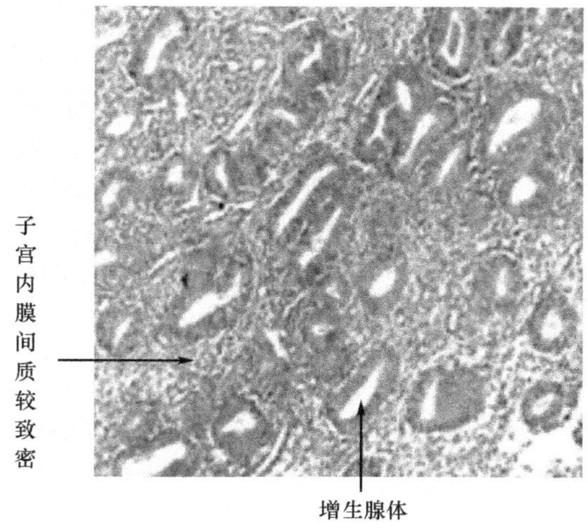

图 18-3 增生期子宫内膜

3. 萎缩型子宫内膜(atrophic endometrium) 子宫内膜萎缩菲薄,腺体数量少,且体积变小,腺管狭而直,腺上皮为单层立方形或低柱状细胞,间质少而致密,胶原纤维相对增多。

(三)临床表现

子宫不规则出血是最常见的症状。临床特点:月经周期紊乱,经期长短不一,经量不定,甚至大量出血导致休克。出血量多少与子宫内膜增生程度、坏死脱落量有关。由于子宫内膜受雌激素的蓄积作用,使子宫内膜呈增生或增生过长改变,当卵巢内一批卵泡发生闭锁时,雌激素水平突然下降,则出现多量的、持续长时间的阴道出血;有时则先有数周或数月的闭经,随后出现较多量的阴道流血;当子宫内膜呈区域性脱落时,则出现持续的或不规则阴道出血,量少,淋漓不尽。出血期间一般无腹痛或其他不适,出血时间长或量多时常继发贫血症状。

根据出血的特点,将异常子宫出血分为以下类型:①月经过多(menorrhagia):周期规则,但经期延长(>7 日)或经量过多(>80ml)。②子宫不规则过多出血(menometrorrhagia):周期不规则,经量过多。③子宫不规则出血(metrorrhagia):周期不规则,经期延长而经量不太多。④月经频发(polymenorrhea):月经周期短于 21 日。

(四)诊断

功血的诊断是排除性诊断,首先应排除引起子宫出血的全身及生殖系统器质性病变。主要依靠病史、体格检查及辅助检查做出诊断。应详细了解异常子宫出血的发病时间、出血类型、病程经过、流血前有无停经史及以往治疗经过等,注意了解患者的避孕措施、激素类药物使用情况、有无影响生殖内分泌或凝血功能的相关疾病,如甲状腺功能亢进或减退、肝病、血液病等。体格检查着重在排除生殖器官及全身器质性病变。可借助以下辅助检查协助诊断。

(1) 诊断性刮宫(dilation & curettage,D&C):简称诊刮,其目的:①止血;②明确子宫内膜病理诊断。对于药物治疗无效或存在子宫内膜癌高危因素的异常子宫出血患者,应通过诊刮排除子宫内膜病变。诊刮时必须搔刮整个宫腔,并注意宫腔大小、形态,刮出物的性质和量。对于未婚的患者一般不采用诊刮,若高度可疑器质性病变,可经患者或其家属知情同意的前提下行诊刮术。

(2) 超声检查:经阴道 B 型超声检查,可了解子宫大小、形状,宫内有无占位病变,子宫内膜厚度等。

(3) 宫腔镜检查:宫腔镜直视下,在病变区进行活检可诊断宫腔病变如子宫内膜息肉、子宫黏膜下肌瘤、子宫内膜癌等。对未婚患者,若疑有器质性病变,也可经患者或其家属知情同意后进行检查。

(4) 基础体温测定:基础体温呈单相型,提示无排卵(图 18-4)。

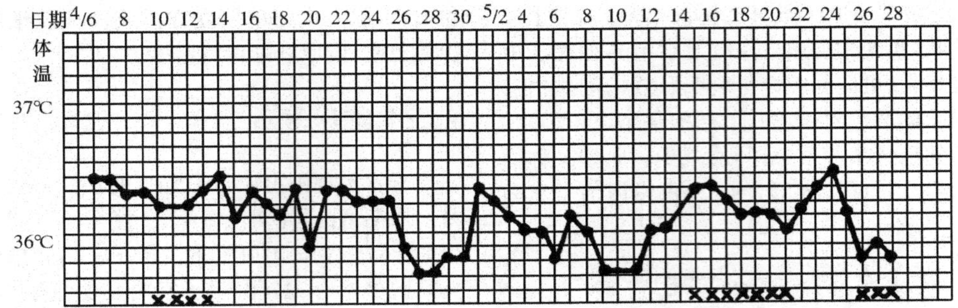

图 18-4 基础体温单相型(无排卵性功血)

(5) 激素测定:经前期测定血孕酮值,若为卵泡期水平则为无排卵;检测血催乳激素水平及甲状腺功能以排除其他内分泌疾病。

(6) 妊娠试验:有性生活史者应行妊娠试验,以排除妊娠及妊娠相关疾病。

(7) 宫颈黏液结晶检查:经前期检查出现羊齿植物叶状结晶提示无排卵。

(8) 阴道脱落细胞涂片检查:无排卵功血患者一般表现为中、高度雌激素影响。

(9) 血红细胞计数及血细胞比容以了解患者贫血情况。凝血功能测定包括:血小板计数,出、凝血时间,凝血酶原时间,活化部分凝血酶原时间等。

(五) 鉴别诊断

在诊断功血前,必须除外生殖器官病变或全身性疾病所导致的阴道出血。

(1) 异常妊娠或妊娠并发症:如流产、异位妊娠、葡萄胎、胎盘残留、胎盘息肉等。

(2) 生殖器官肿瘤:如子宫内膜癌、宫颈癌、滋养细胞肿瘤、子宫肌瘤、卵巢肿瘤等。

(3) 生殖器官感染:如急性或慢性子宫内膜炎、子宫肌炎等。

(4) 性激素类药物使用不当或宫内节育器引起的子宫不规则出血。

(5) 全身性疾病:如血液病、肝肾功能障碍、甲状腺功能亢进或减退等。

案例 18-1 分析

该患者为刚步入青春期的女性,初潮后 2 年,月经尚未规则,即下丘脑-垂体-卵巢轴的调节尚未成熟,表现为不规则阴道流血 30 余天,量多 1 天。血常规提示 Hb 70g/L,提示贫血存在。其他结果均无异常。B 超结果提示子宫、双附件无明显器质性病变,尿 HCG 阴性,可基本排除生殖器官器质性疾病、妊娠相关疾病及全身凝血功能障碍性疾病等,提示出血为功能失调所引起。此病例根据其发病年龄、病史及辅助检查结果,不难诊断为青春期无排卵性功血。

笔记栏

(六)治疗

治疗原则:青春期及生育期无排卵性功血以止血、调整周期、促排卵为主;围绝经期功血以止血、调整周期、减少经量。

1. 止血治疗 包括性激素止血和刮宫术。青春期功血的急性期止血主要是用性激素药物止血,而围绝经期妇女则首选行刮宫术,除了止血外,重点在于排除子宫内膜癌。

(1) 性激素止血

1) 子宫内膜生长修复法:应用大剂量雌激素可使子宫内膜迅速生长,短期内修复创面而止血。目的在于及时止血,争取时间纠正贫血。急性大量出血时宜使用大剂量雌激素止血,可选用妊马雌酮(conjugated estrogen)2.5mg,每 6 小时 1 次,要求 8 小时内见效,24~48 小时内出血基本停止。血止后每 3 天以 1/3 量递减,直至维持量 1.25mg/d,从血止日期算起第 20 日停药。不能耐受妊马雌酮者也可改用苯甲酸雌二醇肌内注射。应用雌激素最后 7~10 日加用孕激素,可用甲羟孕酮(medroxyprogesterone acetate,MPA)10mg,每日 1 次,但需注意停药后出血量会较多,一般于 7 日内血止。大剂量雌激素止血治疗主要适用于青春期患者,对有血栓性疾病史及血液高凝状态的患者应禁用。

2) 子宫内膜脱落止血法:又称"药物性刮宫"。青春期或围绝经期的功血多为无排卵型功血,子宫内膜长期受雌激素的刺激而无孕激素的拮抗,使子宫内膜持续增生或增生过长,无分泌期改变。用孕激素可使子宫内膜转化为分泌相,停药后使功能层的内膜完整脱落,从而达到止血效果。子宫内膜脱落止血法适用于体内已有一定雌激素水平的功血患者。

合成孕激素分两类,17-羟孕酮衍生物(甲羟孕酮、甲地孕酮)和 19-去甲基睾酮衍生物(炔诺酮等)。以炔诺酮(妇康片,每片 0.625mg)治疗出血较多的功血为例,首剂量 5mg,每 8 小时 1 次,2~3 日血止后每隔 3 日递减 1/3 量,直至维持量每日 2.5~5.0mg,持续用到血止后 20 日停药,停药后 3~7 日发生撤药性出血。刮宫术,适用于急性大出血的已婚妇女或疑有子宫内膜病变的患者。

3）联合用药：性激素联合用药的止血效果优于单一药物。对于出血量不太多、仅轻度贫血的青春期功血患者，可于月经第1天即口服复方低剂量避孕药，共21天，停药7天，共28天为一周期。对急性大出血者，可采用复方单相口服避孕药（combination monophasic oral contraceptive），每6～8小时1片，血止后每3日递减1/3量直至维持量（每日1片），共20日停药。

青春期功血一般不用雄激素治疗，但对于急性大出血者，为了加速止血，减少撤退性出血量，也可在雌、孕激素联合的基础上，加用雄激素。雄激素有拮抗雌激素、增强子宫平滑肌及子宫血管张力的作用，减轻盆腔充血，从而减少出血量。每日注射丙酸睾酮25～50mg，1个月内总量不超过300mg。适用于绝经过渡期功血。

（2）手术治疗

1）刮宫术：对于围绝经期妇女，在用激素治疗前应首先排除生殖系统和乳腺的肿瘤，故对可疑子宫内膜病变者应行刮宫术明确诊断。另外，急性大出血者为了迅速止血也可考虑行刮宫术。

2）子宫内膜切除术（endometrialuablation）：利用宫腔镜下金属套环、激光、滚动球电凝或热疗等方法，使子宫内膜组织凝固或坏死。适用于经量多的绝经过渡期功血和经激素治疗无效且无生育要求的生育期功血患者。治疗优点是创伤小，可减少月经量，部分患者可达到闭经效果，缺点是组织受热效应破坏影响病理诊断。

3）子宫切除术：患者经药物治疗无效、无生育要求、子宫内膜不典型增生或有癌变者，选择子宫切除术。

（3）其他辅助治疗：贫血者应补充铁剂、维生素C和蛋白质，严重贫血需输血。流血时间长者应予抗生素预防感染。出血期间应加强营养，保证充分休息。

2. 调整月经周期　在血止后的下一周期必须调整月经周期。对于青春期及生育期无排卵性功血患者，目的在于恢复正常的内分泌功能，以建立正常月经周期；对于绝经过渡期患者主要是控制出血、防止子宫内膜增生症的发生。常用方法有：

（1）雌、孕激素序贯法：也称人工周期。通过模拟自然月经周期中卵巢的内分泌变化，将雌、孕激素序贯应用，使子宫内膜发生相应变化，引起周期性脱落。适用于青春期功血或生育期功血内源性雌激素水平较低者。雌激素自血止周期撤药性月经第5日起用药，生理替代全量为妊马雌酮1.25mg或雌二醇2mg，每晚1次，连服20日，于服雌激素以后10日加用甲羟孕酮，每日10mg。连续3个周期为一疗程，若正常月经仍未建立，应重复上述序贯疗法。若患者体内有一定的雌激素水平，则雌激素可采用半量或1/4量(图18-5)。

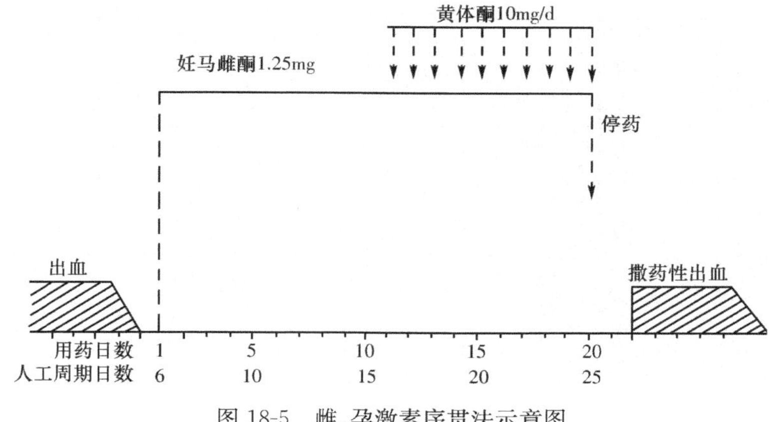

图18-5　雌、孕激素序贯法示意图

（2）雌、孕激素联合法：开始即用孕激素以限制雌激素的促内膜生长作用，使撤药性出血逐步减少，其中雌激素可预防治疗过程中孕激素的突破性出血。适用于生育期功血内源性雌激素水平较高者或绝经过渡期功血。可用口服避孕药自血止周期撤药性出血的第5日起，每晚1片，连服21日，1周为撤药性出血间隔，连续3个周期为一个疗程。对停药后仍未能建立正常月经周期者，可重复上述联合疗法。

（3）后半周期疗法：青春期或绝经过渡期功血患者，多因无排卵，月经后半周期缺乏孕激素作用，故于月经周期后半期（撤药性出血的第16～25日）服用甲羟孕酮10mg/d或肌内注射黄体酮20mg/d，连用10日为1周期，共3个周期为一疗程。

3. 促排卵治疗　青春期功血患者经上述调整周期药物治疗几个疗程后，通过雌、孕激素对中枢的反馈调节作用，部分患者可恢复自发排卵。青春期一般不提倡使用促排卵药物，有生育要求的无排卵不孕患者，可针对病因采取促排卵，具体用药方法参照闭经章节。

案例18-1分析

该患者为青春期功血，其治疗原则为止血、调整周期、促排卵。采用性激素止血和调

笔记栏

整周期。

(1) 监测生命体征，予苯甲酸雌二醇2mg，肌内注射，每6小时一次激素止血治疗。同时，补液抗炎，酚磺乙胺静脉滴注。

(2) 入院第2天，阴道流血量明显减少，血止3天后，改为苯甲酸雌二醇2mg，肌内注射，每8小时一次。

(3) 再3天后，苯甲酸雌二醇2mg，肌内注射，每12小时一次；随后每3天减量一次，每次减量不能超过原用量的1/3，渐减至苯甲酸雌二醇1mg，肌内注射，每日一次；随后改为口服妊马雌酮，同时停药前7～10天加服孕激素，血止后20天方可停药，同时口服硫酸亚铁、叶酸纠正贫血，门诊随访。

二、排卵性月经失调

排卵性月经失调(ovulatory menstrual dysfunction)较无排卵性功血少见，多发生于生育期妇女。患者有排卵，但黄体功能异常。常见有两种类型。

(一) 黄体功能不足(luteal phase defect，LPD)

月经周期中有卵泡发育及排卵，但黄体期孕激素分泌不足或黄体过早衰退，导致子宫内膜分泌反应不良。

1. 发病机制 黄体功能不足有多种因素：①神经内分泌调节功能紊乱可导致卵泡期FSH缺乏，使卵泡发育缓慢，雌激素分泌减少，从而对垂体及下丘脑正反馈不足。②LH脉冲峰值不高及排卵峰后LH低脉冲缺陷使排卵后黄体发育不全，孕激素分泌减少。③卵巢本身发育不良，卵泡期颗粒细胞LH受体缺陷，也可使排卵后颗粒细胞黄素化不良，孕激素分泌减少，从而使子宫内膜分泌反应不足。④黄体分泌功能正常，但维持时间短。部分黄体功能不足的患者可合并高催乳激素血症；⑤生理性因素如初潮、分娩后及绝经过渡期，也可能因下丘脑-垂体-卵巢轴功能紊乱，导致黄体功能不足。

2. 病理 子宫内膜形态可表现为分泌期内膜腺体分泌不良，间质水肿不明显，或腺体与间质发育不同步。

3. 临床表现 一般表现为月经周期缩短。有时月经周期虽在正常范围内，但卵泡期延长、黄体期缩短，以致患者不易受孕或在孕早期发生流产。

4. 诊断 根据月经周期缩短、不孕或早孕时流产，妇科检查无引起出血的生殖器官器质性病变。基础体温双相型，但高温相期小于11天(图18-6)。子宫内膜活检显示分泌反应不良，分泌反应至少落后2天，可做出诊断。

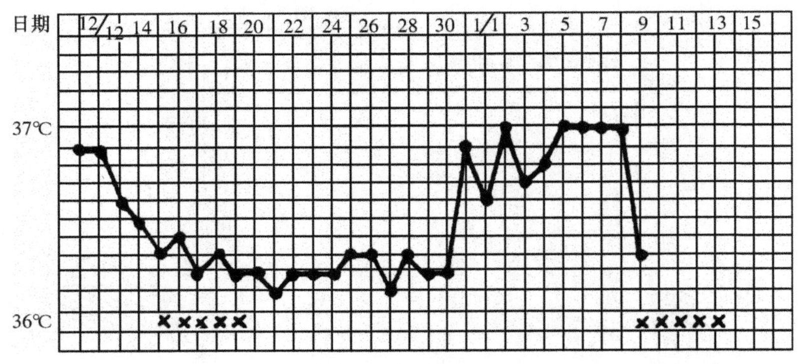

图18-6 基础体温双相型(黄体期短)

5. 治疗

(1) 促进卵泡发育：针对其发生原因，促使卵泡发育和排卵。

1) 卵泡期使用低剂量雌激素：小剂量雌激素能协同FSH促进优势卵泡发育，可于月经第5日起每日口服妊马雌酮0.625mg或雌二醇1mg，连续5～7日。

2)氯米芬：氯米芬作为一种弱雌激素，能与体内的雌二醇竞争内源性雌激素受体，从而解除了内源性雌激素对下丘脑、垂体的负反馈作用，促进垂体释放FSH和LH，达到促进卵泡发育的目的。可于月经第5日始每日口服氯米芬50mg，共5日。

(2) 促进月经中期LH峰形成：在监测到卵泡成熟时，使用绒促性素5000～10000U一次或分两次肌内注射，以加强月经中期LH排卵峰，达到不使黄体过早衰退和提高其分泌孕酮的功能。

(3) 黄体功能刺激疗法：于基础体温上升后开始，隔日肌内注射HCG 1000～2000U，共5次，可使血浆孕酮明显上升，延长黄体期。

(4)黄体功能替代疗法：一般选用天然黄体酮制剂，自排卵后开始每日肌内注射黄体酮10mg，共10～14日，以补充黄体分泌孕酮的不足。

(5) 合并高催乳激素血症的治疗：使用溴隐亭每日2.5～5.0mg，可使催乳激素水平下降，并促进垂体分泌促性腺激素及增加卵巢雌、孕激素分泌，从而改善黄体功能。

笔记栏

(二) 子宫内膜不规则脱落(irregular shedding of endometrium)

在月经周期中，患者有排卵，黄体发育良好，但萎缩过程延长，导致子宫内膜不规则脱落。

1. 发病机制 由于下丘脑-垂体-卵巢轴调节功能紊乱或溶黄体机制异常引起黄体萎缩不全，内膜持续受孕激素的作用，以致无法如期完整脱落。

2. 病理 正常月经第3～4日，分泌期子宫内膜已全部脱落，但在黄体萎缩不全者，于月经期第5～6日仍能见到呈分泌期子宫内膜。常表现为混合型子宫内膜，即残留的分泌期内膜与出血坏死组织及新增生的内膜混合共存。

3. 临床表现 表现为月经周期正常，但经期延长，长达9～10日，且出血量多。

4. 诊断 临床表现为经期延长，基础体温呈双相型，但下降缓慢(图18-7)。在月经第5～6日行诊断性刮宫，病理检查仍能见到呈分泌期内膜，且与增生期内膜并存。

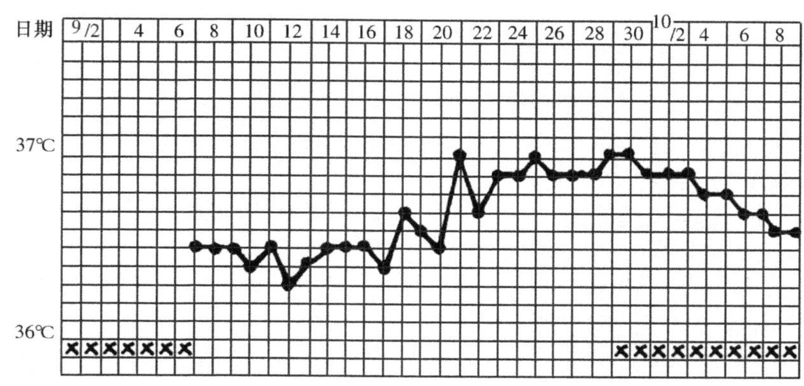

图18-7 基础体温双相型(黄体萎缩不全)

5. 治疗

(1) 孕激素：孕激素可通过调节下丘脑-垂体-卵巢轴的反馈功能，使黄体及时萎缩，内膜按时完整脱落。方法：自排卵后第1～2日或下次月经前10～14日开始，每日口服甲羟孕酮10mg，连服10日。有生育要求者可肌内注射黄体酮注射液。无生育要求者也可口服单相口服避孕药，自月经周期第5日始，每日1片，连续22日为一周期。

(2) 绒促性素：用法同黄体功能不足，HCG有促进黄体功能的作用。

第二节 闭　经

闭经(amenorrhea)为常见的妇科症状，表现为无月经或月经停止。分原发性和继发性两类。原发性闭经(primary amenorrhea)指年龄超过14岁尚无月经来潮，无女性第二性征发育，或年龄超过16岁月经还未来潮、无论其第二性征是否发育正常者。继发性闭经(secondary amenorrhea)指正常月经建立后月经停止6个月，或按自身原来月经周期计算停经3个周期以上者。青春期前、妊娠期、哺乳期及绝经后的月经不来潮属生理现象，本节不展开讨论。

案例 18-2

患者，女，36岁，闭经1年，自感潮热、心慌、烦躁等。

既往月经14岁初潮，规律；5～6/30天，量中，无痛经。G_2P_1，无产后出血，近两年无刮宫史，工具避孕。既往体健，无特殊嗜好。

体格检查：体温36℃，脉搏78次/min，呼吸20次/min，血压110/70mmHg，发育正常，营养中等；双侧乳房无泌乳；腹软，肝脾未及，未及包块。

妇科检查：外阴已婚经产型，阴毛女性分布无脱落；阴道通畅，黏膜无萎缩；宫颈光滑，无举痛，宫口闭；子宫前位，较正常稍小，质中，活动好，无压痛；双附件区未及异常。

辅助检查：实验室检查：WBC 5.4×10^9/L，Hb 117g/L，HCT 32%，PLT 126×10^9/L；尿HCG阴性，尿常规及肝肾功能均在正常范围。激素水平测定：FSH：601U/L，LH：401U/L，PRL：0.81nmol/L(18ng/ml)，E_2：73.2pmol/L(20pg/ml)，T：1.8nmol/L。基础体温测定(BBT)：单相。盆腔超声提示：子宫双附件未见异常。孕激素撤退试验：黄体酮20mg，每日肌内注射一次，共3日；停药两周无撤退出血。人工周期：倍美力0.625mg，每日一次，共28天；后10～14天加用甲羟孕酮6mg，停药3天撤退出血。

问题：

1. 该患者怎样诊断？

2. 诊断依据是什么？
3. 下一步治疗措施是什么？

一、病　　因

正常月经的建立和维持依赖于下丘脑-垂体-卵巢轴的神经内分泌调节，以及靶器官子宫内膜对性激素的周期性反应和下生殖道通畅性，其中任何一个环节发生障碍均可导致闭经。

（一）原发性闭经

原发性闭经较少见，往往由于遗传学原因或先天性发育缺陷引起。根据第二性征的发育情况，分为第二性征存在和第二性征缺乏两类。

1. 第二性征存在的原发性闭经

（1）米勒管发育不全综合征（Mullerian agenesis syndrome，又称 Mayer-Rokitansky-Kuster-Hauser syndrome）：由副中肾管发育障碍引起的先天性畸形，在青春期原发性闭经中约占 20%。染色体核型正常，为 46，XX，促性腺激素正常，有排卵，外生殖器、输卵管、卵巢及女性第二性征均正常，主要异常为子宫及生殖道的畸形，表现为子宫发育异常如始基子宫、无子宫（图 18-8）、双角子宫或双子宫畸形、阴道斜隔或无阴道，约 30%伴肾畸形，约 12%伴骨骼畸形。

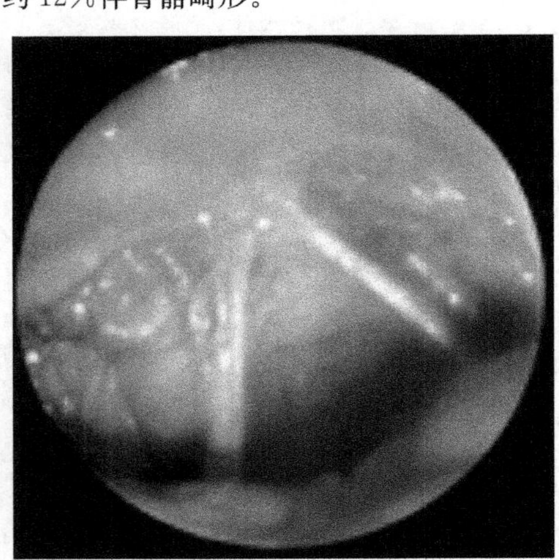

图 18-8　先天性无子宫

（2）雄激素不敏感综合征（androgen insensitivity syndrome）：又称睾丸女性化完全型。为男性假两性畸形，染色体核型为 46，XY，性腺为睾丸，但位于腹腔内或腹股沟。虽睾酮水平在男性范围，但由于靶细胞缺乏睾酮受体，故睾酮不发挥生物学效应，但睾酮仍能通过芳香化酶转化为雌激素，故表型为女型，致青春期乳房隆起丰满，但乳头发育不良，乳晕苍白，阴毛、腋毛稀少，阴道为盲端，较短浅，子宫及输卵管缺如。

（3）对抗性卵巢综合征（savage syndrome）：或称卵巢不敏感综合征。其特征是：①卵巢具有多数始基卵泡及初级卵泡，但极少见卵泡进入窦卵泡期及成熟期。②内源性促性腺激素水平升高，特别是 FSH 升高。③卵巢对外源性促性腺激素不敏感。④临床表现为原发性闭经，但女性第二性征发育接近正常。

2. 第二性征缺乏的原发性闭经

（1）低促性腺激素性腺功能减退（hypogonadotropic hypogonadism）：其中最常见的是嗅觉缺失综合征（Kallmann's syndrome），是下丘脑先天性 GnRH分泌缺乏同时伴嗅觉丧失或减退。临床表现为原发性闭经，低促性腺激素，低性激素，女性第二性征缺如，嗅觉减退或丧失，但女性内生殖器分化正常。

（2）高促性腺激素性腺功能减退（hypergonadotropic hypogonadism）

1）特纳综合征（Turner's syndrome）：属于性腺先天性发育不全（gonadal dysgenesis）。性染色体异常，核型为 X 染色体单体（45，XO）或嵌合体（45，XO/46，XX 或 45，XO/47，XXX）。表现为原发性闭经，卵巢呈索条性腺，无卵泡，不分泌雌激素。患者身材矮小，女性第二性征发育不良，常有蹼颈、盾胸、肘外翻等临床特征（图 18-9），可伴主动脉狭窄及肾、骨骼畸形。

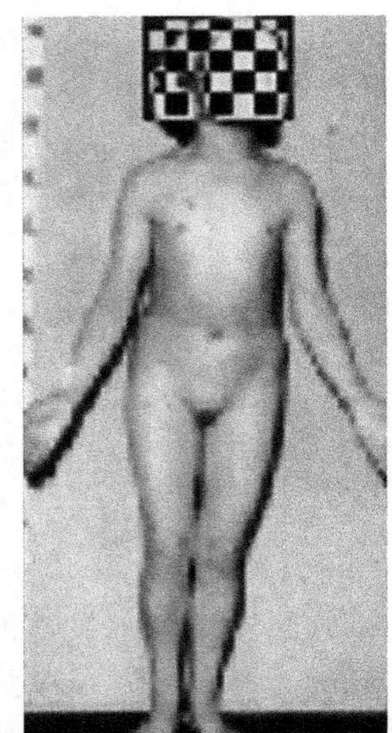

图 18-9　特纳综合征

2）46，XX 单纯性腺发育不全（pure gonadal dysgenesis）：体格发育无异常，卵巢呈条索状，子宫发育不良，女性第二性征发育差，但外生殖器为女型。

3）46，XY 单纯性腺发育不全：又称 Swyer 综合征。主要表现为条索状性腺及原发性闭经。具有女性生殖系统，但无青春期性发育，女性第二性征发育不良。由于存在 Y 染色体，患者在 10～20

笔 记 栏

岁时易发生性腺母细胞瘤或无性细胞瘤，故诊断确定后应切除条索状性腺。

(二) 继发性闭经

发生率明显高于原发性闭经。根据控制正常月经周期的四个主要环节，依次分为下丘脑性闭经，垂体性闭经、卵巢性闭经及子宫性闭经。

1. 下丘脑性闭经 为最常见的闭经，以功能性为主。

(1) 功能性下丘脑性闭经：①精神应激性：突然的精神压抑、紧张、忧虑、环境改变等诱因均可引起神经内分泌障碍而导致闭经。②体重下降和神经性厌食：中枢神经对体重急剧下降极为敏感。持续进行性消瘦可使 GnRH 降至青春期前水平，使促性腺激素和雌激素水平低下。严重的神经性厌食通常为强迫节食后发生，当体重下降至正常体重的 85%以下时，即可出现闭经。③运动性闭经（strenuous evercise）：长期剧烈运动或芭蕾舞、现代舞等训练易脂肪比率增加或总体脂肪减少可使月经异常。运动剧增后 GnRH 的释放受抑制也可引起闭经。

(2) 药物性闭经（drugs cause）：抗精神病药物，口服甾体类避孕药及某些药物如利血平、地西泮和鸦片等，可引起继发性闭经，其机制是由于药物抑制下丘脑分泌 GnRH 或通过抑制下丘脑多巴胺使垂体分泌催乳激素增加所致。药物性闭经通常是可逆的，一般在停药后 3～6 个月月经可自然恢复。

(3) 颅咽管瘤（craniopharyngioma）：较为罕见。为先天性、生长缓慢的肿瘤。最常见的部位为蝶鞍上的垂体柄漏斗部前方，因瘤体增大可压迫下丘脑和垂体柄引起闭经、生殖器萎缩、肥胖、颅内压增高、视力障碍等症状，也称肥胖生殖无能营养不良症。

2. 垂体性闭经 腺垂体器质性病变或功能失调可影响促性腺激素的分泌，继而影响卵巢功能而引起闭经。如垂体梗死和垂体肿瘤，前者最常见为希恩综合征（Sheehan syndrome）。由于产后大出血休克，导致垂体尤其是腺垂体促性腺激素分泌细胞缺血坏死，引起腺垂体功能低下而出现一系列症状：包括闭经、无乳、性欲减退、毛发脱落、女性第二性征衰退，生殖器官萎缩，以及其他内分泌功能减退，出现如畏寒、嗜睡、低血压等症状及基础代谢率降低。垂体肿瘤常见为催乳激素细胞肿瘤引起闭经溢乳综合征。

空蝶鞍综合征（empty sella syndrome）：蝶鞍隔因先天性发育不全、肿瘤或手术破坏，使脑脊液流入蝶鞍的垂体窝，使蝶鞍扩大，垂体受压缩小，称空蝶鞍。当垂体柄因受脑脊液压迫而使下丘脑与垂体间的门脉循环受阻时，出现闭经和高催乳激素血症。X 线检查仅见蝶鞍稍增大，CT 或 MRI 检查可精确显示在扩大的垂体窝中可见萎缩的垂体和低密度的脑脊液。

3. 卵巢性闭经 指卵巢本身功能衰竭或继发性病变，卵巢分泌的性激素水平低下，子宫内膜不发生周期性变化而导致闭经。

(1) 卵巢早衰（premature ovarian failure）：女性 40 岁前由于卵巢内卵泡耗竭或被破坏，或因手术切除卵巢而发生的卵巢功能衰竭，称卵巢早衰。多数的患者找不到明显的诱因，部分患者可能与遗传因素、自身免疫性疾病、医源性损伤（放疗、化疗或手术所致的卵巢血供受影响）有关。主要特征：低雌激素及高促性腺激素，表现为继发性闭经，常伴围绝经期综合征的症状。

(2) 卵巢功能性肿瘤：卵巢支持-间质细胞瘤因分泌过量的雄激素，可抑制下丘脑-垂体-卵巢轴功能而闭经。颗粒-卵泡膜细胞瘤分泌雌激素，持续分泌的雌激素可抑制排卵，使子宫内膜持续增生而闭经。

(3) 多囊卵巢综合征：以长期无排卵及高雄激素为特征。临床表现为闭经、不孕、多毛和肥胖。

4. 子宫性闭经 月经调节功能正常，由于子宫内膜受破坏或对卵巢激素不能产生正常的反应出现闭经。

(1) Asherman 综合征：为子宫性闭经中最常见原因。因人工流产刮宫过度或产后、流产后出血刮宫引起，尤其当伴有子宫内膜炎时，更易导致宫腔粘连而闭经。仅颈管粘连者可引起阻塞性闭经；宫腔完全粘连者则无月经（图 18-10）。

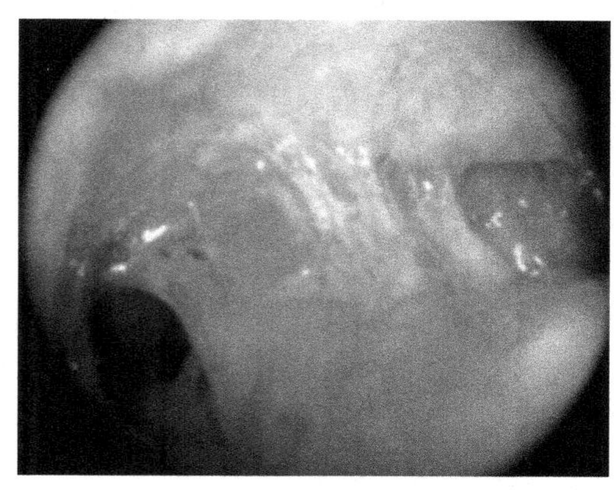

图 18-10 Asherman 综合征

(2) 子宫内膜炎：子宫内膜结核使内膜遭受破坏而导致闭经。流产或产褥感染所致的子宫内膜炎，严重时也可造成闭经。

(3) 子宫切除后或宫腔放射治疗后：手术切除子宫或放疗破坏子宫内膜而闭经。

5. 其他内分泌功能异常 甲状腺、肾上腺、胰腺等功能紊乱也可引起闭经。如甲状腺功能减退或亢进、肾上腺皮质功能亢进、肾上腺皮质肿瘤等。

笔记栏

二、诊　　断

闭经只是一种症状，诊断时必须首先寻找闭经原因，确定病变环节，然后再确定是何种疾病所引起。

（一）病史

详细询问月经史，包括初潮年龄、月经周期、经期、经量和闭经期限及伴随症状等。发病前有无任何导致闭经的诱因如精神因素、环境改变、体重增减、剧烈运动、各种疾病及用药情况等。对于已婚妇女应询问其生育史及产后并发症史。原发性闭经应了解生长发育史，有无先天性缺陷或其他疾病及家族史。

（二）体格检查

检查全身发育状况，有无畸形。观察精神状态、智力发育、营养和健康情况。妇科检查应注意内、外生殖器的发育，有无先天性缺陷、畸形，女性第二性征如毛发分布、乳房发育是否正常，乳房有无乳汁分泌等。其中第二性征的检查有助于鉴别原发性闭经的病因，缺乏女性第二性征提示该患者从未受过雌激素的刺激。

（三）辅助检查

已婚妇女闭经须首先排除妊娠，通过病史及体格检查对闭经的病因及病变部位有初步了解，在此基础上再通过有选择的辅助检查明确诊断。

1. 功能试验

（1）药物撤退试验：用于评估体内雌激素水平以确定闭经程度。

1）孕激素试验（progestational challenge）：黄体酮注射液，每日肌内注射 20mg，连续 5 日；或口服甲羟孕酮，每日 10mg，连用 5 日。停药后 3～7 日出现撤药性出血（孕激素试验阳性），提示子宫内膜已受一定水平的雌激素影响，为Ⅰ度闭经。若停药后无撤药性出血（孕激素试验阴性），应进一步行雌、孕激素序贯试验。雌、孕激素序贯试验：适用于孕激素试验阴性的闭经患者。每晚睡前服己烯雌酚 1mg 或妊马雌酮 1.25mg，连续 20 日，最后 10 日加用甲羟孕酮，每日口服 10mg，停药后 3～7 日发生撤药性出血者为阳性，提示子宫内膜功能正常，可排除子宫性闭经，引起闭经的原因是患者体内雌激素水平低落，为Ⅱ度闭经，应进一步寻找原因。无撤药性出血者为阴性，应重复一次试验，若仍无出血，提示子宫内膜有缺陷或已被破坏，可诊断为子宫性闭经。

2）垂体兴奋试验：又称 GnRH 刺激试验，了解垂体对 GnRH 的反应性。典型方法：将 LHRH 100μg 溶于生理盐水 5ml 中，30 秒内静脉注射完毕。于注射前及注射后 15、30、60、120 分钟分别采血测定 LH 含量。若注射后 15～60 分钟 LH 高峰值较注射前升高 2～4 倍，说明垂体功能正常，病变在下丘脑；若经多次重复试验，LH 值无升高或升高不显著，说明垂体功能减退，如希恩综合征。

（2）激素测定

1）血甾体激素测定：包括雌二醇、孕酮及睾酮测定。血孕酮≥15.9nmol/L 或尿孕二醇≥6.24umol/24h为排卵标志。若雌激素浓度低，提示卵巢功能衰竭；若睾酮值高，提示有多囊卵巢综合征或卵巢支持-间质细胞瘤等可能。

2）催乳激素及垂体促性腺激素测定：PRL＞25μg/L时称高催乳激素血症。PRL 升高者，测定 TSH，TSH 升高者，为甲状腺功能减退；若 TSH 正常，而 PRL 大于 100μg/L 时应行头颅 MRI 或 CT 检查，以排除垂体肿瘤。PRL 正常者，则应测定垂体促性腺激素。月经周期中 FSH 正常值为 5～20U/L。LH 为 5～25U/L。若 FSH＞40U/L，提示卵巢功能衰竭；若 LH＞25U/L 或 LH/FSH 比例≥2～3 时，应怀疑为多囊卵巢综合征；若 FSH、LH 均＜5U/L 提示垂体功能减退，病变可能在垂体或下丘脑。

（3）影像学检查

盆腔 B 型超声检查：观察盆腔有无子宫，子宫大小、形态及内膜情况，卵巢大小、形态、卵泡数目等。子宫输卵管造影：了解有无宫腔病变和宫腔粘连。CT 或磁共振成像（MRI）：用于盆腔及头部蝶鞍区检查，了解盆腔肿块性质，诊断垂体微腺瘤、空蝶鞍等。

（4）宫腔镜检查：能了解宫腔粘连情况。

（5）腹腔镜检查：能直视下观察卵巢、子宫大小、形态，也可协助诊断多囊卵巢综合征。

（6）性染色体检查：对鉴别性腺发育不全病因及指导临床处理有重要意义。

（7）其他检查：主要为靶器官反应检查，包括基础体温测定、宫颈黏液评分、阴道脱落细胞检查、子宫内膜活检或诊断性刮宫。对存在肥胖、多毛、痤疮体征的患者尚需测定胰岛素、雄激素（血睾酮、硫酸脱氢表雄酮，尿 17-酮等），以确定是否存在胰岛素抵抗、高雄激素血症或先天性 21-羟化酶缺陷。

（四）闭经的诊断步骤

首先区分是原发性闭经还是继发性闭经。若原发性闭经，首先检查乳房及女性第二性征、子宫的发育情况，然后查垂体及卵巢激素水平及染色体等；继发性闭经发生率明显高于原发性闭经，若为继发性闭经，则按图 18-11 闭经的诊断步骤进行。

笔记栏

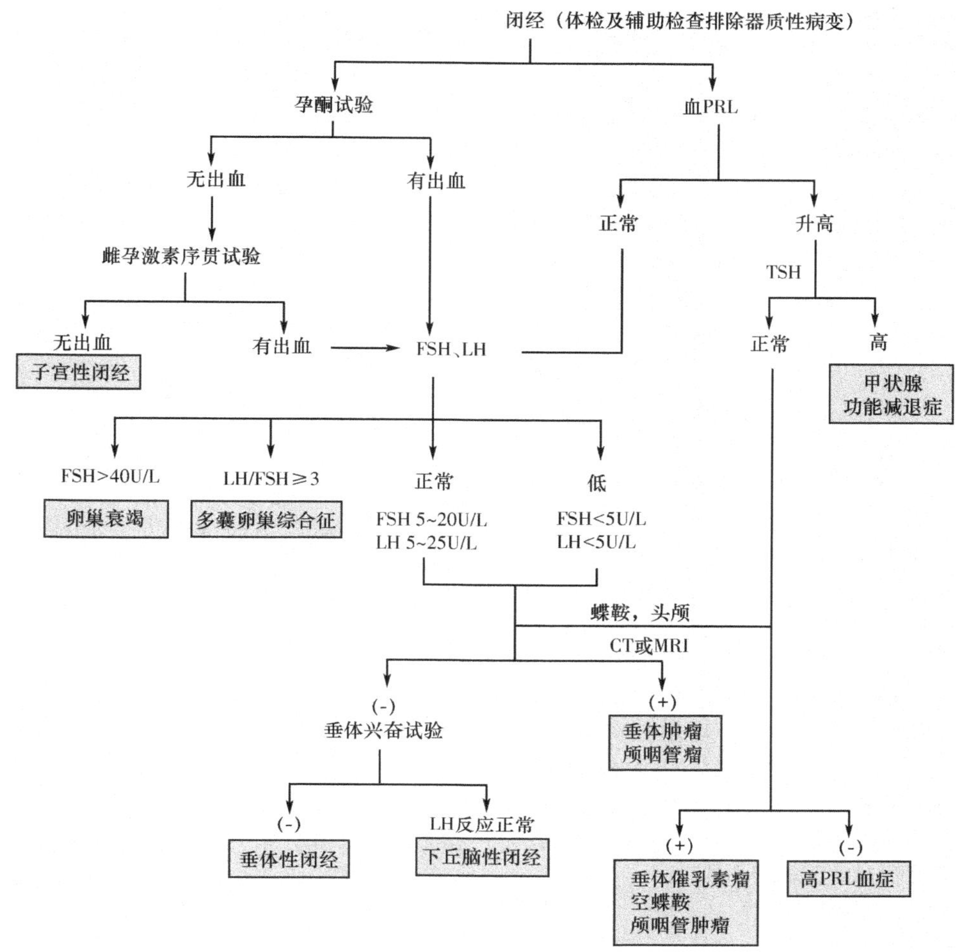

图 18-11　闭经的诊断步骤

案例 18-2 分析

月经周期受下丘脑-垂体-卵巢轴的调节，依靠卵巢内卵泡的发育与排卵，分泌雌、孕激素，刺激子宫内膜发生周期性变化。若上述任何一个环节出现异常即出现月经暂时或永久停止，称为闭经。该患者 36 岁，继发闭经 1 年，有潮热等症状；内分泌检查为低雌激素及高促性腺激素状态；且孕激素试验阴性，雌孕激素试验阳性；其他辅助检查无异常。根据上述情况不难诊断为继发性闭经，从发病环节来看为卵巢性闭经，应可考虑为卵巢早衰。

三、治　　疗

(一) 全身治疗

注意饮食调节，调节饮食结构，保持标准体重。运动性闭经者应适当减少运动量。闭经因应激或精神因素所致者，应进行耐心的心理治疗，消除精神紧张和焦虑。

(二) 激素治疗

明确病变环节及病因后，若卵巢早衰和先天性卵巢发育不全等高促性腺激素性闭经应用性激素替代治疗。

1. 性激素替代治疗　目的：①维持女性全身健康及生殖健康，包括心血管系统、骨骼、神经系统等。②维持性征和月经。主要治疗方法有：

(1) 雌激素替代治疗：适用于无子宫患者，妊马雌酮 0.625mg/d 或微粒化 17-β-雌二醇 2mg/d，连用 21 日，停药 1 周后重复给药。

(2) 雌、孕激素序贯法：对于有子宫的患者，选用上述雌激素连服 21 日，服药的最后 10 日同时加服甲羟孕酮 6～10mg/d。

(3) 孕激素疗法：适合于体内有一定内源性雌激素水平的Ⅰ度闭经患者，可每隔 1～2 个月每日口服甲羟孕酮 10mg，共 12 日。

2. 促排卵　适用于有生育要求患者。

(1) 氯米芬：是最常用的促排卵药物。适用于有一定内源性雌激素水平的无排卵者。作用机制为氯米芬与下丘脑细胞内的雌激素受体竞争性结合,从而阻断内源性雌激素对下丘脑的负反馈作用,促使下丘脑分泌更多的 GnRH。给药方法为月经第 5 日始,每日 50～100mg,连用 5 日。

(2) 促性腺激素:适用于低促性腺激素闭经及氯米芬促排卵失败者,促卵泡发育的制剂有:①尿促性素(human menopausal gonadotropin, HMG);②卵泡刺激素,包括尿提取 FSH、纯化 FSH、基因重组 FSH。促成熟卵泡排卵的制剂为绒促性素(HCG)。常用 HMG/HCG 联合用药促排卵。HMG 或 FSH 一般每日剂量 75～150U,于撤药性出血第 3～5 日开始,连续 7～12 日,待优势卵泡达成熟标准时,再使用 HCG 5000～10000U 促排卵。并发症为多胎妊娠和卵巢过度刺激综合征(ovarian hyperstimulation syndrome, OHSS)。

(3) 促性腺激素释放激素(GnRH):利用其天然制品促排卵是用脉冲皮下注射或静脉给药,适用于下丘脑性闭经。

3. 溴隐亭(bromocriptine)　为多巴胺受体激动剂。通过与垂体多巴胺受体结合,直接抑制垂体 PRL 分泌,恢复排卵;溴隐亭还可直接抑制垂体分泌 PRL 肿瘤细胞生长。单纯高 PRL 血症患者,每日 2.5～5mg,一般在服药的第 5～6 周能使月经恢复。垂体催乳激素瘤患者,每日 5～7.5mg,敏感者在服药 3 个月后肿瘤明显缩小。

4. 其他激素治疗

(1) 肾上腺皮质激素:适用于先天性肾上腺皮质增殖症所致的闭经,一般用泼尼松或地塞米松。

(2) 甲状腺素:适用于甲状腺功能减退引起的闭经。

(三) 辅助生育技术

见不孕症章节。

(四) 手术治疗

针对各种器质性病因,采用相应的手术治疗。

1. 生殖器畸形　如处女膜闭锁、阴道横膈、阴道斜隔或阴道闭锁,均可手术切开或成形术,使经血流畅。

2. Asherman 综合征　采用分离粘连,后加用大剂量雌激素和宫内放置节育器的治疗方法。手术后可用雌、孕激素序贯疗法重复 3～6 个周期。

3. 肿瘤　卵巢肿瘤一经确诊应予手术治疗。垂体肿瘤患者,应根据肿瘤部位、大小及性质确定治疗方案。高促性腺激素闭经、含 Y 染色体性腺者易发生肿瘤,宜手术切除性腺。

闭经涉及病种繁多,不同疾病诊断与处理方法也不同,需要系统的检查与分析,才能正确的诊断与治疗。

笔记栏

案例 18-2 分析

该患者治疗方案:雌、孕激素序贯疗法:妊马雌酮 0.625mg/d,连服 21 日,最后 10 日同时给予甲羟孕酮 6～10mg/d。维持性征和月经,并维持女性全身健康及生殖健康,包括心血管系统、骨骼、神经系统等。

第三节　多囊卵巢综合征

多囊卵巢综合征(polycystic ovarian syndrome, PCOS)是一种内分泌综合征,以雄激素过多和持续无排卵(chronic anovulation)为临床主要特征。临床表现为月经失调、多毛、肥胖、不孕和卵巢多囊样改变等的症候群。它是导致生育期妇女月经紊乱最常见的原因之一。其发病原因至今尚未阐明。

案例 18-3

病史概要:患者,女,25 岁,已婚,职员。月经稀发 5 年,结婚 2 年未孕。患者 16 岁月经初潮,月经周期 35～40 天,经期 4～5 天,无明显痛经。近 5 年月经稀发,月经周期延长至 60～70 天,最长闭经 5 个月,月经量时多时少,应用“黄体酮”肌内注射后有撤药性出血。雌孕激素序贯周期疗法有效,但停止治疗后仍月经稀发。近 4 年来体重增加 8kg,并伴有毛发浓密现象。2 年前结婚,夫妻生活正常,未避孕,至今未孕。既往史:无特殊。

问题:

该患者的诊疗思路是怎样的?

一、内分泌特征与病理生理

PCOS 的主要内分泌特征包括:①雄激素过多;②雌酮过多;③促性腺激素的比率失常;④胰岛素过多。其机制尚未明了。可能的机制涉及以下几方面:

(一) 下丘脑-垂体-卵巢轴调节功能异常

由于垂体对 GnRH 敏感性增加,使 LH 分泌量增加,卵巢内促雄激素合成的细胞色素 450c17(cytochromep-450c17)酶的功能失调,导致卵巢间质、卵泡膜细胞产生过量雄激素。卵巢内高雄激素抑制卵泡成熟,引起发育中的卵泡闭锁,不能形成优势卵泡。PCOS 时过多的雄激素主要是雄烯二酮和睾酮,尤其是游离睾酮增加;雌激素以雌酮(E_1)增高为主,雌酮主要来源于雄烯二酮在周围组织中芳香化酶转化，而雌二醇(E_2)处于早卵泡期水平。持续分泌的雌酮和卵巢小卵泡分泌的一定水平的雌二醇作用于下丘脑及垂体，使LH分泌幅度及频率增加，LH呈持续高水平，而FSH水平相对降低。LH水平上升又促进卵巢分泌雄激素，进一步形成雄激素过多、持续无排卵的恶性循环。

(二) 高胰岛素血症和胰岛素抵抗(insulin resistance)

研究证明，肥胖的PCOS患者中有30%～45%存在胰岛素抵抗和高胰岛素血症。过量的胰岛素作用于卵巢内相应受体，加之局部雄激素的过量分泌，导致卵泡成熟障碍，无优势卵泡形成。高胰岛素血症可抑制肝脏性激素结合球蛋白(SHBG)的合成，使体内游离雄激素增加。严重的胰岛素抵抗患者可发生雄激素过多、胰岛素抵抗和黑棘皮症综合征。

(三) 肾上腺内分泌功能异常

50%PCOS患者中存在脱氢表雄酮(DHEA)及脱氢表雄酮硫酸盐(DHEAS)升高，可能与PCOS患者肾上腺中合成甾体激素的关键酶活性增加，以及肾上腺细胞对促肾上腺皮质激素(ACTH)敏感性增加及功能亢进有关。

二、病　　理

(一) 卵巢的变化

双侧卵巢均匀性增大，为正常妇女的2～5倍，包膜增厚，呈灰白色，切面可见卵巢白膜均匀性增厚，其下可见许多直径<1cm的囊性卵泡。镜下见白膜增厚、硬化，皮质表层纤维化，血管显著较多。白膜下含有很多闭锁卵泡和处于不同发育期卵泡，但无成熟卵泡生成及排卵迹象(图18-12)。

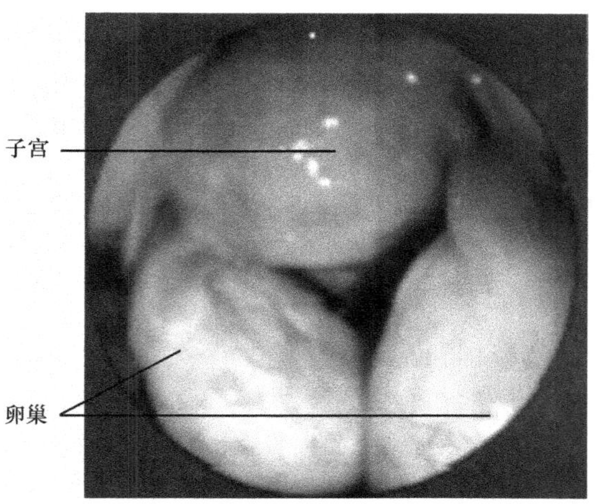

图18-12　多囊卵巢

(二) 子宫内膜变化

PCOS患者因无排卵，子宫内膜长期受雌激素刺激，呈现不同程度的增生。当卵泡发育不良时，子宫内膜呈增生期表现，当卵泡持续分泌雌激素时，子宫内膜呈单纯型或复杂型增生，甚至呈不典型增生；长期持续无排卵可增加子宫内膜癌的发生几率。

三、临床表现

(一) 月经失调

月经失调为PCOS患者主要症状，常表现为闭经或月经稀发，闭经多为继发性，闭经前常有月经稀发或过少。也有少数患者表现为月经过多或不规则出血。

(二) 不孕

生育期妇女因排卵障碍及月经失调而导致不孕。

(三) 多毛、痤疮

多毛、痤疮由高雄激素引起，可出现不同程度的多毛，表现为体毛密集、变粗，尤其是阴毛，分布常呈男性型。油脂性皮肤及痤疮也常见，与体内雄激素积聚刺激皮脂腺分泌有关。

(四) 肥胖

50%以上PCOS患者肥胖(体重指数≥25kg/m^2)，其脂肪分布及体态无特异性。肥胖的产生与雄激素过多、未结合睾酮比例增加及雌激素长期刺激有关。

(五) 黑棘皮症

黑棘皮症由雄激素过多引起，常在阴唇、颈背部、腋下、乳房下和腹股沟等处皮肤出现灰褐色色素沉着，呈对称性，皮肤增厚，质地柔软。

四、辅助检查

(一) 基础体温测定

多表现为单相。

(二) B型超声检查

子宫小于正常；双侧卵巢增大，包膜回声增强，

笔记栏

轮廓较光滑，间质增生回声增强，可见多个2～9mm直径的无回声区围绕卵巢边缘，称为项链征。连续监测未见主导卵泡发育及排卵迹象。

（三）诊断性刮宫

由于PCOS患者约85%的子宫内膜病理表现为不同程度增生，无分泌期变化。因此，对于B超显示子宫内膜增厚的患者，应行诊断性刮宫，以早期发现子宫内膜不典型增生或子宫内膜癌。诊刮手术时间应选择在月经前数日或月经来潮6小时内进行。

（四）腹腔镜检查

直接窥视，可见卵巢增大，包膜增厚，表面光滑，呈灰白色，有新生血管。包膜下显露多个卵泡，但无排卵征象（排卵孔、血体或黄体）。腹腔镜下取卵巢组织送病理检查，可明确诊断。

（五）激素测定

(1) 血清FSH、LH测定：血清FSH值偏低，LH值升高，LH/FSH≥2～3。无周期性的排卵前LH峰值出现。

(2) 血清睾酮、双氢睾酮、雄烯二酮浓度测定：睾酮水平升高，但通常不超过正常范围上限2倍，DHEA、DHEA-S浓度正常或轻度升高。

(3) 尿17-酮类固醇：正常或轻度升高，正常时提示雄激素来源于卵巢，升高时提示肾上腺功能亢进。

(4) 血清雌激素测定：雌二醇为正常值或稍增高，其水平恒定，缺乏周期性变化，E_1/E_2 高于正常周期。

(5) 血清催乳激素（PRL）测定：部分患者血清PRL轻度增高。

(6) 其他：PCOS尤其肥胖患者，应测定空腹血糖及口服葡萄糖耐量试验（OGTT），有条件时测定空腹胰岛素水平（正常＜20mU/L）及葡萄糖负荷后血清胰岛素最高浓度（正常＜150mU/L）。

五、诊　　断

根据临床表现和辅助检查不难诊断。根据2003年阿姆斯特丹会议的诊断标准，目前认为诊断PCOS的主要标准为以下三项中符合两项即可诊断：①稀发排卵或无排卵；②有高雄激素血症的临床和（或）生化特征；③超声检查表现为多囊卵巢。多囊卵巢的超声诊断为：卵巢内可见到≥12个直径在2～9mm的卵泡，或卵巢的体积增大＞10ml。

笔记栏

六、鉴别诊断

（一）卵泡膜细胞增殖症

临床和内分泌征象与PCOS相仿但更严重，肥胖和男性化明显，睾酮水平高达5.2～6.9nmol/L，而DHEA-S正常。镜下表现为卵巢皮质有一群卵泡膜细胞增生。

（二）卵巢男性化肿瘤

如睾丸母细胞瘤、门细胞瘤、肾上腺残迹肿瘤等均可产生过量雄激素，但当血清睾酮值＞6.9nmol/L时，可排除此种类型肿瘤，男性化肿瘤多为单侧性实性肿瘤，进行性增大明显，B型超声、CT或MRI可行定位。

（三）肾上腺皮质增生或肿瘤

血清DHEA-S＞18.2mol/L时，应与肾上腺皮质增生或肿瘤鉴别。肾上腺皮质增生患者ACTH兴奋试验反应亢进，过夜地塞米松抑制试验时抑制率≤0.70；肾上腺皮质肿瘤患者则对这两项试验均无明显反应。

七、治　　疗

（一）一般治疗

对肥胖的PCOS患者，应通过加强锻炼、控制饮食、服用降代谢的减肥药等以减轻体重，有利于降低胰岛素、睾酮及SHBG水平，并有可能恢复排卵及生育功能。

（二）药物治疗

1. 降低LH水平

(1) 口服避孕药（oral contraceptives，OCs）：使卵巢和肾上腺产生的雄激素降低。避孕药中孕激素成分通过反馈作用抑制LH的异常分泌，减少卵巢产生雄激素，而雌激素成分使性激素结合球蛋白浓度增加，使游离睾酮减少。常用口服短效避孕药。用药6～12个周期可抑制毛发生长并治疗痤疮。

(2) 醋酸甲羟孕酮：用于治疗多毛症。醋酸甲羟孕酮可直接影响下丘脑-垂体-卵巢轴，减少GnRH产生及促性腺激素的释放，导致雄激素及雌激素降低。使用方法为每日20～40mg口服，或长效制剂150mg肌内注射，每6周～3个月一次。

(3) 促性腺激素释放激素激动剂（GnRH-a）：常

用于有生育要求而难于控制的高 LH 水平患者。GnRH-a 可对垂体 Gn 分泌起降调节作用，从而减少卵巢合成雄激素。使用时为防止骨质丢失及其他激素降低引起的不良反应，可同时使用口服避孕药或雌激素，即反加疗法。

2. 降低血雄激素水平

(1) 糖皮质激素：适用于 PCOS 雄激素过多为肾上腺来源或混合性来源者。常用药物为地塞米松，每晚 0.25mg 口服，可有效抑制脱氢表雄酮硫酸盐浓度。

(2) 醋酸环丙孕酮（cyproterone acetate，CPA）：可合成 17-羟孕酮衍生物，与睾酮和双氢睾酮竞争受体，并诱导肝酶加速血浆雄激素的代谢廓清，从而降低雄激素的生物效应。目前常用达英-35（diane-35），每片含 CPA 2mg、炔雌醇(EE)35μg，作周期疗法，即于出血第 1 日起，每日口服 1 片，连续 21 日，停药 7 日后重复，共 3～6 个月。

3. 改善 PCOS 的胰岛素抵抗 双胍类药物为治疗非胰岛素依赖型糖尿病药物，可通过降低血胰岛素，纠正 PCOS 患者的高雄激素状态，改善卵巢排卵功能，提高促排卵治疗的效果。

4. 诱发排卵 详见第 21 章。由于 PCOS 患者诱发排卵时易发生卵巢过度刺激综合征，必须加强预防措施，主要包括：① HMG-HCG 不作为 PCOS 患者促排卵的首选方案；②多个卵泡达到成熟期或卵巢直径>6cm 时，不加用 HCG。

（三）手术治疗

适用于严重 PCOS 对促排卵药物治疗无效者。

1. 腹腔镜手术 在腹腔镜下对多囊卵巢应用电凝或激光技术穿刺打孔，可获得一定的排卵率和妊娠率，同时又能减少粘连形成。但须注意避免过度打孔而致卵巢损伤，导致卵巢早衰。

2. 卵巢楔形切除术 剖腹探查后应先确定诊断，然后将双侧卵巢楔形切除 1/3，以降低雄激素水平，减轻多毛症状，提高妊娠率。

案例 18-3 分析

诊疗思路：在诊断上最重要是必须明确 PCOS 是一种综合征，对其诊断应采用排除法。首先注意区别多囊卵巢（polycystic ovaries，PCO）与 PCOS，PCO 仅指卵巢的形态学改变，任何引起体内雄激素分泌过多的疾病，如皮质醇增多症、卵巢分泌雄激素的肿瘤皆可引起 PCO；而 PCOS 是一种复杂的内分泌代谢疾病，近期它可引起闭经、多毛、肥胖、不孕等临床后果；而远期的高雄激素血症和胰岛素抵抗的影响，也可影响脂蛋白及胆固醇的代谢，导致高脂血症、冠心病等远期合并症。子宫内膜长期受雌激素刺激而缺乏孕激素的影响可以诱发子宫内膜癌。因此患者不论有无不孕，都应该治疗其内分泌失衡，积极改善肥胖、高雄激素血症和胰岛素抵抗/高胰岛素血症。对不需要生育的妇女，最好的治疗是服用短效口服避孕药。

在诱发排卵方面特别应注意排卵方案的选择、卵巢过度刺激综合征的预防和治疗。

第四节 痛 经

痛经（dysmenorrhea）为妇科最常见的症状之一，是指行经前后或月经期出现下腹疼痛、坠胀，伴腰酸或其他不适，影响生活和工作质量者。痛经可分为原发性和继发性两大类，前者是指生殖器官无器质性病变的痛经，后者是指盆腔器质性疾病所引起的痛经。本节仅叙述原发性痛经。

一、病 因

原发性痛经的发生与月经时子宫内膜前列腺素（prostaglandin，PG）含量增高有关。研究表明痛经患者子宫内膜和月经血中 $PGF_{2\alpha}$ 和 PGE_2 含量较正常妇女明显升高，尤其是 $PGF_{2\alpha}$ 含量增高是造成痛经的主要因素。痛经也与子宫平滑肌不协调收缩，造成子宫供血不足，导致厌氧代谢物积储，刺激疼痛神经元有关。原发性痛经的发生还受精神、神经因素影响，疼痛的主观感受与个体痛阈有关。无排卵性子宫内膜因无孕酮刺激，所含 PG 浓度甚低，一般不发生痛经。

二、临床表现

主要特点表现为：

(1) 原发性痛经在青少年期常见，多在初潮后 1～2 年内发病。

(2) 疼痛多自月经来潮后开始，以行经第 1 日疼痛最剧，持续 2～3 日后缓解。疼痛常呈痉挛性，通常位于下腹部耻骨上，可放射至腰骶部和大腿内侧。

(3) 可伴发恶心、呕吐、腹泻、头晕、乏力等症状，严重时面色发白、出冷汗。

(4) 妇科检查无异常发现。

三、诊断与鉴别诊断

根据月经期下腹坠痛，妇科检查无阳性体征，临床即可诊断。诊断时必须与子宫内膜异位症、子宫腺肌病等疾病引起的继发性痛经相鉴别。继发性痛经常在初潮后数年出现症状，多有月经过多、

笔记栏

不孕、放置宫内节育器或盆腔炎病史，妇科检查有异常发现，必要时可行腹腔镜检查加以鉴别。

四、治　疗

（一）一般治疗

应重视精神心理治疗，阐明月经时轻度不适是生理反应。疼痛不能忍受时可行非麻醉性镇痛治疗，适当应用镇痛、镇静、解痉药。

（二）前列腺素合成酶抑制剂

通过抑制前列腺素合成酶，减少PG的产生，防止出现过强或痉挛性子宫收缩，从而减轻或消除痛经。该类药物治疗的有效率可达80%。主要药物包括：①苯基丙酸类：如布洛芬（ibuprofen）400mg，每日3～4次，或酮洛芬（ketoprofen）20～50mg，每日3～4次。②灭酸类：如氟芬那酸（flufenamic acid）200mg，每日3次；或甲芬那酸（mefenamic acid）250mg，每日3次，月经来潮即开始服药，连续2～3日。

（三）口服避孕药

通过抑制子宫内膜生长，减少月经量及抑制排卵，减少月经中PG。主要适用于要求避孕的痛经妇女，疗效可达90%以上。

（四）其他

对上述常用方法治疗后疗效仍不佳者，亦可于月经来潮时用氢可酮（hydrocodone）或可待因（codeine）。

第五节　围绝经期综合征

绝经是妇女生命进程中必然发生的生理过程，提示卵巢功能衰退，生殖能力终止。卵巢功能衰退是渐进性的，以往一直用“更年期”来形容这一渐进的变更时期。由于更年期定义含糊，1994年WHO提出废除“更年期”这一术语，推荐采用“围绝经期”一词。围绝经期（peirmenopausal period）指围绕绝经的一段时期，包括从接近绝经出现与绝经有关的内分泌、生物学和临床特征起至最后一次月经后1年，即绝经过渡期至最后一次月经后1年。围绝经期综合征指妇女绝经前后由于性激素减少所致的一系列躯体及精神心理症状。

绝经分为自然绝经和人工绝经，前者指卵巢内卵泡生理性耗竭所致绝经，后者是指两侧卵巢经手术切除或受化疗药物及放射线毁坏导致的绝经。人工绝经者更易发生围绝经期综合征。

笔记栏

一、围绝经期的内分泌变化

围绝经期的最早变化是卵巢功能衰退，表现为卵泡对FSH敏感性下降，然后才表现为下丘脑和垂体功能退化。

（一）雌激素

围绝经期由于卵巢功能衰退，雌激素分泌减少。但在不同的阶段，雌激素水平的变化有差异。绝经过渡期早期雌激素水平呈波动状态，其原因是因FSH升高对卵泡过度刺激引起雌二醇分泌过多，导致雌激素水平高于正常卵泡期水平。在整个绝经过渡期雌激素水平不呈逐渐下降趋势，而只是在卵泡停止生长发育时，雌激素水平才下降。绝经后卵巢不再分泌雌激素，妇女体内低水平的雌激素主要是由来自肾上腺皮质以及来自卵巢的雄烯二酮经周围组织中芳香化酶作用转化为雌酮，转化的部位主要在肌肉和脂肪，肝、肾、脑等组织也可促使转化。雌酮在周围组织也与雌二醇互相转化，但与生育期妇女相反，雌酮（E_1）高于雌二醇（E_2），形成$E_1/E_2>1$。

（二）孕酮

绝经过渡期卵巢尚可有排卵功能，但因卵泡期延长，黄体功能不全，导致孕酮分泌减少。绝经后无孕酮分泌。

（三）雄激素

绝经后雄激素来源于卵巢间质细胞及肾上腺，总体雄激素水平下降。其中雄烯二酮主要来源于肾上腺，量约为绝经前的一半。卵巢主要产生睾酮，由于升高的LH对卵巢间质细胞的刺激增加，使睾酮水平较绝经前增高。

（四）促性腺激素

绝经过渡期FSH水平升高，呈波动型，LH仍可在正常范围，但FSH/LH仍<1。绝经后由于雌激素水平下降，诱导下丘脑分泌促性腺激素释放激素增加，进而刺激垂体释放FSH和LH增加；同时，由于卵泡产生抑制素（inhibin）减少，使FSH和LH水平升高，其中FSH升高较LH更显著，FSH/LH>1，绝经后2～3年达最高水平，约持续10年，然后下降。

二、临床表现

表现为月经紊乱及一系列雌激素下降引起的

相关症状。

(一) 月经紊乱

月经紊乱是绝经过渡期的常见症状，半数以上妇女出现2～8年无排卵性月经，表现为月经周期不规则、持续时间长及月经量增加。此期由于卵巢无排卵，雌激素水平波动，易发生子宫内膜癌及其癌前病变，因而对围绝经期出现异常出血者，应取子宫内膜活检以排除恶性病变。

(二) 雌激素下降相关症状

1. 血管舒缩症状 主要表现为潮热，是雌激素下降的特征性症状。其特点是反复出现短暂的面部和颈部皮肤阵阵发红，伴有轰热，继之出汗。持续时间一般不超过1～3分钟，症状轻者每日发作数次，重者十余次或更多，夜间或应激状态易促发。此种血管功能不稳定可历时1年，有时长达5年或更长。自然绝经者潮热发生率超过50%，人工绝经者发生率更高。

2. 精神神经症状 主要包括情绪、记忆及认知功能症状。围绝经期妇女往往出现激动易怒、焦虑不安或情绪低落、抑郁寡欢、不能自我控制等情绪症状。记忆力减退及注意力不集中也较常见。雌激素缺乏对发生阿尔兹默病(Alzheimer's disease, AD)可能有潜在危险，表现为老年痴呆、记忆丧失、失语失认、定向计算判断障碍及性格行为情绪改变。

3. 泌尿生殖道症状 主要表现为泌尿生殖道萎缩症状，出现阴道干燥、性交困难及反复发生的阴道炎，排尿困难、尿急及反复发生的尿路感染。尿道缩短，黏膜变薄，括约肌松弛，常有张力性尿失禁。

4. 心血管疾病 包括冠状动脉及脑血管病变。雌激素对女性心血管系统有保护作用，雌激素通过对脂代谢的良性作用改善心血管功能并抑制动脉粥样硬化，研究表明绝经后血胆固醇水平升高，各种脂蛋白增加，而高密度脂蛋白/低密度脂蛋白比率降低。绝经后妇女易发生动脉粥样硬化、心肌缺血、心肌梗死、高血压和脑出血，冠心病发生率及并发心肌梗死的死亡率也随年龄而增加。

5. 骨矿含量改变及骨质疏松 雌激素具有保护骨矿含量的作用，是妇女一生维持骨矿含量的关键激素，其机制主要与雌激素对骨生成的直接作用以及对抗甲状旁腺的骨吸收作用有关。绝经后妇女雌激素下降，骨质吸收速度快于骨质生成，促使骨质丢失变疏松，围绝经期约25%妇女患有骨质疏松。骨质疏松可引起骨骼压缩、身材变矮，严重者可致骨折，常见于桡骨远端、股骨颈、椎体等部位。

三、诊断

根据病史及临床表现，不难诊断。实验室检查有助于诊断。

(一) FSH值测定

绝经过渡期血FSH>10U/L，提示卵巢储备功能下降。FSH>40U/L提示卵巢功能衰竭。

(二) 氯米芬兴奋试验

月经第5日起服用氯米芬，每日50mg，共5日，停药第1日测定血FSH，若FSH>12U/L，提示卵巢储备功能下降。

四、治疗

(一) 一般治疗

围绝经期精神神经症状可因神经类型不稳定或精神状态不健全而加剧，故应进行心理治疗。必要时可选用适量的镇静药以助睡眠，如夜晚服用艾司唑仑2.5mg。谷维素有助于调节自主神经功能，口服20mg，每日3次。老年妇女应坚持体格锻炼，增加日晒时间，摄入足量蛋白质及含钙丰富食物。

(二) 绝经过渡期

处理重点是预防和排除子宫内膜恶性病变，以及采用药物治疗控制月经紊乱症状，详见功能失调性子宫出血。

(三) 绝经及绝经后期

1. 激素替代治疗(hormone replacement therapy, HRT) 以补充雌激素最关键。雌激素受体分布于全身各重要器官，应用雌激素可控制和预防围绝经期各种症状及相关疾病。目前大多数学者认为，只要合理用药并定期监测可将雌激素的有害因素降低到最低限度。激素替代治疗的有益作用超过其潜在的有害作用。

(1) 适应证：主要包括因雌激素缺乏所致各种症状，预防存在高危因素的骨质疏松及心血管疾病等，并排除禁忌证。

(2) 禁忌证：①绝对禁忌证有妊娠、不明原因子宫出血、血栓性静脉炎、胆囊疾病及肝脏疾病。②相对禁忌证有乳癌病史、复发性血栓性静脉炎病史或血栓、血管栓塞疾病。

(3) 制剂及剂量的选择：主要药物为雌激素，常

笔记栏

同时使用孕激素。对有子宫者，标准的激素替代治疗应同时使用雌激素及孕激素，单纯雌激素治疗仅适用于子宫已切除者。剂量应个体化，以最小有效量为佳。

1）雌激素制剂：按化学结构可分为天然雌激素和合成雌激素，原则上应选择天然制剂。天然雌激素主要包括雌酮、雌二醇和两者各自的结合型以及妊马雌酮。合成雌激素主要包括炔雌醇、炔雌醚以及尼尔雌醇。我国应用较多的是国产尼尔雌醇，为长效雌三醇衍生物。每半月服1～2mg或每月服2～5mg。国外常用的制剂有：①妊马雌酮；为天然雌激素，剂量为每日口服0.625～1.25mg。②微粒化雌二醇(micronized esoradiol)：是天然雌激素，每日口服1～2mg。③7-甲异炔诺酮(tibolone)：其在体内可与雌、孕及雄激素受体结合，故具有这三种激素弱的活性，每日或隔日口服2.5mg。

2）孕激素制剂中最常用的是甲羟孕酮，每日口服2.5～5mg，其他药物有炔诺酮(norethisterone)，每日口服5mg，炔诺孕酮(norgestrel)，每日口服0.15mg，微粒化孕酮(micronized progesterone)，每日口服100～300mg。

（4）用药途径及方案

1）口服：主要优点是血药浓度稳定，改善血脂。口服法方案有：①雌激素＋周期性孕激素：雌激素每周期应用21～25日，后12～14日加用孕激素，每周期停用6～8日。模拟自然月经周期，可预测撤药性出血。②雌激素＋连续性孕激素：每日同时口服雌激素及孕激素。不发生撤药性出血，但可发生不规则淋漓出血。适用于绝经多年的妇女。③无对抗单一雌激素治疗；适用于子宫已切除的妇女。

2）胃肠道外途径：能解除潮热，防止骨质疏松，但尚未证明能否降低心血管疾病发生率。①经阴道给药：常用药物有妊马雌酮，0.3～0.625mg，每周2～7次；17-β-雌二醇，1.0mg，每周1～3次。主要用于治疗下泌尿生殖道局部低雌激素症状。②经皮肤给药：包括皮肤贴膜及涂胶，主要药物为17-β-雌二醇，每周使用1～2次。可提供恒定的雌激素水平，方法简便。③皮下埋植：皮下埋植剂的主要成分为雌二醇，作用维持3～6个月，需要停药时难以去除是其缺点。

（5）用药时间

1）短期用药：用药目的主要是为了解除围绝经期症状，待症状消失后即可停药。

2）长期用药：用于防治骨质疏松，有人主张HRT至少持续5～10年以上。

（6）不良反应及危险性

1）子宫出血：多为突破性出血所致，但必须高度重视，查明原因，必要时做诊断性刮宫以排除子宫内膜病变。

2）性激素不良反应：①雌激素：剂量过大时可引起乳房胀、白带多、头痛、水肿、色素沉着等，应酌情减量，或改用雌三醇。②孕激素：不良反应包括抑郁、易怒、乳房痛和浮肿，患者常不易耐受。③雄激素：有发生高血脂、动脉粥样硬化、血栓栓塞性疾病危险，大量应用出现体重增加、多毛及痤疮，口服时影响肝功能。

3）子宫内膜癌：单一雌激素的长期应用，可使子宫内膜异常增生和子宫内膜癌危险性增加，此种危险性依赖于用药持续时间长短及用药剂量的大小。目前对有子宫者强调雌孕激素联合使用，可降低风险。

4）乳癌：据流行病学研究，雌激素替代治疗短于5年者，并不增加乳癌危险性；长期用药10～15年，是否增加乳癌的危险性尚无定论。

2. 非激素类药物

（1）钙剂：可减缓骨质丢失，如氨基酸螯合钙胶囊，每日口服1粒(含1g)。

（2）维生素D：适用于围绝经期妇女缺少户外活动者，每日口服400～500U，与钙剂合用有利于钙的吸收完全。

（3）降钙素(calcitonin)：是作用很强的骨吸收抑制剂，用于骨质疏松症。有效制剂为鲑降钙素(salmoncalcitonin)。用法：100U肌内或皮下注射，每日或隔日一次，2周后改为50U，皮下注射，每月2～3次。

（4）双磷酸盐类(biphosphates)：可抑制破骨细胞，有较强的抗骨吸收作用，用于骨质疏松症。常用氯甲双磷酸盐(clodronate)，每日口服400～800mg，间断或连续服用。

第六节　高催乳激素血症

一、定　　义

高催乳激素血症(hyperprolactinemia)是指各种原因导致外周血催乳激素异常升高(血PRL＞25μg/L)者，常合并有闭经和溢乳。溢乳为乳房于停止哺乳或结束妊娠1年后，或出现与妊娠、哺乳无关的持续或间断性分泌乳液。溢乳伴有闭经者，称为闭经溢乳综合征。溢乳的程度从双乳挤压时溢出至自然溢乳，其量多少不一。

案例 18-4

患者，女，30岁，干部。因“结婚2年未孕，继发性闭经4个多月，溢乳3个多月”遂来我院门诊就诊。患者于两年前结婚，婚后夫妻同居，至今未孕，婚后不久月经延期，周期40～60天不等，近4个月出现闭经，3个月前无意中发现双乳房溢乳，曾在当地医院就诊未愈。月经14岁初潮，周期28天，持续5天左右，经量中。孕$_0$产$_0$。

笔记栏

问题：

1. 初步诊断是什么？
2. 下一步应做什么检查？
3. 可考虑用什么方法治疗？

二、病　　因

(一) 下丘脑疾患

颅咽管瘤、神经胶质瘤、炎症等病变可影响催乳激素抑制因子(PIF)的分泌，导致血催乳激素升高。

(二) 垂体疾患

垂体疾患是引起高催乳激素血症最常见的原因，1/3 以上患者存在垂体微腺瘤(瘤体直径<1cm)。空蝶鞍综合征也可使血催乳激素增高。

(三) 特发性高催乳激素血症

诊断前应排除器质性疾患，该类患者血催乳激素多为 2.73～4.55nmol/L，部分患者数年后发现存在垂体微腺瘤。

三、临 床 表 现

(一) 月经紊乱

生育年龄患者可不排卵或黄体期缩短，表现为月经少、稀发甚至闭经。

(二) 不育

因高水平的催乳激素对下丘脑和垂体的抑制作用，导致排卵障碍而引起不育。

(三) 溢乳

溢乳是本病的特征之一。闭经-溢乳患者中约 2/3 存在高催乳激素血症，溢乳通常表现为双乳自然流出或挤压乳房时挤出乳白色或透明液体。

(四) 头痛、眼花及视觉障碍

垂体腺瘤增大明显时，可导致脑脊液回流障碍并压迫视神经，出现头痛、眼花、呕吐、视野缺损及动眼神经麻痹等症状。

(五) 性功能改变

由于高催乳激素血症使垂体 LH 与 FSH 的分泌受抑制，故出现低雌激素的临床表现，如阴道壁变薄或萎缩，分泌物减少，性欲减退，性交痛等。

四、诊　　断

(一) 临床症状

对生育年龄的妇女出现月经紊乱、不育、溢乳、头痛、眼花及视觉障碍、性功能改变者，应考虑是否存在高催乳激素血症，并寻找病因。

(二) 血液学检查

血 LH、FSH 水平持续增高、血 PRL＞1.14nmol/L(25ng/ml)可确诊为高催乳激素血症。

(三) 影像学检查

当血清 PRL＞4.55nmol/L(100ng/ml)时，应行蝶鞍 CT 或 MRI 检查，明确是否存在微腺瘤或腺瘤，同时也可用于排除下丘脑肿瘤及空蝶鞍综合征。

(四) 眼底检查

由于蝶鞍腺瘤可侵犯或(和)压迫视交叉，因而眼底视野检查可了解垂体腺瘤的大小、部位，是一种简单、低廉、有价值的检查方法。

五、治　　疗

确诊后应及时治疗，治疗方法有药物治疗、手术治疗及放射治疗。

(一)药物治疗

1. 降催乳激素治疗　目前最常用的药物为溴隐亭(bromocryptine)。溴隐亭是多巴胺受体激动剂，能有效降低催乳激素。溴隐亭对功能性或肿瘤引起的 PRL 水平升高均能产生抑制作用。另外溴隐亭治疗后能缩小肿瘤体积，使之恢复月经和生育功能。在治疗垂体微腺瘤时，常用的使用方法为：第 1 周 1.25mg，每晚 1 次；第 2 周 1.25mg，每日 2 次；第 3 周每日晨服 1.25mg，每晚服 2.5mg；第 4 周及以后，2.5mg，每日 2 次，3 个月为一疗程。主要不良反应有：恶心、头痛、眩晕、疲劳、嗜睡、便秘、直立性低血压等，用药数日至 1 周后可自行消失。新型溴隐亭长效注射剂(parlodel)可克服口服造成的胃肠功能紊乱。用法为 50～100mg，每 28 日注射 1 次，起始剂量为 50mg。

2. 维生素 B_6　可缓解溴隐亭引起的消化道及眩晕等不良反应，和溴隐亭类药物同时使用可产生

笔 记 栏

协同作用。

（二）手术治疗

手术切除肿瘤，手术指征：①垂体肿瘤产生明显压迫症状者；②合并有神经系统症状者；③药物治疗无效者。术前短期服用溴隐亭能使垂体肿瘤缩小、术中出血减少，也有利于手术，可能提高治疗效果。

（三）放射治疗

放疗用于不能坚持或耐受药物治疗，不愿手术或不能耐受手术者。放射治疗显效慢，可能引起垂体功能低下、视神经损伤、诱发肿瘤等并发症，不主张单纯放疗。

案例 18-4 分析

辅助检查结果：血清 PRL 6.83nmol/L（150ng/ml）；蝶鞍 CT 检查发现垂体占位病变直径 0.9cm。

诊断：①垂体微腺瘤；②继发性闭经；③原发性不孕症

治疗方法：口服溴隐亭，3 个月为一疗程。因有恶心、头痛等不良反应，故主张餐中或睡前服药。剂量如上所述，服药过程应监测排卵情况，定期复查血清 PRL 水平，一般 3～4 周血清 PRL 恢复正常，恢复月经和排卵，随后则进行受孕指导。

（马彩玲）

第19章　子宫内膜异位症和子宫腺肌病

子宫内膜异位症（endometriosis，简称内异症）和子宫腺肌病（adenomyosis）两者都是由于具有生长功能的子宫内膜异位于子宫腔以外所致的疾病，临床上两者常可并存，但是在发病机制及组织发生学上不尽相同，临床表现以及对卵巢激素敏感性也略有不同。

第一节　子宫内膜异位症

病案 19-1

患者，女，31岁，因“继发性渐进性痛经1年余，发现右侧盆腔包块7天”于2005年8月21日入院。近1年来出现痛经，经期第1～2天尤其明显，月经前后2～3天点滴状出血，伴肛门坠胀，大便次数增加。近3个月痛经加重，需服用止痛药（具体不详），伴有性交痛，7天前在本院盆腔B超检查发现“右侧盆腔囊性包块”。月经13岁初潮，周期26～28日，持续5～6日，量中，无痛经。结婚两年余，孕$_1$产$_0$，两年前人工流产一次，随后无避孕，一直未再孕，既往史及家族史无特殊。

全身体检：未发现异常。

妇科检查：外阴：发育正常，无炎症；阴道：通畅，分泌物色清，未见结节；宫颈：光滑，肥大，见一约0.2cm直径的腺体囊肿；宫体：后位固定，略大，质正常，无压痛，活动差，后壁下方有触痛性结节，如黄豆大双侧宫骶韧带增粗，触痛（＋）；右侧附件区可以触及5cm直径的囊性包块，与子宫右后侧粘连固定，活动差，明显的触痛。左侧附件无增厚，无压痛，未及包块。

B超显示：子宫后倾、正常大，子宫内膜0.36cm，宫壁回声欠均匀，于后壁探及一约1.2cm^{3}低回声，右卵巢4.1cm×5.0cm×4.5cm囊性块，有分隔，囊性，于宫颈后方左侧探及一约1.8cm×1.4cm×1.1cm囊性包块，子宫后壁血流丰富。提示：①子宫肌瘤；②右卵巢囊性肿块；③左宫颈后方囊性暗区。

问题：

1. 对这位患者应如何诊断？为什么她不能怀孕？
2. 还需要做什么检查来证实诊断？
3. 应该选用何种方法对她进行治疗？

子宫内膜异位症是指具有生长功能的子宫内膜组织在子宫腔以外的部位出现、生长、浸润、周期性出血，或引发疼痛、不育及结节包块等。异位的子宫内膜可以侵犯全身任何部位（图19-1），但绝大多数位于盆腔内，以宫骶韧带、子宫直肠陷凹及卵巢为最常见的发病部位，其次为子宫浆膜、输卵管、乙状结肠、腹膜脏面、阴道直肠膈等。异位的子宫内膜也可出现在身体的其他部位如脐、膀胱、肾、输尿管、肺、胸膜、乳腺、淋巴结等。

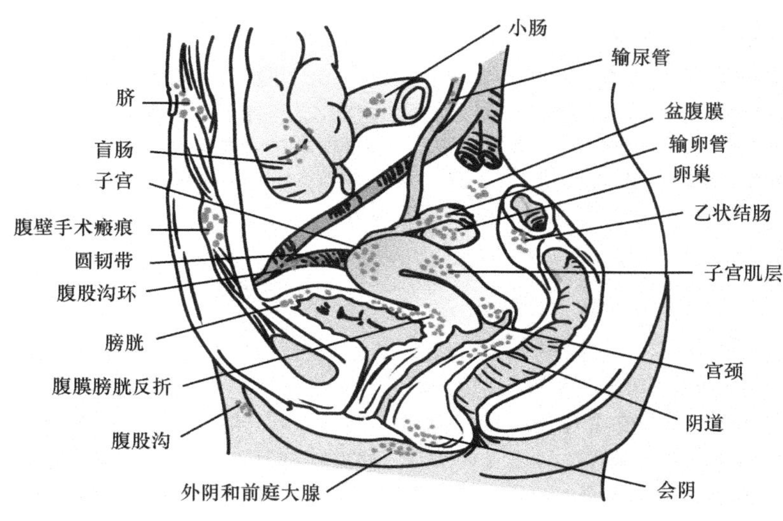

图19-1　子宫内膜异位症病变部位示意图

笔 记 栏

内异症的发生近年来有明显增高趋势。高发年龄段在 25～45 岁育龄期妇女，发病率约为 10%～15%。由于该症引起继发性的痛经、慢性盆腔疼痛和不孕，治疗后反复的复发，因此，它是困扰患者和妇科医生的难题之一。

一、病　　因

早在 1860 年 Von Rokitansky 首先描述了子宫内膜异位症，但是本病的发病机制至今尚未完全阐明。关于异位子宫内膜的来源目前主要有以下几种学说。

（一）种植学说

种植学说由 Sampson 在 1921 年首次提出，该学说目前仍是主导的学说之一。认为内异症是由于子宫内膜随经血逆流，通过输卵管进入盆腔而种植于卵巢或盆腔其他部位引起的疾病。临床上也发现医源性种植现象，如剖宫手术后所形成的腹壁瘢痕部位的内异症。但是种植学说不能解释盆腔以外的内异症，也无法解释多数的经血逆流妇女并不发生内异症的现象。

（二）体腔上皮化生学说

卵巢表面上皮、盆腔腹膜均来源于具有高度化生潜能的体腔上皮，在卵巢激素、经血及慢性炎症刺激下，这些上皮可被激活而转化成内膜组织，形成内异症病灶。

（三）诱导学说

虽然经血逆流是发生内异症的重要原因，但并不是所有经血逆流的人都会发生内异症。提示可能还有其他原因。该学说认为种植的内膜组织可能释放某种未知物质诱导未分化的间充质形成内膜组织。近年来，郎景和等提出“在位内膜决定论”，认为是病变的在位内膜经逆流进入盆、腹腔，经过黏附、侵蚀和血管形成三部曲，使得内异症得以发生，发展。

（四）免疫学说

1980 年 Weed 等报道，异位内膜周围有淋巴细胞、浆细胞浸润，巨噬细胞内有含铁血黄素沉着及不同程度的纤维化。他们认为患者免疫力低下，不能识别和清除盆腔内异位的、有活性的子宫内膜，从而导致内异症的发生发展。内异症的发生也可能与免疫耐受有关，机体把异位子宫内膜当成自体组织不进行清除。

笔记栏

（五）遗传因素

患者一级亲属发病风险是无家族史的 7 倍；内异症患者的孪生姐妹的发病率达 75%；可能是多基因与多因素遗传的影响。

不论异位子宫内膜来源如何，其生长均与卵巢内分泌有关，为雌激素依赖性疾病。此病多发生在生育期妇女（30～50 岁占 80%以上），常伴有卵巢功能失调。切除卵巢后，则异位内膜萎缩。妊娠期孕激素分泌较多，异位内膜即受到抑制。长期口服合成孕激素如炔异诺酮，亦可使异位内膜萎缩。

二、病理改变

内异症的主要病理变化为异位种植的子宫内膜随卵巢激素的变化而发生周期性出血，病灶局部反复出血和缓慢吸收导致周围纤维组织增生、粘连、出现紫褐色斑点或小泡，最后发展为大小不等的实质性瘢痕结节或形成囊肿。

（一）病理类型

绝大多数内异症发生在盆腔，根据发生的部位不同，大体病理分为以下类型：

1. 腹膜型或腹膜内异症　指盆腔腹膜的各种内异症种植灶，包括红色病变（早期病变）、棕色病变（典型病变）以及白色病变（陈旧病变）。又根据浸润的深度分为表浅型及深部浸润型。

2. 卵巢型或卵巢内异症　卵巢内异症囊肿大小不一，一般直径在 5～6cm 以下，但最大直径可达 25cm 左右。表面呈灰蓝色。囊肿张力大，囊壁厚薄不均，易反复发生小的破裂，流出的囊内液刺激局部腹膜及卵巢发生炎性反应，导致破裂处与周围组织粘连。如果较大的囊肿因外力或自发形成较大破口，囊内容物流入盆、腹腔，则出现腹膜刺激症状，引发急腹症。

3. 阴道直肠膈型内异症　病灶位于阴道直肠之间，在腹腔下阴道直肠陷凹无粘连或仅有轻度变形，腹腔镜对其诊断意义有限。

4. 其他型内异症　肠道型、泌尿道型、肺型及瘢痕型。

（二）镜检

内异症组织在显微镜下可见到 4 种成分，子宫内膜腺体、子宫内膜间质、纤维素和红细胞内有含铁血黄素。传统上，病理学家要求腺体和间质都存在并伴有月经周期的证据才能做出诊断。现在认为确诊需要有 2 种以上的成分。但典型的组织结构会因异位内膜反复出血被破坏，难以发现，常会出现临床所见与病理报告不一致现象。内异症显微镜下诊断要点如下：

（1）子宫腔及肌层以外发现子宫内膜腺体或间质或两者都存在，伴或不伴有含铁血黄素的巨噬细胞。

（2）见到内膜间质细胞有时较腺体更具有确诊意义。

（3）卵巢表面的异位内膜组织见到腺体组织。

（4）卵巢内膜异位囊肿除典型者外，由于囊壁受压严重，内层上皮结构常被破坏，因而不易获得组织学证据。甚至镜下看不到内膜上皮及间质，仅见到内有含铁血黄素细胞，此时也应考虑为内膜异位囊肿。

（5）肉眼正常的盆腔腹膜，在镜下发现子宫内膜的腺体和间质称为镜下内异症。其在内异症的发生和治疗后复发方面起重要作用。

（6）异位内膜极少发生恶变，恶变率不到1%。

三、临床表现

（一）症状

常见痛经或慢性盆腔痛、性交痛、月经异常和不孕。

1. 痛经和慢性盆腔痛 内异症最典型的症状为继发性痛经，随病变的进展而渐进性加重。痛经多于月经前1～2日开始，月经第一天最剧烈，以后逐渐减轻，持续至整个月经期。随月经结束痛经症状则消失。疼痛部位主要是下腹深部和腰骶部，同时可向会阴、肛门、大腿放射，部分患者伴有直肠刺激症状。疼痛程度与病灶大小不一定成正比。有的患者长期下腹痛，形成慢性盆腔痛，经期加重。但约25%内异症患者无痛经症状。

2. 性交痛 约30%患者出现性交痛。多见于阴道直肠隔的内异症及子宫后倾固定的患者，往往因性交时碰撞及子宫收缩所致，且月经前期性感不快加重。

3. 月经异常 15%～30%患者有月经量增多、经期延长或经前点滴出血。月经异常可能与内异症造成卵巢组织的破坏、黄体功能不全或同时合并子宫腺肌病或子宫肌瘤有关。

4. 不孕 内异症患者常伴有不孕。原因可能与下列因素有关：①盆腔内膜异位症常可引起输卵管周围粘连影响卵母细胞的捡拾或导致管腔堵塞。②盆、腹腔内环境改变：内异症患者腹腔液中含有异常物质可能引起不孕。③免疫功能异常：异位的内膜被体内的免疫系统识别为“异物”，激活体内免疫系统，产生抗原抗体反应，激活补体系统，细胞因子增多。④腹腔液中前列腺素PGs升高影响卵泡的发育；另外，未破裂卵泡黄素化综合征（luteinized unruptured follicle syndrome，LUFS）发生率高。

5. 急腹症 卵巢内膜异位囊肿常会发生破裂。若破裂口小，破裂后很快被周围组织粘连而造成一过性下腹部或盆腔深部疼痛。若破裂口大，大量的囊内液流入盆腔会引发剧烈的腹痛，伴恶心、呕吐和肛门坠胀。破裂多发生在经期前后、经期及排卵期。它是妇科急腹症之一。

6. 盆腔以外内异症的临床表现 出现病变局部周期性疼痛、出血、肿块的相应症状。如：

（1）肠道内异症：腹痛、腹泻、便秘或周期性少量便血，严重者出现直肠阴道瘘。

（2）泌尿系内异症：发生在膀胱，会引起经期尿痛、尿频等，侵犯膀胱黏膜时，则可发生周期性血尿。盆腔的内异症病灶和瘢痕会导致输尿管狭窄或慢性阻塞，严重者可能引发肾盂积水、继发性肾萎缩。

（3）手术后腹壁瘢痕异位症：手术后数月或者数年出现周期性瘢痕疼痛和逐渐增大。

（4）身体其他部位如肺、四肢、脑组织的异位病灶也会出现相应的症状。

（二）体征

子宫常后倾固定，典型的病例可在子宫直肠窝或子宫骶韧带触及一个或多个韧性结节，如绿豆或黄豆大小，有明显触痛。在子宫的一侧或双侧可扪及与子宫粘连的肿块，囊性，不活动，往往有轻压痛。三合诊更为明显。偶然在阴道后穹隆可见到黑紫色大出血点或结节。如直肠有较多病变时，可触及一硬块，甚至误诊为直肠癌。腹壁瘢痕异位症病灶可在切口瘢痕内触及结节状肿块。

案例19-1分析

该患者表现为继发性、进行性加重的经期下腹痛，肛门坠胀，大便次数增加，有性交痛；流产后2年未能再次妊娠。妇科检查发现：子宫后位固定，子宫后壁下方有触痛性结节，右侧附件区可以触及5cm大的囊性包块，与子宫相粘连，活动差，明显的触痛。是否应考虑“内异症”？

四、诊　　断

（一）腹腔镜检及开腹探查术

腹腔镜检及开腹探查术是诊断的准确方法。确诊依据主要基于腹腔镜下病灶的形态及病理学检查。

（二）非手术诊断指标

包括疼痛（痛经、慢性盆腔疼痛、性交痛）、不育、盆腔检查、超声波检查以及血清CA125检测5项，任何3项指标阳性都有很高的阳性预测值。

1. 病史 重点询问月经史、孕产史、家族史及手术史。特别注意疼痛或痛经的发生发展与月经

笔记栏

和剖宫产、人工流产、输卵管检查及手术的关系。

2. 妇科检查 子宫多后位，活动不良或固定，子宫骶韧带或子宫颈后壁可触及结节，触痛明显。卵巢内膜样囊肿存在时，双合诊可触及一侧或双侧囊性或囊实性肿块，一般在 10cm 直径以内，与周围有粘连感。应常规做三合诊检查，发现子宫后壁或直肠阴道隔的异位病灶。

3. 腹腔镜检查 腹腔镜检查是诊断内异症的最佳方法。镜检所见最新鲜的种植灶呈黄色小水泡；生物活性最强的为火焰状出血灶；多数散在病灶融合成咖啡色斑块，并向深部植入；骶韧带增粗、硬化、缩短；盆底腹膜瘢痕形成，使子宫直肠陷凹变浅或完全封闭；一侧或双侧卵巢巧克力囊肿，表面呈灰蓝色，倒向子宫直肠陷凹，与子宫、直肠及周围组织广泛粘连。

4. 辅助检查

(1) B 型超声检查：阴道和腹部 B 超检查是鉴别卵巢子宫内膜样囊肿和直肠阴道隔内异症的重要手段。可以确定囊肿的位置、大小、形态和囊肿内容物。囊肿一般有明确的界限，圆形或椭圆形，囊肿可为多房或单房，囊内声像图呈颗粒状细小回声。囊肿壁厚且粗糙不平，囊肿大小随月经周期变化。阴道超声对位于盆腔肿块性质的鉴别，有其优越性，可确定肿块性质及来源，还可在超声指导下穿刺抽取囊液或活检，以明确诊断。

(2) 血清 CA125 值测定：中、重度内异症患者血清 CA125 值会升高，一般为轻度升高，多低于 100kU/L。但 CA125 的特异性和敏感性都有局限性，而且与多种疾病有交叉阳性反应，不能单独用做诊断或鉴别诊断。

(3) 抗子宫内膜抗体(EMAb)：抗子宫内膜抗体是内异症的标志抗体，其靶抗原是子宫内膜腺体细胞中一种孕激素依赖性糖蛋白，特异性在 90%～100%。在患者血液、宫颈黏液、阴道分泌物中和子宫内膜处有 EMAb。内异症患者血液测出 EMAb，说明体内有异位内膜刺激及其体内免疫内环境改变。但是测定方法烦琐，敏感性不高。

案例 19-1 分析

根据病史：继发性痛经、经期出现下腹坠胀、大便次数增多，2 年不孕史；体检发现子宫后位固定，子宫后壁下方有触痛性结节，右侧附件区可以触及 5cm 大的囊性包块，与子宫相粘连，活动性差，明显的触痛；B 超显示：子宫后倾、正常大，子宫内膜 0.36cm，宫壁回声欠均匀，于后壁探及一约 $1.2cm^3$ 低回声，右卵巢 4.1cm×5.0cm×3.1cm 囊性块，有分隔，囊性，于宫颈后方左侧探及一约 1.8cm×1.4cm×1.1cm 囊性块，子宫后壁血流丰富。

我们可以诊断为子宫内膜异位症吗？是否应该再做血清 CA125、EMAb 检查？必要时做腹腔镜的检查吗？

(三) 临床分期

依照目前美国生育学会(AFS)提出的“修正子宫内膜异位症分期法”。该分期对于评估疾病严重程度及选择治疗方案，比较和评价不同疗法的疗效等方面有一定的作用(表 19-1，表 19-2)。

表 19-1 子宫内膜异位症的分期(修正的 AFS 分期法)

	病灶大小			粘连范围			
	<1cm	1～3cm	>3cm		<1/3 包入	1/3～2/3 包入	>2/3 包入
腹膜							
浅	1	2	4				
深	2	4	6				
卵巢							
右浅	1	2	4	薄膜	1	2	4
深	4	16	20	致密	4	8	16
左浅	1	2	4	薄膜	1	2	4
深	4	16	20	致密	4	8	16
输卵管							
右				薄膜	1	2	4
				致密	4	8	16
左				薄膜	1	2	4
				致密	4	8	16
直肠子宫陷凹封闭				部分	4	全部	40

注：①若输卵管全部包入应改为 16 分；②Ⅰ期(微型)1～5 分；Ⅱ期(轻型)6～15 分；Ⅲ期(中型)16～40 分；Ⅳ期(重型)>40 分

笔记栏

表 19-2 分期与临床

分 期	点 数	部 位	自然怀孕几率
轻微内膜异位	1～5 点(Ⅰ)	表浅的在腹腔、骨盆腔	不变，与常人同
轻度内膜异位	6～15 点(Ⅱ)	或深或浅的附着于腹腔、骨盆腔、两侧卵巢、子宫后穹隆处	70%
中度内膜异位	15～40 点(Ⅲ)	深度的附着在腹腔、骨盆腔、两侧卵巢、子宫后穹隆处并有粘连现象	40%～50%
重度内膜异位	40 点以上(Ⅳ)	卵巢深部的内膜异位瘤、重度粘连、子宫后穹隆完全阻塞或卵巢的粘连	<30%但经过治疗可提升至 40%

五、鉴别诊断

(一) 卵巢恶性肿瘤

早期无症状，病情发展迅速，持续性腹痛、腹胀，盆腔触及包块，伴有腹水，直肠陷凹触及较粗大结节，肿瘤为囊实性或实性。B 超实性或囊实性包块，血流丰富。CA125 升高，往往大于 100kU/L。腹腔镜检或剖腹探查可确诊。

(二) 盆腔炎性包块

多有急性盆腔感染史或反复感染发作史。子宫活动差，双附件区囊性包块。可伴有发热、血象白细胞增高，抗炎治疗有效。

(三) 子宫腺肌病

痛经症状与内异症相似，但更严重。子宫均匀增大，质较硬。经期子宫增大明显。CA125 可轻度升高。

六、治 疗

治疗的目的：消灭和消除病灶，减轻和消除疼痛，改善和促进生育，减少和避免复发。治疗的基本考虑：①年龄；②生育要求；③症状的严重性；④既往治疗史；⑤病变范围；⑥患者的意愿。治疗措施个体化。对盆腔疼痛、不育以及盆腔包块的治疗要分别对待。治疗方法分为手术治疗、药物治疗、介入治疗、中药治疗以及辅助治疗如辅助生育治疗等。

(一) 手术治疗

1. 手术目的 ①切除病灶；②恢复解剖结构。

2. 手术种类及选择原则

(1) 保守性手术：保留患者的生育功能，手术尽量切净病灶及分离粘连。适合年龄较轻，病情较轻或需要保留生育功能者。

(2) 根治性手术：切除全子宫及双侧附件以及所有病灶。适合年龄较大、无生育要求、症状重或复发经保守手术或药物治疗无效者。

(3) 半保守手术：切除子宫，保留卵巢。适合无生育要求、症状重或复发经保守手术或药物治疗无效、但年龄较轻希望保留卵巢内分泌功能者。

(4) 辅助性手术：如宫骶韧带切除术以及骶前神经切除术(PSN)，是针对顽固性盆腔疼痛的手术。

(二) 药物治疗

1. 治疗的目的 抑制卵巢功能，阻止内异症的生长，减少内异症病灶的活性以及减少粘连的

笔 记 栏

形成。

2. 选择原则 应用于基本确诊的病例，不主张长期“试验性治疗”；各种方案疗效基本相同，但是不良反应不同，所以选择药物要考虑不良反应、患者意愿及经济能力。

3. 可供选择的药物 主要有口服避孕药、高效孕激素、雄激素衍生物以及 GnRH-α 四大类。

4. 常用的药物治疗方案、作用机制及不良反应

(1) 口服避孕药：①用法：连续或周期用药，共6个月。②作用机制：抑制排卵。③不良反应：较少，偶有消化道症状或肝功能异常。

(2) 甲羟孕酮（安宫黄体酮）：①用法：20～30mg/d，分2～3次口服，连服6个月。②作用机制：合成高效孕激素，引起内膜蜕膜样变，最终导致萎缩，同时反馈抑制下丘脑-垂体-卵巢轴。③不良反应：主要是突破性出血、乳房胀痛、体重增加、消化道症状及肝功能异常。

(3) 达那唑（danazol）：①用法：400～600mg/d，分次口服，共6个月。②作用机制：是一种雄激素甾体衍生物，可抑制月经中期黄体生成素（LH）峰从而抑制排卵；增加血液中游离睾酮水平。③不良反应：男性化表现如毛发增多，情绪改变、声音变粗。可能影响脂蛋白代谢、肝功能损害及体重增加等。

(4) 内美通（nemestran）：即孕三烯酮：①用法：2.5mg，2～3次/周，共6个月。②作用机制：为合成的19-去甲睾酮衍生物-三烯炔诺酮，是抗孕激素的甾体激素。减少雌孕激素受体浓度、降低血中雌激素水平，降低性激素结合蛋白水平。③不良反应：基本同达那唑。

(5) 促性腺激素释放激素激动剂（GnRH-a）：①用法：依不同的制剂有皮下注射或肌内注射，每28日注射一次，共3～6个月。②作用机制：下调垂体功能，造成暂时性药物卵巢去势。③不良反应：低雌激素血症引起的更年期症状如潮热、阴道干燥、头痛、性欲减退、失眠以及抑郁等。长期应用有增加骨质丢失的可能。

案例 19-1 分析

对该患者的治疗选择：因为她需要尽快怀孕，我们最好选择腹腔镜，既可以明确诊断，同时又可以兼顾治疗，如去除右侧卵巢囊肿，分离盆腔内粘连，在输卵管通液检查下了解双侧输卵管通畅情况，手术后尽快指导患者受孕。

七、预　　防

根据目前公认的病因，预防子宫内膜异位症的发生应注意下列几点：

(1) 避免在临近月经期及经期进行不必要的、重复的或过于粗暴的妇科双合诊及妇科手术操作如放置或取出IUD、输卵管通畅试验（通气、通液）、造影和宫腔镜检查等，以免将子宫内膜挤入输卵管，引起腹腔种植。

(2) 及时矫正过度后屈子宫及宫颈管狭窄，使经血引流通畅，避免淤滞，引起倒流。

第二节　子宫腺肌症

子宫腺肌病（adenomyosis），又称内在性子宫内膜异位症，为子宫内膜侵入子宫肌壁层，属于内异位症的一种特殊型，可以和盆腔内异症同时存在。子宫内膜可以两种形式侵入子宫肌壁层，即弥漫型和局限型。前者为异位内膜侵入整个子宫的肌壁内，在不同部位其侵入范围和深浅可不同；后者异位内膜在子宫肌层局限性生长形成结节或团块。形同子宫肌瘤，但其与周围正常组织并无分界。

一、病　　因

该病多发于30～40岁女性，病因不清。多数学者认为子宫腺肌病是子宫基层内膜细胞增生、侵入到子宫肌层间质的结果。可能和下列因素有关：①高雌激素持续刺激；②高值PRL影响；③子宫基底层损伤，④遗传因素。

二、病理改变

子宫大体观：病变在子宫肌层呈弥漫性生长，子宫均匀性增大，前后径增大，呈球形。少数腺肌症病灶各局限性生长，形成结节或团块，类似肌壁间肌瘤，故称腺肌瘤（adenomyoma），但是与周围正常子宫肌层无明显界限，手术时难以剥离。病变子宫剖面见子宫肌层明显增厚，达3～5cm且很硬，病变处呈现交错的粗条状肌纤维带和纤维带，组织切片可见在子宫肌层内有岛状分布的异位内膜腺体和间质。肌层内的内膜是不成熟内膜，只对雌激素起反应，对孕激素无反应，腺体呈增生期改变。病灶可能达到浆膜面，甚至穿透子宫与直肠粘连。

三、临床表现

（一）继发性、进行性加重的痛经

痛经发生在年龄较长妇女，即年近40岁时，痛经逐渐加重，往往是痉挛性，以致不能坚持日常工作。

笔记栏

（二）月经异常

月经量增多，经期延长，少数可有月经前后点滴出血，这是由于子宫体积增大，子宫腔内膜面积增加，及子宫肌壁间异位子宫内膜影响子宫肌纤维收缩之故。

（三）其他症状

合并子宫肌瘤时，增大子宫对膀胱刺激和压迫出现尿频．瘤体在子宫后壁时压迫直肠出现里急后重、便秘等。70％患者性欲减退。

四、诊　　断

病史中有典型的继发性、进行性加重的痛经、月经过多史。双合诊往往发现子宫一致性长大或局限性隆起，有触痛，质地硬。B超检查子宫增大，边界清楚，肌层增厚，肌层回声不均。

五、治　　疗

（一）药物治疗

目前还没有根治本病的有效药物。对年轻、有生育要求、近绝经期及症状较轻的患者可以试用GnRH-a治疗，可以疼痛缓解或者消失、子宫缩小，但停药后症状复现，子宫会重新增大。

（二）手术治疗

症状严重、年龄偏大无生育要求或药物治疗无效者可行全子宫切除术，是否保留卵巢应根据卵巢有无病变和患者年龄。对腺肌瘤的年轻患者或有生育要求者可行病灶切除术，但是术后易复发。也可行腹腔镜下骶前神经和骶骨神经切除术来治疗痛经。

（丁　岩）

第20章　女性生殖器官发育异常

女性生殖器官在形成、分化过程中，由于某些内源性因素（生殖细胞染色体不分离，嵌合体，核型异常等）或外源性因素（使用性激素药物）的影响，原始性腺的分化、发育、内生殖器始基的融合、管道腔化和发育以及外生殖器的衍变可能发生改变，导致各种的发育异常。主要包括：①正常管道形成受阻所致异常；②副中肾衍生物发育不全所致异常；③副中肾管衍生物融合障碍所致异常。

由于女性生殖器官与泌尿器官在起源上相同，都起源于体腔上皮、内胚层和外胚层。故泌尿器官的发育也可以影响生殖器官的发育，约10%泌尿器官异常的新生儿伴有生殖器官异常。因此，在诊断生殖器官异常的同时，也要考虑是否伴有泌尿器官异常。

第一节　女性生殖器官的发生

虽然在受精时已决定了性别，但在胚胎期两性的生殖系统才开始分化。女性生殖系统的发育分三部分：原始性腺形成、生殖管道发生、外生殖器的发生。

一、原始性腺形成

胚胎第3～4周时，在卵黄囊（yolk sac）处的内胚层内，出现许多个较体细胞大的生殖细胞，称为原始生殖细胞（primordial germ cell）。胚胎第4～5周时，体腔背面肠系膜基底部两侧各出现两个由体腔上皮增生所形成的隆起，称泌尿生殖嵴（urogenital ridge）。外侧隆起为中肾，内侧隆起为生殖嵴。约在胚胎第4～6周末，原始生殖细胞沿肠系膜迁移到生殖嵴，并被性索包围，形成原始生殖腺。原始生殖腺具有向睾丸或卵巢分化的双向潜能，其进一步分化取决于有无睾丸决定因子（testis-determining factor，TDF）的存在。目前研究认为Y染色体短臂性决定区即是睾丸决定因子所在。如无TDF的存在，在胚胎第8周时，原始生殖腺即分化为卵巢，故卵巢及其生殖细胞的发育和形成不是由于两条X染色体的存在，而是由于缺乏Y染色体短臂上性决定区基因所致。从性染色体为XY的女性患者中发现有Y染色体短臂性决定区的突变或缺失，和从性染色体为XX的男性患者中，发现有Y染色体短臂性决定区基因的存在，均证实Y染色体短臂性决定区在生殖腺分化中所起的关键作用。

二、生殖管道的发生

生殖嵴外侧中肾有两对纵形管道，一为中肾管，为男性生殖管道的始基；另一为副中肾管，为女性生殖管道始基。若生殖腺发育为睾丸，在HCG刺激下，间质细胞产生睾酮促使同侧胚胎中肾管发育为附睾、输精管和精囊；而睾丸中的支持细胞则分泌副中肾管抑制因子抑制同侧副中肾管的发育，使生殖管道向男性分化。若生殖腺发育为卵巢，中肾管退化，两侧副中肾管的头段形成两侧输卵管，两侧中段和尾段开始并合，构成子宫及阴道上段。初并合时保持有中隔分为两个腔，约在胎儿12周末中隔消失，成为单一内腔。副中肾管最尾端与泌尿生殖窦（urogenital sinus）相连，并同时分裂增殖，形成实质圆柱状体称阴道板。随后阴道板由上向下穿通，形成阴道腔。阴道腔与尿生殖窦之间有一层薄膜为处女膜。

三、外生殖器的发生

胚胎第5周，原始的泄殖腔分化为后方的直肠与前方的尿生殖窦。尿生殖窦两侧隆起为泌尿生殖褶（urogenital fold）。褶的前方左右相会合呈结节形隆起，称生殖结节，以后长大称初阴；褶外侧隆起为左右阴唇阴囊隆起。若生殖腺为卵巢，约在第12周末生殖结节发育成阴蒂，两侧的尿生殖褶不合并，形成小阴唇，左右阴唇阴囊隆起发育成大阴唇。尿生殖沟扩展，并与尿生殖窦下段共同形成阴道前庭。若生殖腺为睾丸，在雄激素作用下，初阴伸长形成阴茎，两侧的尿生殖褶沿阴茎的腹侧面，从后向前合并成管，形成尿道海绵体部，左右阴唇阴囊隆起，移向尾侧，并相互靠拢，在中线处连接呈阴囊。

外生殖器的分化虽受性染色体支配，但若在其分化前切除胚胎生殖腺，则胚胎不受睾丸或卵巢所产生的激素影响，其外生殖器必然向雌性分化；反之，若给予雄激素，则向雄性分化，说明外生殖器向雌性分化是胚胎发育的自然规律，它不需雌激素的作用，而向雄性方向分化则必须有雄激素即睾酮的作用。虽然外生殖器向雄性分化依赖睾酮的存在，但睾酮还必须通过外阴局部靶器官组织中5α-还原酶的作用，衍化为二氢睾酮，并再与外阴细胞中相应的二氢睾酮受体相结合后，才能使外阴向雄性分

笔记栏

化。因此，即使睾丸分泌睾酮，但外阴局部组织中缺乏 5α-还原酶或无二氢睾酮受体存在，外生殖器仍将向女性转化，表现为两性畸形。

第二节　女性生殖器官发育异常

女性生殖器官发育异常很少在青春期前发现。常是在青春期因原发性闭经、腹痛或婚后因性生活困难、流产或早产就医时方被确诊。

一、外生殖器发育异常

女性外生殖器发育异常中较常见是处女膜闭锁及外生殖器男性化。

（一）处女膜闭锁

处女膜闭锁（imperforate hymen）是因为泌尿生殖窦组织未腔化所致。在青春期后会因经血潴留而出现周期性的腹痛。检查第二性征发育正常，可见阴道口处无孔的处女膜，如有经血潴留，并且量较多时，无孔的处女膜明显突出且带淡蓝色，上方为扩张的阴道形成的囊性肿物（图 20-1）。

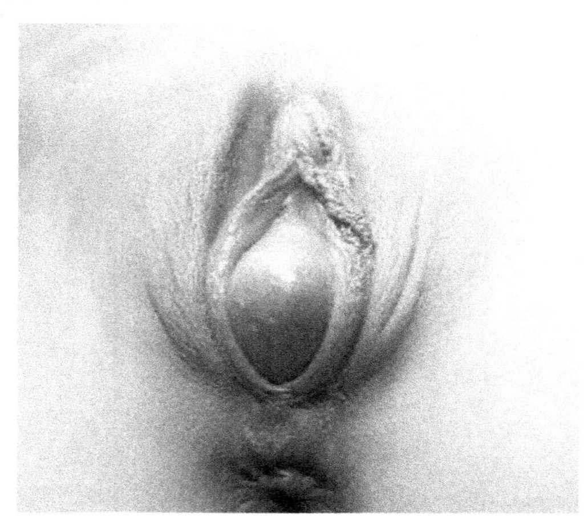

图 20-1　处女膜闭锁

临床常表现为原发性闭经，伴有周期性腹痛，并进行性加重，阴道积血引起肛门或阴道胀痛，妇科检查发现处女膜膨出，表面呈紫蓝色；肛诊可扪及阴道膨隆，凸向直肠；如扪及盆腔肿块，用手指按压肿块见处女膜向外膨隆更明显；还要考虑是否有子宫腔积血或伴输卵管积血。确诊后应立即手术治疗。先用粗针穿刺处女膜膨隆部，抽出积血后将处女膜做“X”形切开直到阴道壁，常规检查宫颈是否正常，切除多余的处女膜瓣，修剪处女膜，用可吸收缝线缝合边缘，使开口成圆形。术后给予抗感染药物。

（二）外生殖器男性化

1. 病因　外生殖器男性化是外生殖器分化发育过程中受到了大量的雄激素影响所引起。常见于真两性畸形、先天性肾上腺皮质增生或母体在妊娠早期接受具有雄激素作用的药物治疗。

（1）真两性畸形（true hermaphroditism）：染色体核型多为 46，XX，46，XX/46，XY 嵌合体。46，XY少见。患者体内同时存在睾丸和卵巢两种性腺组织。较多见的是性腺内含有卵巢与睾丸组织，又称卵睾（ovotestis）；也可能是一侧卵巢，另一侧是睾丸。外生殖器形态很不一致，多数是阴蒂肥大或阴茎偏小。

（2）先天性肾上腺皮质增生（congenital adrenal hyperplasia，CAH）：为常染色体隐性遗传性疾病。系胎儿肾上腺皮质合成皮质酮或皮质醇的酶（21-羟化酶，11β-羟化酶，3β-羟类固醇脱氢酶）缺乏，不能将 17α-羟孕酮羟化为皮质醇或不能将孕酮转化为皮质酮，因此其前质积聚，并向雄激素转化，产生大量的雄激素。

（3）外在因素：影响生殖器官的药物主要是激素类药物。雄激素与合成的孕激素都有雄激素作用，对泌尿生殖窦最敏感，会使女性外生殖器男性化。如果在妊娠早期服用雄激素类药物，可发生女性胎儿阴道下段发育不全、阴蒂肥大及阴唇融合等发育异常；妊娠晚期服用雄激素可致阴蒂肥大。

2. 临床表现　阴蒂肥大，有时显著增大似男性阴茎。严重者伴有阴唇融合，两侧大阴唇肥厚有皱，并有不同程度的融合，类似阴囊。

3. 诊断　询问患者母亲在妊娠早期是否用过具有雄激素作用的药物治疗，家族中有无类似畸形患者，检查时应注意阴蒂大小、尿道口和阴道口的位置、有无阴道和子宫。同时检查腹股沟与大阴唇，了解有无异位睾丸。疑有真两性畸形或先天性肾上腺皮质增生时，应检查染色体核型。前者染色体核型多样，后者为 46，XX，血中雄激素呈高值，并伴有血清 17α-羟孕酮值和尿 17-酮及 17-羟含量增加。必要时可以做性腺活检，确诊是否为真两性畸形。

4. 治疗　行肥大阴蒂部分切除，使保留的阴蒂接近正常女性阴蒂大小。同时手术矫正外阴部其他畸形。真两性畸形者取决于外生殖器的功能状态，将不必要的性腺切除，保留与外生殖器适应的性腺，并且以此性别养育。对于先天性肾上腺皮质增生患者，先给予肾上腺皮质激素治疗，减少血清睾酮含量至接近正常水平，再做阴蒂整形术及其他畸形矫正术。

二、阴道发育异常

阴道发育异常分三类：先天性无阴道，副中肾管尾端融合异常和阴道腔化障碍。临床上常见下列异常。

（一）先天性无阴道

先天性无阴道（congenital absence of vagina）是双侧副中肾管发育不全或双侧副中肾管尾端发育不良所致。目前认为，该病不是单基因异常，也不是致癌物质影响所致。发生率为1/4000～1/5000，多合并无子宫或仅有始基子宫，输卵管细小，卵巢发育及功能正常。

1. 临床表现 原发性闭经及性生活困难。极少数子宫发育正常的患者因经血倒流，出现周期性腹痛。检查可见患者体格、第二性征以及外阴发育正常，但是无阴道口，在正常阴道口部位仅有完全闭锁的阴道前庭黏膜，无阴道痕迹。亦有部分患者在阴道前庭部有浅浅的凹陷，个别具有短于3cm的盲端阴道。常同时伴有其他畸形；子宫发育不良（无子宫或始基子宫）、45%～50%患者有泌尿道异常、10%有脊柱异常。

2. 治疗

（1）模具顶压法：用木质或塑料阴道模具压迫阴道凹陷，使其扩张并延伸至接近正常阴道长度。适用无子宫且阴道凹陷组织松弛者。

（2）阴道成型术：有多种方法，主要是在尿道膀胱与直肠之间分离，形成人工腔道，应用不同的方法寻找一个适当的腔穴创面覆盖物，重建阴道。如乙状结肠代阴道、盆腔腹膜阴道成型术、皮瓣阴道成型术、羊膜阴道成型术。

（二）阴道闭锁

阴道闭锁（atresia of vagina）是泌尿生殖窦未参与形成阴道下段。闭锁位于阴道下段，长度约2～3cm，在其上部为是正常阴道。临床表现：青春期发生周期性下腹部坠痛，进行性加重。严重者引起肛门或阴道胀痛及尿频症状。肛诊可以扪及凸向直肠包块，位置高于处女膜闭锁者。治疗：应尽早手术。先用粗针穿刺阴道黏膜，抽出积血后切开闭锁阴道，排出积血，检查宫颈是否正常，切除多余闭锁纤维结缔组织，利用已游离的阴道黏膜覆盖创面，术后定期扩张阴道以防挛缩。

（三）阴道纵隔

阴道纵隔（longitudinal septae of vagina）为双侧副中肾管会合后，尾端中隔未消失或部分消失所致。分为完全纵隔、不全纵隔两种（图20-2B）。完全纵隔形成双阴道，常合并双宫颈、双子宫。有时纵隔偏一侧形成斜隔，可完全闭锁也可有小孔。

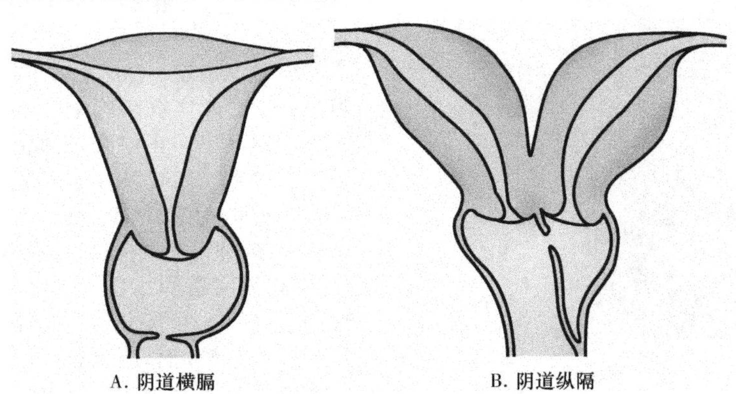

图20-2 阴道发育异常

1. 临床表现 绝大多数完全纵隔阴道，多无症状，对性生活和阴道分娩无影响。部分患者因经血潴留在斜隔内，经血沿着小孔滴出，月经淋漓不尽而就诊。不全纵隔者会有性生活困难或不适，分娩时胎头下降可能受到阻力。检查可见阴道被一纵形黏膜分成两条纵行通道，黏膜壁上端近宫颈。完全纵隔常合并双子宫。斜隔与宫颈间留有空间，经血可滞留其中，形成囊肿。

2. 治疗 如纵隔影响性生活或阴道分娩时，应将纵隔切除，创面应缝合防止粘连。如在阴道分娩时发现纵隔，可当先露下降压迫纵隔时先切断纵隔的中部，待胎儿娩出后再切除纵隔。斜隔者，用7、8号针穿刺或由斜隔小孔定位，剪开斜隔，并切除部分斜隔组织使切口呈菱形，缝合或电凝止血。

（四）阴道横膈

阴道横膈（trausverse septae of vagina）为阴道板未腔化所致。横膈由纤维肌组织组成，外覆鳞状上皮。厚薄不一，一般为1cm左右。阴道横膈无孔称完全横膈；隔有小孔称不全横膈。横膈可以位于阴道任何部位。位于阴道上端的横膈多为不全性

笔记栏

横膈;阴道下部的横膈多为完全横膈(图 20-2A)。

1. 临床表现 位于上部的不全性横膈多无症状,位置偏低者会影响性生活。阴道分娩时影响胎儿先露部下降。完全性横膈有原发性闭经伴周期性腹痛,并呈进行性加剧。妇科检查见阴道较短或仅见盲端,横膈中部可见小孔。肛诊时可扪及宫颈及宫体。完全性横膈由于经血潴留,可在相当横膈上方部位触及肿物。

2. 治疗 一般行横膈放射状切开,切除横膈,缝合止血。术后放置阴道模型,定期更换,直到上皮愈合。也可先用粗针穿刺定位,抽出积血后再切开。切除横膈后,可将横膈上方阴道黏膜部分分离拉到下方,覆盖横膈的残端,与膈下方阴道黏膜缝合。分娩时,若横膈薄者可于胎先露部下降压迫横膈时切开横膈,胎儿娩出后再切除横膈;横膈厚者应行剖宫产。横膈切除后要注意创面的愈合和横膈残端挛缩。

三、宫颈及子宫发育异常

(一) 先天性宫颈闭锁

先天性宫颈闭锁(congenital atresia of the cervix)临床上非常少见。如果患者子宫内膜有功能,青春期后可发生宫腔积血而导致周期性腹痛,经血会通过输卵管逆流进入腹腔,引起盆腔子宫内膜异位症。治疗可选用手术穿通宫颈,建立人工子宫阴道通道或行子宫切除术。

(二) 子宫发育异常

子宫发育异常多是因为形成子宫段副中肾管发育及融合异常所致。主要异常如下:

1. 子宫未发育或发育不良

(1) 先天性无子宫(congenital absence of the uterus):两侧副中肾管向中线横行伸延而会合,如未到中线前即停止发育,则无子宫形成。先天性无子宫常合并先天性无阴道,但可有正常的输卵管与卵巢。肛诊时在相当于子宫颈、子宫体部位,触不到子宫而只扪到腹膜褶。

(2) 始基子宫(primordial uterus):如两侧副中肾管向中线横行延伸会合后不久即停止发育,则这种子宫很小,仅长 1～3cm。多无宫腔或虽有宫腔而无内膜生长,因此亦无月经来潮。卵巢发育正常。

(3) 幼稚子宫(infantile uterus):妊娠晚期或胎儿出生后到青春期以前的任何时期,子宫停止发育,可出现各种不同程度的子宫发育不全。

先天性无子宫或始基子宫无症状。常是青春期后无月经来就诊,检查发现。幼稚子宫月经稀少,初潮延迟,常伴痛经。检查可发现子宫体小,宫颈相对较长。子宫可呈极度前屈或后屈。前屈者往往子宫前壁发育不全,后屈者则往往子宫后壁发育不全。先天性无子宫或始基子宫一般不予处理。幼稚子宫主张用雌、孕激素做周期续贯治疗。

2. 两侧副中肾管会合受阻 这种类型最为常见,亦具有重要的临床意义。由于其会合受阻的时期及程度不同,可有如下表现(图 20-3):

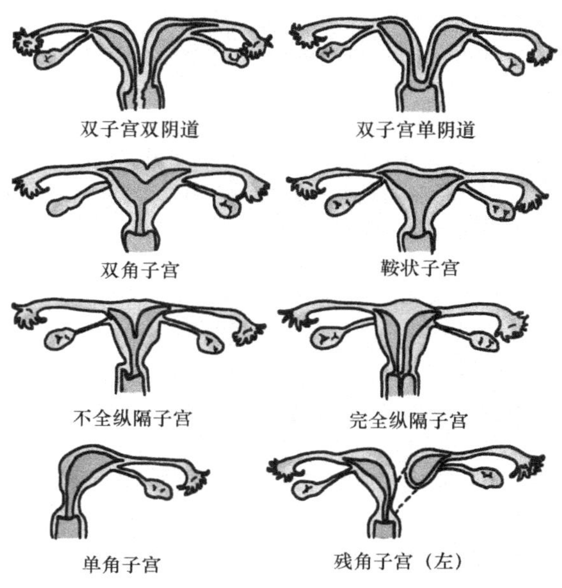

图 20-3 异常子宫

(1) 单角子宫(unicornuate uterus):一侧副中肾管发育完好,形成一发育较好的单角子宫伴有一发育正常输卵管。对侧副中肾管发育完全停止,常同时有未发育侧的肾缺如。单角子宫的功能可能正常。如妊娠,则妊娠及分娩经过可正常,但亦可能引起流产或难产。单角子宫无症状。检查发现单角子宫偏小、梭形、偏离中线。伴有残角子宫者可在子宫一侧扪及较子宫小的硬块,易误诊卵巢肿瘤。B超检查、磁共振成像及子宫输卵管碘油造影有助于诊断。

(2) 残角子宫(rudimentary horn of the uterus):一侧副中肾管发育正常,另一侧在发育过程中发生停滞,而形成不同程度的残角子宫,有正常的输卵管和卵巢,常伴有同侧泌尿器官发育畸形。残角子宫如内膜有功能,而且宫腔与单角宫腔不相通者,会因为经血倒流或宫腔积血出现痛经,也可能发生子宫内膜异位症。若残角子宫积血可扪及肿块,有触痛。B超检查、磁共振成像及子宫输卵管碘油造影有助于诊断。非孕期残角子宫确诊后应切除。早、中期妊娠诊断明确,及时切除妊娠的残角子宫,避免子宫破裂。晚期妊娠行剖宫产后,应注意胎盘粘连或植入。切除残角子宫时应将同侧输卵管切除,避免输卵管妊娠的发生,圆韧带应固定在发育侧宫角部位。

(3) 盲角子宫:两侧副中肾管发育均较好,但一侧子宫角未与阴道沟通,形成盲角子宫。青春期后月经来潮,有周期性下腹痛,且日渐严重,长期不被发现。经血潴留,可造成子宫积血、输卵管积血,甚至经血可经输卵管伞端开口流入腹腔。可在下腹部触及日益增大的肿块。有的盲角子宫本身具有发育不完全的阴道,但不与正常阴道相通,形成阴道积血后可误诊为阴道囊肿。处理办法:通过矫形手术将盲角子宫与对侧子宫腔或阴道腔沟通。

(4) 双子宫(didelphic uterus)及重复子宫(对称型):这两种畸形极相似。前者系由于副中肾管发育后完全没有会合,各具一套输卵管、子宫、宫颈及阴道,这种情况比较少见。后者亦称双角双颈型双子宫,系副中肾管完全会合,但中隔完全未吸收。两者区别仅在于,前者两子宫间之间隙较后者宽大。双子宫可有或可无阴道纵隔。

临床多无自觉症状。伴有阴道纵隔者会有性生活不适。伴有阴道无孔斜隔时可出现痛经;伴有孔斜隔者在月经来潮后有阴道少量出血,为陈旧性且淋漓不尽,或少量褐色分泌物。妇科检查可扪及子宫呈分叉状。宫腔探查或子宫输卵管碘油造影可见两个宫腔。伴阴道纵隔或斜隔时,检查发现相应的异常。一般不予治疗。当反复流产时,需要除外染色体、黄体以及免疫等因素后行矫形手术。伴阴道纵隔或斜隔应做隔切除术。

(5) 双角子宫(bicornuate uterus):两侧副中肾管尾端已大部会合,末端中隔已吸收,故有一个宫颈及一个阴道;但相当于子宫底部会合不全,导致子宫两侧各有一角突出,称双角子宫。临床多无症状。有时会出现月经量较多,伴有不同程度的痛经。妇科检查可扪及宫底部有凹陷。B超检查、磁共振显像及子宫输卵管碘油造影有助于诊断。一般不予治疗。如出现反复流产时,可行子宫整形术。

(6) 纵隔子宫(septate uterus):两侧副中肾管会合后,纵隔未被吸收,将宫体分为两半,但子宫外形完全正常。分为:①完全纵隔子宫(纵隔由宫底至宫颈外口或内口);②不全纵隔(纵隔终止于宫颈内口之上)。临床一般无症状。纵隔子宫可致不孕、早产和胎位异常。若胎盘粘连在隔上,可出现产后胎盘滞留。检查发现完全纵隔者宫颈外口有一隔膜。B超检查、子宫输卵管碘油造影及磁共振成像可辅助诊断。对于反复流产或不孕的纵隔子宫患者,应联合宫、腹腔镜检查能够明确诊断,同时行宫腔镜下纵隔切除术。

(7) 鞍状子宫(arcuate uterus):宫底部发育不良,中间凹陷,宫壁略向宫腔突出。多无临床症状。妇科检查可扪及宫底部有凹陷;B超检查、磁共振显像及子宫输卵管碘油造影可帮助诊断。一般不予治疗。如出现反复流产时,应做子宫整型术。

笔记栏

四、输卵管发育异常

输卵管发育异常罕见,是副中肾管头段发育受阻,常与子宫发育异常同时存在。

(一) 分类

(1) 输卵管缺失或痕迹:输卵管痕迹(rudimentary fallopian tube)或单侧输卵管缺失为同侧副中肾管未发育所致。常伴有该侧输尿管和肾脏发育异常。未见单独双侧输卵管缺失,多半发其他内脏严重畸形,胎儿不能存活。

(2) 输卵管发育不全:是比较常见的生殖器官发育异常。输卵管细长弯曲,肌肉不同程度的发育不全,无管腔或部分管腔不通畅造成不孕,有憩室或副口是异位妊娠的原因之一。

(3) 副输卵管:单侧或双侧输卵管之上附有一稍小但有伞端的输卵管。有的与输卵管之间有交通,有的不通。

(4) 单侧或双侧有两条发育正常的输卵管,均与宫腔相通。

(二) 治疗

如果不影响妊娠,不需要处理。

五、卵巢发育异常

(一) 分类

卵巢发育异常因原始生殖细胞迁移受阻或性腺形成移位异常所致。有下列几种情况:

(1) 卵巢未发育或发育不良:单侧或双侧发育不良卵巢外观色白,细长索状,又称条索状卵巢(streak ovary)。切面仅见纤维组织,无卵泡。临床表现为原发性闭经或初潮延迟,月经稀少,第二性征发育不良。常伴内生殖器或泌尿器官异常。多见于特纳综合征(Turner's syndrome)患者。B型超声检查、腹腔镜检查有助于诊断,必要时行活组织检查和染色体核型检查。

(2) 异位卵巢:卵巢形成后仍停留在原生殖嵴部位,未下降至盆腔内。卵巢发育正常者无症状。

(3) 副卵巢(supernumerary ovary):罕见。一般远离正常卵巢部位,可出现在腹膜后。无症状,多因其他疾病手术时发现。

(二) 治疗

如果条索状卵巢患者染色体核型为XY,卵巢发生恶变的几率比较高,确诊后应予切除。

(丁　岩)

第21章　女性生殖器官损伤性疾病

子宫正常位置：在站立时，子宫位于骨盆中部，呈前倾略前屈位，宫颈外口位于坐骨棘水平以上。当女性盆底肌肉和盆底筋膜以及子宫韧带遭受损伤或因其他原因导致支持组织薄弱时，子宫及其相邻的膀胱和直肠均可发生移位，临床上分别称为子宫脱垂、阴道前壁膨出、阴道后壁膨出。女性生殖道损伤同时累及相邻的泌尿道或肠道时，则形成尿瘘或粪瘘。

各种女性生殖器官损伤性疾病的病因主要以分娩损伤为主，各种损伤的病因有其共性，概括如下：

（一）分娩损伤

多产及分娩时的损伤为女性生殖道损伤最主要的病因。分娩时，尤其是第二产程延长或经阴道手术助产者，盆底肌、筋膜以及子宫韧带发生过度伸展或撕裂。加上产后过早参加体力劳动，特别是重体力劳动，可导致子宫脱垂和（或）阴道前、后壁膨出。

（二）长时间腹压增加

长期慢性咳嗽、直肠狭窄致排便困难、经常超重负荷（肩挑、举重、蹲位、长期站立）、盆腔内巨大肿瘤或大量腹水等，长时间的腹内压力增加，并直接作用于子宫，迫使子宫及邻近器官向下移位，导致子宫脱垂。

（三）盆底组织发育不良或退行性变

先天性盆底组织发育不良或老年妇女盆底组织萎缩退化，盆底支持组织薄弱，导致子宫脱垂或器官脱垂的程度加重。

案例 21-1

患者，女，67 岁，因外阴肿物脱出 1 年余，排尿困难 7 天，于 2005 年 4 月 6 日入院。

患者绝经 18 年余，近 1 年发现外阴脱出肿物，开始时睡觉后自然回纳，没有特殊诊治，近 1 个多月外阴肿物不能自然回纳，需徒手还纳肿物；近 1 周觉会阴部不适及下坠感，时有肿物不能还纳，伴排尿困难，白带增多，色淡黄，无异味，无阴道流血，无腹痛，无外阴疼痛，腰痛，无咳嗽时漏尿、无排便困难等。每次需还纳外阴肿物后才能排尿。妇科检查发现外阴肿物脱出，疑诊"子宫脱垂"收入院。发病以来，食欲欠佳，睡眠一般。既往史无特殊。月经 14 岁初潮，周期 25～28 天，持续 4～5 天，18 年前绝经。白带正常。结婚 43 年余，孕$_5$产$_4$，均顺产，流产 1 次，末次产 33 年前。

体格检查：体温 36.6℃，脉搏 97 次/min，呼吸 21 次/min，血压 110/62mmHg，贫血面容，心肺听诊未发现异常。腹部平软，肝脾肋下未及。双下肢无浮肿。妇科检查：外阴：萎缩，双侧小阴唇后联合分离，舟状窝消失，会阴体变短，长约 1cm；阴道前壁全部及后壁大部分膨出于处女膜缘外，阴道右侧壁下 1/3 处见一溃疡，约 2cm×1.5cm×1cm，表面见少量淡黄色分泌物；子宫颈光滑，肥大，子宫颈及部分宫体膨出于处女膜缘外，宫体萎缩，约 3cm×2.5cm×2cm，质中，无压痛；双侧附件区未触及包块，无增厚，无压痛。

问题：

1. 该患者应考虑哪些临床诊断？
2. 如何明确诊断？应如何处理？

第一节　阴道膨出

一、阴道前壁膨出

阴道前壁向阴道腔内或阴道口突出称阴道前壁膨出。由于膀胱底部和尿道紧贴阴道前壁，故常伴有膀胱膨出和尿道膨出，以膀胱膨出为主。阴道前壁膨出可以单独存在，也常同时合并阴道后壁膨出和子宫膨出。

（一）病理及分度

阴道前壁主要由耻骨膀胱宫颈筋膜及泌尿生殖膈的深筋膜支持。阴道周围的筋膜向上与围绕宫颈的筋膜连接且与主韧带相会合。宫颈两侧的膀胱宫颈韧带对维持膀胱的正常位置也起重要作用。由于产伤导致膀胱及与其紧连的阴道前壁上 2/3 段向下膨出，形成膀胱膨出（cystocele）。当支持尿道的耻骨膀胱宫颈筋膜前段受损时，尿道及与其紧邻的阴道前壁下 1/3 段则以尿道外口为固定点，向后旋转和下降，则形成尿道膨出（urethrocele）。

阴道前壁膨出的分度：膨出的膀胱随同阴道前壁向下脱出，但仍位于阴道内，称Ⅰ度膨出；部分阴

笔记栏

道前壁脱出于阴道口外称Ⅱ度膨出；阴道前壁完全脱出于阴道口外，称Ⅲ度膨出，Ⅲ度膨出者均合并有尿道膨出。

（二）临床表现

轻者可无明显症状。重者自觉下坠感、腰酸，并有块状物由阴道脱出。长久站立、激烈活动后或腹压增加时症状加重，块状物增大。若阴道前壁合并膀胱重度膨出时，尿道膀胱后角变锐，常导致排尿困难而出现尿潴留，甚至继发尿路感染。若同时出现阴道前壁下1/3段的缺陷，合并尿道膨出时，在咳嗽、用力屏气等增加腹压时有尿液溢出，称压力性尿失禁（stress incontinence）。

（三）诊断

患者有上述明显自觉症状。阴道检查时，阴道口松弛常伴有陈旧性会阴撕裂。阴道前壁呈半球形隆起，触之柔软，该处黏膜变薄透亮，皱襞消失。当患者用力屏气时，阴道前壁膨出明显加重，若同时见尿液溢出，表明患者同时有尿道膨出或尿道括约肌功能不全。

（四）处理

无症状的轻度患者不需治疗。有自觉症状但因其他慢性疾病不宜手术者，可放置子宫托以缓解症状，需日间放置、夜间取出，以免因异物长期压迫引起尿瘘、粪瘘。自觉症状明显的重度患者应行阴道前壁修补术；对于老年患者，因组织严重缺损，结缔组织薄弱，可行阴道前壁补片（mesh）修补术。

（五）预防

（1）减少分娩造成的盆底组织损伤：宫口未开全时产妇避免向下屏气用力；若会阴体紧或弹性差者，在宫口已开全后应及时行会阴侧切，必要时手术助产，以免出现第二产程延长；发生会阴撕裂应立即修复；凡头盆不称者应及早行剖宫产术。

（2）产后保健：产后避免过早参加重体力劳动，产后保健操有助于骨盆底肌肉及筋膜张力的恢复。

二、阴道后壁膨出

阴道后壁膨出常伴有直肠膨出。可以单独存在，也常合并阴道前壁膨出。

（一）病理

阴道分娩时，可因第二产程延长，直肠阴道间筋膜以及耻骨尾骨肌纤维长时间受压而过度伸展或撕裂，导致直肠前壁缺损，使之以盲袋状向阴道后壁凸出，成为伴有直肠膨出（rectocele）阴道后壁膨出。若损伤发生在较高处的耻骨尾骨肌纤维，可引起直肠子宫陷凹疝，疝囊内往往有肠管，故又名肠膨出（enterocele）。

（二）临床表现

轻者多无不适。重者自觉下坠、腰痛及排便困难，有时需用手指还纳膨出的阴道后壁才能排出粪便。

（三）诊断

检查时见阴道后壁呈半球状块物膨出，肛查时指端向前可进入凸向阴道的盲袋内。患者多伴有陈旧性会阴撕裂。体征：双侧小阴唇后联合分离，舟状窝消失，会阴体变短。

（四）预防

同阴道前壁膨出。

（五）治疗

轻者不需治疗，重者多伴有阴道前壁膨出，应行阴道前后壁修补术及会阴体重建术。

第二节　子宫脱垂

子宫从正常位置沿阴道下降，宫颈外口达坐骨棘水平以下，甚至子宫全部脱出于阴道口以外，称子宫脱垂（uterine prolapse）（图21-1）。子宫脱垂常伴发阴道前壁和后壁膨出。

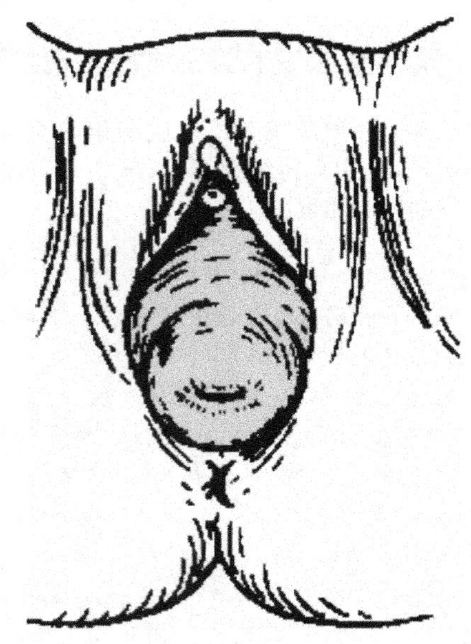

图21-1　子宫脱垂

笔记栏

(一) 临床分度

我国根据1981年全国部分省、市、自治区"两病"科研协作组的意见，以患者平卧用力下屏时子宫下降的程度，将子宫脱垂分为三度(图21-2)。

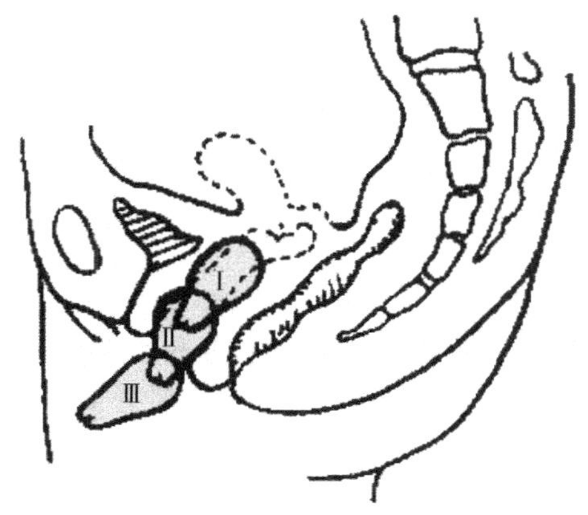

图21-2 子宫脱垂分度

Ⅰ度:轻型为宫颈外口距处女膜缘<4cm,未达处女膜缘;重型为宫颈外口已达处女膜缘,未超出该缘,检查时在阴道口可见到宫颈。

Ⅱ度:轻型为宫颈已脱出阴道口,宫体仍在阴道内;重型为宫颈及部分宫体已脱出于阴道口。

Ⅲ度:宫颈及宫体全部脱出至阴道口外。

1996年国际尿控协会(International Continence Society)公布的POP-Q(the pelvic organ prolapse quantitative examination)评分标准。POP-Q以处女膜为参照(0点),以阴道前壁、后壁和顶部的6个点为指示点(前壁两点Aa、Ba,后壁两点Ap、Bp,顶部两点C、D),以六点相对于处女膜的位置变化为尺度(指示点位于处女膜缘内侧记为负数,位于处女膜缘外侧记为正数),对脱垂做出量化。同时记录阴道全长(total vaginal length,TVL),生殖道裂孔(genital hiatus,gh)长度、会阴体(perineal body,pb)长度的情况(图21-3,表21-1和表21-2)。

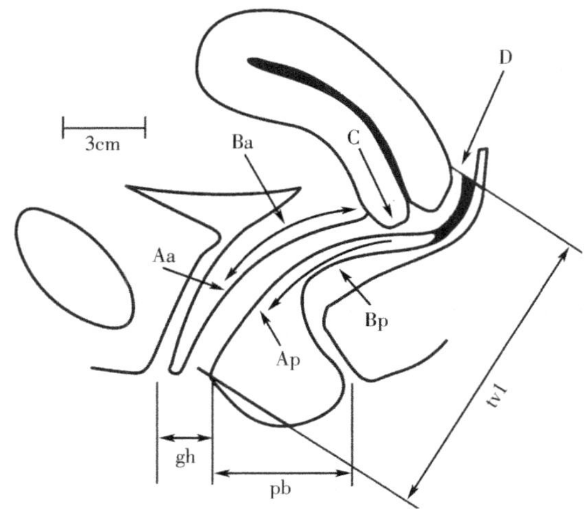

图21-3 POP-Q分类法盆腔脏器脱垂评估指示点

表21-1 盆腔脏器脱垂评估指示点及范围(POP-Q法)

指示点	内容描述	范围
Aa	阴道前壁中线距处女膜缘3cm处	−3,+3
Ba	阴道前穹隆的反褶或阴道残端距离Aa点最远处	−3,+TVL
C	宫颈外口或阴道残端最远处	±TVL
D	阴道后穹隆或直肠子宫陷凹的位置	±TVL,或空缺
Ap	阴道后壁中线距处女膜缘3cm处	−3,+3
Bp	阴道后穹隆的反褶或阴道残端距离Ap点最远处	−3,+TVL

表21-2 盆腔器官脱垂分度(POP-Q分类法)

分度	内容
0	无脱垂。Aa、Ap、Ba、Bp均在−3cm处 C点或D点位置在−TVL～−(TVL−2cm)之间
Ⅰ	脱垂的最远端在处女膜缘内,距处女膜缘>1cm处
Ⅱ	脱垂的最远端在处女膜缘内侧或外侧,距处女膜缘1cm
Ⅲ	脱垂的最远端在处女膜缘外侧,距处女膜缘>1cm,但<(TVL−2cm)
Ⅳ	全部脱出,脱垂的最远端超过处女膜缘≥(TVL−2cm)

(二) 临床表现

Ⅰ度患者多无自觉症状。在行走、劳动、下蹲或排便等导致腹压增加时,有肿物自阴道口脱出,轻者肿物经平卧休息后可变小或消失。重者休息后肿物仍不能自行回缩,通常需徒手向上推送才能将其回纳至阴道内,常有程度不等的腰骶部疼痛或下坠感。若脱出的子宫及阴道黏膜高度水肿,难以徒手回纳肿物。肿物长时间脱出于阴道口外,在外阴部摩擦导致宫颈或阴道壁溃疡,甚至出血。当溃疡继发感染时,有脓血分泌物渗出。Ⅲ度子宫脱垂患者多伴有重度阴道前壁脱垂,容易出现尿潴留;也可发生压力性尿失禁,但重度的子宫脱垂往往会使原有的尿失禁症状减轻或消失。

检查见Ⅱ、Ⅲ度子宫脱垂患者的宫颈及阴道黏膜多明显增厚,宫颈肥大,较多的患者合并宫颈延长。

(三) 诊断

根据病史和妇科检查基本可确诊。妇科检查时需判断子宫脱垂程度并予以分度,同时了解阴道前、后壁脱垂及会阴陈旧性撕裂程度。还应判断有

笔记栏

无合并张力性尿失禁。

(四) 鉴别诊断

1. 阴道前壁膨出 患者常将阴道前壁脱垂误认为子宫脱垂，重点在于了解子宫颈的位置，检查时不难确诊。

2. 阴道壁囊肿 多位于侧壁，壁薄，呈囊性，囊肿界限清楚，位置固定不变，不能移动。

3. 子宫黏膜下肌瘤 为阴道内鲜红球状块物，质硬，表面找不到宫颈口，但在其周围或一侧可扪及扩张变薄的宫颈边缘。

4. 宫颈延长 宫颈尚未外露者应行阴道指诊，测量宫颈距阴道口距离，以 cm 计。还应注意宫颈是否延长，用子宫探针探测至宫颈内口距离，即可确诊。宫颈延长患者宫体位置多无明显下移。

(五) 预防

(1) 提倡晚婚晚育，防止生育过多，过密。

(2) 正确处理产程，避免滞产和第二产程延长，提高阴道助产技术，减少会阴撕裂伤，必要时行会阴侧切开术；有产科指征者应及时行剖宫产终止妊娠。

(3) 产妇产后要注意休息，避免重体力劳动，提倡做产后保健操。

(4) 积极治疗慢性咳嗽、习惯性便秘。

(六) 治疗

1. 支持疗法 加强营养，适当安排休息和工作，避免重体力劳动，经常保持大便通畅，积极治疗慢性咳嗽。

2. 非手术疗法 目前较普遍采用子宫托。子宫托是一种支持子宫和阴道壁维持在阴道内的工具。常用的有喇叭形、环形和球形三种，适用于各度子宫脱垂和阴道前、后壁膨出者，但重度子宫脱垂伴盆底肌明显萎缩以及宫颈或阴道壁有炎症和溃疡者均不宜使用，经期和妊娠期停用。下面介绍喇叭形子宫托的使用方法及注意事项（图 21-4）。

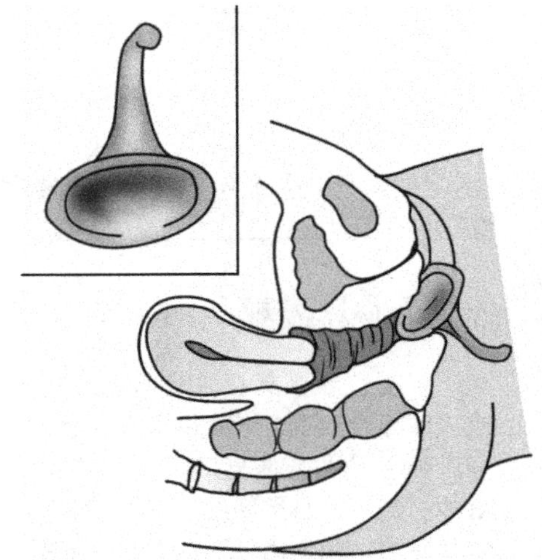
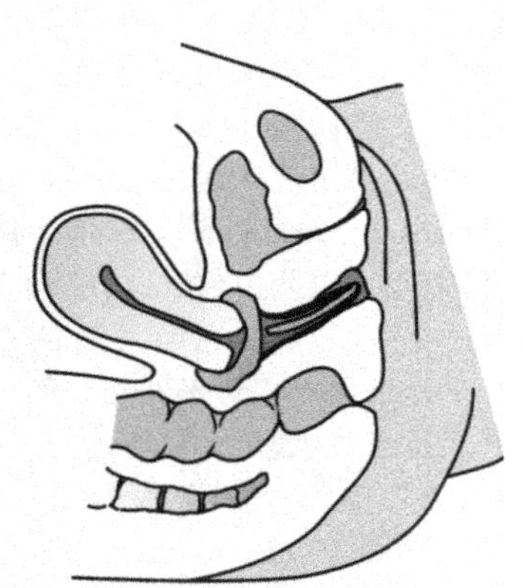

图 21-4 喇叭形子宫托的放置

(1) 放置方法：将手洗净，患者蹲下，两腿分开，一手握托柄，使托盘呈倾斜位进入阴道口内，然后将托柄边向内推、边向前旋转，直至托盘达宫颈。放妥后，托柄弯度朝前，对正耻骨弓后面。取托时以手指捏住托柄，上、下、左、右轻轻摇动，待负压消除后，向后外方向牵拉，即可自阴道内滑出。

(2) 注意事项：①子宫托的大小应适宜，放置后不脱出又无不适感。②子宫托应在每晨起床后放入，每晚睡前取出，并洗净放置于清洁杯内备用。久置不取可发生子宫托嵌顿，甚至引起压迫坏死性尿瘘和粪瘘。③放托后应每 3～6 个月复查一次。

另外，中药补中益气汤(丸)和物理治疗也有一定的效果。

3. 手术治疗 根据患者年龄、生育要求及全身健康情况选择不同的手术方式。

(1) 阴道前后壁修补术：适用于Ⅱ、Ⅲ度阴道前、后壁膨出的患者。

(2) 阴道前后壁修补、主韧带缩短及宫颈部分切除术：又称 Manchester 手术，适用于年龄较轻、宫颈延长的Ⅱ、Ⅲ度子宫脱垂患者。

(3) 经阴道子宫全切除及阴道前、后壁修补术：适用于Ⅱ、Ⅲ度子宫脱垂伴阴道前后壁膨出、年龄较大、无需考虑生育功能的患者。近年主张对于年龄大、盆底支持组织薄弱者加用补片(mesh)修补阴道前壁及侧壁，可明显减少术后复发率。

(4) 阴道纵隔形成术：又称 Le Fort 手术。该术式将阴道前和后壁各切除相等大小的黏膜瓣，然后将阴道前后壁剥离创面相对缝合以封闭大部分

笔记栏

阴道。由于术后失去性交功能，故仅适用于年老体弱不能耐受较大手术者。

案例 21-1 分析

患者老年妇女，绝经18年，有外阴肿物脱出，已不能自然回纳；伴会阴部不适及下坠感，排尿困难，白带增多，色淡黄。经阴道分娩4次。妇科检查发现双侧小阴唇后联合分离，舟状窝消失，会阴体变短，长约1cm；阴道前壁全部及后壁大部分膨出于处女膜缘外，阴道右侧壁下1/3处见一溃疡，约2cm×1.5cm×1cm，表面见少量淡黄色分泌物；子宫颈及部分宫体膨出于处女膜缘外。

临床诊断：①子宫脱垂Ⅱb；②阴道前壁重度膨出和后壁中度膨出，合并阴道壁溃疡；③会阴陈旧裂伤Ⅱ度。

需行三合诊排除肠膨出及了解会阴陈旧裂伤程度，也需进一步行压力性尿失禁的相关检查，明确有无同时合并压力性尿失禁。

因患者为老年妇女，应首先局部治疗阴道壁溃疡，待溃疡修复后，如果患者可耐受手术，则阴道子宫全切除及阴道前、后壁修补手术或补片修补手术。若不能耐受手术者，则选择上子宫托。

第三节　压力性尿失禁

尿失禁指客观存在的不自主的尿液排出，并对社会活动和卫生造成不良影响。尿失禁的发生率随着妇女年龄增加而增加。常见的女性尿失禁类型有压力性尿失禁、急迫性尿失禁和混合性尿失禁，其中以压力性尿失禁最常见，约占70%左右。

女性压力性尿失禁是指当腹压增力时，尿液不自主地从尿道内溢出。

一、病　　因

(1) 分娩、产伤造成膀胱颈、尿道肌肉及筋膜，组织完整性受破坏，尿道周围结缔组织损伤和松弛，尿道活动度过大。患者常同时合并有阴道前壁膨出和尿道膨出。

(2) 老年妇女，结缔组织弹性下降，尿道内括约肌功能缺陷或创伤等，导致尿道不能正常关闭。

二、临床表现

轻者在咳嗽、大笑、打喷嚏或举重物时有尿液溢出，症状加重时，可表现为步行时溢尿，严重者在休息时也有尿液溢出，甚至长期需用尿垫。检查时嘱患者不解小便，取膀胱截石位或站立位，观察咳嗽时有无尿液自尿道口溢出，若有尿液溢出，则为诱发试验阳性。再行膀胱颈抬举试验：检查者将中指和示指放入阴道前壁的尿道两旁，指尖位于膀胱与尿道交界处，向前上方将膀胱颈抬高，再嘱患者咳嗽，若尿液不再溢出，则膀胱颈抬举试验阳性，提示患者有张力性尿失禁(图21-5)。

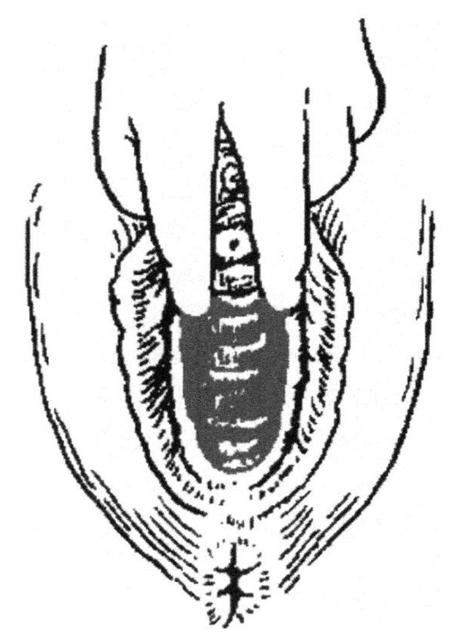

图 21-5　压力性尿失禁的膀胱颈抬举试验

三、诊　　断

根据病史，患者对尿失禁症状特点的描述及特殊检查项目可初步做出诊断。在诊断压力性尿失禁前应注意排除急迫性尿失禁或混合性尿失禁。注意排除尿瘘。若需排除有无尿道括约肌功能缺陷，鉴别急迫性尿失禁，手术前确定患者膀胱功能状态，则应行尿动力学检查。

四、治　　疗

(一) 非手术治疗

(1) 盆底肌锻炼：通过自主的反复盆底肌肉群收缩和舒张，增强支持尿道、膀胱、子宫和直肠的盆底肌张力，达到预防和治疗压力性尿失禁和生殖器官脱垂的目的。患者行收缩尿道、肛门和会阴的动作，避免用腹压，每次收缩5～10秒后放松，间隔5～10秒，连续5分钟，每日3次。训练强度和时间可以逐渐增加。也可以阴道内放置压力感受器，指导患者正确的训练方法。

(2) 生物反馈治疗：通过生物反馈仪器测定表面肌电信号对盆底肌肉收缩和舒张的功能状况进行精确测量和分析，再以声音或视觉信号反馈告知医生和患者，指导患者进行正确的盆底肌锻炼，建议每周两次，连续6～8周。

(3) 阴道锤：用大小相同但重量不同(20～70g)阴道锤，插入阴道后，锻炼至能保留在阴道10分钟

笔记栏

以上，在咳嗽、大笑、跑步等情况下仍不会脱出。阴道锤的重量从小逐渐加大，直至 70g 为止。经过 3 个月以上的锻炼，约 80%患者能改善症状。

（4）电刺激治疗：是一种被动性盆底康复方法，通过不同强度和不同脉冲频率的电流经皮或经阴道刺激，可刺激尿道括约肌收缩，加强控尿能力；还可刺激阴部神经，使盆底肌肉收缩，增强盆底肌力。用于伴有或不伴有压力性尿失禁的盆底肌薄弱者和尿道括约肌功能缺陷者。

（5）药物治疗：多选用肾上腺素 α 受体药物，它能刺激尿道和膀胱颈部的平滑肌收缩，增大尿道出口阻力，提高控尿能力。该药物的不良反应是使血压升高。故高血压、甲亢及哮喘患者禁用。常用药物有丙咪嗪（imipramine）、麻黄碱（ephedrine）等。雌激素治疗主观症状的改善率为 64%～75%，但其确切疗效存在争议。另外，经膀胱镜直视下在尿道旁注射硬化剂，可使尿道腔变窄，以提高尿道阻力，但价格昂贵，且需多次注射。

（二）手术治疗

适用于中、重度压力性尿失禁患者，或同时合并尿道括约肌功能缺陷，非手术治疗无效者。手术方法有多种，目前常用的手术方式有四类。

（1）泌尿生殖膈成形术：包括阴道前壁修补术和尿道折叠术，但手术远期有效率 35%～65%。

（2）耻骨后膀胱尿道悬吊术：包括将尿道旁组织固定于耻骨联合后方 Marshall-Marchetti-Krantz、MMK 术和尿道旁组织固定于 Cooper 韧带上的 Burch 术。可经剖腹或腹腔镜下手术，远期有效率 70%～90%。

（3）尿道中段吊带悬吊术：用复合医用材料聚丙烯吊带（polypropylene mesh tape），经阴道前壁尿道后方 1.5cm 处约 1.5cm 小切口，利用穿刺针穿过耻骨后间隙或闭孔膜，引出吊带，将吊带放置在尿道中段。手术远期有效率 85%～95%。目前已公认是女性压力性尿失禁手术的金标准。

（4）其他悬吊术：可取患者自身组织如阔筋膜、腹直肌筋膜或圆韧带等，经阴道用长针将膀胱颈和尿道固定在腹前壁筋膜或其他支持组织，将尿道悬吊。

第四节　生殖器官瘘

生殖器官瘘是指生殖道与其邻近器官间有异常通道，临床上以尿瘘最多见，其次为粪瘘。此外尚有子宫腹壁瘘，极罕见。本节仅介绍尿瘘和粪瘘。

一、尿　　瘘

尿瘘（urinary fistula）是指生殖道与泌尿道之间形成的异常通道。根据尿瘘的发生部位，可分为膀胱阴道瘘、膀胱宫颈瘘、尿道阴道瘘、膀胱尿道阴道瘘、膀胱宫颈阴道瘘及输尿管阴道瘘（图 21-6）。临床上以膀胱阴道瘘最多见，有时两种类型尿瘘同时并存。

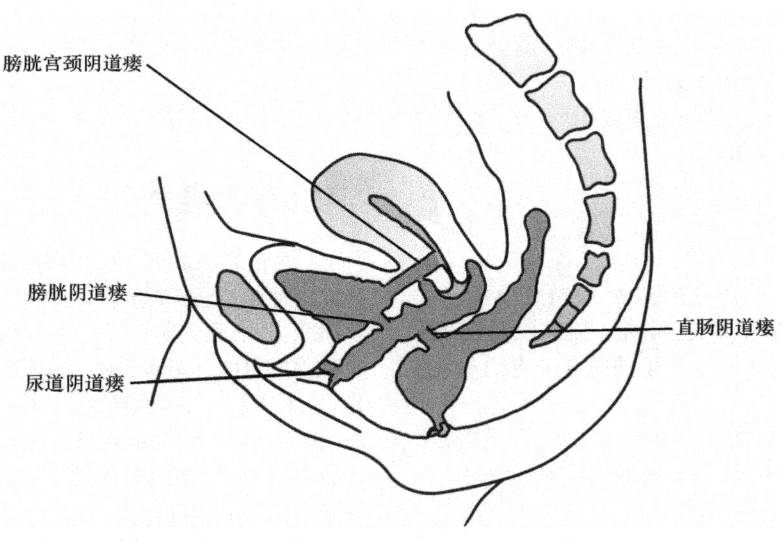

图 21-6　尿瘘和粪瘘

（一）病因

以产伤和妇科手术损伤为主。

1. 产伤　产伤引起尿瘘以往在我国农村最常见。1981 年国内资料显示：90%以上的尿瘘的原因是产伤，产伤所致的尿瘘均为难产处理不当所致。随着农村医疗条件的不断改善，因产伤引起的尿瘘明显减少。产伤引起的尿瘘分坏死型和创伤型两类：①坏死型尿瘘：因骨盆狭窄或轻度头盆不称，产

笔记栏

程过长,阴道前壁、膀胱、尿道长时间受胎先露部挤压,引起局部组织缺血、坏死脱落导致尿瘘。②创伤型尿瘘:为产科助产手术或剖宫产手术时操作不当直接损伤导致尿瘘。

2. 妇科手术损伤 常见原因:①由于手术时盆腔组织粘连误伤输尿管;②输尿管末端游离过度,局部缺血坏死,导致的输尿管阴道瘘;③因分离膀胱时误伤膀胱造成膀胱阴道瘘;④阴式手术时误伤膀胱或尿道导致膀胱阴道瘘或尿道阴道瘘。

3. 其他 膀胱结核、生殖器放射治疗后、晚期生殖道或膀胱癌肿、长期放置子宫托、膀胱结石以及先天性输尿管口异位畸形等,均能导致尿瘘,但并不多见。

(二)临床表现

1. 漏尿 出现的时间因导致尿瘘的原因不同而有区别。分娩时压迫及手术时组织剥离过度所致坏死型尿瘘,多在产后或手术后3～7日开始漏尿。手术时直接损伤者多在术后立即出现漏尿。瘘孔部位不同漏尿的表现形式各异,如膀胱阴道瘘通常不能控制排尿,尿液均由阴道流出;尿道阴道瘘仅在膀胱充盈时才漏尿;一侧性输尿管阴道瘘因健侧尿液仍可进入膀胱,在发生漏尿同时仍可自主排尿;膀胱内瘘孔极小或瘘道曲折迂回者漏尿与体位直接相关。

2. 外阴皮炎 由于长期尿液浸渍刺激,外阴部甚至臀部及大腿内侧常出现皮炎,范围较大,继发感染后,患者感外阴灼痛,行动不便。

3. 尿路感染 伴有膀胱结石者多有尿路感染,出现尿痛、尿急症状。

4. 闭经 不少患者长期闭经或月经稀发,其原因尚不清楚,可能与精神创伤有关。

(三)诊断

通过询问病史,可追溯导致尿瘘的原因,在妇科检查时着重了解瘘孔的部位、大小及其周围瘢痕情况,还应了解有无合并阴道狭窄,尿道是否通畅,以及膀胱容积大小等,制定相应的治疗方案。对特殊病例需进行下列辅助检查:

1. 亚甲蓝试验 目的在于鉴别患者为膀胱阴道瘘、膀胱宫颈瘘抑或输尿管阴道瘘,并可协助辨认位置不明的极小瘘孔。方法:将200ml稀释亚甲蓝(methylthioninium chloride)溶液经尿道注入膀胱,若见到有蓝色液体经阴道壁小孔溢出者为膀胱阴道瘘;蓝色液体自宫颈外口流出者为膀胱宫颈瘘;阴道内流出清亮尿液,说明流出的尿液来自肾脏,则属输尿管阴道瘘。

2. 靛胭脂试验 亚甲蓝试验瘘孔流出清亮液的患者,应进一步行靛胭脂试验。静脉注射靛胭脂(indicarmine)5ml,10分钟内见到瘘孔流出蓝色尿液,确诊为输尿管阴道瘘。

3. 膀胱镜、输尿管镜检查 了解膀胱内情况,排除有无炎症、结石、憩室;明确瘘孔位置和数目。必要时行双侧输尿管逆行插管或输尿管镜检查,明确输尿管瘘的位置。

4. 静脉肾盂及尿路造影 在限制饮水12小时及肠道充分准备下,静脉注射76%泛影葡胺20ml后,分别于注射后5、15、30、45分钟摄片,以了解双侧肾功能及输尿管有无异常,用于诊断输尿管阴道瘘、结核性尿瘘和先天性输尿管异位。

5. 肾显像 能了解双侧肾功能和上尿路通畅情况。若初步诊断为输尿管阴道瘘,肾显像显示患侧肾功能减退和上尿路排泄迟缓。

(四)预防

绝大多数尿瘘是可以预防的,重点在于预防产伤所致的尿瘘。

(1) 正确处理异常分娩,防止第二产程延长和滞产。行阴道助产手术时,术前必先导尿,避免术中损伤膀胱。术后常规检查生殖泌尿道有无损伤。

(2) 对产程长、膀胱及阴道受压过久、疑有损伤可能者,产后应留置导尿管持续开放10～14日,保持膀胱空虚,有利于改善局部血运和防止尿瘘形成。

(3) 妇科手术损伤所致的尿瘘多系子宫全切除术时损伤输尿管,对于盆腔广泛粘连的患者先充分暴露输尿管,明确解剖关系后再行切除术,以免伤及输尿管。若术时发现有输尿管或膀胱损伤,应及时修补以防尿瘘形成。

(五)治疗

均需手术治疗。但对结核、癌肿所致者,应先针对病因进行治疗。产后和妇科手术后7日内发生的尿瘘,经放置膀胱内保留导尿管或(和)输尿管导管后,偶有自行愈合的可能。年老体弱不能耐受手术者,考虑采用尿收集器保守治疗。

1. 手术时间的选择 术中发现的器械损伤所致瘘孔一经发现立即手术修补。坏死型尿瘘或瘘孔伴感染应等3～6个月,待炎症消除、瘢痕软化、局部血供恢复正常后再行手术。瘘管修补失败后至少应等待3个月再行手术。膀胱内有结石伴炎症者,应在控制炎症后行取石和修补术。对月经定期来潮者,应在月经净后3～7日内手术。

2. 手术途径的选择 手术有经阴道、经腹和经阴道腹部联合途径之分。原则上应根据瘘孔类型和部位选择不同途径。绝大多数膀胱阴道瘘和尿道阴道瘘经阴道手术,输尿管阴道瘘多需经腹手术。

3. 术前准备 目的为手术创造有利条件，促进伤口愈合。

(1) 术前3～5日用1∶5000高锰酸钾液坐浴。有外阴湿疹者在坐浴后局部涂擦氧化锌油膏，待痊愈后再行手术。

(2) 老年妇女或闭经患者，术前应口服雌激素制剂半月，促进阴道上皮增生，有利于伤口愈合。

(3) 常规尿液检查，有尿路感染者应先控制感染，再行手术。

(4) 术前数小时开始应用抗生素预防感染。

(5) 必要时术前给予地塞米松，促使瘢痕软化。

4. 术后护理 术后护理是手术成败的重要环节。术后留置导尿管或耻骨上膀胱造瘘，应保证膀胱引流持续通畅，发现阻塞必须及时处理。停留导尿管7～14日不等。术后每日进液量不应少于3000ml，大量尿液冲洗膀胱，防止发生尿路感染。外阴部应每日擦洗干净。术后继续给予广谱抗生素预防感染。已服用雌激素制剂者，术后继续服用1个月。

二、粪　　瘘

粪瘘(fecal fistual)是指人体肠道与生殖道之间有异常沟通，致使粪便由阴道后壁排出，以直肠阴道瘘居多。

(一) 病因

(1) 分娩时胎头停滞在阴道内时间过长，压迫阴道后壁及直肠，造成缺血坏死而形成粪瘘是最常见的病因。

(2) 会阴切开缝合时，缝线穿透直肠黏膜未被发现，或Ⅲ度会阴撕裂，修补后直肠未愈合，均可导致直肠阴道瘘。

(3) 长期放置子宫托不取出；生殖道癌肿晚期破溃或放疗不当，均可发生粪瘘。

(4) 新生儿先天性直肠阴道瘘常合并肛门闭锁。

(二) 临床表现

直肠阴道瘘孔较大者，多量粪便经阴道排出，稀便时更是持续外流，无法控制。若瘘孔极小者，当粪便成形时，阴道内可无粪便污染，若为稀粪时则由阴道流出。阴道内可时有阵发性排气现象。

(三) 诊断

详细的病史询问，多能找到明确的病因。大的直肠阴道瘘在阴道窥器检查时能直接观察瘘孔。瘘孔极小者往往在阴道后壁只见到一颜色鲜红的小肉芽样组织，若从此处用探针探测，同时用另一手示指放入直肠内能直接接触到探针即可确诊。小肠或结肠阴道瘘需经钡剂灌肠方能确诊。

(四) 预防

产时注意缩短第二产程，避免第二产程延长；杜绝会阴Ⅲ度撕裂伤的发生；缝合会阴切口后常规做肛查，发现有缝线穿透直肠黏膜，应立即拆除重缝。避免长期放置子宫托不取。生殖道癌肿放射治疗时，应注意控制放射剂量和掌握操作技术，防止放射性损伤引起的粪瘘。

(五) 治疗

压迫坏死造成的粪瘘，应等待3～6个月，炎症完全消退后再行手术。术前3日进少渣饮食，每日用1∶5000高锰酸钾液坐浴1～2次。口服诺氟沙星或链霉素、庆大霉素、甲硝唑控制肠道细菌。术前清洁灌肠。术后应保持局部清洁；进少渣饮食4日，控制4～5日不排便。术后第5日口服缓泻剂。通常于排便后拆线。

（张晓薇）

笔记栏

第22章 不孕症与辅助生殖技术

案例 22-1

患者,女性,32岁,人流术后3年,无避孕未再孕2年于2005年12月19日入院。

患者3年前行人工流产术,术后无发热、腹痛,采用避孕套避孕。2年前开始无避孕,一直同居,性生活满意,至今未孕。2个月前在外院行输卵管碘油造影示:双侧输卵管积液。现要求进一步治疗入院。既往史:否认心脏病、肺结核、肝炎、肾炎等病史。月经史:12 $\frac{4\sim5}{28\sim30}$ 天,2005-12-13,量中,无痛经,白带不多。婚姻史:28岁结婚,孕$_1$产$_0$人工流产$_1$,丈夫体健。

体格检查:体温36.5℃,脉搏80次/min,呼吸18次/min,血压110/70mmHg,发育正常,营养中等,神志清楚,自动体位,全身无黄染,浅表淋巴结无肿大,头颅五官无畸形,咽无充血,颈软,气管居中,胸廓对称无畸形,双肺呼吸音清,心律整齐,心率80次/min,心音有力,未闻及杂音,腹平软,无压痛,无反跳痛,肝脾肋下未触及,脊柱四肢无畸形,活动自如,生理反射存在,病理反射未引出。

妇科检查:外阴:发育正常,无潮红和赘生物。阴道:通畅,少量白色分泌物。宫颈:光滑,无举痛。宫体:前位,大小正常,质中,活动欠佳,无压痛。附件:双侧增厚,未及包块,无压痛。

问题:

1. 患者初步诊断是什么?主要的病因是什么?
2. 需做哪些进一步的检查?
3. 目前需做何种治疗?

第一节 不孕症

凡婚后有正常性生活未避孕,同居2年未受孕者称不孕症(infertilitiy)。世界卫生组织1995编印的《不育夫妇标准检查与诊断手册》中不孕症的临床标准定为1年。据1989年资料统计,婚后初孕率1年为87.7%,2年的初孕率为94.6%,婚后未避孕、正常性生活2年而未妊娠者称原发不孕;曾有过妊娠而后未避孕连续2年不孕者称继发不孕。

在育龄期约有8%对夫妇有某些不育问题,以此推算,全世界约有5000万~8000万人有不能生育的问题。不育症虽不是致命性疾病,但造成个人痛苦、夫妇感情破裂、家庭不和,是全世界的一个主要的医学和社会问题。解决不育、推行节育是我国计划生育和人口控制政策中的不可分割的两个方面,应当引起足够的重视。

一、原　因

妊娠必备的四个条件:卵巢产生卵子;足够数量和质量好的精子;完善的精卵相遇通道;胚胎着床和生长的环境。以上任何一个环节异常都有可能导致不孕。阻碍受孕的因素可能在女方、男方或男女双方。国际妇产科联合会1990年估计,由于男性因素造成不育占8%~22%,女性因素占25%~37%,双方因素为21%~38%。

(一) 女性不孕因素

以排卵障碍和输卵管因素居多。

1. 排卵障碍 占20%~40%。导致持续不排卵的因素有:①下丘脑-垂体-卵巢轴功能紊乱,包括下丘脑性和垂体性引起无排卵。②卵巢病变,如先天性卵巢发育不全、多囊卵巢综合征、卵巢早衰、卵巢功能性肿瘤、卵巢对促性腺激素不敏感综合征等。③肾上腺及甲状腺功能异常也能影响卵巢功能导致不排卵。

2. 输卵管因素 占女性不孕因素的1/3。任何影响输卵管功能的因素,如输卵管炎症(淋菌、结核菌、沙眼衣原体等)引起输卵管伞端闭锁或黏膜破坏时输卵管闭塞或通而不畅,可导致不孕;输卵管发育不全、盆腔粘连等也可导致不孕。

3. 子宫内膜异位症 约30%~58%的不孕症患者合并子宫内膜异位症,内异症患者中不孕症的发病率可高达40%。引起不孕的原因复杂,如盆腔环境改变影响精子和卵子的结合,重者由于盆腔、输卵管、卵巢的粘连等可影响受精卵或胚胎的输送。

4. 子宫、宫颈和阴道因素 子宫先天畸形、子宫黏膜下肌瘤、子宫内膜炎、内膜结核、内膜息肉、宫腔粘连等影响受精卵着床;宫颈黏液功能异常、宫颈炎及宫颈免疫学功能异常,影响精子进入宫腔;阴道损伤后形成的粘连瘢痕性狭窄,或先天性外阴阴道发育异常、外阴阴道炎症等均可影响受孕。

笔记栏

（二）男性不育因素

主要是生精障碍与输精障碍。

1. 精液异常 由于先天性或后天性原因导致精液异常，如无精子或精子数过少，活力减弱，形态异常或精液液化不全等。

2. 性功能异常 外生殖器发育不良或阳痿、早泄等致性交困难，使精子不能正常排入阴道内。

3. 免疫因素 精子、精浆在体内产生对抗自身精子的抗体，即抗精子抗体（antisperm antibody，AsAb）使射出的精液产生凝集而不能穿过宫颈黏液。

（三）男女双方因素

（1）缺乏性生活的基本知识。

（2）男女双方盼孕心切造成的精神过度紧张。

（3）免疫因素：近年来对免疫因素的研究，认为有两种免疫情况影响受孕。①同种免疫：精子、精浆或受精卵是抗原物质，被阴道及子宫内膜吸收后，通过免疫反应产生抗体物质，使精子与卵子不能结合或受精卵不能着床。②自身免疫：认为不孕妇女血清中存在透明带自身抗体，与透明带起反应后可阻止精子穿透卵子，因而影响受精。

案例 22-1 分析

患者有人工流产病史，月经正常，可不考虑卵巢因素，输卵管造影示双侧输卵管积水，考虑为人流术后致盆腔感染，导致输卵管阻塞是不孕的原因。但不能排除免疫因素或男方因素。

二、检查步骤与诊断

通过男女双方全面检查找出原因，这是诊断不孕症的关键。

（一）男方检查

询问既往有无慢性疾病，如结核、腮腺炎等；了解性生活情况，有无性交困难。除全身检查外，重点应检查外生殖器有无畸形或病变，尤其是精液常规检查。正常精液量为 2～6ml，平均为 3ml，异常为<1.5ml；pH 为 7.0～7.8，在室温中放置 5～30 分钟内完全液化，精子密度为（20～200）$\times 10^9$/L，精子活率>50%，正常形态精子占 60%～80%。血抗精子抗体检查。

（二）女方检查

1. 询问病史 结婚年龄，是否两地分居，性生活情况，是否采用避孕措施。月经史，既往史（有无结核病、内分泌疾病），家族史。对继发不孕，应了解以往流产或分娩经过，有无盆腔感染史等。

2. 体格检查 注意第二性征及内外生殖器的发育情况，有无畸形、炎症、包块及乳房泌乳等。

3. 女性不孕特殊检查

（1）卵巢功能检查：包括排卵监测和黄体功能检查。方法有：B 超监测卵泡发育及排卵、基础体温测定、阴道脱落细胞涂片、宫颈黏液检查、月经来潮前子宫内膜活组织检查、女性激素测定等。

（2）输卵管通畅试验：常用方法有输卵管通液术、子宫输卵管碘油造影（图 22-1）或超声造影。输卵管通液术准确性差，但可分离轻度管腔粘连，有一定治疗作用。子宫输卵管造影可明确阻塞部位和有无子宫畸形及黏膜下肌瘤、子宫内膜或输卵管结核等病变。

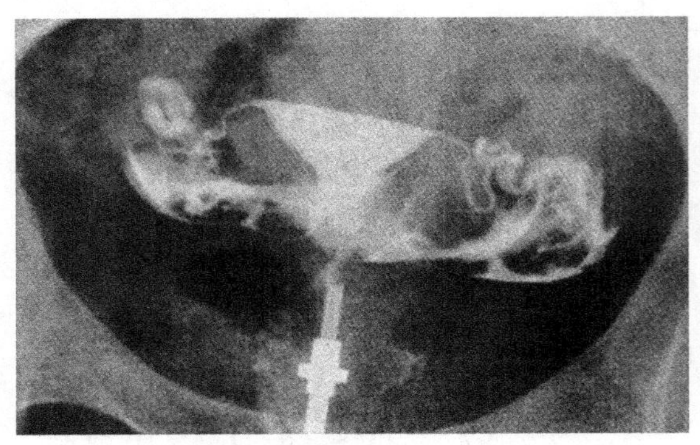

图 22-1 子宫输卵管碘油造影术（示正常）

（3）宫腔镜检查：了解宫腔内膜情况，能发现宫腔粘连、黏膜下肌瘤、内膜息肉、子宫畸形等（图 22-2）。

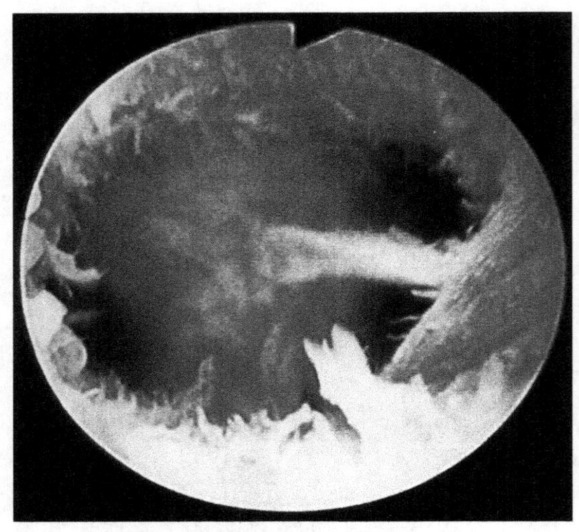

图 22-2 宫腔镜检查示中隔子宫

（4）腹腔镜检查：上述检查均未见异常者，可作腹腔镜了解盆腔情况，直接观察子宫、输卵管、卵巢有无病变或粘连，并可结合输卵管通亚甲蓝液，直

笔记栏

视下确定输卵管是否通畅(图 22-3),必要时在病变处取活检。约有 20%患者通过腹腔镜可发现术前未能诊断的病变,同时行盆腔粘连分离术和输卵管造口术。

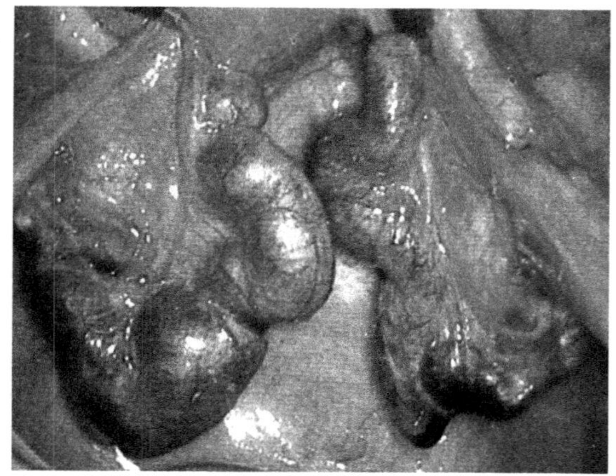

图 22-3 腹腔镜下注亚甲蓝液示双侧输卵管伞端阻塞

(5) 性交后试验:选择在预测的排卵期进行。在试验前 3 日禁止性交,避免阴道用药或冲洗。受试者在性交后 2～8 小时内就诊检查。先取阴道后穹隆液检查有无活动精子,有精子证明性交成功。再取宫颈黏液,若宫颈黏液拉丝长,玻片干燥后形成典型的羊齿植物叶状结晶,表明试验时间选择恰当。用聚乙烯细导管吸取宫颈管黏液,涂于玻片上检查,若每高倍视野有 20 个活动精子为正常。若宫颈管有炎症,黏液黏稠并有白细胞时,不宜做此试验。若精子穿过黏液能力差或精子不活动,应疑有免疫问题。

(6) 血抗精子抗体检查:理想的检测方法应该是既可能确定免疫球蛋白类型,又可对客体定量和判断抗体在精子上的结合部位,因为根据免疫球蛋白类型可有不同的治疗方法。抗体滴度越高或结合有抗体的精子百分率越高,对生育的损害越大。

案例 22-1 分析

女方已做输卵管通畅试验,应做腹腔镜检查,进一步了解盆腔情况。男方应做精液检查。未能排除免疫因素应做双方的抗精子抗体测定。

三、女性不孕的治疗

引起不孕的原因虽很多,但首先要改善全身状况,增强体质和增进健康;戒烟、不酗酒;积极治疗内科疾病;掌握性知识、学会预测排卵期,排卵前 2～3 日或排卵后 24 小时内,性交次数适度,以增加受孕机会。

(一) 治疗生殖器器质性疾病

1. 输卵管慢性炎症及阻塞的治疗

(1) 输卵管内注药:用地塞米松磷酸钠注射液 5mg,庆大霉素 4 万 U,加于 20ml 生理盐水中,在 150mmHg 压力下,以每分钟 1ml 速度缓慢注入,有减轻局部充血、水肿,抑制纤维组织形成,达到溶解或软化粘连的目的。应于月经干净后 2～3 日始,每周 2 次,直到排卵期前。可连用 2～3 个周期。

(2) 输卵管成形术:对不同部位输卵管阻塞可行造口术、吻合术及输卵管子宫移植术等,应用显微外科技术和微创技术达到输卵管再通的目的。

2. 肿瘤、炎症、结核、子宫内膜异位症等 按相应疾病治疗。

(二) 诱发排卵

用于无排卵的患者。

(1) 氯米芬(clomiphene):为首选促排卵药,适用于体内有一定雌激素水平者。月经周期第 5 日起,每日口服 50mg(最大剂量达 200mg),连用5 天,3 个周期为一疗程。排卵率高达 80%,但受孕率仅为 30%～40%,可能与其抗雌激素作用有关,若用药后有排卵但黄体功能不全,可加用绒促性素,于月经周期第 15～17 日连用 5 日,每日肌内注射 1000～2000U。

(2) 绒促性素(HCG):具有类似 LH 作用,常与氯米芬合用。于氯米芬停药 7 日加用 HCG 5000～10000U 一次肌内注射。

(3) 尿促性素(HMG):含有 FSH 和 LH 各 75U,促使卵泡生长发育成熟。于月经周期第 6 日起,每日肌内注射 HMG 1 支共 7 日。用药期间需检查宫颈黏液,测血雌激素水平及 B 型超声监测卵泡发育,一旦卵泡发育成熟停用 HMG 停药后 24～36 小时,加用 HCG500～10000U 一次肌内注射,促进排卵及黄体形成。

(4) 黄体生成激素释放激素(LHRH)脉冲疗法:适用于下丘脑性无排卵。采用微泵脉冲式静脉注射,脉冲间隔 90 分钟,用小剂量 1～5μg 脉冲较佳(排卵率 93.8%,妊娠率为 40.8%);大剂量为 10～20Py 脉冲(排卵率为 93.8%,妊娠率为 40.6%)。用药 17～20 日。

(5) 溴隐亭:属多巴胺受体激动剂,能抑制垂体分泌催乳素。适用于无排卵伴有高催乳激素血症者。从小剂量(1.25mg/d)开始,如无反应,1 周后改为 2.5mg/d,分 2 次口服。一般连续用药 3～4 周直至血催乳素降至正常范围,排卵率为 75%～85%,妊娠率为 60%。

(三) 补充黄体分泌功能

适用于黄体功能不全。于月经周期第 20 日开始，每日肌内注射黄体酮 10～20mg，连用 5 日。

(四) 改善宫颈黏液

于月经周期第 5 日起，应用雌激素，使宫颈黏液稀薄，有利于精子穿过。

(五) 免疫性不孕的治疗

抗精子抗体阳性的患者，性生活时使用避孕套 6～12 个月，此法可使部分患者的抗精子抗体水平下降，或加用免疫抑制治疗。

(六) 辅助生殖技术

见第二节。

案例 22-1 分析

输卵管积液，考虑为输卵管伞部阻塞，可在腹腔镜下行双侧输卵管造口术。

第二节 辅助生殖技术

辅助生殖技术（assisted reproductive techniques，ART）包括人工授精、体外授精-胚胎移植、卵母细胞内单精子显微注射、配子移植技术等。

一、人工授精

人工授精（artificial insemination，AI）是将精子通过非性交方式放入女性生殖道内，使其受孕的一种技术。精液来源分为两类：①丈夫精液人工授精：适用于男方性功能障碍和女方宫颈管狭窄、宫颈黏液异常、抗精子抗体阳性等。②供精者精液人工授精：适用于男方无精症、不良遗传基因携带者等。但易造成后代近亲结婚，故不能滥用。

目前常用的人工授精方法为：将精液洗涤处理后，通过插入宫腔的导管注入宫腔内授精。精液处理不当可导致盆腔感染。

二、体外受精-胚胎移植(IVF-ET)

体外受精-胚胎移植即试管婴儿（图 22-4）。指从妇女体内取出卵子，在体外培养一阶段与精子受精，再将发育到一定时期的胚泡移植到妇女宫腔内，使其着床发育成胎儿的全过程。1978 年世界第一例"试管婴儿"在英国诞生。我国第一例试管婴儿于 1988 年在北京诞生。

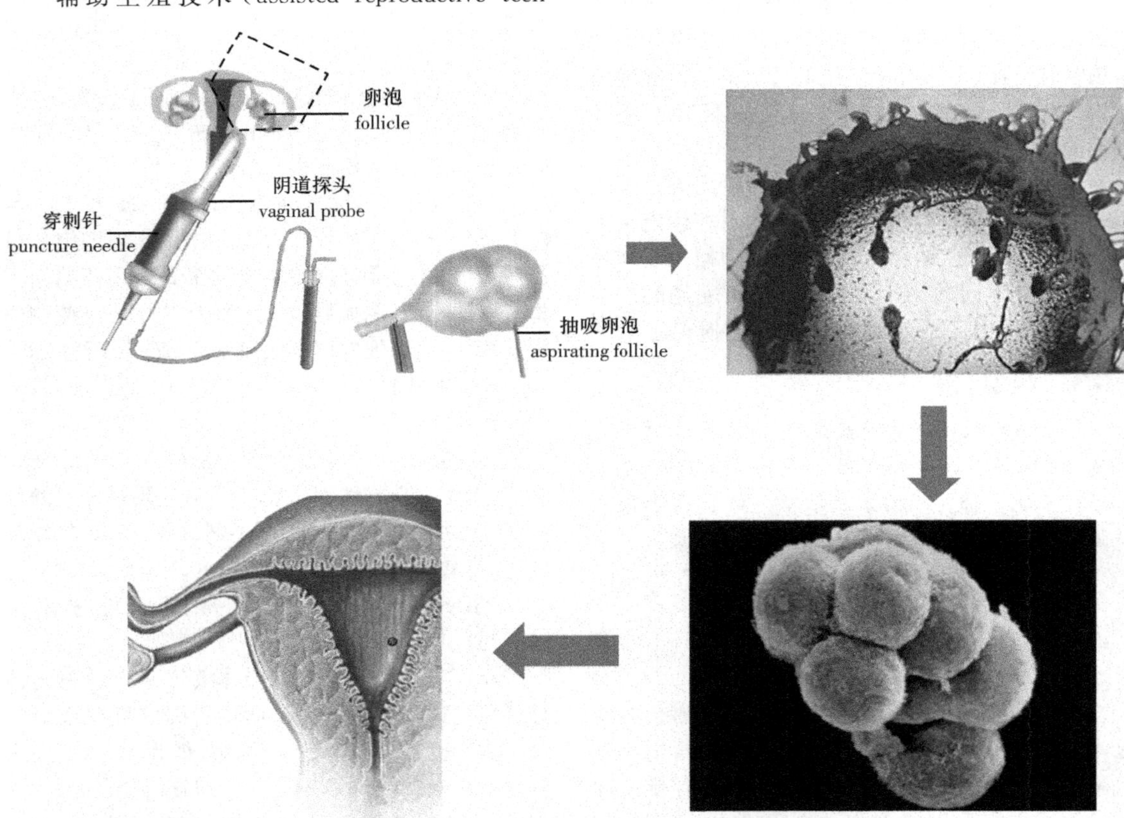

图 22-4 体外受精与胚胎移植

主要适用于输卵管性不孕、原因不明的不孕症、子宫内膜异位症、排卵异常、宫颈因素、男性因素不孕症等。

试管婴儿的主要步骤：①促进与监测卵泡发育：用药物诱发排卵以获取较多的卵母细胞。采用B超测量卵泡直径及测定血 E_2、LH 水平，监测卵泡发育。②取卵：于卵泡发育成熟尚未破裂时，B 超指引下经阴道穹隆处穿刺，抽取卵泡液找出卵母细胞。③体外受精：将卵母细胞放入培养液中培养，使卵子进一步成熟，达到与排卵时相近状态，与经过处理的精子混合在一起，培养一段时间后取出，用显微镜观察如有两个原核，即表示卵子已受精。④胚胎移植：受精卵发育到 8～16 个细胞时，将胚泡以导管注入宫底部。⑤移植后处理：卧床 24 小时，限制活动 3～4 日，肌内注射黄体酮治疗，按高危妊娠加强监测管理。

1992 年 Palermo 等将精子直接注射到卵泡质内，结果发现被注射的卵子受精，且卵裂正常，由此诞生了人类首例卵母细胞浆单精子注射法（ICSI）试管婴儿，主要用于治疗男性不育和多次 IVF-ET 周期失败的不明原因的不育症。

胚胎植入前遗传学诊断（PGD）是指从体外授精的胚胎中取部分细胞进行基因检测，排除带致病基因的胚胎后才移植。这种方法主要是解决带有严重遗传性疾病基因的夫妇的优生问题。

胞浆置换技术是通过显微镜技术将患者卵子内的卵浆同另一健康女性的卵浆置换，以增强卵子活力，提高试管婴儿的成功率。置换后的卵细胞再同丈夫的精子在体外授精，发育成受精卵后植入子宫。主要适用于有排卵功能，但因健康状况差或年龄大而卵子质量不高、活力差的妇女。

三、配子移植技术

配子是指男性的精子和女性的卵子。将精子和卵子移植入女性体内的技术称为配子移植技术。根据配子移植途径和部位的不同，配子移植技术包括：配子输卵管内移植（GIFT）、配子腹腔内移植（POST）、配子宫腔内移植（GIUT）、配子经阴道输卵管内移植（TV-GIFT）。适用于至少一侧输卵管正常的女性。此法免除了体外授精和培养及受精卵植入的复杂环节，方法简单。

四、供胚移植

供胚来源于 IVF-ET 中多余的新鲜胚胎或冻存胚胎。适用于卵巢功能不良或严重遗传病的女性。

案例 22-1 分析

患者女性，32 岁，人流术后 3 年，未避孕未孕 2 年，有人流病史，月经正常，输卵管造影示双侧输卵管积水，考虑女方不孕的原因是输卵管阻塞。但不能排除免疫因素或男方因素。双方做抗精子抗体测定。男方做精液检查。女方做腹腔镜检查，进一步了解盆腔情况。输卵管积液，可在腹腔镜下行双侧输卵管造口术。

（黎燕霞）

第23章 计划生育

案例 23-1

患者，女性，28 岁，产后 9 月，停经 45 天，于 2006 年 4 月 19 日就诊。

患者于 2005 年 7 月顺产一活女婴，产后哺乳 6 个月，产后 2 个月恢复月经，末次月经 2006 年 3 月 4 日，停经 40 天自验尿妊娠试验阳性，要求终止妊娠并征询避孕方法。既往史：否认心脏病、肺结核、肝炎、肾炎等病史。月经史：13 岁初潮，经期 4～5 天，周期 30 天，量中，无痛经，白带不多。婚姻史：25 岁结婚，孕$_1$产$_1$，丈夫体健。

体格检查：体温 36.8℃，脉搏 84 次/min，呼吸 20 次/min，血压 120/70mmHg，心肺听诊无异常。妇科检查：外阴：发育正常，无潮红和赘生物。阴道：通畅，少量白色分泌物。宫颈：光滑，无举痛。宫体：前位，增大如孕 6 周多，质软，活动好，无压痛。附件：双侧无增厚，无压痛。

问题：

1. 该患者终止妊娠前需做何检查？
2. 采用何种方法终止妊娠？
3. 如何指导患者采用适合的避孕方法？

随着世界人口的不断增加，人口问题已成为全球关注的大事。实行计划生育(family planning)是我国的一项基本国策，其基本内容就是科学地控制人口数量、提高人口素质。我国坚持推行以避孕为主的节育措施，在控制人口数量方面取得了显著成绩。据 2000 年 11 月我国第 5 次人口普查为 12.95 亿，因此我国人口数量仍需控制。提高人口素质亟待解决的是围生儿出生缺陷。我国人口检测调查显示全国总出生缺陷发生率为 13.07‰，可见计划生育任务还很艰巨。

计划生育工作的具体内容包括：①晚婚：按法定年龄推迟 3 年以上结婚为晚婚。②晚育：按法定年龄推迟 3 年以上生育为晚育。③节育：育龄妇女应及时了解并采取节育措施。④提高人口素质：优生优育，避免先天性缺陷代代相传，防止后天因素影响后天发育。

计划生育措施包括避孕、绝育和人工流产。避孕是一种不妨碍正常性生活与身体健康而能暂时阻止受孕的科学方法，主要通过以下环节达到避孕目的：①干扰受精卵着床，使子宫内环境不适宜孕卵生长发育，如宫内节育器。②阻止卵子与精子相遇，如使用避孕套、阴道隔膜或输卵管结扎术等。③抑制排卵，如避孕药物的使用。④改变阴道内环境，不利于精子生存和获能，如使用外用杀精剂等。绝育是永久性的节育措施。人工流产是人为地采取措施终止妊娠，可作为避孕失败的补救措施。

第一节 工具避孕

一、宫内节育器

宫内节育器(intrauterine device，IUD)是一种相对安全、有效、简便、经济的可逆性节育方法。节育器一次放置于宫腔，可避孕多年，目前已成为我国育龄妇女的主要避孕措施，使用率占世界 IUD 避孕总人数的 80%，是世界上使用 IUD 最多的国家。

为了提高避孕效果，对 IUD 的形状、大小、材料等进行了多次改进，全世界已有数十种不同种类的 IUD。目前我国将 TCu200、TCu200C、TCu380A、MLCu375(母体乐铜 375)及孕酮铜(曼月乐)五种列为推荐的宫内节育器。

(一) 宫内节育器的种类

宫内节育器大致可分为两大类(图 23-1)。

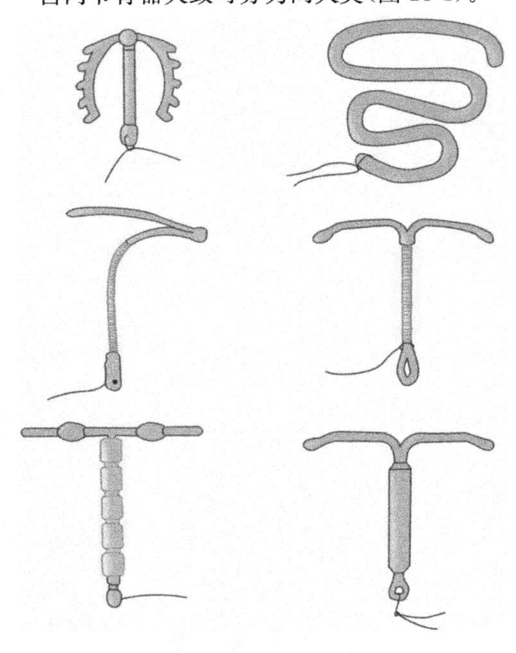

图 23-1 各种宫内节育器

笔记栏

1. 惰性宫内节育器 为第一代IUD,由惰性原料如金属、硅胶、塑料或尼龙等制成。国外主要为Lippes蛇形和Dukon盾形节育器。我国主要为不锈钢圆环及其改良品。不锈钢圆环因脱落率及带器妊娠率高,现已少用。

2. 活性宫内节育器 为第二代IUD,其内含有活性物质如金属、激素、药物及磁性物质等,可以提高避孕效果,减少副反应。

(1) 带铜宫内节育器:主要有T形节育环(TCu-IUD)和V形节育环(VCu-IUD):带铜T形IUD按宫腔形态设计而成,以塑料为支架,支架上绕铜丝或套以铜管。根据铜暴露子宫腔的面积不同而分为不同类型,如铜的总面积为$200mm^2$时称TCu-200;TCu-380A的铜表面积为$380mm^2$。V形IUD其形状更接近宫腔,横壁及斜壁铜丝或铜套的面积为$200mm^2$,用不锈钢作支架,外套硅橡胶管。带铜IUD在子宫内持续释放具有生物活性的铜离子,而铜离子具有较强的抗生育作用,避孕效果随着铜的表面积增大而增强,但表面积过大时,副反应也相应增多。带铜IUD还有:带铜宫形IUD、TCu-220C、TCu-380A、母体乐Cu375等。

(2) 药物缓释宫内节育器

1) 含孕激素T形宫内节育器(如曼月乐):采用T形支架,孕激素储存在纵杆药管中,管外包有聚二甲基硅氧烷膜,控制药物释放。孕激素使子宫肌肉松弛,故脱落率低;子宫内膜的变化不利于受精卵着床,带器妊娠率低;孕激素使子宫内膜萎缩,月经量减少,但易出现突破出血,尤其多见于上环后的半年内。目前研制出用左旋炔诺酮(LNG)代替孕酮,并以中等量释放(20μg/d),有效期估计为10～15年,主要副反应为闭经和点滴出血,取器后不影响月经和妊娠。

2) 含其他活性物的IUD:如含锌、磁、前列腺素合成酶抑制剂及抗纤溶药物等的节育器。

3. 第三代节育器 目前正在研制。主要致力于降低脱落率和其他并发症。其体积偏小,质地柔韧和容易放置,并能减少出血、疼痛等不良反应。如比利时的锚式固定式IUD、产褥期应用铬肠线作固定锚的IUD和V型聚乙烯制的支架并绕上铜丝等。

(二) 宫内节育器的避孕原理

大量研究认为宫内节育器的抗生育作用是多方面的,主要是:①子宫内膜长期受异物刺激而引起一种无菌性炎性反应,白细胞及巨噬细胞增多,子宫液组成随之改变,可能有吞噬精子和毒害胚胎的作用,影响受精和受精卵着床。②异物反应可损伤子宫内膜而产生前列腺素,前列腺素又可改变输卵管蠕动,使受精卵的运行与子宫内膜发育不同步,从而影响着床。③子宫内膜受压缺血,激活纤溶酶原,局部纤溶活性增强,致使囊胚溶解吸收。④对抗机体囊胚着床的免疫耐受性,使囊胚崩解,有免疫性抗着床作用。

带铜IUD器所致异物反应更重。铜的长期缓慢释放,并被子宫内膜吸收,局部浓度增高后改变内膜酶系统活性,并影响DNA合成、糖原代谢及雌激素的摄入,使子宫内膜的细胞代谢受到干扰,不利于受精卵着床及囊胚发育。铜还可能影响精子获能,从而达到增强避孕的效果。

含孕激素IUD可释放的孕酮,主要引起子宫内膜腺体萎缩和间质蜕膜化,不利于受精卵着床,同时使宫颈黏液变稠使精子运行障碍,还可影响精子的代谢如氧的摄取及葡萄糖利用。

(三) 宫内节育器的放置

凡育龄妇女要求放置宫内节育器而无禁忌证者均可放置。

1. 禁忌证 ①妊娠或可疑妊娠者;②生殖道急性炎症;③生殖器官肿瘤;④子宫畸形;⑤宫颈过松、重度陈旧性宫颈裂伤或子宫脱垂;⑥严重全身性疾患。

对于月经过多过频和部分血液系统疾病者,过去认为不可放置IUD,但目前含孕激素IUD具有治疗作用,可在医生指导下使用。

2. 放置时间 常规为经后无性生活,月经干净后3～7天放置。人工流产后立即放置,但术后宫腔深度应<10cm;产后42天恶露已干净、子宫恢复正常者;剖宫产后半年;含孕激素IUD在月经第3日放置。哺乳期放置应先排除早孕。

3. 节育器大小选择 T型IUD依其横臂宽度(mm)分为26、28、30号3种。应根据宫腔深度选择不同的型号。

4. 放置方法 外阴,阴道部常规消毒铺巾,双合诊复查子宫大小、位置及附件情况。阴道窥器暴露宫颈后,再次消毒,以宫颈钳夹持宫颈前唇,用探针子宫探测宫腔深度。一般不需扩张宫颈管,宫颈管较紧者可用宫颈扩张器依顺序扩至6号。用放置器将节育器推送入宫腔,IUD的上缘必须抵达宫底部,带有尾丝者在距宫口2cm处剪断。观察无出血即可取出宫颈钳及阴道窥器。

5. 术后注意事项 术后休息3日,2周内忌性交及盆浴,3个月内每次经期或大便时注意有无IUD脱落,定期进行随访。

(四) 宫内节育器的取出

1. 取器适应证 ①因副反应治疗无效或出现

笔记栏

并发症者；②改用其他避孕措施或绝育者；③带器妊娠者；④计划再生育者；⑤放置期限已满需更换者；⑥绝经1年者。

2. 取器时间 一般以经后3～7日为宜；因子宫出血而需取器者，随时可取；带器早期妊娠者在人工流产术同时取器。取器前通过宫颈口尾丝或B超、X线检查确定宫腔内是否存在节育器及其类型。

3. 取器方法 有尾丝者，用血管钳夹住后轻轻牵引取出。无尾丝者，先用子宫探针查清IUD位置，再以长钳伸入宫颈管内夹住IUD纵杆牵引取出；金属单环，以取环钩钩住环下缘牵引取出。取器困难者可在B型超声监视下操作或借助宫腔镜取出。

（五）宫内节育器的不良反应

1. 出血 常发生在放置节育器后1年内，尤其最初3个月内。表现为经量过多、经期延长或周期中点滴出血。月经过多者应补充铁剂，并选用：①抑制前列腺素合成剂：吲哚美辛25～50mg，每日3次口服。②抗纤溶蛋白制剂：氨基己酸2～4g，每日3次口服。③云南白药0.4g，每日3次口服。若治疗2～3个周期无效，应考虑更换节育器，或取出改用其他节育措施。

2. 腰酸腹坠 为IUD与宫腔大小或形态不符，导致子宫频繁收缩所致。

（六）宫内节育器的并发症

1. 子宫穿孔、节育器异位 原因为：①子宫位置检查错误，易从子宫峡部穿孔；子宫大小检查错误，易发生子宫角部穿孔。②哺乳期子宫薄而软，术中易穿孔。穿孔后致节育器异位。确诊节育器异位后，应根据其所在部位，经剖腹或腹腔镜下或经阴道将节育器取出。

2. 节育器嵌顿 由于节育器放置过程损伤宫壁，或节育器过大或节育器成角其尖端部分在放置时引起的损伤，致部分节育器嵌入子宫肌壁。一经诊断应及时取出，若取出困难应在B型超声下或在宫腔镜直视下取出，可减少子宫穿孔机会。

3. 感染 因放置时无菌操作不严或节育器尾丝导致上行性感染。若生殖道本身存在感染灶，更易因放置节育器促使感染急性或亚急性发作。病原体除一般细菌外，厌氧菌、衣原体尤其放线菌感染占重要地位。一旦发生感染，应立即取出节育器，并用抗生素积极治疗。

4. 节育器脱落 放器时操作不规范，IUD未放至子宫底部，或节育器与宫腔大小、形状不符，引起子宫收缩。节育器制作材料的支撑力过小也易脱落。多发生于带器后第1年，尤其在前3个月，常与经血一起排出而未察觉，直到妊娠后方发现，因此放器1年内应定期随访。

5. 带器妊娠 节育器移位或异位于盆腔或腹腔；双子宫时，节育器只放入一侧宫腔等情况，均可导致带器妊娠。发现后应人工终止妊娠。

二、阴　茎　套

阴茎套(condom)也称避孕套。为筒状薄型乳胶制品，顶端呈小囊状，筒径规格有29、31、33、35mm四种。排精时精液潴留于小囊内，不能进入宫腔而达到避孕目的。此工具必须在每次性交时男方使用，射精后阴茎尚未软缩时，即捏住套口和阴茎一起取出，正确使用避孕有效率可达93%～95%。阴茎套还有防止性传播疾病的作用，故应用广泛。

三、女用避孕套

女用避孕套(female condom)又称阴道套(vaginal pouch)，是由聚氨酯(或乳胶)所制成的宽松、柔软的袋状物，长15～17cm，开口处连接直径7cm的柔韧的“外环”，套内游离直径6.5cm的内环，也具有防止性传播疾病的作用，我国正在进行临床实验(图23-2)。

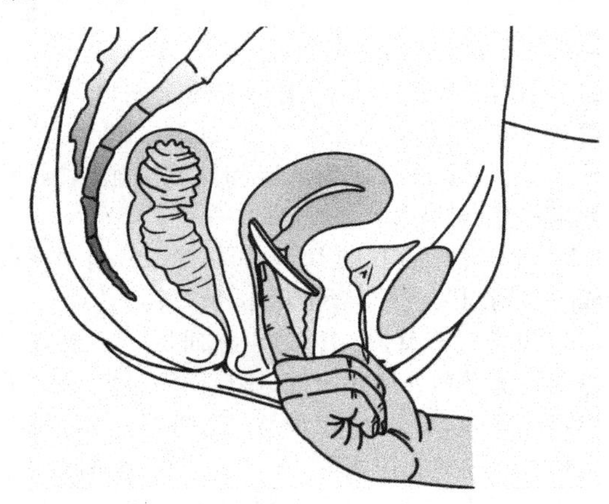

图23-2　放置女用避孕套

第二节　药物避孕

1956年Pincus等首先临床应用人工合成的甾体激素避孕，1963年我国开始应用。目前常用的几乎全是女用避孕药，大多由雌激素和孕激素配伍而成，也有一些为非甾体类药物，如离子表面活性剂、醇醚类等。

笔记栏

一、避孕原理

（一）抑制排卵

药物抑制下丘脑释放 LHRH，使垂体分泌 FSH 和 LH 减少，同时直接影响垂体对 LHRH 的反应，从而不形成排卵前 LH 峰，故抑制排卵。此类药物多为雌激素和孕激素配伍的复方制剂。

（二）阻碍受精

药物改变宫颈黏液性状，使宫颈黏液量变少而黏稠度增加，拉丝度减小，不利于精子穿透；杀死精子或影响精子功能阻碍受精。此类药物如低剂量孕激素、外用杀精制剂。

（三）阻碍着床

药物改变子宫内膜形态与功能，使腺体及间质提早发生类分泌期变化，抑制子宫内膜增殖变化，使子宫内膜分泌不良，不适于受精卵着床。强效孕激素及其他事后避孕药均属此类避孕药。

二、适　应　证

健康的生育年龄妇女无禁忌证者均可服用。

三、禁　忌　证

（1）严重心血管疾病，因孕激素对血脂蛋白代谢有影响，可加速冠状动脉粥样硬化发展；雌激素使凝血功能亢进，以致冠状动脉硬化，易并发心肌梗死。雌激素还可增加血浆肾素活性，使血压升高，高血压患者脑溢血发生率较未服用者高 2 倍。

（2）急慢性肝炎或肾炎。因药物在肝脏代谢、肾脏排泄。

（3）血液病或血栓性疾病。

（4）内分泌疾病如糖尿病需用胰岛素控制者、甲状腺功能亢进者。

（5）恶性肿瘤、癌前期病变、子宫病变或乳房肿块者。

（6）哺乳期，因避孕药抑制乳汁分泌，并使其蛋白质、脂肪含量下降。

（7）产后未满半年或月经未来潮者。

（8）月经稀少或年龄>45 岁者。

（9）年龄>35 岁的吸烟妇女不宜长期服用，以免卵巢功能早衰。

（10）精神病生活不能自理者。

四、药物副反应

（一）类早孕反应

雌激素刺激胃黏膜引起头晕、乏力、食欲不振以至恶心呕吐。轻症不需处理，数日后可减轻或消失；重症 1～3 个周期方可消失，可服用维生素 B_6、维生素 C 等。

（二）月经影响

避孕药可抑制性腺轴，改由避孕药替代性激素对子宫内膜，一般月经变规则，经期缩短，经量减少，痛经消失。若出现闭经，反映避孕药对性腺轴抑制过度，应停药改用人工周期疗法或加用促排卵药物，仍无效应进一步检查闭经原因。

服药期间发生不规则少量出血，称突破出血。多发生在漏服后，少数人虽未漏服也能发生。若前半周期发生出血，为雌激素不足以维持内膜的完整性所致，可每晚增服炔雌醇 0.005～0.015mg，与避孕药同时服至第 22 日停药。若在服药后半周期出血，多为孕激素不足引起，可每晚加服避孕药 1/2～1 片，同服至第 22 日停药。若出血量多如月经，应停药，出血第 5 日再开始下一周期用药。

（三）体重增加

避孕药中的孕激素有弱雄激素活性促进体内合成代谢，也可因雌激素使水钠潴留所致。新型避孕药应用新的孕激素，减少了这方面的副作用。

（四）色素沉着

少数妇女的颜面部皮肤出现淡褐色色素沉着如妊娠所见，停药后不一定都能自然消退。

（五）其他影响

长期服避孕药在停药 6 个月后妊娠者，随访胎儿无异常发现，为避免避孕药影响，长期服用者以停药 6 个月后再受孕为妥；短期服用者例外。据国内外的资料表明，长期服用避孕药不增加生殖器恶性肿瘤的发生率，还可减少子宫内膜癌、卵巢上皮癌的发生。机体代谢的某些改变是暂时的，停药后可恢复。因此，长期应用甾体避孕药是安全的。

笔记栏

五、避孕药的种类(表23-1)

表23-1 我国常用的和国外较新的避孕药

种类	名称	雌激素(mg)	孕激素(mg)	备注
口服避孕药	短效片			
	避孕药1号	炔雌醇(0.035)	炔诺酮(0.6)	国产
	避孕药2号	炔雌醇(0.035)	甲地孕酮(1.0)	国产
	避孕药0号	炔雌醇(0.035)	炔诺酮(0.3) 甲地孕酮(0.5)	国产
	复方18甲	炔雌醇(0.030)	炔诺孕酮(0.3)	国产
	复方左旋18甲	炔雌醇(0.030)	左炔诺孕酮(0.15)	国产
	妈富隆(marvelon)	炔雌醇(0.030)	去氧孕烯(0.15)	进口
	达英-35	炔雌醇(0.035)	环丙孕酮(1.0)	进口
	去氧孕烯双相片(ovidol)			
	第一相(1～7片)	炔雌醇(0.040)	去氧孕烯(0.05)	
	第二相(8～21片)	(0.030)	(0.125)	国外
	左炔诺孕酮三相片			
	第一相(1～6片)	炔雌醇(0.030)	左炔诺孕酮(0.05)	
	第二相(7～11片)	(0.040)	(0.075)	
	第三相(12～21片)	(0.030)	(0.125)	国产
	左炔诺孕酮三相片			
	第一相(1～6片)	炔雌醇(0.030)	左炔诺孕酮(0.05)	
	第二相(7～11片)	(0.040)	(0.75)	
	第三相(12～21片)	(0.030)	(0.125)	国产
	长效片			
	复方18甲长效避孕片	炔雌醚(3.0)	炔诺孕酮(12.0)	
	复方左旋18甲长效避孕片	炔雌醚(3.0)	左旋炔诺孕酮(6.0)	
	三合一炔雌醚长效避孕片	炔雌醚(3.0)	炔诺孕酮(6.0) 氯地孕酮(6.0)	国产
	探亲避孕药			
	炔诺酮探亲片		炔诺酮(5.0)	国产
	甲地孕酮探亲避孕片		甲地孕酮(2.0)	国产
	炔诺孕酮探亲避孕片		炔诺孕酮(3.0)	国产
	甲醚抗孕丸		甲地孕酮(0.55) 醋炔醚(0.88)	国产
	53号抗孕片		双炔失碳酯(7.5)	国产
长效避孕针	单方			
	狄波普维拉(depo provera)		醋酸甲羟孕酮(150.0)	进口
	庚炔诺酮注射液		庚炔诺酮(200.0)	国产
	复方			
	复方己酸羟孕酮注射液	戊酸雌二醇(5.0)	己酸羟孕酮(250.0)	国产
	美尔伊避孕注射液	雌二醇(3.5)	甲地孕酮(25.0)	国产
缓释避孕药	皮下埋植剂			
	左旋炔诺孕酮埋植剂Ⅰ型(Norplant Ⅰ)		左旋炔诺孕酮(36.0×6)	进口、国产
	左旋炔诺孕酮埋植剂Ⅱ型(Norplant Ⅱ)		左旋炔诺孕酮(70.0×2)	进口、国产
	阴道避孕环			
	甲硅环		甲地孕酮(200.0/250.0)	国产
	Varlevo阴道避孕环		左旋炔诺孕酮(6.0)	国外

笔记栏

(一)短效口服避孕药

1. 组成 大多由雌激素和孕激素配伍而成，在各类避孕药中问世最早且应用最广泛，只要按规定服用且无漏服，避孕成功率按国际妇女年计算可达99.95%。目前常用的有炔诺酮、甲地孕酮、炔诺孕酮、左旋炔诺孕酮等孕激素与炔雌醇组成的各种复方制剂，除一般的复方片(单相片)外，还有双相片和三相片。近年来的新药选用去氧孕烯、孕二烯酮、环丙孕酮等强效孕激素，减少或无雄激素活性，副作用相应减少。尤其是三相片模仿正常月经周期中内源性雌、孕激素水平变化，将一个周期分成三个阶段，各阶段中雌、孕激素剂量均不相同。三相片配方合理，避孕效果可靠，突破性出血和闭经率显著低于单相片，副反应少。

2. 剂型 分为三种：①糖衣片：糖衣内含药；②纸型片：可溶性纸上附有药物；③滴丸：药溶解在明胶液里，再滴凝成丸。

3. 用法及注意事项 一般雌孕激素制剂用法基本相同，自月经周期第5天开始，每晚1片，连服22日，若漏服可于次晨补服1片。多在停药后2～3日发生撤退出血，如月经来潮，于月经第5天开始服用下一周期药物，若停药7日尚无月经来潮，则于第8日开始服用下一周期药物。若再次无月经出现，宜停药检查原因。糖衣片潮了就不能服用，因药物在糖衣上。强效孕激素制剂为月经周期第1天开始，每晚1片，连服21日，停药7日，第29日开始服用下一周期药物。

双相片用法与单相短效避孕药。

三相片第一周期从月经第1天开始服用，每日1片，按顺序服用，共21天。第二周期后改为第3天开始。若停药7日无月经来潮，则子第8天开始服下一周期药物。

(二)长效口服避孕药

1. 组成 由长效雌激素和人工合成的孕激素配伍制成。这类药物主要是利用长效雌激素炔雌醇环戊醚(简称炔雌醚)，从胃肠吸收后，储存于脂肪组织内缓慢释放起长效避孕作用。服药1次可避孕1个月，避孕有效达96%～98%。

2. 用法 在月经来潮第5日服第1片，第10日服第2片。以后按第1次服药日期每月服1片。长效口服避孕药停药时，为防止体内雌激素蓄积导致月经失调，应在月经周期第5天开始服用短效避孕药3个月，作为停用长效避孕药的过渡。

(三)探亲避孕药

1. 组成 这类药物为甾体化合物，除双炔失碳酯外均为孕激素类制剂或雌、孕激素复合剂。

2. 用法 服用时间不受经期限制，适用于短期探亲夫妇。

(1) 炔诺酮探亲片：于性交当晚及以后每晚口服1片，若已服14天而探亲未满，可改用1号或2号短效避孕药至探亲完。避孕率达99.7%。停药后月经一般7日内来潮。

(2) 甲地孕酮探亲避孕片：性交前8小时服1片，当晚再服1片，以后每晚服1片，直到探亲结束次晨加服1片。避孕率为99.7%。

(3) 炔诺孕酮：房事前1～2日开始应用，服法同炔诺酮。

(4) 甲醚抗孕丸：探亲当日中午含服1丸，以后在每次性交后服1丸。避孕率为99.6%。

(5) 53号抗孕片：第一次性交后立即服1片，次晨加服1片，以后每日最多1片，每月不少于12片。若探亲结束未服够12片，需继续服用至满12片。

(四)长效避孕针

1. 组成 有单纯孕激素类和雌、孕激素混合类。有效率98%。单纯孕激素类的优点是不含雌激素，可用于哺乳期避孕，但易并发月经紊乱，特别是用药的头3个月，可对症用止血药。采用具有生物降解作用的高分子化合物与甾体激素混合制成微球或微囊缓释制剂，可供注射，药物在体内的释放速度可以微球或微囊的大小载药的比重来调节，可以最低的有效剂量维持较长的避孕作用，更具有安全性。

2. 用法 第1个月于月经周期第5日和第12日各肌内注射1支，以后在每次月经周期第10～12日肌内注射1支。一般于注射后12～16日月经来潮。微球或微囊缓释制剂，如：醋酸甲羟孕酮(狄波普维拉)每3个月皮下注射一次。

(五)缓释系统避孕药

避孕药缓释系统是将避孕药(主要是孕激素)与具有缓慢释放性能的高分子化合物制成多种剂型，在体内持续恒定进行微量释放，起长效避孕作用。

1. 皮下埋植剂 是常用的一种缓释系统的避孕剂。第一代产品称 Norplant Ⅰ，有6个硅胶囊管，每根含左旋炔诺孕酮(LNG)36mg。第二代称 NorplantⅡ，只需2根硅胶囊管，每根含LNG70mg。用法：于周期第7日内在上臂内侧做皮下扇形插入。可避孕5年，有效率99%以上。优点是不含雌激素，不影响乳汁质量，随时可取出，恢复生育功能快，使用方便。副反应主要是不规则少量阴道流血，3～6个月可减轻及消失，少数闭经。可用止血剂或雌激素治疗，常用炔雌醇0.05～0.1mg，每日

笔记栏

一次,连续数日,止血后停药。

2. 缓释阴道避孕环 甲硅环,只含孕激素,有效期1年。月经期不需取出,有效率97.6%,脱落率2.9%,月经异常率2.01%。

3. 透皮贴剂 美国研制成。药物由三块有效期为7日的贴剂构成。用药3周,停药1周,以后再用。此贴剂含雌激素和孕激素储存区,可从药膜中按一定量及比例释放,效果同口服避孕药,可接受性比口服避孕药大得多。

(六) 外用避孕药

由阴道给药,以杀精或改变精子功能达到避孕。目前常用的避孕药膜以壬苯醇醚为主药,聚乙烯醇为水溶性成膜材料制成。壬苯醇醚具有高效的杀精能力,最快者5秒内使精细胞膜产生不可逆改变;房事前5分钟将药膜揉成团置阴道深处,待其溶解后即可性交。正确使用的避孕效果可达95%以上,一般对局部黏膜无刺激或损害,少数妇女感阴道灼热或分泌物增多。

第三节 其他避孕技术

一、紧急避孕

紧急避孕(postcoital contraception)是指在无防护性性生活后或避孕失败后几小时或几日内,为防止非意愿性妊娠的发生而采用的避孕方法,也称事后避孕。使用紧急避孕可降低人工流产率,避免不必要的痛苦和并发症。

(一) 机制

阻止或延迟排卵,干扰受精或阻止着床。

(二) 适应证

(1) 在性生活中未使用任何避孕方法。

(2) 避孕失败,包括避孕套破裂、滑脱,体外排精未能做到,安全期计算错误,漏服避孕药,宫内节育环脱落。

(3) 遭到性暴力。

(三) 禁忌证

已确定怀孕的妇女。要求紧急避孕但不能排除妊娠时,经解释后可以用药,但应说明可能无效。

(四) 方法

放置宫内节育器或口服紧急避孕药。

1. 宫内节育器 一般应在无保护性生活后5日(120小时)之内放入带铜IUD,其有效率可达99%以上。特别适合那些希望长期避孕而且符合放环者。

2. 紧急避孕药 有激素类或非激素两类,适合于那些仅需临时避孕的妇女。

(1) 激素类:①复方炔诺孕酮事后避孕片(炔诺孕酮0.5mg+炔雌醇0.05mg),首剂2片,12小时后再服2片。②炔诺孕酮探亲避孕片,首剂半片,相隔12小时再服半片。在无保护性生活后3日(72小时)之内口服紧急避孕药,其有效率可达98%。

(2) 米非司酮:性生活后5日(120小时)内一次服米非司酮25mg或10mg,可预防80%以上的妊娠,不良反应少。有希望成为安全、高效、不受性交时间及次数制约的新型紧急避孕方法。

(五) 不良反应

可能出现恶心、呕吐、不规则阴道流血,但米非司酮的副反应少而轻,一般不需特殊处理。

二、安全期避孕法

安全期避孕法(自然避孕法)采用安全期内进行性生活而达到避孕目的,称为安全期避孕法。卵子排出后约可存活1～2日而受精能力最强时间是排卵后24小时内,精子进入女性生殖道可存活2～3日,因此,排卵前后4～5日内为易受孕期,其余时间不易受孕,故被称为安全期。

使用安全期避孕需事先确定排卵日期,可根据基础体温测定,宫颈黏液检查或月经周期规律来推算。多数妇女月经周期为28～30日,预期在下次月经前14日排卵,排卵日及其前后4～5日以外的时间即为安全期。但妇女的排卵可受情绪、健康状况或外界环境等影响而提前或推迟,还可发生额外排卵,因此,安全期避孕并不十分可靠,失败率达20%。

三、其他类避孕

黄体生成激素释放激素类似物避孕、免疫避孕法的导向药物和抗生育疫苗,通过阻碍卵泡的发育、排卵,抗着床,利用单抗药物导向受精卵或滋养层细胞,引起抗原抗体反应等而到达避孕的目的,是近年来有开发前景的避孕药,均在研究中。

第四节 输卵管绝育术

输卵管绝育术是通过切断、结扎、电凝、钳夹、环套输卵管或用药物黏堵、栓堵输卵管腔,使精子与卵细胞不能相遇而达到绝育目的。是一种比较安全、永久性的节育措施,且可逆性较高,要求复孕

笔记栏

妇女行输卵管吻合术的成功率达80%以上。手术可经腹壁或经阴道穹隆进入盆腔，也可经宫腔进行。

一、经腹输卵管结扎术

（一）适应证

自愿接收绝育手术且无禁忌证者；患有严重全身疾病不宜生育者。

（二）禁忌证

（1）各种疾病的急性期。

（2）全身情况不良不能胜任手术者，如心力衰竭、产后出血等。

（3）腹部皮肤感染或患急、慢性盆腔炎者。

（4）患严重的神经官能症者。

（5）24小时内两次体温在37.5℃或以上者。

（三）手术时间

非孕妇女在月经干净后3～4日。人工流产或分娩后立即或在48～72小时内施术。哺乳期或闭经妇女则应排除早孕后再行绝育术。

（四）术前准备

与一般妇科腹部手术相同。

（五）麻醉

采用局部浸润或硬膜外麻醉。

（六）手术步骤

（1）排空膀胱，取仰卧臀高位，手术野按常规消毒、铺巾。

（2）取下腹正中耻骨联合上两横指（4cm）处做2cm长纵或横切口，产后则在宫底下2cm做纵切口。

（3）提取输卵管，术者左手示指伸入腹腔，沿宫底后方滑向一侧，到达卵巢或输卵管后，右手持卵圆钳将输卵管夹住，轻轻提至切口外。亦可用指板或吊钩法提取输卵管。用鼠齿钳夹持输卵管，再以两把无齿镊交替使用依次夹取输卵管直至暴露出伞端，证实为输卵管无误，并检查卵巢。

（4）采用抽心包埋法结扎输卵管。在输卵管峡部背侧浆膜下注入0.5%利多卡因1ml使浆膜膨胀，用尖刀切开膨胀的浆膜层，再用弯蚊钳轻轻游离出该段输卵管，剪断其间1cm输卵管，两断端用4号丝线各做一道结扎，最后用1号丝线连续缝合浆膜层，将近端包埋于输卵管系膜内，远端留于系膜外。同法处理对侧输卵管。

（七）并发症

一般不易发生，多系操作粗暴、未按常规进行所致。

1. 出血、血肿 可因过度牵拉、钳夹而损伤输卵管或其系膜造成，或因创面血管未结扎或结扎不紧引起腹腔内积血或血肿。

2. 感染 体内原有感染灶未行处理，如牙龈、鼻咽、盆腔器官等，致术后创面发生内源性感染。手术器械、敷料消毒不严或手术操作无菌观念不强，均可导致外源性感染。

3. 脏器损伤 如膀胱、肠管等损伤，因解剖关系辨认不清或操作粗暴所致。

4. 绝育失败 手术失败以致再孕可因绝育措施本身缺陷，也可因施术时技术误差引起。其结果多发生宫内妊娠，尚需警惕可能形成输卵管妊娠。

二、经腹腔镜输卵管绝育术

（一）禁忌证

主要为腹腔粘连、心肺功能不全、膈疝等，余同经腹输卵管结扎术。

（二）术前准备

同经腹输卵管结扎术，受术者应取头低臀高仰卧位。

（三）手术步骤

局麻、硬膜外麻醉或全身麻醉。脐孔下缘作1cm横弧形或纵形切口，穿刺气腹针，充气（CO_2）至腹腔压力12～14mmHg，然后置腹腔镜。在腹腔镜直观下将弹簧夹（hulka clip）钳夹或硅胶环（falope ring）环套于输卵管峡部，以阻断输卵管通道。也可采用双极电凝烧灼输卵管峡部1～2cm长。有学者统计比较各种方法的绝育失败率，以电凝术最低为1.9‰，硅胶环为3.3‰，弹簧夹高达27.1‰，但机械性绝育术与电凝术相比，因毁损组织少，可提供更高的复孕几率。

（四）术后处理

（1）术后静卧数小时后可下床活动。

（2）术后观察有无体温升高、腹痛、腹腔内出血或脏器损伤征象。

笔记栏

第五节　人工终止妊娠术

因避孕失败而致意外妊娠，可人为地采取措施终止妊娠，称人工流产。可作为避孕失败的补救措施，但不能直接用此法作为节育方法。

一、药物流产

药物流产(medical abortion or medical termination)亦称药物抗早孕，是用非手术措施终止早孕的方法。其优点是方法简便，痛苦少，安全，不需宫内操作，故无创伤性，目前最常用的药物是米非司酮(mifepriston)。米非司酮最早由法国Roussel-Uclaf公司于1982年首先合成，1992年国产米非司酮配伍米索前列醇(PG)被批准用于终止早孕，完全流产率在90%以上。

米非司酮是一种合成类固醇，结构类似炔诺酮，具有抗孕酮、糖皮质醇和轻度抗雄激素特性。RU486与子宫内膜孕激素受体的亲和力比孕酮高5倍，能和孕酮竞争与蜕膜的孕激素受体结合，从而阻断孕酮活性而终止妊娠。同时由于妊娠蜕膜坏死，释放内源性前列腺素，促进子宫收缩及宫颈软化。RU486与PG配伍为目前最佳方案，两者协同作用，可提高终止妊娠效果，使用药量减少。

(一) 适应证

适用于停经7周内要求终止妊娠而无禁忌证者。要求妊娠试验阳性，B超证实为宫内妊娠且在妊娠7周内者。

(二) 禁忌证

(1) 使用米非司酮的禁忌证：肾上腺疾病，与甾体激素有关的肿瘤，糖尿病，肝肾功能异常，妊娠期皮肤瘙痒史，血液疾病，血管栓塞等病史。

(2) 使用前列腺素类药物的禁忌证：二尖瓣狭窄、高血压、低血压、青光眼、哮喘、胃肠功能紊乱、癫痫、带器妊娠、宫外孕、贫血、妊娠剧吐等。

(三) 用药方法

米非司酮150mg分2日口服，第3日服用米索前列醇0.6mg(在医院服用)。

(四) 不良反应及处理

(1) 消化道症状：轻度腹痛、腹泻、恶心、呕吐、头晕。

(2) 下腹痛：为排除妊娠物时宫缩所致，少数病人需药物止痛。

笔记栏

(3) 阴道出血：流产后阴道流血时间一般持续7～14天，有时可长达1～2个月。孕囊排出后阴道流血时间长或突然大量出血，需行清宫术，甚至输血抢救。

(4) 感染：阴道流血多或时间长易合并感染，术后应预防感染。

二、人工流产术

人工流产术是指妊娠14周以内采用人工方法终止妊娠的手术。是避孕失败后的补救措施。

(一) 适应证

(1) 因避孕失败要求终止妊娠者。

(2) 因各种疾病不宜继续妊娠者。

(二) 禁忌证

(1) 各种疾病的急性期或严重的全身性疾患，需待治疗好转后住院手术。

(2) 生殖器官急性炎症。

(3) 妊娠剧吐酸中毒尚未纠正。

(4) 术前相隔4小时两次体温在37.5C或以上。

(三) 术前准备

(1) 详细询问病史，测体温、脉搏、血压，心肺听诊，妇科检查。

(2) 辅助检查：血常规、血型、白带常规、尿妊娠试验、B超检查。

(3) 告诉患者手术过程和可能出现的并发症，解除病人的思想顾虑，做好宣教工作，签署手术同意书。

(四) 手术方法和步骤

1. 负压吸引术(图23-3)　适用于孕10周以内者。

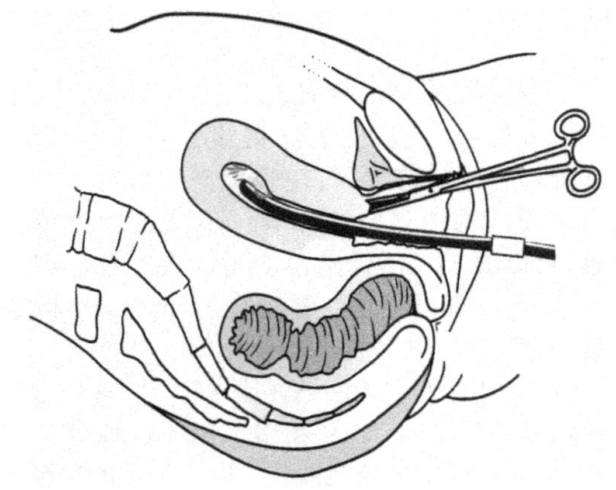

图23-3　负压吸引术

(1) 外阴部常规消毒铺巾，双合诊复查子宫大小、位置及附件情况。阴道窥器暴露宫颈后，再次消毒。

(2) 以宫颈钳夹持宫颈前唇，用子宫探针倾子宫位置探测宫腔深度。妊娠6～8周，宫腔深8～10cm；妊娠9～10周，宫腔深10～12cm。

(3) 用宫颈扩张器顺着子宫的方向依顺序扩张宫颈管，扩张时用力要均匀，不宜用力过猛，以防宫颈口裂伤或子宫穿孔。

(4) 将吸管通过胶管连接到吸引器，负压一般用53.2～79.8kPa(400～600mmHg)，按子宫位置的方向将吸管头部送入子宫底部，一般按顺时针方向吸引宫腔1～2周，即可将妊娠物吸引干净。当感觉宫腔缩小，宫壁粗糙、吸头紧贴宫壁、上下移动受阻时，慢慢取出吸管，仅见少量血性泡沫而无出血，表示已吸净。术前若经B型超声测知胎囊附着部位，将吸管开口处对准该处吸引，可迅速吸出妊娠物，使出血量减少。

(5) 用小号刮匙轻刮宫腔一周，尤其宫底及两侧宫角部，检查是否吸刮干净。全部吸出物用纱布过滤，检查有无绒毛、胚胎或胎儿组织，有无水泡状物。肉眼观察发现异常者，即送病理检查。

2. 钳刮术 适用于孕11～14周。步骤与负压吸引术相同，改负压吸引位用圈钳钳取胎儿和胎盘。因胎儿较大，应先作扩张宫颈准备，可用药物或机械方法扩张宫颈。钳刮术易造成出血多、宫颈裂伤、子宫穿孔、流产不全等并发症，应尽量避免大月份钳刮术。

(五) 术后注意事项

(1) 术后在观察室休息0.5～1小时，注意阴道流血等情况，如无异常可以返家。

(2) 两周内或阴道流血未净前禁止盆浴，避免性生活1个月。

(3) 对有严重宫颈糜烂或有感染可能者，应给抗生素预防感染。

(4) 术后休息两周，1个月后应随访一次。如有异常(流血多、发热、腹痛等)随时就诊。

(六) 并发症及其防治

1. 子宫穿孔 因妊娠子宫柔软，尤其哺乳期妊娠子宫更软，剖宫产后妊娠子宫有瘢痕，子宫过度倾屈或有畸形等情况，施行人工流产术时易致穿孔。可由各种器械引起，如探针、宫颈扩张器、吸管、刮匙及圈钳等。当器械进入宫腔突然出现“无底”的感觉，或其深度明显超过检查时子宫的大小，或将腹腔内组织(如大网膜或肠管等)吸出或钳出，即可诊断为子宫穿孔，应停止手术，给予缩宫素和抗生素，严密观察患者的生命体征、有无腹痛、阴道流血及腹腔内出血征象。若患者情况稳定，可待1周后清除宫腔内容物；发现内出血增多或疑有脏器损伤者，应即腹腔镜检查或剖腹探查。

2. 人工流产综合征 指受术者在人工流产中或手术结束时出现心动过缓、心律紊乱、血压下降、面色苍白、出汗、头晕、胸闷，甚至发生昏厥和抽搐。其发生主要由于宫颈和子宫遭受机械性刺激引起迷走神经反射所致，并与孕妇精神紧张，不能耐受宫颈扩张、牵拉和过高的负压有关。术前应予精神安慰、操作力求轻柔，扩张宫颈不可施用暴力，吸宫时负压要适当，吸净后勿反复吸刮宫壁。术前可应用松弛宫颈药物，一旦出现心率过缓，注射阿托品0.5～1mg，可有效控制。

3. 吸宫不全 为常见并发症。主要是部分胎盘残留，也可能有部分胎儿残留。子宫体过度屈曲或技术不熟练容易发生。术后流血超过10日，血量过多，或流血停止后又有多量流血，应考虑为吸宫不全，B超检查有助于诊断。若无明显感染征象，应行刮宫术，刮出物送病理检查，术后用抗生素预防感染。

4. 漏吸 确定为宫内妊娠，术时未吸到胚胎或胎盘绒毛。往往因胎囊过小、子宫过度屈曲或子宫畸形造成。当吸出物过少，尤其未见胚囊时，应复查子宫位置、大小及形状，并重新探查宫腔，及时发现问题。吸出物送病理检查未见绒毛或胚胎组织，除考虑漏吸外，还应排除宫外孕可能。

5. 术中出血 多发生于妊娠月份较大者，主要为组织不能迅速排出，影响子宫收缩。应尽快钳取或吸取胎盘及胎体，并应用缩宫素促进宫缩。

6. 术后感染 多因吸宫不全或流产后过早性交引起，也可能因器械、敷料消毒不严或操作时缺乏无菌观念所致。开始时为子宫内膜炎，治疗不积极可扩散至子宫肌层、附件、腹膜，甚至发展为败血症。表现为体温升高、下腹疼痛、白带混浊或不规则流血，子宫或附件区有压痛。治疗为休息、支持疗法、应用抗生素。

7. 栓塞 羊水栓塞偶可发生在月份妊娠较大的钳刮术，宫颈损伤、胎盘剥离使血窦开放，为羊水进入创造了条件，其症状及严重性不如晚期妊娠发病凶猛。治疗见“羊水栓塞”章。

8. 宫颈或宫腔粘连 表现为周期性腹痛或月经过少、闭经、不育等。主要由于吸宫负压过大、刮匙过于锐利，刮宫过深，使内膜基底层受损，愈合时前后壁发生粘连。诊断主要根据病史，探针检查，必要时做子宫造影、宫腔镜检查。处理可用探针分离，也可在宫腔镜直视下分离粘连，术后放IUD及人工周期治疗3个月。宫颈粘连分离后应放油纱，24小时后取出。

三、中期妊娠终止妊娠方法

13、14周者可在宫颈插管及加注药物8～12小

笔记栏

时后实行钳刮术。月份再大可用药物或手术引产。应用的药物种类繁多,最常用的是依沙吖啶,经腹壁羊膜腔注射法及经阴道羊膜腔外注射法。手术一般用水囊引产或剖宫取胎。

(一) 依沙吖啶引产

依沙吖啶是一种强力杀菌剂,它能引起离体与在体子宫的收缩。将依沙吖啶注入羊膜腔内(图23-4)或宫腔内,都能引起子宫收缩,并能达到排出胎儿和胎盘的引产目的。

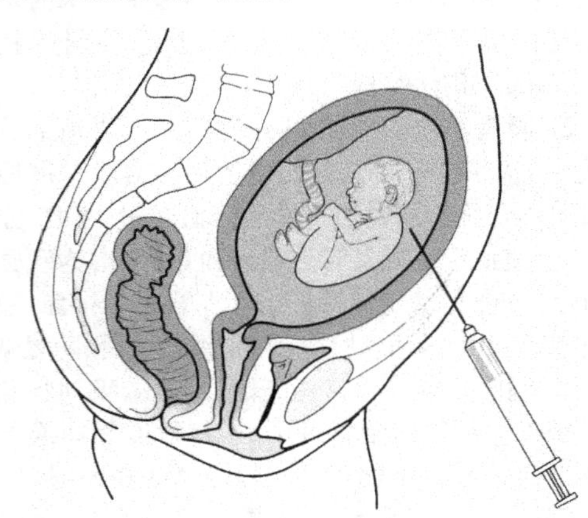

图 23-4　依沙吖啶羊膜腔引产

1. 适应证

(1) 妊娠 14～27 周,要求终止妊娠而无禁忌证者。

(2) 因某种疾病不宜继续妊娠者。

(3) 产前诊断胎儿畸形者。

2. 禁忌证

(1) 有急、慢性肝、肾疾病,和肝、肾功能不良者。

(2) 各种疾病的急性期。

(3) 生殖器官炎症(如急性阴道炎、盆腔炎等)或穿刺部位皮疹。

(4) 子宫壁上有手术瘢痕。

3. 术前准备

(1) 必须住院,详细询问病史,全身检查和妇科检查。

(2) 血、尿常规、白带常规、出凝血时间检查、血型、肝肾功能检查、心电图、胸片,血传播 8 项检查,B 超胎盘定位。

(3) 术前咨询,签署同意书。

4. 手术步骤及注意事项

(1) 将子宫固定在下腹部正中,在子宫底下方 2～3 横指,中线或中线两侧,选择囊性最强的部位作为穿刺点(如有困难者,事先可用 B 超定出胎盘位置,在胎儿肢体侧羊水最多处做穿刺点)。

(2) 用 7～9 号有针芯的腰椎穿刺针,从选择好的穿刺点垂直刺入。一般经过两个抵抗(即皮肤、肌鞘、子宫壁)后有落空感,即进入羊膜腔内。穿刺针确切进入羊膜腔后,拔出针芯即有羊水溢出。

(3) 先往注射器内回抽少许羊水,然后再注入药液。一般注入 1%的依沙吖啶液 10ml。

(4) 如回抽时有血液,可能刺入胎盘,应试向深部进针,如仍有血液或穿刺时感觉刺入胎体,应另选穿刺点,穿刺不得超过 3 次。术毕详细填写手术记录。

(5) 引产术后医务人员应严密观察有无不良反应、体温、宫缩等情况。规律宫缩后,应严密监护孕妇状态。胎儿娩出前应送入产房待产,外阴消毒,臀部铺无菌巾。

(6) 胎儿娩出后,肌内注射缩宫素 20U。如出血不多,可等待胎盘自行娩出,如 30 分钟胎盘仍未娩出,而出血不多,再肌内注射缩宫素 10U,或麦角新碱 0.2mg。如仍不娩出或出血多,应立即行钳刮术。

(7) 胎盘娩出后仔细检查是否完整,如怀疑有残留、或肉眼检查完整但阴道有活动性出血时,应即行刮宫术。

(8) 流产后常规检查子宫颈、穹隆、阴道壁、会阴有无裂伤,如发现软产道损伤者应及时缝合。

(9) 注射药物 72～120 小时后(即 3～5 日)尚未发动宫缩者,可再注药 1 次,用药剂量仍为 100mg,如两次引产失败,应改用其他方法终止妊娠。

(10)引产成功后,至少观察 3 天,注意宫缩、恶露、体温及全身状态,并根据引产经过情况酌情使用抗生素及宫缩剂。

(11)出院时作好避孕指导,引产后休息 1 个月,2 周内禁盆浴,禁性生活 1 个月。

(二) 水囊引产

水囊引产是将水囊放置在子宫壁和胎膜之间,诱发和引起子宫收缩,促使胎儿和胎盘排出的终止妊娠方法。其引产成功率可达 90%以上。平均引产时间大多在 72 小时之内。

1. 适应证

(1) 妊娠 14～27 周,要求终止妊娠而无禁忌证者。

(2) 因某种疾病(如心、肝、肾、血液病和高血压病等)不宜继续妊娠者。

(3) 产前诊断胎儿畸形者。

2. 禁忌证

(1) 急性传染病。

(2) 慢性疾病的急性发作期(如心力衰竭)。

(3) 妊娠期反复有阴道流血者。

(4) 生殖器官炎症或全身其他处有感染病者。

(5) 前置胎盘。

(6) 有剖宫产史或子宫上有瘢痕者需十分

笔记栏

慎重。

3. 术前准备

(1) 必须住院,详细询问病史,全身检查和妇科检查。

(2) 血、尿常规、白带常规、出凝血时间检查、血型、肝肾功能检查、心电图、胸片、血传播性疾病相关检查、B超胎盘定位。

(3) 术前阴道擦洗2～3次。

(4) 备好无菌水囊(将18号导尿管插入双层避孕套内,排出套内及夹层间的空气,用丝线将避孕套口结扎于导尿管上)。

(5) 术前咨询,签署同意书。

4. 手术步骤及注意事项

(1) 排空膀胱,取膀胱截石位,冲洗消毒外阴阴道,铺无菌巾。

(2) 窥器扩开阴道,消毒阴道穹隆、宫颈及宫颈管。钳夹子宫颈前唇或后唇。

(3) 将水囊顶端涂以无菌润滑剂,徐徐放入宫腔,如遇出血则从另一侧放入,使水囊处于胎囊与子宫壁之间。水囊结扎处最好放在宫颈内口以上。

(4) 经导尿管注入生理盐水。液体中加入数滴亚甲蓝以便识别羊水或注入液。注入液量根据妊娠月份大小,酌情增减,一般在300～500ml,缓慢注入,如有阻力立即停止。

(5) 导尿管末端用丝线扎好。将导尿管置于阴道穹隆处,阴道内填塞纱布。

(6) 放置水囊后可在室内自由活动,鼓励起床,以利宫颈扩张。定时测体温、脉搏,观察宫缩,注意有无阴道流血或发热。

(7) 水囊引产应特别注意预防感染,如有寒战、发热,应立即取出水囊,并给予抗感染药物治疗,一般予广谱抗生素静脉点滴。如发现破水,应立即取出水囊,同时静脉点滴缩宫素,如破水超过12小时,应尽快终止妊娠,以免引起感染;如阴道流血多,腹部张力尚不能放松,宫底有上升,应想到有胎盘早剥之可能,要取出水囊,如确诊为胎盘早剥,应及早终止妊娠;如发现宫缩过强,可提前取出水囊。

(8) 放置水囊后如无异常,24小时后取出,取水囊后静脉滴注缩宫素。胎儿、胎盘娩出后,检查胎盘及胎膜娩出是否完整,必要时行清宫术。

(9) 水囊引产失败后,如无异常,观察72小时后改用其他方法终止妊娠。

(10) 出院时做好避孕指导,休息1个月,禁盆浴2周,禁性生活1个月。

第六节　计划生育措施的选择

避孕节育知情选择,医务工作者应根据每对夫妇的具体情况,指导其选择其适宜的避孕方法,以达到节育的目的。

1. 新婚夫妇　新婚夫妇较年轻,一般要求短期避孕,依次选择下述方法:①男用避孕套。偶有套脱落或破裂,立即用紧急避孕法。②女用外用避孕药。③一般暂不选用宫内节育器,不宜用避孕药。

2. 已有子女的夫妇　应坚持长期避孕,可选用下列方法:①宫内节育器,是首选方法。②适于新婚夫妇的各种方法。③长效避孕药(口服或注射),或皮下埋植法。④一般暂不行绝育手术。

3. 有两个或多个子女的夫妇　最好采取绝育措施。

4. 哺乳期妇女　可选用宫内节育器、避孕套。哺乳期的卵巢功能低下,多有闭经,子宫小而软,为不影响内分泌功能,不宜选用甾体激素避孕药。

5. 围绝经期妇女　围绝经期妇女仍可能排卵,必须坚持避孕。可选用宫内节育器、避孕套或外用避孕药。45岁以后禁用口服避孕药或避孕针。

案例23-1分析

女性,生育年龄妇女,停经45天,尿妊娠试验阳性,全身检查无异常,妇科检查子宫增大如孕6周余,质软,初步诊断"早孕"。①要求终止妊娠,应做血常规、血型、白带常规、B超检查。确诊宫内妊娠,排除生殖道急性炎症。②孕6周余终止妊娠可采用药物流产和负压吸引术。③已有子女,要求长期避孕,无放置宫内节育器的禁忌证,首选宫内节育器作为避孕措施。

此案例处理方案首选采用负压吸引术终止妊娠,同时放置宫内节育器。也可行负压吸引术或药物流产终止妊娠后,采用口服避孕药。

(黎燕霞)

笔记栏

第24章　妇产科常用特殊检查

第一节　女性生殖道细胞学检查

女性生殖道细胞一般是指来自阴道、宫颈、子宫和输卵管的上皮细胞，其中以阴道上段、宫颈阴道部的上皮细胞为主。受卵巢女性激素的影响，阴道上皮细胞会出现周期性变化，因此检查女性生殖道脱落细胞既可对卵巢功能做出初步评估，还可协助诊断生殖道不同部位的恶性肿瘤，但生殖道脱落细胞检查找到恶性细胞并不能定位，只能作为初步筛选，需要进一步检查才能明确诊断。

一、正常女性生殖道细胞类型及其形态特征

（一）鳞状上皮细胞

阴道上皮细胞包括宫颈阴道部上皮细胞，均为鳞状上皮细胞，其结构、功能及细胞形态均极相似，分为表层、中层及底层，其周期性变化均受卵巢性激素调控。细胞由底层向表层逐渐成熟。这一过程具有以下特点：①细胞由小逐渐变大。②细胞形态由圆形变为舟形，再至多边形的大细胞，胞质巴氏染色由蓝染变为红染。③胞质由厚变薄。④胞核由大变小，由疏松变为致密(图24-1)。

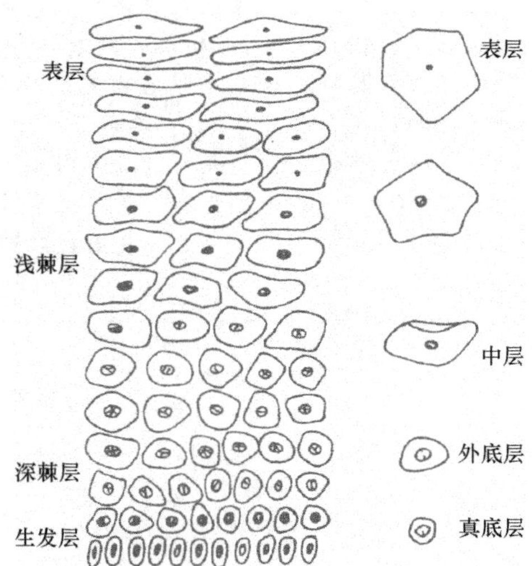

图24-1　鳞状上皮组织学与细胞学对照模式图

1. 底层细胞　相当于组织学的深棘层，又分为内底层细胞和外底层细胞。

(1) 内底层细胞：又称生发层，只含一层基底细胞，是鳞状上皮再生的基础。其细胞学表现为：圆形或卵圆形，大小为中性多核白细胞的4～5倍，核质比1∶1，巴氏染色胞质蓝染。育龄妇女的阴道细胞学涂片中无内底层细胞。仅在哺乳期、闭经后，阴道高度萎缩、糜烂、创伤时方能见到。

(2) 外底层细胞：细胞圆形或椭圆形，细胞大于内底层细胞，为中性多核白细胞的8～10倍，巴氏染色胞质淡蓝，核质比例1∶2～1∶4。卵巢功能正常时，涂片中很少出现。在雌激素低下或宫颈炎症明显时可出现。

2. 中层细胞　相当于组织学的浅棘层，是鳞状上皮中最厚的一层，是底层逐渐向表层发育的移行层，呈多边形镶嵌排列，核小，偏位，可有小空泡。胞质较丰富，巴氏染色淡蓝，内含糖原。中层细胞由下而上趋于成熟，胞核逐渐略见缩小，胞质逐渐增多，细胞形态逐渐拉长，细胞极性逐渐向水平方向排列。在某些生理或病理的情况下，涂片中以中层细胞为主，如妊娠期、绝经期雌激素缺乏。

3. 表层细胞　相当于组织学上的角质层。细胞大，为扁平多边形，胞质薄，透明；胞质巴氏染色粉染或淡蓝，核居中，小，圆，致密。表层细胞是育龄妇女宫颈涂片中最常见的细胞。

（二）柱状上皮细胞

柱状上皮细胞又分为宫颈黏膜细胞及子宫内膜细胞。

1. 宫颈黏膜细胞　有黏液细胞和带纤毛细胞两种。黏液细胞呈高柱状或立方状，核圆形或卵圆形，居底部，染色质细颗粒状，分布均匀，有时可见小核仁。胞质内有空泡，易分解而留下裸核，细胞可排列成栏栅状或蜂窝状。带纤毛细胞呈细长形、立方形或矮柱状，带有纤毛，因细胞退化时纤毛首先消失，故一般见不到。涂片内纤毛柱状细胞常成群，很少重叠，排列整齐。多见于绝经后。

2. 子宫内膜细胞　子宫内膜的脱落细胞也包括纤毛柱状细胞和黏液细胞。常成群脱落，互相重叠，形态大小一致。根据其雌激素水平可分为周期型和萎缩型两型。

(1) 周期型：增生期脱落细胞呈扁平、低柱或高柱状。细胞边界清楚、嗜碱性。核居底部，呈卵圆形，形态、大小规则一致，染色质均匀致密，可见面1～2个核仁。分泌期脱落细胞胞质透明，出现空泡。核仁大，核偏中位，圆形较小，淡染透亮。间质细胞排列紧密成堆，胞质少，大小一致。

笔记栏

(2) 萎缩型:涂片内细胞数量少,松散排列。胞核形态大小规则,淡染而嗜碱。

(三) 非上皮成分

如吞噬细胞、白细胞、淋巴细胞、红细胞等。

二、女性生殖道脱落细胞内分泌检查指标

阴道鳞状上皮细胞的成熟程度与体内雌激素水平成正比,雌激素水平越高,阴道上皮细胞分化越成熟。临床上表达细胞成熟的几种指数有:

(一) 成熟指数

成熟指数(maturation index,MI)是阴道细胞学卵巢功能检查最常用的一种。计算方法是在低倍显微镜下观察计算300个鳞状上皮细胞,求得各层细胞的百分率,并按底层/中层/表层顺序写出,如底层0、中层70、表层30,MI应写成0/70/30。若雌激素水平增高,表层细胞增多,则右侧数字增大,称为右移,若雌激素水平低落,左侧数字增大,即底层细胞增大,称为左移。一般有雌激素影响的涂片,基本上无底层细胞;如果三层细胞这百分率相近,常提示有炎症,应治疗后重检。卵巢功能低落与影响的划分标准见表24-1及表24-2。

表24-1 卵巢功能低落与底层细胞计数划分标准

雌激素水平	细 胞 数
高度低落	底层细胞约40%以上
中度低落	底层细胞约定20%~40%
轻度低落	底层细胞约20%以下

表24-2 卵巢功能影响与表层细胞计数划分标准

卵巢功能	表层细胞(%)
轻度雌激素影响	<20
中度雌激素影响	20~60
高度雌激素影响	>60

(二) 致密核细胞指数

致密核细胞指数(karyopyknotic index,KI)即鳞状上皮细胞中表层致密核细胞的百分率。从视野中数100个表层细胞,有40个致密核细胞,则KI为40%。KI越高,表明细胞越成熟,雌激素水平越高。

(三) 嗜伊红细胞指数

嗜伊红细胞指数(eosinophilic index,EI)即鳞状上皮细胞中表层红染细胞的百分率。只有在雌激素影响时才出现红染表层细胞,故EI表示雌激素水平,指数越高,提示上皮细胞越成熟。雌激素越高。当阴道炎症时,红染细胞亦可增多。

(四) 角化指数

角化指数(cornification index,CI)即计算鳞状上皮细胞中表层嗜伊红致密核细胞的百分率,即鳞状上皮细胞中最成熟细胞的百分率,用以表示雌激素的水平。

上述四种衡量体内雌激素水平的指数是临床常用的。体内雌激素是处在动态变化之中,阴道上皮细胞也随之变化,故阴道细胞学检查应是定期做连续观察,而不应是单次,并需结合病史、查体、基础体温测定等,方能做出较正确的判断。

三、女性生殖道脱落细胞涂片检查

(一) 涂片种类及标本采集

1. 注意事项 采取标本前1~2天应禁止性生活、阴道灌洗、坐浴、阴道检查及阴道用药。阴道有炎症者应在治疗后检查为宜。

2. 检查方法

(1) 阴道涂片:主要目的是了解卵巢或胎盘功能。对已婚妇女,可从阴道侧壁上1/3处用干燥无菌小刮板轻轻刮取浅层细胞,薄而均匀地涂于玻片上;切勿用力,以免将深层细胞混入。对未婚阴道分泌物极少的女性,可将卷紧的已消毒棉签先经生理盐水浸湿,然后伸入阴道,在其侧壁上1/3处轻轻卷取细胞,取出棉签,在玻片上向一个方向涂片。涂片置固定液内固定后显微镜下观察。

(2) 宫颈刮片:是筛查早期宫颈癌的重要方法。用木质铲形小刮板绕宫颈外口鳞-柱状上皮交接处旋转1~2周,轻轻刮取宫颈细胞,取出刮板,在玻片上向一个方向涂片,涂片经固定液固定后镜检。注意应避免损伤组织引起出血而影响检查结果。若白带过多,应先用无菌干棉球轻轻擦净黏液,再刮取标本。因取材方法获取细胞数目不全面,故目前多推荐涂片法。

(3) 宫颈管涂片:先将宫颈表面分泌物拭净,用小戟式刮板或塑料毛刷进入宫颈管内,轻刮一周做涂片,或塑料毛刷在宫颈管内旋转360°后做涂片。

近年问世的细胞制片新技术,液基薄层细胞学(liquid-based monlayerscytology)技术,是制片技术的重大改革,即去掉涂片上的杂质,直接制成观察清楚的薄层涂片,诊断准确性比传统法涂片高。目前有两种设施:

1) Thinprep cytoloigc test,TCT系统:1996年获美国FDA通过并应用于临床。主要方法:将刮取宫颈脱落细胞的刮片毛刷放入含有细胞保存液

的特制小瓶中，在小瓶内搅动数十秒钟，再通过过滤器过滤，使标本中的杂质分离，将滤后的上皮细胞制成直径为20mm薄层细胞于载玻片上，95%酒精固定，巴氏染色、封片。此方法一次只能处理一份标本。

2）Autocyte prep cytologic test系统，又称Liqud-based cgtologic test，即LCT系统：1999年获美国FDA通过并应用于临床。基本方法：将刮取宫颈脱落细胞的刮片毛刷取下，放在含有细胞保存液的小瓶中数小时，使毛刷中大部分细胞转移到保存液中，此法收集的细胞比前者多，将收集的细胞保存液通过比重液离心后，使标本中的黏液、血液及炎性细胞分离，收集余下的上皮细胞制成直径为13mm超薄层细胞于载玻片上；此方法每次可同时处理48份标本，并在全自动制片过程中同时完成细胞染色，达到更高质量更高效率。

（4）宫腔吸片：疑有宫腔内恶性病变时，用宫腔吸片检查阳性率高较阴道涂片及诊刮。选用直径1～5mm不同型号塑料管，轻轻放入宫腔直达宫底部，另一端连接无菌注射器，上下左右移动塑料管，吸取标本制作成涂片。取出过程中经宫颈管时停止抽吸，防止将宫颈管内容物吸入。取出的标本经涂片、固定、染色。宫腔吸片标本中可能含有输卵管、卵巢或盆腹腔上皮细胞成分。

（5）局部印片：用清洁玻片直接在病灶处贴按做印片，经固定、染色后镜检。常用于外阴及阴道的可疑病灶。

（二）染色方法

细胞学染色方法有巴氏染色（papanicolaou stain）法、邵氏染色法及其他改良染色法。巴氏染色法既可用于检查雌激素水平，也可用于查找癌细胞，我国多数医院常用此法。

（三）辅助诊断技术

辅助诊断技术包括免疫组织化学、影像分析、原位杂交技术、流式细胞仪测量及自动筛选或人工智能系统协助诊断等。

四、阴道涂片在妇科疾病诊断中的应用

（一）闭经

涂片检查有正常周期性变化，提示患者卵巢具有正常排卵功能，闭经原因在子宫及其以下部位，如子宫内膜结核、宫颈或宫腔粘连等；涂片中见中层和底层细胞，无表层细胞和周期性变化，提示卵巢功能低下；涂片无周期性变化，以中层细胞多，表层细胞极少，有时可底、中、表层细胞，MI稍有波动但较恒定，提示无排卵，下丘脑-垂体调节功能紊乱。

（二）功血

1. 无排卵型功血　涂片缺乏孕激素作用，以雌激素影响为主，或波动在低至中或中至高雌激素水平，无周期变化，一旦雌激素水平降低则出现阴道流血。

2. 排卵性功血　涂片有周期性变化，部分患者MI右移明显，中期出现高度雌激素影响，EI可达90%左右。排卵后细胞堆积和皱褶不明显，EI有下降但仍高于正常周期片。

（三）卵巢病变

卵巢发育不全、卵巢早衰、双侧卵巢切除后、放射治疗后、绝经后雌激素缺乏时，涂片以底层、中层细胞为主，仅少量表层细胞。

（四）流产

1. 先兆流产　由黄体功能不足引起的先兆流产涂片见细胞分散，MI右移。

2. 稽留流产　EI升高，舟形细胞少，可出现圆形致密核细胞，较大的多边形细胞增多，且细胞分散。

（五）生殖道感染性疾病

1. 细菌性阴道病　常见的病原体有球菌、嗜酸杆菌、加德纳尔菌和放线菌等。涂片中炎性阴道细胞表现为：核淡染或呈云雾状、豆状核、核破碎和核溶解，核周有空晕，胞质内有空泡。

2. 滴虫性阴道炎　涂片内可见阴道滴虫，滴虫感染时，鳞状上皮的各层细胞都可脱落。绝经后患者涂片内可见较多的表层细胞；青年患者常可见底层细胞。细胞常常发生退化变性，细胞膜模糊不清。背景中有多量黏液和中性粒细胞，有种“污秽”感。

3. 衣原体性宫颈炎　涂片上可见化生的细胞胞质内有散在型、帽型、桑葚型、堵塞型的包涵体，感染细胞肥大多核。

4. 病毒性感染　常见的有单纯疱疹病毒Ⅱ型（HSV-Ⅱ）和人乳头状瘤病毒（HPV）。

（1）HSV感染：早期表现为细胞呈集结状，有多个胞核，核大，染色质变得很细而呈“水肿样”退变，散布在整个胞核中，呈淡的嗜碱性染色，均匀如毛玻璃状。晚期可见特征性的多核巨细胞或核内嗜酸性包涵体。

（2）HPV感染：鳞状上皮细胞被HPV感染后具有典型的细胞学改变。在涂片标本中见挖空细

笔记栏

胞、角化不良细胞及湿疣外底层细胞。涂片内可见中层和表层成熟鳞状上皮细胞核周有大空泡，靠近细胞膜处胞质致密，常呈嗜双色性。有1～2个核，染色深，染色质致密，核内或胞质内无包涵体，看不到核仁。角化不良细胞胞质内有角化现象，巴氏染色呈橘黄色，细胞呈卵圆形或梭形，似小型角化细胞。核染色质深染致密。湿疣外底层细胞涂片内可见化生型外底层细胞。胞质呈嗜双色性。有1～2个核，染色质致密深染。

五、女性生殖脱落细胞在妇科肿瘤检查上的应用

阴道涂片中脱落的恶性细胞以鳞状上皮细胞癌最常见。从阴道脱落细胞找到恶性细胞是诊断癌的重要依据，但不能明确癌的部位，且脱落细胞容易变形，故最终确诊应以活组织病理学检查为依据。

（一）癌细胞特征

主要表现在细胞核、细胞及细胞间关系的改变。

1. 细胞核的改变 表现为核增大，一般比正常胞核增大1～4倍，少数可大10多倍。且出现胞核大小不等和极性消失。核染色质深染、粗糙，有的胞核深蓝色成墨水滴状。核畸形，可呈长形、方形、三角形，有时核凹陷成为不规则分叶状。核质比失常，可达1∶0.5或1∶0.5以下。核仁增大，数目增多，可有2～3个核仁。核分裂增多及病理性核分裂，以及出现畸形裸核。

2. 细胞形态改变 细胞形态不等，大小不等，失去极性。癌细胞繁殖快，互相挤压，呈堆叠状或镶嵌状。胞质减少，染色较浓，若变性则内有空泡或出现畸形。

3. 细胞间关系改变 癌细胞可单独或成群出现，排列紊乱。涂片中常见较多红细胞和坏死组织，如继发感染，可见数量不等的中性粒细胞。

（二）宫颈/阴道细胞学诊断的报告形式

主要为分级诊断及描述性诊断两种。目前我国多数医院仍采用分级诊断，临床常用巴氏五级分类法。近年来更推荐应用TBS分类法及其描述性诊断。

1. 巴氏分级法

巴氏Ⅰ级：为正常阴道细胞涂片。

巴氏Ⅱ级：发现不典型但无恶性特征细胞。

巴氏Ⅲ级：发现可疑恶性细胞。或性质不明，细胞可疑，或怀疑恶性细胞。

巴氏Ⅳ级：发现不典型的癌细胞，待证实。

巴氏Ⅴ级：发现癌细胞，形态典型。

目前我国多数医院仍采用该分类法。

巴氏分级法的缺点是：①以级别来表示细胞学改变的程度易造成假象，似乎每个级别之间有严格的区别，使临床医生仅根据分类级别来处理患者，实际四个级别之间的区别并无严格的客观标准，主观因素较多。②对癌前病变无明确规定，可疑癌是指可疑浸润癌还是CIN，尚不能明确，不典型细胞作为良性细胞学改变也不恰当，因为偶然也见到CINⅠ伴微小浸润癌的病例。③与病理诊断无对应关系。④有较高的假阴性率。因此巴氏分级法正逐步被新的分类法所取代。

2. TBS（the Bathesda system）**分类法** 见表24-3。除巴氏五级分类法外，FIGO建议推广应用TBS分类法，TBS（2001年版）包括三部分：标本质量评估、概述（总诊断范围）和描述性诊断。

表24-3 TBS分类法

标本质量
满意
大致满意，但有以下不足（描述其不足的原因）
不满意（描述其原因）
概述（选择性）
正常范围
良性的细胞改变（见描述性诊断）
上皮细胞异常（见描述性诊断）
描述性诊断
良性的细胞改变（见描述性诊断）
感染
滴虫性阴道炎
霉菌、形态学拟似白色念珠菌
阴道菌群，主要为球菌
形态学拟似放线菌
单纯疱疹病毒所致的细胞学改变
其他
反应性改变
反应性细胞改变并发于：
炎症（包括典型的修复现象）
萎缩性改变及炎症（萎缩性阴道炎）
放射后改变
放置宫内器改变
其他
上皮细胞异常
鳞状细胞
不典型的鳞状细胞，其意义尚未能确定（atypical squamous cells of undetermined signification，ASCUS）*
轻度鳞状上皮内病变（low grade squamous intraepithelial lesion，LSIL），包括HPV感染、轻度非典型增生和CINⅠ
高度鳞状上皮内病变（high grade squamous intraepithelial lesion，HSIL）
包括中度及重度非典型增生、原位癌、CINⅡ和CINⅢ

续表

鳞状细胞癌(sguamous cell carcinoma)
腺上皮异常
内膜细胞,绝经期后妇女。细胞学显示为良性
不典型腺上皮细胞,其意义尚未能确定(atypical glandular cells of undetermined signification,AGCUS)
宫颈管腺癌
子宫内膜腺癌
子宫外的腺癌
腺癌,来源不明
其他恶性肿瘤(标定其特征)
内分泌水平评估(只用于阴道细胞)
内分泌水平与年龄及病史相符
内分泌水平与年龄及病史不符(标定其特征)
不能评估内分泌水平(标定其特征)

注:* 对意义未明确的非典型鳞状上皮细胞应尽可能进一步定性,或倾向于反应性改变或癌前病变或癌

(三) PAPNET 电脑涂片系统

PAPNET 电脑涂片系统即计算机辅助细胞检测系统(computer-assisted cytologic test,CCT)。1995 年获美国 FDA 通过并应用于临床。CCT 具体步骤为:对宫颈涂片在全自动显微镜下进行电脑扫描,每例选出 128 幅含有相对“异常”细胞的图像,刻制在光盘上,供细胞病理学工作者阅读。假阴性涂片可通过 PAPNET 检测出来。提高了病理工作者的工作效率和准确性。缺点是费用较高。

(傅　芬)

第二节　女性内分泌激素测定

激素水平是诊断和内分泌有关的妇产科疾病的重要依据,也是观察疗效和估计预后的重要手段。女性生殖内分泌系统激素包括下丘脑、垂体、卵巢分泌的激素。激素水平的测定一般抽取外周血进行,常用方法包括酶标记免疫法、放射免疫测定法(RIA)、气相色谱层析法、分光光度法、荧光显示法。近年来,无放射性同位素标记的免疫化学发光法正逐步得到广泛应用。

一、下丘脑促性腺激素释放激素

体内促性腺激素释放激素(gonadotrophin releasing hormone,GnRH)由下丘脑释放。GnRH 最主要的生理作用是促进垂体促性腺激素细胞合成和分泌 FSH 和 LH,FSH 和 LH 的分泌依赖于GnRH的脉冲分泌。由于 GnRH 在外周血中的量很少,且半衰期短,故测定有困难。为了解下丘脑、垂体的功能可以作促性腺激素释放激素(GnRH)的兴奋试验与氯米芬试验。

(一) GnRH 兴奋试验

1. 原理　LHRH 对垂体促性腺激素有兴奋作用,给受试者注射外源性 LHRH 后在不同时相抽取血测定促性腺激素含量,用以检测垂体 LH 及 FSH 的储备功能。若促性腺激素水平升高,提示垂体功能良好,反之,则反应性差。

2. 方法　将 LHRH 100μg(十肽)溶于 5.0ml 生理盐水中,静脉注射,于注射前和注射后的 15、30、60 和 90 分钟分别取静脉血 2ml,测定促性腺激素的含量。

3. 结果分析

(1) 正常反应:注药后 LH 值较注药前升高2~3 倍,高峰出现在 15~30 分钟。

(2) 活跃反应:注药后 LH 在高峰值比注药前升高倍数大于 5 倍。

(3) 延迟反应:注药后高峰出现时间向后延迟,迟于正常反应出现的时间。

(4) 无反应或低弱反应:注药后高峰值达不到正常限。

4. 临床意义

(1) 判断内分泌异常的病变部位:如静脉注射 GnRH 后,出现正常反应,表明垂体功能正常,病变部位在下丘脑;如表现为延迟反应、无反应或低反应,表明病变部位不在下丘脑,而在垂体。

(2) 青春期延迟:GnRH 兴奋试验呈正常反应。

(3) 垂体功能减退:如希恩综合征、垂体手术或放射治疗垂体组织遭到破坏时,GnRH 兴奋试验呈无反应或低弱反应。

(4) 下丘脑性闭经患者,血雌激素水平低下,GnRH 兴奋试验可能出现延迟反应或正常反应。

(5) 卵巢功能不全:FSH、LH 基值均>30U/L,GnRH 兴奋试验呈现活跃反应。

(6) 多囊卵巢综合征:LH/FSH 比值>3,GnRH兴奋试验可以出现活跃反应。

(二) 氯米芬试验

1. 原理　氯米芬又称克罗米芬(clomiphene),其化学结构与人工合成的己烯雌酚很相似,可与内源性雌激素竞争雌激素受体,具有弱的抗雌激素作用,可刺激 GnRH 及促性腺激素增多。氯米芬试验主要可评估闭经患者下丘脑功能,以鉴别下丘脑和垂体病变。

2. 方法　月经第 5 天开始,口服氯米芬 50~100mg/d,连服 5 天,在服药前 1 天及服药第 3 天、第 5 天及停药后分别测血 FSH 和 LH 值,若用药后 FSH 和 LH 值较用药前升高数倍,诱发排卵,则为排卵反应,排卵一般出现在停药后的第 5~9 天。如果

笔记栏

用药后 10 天内血 FSH 和 LH 不升高，则为无反应。

3. 临床意义

（1）下丘脑病变：GnRH 兴奋试验有反应而氯米芬试验无反应。

（2）青春期延迟：可通过 GnRH 兴奋试验判断青春期延迟病因是否为下丘脑、垂体因素所致。

二、垂体促性腺激素

（一）来源及生理作用

腺垂体嗜碱性促性腺激素细胞合成和分泌的促性腺激素有卵泡刺激素（FSH）和黄体生成激素（LH）。FSH 的主要生理作用是促进卵泡成熟及分泌雌激素。LH 的生理作用主要是促进女性排卵和黄体生成，以促进黄体分泌孕激素和雌激素。FSH 和 LH 在育龄妇女随月经周期出现周期性变化。

（二）周期性变化

正常月经周期的卵泡期 FSH 和 LH 浓度分别波动在 10U/L 和 20U/L 以下，排卵前的短时间，FSH 及 LH 有一个峰值分泌，即排卵峰；LH 上升的幅度约为卵泡期基础水平的 8 倍以上，呈陡峰，而 FSH 上升峰值很少超过 30U/L，明显低于 LH，24 小时后最高值骤降，黄体期 FSH 和 LH 处于低水平。

血 FSH、LH 的正常值见表 24-4。

表 24-4　血 FSH、LH 的正常值

血 FSH 正常范围（U/L）		血 LH 正常范围（U/L）	
测定时间	正常范围	测定时间	正常范围
青春期	≤5	卵泡期	5～30
正常女性	5～20	排卵期	75～100
绝经后	＞40	黄体期	3 ～30
		绝经期	30～130

（三）临床应用

1. 协助判断闭经原因　FSH 及 LH 水平低于正常值，提示闭经原因在垂体或下丘脑。FSH 及 LH 水平均高于正常，病变在卵巢。

2. 测定 LH 峰值　可以估计排卵时间及了解排卵情况，有利于不孕症的诊治。

3. 协助诊断多囊卵巢综合征　测定 LH/FSH 比值，如 LH/FSH＞3 说明 LH 呈明显高值，FSH 呈低值，有助于诊断多囊卵巢综合征。

4. 诊断性早熟　有助于区分真性和假性性早熟。真性性早熟的血 FSH 值增高且出现周期性变化。假性性早熟的血 FSH 值水平较低且无周期性变化。

三、垂体催乳激素

（一）来源及生理作用

垂体催乳激素（prolactin，PRL）是腺垂体嗜酸性催乳激素细胞合成和分泌的一种多肽蛋白激素，受下丘脑催乳激素释放激素和催乳激素抑制激素（主要是多巴胺）的双重调节。其主要生理作用是促进乳腺发育和乳汁分泌，与卵巢性激素共同作用促进分娩前乳腺导管及腺泡的发育，并参与机体多种功能，尤其是对生殖功能的调节。PRL 升高见于睡眠、进食、哺乳、性交、服用药物（如氯丙嗪、利血平、避孕药、大剂量雌激素等）、应激等情况。不同时期血 PRL 正常范围见表 24-5。

表 24-5　不同时期血 PRL 正常范围

测定时间	正常范围（μg/L）	测定时间	正常范围（μg/L）
非妊娠期	＜25	妊娠中期	＜160
妊娠早期	＜25	妊娠晚期	＜400

（二）临床应用

1. 闭经、不孕、月经失调　有无泌乳均应检测 PRL 水平，以除外高催乳激素血症。

2. 垂体肿瘤患者伴 PRL 异常增高　应考虑为垂体催乳激素瘤。

3. PRL 升高　见于原发性甲状腺功能低下、卵巢早衰、黄体功能欠佳、长期哺乳、精神受刺激、某些药物作用如氯丙嗪、避孕药、大量雌激素、利血平等因素。

4. PRL 降低　见于垂体功能减退、单纯性催乳激素分泌缺乏症。某些药物作用如左旋多巴、阿扑吗啡和溴隐亭等。

四、雌　激　素

（一）来源与生理作用

雌激素（estrogen，E）主要由卵巢、胎盘产生，少量由肾上腺皮质产生。雌激素可分为雌酮（estrone，E_1）、雌二醇（estradiol，E_2）及雌三醇（estriol，E_3）。雌二醇活性最强，对维持女性生殖功能及第二性征有重要作用。绝经前雌激素主要来源于卵巢，分泌量取决于卵泡的发育和黄体功能。绝经后妇女以雌酮为主，主要来自肾上腺皮质分泌的雄烯二酮，在外周经脂肪细胞芳香化酶转化而来，其雌二醇水平低于卵泡早期。雌三醇是雌酮和雌二醇的代谢产物。妊娠期间胎盘产生大量雌三醇，测其水平可反映胎儿胎盘功能状态。

(二) 周期性变化

成年女性在正常月经周期中，雌二醇随卵巢周期性变化而波动。卵泡早期雌激素水平最低，以后渐高升，排卵前达高峰，以后渐下降，排卵后达低点，以后渐上升，排卵后8日出现的第二个高峰较第一个峰低，以后迅速降至最低水平。绝经后妇女的雌二醇水平低于卵泡期早期，以雌酮为主。血 E_2、E_1 参考值见表24-6。

表24-6　血 E_2、E_1 参考值(pmol/L)

测定时间	E_2 正常值	E_1 正常值
青春前期	18.35～110.10	62.9～162.8
卵泡期	91.75～275.25	125～377.4
排卵期	734.0～2202.0	125～377.4
黄体期	367～1101	125～377.4
绝经后	18.35～91.75	—

(三) 临床应用

雌激素测定主要用于检查卵巢功能及胎盘功能。

1. 检测卵巢功能　目前多测定血 E_2 或24小时尿总雌激素水平。

(1) 诊断闭经病变部位：雌激素有正常的周期性变化，应考虑为子宫性闭经；雌激素水平偏低，闭经原因可能在卵巢、垂体或下丘脑。

(2) 协助诊断无排卵：雌激素无周期性变化，见于无排卵性功能失调性子宫出血、多囊卵巢综合征、绝经后子宫出血等。

(3) 监测卵泡发育：用于药物诱导排卵及超促排卵时，测定血中雌二醇可作为卵泡发育、成熟及卵巢过度刺激的监测指标，以及选定HCG用药和确定收集卵子的时间。

(4) 诊断女性性早熟：女性性早熟雌激素明显高于正常值。血 E_2 水平升高>275pmol/L为诊断性早熟的激素指标之一。

(5) 协助诊断卵巢功能性肿瘤：卵巢功能性肿瘤(如颗粒细胞瘤、卵泡膜细胞瘤)分泌大量雌激素，使血中雌二醇显著增加，有助于诊断。

(6) 协助诊断排卵性月经失调：黄体功能不足时，卵泡发育缓慢，雌激素分泌减少，排卵后黄体功能不足，孕激素及雌激素水平均较低，有助于诊断。

2. 监测胎儿-胎盘单位功能　妊娠期间胎盘产生大量雌三醇，测定孕妇尿雌三醇含量可反映胎儿胎盘功能状态。正常妊娠29周尿雌三醇迅速增加，正常足月妊娠雌三醇24小时尿排出量平均为88.7nmol。妊娠36周后尿中雌三醇排出量连续多次均<37nmol/24h尿，或骤减>30%～40%，表明胎盘功能减退。若雌三醇<22.2nmol/24h尿，或骤减>50%，表明胎盘功能显著减退。

笔记栏

五、孕激素

(一) 来源与生理作用

孕激素由卵巢、肾上腺皮质和妊娠时的胎盘产生。主要来源于卵巢的卵泡膜细胞和排卵后的黄体细胞，妊娠时血孕酮水平随时间增加而稳定上升，妊娠6周内，主要来自卵巢黄体，妊娠中晚期，主要由胎盘分泌。孕酮主要作用是使子宫内膜进一步增厚，血管和腺体增生，有利于受精卵着床，防止子宫收缩，使子宫在分娩前处于静止状态，降低母体免疫排斥反应，促进乳腺腺泡发育，为泌乳做准备。孕酮缺乏时可引起早期流产。

(二) 周期性变化

成年女性在正常月经周期中，孕激素的含量存在周期性的变化，卵泡期孕激素水平最低，排卵后卵巢黄体产生大量孕酮，孕激素水平迅速上升，在中期LH陡直高峰后第6～8日，孕激素水平达高峰，月经前4日逐渐下降到卵泡期水平。血浆中的孕酮通过肝代谢，最后形成孕二醇，其80%由尿液及粪便排出。血孕酮正常范围见表24-7。

表24-7　血孕酮正常范围

时期	正常范围(nmol/L)	时期	正常范围(nmol/L)
卵泡期	<3.18	妊娠中期	159～318
黄体期	15.9～63.6	妊娠晚期	318～1272
妊娠早期	63.6～95.4	绝经后	<3.18

(三) 临床应用

(1) 监测排卵：月经周期后半期近月经来潮时，血孕酮水平>15.6nmol/L，提示有排卵。使用促排卵药物时，可用血孕酮水平观察促排卵效果。

原发性或继发性闭经、无排卵性月经或无排卵性功能失调性子宫出血、多囊卵巢综合征、口服避孕药或长期使用GnRH激动剂，孕酮水平下降。

(2) 了解黄体功能：黄体期血孕酮水平低于正常值，提示黄体功能不足；月经来潮4～5日血孕酮仍高于正常水平，提示黄体萎缩不全。

(3) 了解妊娠状态：妊娠期血孕酮水平下降，提示胎盘功能减退。异位妊娠，孕酮水平较低，如孕酮水平>78.0nmol/L(25ng/ml)，可除外异位妊娠。若单次血清孕酮水平≤15.6nmol/L(5ng/ml)，提示为死胎。先兆流产时，孕酮值若呈下降趋势，提示有发生流产的可能。

(4) 孕酮替代疗法的监测：早孕期切除黄体侧卵巢后应用天然孕酮替代疗法时应监测血浆孕酮

水平。孕酮水平异常升高，提示可能存在肾上腺皮质功能亢进或肾上腺肿瘤。

六、雄　激　素

(一) 来源及生理变化

女性体内雄激素主要有睾酮及雄烯二酮，来自卵巢及肾上腺皮质。雄烯二酮50%来自卵巢，50%来自肾上腺，睾酮主要由雄烯二酮转化而来。雄烯二酮生物活性介于活性很强的睾酮和活性很弱的脱氢表雄酮之间，血清中的脱氢表雄酮主要由肾上腺皮质产生。绝经前睾酮主要来自卵巢，绝经后雄激素主要来自肾上腺，血总睾酮正常范围见表24-8。

表 24-8　血总睾酮正常范围(nmol/L)

测定时间	正常范围	测定时间	正常范围
卵泡期	<1.4	黄体期	<1.7
排卵期	<2.1	绝经后	<1.2

(二) 临床应用

(1) 产生雄激素的卵巢肿瘤(如支持细胞瘤、间质细胞瘤)、肾上腺皮质腺瘤，均能使血清睾酮值升高。

(2) 多囊卵巢综合征患者血清雄激素可能正常，也可能升高。治疗前后雄激素水平的高低，可作为评价疗效的指标之一。

(3) 肾上腺皮质增生或肿瘤时，血清雄激素异常升高。

(4) 两性畸形的鉴别：男性假两性畸形及真两性畸形，睾酮水平在男性正常范围内；女性假两性畸形则在女性正常范围内。

(5) 女性多毛症测血清睾酮水平正常时，多考虑毛囊对雄激素敏感所致。

(6) 应用雄激素制剂和具有弱雌激素作用的内分泌药物，如达那唑，可使患者体内血睾酮值升高。

(7) 高催乳激素血症：有雄激素过高的症状和体征，雄激素测定在正常范围者，应测定血催乳激素。

七、人绒毛膜促性腺激素相关分子

(一) 来源及生理变化

人绒毛膜促性腺激素(human chorionic gonadotropin，HCG)是一种糖蛋白激素，由α和β亚基以非共价键形式结合而成，对维持正常妊娠有重要意义。主要由胎盘合体滋养细胞产生，少数情况下肺、肾上腺及肝脏肿瘤也可产生HCG。垂体的促性腺细胞正常情况下可产生微量的HCG和HCG-β核心片段(<0.5U/L)。偶尔有正常月经妇女及绝经后垂体肿瘤妇女有垂体来源的HCG升高(>20U/L)，在垂体组织中可分离到HCG-β核心片段。但是一般垂体来源的高HCG可被雌、孕激素抑制。

正常妊娠的受精卵着床时，即排卵后的第6日受精卵滋养层形成时开始产生HCG，约1日后能测到血浆HCG，以后每1.7日～2日上升1倍，在排卵后14日约达100U/L，妊娠8～10周达峰值(50 000～10 000U/L)，妊娠12周以后迅速下降，在妊娠中期和晚期，HCG仅为峰值的10%。分娩后，如无胎盘残留，血HCG可在产后4天消失。由于HCG分子中的α链与LH中的α链有相同结构，为避免与LH发生交叉反应，在测定其浓度时，常测定特异的β-HCG浓度。不同时期血清β-HCG浓度，见表24-9。

表 24-9　不同时期血清 β-HCG 浓度

期别	范围(U/L)
非妊娠妇女	<3.1
妊娠7～10天	>5.0
妊娠30天	>100
妊娠40天	>2000
滋养细胞疾病	>100 000

(二) 临床应用

(1) 诊断早期妊娠：血HCG定量免疫测定<3.1μg/L时为妊娠阴性，血浓度>25U/L为妊娠阳性。用于早早孕诊断，敏感、迅速、简便、价廉。

(2) 异位妊娠：血及尿HCG维持在低水平，间隔2～3天测定无成倍上升，应怀疑异位妊娠。

(3) 妊娠滋养细胞肿瘤的诊断和监测：HCG试验可作为妊娠滋养细胞肿瘤的诊断、病情监测和随访的独立指标，葡萄胎时，患者血和尿中HCG水平显著高于同孕期的正常妊娠，且随妊娠时间延长、子宫增大而逐渐升高，葡萄胎时血β-HCG多超过100kU/L，常达1500～2000kU/L，且持续不降。当葡萄胎组织清除后，血清β-HCG呈进行性下降。葡萄胎清除16周后即不再能检出HCG，若下降缓慢或下降后又上升，或16周未转阴者，排除宫腔内残留组织则可能为侵蚀性葡萄胎。当绒癌发生时，血中HCG浓度可异常升高，其癌瘤体积仅1～5mm³(约10^6～10^7个细胞)时，测定血中HCG即可诊断，每个癌细胞每天约产生10^5U的HCG，其分泌量与癌细胞总数成正比。治疗中连续检测HCG的升高或降低，可反映病情的恶化与好转。

(4) 性早熟和肿瘤：最常见的是下丘脑或松果体胚细胞的绒毛膜上皮瘤或肝胚细胞瘤以及卵巢无性细胞瘤、未成熟畸胎瘤分泌HCG导致性早熟。

笔记栏

分泌 HCG 的肿瘤还见于肠癌、肝癌、肺癌、卵巢腺癌、胰腺癌、胃癌，在成年妇女可导致月经紊乱。

八、人胎盘生乳素

（一）来源及生理变化

人胎盘生乳素（human placental lactogen，HPL）由胎盘合体滋养细胞产生、储存及释放的一种多肽类激素，有促进胎儿生长发育、促黄体生成、促进乳腺发育和泌乳以及增强雌激素等作用。人胎盘生乳素与人生长激素（HGH）有共同的抗原决定簇，呈部分交叉免疫反应，与 PRL 无交叉反应。HPL 自妊娠 5 周时即能从孕妇血中测出。随妊娠进展逐渐升高，于孕 39～40 周时达高峰，产后迅速下降。不同时期血 HPL 正常范围见表 24-10。

表 24-10　不同时期血 HPL 正常范围

时期	正常范围(mg/L)
非孕期	＜0.5
孕 22 周	1.0～3.8
孕 30 周	2.8～5.8
孕 40 周	4.8～12.0

（二）临床应用

（1）监测胎盘功能：妊娠晚期连续动态检测 HPL 可反映胎盘功能。妊娠 35 周后多次测定血清 HPL 值＜4mg/L 或突然下降 50％以上，提示胎盘功能减退。

（2）糖尿病合并妊娠：糖尿病孕妇的胎盘较大，HPL 分泌增多，母血清 HPL 水平相应升高。

（傅　芬）

第三节　女性生殖器官活组织检查

生殖器官活组织检查是取生殖器官病变处或可疑部位小部分组织做病理学检查，以明确病变性质，简称活检。通常情况下活检是诊断最可靠的依据。常用的取材方法有局部活组织检查、诊断性宫颈锥形切除、诊断性刮宫、组织穿刺检查等。

一、局部活组织检查

（一）外阴活组织检查

1. 适应证

（1）外阴部赘生物或久治不愈的溃疡需明确病变性质。

（2）外阴色素减退疾病需明确类型及除外恶变者。

（3）怀疑外阴结核、外阴尖锐湿疣、外阴阿米巴病等外阴特异性感染疾病，需明确诊断者。

2. 禁忌证

（1）月经期。

（2）外阴急性化脓性感染。

（3）疑为恶性黑色素瘤者。

3. 方法　患者排尿后取膀胱截石位，常规消毒、铺巾，取材部位以 0.5％利多卡因做局部浸润麻醉。小赘生物可自蒂部剪下或用活检钳钳取，病灶面积大者行部分切除。止血方法为或局部压迫止血，或电凝止血，或缝扎止血。标本置于 10％甲醛溶液固定后送病检。

（二）阴道活组织检查

1. 适应证

（1）阴道赘生物。

（2）阴道溃疡灶。

2. 禁忌证

（1）急性外阴炎、阴道炎、宫颈炎、盆腔炎。

（2）月经期。

3. 方法

患者排尿后取膀胱截石位。常规消毒铺巾，阴道窥器暴露活检部位再次消毒。活检钳咬取可疑部位组织，若病变处有坏死，应注意取至深层新鲜组织。可用无菌纱布压迫止血，或阴道内置无菌带尾纱布压迫止血，嘱患者 24 小时后自行取出。活检组织置于 10％甲醛溶液固定后常规送病理检查。

（三）子宫颈活组织检查

1. 适应证

（1）宫颈脱落细胞学涂片检查巴氏Ⅲ级或Ⅲ级以上，宫颈脱落细胞学涂片检查巴氏Ⅱ级或治疗后仍为Ⅱ级；TBS 分类鳞状细胞异常者。

（2）阴道镜检查发现宫颈异常图像者。

（3）疑有宫颈癌或慢性特异性炎症，需明确诊断者。

（4）判断宫颈癌有无早期浸润及湿疣有无恶变。

（5）宫颈病变如不典型增生，经治疗后观察疗效者。

2. 方法

（1）患者排尿后取膀胱截石位，常规消毒铺巾，用阴道窥器暴露宫颈，用干棉擦净宫颈黏液及分泌物。局部消毒。

（2）在宫颈外口鳞-柱交界处或肉眼糜烂较深或特殊病变处用活检钳取组织。可疑癌者可选宫颈3、6、9、12点四点取材。若宫颈癌诊断明确，为明确病理类型或浸润程度可单点取材。为提高取材准确性，可在阴道镜下可疑病变区或涂复方碘溶液不着色区取材。

(3) 将取下组织放入10%甲醛或95%乙醇中固定，若为多点活检则分别送检。

(4) 宫颈局部填带尾纱布压迫止血，嘱患者24小时后自行取出。

3. 注意事项

(1) 患有阴道炎症(阴道滴虫及真菌感染等)应治愈后再行活检。

(2) 妊娠期慎做活检，以免发生流产、早产，但若高度怀疑宫颈恶性病变者仍应在知情同意后进行检查。

(3) 以月经干净后3～7天活检为佳，月经前期不宜做活检，以免经血与切口出血相混淆，月经来潮时切口未愈可增加内膜组织在切口种植机会。

(4) 病变典型者取材应包括病灶及周围组织，病变不典型者可选柱状上皮与鳞状上皮交接部位，均应有一定深度，必须含有足够间质。

(5) 疑有宫颈管内病变或宫颈癌诊断明确，但不明确宫颈管内是否累及，须同时做宫颈管搔刮术。

二、诊断性子宫颈锥切术

1. 适应证

(1) 宫颈脱落细胞学检查多次找到癌细胞或可疑癌细胞，但宫颈多处活检及分段诊刮病理检查均未发现癌灶。

(2) 宫颈活检已明确有重度不典型增生者。

(3) 宫颈活检为原位癌或镜下早期浸润癌，而临床疑为浸润癌，为明确病变累及程度及确定手术范围。

2. 禁忌证

(1) 阴道、宫颈、子宫及盆腔急性或亚急性炎症。

(2) 月经期。

(3) 有血液病等出血倾向者。

3. 术前准备及注意事项

(1) 血常规及凝血功能正常。

(2) 阴道无明显炎症，无宫颈、子宫及附件急性或亚急性炎症。

(3) 术前连续3天阴道黏膜用0.2%聚维酮碘溶液消毒，每日1次。

(4) 手术应选择在月经干净后3～7日进行。用于诊断者，避免应用电刀或激光刀，以免组织破坏影响诊断。

(5) 育龄妇女移行带多位于宫颈阴道部，锥切时不必过深，但底部应宽。绝经后妇女底部不宽，但深底应增加。

4. 方法

(1) 在骶麻或腰麻下取膀胱截石位，常规消毒、铺巾，导尿后，阴道窥器暴露宫颈并消毒阴道、宫颈、宫颈管。

(2) 以宫颈钳钳夹宫颈前唇向外牵引，用Hegar扩张器扩张宫颈管并做宫颈管搔刮术。将刮出组织放入含10%甲醛溶液中固定后送病理检查。

(3) 宫颈涂碘液后在病灶外或碘不着色区外0.5cm处沿宫颈外周做环形切口，斜向宫颈管呈锥形，根据不同指征，可深入宫颈管1～2.5m，呈锥形切除。残端可行开放法(局部用止血药或纱布压迫止血)或缝合法(行宫颈成形缝合或荷包缝合术缝合切口，术毕探查颈管)处理。将要行子宫切除者，手术最好在锥切术后48小时内进行，可行宫颈前后唇相对缝合封闭创面以止血。术毕探查宫颈管。

(4) 切除标本的12点位置以丝线标示便于定位，标本于10%甲醛固定后送病理检查。

5. 术后处理

(1) 术后注意有无阴道大量流血。阴道流血较多时应予处理。

(2) 术后用广谱抗生素及甲硝唑预防感染。

(3) 术后2个月内禁性生活及盆浴。

(4) 术后第2次月经干净后用Hegar扩张器扩张宫颈管。

三、诊断性刮宫

诊断性刮宫简称“诊刮”，是诊断宫腔疾病最常用的方法，其目的是获取宫腔内容物作病理检查协助诊断。当怀疑同时合并宫颈管病变时，需对宫颈管及宫腔分两步进行诊断性刮宫，以明确病变部位，称分段诊断性刮宫，简称分段诊刮。

(一) 一般诊断性刮宫

1. 适应证

(1) 月经异常者，如功能失调性子宫出血或闭经，需了解子宫内膜状况及其对性激素的反应。

(2) 流产后出血：子宫出血较多或持续时间较长者，证实或排除流产不全者，既有助于诊断，又有止血效果。

(3) 绝经后出血：查找出血原因，诊断或除外子宫内膜癌、宫颈癌等疾患。

(4) 不孕症：需了解卵巢功能及子宫内膜状况。

(5) 子宫内膜病变：证实或排除子宫内膜炎、子宫内膜结核、子宫内膜增生、子宫内膜息肉、子宫内膜癌等。

2. 禁忌证

(1) 急性阴道炎，宫颈炎，急性或亚急性盆腔炎。

(2) 急性严重全身性疾病。

笔记栏

(3) 手术前体温>37.5℃。

(4) 出、凝血功能异常。

3. 方法 一般不需麻醉，对精神高度紧张，或宫颈内口过紧，酌情给予镇痛剂、局麻或静脉麻醉。

(1) 患者排空膀胱后取膀胱截石位，常规消毒、铺巾，做双合诊了解子宫大小及位置。

(2) 用阴道窥器暴露宫颈，再次消毒宫颈与宫颈管，钳夹宫颈前唇或后唇，以子宫探针探子宫方向并测宫腔深度，宫颈内口过紧者，可用 Hegar 扩张器扩张宫颈管至刮匙能进入为止。

(3) 阴道后穹隆处放置消毒纱布一块，以收集刮出物。用刮匙由内向外沿宫腔四壁及两侧宫角有次序地将内膜刮除，应注意宫腔有无高低不平及变形。将刮出的全部组织固定于 10%甲醛溶液中送病理检查。

(二) 分段诊断性刮宫

1. 适应证

(1) 有不规则阴道出血需证实或排除子宫内膜癌或宫颈管癌的患者。

(2) 可疑子宫内膜癌累及宫颈管的患者。

(3) 老年妇女子宫异常出血或大量阴道排液，原因待查者。

2. 方法

先不探查宫腔深度，用小刮匙自宫颈管内口至外口顺时针刮取宫颈管黏膜一周，将所刮取宫颈管组织置于纱布上；用子宫探针探测宫腔，明确子宫屈度和方向、深度后，刮匙进入宫腔全面刮取子宫内膜组织并置于另一纱布上。刮出的宫颈管黏膜及子宫腔内膜组织分别装瓶、固定于 10%甲醛溶液中送病理检查。

若刮出物肉眼观察高度怀疑为癌组织时，不应继续刮宫，以防出血及癌扩散。若肉眼观察未见明显癌组织时，应全面刮宫以防漏诊。

3. 诊刮时注意事项

(1) 不孕症患者，应选在月经前或月经来潮 12 小时内刮宫，以了解有无排卵。

(2) 功能失调性子宫出血，怀疑为子宫内膜增生症，应于月经前 1～2 天或月经来潮 24 小时内刮宫；怀疑为排卵性月经失调的子宫内膜不规则脱落时，则应于月经第 5～7 天刮宫；不规则出血者随时可以刮宫。

(3) 疑有子宫内膜癌者，随时可诊刮，应注意避免过度刮宫而造成子宫穿孔或癌症扩散。

(4) 疑为子宫内膜结核者，应于经前 1 周或月经来潮 12 小时内诊刮，刮取子宫内膜前 3 日及术后 3 日每天肌内注射链霉素 0.75g 及异烟肼 0.3g 口服。以防诊刮操作引起结核病灶扩散。

(5) 若为了解卵巢功能，术前至少 1 个月停用性激素，以免得出错误结论。

4. 并发症

(1) 出血：一般出血较少，有些疾病如葡萄胎、稽留流产及不全流产等可能导致刮宫时大出血，应术前检测凝血功能、输液、配血并做好开腹准备。

(2) 子宫穿孔：是刮宫的主要并发症。哺乳期、绝经后子宫萎缩、子宫发育不良或畸形、子宫患有恶性肿瘤者容易发生子宫穿孔，均应谨慎小心操作，切忌粗暴过度刮宫，以防子宫穿孔。

(3) 感染：长期有阴道出血者，宫腔内常有感染，刮宫能促使感染扩散，甚至发展成为败血症。术中严格无菌操作，术前术后应给予抗生素。若感染性流产、或已有宫腔感染者，应先控制感染，纠正一般情况后再刮宫。刮宫患者术后 2 周内禁性生活及盆浴，以防感染。

(4) 宫颈管或宫腔粘连：术者在操作时惟恐不彻底，反复刮宫致子宫颈管内膜或子宫腔内膜基底层，甚至子宫肌层损伤，从而造成宫颈管粘连或宫腔粘连，导致闭经，应注意避免。

第四节 输卵管通畅检查

输卵管通畅检查包括输卵管通气术、输卵管通液术、子宫输卵管造影术、腹腔镜直视下输卵管通液检查、宫腔镜下经输卵管口插管通液试验和腹腔镜联合检查等方法。其主要目的是检查输卵管是否畅通，在女性不孕症的诊断和治疗中有重要的作用。其中输卵管通气术因有发生气栓的潜在危险，且准确率仅为 45%～50%，故临床上已逐渐被其他方法所取代。

一、输卵管通液术

1. 适应证

(1) 对原发或继发不孕症患者明确输卵管是否通畅。

(2) 检验和评价输卵管绝育术、输卵管再通术或输卵管成形术的效果。

(3) 治疗输卵管黏膜轻度粘连。

2. 禁忌证

(1) 内外生殖器急性或亚急性炎症。

(2) 月经期或有阴道出血者。

(3) 可疑妊娠者。

(4) 严重的全身性疾病不能耐受手术者。

(5) 体温高于 37.5℃者。

3. 术前准备

(1) 月经干净 3～7 日，禁性生活 3 天。

(2) 术前半小时肌内注射阿托品 0.5mg，以减少输卵管痉挛。

(3) 患者排空膀胱。

4. 方法

(1) 患者取膀胱截石位，常规消毒外阴、阴道及

笔记栏

宫颈，铺无菌巾，双合诊查清子宫的位置及大小。

(2) 放置阴道窥器充分暴露子宫颈，再次消毒阴道及宫颈，以宫颈钳钳夹宫颈前唇。沿宫腔方向置入子宫气囊导管，将气囊下端超过宫颈内口水平，于气囊内注入生理盐水约 2～3ml 并向外牵拉，堵塞整个宫颈管。防止液体外漏。

(3) 将含有生理盐水或抗生素溶液(庆大霉素 8 万 U、地塞米松 5mg、透明质酸酶 1500U，生理盐水 20ml)的注射器与子宫气囊导管相连，缓慢推注液体，以每分钟进入 5ml 为宜。观察推注时阻力大小、经宫腔注入液体是否回流、患者下腹部是否疼痛等。

(4) 术毕取出子宫气囊导管，再次消毒宫颈、阴道，取出阴道窥器。

5. 结果评定

(1) 输卵管通畅：注液无阻力，或开始稍有阻力，随后阻力消失，无液体回流，患者也无下腹疼痛，提示输卵管通畅。

(2) 输卵管阻塞：注入液体 5ml 后有阻力感，且有液体自注射器回流或自宫颈口外溢，同时病人诉下腹部疼痛，提示输卵管阻塞。

(3) 输卵管通而不畅：注入液体有阻力，或开始注入有较大阻力，随后阻力变小，有少量液体反流，患者有轻微腹痛，提示输卵管通而不畅。

6. 注意事项

(1) 所用无菌生理盐水温度应接近体温，避免液体过冷造成输卵管痉挛。

(2) 术后 2 周禁盆浴及性生活，酌情给予抗生素预防感染。

二、子宫输卵管造影

子宫输卵管造影(hysterosalpingography, HSG)是通过导管向子宫腔及输卵管注入造影剂，行 X 线下盆腔透视及摄片，根据造影剂在宫腔、输卵管腔及盆腔内的显影情况了解输卵管是否通畅、子宫腔形态有无变形。此项检查能对阻塞部位做出诊断。

1. 适应证

(1) 原发或继发不孕症，了解输卵管是否通畅及其形态、阻塞部位。

(2) 输卵管疏通治疗后的疗效观察。

(3) 确定生殖道畸形的类别，明确有无宫腔粘连、子宫黏膜下肌瘤及异物等。

(4) 内生殖器结核非活动期。

(5) 原因不明的习惯性流产，明确宫颈内口是否松弛、宫颈及子宫有无畸形。

2. 禁忌证

(1) 内、外生殖器急性或亚急性炎症。

(2) 严重的全身性疾病不能耐受手术者。

(3) 月经期或有阴道出血者。

(4) 可疑妊娠者。

(5) 碘过敏者。

(6) 体温高于 37.5℃者。

(7) 流产、刮宫或产后 6 周内。

3. 术前准备

(1) 造影时间以月经干净 3～7 日为宜，术前 3 日禁性生活。

(2) 碘过敏试验阴性者方可造影。

(3) 术前半小时肌内注射阿托品 0.5mg 解痉。

(4) 排空大小便，便秘者应提前应用泻药或灌肠，清除肠道内容物，保证摄片清晰。

4. 方法

(1) 设备及器械：X 线放射诊断仪、子宫气囊导管、阴道窥器、宫颈钳、长弯钳、20ml 注射器。

(2) 造影剂：目前国内外均使用碘造影剂，分油溶性与水溶性两种。油剂(40%碘化油)显影清晰，刺激性小，但检查时间长，残留油不易吸收，溢入静脉可引起油栓；水剂(76%泛影葡胺液)吸收快，检查时间短，但子宫输卵管边缘部分显影欠佳，且对腹膜有刺激作用，引起腹痛。

(3) 操作步骤

1) 患者取膀胱截石位，常规消毒外阴、阴道，铺无菌巾，内诊检查子宫位置及大小。

2) 以窥器扩张阴道，充分暴露宫颈，再次消毒宫颈及阴道穹隆部，用宫颈钳钳夹宫颈前唇，探查宫腔。

3) 注入造影剂并摄片

A. 应用 40%碘化油造影者：40%碘化油充满子宫气囊导管，排出空气，沿宫腔方向置入子宫气囊导管，将气囊下端超过宫颈内口水平，于气囊内注入生理盐水约 2～3ml 并向外牵拉，堵塞整个宫颈管，防止造影剂外漏。向宫腔缓慢注入 40%碘化油，在 X 线透视下观察碘化油流经宫腔及输卵管情况并摄片。取出造影器械，拭净阴道造影剂。24 小时后再摄片，观察腹腔内有无游离碘化油。

B. 应用泛影葡胺液造影者：注射造影剂的方法同前，在注射完造影剂后立即摄片，10～20 分钟后再次摄片，观察泛影葡胺液流入盆腔情况。

4) 若注入碘油后子宫角圆钝并伴子宫收缩时，输卵管不显影，可能为输卵管痉挛，立即肌内注射阿托品 0.5mg，20 分钟后再透视、摄片；或停止操作，下次造影前先使用解痉药物。

5. 结果评定

(1) 正常子宫、输卵管：宫腔呈倒三角形，边缘光滑，双侧输卵管显影良好，形态柔软，24 小时后摄片盆腔内有散在造影剂。

(2) 宫颈管异常：宫颈内口较松、宽大，无宫颈内口生理狭窄影像，提示宫颈内口松弛；宫颈管内口有造影剂进入的小囊状空腔影像，提示宫颈管憩室。宫颈管明显充盈缺损，提示宫颈管息肉。

(3) 宫腔异常：子宫内膜呈锯齿状不平或宫腔充盈缺损，多见于子宫腔结核、子宫黏膜下肌瘤。

(4) 输卵管异常:输卵管形态不规则、僵直或呈串珠状,或伴有钙化点,提示输卵管结核;输卵管远端呈气囊状扩张提示输卵管积水;24小时后盆腔X线摄片未见盆腔内散在造影剂,提示双侧输卵管不通;输卵管发育异常可见过长或过短的输卵管、异常扩张的输卵管、输卵管憩室等。

6. 注意事项

(1) 碘化油充盈导管时,须排尽空气,以免空气进入宫腔造成假性充盈缺损而误诊。

(2) 导管与子宫内口必须紧贴,以防碘油流入阴道内。

(3) 注射压力不可过大,速度不宜太快,透视下发现造影剂外溢伴患者频发呛咳,应警惕发生油栓,立即停止操作,拔出导管,取头低脚高位,严密观察。

(4) 造影后2周内禁盆浴及性生活,输卵管伞端积水者可酌情给予抗生素预防感染。

(5) 有时因输卵管痉挛而造成输卵管不通的假象,必要时可重复进行造影,再次造影时术前应肌内注射阿托品0.5mg预防输卵管痉挛。

三、妇科内镜输卵管通畅检查

近年来妇科内镜下通液试验的应用为输卵管性不孕症的诊治提供了新的可靠的方法,其中包括腹腔镜直视下输卵管通液检查、宫腔镜下经输卵管口插管通液试验和腹腔镜联合检查等方法,其中腹腔镜直视下输卵管通液检查准确率高,成为判断输卵管是否通畅的金标准。同时可了解输卵管周围有无粘连及盆腔有无其他异常,并有疏通输卵管及分解粘连等治疗作用。但由于腹腔镜仍是创伤性手术,且内镜手术对器械要求较高,故不作为常规检查方法,在对不孕、不育患者行内镜检查时例行输卵管通液(加用亚甲蓝染液)检查。

第五节　常用穿刺检查

妇产科常用穿刺检查手术有经腹壁腹腔穿刺、经阴道后穹隆穿刺及经腹壁羊膜腔穿刺。近几年用于产前诊断和治疗的经腹壁胎儿脐静脉穿刺也较为常用。

(一) 经腹壁腹腔穿刺检查手术

妇科疾病的病变部位多位于盆腔及下腹部,故可以通过经腹壁腹腔穿刺术(abdominal paracentesis)明确盆、腹腔积液性质或查找肿瘤细胞。经腹壁腹腔穿刺术既可用于诊断又可用于治疗。穿刺抽出的液体,除观察其颜色及黏稠度外还要根据病史决定检验内容,包括常规化验检查、细胞学检查、细菌培养和药物敏感试验等。

1. 适应证

(1) 协助诊断腹腔积液的性质。

(2) 鉴别贴近腹壁的肿物性质。

(3) 穿刺放出部分腹水,使患者呼吸困难等压迫症状得以暂时缓解。腹水多导致腹胀明显使检查不清楚的患者,放出腹水后使腹壁松软易于作腹部及盆腔检查。

(4) 腹腔注入药物行卵巢癌化疗。

(5) 气腹造影,向腹腔注入CO_2形成气腹后拍摄X线片,使盆腔器官可清晰显影。

2. 禁忌证

(1) 疑有腹腔内严重粘连者,特别是晚期卵巢癌广泛盆、腹腔转移致肠梗阻者。

(2)疑为巨大卵巢囊肿者。

3. 方法

(1) 经腹B型超声引导下穿刺,膀胱是否在充盈状态下进行手术,须视疾病的性质或病变部位决定。经阴道B型超声指引下的穿刺,术前应排空膀胱。

(2) 腹腔积液量较多及囊内穿刺时,患者取仰卧位;液量较少取半卧位或侧卧位。

(3) 穿刺点一般选择在脐与左髂前上嵴连线中外1/3交界处,囊内穿刺点宜在囊性感明显部位。

(4) 常规腹部消毒,穿刺区皮肤铺无菌孔巾。手术者需戴无菌手套。

(5) 穿刺一般不需麻醉,对于精神过于紧张者,0.5%利多卡因行局部麻醉,深达腹膜。

(6) 7号穿刺针从选定点垂直刺入腹腔。如腹水多,为防止手术结束腹水渗出,穿刺针的方向不宜垂直进入腹腔,应斜行或"之"字行进入腹腔。穿透腹膜时针头阻力消失,拔去针芯,见有液体流出,用注射器抽出适量液体送检。腹水细胞学检查约需100~200ml,其他检查仅需10~20ml。若需放腹水则接导管,导管另一端连接器皿。放液量及导管放置时间可根据患者病情及诊治需要而定,一般情况下不主张留置导管。若为查明盆腔内有无肿瘤存在,可放至腹壁变松软易于检查为止。

(7) 操作结束,将针芯插回穿刺针内一同迅速拔出针。局部再次消毒,覆盖无菌纱布,固定。若针眼有腹水溢出可稍加压迫。

4. 穿刺液性质判断

(1) 血液

1) 新鲜血液:放置后迅速凝固,为刺伤血管,应改变穿刺针方向或重新穿刺。

2) 陈旧性暗红色血液:放置10分钟以上不凝固表明有腹腔内出血。多见于异位妊娠、卵巢黄体破裂或腹腔其他脏器破裂如脾破裂等。

3) 小血块或不凝固陈旧性血液:多见于陈旧性宫外孕。

4) 巧克力色黏稠液体:镜下见不成形碎片,多为卵巢子宫内膜异位囊肿破裂。

笔记栏

(2) 脓液：呈黄色、黄绿色、淡巧克力色，质稀薄或浓稠，有异味。提示盆腔及腹腔内有化脓性病变或脓肿破裂。脓液应行细胞学涂片、细菌培养、药物敏感试验。必要时行切开引流术。

(3) 炎性渗出物：呈粉红色、淡黄色混浊液体。提示盆腔及腹腔内有炎症。应行细胞学涂片、细菌培养、药物敏感试验。

(4) 腹水：有血性、浆液性、黏液性等。应送常规化验，包括比重、总细胞数、红细胞数、白细胞数、蛋白定量、浆膜黏蛋白试验(Rivalta test)及细胞学检查。必要时检查抗酸杆菌、结核杆菌培养及动物接种。肉眼血性腹水，多疑为恶性肿瘤，应行细胞学检查。

5. 注意事项

(1) 严格无菌操作，以免腹腔感染。

(2) 控制针头进入深度，以免刺伤血管及肠管。

(3) 大量放液时，针头必须固定好，以免针头移动损伤肠管；放液速度不宜过快，每小时放液量不应超过 1000ml，一次放液量不超过 4000ml，并严密观察患者血压、脉搏、呼吸等生命体征，随时控制放液量及放液速度，若出现休克征象，应立即停止放腹水。

(4) 向腹腔内注入药物应慎重，很多药物不宜腹腔内注入。

(5) 术后卧床休息 8～12 小时，给予抗生素预防感染。

(二) 经阴道后穹隆穿刺检查手术

直肠子宫陷凹是腹腔最低部位，故腹腔内的积血、积液、积脓易积存于该处。阴道后穹隆顶端与直肠子宫陷凹贴接，选择经阴道后穹隆穿刺(culdocentesis)将抽出的液体进行肉眼观察、化验检查、病理检查，是妇产科临床常用的辅助诊断方法。

1. 适应证

(1) 疑有腹腔内出血：如宫外孕、卵巢黄体破裂等。

(2) 疑盆腔内有积液、积脓时：可做穿刺抽液检查，以了解积液性质。以及盆腔脓肿的穿刺引流及局部注射药物。

(3) 盆腔肿块位于直肠子宫陷凹内，经后穹隆穿刺直接抽吸肿块内容物做涂片，行细胞学检查以明确性质。若高度怀疑恶性肿瘤，应尽量避免行穿刺手术，一旦穿刺诊断为恶性肿瘤，应及早施行进一步手术。

(4) B 型超声引导下行卵巢子宫内膜异位囊肿或输卵管妊娠部位注药治疗。

(5) 在 B 型超声引导下经阴道后穹隆穿刺取卵，用于各种助孕技术。

2. 禁忌证

(1) 盆腔严重粘连，直肠子宫陷凹被较大肿块完全占据，并已凸向直肠。

(2) 疑有肠管与子宫后壁粘连。

(3) 临床高度怀疑恶性肿瘤。

(4) 异位妊娠准备采用非手术治疗时，应避免穿刺，以免引起感染。

3. 方法 患者排空膀胱，取膀胱截石位，外阴和阴道常规消毒，铺无菌巾。阴道检查了解子宫、附件情况，注意阴道后穹隆是否膨隆。阴道窥器充分暴露宫颈及阴道后穹隆并再次消毒。宫颈钳夹持宫颈后唇中部，但避免钳入宫颈管内，向前提拉，充分暴露阴道后穹隆，再一次消毒后穹隆。用 22 号长针头接 5～10ml 注射器，检查针头有无堵塞，在后穹隆中央或稍偏病侧，在阴道后壁与宫颈阴道部交界处稍下方平行宫颈管刺入，当针穿过阴道壁，有落空感(进针深约 2cm)后立即抽吸，必要时适当改变方向或深浅度，如无液体抽出，可边退边抽吸。针头拔出后，穿刺点如有活动性出血，可用棉球压迫片刻，血止后取出阴道窥器。

4. 穿刺液性质判断 基本同经腹壁腹腔穿刺术。

5. 注意事项

(1) 穿刺方向应是阴道后穹隆中点进针与宫颈管平面的方向，深入至直肠子宫陷凹，不可过分向前或相后，以免针头刺入宫体或进入直肠。

(2) 一般情况下穿刺深度以进针 2～3cm 比较适当，过深可刺入盆腔器官或穿入血管。若积液量较少时，过深的针头可超过液平面，而抽不出液体而延误诊断。

(3) 有条件或病情允许时，先行 B 型超声检查，协助诊断直肠子宫陷凹有无液体及液体量。

(4) 阴道后穹隆穿刺未抽出血液，不能完全除外宫外孕，因为内出血量少或周围组织粘连时，均可造成假阴性。

(5) 抽出液体时均应涂片，行常规及细胞学检查。

(三) 经腹壁羊膜腔穿刺和脐静脉穿刺术

经腹壁羊膜腔穿刺术(amniocentesis)和脐静脉穿刺术(cordocentesis)是中、晚期妊娠常用的产前诊断技术和胎儿宫内治疗的途径。手术使用穿刺针经过腹壁和子宫壁刺入羊膜腔抽取羊水或刺入脐静脉抽取胎儿血供临床分析诊断，注入用于治疗的药物、液体或血液。

1. 适应证

(1) 治疗

1) 胎儿异常或死胎需做羊膜腔内注药(依沙吖啶等)引产终止妊娠。

2) 必须短期内终止妊娠，但胎肺未成熟需向羊膜腔内注入皮质激素以促胎肺成熟。

3）羊水过多，胎儿无畸形，妊娠未足月，孕妇压迫症状明显需放出适量羊水以改善症状及延长孕期，提高胎儿存活率。

4）羊水过少，胎儿无畸形，可间断向羊膜腔内注入适量生理盐水，以预防胎盘和脐带受压，减少胎儿肺发育不良或胎儿窘迫。

5）对胎儿溶血性贫血进行宫内输血治疗。

（2）产前诊断

1）需行胎儿染色体核型分析、明确胎儿性别，予以诊断或估计胎儿遗传病可能：①孕妇曾生育遗传病患儿。②夫妻或其亲属中患遗传性疾病。③近亲配婚。④孕妇年龄＞35岁。⑤孕早期接触大量放射线或应用有可能致畸药物。⑥性连锁遗传病基因携带者等。

2）需做羊水生化测定：①怀疑胎儿神经管缺陷需测AFP。②孕37周前因高危妊娠引产需了解胎儿成熟度。③疑母儿血型不合需检测羊水中胎儿血型物质、胆红素以判定胎儿血型及预后。

3）羊膜腔造影可显示胎儿体表有无畸形及肠管是否通畅。

4）胎儿生长受限的监测和宫内状况评估。

2. 禁忌证

（1）用于产前诊断时：①孕妇曾有流产征兆。②术前24小时内两次体温在37.5℃以上。

（2）用于羊膜腔内注射药物引产时：①心、肝、肺、肾疾患在活动期或功能严重异常。②各种疾病的急性阶段。③有急性生殖道炎症。④术前24小时内两次体温在37.5℃以上。

3. 术前准备

（1）孕周选择：胎儿异常引产者，宜在妊娠16～26周之内进行，必要时也可用于晚期妊娠。产前诊断者，抽取羊水宜在妊娠16～22周，此时子宫轮廓清楚，羊水量相对较多，易于抽取，不易伤及胎儿，且羊水细胞易存活，培养成功率高；抽取胎儿血做产前诊断的孕周可延长至晚期妊娠。

（2）穿刺部位的选择

1）徒手穿刺：主要用于引产者。方法是助手固定子宫，子宫底下2～3横指正中线上或正中线两侧旁开2～3cm选择囊性感明显部位做穿刺点。徒手穿刺失败后应在B超实时引导下做第2次穿刺。一次手术穿刺不能超过3次。

2）B型超声实时引导：主要用于产前诊断和宫内治疗。穿刺前先观察胎盘的位置、了解羊水暗区及胎儿一般情况，然后在B型超声实时引导下穿刺。穿刺时尽量避开胎盘，在羊水量相对较多的暗区进行。脐静脉穿刺部位可选择在脐带的胎盘附着端或游离段。

3）中期妊娠引产术前准备：测血压、脉搏、体温、进行全身检查及妇科检查，注意有无盆腔肿瘤、子宫畸形及宫颈发育情况。引产前必须的辅助检查包括血常规、血型、尿常规、白带常规、凝血功能、肝肾功能、心电图、胸部X线检查等。

4. 方法 孕妇腹部阴阜备皮，排尿后取仰卧位，腹部皮肤常规消毒，铺无菌孔巾。穿刺点用0.5%利多卡因行局部浸润麻醉。用18～22号穿刺针垂直刺入腹壁，穿刺阻力第1次消失，表示进入腹腔。继续进针又有阻力表示进入宫壁，阻力再次消失表示已到达羊膜腔。拔出针芯即有羊水溢出（图24-2）。抽取所需羊水量或直接注药。脐静脉穿刺必须在超声穿刺探头引导下进行穿刺，抽取胎儿血。穿刺结束将针芯插回穿刺针内，迅速拔针，腹部穿刺点马上敷以无菌干纱布后胶布固定。

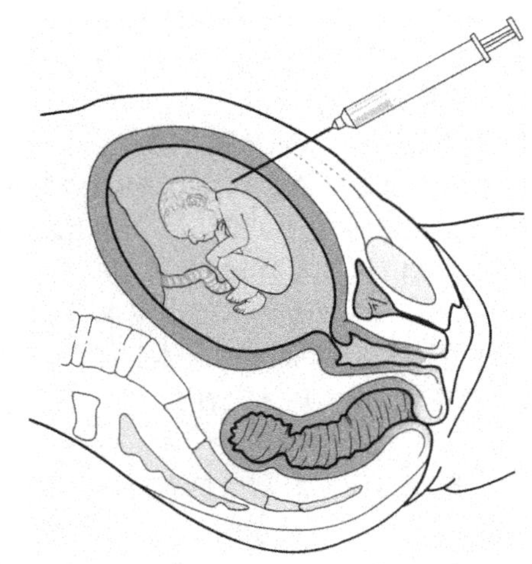

图24-2 经腹羊膜腔穿刺术

5. 注意事项

（1）严格无菌操作，以防感染。

（2）穿刺针应细，进针不可过深过猛，尽可能一次成功，避免多次操作，每次手术操作穿刺最多不得超过3次。

（3）穿刺前应查明胎盘位置，勿伤及胎盘。经胎盘穿刺者，羊水可能经穿刺孔进入母体血循环而发生羊水栓塞。穿刺与拔针前后，应注意孕妇有无呼吸困难、发绀等异常。警惕发生羊水栓塞可能。

（4）羊膜腔穿刺抽不出羊水，常因穿刺针被羊水中的有形物质阻塞，把针芯重新插回穿刺针内、改变穿刺针的方向或穿刺针深度稍加调整即可抽出羊水。

（5）脐静脉穿刺抽取脐血一次不得超过2ml。穿刺结束迅速拔针，然后观察脐带穿刺部位的出血情况和胎心率。一般情况下穿刺部位都有出血，如胎儿无凝血功能障碍出血大约60～120秒可自然停止，不必处理。穿刺后胎心率一般没有改变，如出现胎心过缓时可肌内注射阿托品0.5mg。

（6）羊膜腔穿刺必须在妊娠16周以后进行，抽取的羊水量1ml/孕周是安全的。

（7）受术者必须住院观察，医护人员应严密观察受术者穿刺后有无不良反应及监护胎心变化。

（胡淑君）

笔记栏

第六节 羊水检查

羊水检查是经羊膜穿刺抽取羊水进行分析的一种出生前的诊断方法。早在20世纪50年代初已经用于检查母儿血型不合，其后开始应用羊水细胞的性染色体判断胎儿性别，进而开展羊水细胞培养行染色体核型分析。1970年又用羊水细胞培养进行酶的分析。此外，还用羊水做各项生化测定。

1. 适应证

(1) 胎儿成熟度的判定：处理高危妊娠需引产，在引产前需了解胎儿成熟度，以选择分娩的有利时机。

(2) B型超声检查疑有胎儿神经管缺陷及孕妇血中甲胎蛋白异常高值者。

(3) 孕妇在妊娠早期感染某些病原体，如风疹病毒、巨细胞病毒或弓形虫感染。

(4) 细胞遗传学检查(染色体核型分析)及先天性代谢病的产前诊断：①曾分娩21-三体综合征患儿的孕妇或有21-三体综合征患儿家族史者。②35岁以上的高龄孕妇易发生胎儿染色体异常。③夫妇一方是某种基因病患者或曾生育过基因病患儿的孕妇。④怀疑胎儿为先天性代谢病者。

(5) 疑为母儿血型不合。

2. 检查方法 经腹壁羊膜腔穿刺术，见“常用穿刺检查”节。

3. 临床应用

(1) 胎儿成熟度的检查：目的是了解胎儿在宫内是否已具备出生后适应外界的生存能力，胎儿在宫内各脏器的功能已在运作，胎肺在宫内无正常呼吸运动，但娩出后呼吸功能的建立至关重要，因此监测胎儿成熟度重点在胎肺是否成熟。

1) 胎儿肺成熟度的检查

A. 卵磷脂与鞘磷脂比值(L/S)测定：胎儿肺泡Ⅱ型上皮细胞分泌可使肺泡表面张力减低的表面活性物质有助于稳定新生儿的肺泡功能，缺少时可发生新生儿呼吸窘迫综合征(respiratory distress syndrome，RDS)。肺泡表面活性物质可通过胎儿肺泡、支气管、口腔直接进入羊水中，其主要成分是磷脂，因此羊水中L/S比值可作为判断胎儿能否离开母体独立生活的肺成熟度检查。妊娠34周前卵磷脂与鞘磷脂含量相似，自妊娠35周开始卵磷脂迅速合成，至37周达高峰，羊水中含量随之急剧增多，但鞘磷脂含量在整个孕期无明显变化，导致羊水中L/S比值不断增高，若羊水中L/S比值≥2时，提示胎儿肺已成熟；L/S比值<1.5，提示胎儿肺尚未成熟，新生儿呼吸窘迫综合征的发生率约为73%；L/S比值在1.5～1.9为临界值，新生儿约50%可能发生RDS。糖尿病孕妇的羊水中L/S比值达2.0时仍有较多新生儿发生RDS，故≥3.0时始表示胎儿肺成熟。高危妊娠需提前终止妊娠者，应测定羊水中L/S比值。

B. 磷脂酰甘油(phosphatidyl glycerol，PG)测定：PG占肺泡表面活性物质中总磷脂的10%。它的出现极具特异性，妊娠35周后会突然出现，代表胎儿肺已成熟，以后继续增长至分娩，羊水中只要测到PG就不会发生RDS，PG测定判断胎儿肺成熟度明显优于L/S比值法，糖尿病时，即使L/S值>2而未出现PG，则胎儿肺部仍未成熟。

C. 泡沫试验和振荡试验：是一种快速简便测定羊水中表面活性物质的方法。其原理：胎肺表面活性物质既亲脂又亲水，加入95%乙醇振荡后在接触空气的液体界面上形成泡沫，在室温下羊水中的磷脂具有持久的泡沫，可几小时不变，便于观察结果。该方法可在病房由医生亲自操作，羊水中若混有血液或胎粪不适应。1∶3(生理盐水∶羊水)羊水稀释液1ml+95%乙醇1ml在试管内混合后迅速用力振荡15秒后静止15分钟看结果，如试管内液面上布满泡沫则为阳性，表示胎肺已成熟；如出现泡沫但未布满则为可疑；没有泡沫为阴性。

2) 胎儿肾成熟度的检查：羊水中所含肌酐来自胎儿尿液，故测定羊水肌酐含量可了解胎儿肾成熟情况。取羊水上清液，利用肌酐能与苦味酸反应出现红色，故可用分光光度计比色，测得肌酐值，其准确率约为90%。羊水中肌酐含量与孕龄关系密切，自妊娠中期羊水中肌酐值开始逐渐升高，于妊娠34周起迅速上升，妊娠37周以后≥176.8μmol/L(2mg/dl)，故将羊水肌酐值≥176.8μmol/L确定为胎儿肾成熟值；132.6～175.9μmol/L(1.5～1.99mg/dl)为临界值；<132.6μmol/L(<1.5mg/dl)为胎儿肾未成熟值。

3) 胎儿肝成熟度的检查：通过测定羊水胆红素含量了解胎儿肝成熟度。随着胎肝逐渐成熟，羊水中结合型胆红素逐渐增多。未结合型胆红素逐渐减少，至妊娠晚期羊水胆红素值微量(近于0)，需用分光光度计在450nm处的吸光度差测定(以$\triangle OD_{450}$表示)，羊水胆红素值与孕龄关系密切，妊娠36周以前$\triangle OD_{450}>0.02$者居多。妊娠37周及以后多为<0.02。故将羊水中胆红素$\triangle OD_{450}<0.02$确定为胎儿肝成熟值；0.02～0.04为临界值；>0.04为胎儿肝未成熟值。

4) 胎儿皮肤成熟度的检查：随妊娠周数增加，胎儿皮脂腺逐渐成熟，通过测算羊水中含脂肪细胞出现率了解胎儿皮肤成熟程度。测定方法是取羊水沉渣混悬液滴在玻片上，加0.1%硫酸尼罗蓝液1滴混匀，加盖玻片置2～3分钟后，在火焰上徐徐加热至50～60℃，然后置光镜下观察，含脂肪细胞呈橘黄色，其他细胞呈蓝色。在镜下数200个细胞，计算其中含橘黄色细胞(脂肪细胞)的百分数。妊娠37周前含脂肪细胞常<20%，妊娠38周后含脂肪细胞常>20%，故以>20%为胎儿皮肤成熟值。10%～20%为临界值，<10%提示胎儿皮肤未成熟。

笔 记 栏

(2) 细胞遗传学及先天性代谢病的检查多在妊娠中期进行。

1) 染色体异常：通过羊水细胞培养作染色体核型分析，以诊断染色体(常染色体及性染色体)数目或结构异常。较常见的常染色体异常有21-三体综合征，性染色体异常有先天性卵巢发育不全综合征(Turner's syndrome，45XO)等。

2) 先天性代谢病：经羊水细胞培养作某些酶的测定，诊断某种酶的异常或缺陷。如测定氨基已糖酶A活力诊断因类脂质蓄积引起的黑蒙性家族痴呆病；测定半乳糖-1-磷酸盐尿苷酰转移酶诊断半乳糖血症等。

3) 基因病：从羊水细胞提取胎儿DNA，针对某一基因作直接或间接分析或检测。近年已能应用合成DNA化学、重组DNA技术及分子克隆化等研究的相互结合做遗传病的基因诊断。1979年已成功地用于诊断血红蛋白结构基因缺失的疾病，如地中海贫血、血红蛋白-H病。用限制性内切酶及DNA杂交的方法，成功地诊断核苷酸突变造成的遗传病，如镰形红细胞、苯丙酮尿症。目前国内能进行产前诊断的遗传病有地中海贫血、苯丙酮尿症、血友病甲及乙、假肥大型进行性肌营养不良症等。

(3) 羊水上清液的生化测定

1) 羊水甲胎蛋白的测定：目前对羊水甲胎蛋白(AFP)含量测定用于诊断胎儿开放性神经管缺陷，如无脑儿或脊柱裂。AFP主要在胎儿卵黄囊、肝脏合成。开放性神经管畸形因脑组织或脊髓外露，羊水中AFP值常比正常值高10倍。此外死胎、先天性食管闭锁、十二指肠闭锁。脐膨出。先天性肾病综合征、严重的母儿Rh血型不合也可升高。羊水中AFP值在孕12～14周达高峰，为40μg/L，以后逐渐下降，至足月时几乎测不出。通常正常妊娠8～24周时间羊水AFP值为20～48μg/L。

2) 羊水雌三醇(E_3)的测定：羊水中的E_3值与孕妇尿E_3值呈良好相关，能准确地反映胎儿胎盘单位的功能状态。正常妊娠羊水E_3值随孕周增加而变化。羊水E_3值于妊娠24周前很低，25周起逐渐增多，33周前约为122nmol/L，33周时约为384nmol/L，37周后增加迅速，至妊娠40周时约为847nmol/L。羊水中E_3值低于100nmol/L时，胎儿预后不良。

3) 胎儿血型预测：适用于可疑母儿ABO血型不合的孕妇。于晚期妊娠抽取羊水检查其中血型物质，以预测胎儿血型。但约20%孕妇为非分泌型，羊水中无血型物质。当明确胎儿与母体血型相同或胎儿为O型，不会发生新生儿溶血。若诊断为ABO血型不合，则应做好围生期监测与出生后新生儿的抢救准备。

4) 检测宫内感染：孕妇有风疹病毒等感染时，可测羊水中特异免疫球蛋白。如羊水中白细胞介素-6升高，可能存在亚临床的宫内感染，可导致流产或早产。

5) 协助诊断胎膜早破：对可疑胎膜早破者，可用石蕊试纸测试阴道内排液的pH，胎膜早破时因羊水偏碱性，pH应>7。也可取阴道后穹隆处液体1滴置于玻片上，烘干后在光镜下检查，胎膜早破时可见羊齿植物叶状结晶及少许毳毛。

(胡淑君)

第七节　妇科肿瘤标志物检查

肿瘤标记物(tumor marker)是指产生于肿瘤组织并可反映肿瘤存在的一类物质，包括肿瘤相关抗原、酶、特异性蛋白、代谢产物和癌基因及其产物等。肿瘤标记物在恶性肿瘤患者的组织、血液或体液及排泄物中有大量分泌，而在正常组织和良性疾病不产生或产生量极少，因此，所测数值异常升高有助于肿瘤诊断、鉴别诊断及监测病情进展和判断预后。

一、相关抗原及胚胎抗原

(一) 癌抗原125(cancer antigen 125，CA125)

1. 检测方法及正常值　CA125检测方法多选用放射免疫测定方法(RIA)和酶联免疫法(ELISA)。常用血清检测阈值为35μg/L。

2. 临床意义　CA125是一种类似黏蛋白的糖蛋白复合物，分子量约为200kDa，存在于上皮性卵巢肿瘤和患者血清中。临床上它被作为诊断卵巢上皮癌较为敏感和特异的肿瘤标志物，用于鉴别盆腔肿块，检测治疗后病情变化(好转或恶化)及判断预后等，监测疗效较敏感，治疗有效则血清CA125值明显下降，恶化则血清CA125值明显升高。患卵巢癌时，CA125血清水平可明显增高(>35μg/L)。对宫颈腺癌、子宫内膜癌也有辅助诊断价值。子宫内膜异位症时CA125可以增高，但很少超过200μg/L。妊娠、盆腔炎、卵巢良性肿瘤有时也可能稍增高。

(二) 绒毛膜促性腺激素(HCG)

1. 检测方法及正常值　血清人绒毛膜促性腺激素(human chorionic gonadotropin，HCG)目前多采用ELISA法，血清HCG正常(参考)值<10μg/L，β-HCG正常值<3.1μg/L。

2. 临床意义　人绒毛膜促性腺激素是胎盘合体滋养细胞分泌的一种糖蛋白激素，分子量约为40kDa，结构中包括α、β两个非共价键结合的亚基。

笔记栏

α链的氨基酸数及其排列顺序与卵泡刺激素(FSH)和黄体生成素(LH)几乎完全相同,β链为其特异部分。检测β-HCG是诊断滋养细胞肿瘤的重要辅助诊断指标。绒毛膜癌、葡萄胎时可见β-HCG急骤升高,动态观察血清β-HCG水平对指导诊断、估计预后有重要意义。

(三) 糖链抗原19-9(carbohydrate antigen 19-9,CA19-9)

1. 检测方法及正常值 CA19-9测定方法有单抗或双抗RIA法,血清正常值为<37U/L。

2. 临床意义 CA19-9是胃肠癌细胞系的一种糖蛋白相关抗原,除表达于消化道肿瘤如胰腺癌、胆囊癌、结直肠癌、胃癌及肝癌外,在卵巢上皮性肿瘤也有约50%的阳性表达。卵巢黏液性囊腺癌CA19-9阳性表达率可达76%,而浆液性囊腺癌的表达率为29%。子宫内膜癌阳性表达率可达27%,宫颈管腺癌也有一定阳性表达。对卵巢癌而言,检测的敏感性因卵巢癌组织类型的不同而有所区别,对卵巢非黏液性肿瘤的敏感性不如CA125,但对卵巢黏液性肿瘤较敏感,阳性率可达78.3%~83.3%,比CA125敏感性高,其血清浓度与病情的转归有较好的相关性。急性胰腺炎、胆囊炎、胆石症及肝硬化等CA19-9也有一定程度升高,需注意与恶性肿瘤相鉴别。

(四) 甲胎蛋白(alpha-fetoprotein,AFP)

1. 检测方法及正常值 AFP通常应用RIA或ELISA方法检测,检测阈值为10~20μg/L。

2. 临床意义 AFP是由胚胎肝细胞及卵黄囊产生的一种特异性糖蛋白,正常情况下,主要在胎儿组织中存在。但出生后部分器官恶性病变时可以恢复合成AFP的能力,如肝癌细胞和卵巢的生殖细胞肿瘤都有分泌AFP的能力。在肝癌、卵巢内胚窦瘤、卵巢胚胎癌、卵巢畸胎瘤等,血清AFP水平升高。卵巢内胚窦瘤,其血浆AFP水平常>1000μg/L,卵巢胚胎性癌和未成熟畸胎瘤血浆AFP水平也可升高,部分也可>1000μg/L。上述肿瘤患者经手术及化疗后,血浆AFP可转阴。AFP持续一年保持阴性的患者在长期临床观察中多无复发;若AFP升高,即使临床上无症状,也可能有隐性复发或转移,应严密随访,及时治疗。因此,AFP对卵巢恶性生殖细胞肿瘤尤其是内胚窦瘤的诊断及监测有较高价值。

(五) 癌胚抗原(carcinoembroyonic antigen,CEA)

1. 检测方法及正常值 CEA检测方法多采用RIA和ELISA测定法。也可用荧光偏振法和电化学发光法等。血浆正常(参考)值<2.5μg/L,当CEA>5μg/L可视为异常。

2. 临床意义 CEA属胚胎性癌抗原,是一种糖蛋白。分子量200kDa,胚胎期在小肠、肝脏、胰腺合成。其基因表达至成人被抑制,仅表达于被致癌物、病毒激活及免疫监视失控时。成人血浆中CEA含量甚微。在多种恶性肿瘤如结直肠癌、胃癌、乳腺癌、宫颈癌、子宫内膜癌、卵巢上皮性癌、阴道及外阴癌等,CEA均表达阳性,因此CEA对肿瘤无特异性标记功能。在妇科恶性肿瘤中,卵巢黏液性囊腺癌CEA阳性率最高;其次为Brenner's瘤;子宫内膜样癌及透明细胞癌也有较高的CEA表达水平;浆液性肿瘤阳性率相对较低。肿瘤的恶性程度不同,其CEA阳性率也不同。实验室检测结果,卵巢黏液性良性肿瘤CEA阳性率为15%,交界性肿瘤为80%,而恶性肿瘤为100%。50%的卵巢癌患者血浆CEA水平持续升高,尤其低分化黏液性癌最为明显。血浆CEA水平持续升高的患者常发展为复发性卵巢肿瘤,且生存时间短。血清CEA水平与卵巢肿瘤手术分期、组织学分类、病理学类型及患者预后均呈正相关。

(六) 鳞状细胞癌抗原(squamous cell carcinoma antigen,SCCA)

1. 检测方法及正常值 通常用的测定方法为RIA和ELISA,也可采用化学发光方法,其敏感度明显提高。血浆SCCA正常阈值为2μg/L。

2. 临床意义 SCCA是一种分子量为48kDa的糖蛋白。是从宫颈鳞状细胞癌组织中分离出来的,存在于子宫、宫颈、肺等到鳞状细胞胞质内,特别是在非角化大细胞中含量丰富。SCCA是外阴、阴道和宫颈鳞状上皮细胞癌的有效和敏感的标志物,SCCA异常升高见于68%宫颈鳞癌,宫颈腺癌仅21%升高。对外阴及阴道的原发癌,敏感性40%~50%。SCCA升高还见于其他鳞状上皮细胞癌,如肺癌阳性率40%~46%。食管鳞状上皮细胞癌、口腔鳞状上皮细胞癌也可见血清SCCA升高。由于血清SCCA能随肿瘤分期呈现不同程度阳性,且血清SCCA水平升高较临床出现复发迹象或影像提示肿瘤复发为早,故可用于监测上述恶性鳞癌的疗效、复发和转移以及评估预后。

二、雌孕激素受体

1. 检测方法及正常值 雌激素受体(estrogen receptor,ER)和孕激素受体(progest receptor,PR)多采用单克隆抗体组织化学染色定性测定,如果从细胞或组织匀浆进行测定,则定量参考阈值ER为20pmol/L,PR为50pmol/L。

笔记栏

2. 临床意义 ER和PR主要分布于子宫、宫颈、阴道及乳腺等靶器官的雌孕激素靶细胞表面，能与相应激素特异性结合，进而产生生理或病理效应。ER和PR在体内的含量和分布有一定的规律。在生殖周期和胚泡着床的过程中，在雌、孕激素的调控下，雌、孕激素受体的含量也随之发生周期性变化。激素与受体的结合特点有：专一性强、亲和力高、结合容量低等。研究表明，雌激素有刺激ER、PR合成的作用，而孕激素则有抑制雌激素受体合成并间接抑制孕激素受体合成的作用。ER、PR在正常组织中表现为生理作用，在恶性组织中表现为致癌作用，且与激素依赖性肿瘤的进展有关。在子宫内膜癌患者中有48%的人其组织标本中可同时检测到ER和PR，31%的人ER和PR均为阴性，7%的人只检到ER，14%的人只检到PR；ER和PR的含量与子宫内膜癌的分化程度有关，癌细胞分化程度越差，ER和PR的含量越低，甚至无法检出；ER(+)/PR(−)和ER(−)/PR(+)的患者5年生存率明显高于ER(−)/PR(−)和ER(+)/PR(−)的患者。PR阳性的子宫内膜癌患者对孕激素治疗的效果较好。卵巢恶性肿瘤中随着分化程度的降低，PR阳性率也随之降低；宫颈癌ER和PR阳性率在高分化肿瘤中阳性率明显较高。约50%乳腺癌患者的癌组织中可检测到ER，约45%～60%可检测到PR。

三、妇科肿瘤相关的癌基因和肿瘤抑制基因

近年分子生物学研究表明，人体肿瘤的发生是由于癌基因、生长因子及其受体活化以及肿瘤抑制基因失活或丢失所致。目前人们可以从基因水平对癌症诊断、预示癌变、耐药性分析、制定治疗方案以及观测预后等方面做临床分析，并逐步发展为新的肿瘤标志。

（一）*Myc* 基因

Myc 基因家族属核蛋白类，位于核内。其核苷酸编码含有DNA结合蛋白的基因组分，参与细胞增殖、分化及凋亡的调控，特别是细胞周期 G_0 期过渡到 G_1 期的调控过程，所以认为 *Myc* 基因是细胞周期的正性调节基因。*Myc* 基因主要通过扩增和染色体易位重排的方式激活，与某些组织肿瘤的发生、发展和演变转归有密切的关系。在卵巢恶性肿瘤、宫颈癌和子宫内膜癌等妇科恶性肿瘤可发现有 *Myc* 基因的扩增或过度表达。*Myc* 基因表达水平的高低与卵巢癌细胞生长的强度或抑制密切相关。由此可通过检测 *Myc* 基因判断卵巢癌患者的预后。

（二）*ras* 基因

癌基因 *ras* 属于GTP结合基因，编码分子质量为21kDa的蛋白，通常称P21蛋白，此蛋白具有高度特异性和同源性，包括H-ras、K-ras、N-ras等家族成员。*ras* 基因通过点突变(第12、13和16密码子)、mRNA水平或P21水平增加等机制参与多种肿瘤的发生。有报道 *K-ras* 基因点突变在卵巢上皮性交界瘤和黏液性囊腺癌中突变发生率为75%，另有报道 *K-ras* 基因突变在子宫内膜癌的发展是一个早期事件，并发现其突变可能与淋巴结转移有关。宫颈癌 *ras* 基因异常发生率为40%～100%不等。

（三）*C-erb* B_2 基因

C-erb B_2 基因也称 *neu* 或 *HER-2* 及 *NGL* 基因，属 *src* 基因家族的成员，基因位置在人体第17号染色体(17q21)，其编码蛋白为一种糖蛋白，分子为185kDa(P185)。人体中 *C-erb* B_2 的活化主要表现在基因扩增及其产物的高表达。与卵巢癌和子宫内膜癌的发生密切相关。一些研究表明 *C-erb* B_2 的过度表达与不良预后相关。据报道，约20%～30%的卵巢肿瘤患者有 *C-erb* B_2 基因的异常表达，10%～20%的子宫内膜癌患者 *C-erb* B_2 过度表达。晚期患者中 *C-erb* B_2 过度表达者生存时间明显缩短。

（四）*P53* 基因

P53 基因是与人类肿瘤相关性最高的基因，也是当今研究最为广泛的人类肿瘤抑制基因。*P53* 基因全长20kb，位于17号染色体短臂p13.1位点处，有异常相似的基因结构，由11个外显子和10个内含子组成，其位点突变多发生在外显子5和7上，*P53* 基因可分为突变型和野生型，突变型 *P53* 基因为癌基因，野生型 *P53* 基因为抑癌基因。*P53* 突变型基因可广泛地存在于人体肿瘤中，尤其是在肺癌、肠癌、卵巢癌及乳腺癌等恶性肿瘤中。在这些肿瘤中的突变率分别为56%、50%、44%、22%。据报道检测其突变与子宫内膜癌相关，且其高表达与内膜癌细胞向宫外转移相关，大量的研究工作认为 *P53* 杂合子丢失在卵巢癌中占相当大的比例。可见其突变与卵巢癌的发生有联系。在妇科肿瘤中，近年来的研究结果，在卵巢中表达率为34.3%，在各期卵巢恶性肿瘤中均发现有 *P53* 异常突变，这种突变在晚期患者中远远高于早期患者，提示预后不良。

（五）肿瘤转移相关基因及分子标志

已发现多种基因与肿瘤的转移的预后相关，如肿瘤抑制基因 *nm23*、基质金属蛋白酶及其激活因子、黏附分子CD44、组织多肽抗原(TPA)等。肿瘤抑制基因 *nm23*，也称肿瘤转移抑制基因，其基因产物为核苷酸二磷酸激酶(NDPK)，主要针对肿瘤转移。*nm23* 的表达水平与卵巢恶性肿瘤的转移侵蚀

笔记栏

性呈负相关。*C-erb* B_2基因过度表达可使 *nm23* 基因失活，*nm23* 表达受抑制的结果则伴随卵巢癌淋巴结转移和远处转移。基质金属蛋白酶与癌的浸润、转移过程关系密切。CD44 与多种肿瘤的生长和转移有关。

（傅　芬）

第八节　影像学检查

现代科技的飞速发展给传统的影像学注入了巨大的活力，影像学在妇产科疾病的诊断和治疗领域不断开拓，水平不断提高。超声检查以其对人体无损伤、可重复性、诊断准确已在妇产科领域起主导作用，特别在产科方面已是一项基本检查方法。其他影像学检查如 X 线、计算机体层成像（CT）、磁共振成像（MRI）、放射免疫定位检查等，也逐渐成为妇产科领域重要检测方法。

（一）超声检查

超声检查具有方便、价廉、无损伤、重复性好的优点，已在妇产科领域广泛应用。缺点主要是操作者个人的技术和判断能力对诊断的影响很大。

1. B 型超声检查　B 型超声检查是应用二维超声诊断仪，在荧屏上以强弱不等的光点、光团、光带或光环，显示探头所在部位脏器或病灶的断面形态及其周围器官的关系，并可做实时动态观察和照相。检查途径为经腹壁及阴道两种。

（1）经腹壁 B 型超声检查：选用弧阵探头和线阵探头，常用频率为 3.5MHz。检查前适度充盈膀胱，形成良好的“透声窗”，便于观察盆腔内脏器和病变。探测时患者取仰卧位，暴露下腹部，检查区皮肤涂耦合剂。检查者手持探头以均匀适度的压力滑行探测观察。根据需要做纵断、横断和斜断等多断层面扫查。

（2）经阴道 B 型超声检查：选用高频探头（5～7.5MHz）可获得高分辨图像。检查前，探头需常规消毒，套上一次性使用的橡胶套（常用避孕套），套内外涂耦合剂。患者需排空膀胱，取膀胱截石位，将探头轻柔地放入患者阴道内，根据探头与监视器方向标记，把握探头的扫描方向。经阴道 B 型超声检查，患者不必充盈膀胱，操作简单易行，无创无痛，尤其对急诊、肥胖患者或盆腔深部器官的观察，阴道 B 型超声效果更佳。而对超出盆腔的肿物，无法获得完整图像。无性生活史者不宜选用。

2. 彩色多普勒超声检查　彩色多普勒和频谱多普勒同属于脉冲多普勒，彩色多普勒是一种面积显像技术，在同一面积内有很多的声束发射和被接收回来。利用靶识别技术经过计算机的编码，朝向探头编码为红色，背离探头编码为蓝色，构成一幅血流显像图。而频谱多普勒的曲线纵向表示血流的方向，朝向探头的血流显示在基线之上，背离探头的血流曲线显示在基线之下。在妇产科领域中，用于评估血管收缩期和舒张期血流状态的常用三个指数：阻力指数（resistance index，RI）；搏动指数（pulsation index，PI）；收缩期最高流速/舒张末期最低流速（systolic phase/ diastolic phase，S/D）。

3. 三维超声诊断法　三维超声诊断法（3-dimension ultrasonography imaging，3-DUI）可显示出超声的立体图像，构成立体图像的方法有数种，目前应用的仪器多为在二维图像的基础上利用计算机进行三维重建。即用探头对脏器进行各种轴向的扫查，将二维图像加以储存然后由计算机合成立体图像，有静态三维超声和动态三维超声两种。静态三维影像以空间分辨力为主，动态三维影像以时间分辨力为主，目前三维超声主要用于胎儿体表畸形、子宫畸形的诊断（图 24-3）。

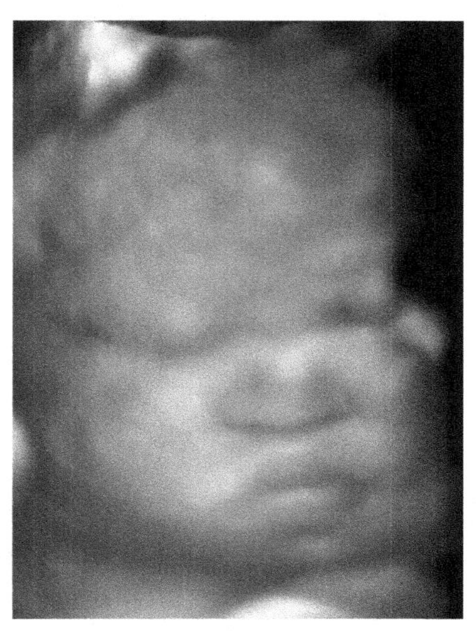

图 24-3　胎儿面部三维超声图像

4. 超声检查在产科领域的应用

（1）B 型超声检查法：通过 B 型超声观察胎儿发育是否正常，有无胎儿畸形，判断胎盘位置，了解胎盘成熟度及估计羊水量。

1）早期妊娠：停经后 B 型超声检查的目的：①确定宫内妊娠。②排除异位妊娠。③双胎妊娠类型的估计。④合并盆腔器官疾病。妊娠子宫随停经周数相应增大。妊娠 5 周时可见增大的子宫腔的妊娠囊图像呈圆形光环，中间为无回声区；妊娠 6 周时妊娠囊检出率达 100％。妊娠 6～7 周，妊娠囊内出现强光团，是胚芽的早期图像。妊娠 7 周末可见心管搏动。妊娠 8 周初具人形，可测量从头至臀的数值，即顶臀径（crown-rump length，CRL），以估计胚胎的孕周，即孕周＝顶臀长＋6.5，或通过查表得出相应孕周。

2）中晚期妊娠

A. 胎儿主要生长径线测量：胎头表现为边界完整、清晰的圆形强回声光环，并可见大脑半球中线回声以及脑组织。测量垂直于中线的最大径线即双顶径（biparietal diameter，BPD），该值于妊娠31周前平均每周增长3mm，妊娠31～36周平均每周增长1.5mm，妊娠36周后平均每周增长1mm。若BPD≥8.5cm，提示胎儿成熟。在妊娠中、晚期，胎儿脊柱、四肢、胸廓、心脏、腹部及脐带均明显显示，可发现有无异常。根据胎儿生长的各种参数，如双顶径、头围、腹围、股骨长以及各参数间的比例关系，连续动态观察，其值低于正常，或推算出的体重小于孕周的第10百分位数，即可诊断胎儿宫内生长受限（FGR）。根据胎头、脊柱以及下肢的位置可确定胎产式、胎先露及胎方位。

B. 估计胎儿体重：是判断胎儿成熟度的一项重要指标。超声估测胎儿体重的方法有多种，如胎儿腹围（abdomen circumference，AC）预测法，BPD与AC联合预测法，股骨长（femur length，FL）与AC联合预测法，上述方法均可根据所获数据，利用专用图表即可查到胎儿体重。绝大多数超声仪器中带有多参数（AC，BPD，FL）估计胎儿体重的公式，操作者仅需将有关测量值输入，即可直接预测胎儿的体重，十分方便亦较准确。多数作者利用BPD与孕周之间的极显著相关性来测算，可通过下列方式：胎儿体重（g）＝900×BPD（cm）－5200，但要注意无论采用何项参数均可能有±15％的差异。

C. 胎盘定位：妊娠12周后，胎盘轮廓清楚，显示为一轮廓清晰的半月形弥漫光点区，通常位于子宫的前壁、后壁和侧壁。胎盘位置的判定对临床有指导意义。如行羊膜穿刺术时可避免损伤胎盘和脐带，判断前置胎盘和胎盘早剥等。随着孕周增长，胎盘逐渐发育成熟。根据胎盘的绒毛板、胎盘实质和胎盘基底层3部分结构变化将胎盘成熟过程进行分级：0级为未成熟，胎盘切面均匀，多见于中孕期；Ⅰ级为开始趋向成熟，胎盘切面见强光点，多见于孕29～36周；Ⅱ级为成熟期，胎盘切面见强光带，多见于36周以后；Ⅲ级为胎盘已成熟并趋向老化，胎盘切面见强光光圈（或光环），多见于38周以后。

D. 探测羊水量：妊娠早、中期羊水量相对较多，为无回声暗区。妊娠晚期，羊水中有胎脂，表现为在无回声暗区中有稀疏的点状回声漂浮，妊娠晚期羊水量逐渐减少。单一最大羊水暗区垂直深度＞7cm时为羊水过多；＜3cm为羊水过少。若用羊水指数法，则为测量四个象限的最大羊水暗区垂直深度相加之和，如＞18cm为羊水过多；＜8cm为羊水过少。

3）异常妊娠

A. 葡萄胎：典型的完全性葡萄胎的声像特点是子宫增大，多数大于孕周；宫腔内无胎儿及其附属物；宫腔内充满弥漫分布的蜂窝状大小不等的无回声区，其间可见边缘不整、境界不清的无回声区，是合并宫腔内出血图像。当伴有卵巢黄素囊肿时，可在子宫一侧或两侧探到大小不等的单房或多房的无回声区。

B. 鉴别胎儿是否存活：若胚胎停止发育则妊娠囊变形，不随孕周增大反而缩小；胚芽枯萎，超声探查原有胎心者，复诊时胎心搏动消失。胎死宫内的声像图表现为胎体萎缩，可见胎儿轮廓不清，颅骨重叠，无胎心及胎动，脊柱变形，肋骨排列紊乱，胎儿颅内、腹内结构不清，羊水暗区减少等。

C. 判断异位妊娠：宫腔内无妊娠囊，附件区探及边界不十分清楚、形状不规则的包块。若在包块内探及圆形妊娠囊，其内有胚芽或心管搏动，则能在流产或破裂前得到确诊。若已流产或破裂时，直肠子宫陷凹或腹腔内可见液性暗区。

D. 判断前置胎盘：胎盘组织回声部分或全部覆盖宫颈内口。

E. 判断胎盘早剥：胎盘与子宫肌壁间出现形状不规则的强回声或无回声区。

F. 探测多胎妊娠：显示两个或多个胎头光环，两条或多条脊椎或心脏搏动。

4）探测胎儿畸形

A. 脑积水：双顶径与头围明显大于孕周，头体比例失调，头围大于腹围；侧脑室与颅中线的距离大于颅骨与颅中线距离的1/2；颅中线偏移，颅内大部分为液性暗区。

B. 无脑儿：在胎儿颈部上方探不到胎头光环（图24-4）；胎头轮廓可呈半月形弧形光带；眼眶部位可探及软组织回声，似青蛙眼；常伴羊水过多或脊柱裂。

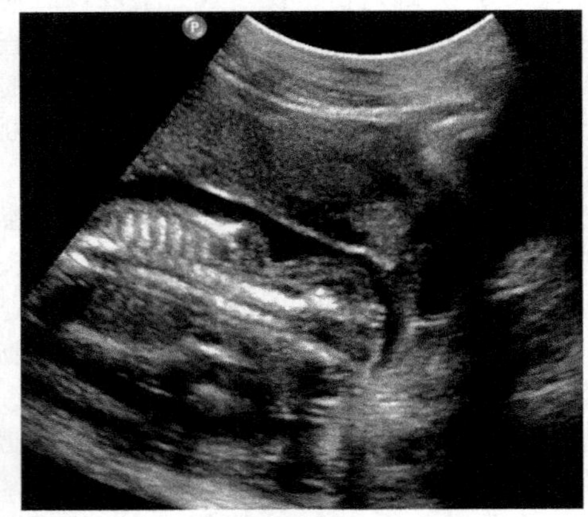

图24-4　无脑儿的二维超声图像

C. 脊柱裂：超声扫查脊柱时，应注意脊柱的连续性与生理性弯曲。开放性脊柱裂可见两排串珠状回声，但不对称，或一排不整齐，或串珠样回声形状不规则，不清晰或中断。纵切时，脊柱裂部位呈不规则“八”字型，横切呈“V”字型。

D. 多囊肾：多为双侧，肾体积明显增大，外形

笔记栏

不规则呈多囊状，肾实质内见多个大小不等的蜂窝状无回声区，常看不清正常结构，可合并羊水过少，膀胱不显示。另一种多囊肾为弥漫性小囊，肉眼看不清，B型超声不能显示无回声区，而表现肾脏体积增大，回声增强，表现为"白肾"，确诊需要显微镜下的病理诊断。

（2）彩色多普勒超声检查法

1）母体血流：子宫动脉血流是评价子宫胎盘血循环的一项良好指标。在妊娠早期，子宫动脉的血流与非孕期相同，呈高阻力低舒张期血流型。从妊娠14～18周开始逐渐演变成低阻力并伴有丰富舒张期血流。子宫动脉的RI、PI和S/D仍均随孕周的增加而减低，具有明显相关性。无论是单胎或双胎妊娠胎盘侧的子宫动脉的血流在整个孕期均较对侧丰富。此外还可测定卵巢和滋养层血流。

2）胎儿血流：目前可以对胎儿脐带、大脑中动脉、主动脉及肾动脉等进行监测。尤其是测定脐带血流变化已成为常规检查手段。在正常妊娠期间，脐动脉血流的RI、PI和S/D与妊娠周数密切相关。在判断胎儿宫内是否缺氧时，脐动脉血流波形具有重要意义，若脐动脉舒张末期血流消失进而出现舒张期血流逆流，提示胎儿处于濒危状态。

3）胎儿心脏超声：彩色多普勒可以从胚胎时期原始心管一直监测到分娩前的胎儿心脏，一般认为妊娠24周后利用超声多普勒可较清楚地观察到胎儿心脏结构。

（3）三维超声波扫描技术：利用三维超声设备，观察胎儿发育，诊断胎儿异常。操作者使用三维超声扫描技术，通过多平面图的扫描，得到更自然和完整的影像，计算机成像系统根据原始二维影像数据（而不是数学模型）产生胎儿结构的容量图。容量图既可平面显示，也可透彻显示，产生的影像与原形逼真，微细结构高度清晰。三维超声扫描（3-DUI）有助于检查出胎儿唇裂、腭裂、脑畸形、耳朵和颅骨异常，还可检出心脏异常。

5. 超声检查在妇科领域的应用

（1）B型超声检查法

1）子宫肌瘤：是妇科最常见的良性肿瘤，其声像图为子宫体积增大，形态不规则，肌瘤常为低回声、等回声或中强回声，边界清。目前腹部超声能分辨直径0.5cm子宫前壁肌瘤，并可对肌瘤进行较精确定位。肌壁间肌瘤可挤向宫腔，使子宫内膜移位或变形；黏膜下肌瘤，子宫可见增大，轮廓光滑，但肌瘤突向宫腔内，子宫内膜被肌瘤压迫及推移。浆膜下肌瘤则突出于浆膜下。

2）子宫腺肌病和腺肌瘤：子宫腺肌病的声像特点是子宫均匀性增大，子宫断面回声不均，有低回声和强回声区；子宫腺肌瘤的声像学特点是子宫呈不均匀增大，子宫肌内散在小蜂窝状无回声区，边界欠清。

3）盆腔炎：盆腔炎性包块与周围组织粘连，境界不清；积液或积脓时为无回声区或回声不均。

4）卵巢肿瘤：卵巢肿瘤表现为卵巢增大，内为单房或多房的液性无回声区或混合性回声区团。若肿块边缘不整齐、欠清楚，囊壁增厚或有乳头，内部回声强弱不均或无回声区中有不规则强回声团，常累及双侧卵巢并伴腹水者，应考虑为卵巢癌。经阴道超声发现盆腔深部小肿块，显示其内部细微结构方面有明显优势，已成为早期筛选卵巢癌的重要辅助项目。

5）监测卵泡发育：通常从月经周期第10日开始监测卵泡大小，正常卵泡每日增长1.6mm，排卵前卵泡约达20mm。

6）探测宫内节育器：通过对宫体的扫查，能准确地诊断宫内节育器在宫腔的位置及显示节育器的形状。可发现节育器位置下移。当节育器嵌顿、穿孔或外游时，可在子宫肌壁间或子宫外发现节育器的强回声。嵌顿的节育器最好在超声引导下取出。

7）介入超声的应用：在阴式超声引导下可对成熟卵泡进行采卵；对盆腔囊性肿块穿刺，判断囊肿性质，并可注入药物进行治疗。随着助孕技术的发展，介入超声还可用于减胎术。

（2）彩色多普勒超声检查法：利用彩色多普勒超声能很好地判断盆、腹腔肿瘤的边界以及肿瘤内部血流的分布，尤其对滋养细胞肿瘤及卵巢恶性肿瘤，其内部血流信息明显增强，有助于诊断。

（3）三维超声波扫描技术：利用三维超声分析手段，对盆腔脏器结构及可能的病变组织进行三维重建，可较清晰显示正常组织或病变组织的立体结构，呈现二维超声难以达到的立体逼真的图像，有助于盆腔脏器疾患的诊断（图24-5）。

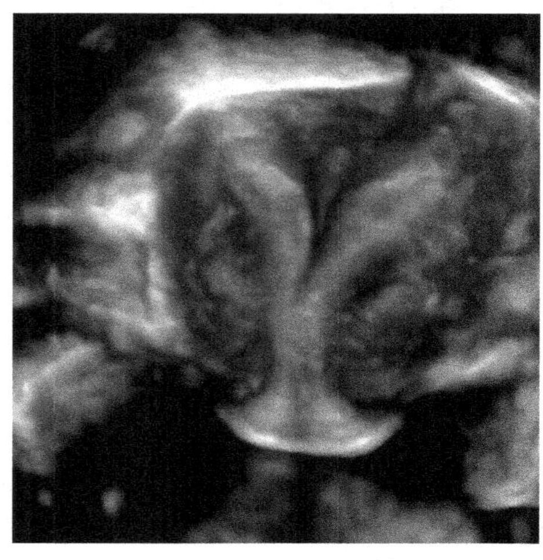

图24-5　双子宫三维超声图像

（二）X线检查

X线检查借助造影剂可了解子宫和输卵管的腔内形态，因此在诊断先天性子宫畸形和输卵管通畅程度上仍是首选检查。此外，X线平片对骨性产

笔记栏

道的各径线测定，骨盆入口的形态，骶骨的屈度，骶坐切迹的大小等方面的诊断可为临床判断有无自然分娩可能性提供重要参考。目前X线盆腔动脉造影及介入治疗技术发展很快，已在妇产科疾病治疗领域中占有一席位。

1. 诊断先天性子宫畸形

(1) 单角子宫：造影仅见一个梭形宫腔，只有一个子宫角和输卵管，偏于盆腔一侧。

(2) 双子宫：造影见两个子宫，每个子宫有一个子宫角和输卵管。两个宫颈可共有一个阴道，或有纵隔将阴道分隔为二。

(3) 双角子宫：造影见一个宫颈和一个阴道，两个宫腔。

(4) 弓型子宫：造影见子宫底凹陷，犹如弓型。

(5) 纵隔子宫：可分为完全性纵隔和部分性纵隔子宫。完全性纵隔子宫造影见宫腔形态呈两个梭形单角子宫，但位置很靠近；部分性纵隔子宫造影显示宫腔大部分被分隔成二，呈分叉状，宫体部仍为一个腔。

2. 骨盆测量 X线摄片测量评估骨盆的大小和形态虽然准确，但由于辐射的影响原因，目前已很少应用，骨盆大小和形态的估计仍然依靠临床测量。

(1) 仰卧侧位片：可了解骨盆的前后径、中骨盆及盆腔深度、骶骨高度和曲度及耻骨联合高度。

(2) 前后位片：可观察中骨盆横径、耻骨弓横径、骨盆侧壁集合度。

(3) 轴位片：观察骨盆入口的形态、左右斜径及耻骨联合后角。

(4) 耻骨弓片：可测量耻骨角度。

3. 盆腔血管造影和介入治疗 应用塞丁格(Seldinger)技术，经皮穿刺股动脉插管，将导管置于腹主动脉分叉、髂总动脉或髂内动脉，而后注射造影剂显示盆腔各级动脉及其分支。

适应证：①盆腔血管疾病的诊断：动脉瘤、血管畸形。②盆腔血管栓塞：产后出血的栓塞治疗(宫缩乏力、胎盘植入)、妇科肿瘤栓塞治疗。③高选择性药物治疗：多用于盆腔恶性肿瘤的治疗。

(三) 计算机体层扫描检查

盆腔内脂肪组织含量丰富，各器官之间具有良好的天然对比，盆腔器官受呼吸和肠蠕动影响少，计算机体层扫描(computerized tomography，CT)能清楚显示盆腔器官的形态和结构。在妇科领域，主要用于卵巢肿瘤的鉴别诊断(图24-6)。CT诊断良性卵巢肿瘤的敏感性达90%，确诊率达93.2%，而对恶性卵巢肿瘤病变范围的判断与手术所见基本一致，能显示肿瘤与肠道的粘连、输尿管受侵、腹膜后淋巴结转移、横膈下区病变，故敏感性达100%。确诊率达87.6%。

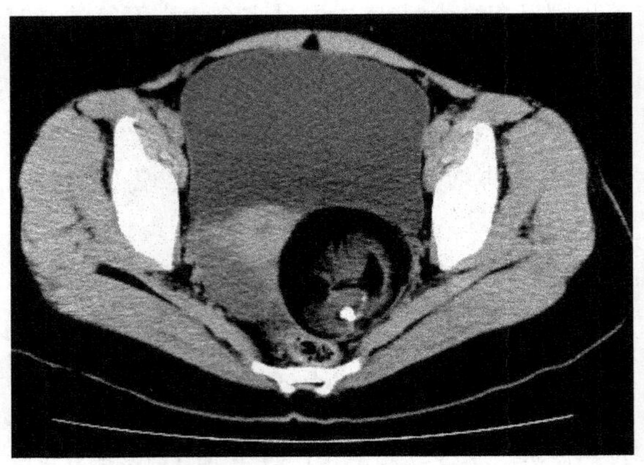

图24-6 卵巢成熟畸胎瘤CT图像

CT检查的缺点是卵巢实性病变直径<2cm难以检出，腹膜转移癌灶直径1～2cm也易遗漏，交界性肿瘤难以判断，卵巢癌易与盆腔结核混淆，辐射损伤的问题使其不能在产科领域使用。

(四) 磁共振成像检查

磁共振成像(magnetic resonance imaging，MRI)检查是利用原子核在磁场内共振所产生的信号经计算机重建的一种影像技术。MRI图像和CT图像不同，它反映的是不同的弛豫时间T1和T2的长短，反映的是MRI信号的强弱。能清晰地显示肿瘤信号与正常组织的差异，故能准确判断肿瘤大小及转移情况和直接区分流空的血管和肿大的淋巴结，在恶性肿瘤术前分期方面属最佳影像学诊断手段(图24-7)。对浸润性宫颈癌的分期精确率可达95%。

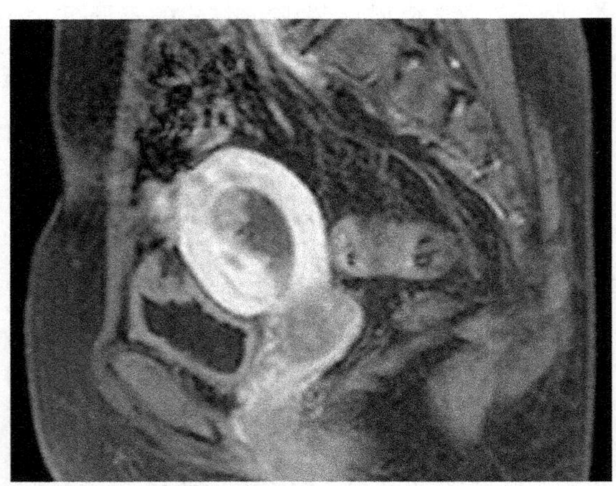

图24-7 子宫内膜癌MRI图像

MRI无辐射损伤，可在产科领域使用，但其检查过程应用的是射频磁场，有产热使局部升温的作用，故在中期妊娠使用较为安全，目前多用于胎儿畸形、胎盘植入的诊断。

(胡淑君)

笔记栏

第25章　妇产科内镜

内镜可用于妇产科疾病的诊断和治疗。妇产科常用的内镜有宫腔镜（hysterscope）、腹腔镜（laparoscope）和阴道镜（colposcope），而胎儿镜（fetoscope）和输卵管镜（falloposcope）近10余年开始应用于临床，但尚未普及。羊膜镜（amnioscope）临床已较少应用。

第一节　胎儿镜检查

胎儿镜检查（fetoscopy）是用直径很细的光纤内镜经母体腹壁穿刺，经子宫壁进入羊膜腔，观察胎儿、抽取脐血、取胎儿组织活检甚至对胎儿进行宫腔内治疗的方法。随着产前检查手段的提高，现胎儿镜主要用于宫内治疗。由于胎儿镜设备昂贵，技术要求高且为有创检查，目前临床尚未普及应用。

一、适　应　证

（1）疑胎儿畸形：观察胎儿有无明显的体表先天畸形，如面部裂、多指（趾）、并指（趾）、腹部脐疝、背部脑脊膜膨出、外生殖器异常等。

（2）抽取脐血：协助诊断胎儿有无地中海贫血、镰状细胞贫血、遗传性免疫缺陷、酶缺陷、血友病、鉴别胎儿血型（Rh及ABO）等。

（3）胎儿组织活检：如皮肤活检可发现大疱病、鱼鳞病。肝活检可发现鸟氨酸氨基甲酰基转换酶缺乏。

（4）畸形胎儿的宫内治疗：胎儿宫内输血治疗严重RH或ABO溶血症；脑积水或泌尿道梗阻，放置导管引流；用激光阻断血管治疗严重双胎输血综合征、切除寄生胎；宫内治疗腹裂。

二、检查时间

一般根据羊水量，胎儿大小，脐带粗细和检查目的而定。妊娠15～17周时，羊水达足够量，胎儿也较小，适宜观察外形；妊娠18～22周时，羊水继续增多，脐带增粗，适宜做脐血取样；妊娠22周后，羊水透明度下降，不利于观察。

三、操作步骤

（1）术前按下腹部手术常规备皮，排空膀胱，术前10分钟肌内注射哌替啶50mg。

（2）孕妇取平卧位，消毒腹部皮肤。在B型超声引导下选择穿刺点，以不损伤胎盘、胎儿，且易于宫内操作为原则。要求能避开胎盘，并尽可能靠近脐带，一般选择宫体部无胎盘附着区。

（3）局麻，尖刀片做切口2mm深达皮下，助手协助固定子宫，带芯套管从皮肤切口垂直刺入，进入羊膜腔后，抽出针芯，可见羊水涌出，换上胎儿镜。

（4）接上冷光源，观察胎儿外形，根据检查目的抽脐血获取胎儿组织活检。

（5）检查完毕，将胎儿镜连同套管推出，纱球压迫腹壁穿刺点5分钟，包扎。平卧3～5小时，观察母体的脉搏、血压、胎心率、子宫收缩及有无羊水及血液漏溢。一般不用抑制宫缩药物，因子宫肌松弛不利于子宫壁创口闭合，容易发生羊水溢出导致流产。

四、注意事项

操作要轻柔、仔细。胎儿镜检查容易引起感染、出血、损伤、流产以及胎死宫内等并发症，采用此项检查应谨慎。

第二节　阴道镜检查

阴道镜检查（colposcopy）是利用阴道镜在强光源照射下将宫颈阴道部上皮放大10～40倍直接观察，借以观察肉眼看不到的较微小病变，并在可疑部分行定位活检，能提高确诊率。同时还具备摄像系统和电脑图像显示。

一、适　应　证

（1）有接触性出血或持续阴道分泌物异常，怀疑外阴、阴道、宫颈上皮内瘤变或癌变者。

（2）宫颈刮片细胞学检查巴氏Ⅱ级以上，或TBS提示上皮细胞异常。

（3）真性糜烂、尖锐湿疣的诊断。

（4）阴道腺病、阴道恶性肿瘤的诊断。

（5）下生殖道肿瘤治疗后的随访。

二、检查方法

（1）用阴道窥器充分暴露宫颈阴道部取膀胱截石位，用棉球轻轻擦净宫颈分泌物。打开光源，调

笔记栏

整物镜位置和焦距，观察被检部位的外形、颜色及血管分布等。

(2) 用3%～5%醋酸棉球涂擦宫颈阴道部，可使病变的边界及表面形态更清楚，使上皮净化并肿胀。需精密观察血管时应加绿色滤光镜，并放大20倍。

(3) 在宫颈阴道部涂以复方碘液，碘试验阴性区(不着色区)为可疑病变部位，在阴性区取活检送病理检查。

三、结果判断

(1) 正常宫颈阴道部鳞状上皮：上皮光滑呈粉色。涂3%醋酸后上皮不变色。碘试验阳性。

(2) 宫颈阴道部柱状上皮：宫颈管内的柱状上皮下移，取代宫颈阴道部的鳞状上皮，临床称宫颈糜烂。肉眼见表面绒毛状，色红。涂3%醋酸后迅速肿胀呈葡萄状。碘试验阴性。

(3) 转化区：即鳞-柱状上皮交接区域，含新生的鳞状上皮及尚未被鳞状上皮取代的柱状上皮。阴道镜下见树枝状毛细血管；由化生上皮环绕柱状上皮形成葡萄岛；开口于化生上皮之中的腺体开口及被化生上皮遮盖的潴留囊肿(宫颈腺囊肿)。涂3%的醋酸后化生上皮与圈内的柱状上皮形成明显对比。涂碘后，碘着色深浅不一。病理学检查为鳞状上皮化生。

(4) 异常阴道镜图像：碘试验均为阴性，包括：

1) 白色上皮：涂3%醋酸后色白，边界清楚，无血管。病理学检查可能为化生上皮、不典型增生。

2) 白斑：又称单纯性白斑、真性白斑、角化病。表面粗糙稍隆起且无血管。不涂3%醋酸也可见。病理学检查为角化亢进或角化不全，有时为HPV感染。在白斑深层或周围可能有恶性病变，应常规取活检。

3) 点状结构：是血管异常增生的早期变化。涂3%醋酸后发白，边界清楚，表面光滑且有极细的红点(点状毛细血管)。病理学检查可能有不典型增生。

4) 镶嵌：又称为白斑镶嵌。不规则的血管将涂3%醋酸后增生的白色上皮分割成边界清楚、形态不规则的小块状，犹如红色细线镶嵌的花纹。若表面呈不规则突出，将血管推向四周，提示细胞增生过速，应注意癌变。病理学检查常为不典型增生。

5) 异型血管：指血管口径、大小、形态、分支、走向及排列极不规则，如螺旋形、逗点形、发夹形、树叶形、线球形、杨梅形等。病理学检查可以从不典型增生至原位癌。

(5) 早期宫颈浸润癌：表面结构不清，呈云雾、脑回、猪油状，表面稍高或稍凹陷。局部血管异常增生，管腔扩大，失去正常血管分支状，互相距离变宽，走向紊乱，形态特殊，可呈蝌蚪形、棍棒形、发夹形、螺旋形或线球形等改变。涂3%醋酸后表面呈玻璃样水肿或熟肉状，常合并有异形上皮。碘试验阴性或着色极浅。

笔记栏

四、注意事项

检查前24小时避免阴道冲洗、双合诊和性生活。检查前应有阴道细胞涂片检查结果，排除阴道滴虫、念珠菌和淋病等炎症。

第三节　宫腔镜检查与治疗

宫腔镜检查(hysteroscopy)是采用膨宫介质扩张宫腔，通过纤维导光束和透镜将冷光源经宫腔镜导入宫腔内，直视下观察宫颈管、宫颈内口、宫内膜及输卵管开口，以便针对病变组织直观准确取材并送病理检查；同时也可以在直视下行宫腔内的手术治疗。目前比较广泛应用的宫腔镜为电视宫腔镜，经摄像装置把宫腔内图像直接显示在电视屏幕上观看，使宫腔镜检查更方便。

一、宫腔镜检查适应证

(1) 异常子宫出血的诊断。

(2) 宫腔粘连的诊断。

(3) IUD的定位及取出。

(4) 评估超声检查的异常宫腔回声及占位性病变。

(5) 评估异常的子宫碘油造影结果。

(6) 检查原因不明不孕的宫内因素。

二、宫腔镜治疗适应证

(1) 子宫内膜息肉。

(2) 子宫黏膜下肌瘤。

(3) 宫腔粘连分离。

(4) 子宫纵隔切除。

(5) 子宫内异物的取出。

三、禁　忌　证

(1) 绝对禁忌证：①急性盆腔感染。②心、肝、肾功能衰竭急性期及其他不能胜任手术者。

(2) 相对禁忌证：①宫颈瘢痕，不能充分扩张者。②宫颈裂伤或松弛，灌流液大量外漏者。

四、术前准备及注意事项

(1) 检查时间以月经干净后1周内为宜，此时子宫内膜处于增生早期，薄且不易出血，黏液分泌少，宫腔病变易见。

(2) 仔细询问病史，进行全身检查、妇科检查、宫颈脱落细胞学及阴道分泌物检查。

(3) 宫腔镜检查：宫颈局部麻醉或无需麻醉；宫腔镜手术：脊椎麻醉或静脉麻醉。

五、操作步骤

(1) 受检者排空膀胱，取膀胱截石位，消毒外阴、阴道，铺无菌巾，阴道窥器暴露宫颈，再次消毒阴道、宫颈，宫颈钳夹持宫颈，探针探明宫腔深度和方向，扩张宫颈至大于镜体外鞘直径半号。接通光源、显示器、膨宫泵，插入宫腔镜，导入膨宫介质（5%葡萄糖液、生理盐水或 CO_2），扩张宫腔，调整压力至 100mmHg 左右，调节光源亮度，即可看清宫颈和宫颈管。

(2) 观察宫腔：先观察宫腔全貌，宫底、宫腔前后壁、输卵管开口，在退出过程中观察宫颈内口和宫颈管。

(3) 手术处理：短时间、简单的手术操作可以在确诊后立即施行，如：节育环嵌顿、易切除的息肉、内膜活检等。不宜在局麻下进行的宫腔内手术，要根据宫腔内病变，安排在手术室进行。手术前，安装好能源，在体外测试后，再进入宫腔内操作。

(4) 能源：选择高频电发生器，单极、双极电切及电凝常被用于宫腔镜手术治疗。用于宫腔镜手术的能源还有激光和微波。

六、并发症

并发症主要包括盆腔感染、损伤、出血、大量灌流导致的过度水化综合征和心脑综合征以及术后复发宫腔粘连等。

第四节 腹腔镜检查与治疗

腹腔镜的出现是医学上的一大进步。20 世纪 20 年代其开始作为一种有价值的诊断工具运用于临床，20 世纪 70 年代开始用于一些简单的手术操作，近 10 年由于腹腔镜设备、器械不断更新，许多经典的剖腹手术已被腹腔镜手术所取代。

一、适应证

(1) 诊断性腹腔镜：①不孕症。②盆腔肿块。③不明原因急、慢性下腹痛。④代替二次探查手术。

(2) 手术性腹腔镜：①异位妊娠。②输卵管系膜囊肿。③不孕症行分离粘连整形、输卵管造口，输卵管端端吻合术。④卵巢良性肿瘤行肿瘤剥离术、患侧卵巢或附件切除术。⑤多囊卵巢行打孔手术。⑥子宫肌瘤剥除、子宫切除及腹腔镜辅助的阴式子宫切除术、子宫动脉阻断等手术。⑦盆腔子宫内膜异位症行病灶电凝或切除，剥除卵巢巧克力囊肿，分离粘连等。⑧盆腔脓肿引流。⑨双侧输卵管结扎术。⑩广泛全子宫切除及盆髂淋巴清扫术。

二、禁忌证

(1) 严重心肺功能不全。

(2) 盆腔肿块过大，超过脐水平者。

(3) 凝血系统功能障碍。

(4) 膈疝。

(5) 腹腔内广泛粘连。

(6) 弥漫性腹膜炎或腹腔内大出血。

三、术前准备

(1) 详细采集病史：准确掌握诊断性或手术性腹腔镜指征。

(2) 术前检查：同一般妇科腹部手术。

(3) 肠道、阴道准备：同妇科腹部手术。

(4) 腹部皮肤准备：同妇科腹部手术，尤应注意脐孔的清洁。

(5) 体位、麻醉：体位在手术时需头低臀高并倾斜 15°～25°，使肠管滑向上腹部，以暴露盆腔手术野。麻醉可选用局麻、硬膜外麻醉加静脉辅助用药或气管内插管全麻。

四、操作步骤

(1) 常规消毒腹部及外阴、阴道，上导尿管和举宫器（无性生活者不用举宫器）。

(2) 人工气腹：沿脐孔下缘切开皮肤，用气腹穿刺进入腹腔，连接自动 CO_2 气腹机，充入 CO_2，腹腔压力达 12mmHg 左右，拔去气腹针。

(3) 放置腹腔镜：根据套管针外鞘直径，切开脐孔下缘皮肤 10～12mm，布巾钳提起腹壁，与腹部皮肤呈 90°用套管针从切开处穿刺进入腹腔，去除套管管芯，将腹腔镜自套管置入腹腔，连接好 CO_2 气腹机，打开冷光源，即可见盆腔视野。

(4) 腹腔镜观察：按顺序常规检查盆腔。检查后根据盆腔疾病进行输卵管通液、卵巢活检等进一步检查。

(5) 如需行腹腔镜手术，在腹腔镜的指导下，避开下腹壁血管在耻骨联合上 3cm 做第 2、3 或 4 穿刺点，插入必要的器械操作。

(6) 手术操作基础：必须具备以下操作技术方可进行腹腔镜手术治疗：①用腹腔镜跟踪、暴露手术野。②熟悉镜下解剖。③组织分离、切开、止血。④套圈结扎。⑤腔内打结、腔外打结；腔内缝合。⑥应用电器械或超声切割器械。

笔记栏

(7) 手术操作原则：按经腹手术的操作步骤进行镜下手术。

(8) 手术结束：用生理盐水冲洗盆腔，检查无出血，无内脏损伤，停止充入 CO_2 气体，并放尽腹腔内 CO_2，取出腹腔镜及各穿刺点的套管针鞘，缝合穿刺口。

五、并发症及预防处理措施

(1) 腹膜后大血管损伤：妇科腹腔镜手术穿刺部位临近后腹膜腹主动脉、髂血管，损伤这些血管，患者预后差，应避免此类并发症发生。一旦发生应立即开腹止血，修补血管。腹膜后大血管损伤主要与闭合式穿刺有关，开放式或直视下穿刺损伤几率减少。

(2) 腹壁血管损伤：腹壁下动脉损伤是较严重的并发症。第二或第三穿刺应在腹腔镜直视下避开腹壁血管进行。对腹壁血管损伤应及时发现并进行缝合或用气囊导尿管压迫止血。

(3) 术中出血：出血是手术性腹腔镜手术中最常见的并发症，特别是进行腹腔镜全子宫切除时容易发生。手术者应熟悉手术操作和解剖，熟练使用各种腹腔镜手术能源。

(4) 脏器损伤：主要指与内生殖器临近的脏器损伤，如膀胱、输尿管及直肠损伤，多在手术操作不熟练或由于组织粘连导致解剖结构异常时容易发生。应用微小腹腔镜观察粘连情况，避开粘连部位可减少损伤。

(5) 与气腹相关的并发症：皮下气肿、气胸和气栓。皮下气肿时由于腹膜外充气或由于套管针切口太大或进出腹壁次数多气体进入皮下所致。避免上述因素可减少皮下气肿的发生。如手术中发现胸壁上部及颈部皮下气肿，应立即停止手术。术后常见的上腹部不适及肩痛是 CO_2 对膈肌刺激的缘故，术后数日内会减轻消失。气栓少见，但一旦发生，有生命危险。预防关键是气针必须正确穿入腹腔内。

(6) 其他并发症：腹腔镜手术中电凝、切割等能量器械引起的相应并发症。

（黎燕霞）

笔 记 栏

第26章　妇产科常用特殊药物

第一节　雌激素类药物

一、种类和制剂

(一) 天然雌激素

体内的天然雌激素主要由卵巢、胎盘和肾上腺皮质产生。包括雌二醇、雌酮及雌三醇。目前国内临床常用的雌激素多为其衍生物，它们在体内的代谢过程与天然雌激素相似。

(1) 雌二醇(estradiol，E_2)为天然雌激素、针剂有2mg(1ml)/支，供肌内注射；雌二醇缓释贴片2.5mg/片，供皮肤贴用。

(2) 17-β-雌二醇：微粒化17-β-雌二醇。商品名诺坤复，系天然人17-β-雌二醇。口服片剂有1mg/片。

(3) 苯甲酸雌二醇(estradiol benzoate)为雌二醇的苯甲酸酯。雌激素效能强，作用时间维持2～5日。是目前最常用的雌激素制剂。为油溶剂，仅供肌内注射，针剂有1mg(1ml)/支、2mg(1ml)/支。

(4) 戊酸雌二醇(estradiol valerate)：为雌二醇的戊酸酯。是长效雌二醇衍生物，肌内注射后缓慢释放，作用维持时间2～4周。针剂有5mg(1ml)/支、10mg(1ml)/支两种。片剂商品名补佳乐，1mg/片。

(5) 环戊丙酸雌二醇(estradiol cypionate)：为雌二醇的环戊丙酸酯，是长效雌激素制剂，作用比戊酸雌二醇强而持久，维持时间3～4周以上。针剂有1mg(1ml)/支、2mg(1ml)/支、5mg(1ml)/支3种。

(6) 妊马雌酮(conjugated estrosens)：商品名信美力。是从孕马尿中提取的一种水溶性天然结台型雌激素，其中含50%～65%雌酮硫酸钠和20%～35%孕烯雌酮硫酸钠、片剂有0.625mg/片、1.25mg/片、2.5mg/片3种。针剂有20mg(1ml)/支。

(7) 雌三醇(estriol)：是体内雌二醇的代谢产物。为主要存在于尿中的一种天然雌激素。特点是对阴道和宫颈管具有选择性，而对于宫内膜并无影响。口服片剂有1mg/片、5mg/片。针剂有10mg(1ml)/支。

(二) 半合成雌激素

(1) 炔雌醇(ethinyl estradio)：为口服强效雌激素，其活性为雌二醇的7～8倍、己烯雌酚的20倍、片剂有5μg/片、12.5μg/片、50μg/片、500μg/片。

(2) 尼尔雌醇(nilestriol)：是雌三醇衍生物，为口服长效雌激素，特点与雌三醇相同。片剂有1mg/片、2mg/片、5mg/片。

(三) 合成雌激素(非甾体雌激素)

(1) 已烯雌酚(diethylsilbestrol)：曾是常用的雌激素制剂。作用强、价廉。因恶心、呕吐等不良反应近年已较少使用。片剂有0.5mg/片、1mg/片、2mg/片。针剂有0.5mg(1ml)/支、1mg(1ml)/支、2mg(1ml)/支。

(2) 氯烯雌酚(chloritrianisene)：雌激素活性比已烯雌酚弱，仅为后者1/10，但作用持久，耐受性较好。滴丸剂有4mg/粒。

二、药理作用

雌激素制剂的药理作用有：

(1) 促使生殖器生长和发育，使子宫内膜增生和阴道上皮角化。

(2) 增强子宫平滑肌的收缩，提高子宫对缩宫素的敏感性。

(3) 抗雄激素作用。

(4) 对下丘脑及腺垂体有正、负反馈调节，间接影响卵泡发育和排卵。

(5) 促使乳腺导管发育增生，但较大剂量能抑制腺垂体化乳激素的释放，从而减少乳汁分泌。

(6) 降低血中胆固醇，并能用加钙在骨质中沉着。

对雌激素有无致癌作用的研究很多，但尚未能确定。雌激素合用的避孕药，经长期观察来证明有致癌作用。若妇女已患乳腺癌或子宫内膜癌，雌激素可加速其进展。但临床合理使用并无致癌危险。

三、适　应　证

雌激素的适应证主要有：卵巢功能低下、子宫发育不良、闭经、功能失调性子宫出血、围绝经期综

笔 记 栏

合征、原发性痛经、老年性阴道炎、回奶及绝经后妇女进来替代治疗(一般加用孕激素)等。

第二节　孕激素类药物

一、种类和制剂

(一) 黄体酮

黄体酮(progestrone)是天然的孕激素,为目前临床常用的孕激素。针剂有10mg(1ml)/支、20mg(1ml)/支,胶囊有100mg/粒。复方黄体酮注射液每支1ml含黄体酮20mg及苯甲酸雌二醇。

(二) 孕酮衍生物

孕酮代谢产物17α-羟孕酮并无生物学效应,但其17α位上的羟基酯化后,其孕激素作用不但恢复且有所加强。常用制剂有:

(1) 甲羟孕酮(medroxyprogesterone acetate, MPA):口服或肌内注射均有效。口服片剂有2mg/片、4mg/片、10mg/片、100mg/片、200mg/片、500mg/片。针剂有100g(1ml)/支、150mg(1ml)/支。

(2) 甲地孕酮(megestrol):商品名妇宁片,为高效口服孕激素。口服片剂有1mg/片、4mg/片。

(3) 羟孕酮(hydroxypregesterone):为长效孕激素,其孕激素活性为黄体酮的7倍。肌内注射后在局部沉积储存。缓慢释放,可维持1~2周以上。针剂有125mg(1ml)/支、250mg(1ml)/支。250mg(2ml)/支。

(三) 19-去甲基睾酮衍生物

睾酮在19位上去甲基后有强孕激素作用。常用制剂有:

(1) 炔诺酮(norethisterone):商品名妇康片,为强效口服孕激素。除有孕酮作用外,还具有轻微的雄激素和雌激素活性。口服片剂有0.625mg/片、2.5mg/片。

(2) 孕三烯酮(gestrinone):商品名内美通,为中等强度孕激素,具有较强的抗孕激素和抗雌激素活性,亦有很弱的雌激素和雄激素作用、口服片剂有1.5mg/片、2.5mg/片。

(3) 炔诺孕酮(norgestrel):为口服强效孕激素,其孕激素作用为炔诺酮的5~10倍,并有雄激素、雌激素和抗雌激素活性。口服片剂有0.3mg/片、3mg/片。

二、药理作用

(1) 孕激素有抑制子宫收缩和使子宫内膜由增生期转变为分泌期的作用,因此有安胎和调整月经的功能。应用时应注意选择制剂的种类,孕激素的衍生物具有溶黄体作用,用于安胎或黄体功能不足的月经紊乱时,最好使用天然的黄体酮。另外具有雄激素活性的制剂还可能引起女胎生殖器官男性化。

(2) 长期使用孕激素可使内膜萎缩,特别是异位的内膜。大剂量孕激素可使分化良好的子宫内膜癌细胞退变,可能与其抗雌激素作用有关。

(3) 孕激素通过抑制下丘脑GnRH的释放,使FSH及LH分泌受抑制,从而抑制排卵;孕激素使宫颈黏液减少、黏度增加。子宫内膜增生受抑制,腺体发育不良而不适于受精卵着床。

三、适　应　证

孕激素的适应证主要有闭经;与雌激素合用作为性激素人工周期治疗;痛经;功能失调性子宫出血;习惯性流产和先兆流产;子宫内膜异位症及子宫内膜腺癌等。孕激素还是女性避孕药的主要成分。

第三节　雄激素类药物

一、种类和制剂

(一)雄激素

(1) 丙酸睾酮(testosterone propionate):是目前最常用的雄激素制剂,仅供肌内注射。作用时间较久,可维持2~3日。针剂有10mg(1ml)/支、25mg(1ml)/支、50mg(1ml)/支。

(2) 甲睾酮(methyltestosterone):由于日用需经肝脏代谢失活,故以舌下含化为宜。片剂有5mg/片、10mg/片。

(3) 三合激素:针剂每支1ml含黄体酮12.5mg,丙酸睾酮25mg和苯甲酸雌二醇1.25mg。

(二) 蛋白同化激素

(1) 苯丙酸诺龙(nandrolone phenylpropionate):为一种低雄激素活性高蛋白同化作用的激素,其雄激素作用仅为丙酸睾酮的1.5倍,而蛋白合成作用为后者的12倍。肌内注射后可维持1~2周。针剂有10mg(1m)/支、25mg(1ml)/支。

(2) 达那唑(danazol):为弱雄激素。兼有蛋白同化作用和抗孕激素作用,而无孕激素和雌激素活性。口服胶囊制剂有100mg/粒、200mg/粒。

笔记栏

二、药理作用

(一) 雄激素

雄激素对女性有拮抗雌激素、抑制子宫内膜增生及抑制卵巢、垂体功能。雄激素还有促进蛋白质合成、加速组织修复、逆转分解代谢过程。应用不当可有女性男性化、肝损害、浮肿等不良反应。

(二) 达那唑

达那唑进入体内后，作用于下丘脑-垂体-卵巢轴。抑制促性腺激素的分泌和释放并作用于卵巢影响性激素的合成，使体内雌激素水平下降，抑制子宫内膜及异位子宫内膜组织的生长，使其失活萎缩。

三、适应证

雄激素的适应证主要有功能失调性子宫出血、子宫肌瘤及子宫内膜异位症、绝经过渡期功血的月经调节。达那唑的主要适应证为子宫内膜异位症。

第四节　子宫收缩药物

一、前列腺素

前列腺素(PG)是一类具有广泛生理活性的不饱和脂肪酸，分布于身体各组织和体液。最早从人精液和羊精液提取获得而得名，与生殖药理密切相关的是前列腺素 E_1(PGE_1)、前列腺素 E_2(PGE_2)和前列腺素 $F_{2\alpha}$($PGF_{2\alpha}$)3 种。

(一) 种类和制剂

(1) 米索前列醇(misoprostol)：PGE_1 衍生物。口服片剂有 200μg/片。

(2) 吉美前列素(gemeprost)：PGE_1 衍生物，选择性高，不良反应少。制剂为阴道栓剂，每支含 1mg。

(3) 硫前列酮(sulprostone)：PGE_2 衍生物，对子宫平滑肌选择性较高。有较强子宫收缩作用。且作用时间较长。针剂有 0.25mg/支、0.5mg/支、1mg/支。

(4) 卡前列素(carboprost)：$PGF_{2\alpha}$衍生物、有针剂、栓剂、海绵块等。针剂 2mg(1ml)/支。栓剂含 8mg，海绵块含 6mg。

(5) 卡前列甲酯(carboprost methylate)：$PGF_{2\alpha}$ 衍生物，栓剂 1mg/粒。

(二) 药理作用

$PGF_{2\alpha}$及 PGE_2 对妊娠各个时期的子宫均有收缩作用，以妊娠晚期的子宫最敏感。妊娠早期妇女阴道内给药，可引起强烈宫缩而致流产。前列腺素还有使宫颈软化作用。

(三) 适应证

主要用于诱发流产、中期妊娠引产及产后出血。

二、缩　宫　素

(一) 种类和制剂

神经垂体中有两种激素，一是缩宫素，一是加压素又称抗利尿激素。它们均在下丘脑视上核合成，沿神经束储存在神经垂体，在一定条件和刺激下释放入血循环。缩宫素为多肽类物质。临床应用的缩宫素制剂有：

(1) 垂体后叶素(pituitrin)：由猪、牛、羊等动物的神经垂体中提取的水溶性成分，内含缩宫素和加压素。针剂有 5U(1ml)/支、10U(1ml)/支。由于含加压素有升血压作用，现产科已少用。

(2) 缩宫素(oxytocin)：由动物的垂体后叶中提取或化学合成而得。针剂有 2.5U(0.5ml)/支、5U(1ml)/支、10U(1ml)/支。

(二)药理作用

缩宫素的主要作用是加强子宫收缩。在早、中期妊娠，缩宫素的作用仅产生局限性宫缩活动，不能传及整个子宫，也不能使宫颈扩张。接近足月妊娠时，子宫肌细胞趋于协调，缩宫素才能发挥其催产的作用。这可能是雌激素促进子宫对缩宫素的敏感性，也有学者认为孕酮可能控制缩宫素的敏感阈及传播能力。一般小剂量缩宫素能使子宫肌张力增加、收缩力增强、收缩频率增加。但仍保持节律性、对称性及极性。若缩宫素剂量加大，能引起肌张力持续增加。乃至舒张不全导致强直性收缩。此外，缩宫素还能刺激兴奋乳腺平滑肌，使乳腺导管收缩，有利于乳汁射出。缩宫素对其他脏器的作用，在一般剂量下甚微。由于缩宫素与加压素的结构相似，因此大剂量缩宫素可能引起血压升高、脉搏加速及出现水潴留现象。

(三) 适应证

缩宫素在产科主要用于产后止血、引产及催产。具体用法参阅有关章节。

笔记栏

三、麦角新碱(ergometrine)

为常用的子宫收缩药物。针剂有 0.25mg(1ml)支、0.5mg(1ml)/支;口服片剂有 0.2mg/片、0.5mg/片。

(一) 药理作用

麦角新碱直接作用于子宫平滑肌,作用强而持久。其作用的强弱与子宫的生理状态和用药剂量有关。妊娠子宫对麦角新碱比未孕子宫敏感。临产或产后子宫更敏感而大限量可引起子宫强直性收缩,对宫体和宫颈均有兴奋作用。大剂量时可使子宫肌强直性收缩,机械压迫肌纤维中的血管达到止血作用。

(二) 适应证

麦角新碱主要用于治疗产后出血、子宫复旧不良、月经过多等。在胎盘未娩出之前禁用。

第五节　抑制子宫收缩抗早产药物

一、β_2 肾上腺素受体激动剂

(一) 种类和制剂

(1) 利托君(ritodrine):为 β_2 受体激动剂。片剂有 10mg/片;针剂有 50mg(5ml)/支。

(2) 沙丁胺醇(salbutamol):为选择性 β_2 受体激动剂、片剂有 2.4mg/片。

(二) 药理作用

β_2 受体激动剂可激动子宫平滑肌中的 β_2 受体,抑制子宫平滑肌的收缩,减少子宫的活动而延长妊娠期。

(三)适应证

β_2 受体激动剂主要用于抑制早产,延长妊娠期。

二、硫酸镁(magnesium sulfate)

硫酸镁至今仍是广泛应用于抑制子宫收缩的传统药物。针剂有 1g(10ml)/支、2g(20ml)/支、2.5g(10ml)/支。

(一) 药理作用

镁离子能直接抑制平滑肌的动作电位,对子宫平滑肌的收缩产生抑制作用,使宫缩频率减少,强度减弱,可治疗早产。

(二) 适应证

硫酸镁主要用于抗早产。

三、前列腺素合成酶抑制剂

(一) 种类和制剂

(1) 吲哚美辛(indometacin);肠溶片剂有 25mg/片、栓剂有 25mg/粒、50mg/粒、100mg/粒。

(2) 舒林酸(sulindac);是吲哚美辛的衍生物,片剂有 100mg/片、200mg/片。

(二) 药理作用

前列腺素合成酶抑制剂可使 $PGF_{2\alpha}$ 的代谢减少,间接减少子宫收缩。

(三) 适应证

前列腺素合成酶抑制剂主要用于抗早产。

第六节　妇产科常用其他激素类药物

一、氯　米　芬

氯米芬(clomifene)为人工合成的非甾体制剂,化学结构与己烯雌酚相似。口服片剂,每片含氯米芬 50mg。

(一) 药理作用

氯米芬具有较强的抗雌激素作用和较弱的雌激素活性。小剂量能促进腺垂体分泌促性腺激素,从而诱发排卵。高剂量则明显抑制垂体促性腺激素的释放。

(二) 适应证

主要是体内有一定雌激素水平的功能性闭经;无排卵性功能失调性子宫出血;多囊卵巢综合征及黄体功能不全等所致的不孕症。

二、溴 隐 亭

溴隐亭(bormocriptine)是多肽类麦角生物碱，为多巴胺受体激动剂。口服片剂为2.5mg/片。

(一)药理作用

溴隐亭作用于下丘脑，增加催乳激素抑制因子的分泌，抑制垂体合成和分泌催乳激素，也直接作用于腺垂体。抑制催乳激素细胞活性，使血中催乳激素水平下降而达到终止泌乳；溴隐亭还能解除催乳激素对促性腺激素分泌的抑制，恢复卵巢排卵。

(二)适应证

主要有闭经泌乳综合征、高催乳素血症、产后回奶及垂体微腺瘤等。

三、绒促性素与尿促性素

(一)种类和制剂

(1)绒促性素(chorionic gonadotrophin)：从孕妇尿中提取制成。制剂为粉剂，每支含500U、1000U、5000U，供肌内注射。

(2)尿促性素(menotrophin)：由绝经妇女尿中提取制成、国外制剂商品名为Personal，每支75U，供肌内注射。国产尿促性素也已在临床广泛应用于治疗。

(二)药理作用

(1)绒促性素：有类似黄体生成激素的作用。若垂体分泌足量如泡刺激素，而黄体生成激素不足，于接近卵泡成熟时使用本药，可以诱发排卵。继续应用可维持黄体功能。若垂体功能不足，可先用氯米芬及尿促性素，使卵泡发育成熟，然后用本药代替黄体生成激素，能达到诱发排卵的目的。

(2)尿促性素含有FSH、LH两种促性腺激素，主要具有FSH作用，而LH作用甚微。能促使卵泡发育成熟并分泌雌激素。若垂体和卵巢有一定功能，所产生的雌激素正反馈作用能间接使垂体分泌足量的LH而诱发排卵。若垂体功能低下则需加用绒促性素才能诱发排卵并维持黄体功能。

(三)适应证

上述两种药物主要用于无排卵性不孕症、功能失调性子宫出血、黄体功能不良等。

四、黄体生成激素释放激素

(一)种类和制剂

黄体生成激素释放激素(LH-RH)，又称促性腺激素释放激素(GnRH)，因它既有LH-RH作用，又有FSH-RH作用。

(1)戈那瑞林(gonadorelin)：为10肽化合物，人工合成的药物结构与天然提取物完全相同。制剂为粉剂，100μg/支、500μg/支，供肌内注射或静脉滴注，临用时溶于生理盐水。

(2)促性腺激素释放激素类似物(GnRH-a)：为9肽化合物，其作用远比GnRH强，半衰期也比GnRH长。常用制剂有戈舍瑞林(goserelin)商品名诺雷德，微囊注射剂3.6mg/支，腹部皮下注射；亮丙瑞林(leuprorelin)为微囊注射剂，3.75mg/支，皮下注射。

(二)药理作用

GnRH能兴奋垂体合成和分泌FSH及LH。大量的GnRH或GnRH-a的应用，可消耗效应器官组织中的本身受体而产生功能抑制状态，称降调作用。

(三)适应证

GnRH主要用于垂体兴奋试验。GRH-a可用于子宫内膜异位症、子宫肌瘤等的治疗。

(毛熙光)

附录　妇产科常用相关实验室检查参考值

名　　称	标本采集时间	标本	参考值范围
一、内分泌激素			
雌二醇(E_2)	卵泡期	血	110～1830pmol/L
	黄体中期	血	690～880pmol/L
	绝经后	血	37～110pmol/L
孕酮(P)	卵泡期	血	<3.2nmol/L
	黄体期	血	9.5～64nmol/L
	绝经期	血	<3.2nmol/L
睾酮(T)	卵泡期	血	<1.4nmol/L
	黄体期	血	<2.1nmol/L
	绝经期	血	<1.2nmol/L
卵泡刺激素(FSH)	卵泡期	血	1～9U/L
	排卵期	血	6～26U/L
	黄体期	血	1～9U/L
	绝经期	血	30～118U/L
黄体生成激素(LH)	卵泡期、黄体期	血	1～12U/L
	排卵期	血	16～104U/L
	绝经期	血	16～66U/L
催乳激素(PRL)	卵泡期	血	<1.05nmol/L
	黄体期	血	0.23～1.82nmol/L
	孕头 3 个月	血	<3.64nmol/L
	孕中 3 个月	血	<7.28nmol/L
	孕晚 3 个月	血	<18.2nmol/L
	绝经期	血	<0.91nmol/L
雌三醇(E_3)	成年女性	血	<7nmol/L
	孕 24～28 周	血	104～594nmol/L
	孕 29～32 周	血	139～763nmol/L
	孕 33～36 周	血	208～972nmol/L
	孕 37～40 周	血	278～1215nmol/L
β-人绒毛膜促性腺激素(β-HCG)	孕 7～10 日	血	>5.0U/L
	孕 30 日	血	>100U/L
	孕 8～10 周	血	50～100kU/L
	孕 14 周	血	10～20kU/L
胎盘生乳素(HPL)	成年女性	血	<0.5mg/L
	孕 22 周	血	1.0～3.8mg/L
	孕 30 周	血	2.8～5.8mg/L
	孕 42 周	血	4.8～12mg/L
促甲状腺激素(TSH)	成年女性	血	2.0～16.8mU/L
促甲状腺激素释放激素(TRH)		血	14～168pmol/L
促肾上腺皮质激素(ACTH)	上午 8 时	血	2.2～17.6pmol/L
	下午 4 时	血	1.1～8.8pmol/L
二、肿瘤相关			
甲胎蛋白(AFP)		血	<25μg/L

续表

名　　称	标本采集时间	标本	参考值范围
癌胚抗原(CEA)		血	<5μg/L
癌抗原 125(CA125)		血	<35μg/L
人绒毛膜促性腺激素(HCG)		血	<3.1U/L
肿瘤坏死因子		血	(43±2.8)μg/L
三、羊水胎儿成熟度检查			
卵磷脂/鞘磷脂比值(L/S)	早期妊娠	羊水	<1∶1
	足月妊娠	羊水	>2∶1
胆红素	早期妊娠	羊水	<1.28μmol/L
	足月妊娠	羊水	<0.43μmol/L
肌酐值		羊水	≥176.8μmol/L
淀粉酶值		羊水	≥450U/L
脂肪细胞出现率		羊水	≥20%
四、胎盘功能检查			
24h 尿雌三醇值	≥孕 37 周	尿	<10mg(危险值) >15mg(正常) 10～15mg(警戒值)
尿雌激素/肌酐比值(E/C)	≥孕 37 周	尿	>15(正常) 10～15(警戒值) <10(危险值)
五、精液			
量(成人)		精液	≥2ml
精子数量		精液	$\geq 20\times10^{9}$/L
pH		精液	7.2～8.0
活动精子百分率		精液	射精后 60 分钟内≥50%
精子形态		精液	正常形态>30%
白细胞		精液	$<1\times10^{6}$/L

（张晓薇）

英汉名词索引

D

E

F

G

H

I

K

L

M

N

O

P

Q

R

S

T

U

V

W

Y

Z

(张晓薇)